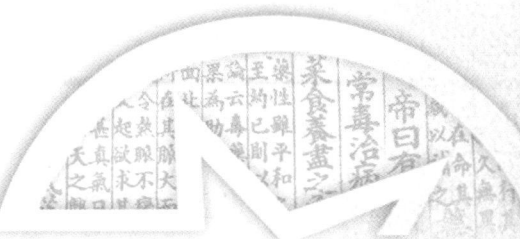

药事管理研究三十年

——杨世民师生论文集

上册

杨世民 等著

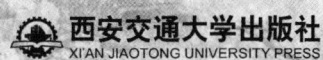

西安交通大学出版社
XI'AN JIAOTONG UNIVERSITY PRESS

图书在版编目（CIP）数据

药事管理研究三十年：杨世民师生论文集：全2册 / 杨世民等著.—西安：西安交通大学出版社，2015.7
ISBN 978-7-5605-7747-0

Ⅰ.①药… Ⅱ.①杨… Ⅲ.①药政管理—中国—文集 Ⅳ.①R951-53

中国版本图书馆 CIP 数据核字（2015）第 187414号

书　　名　药事管理研究三十年——杨世民师生论文集（上下册）
著　　者　杨世民等
责任编辑　问媛媛

出版发行　西安交通大学出版社
　　　　　（西安市兴庆南路10号　邮政编码710049）
网　　址　http://www.xjtupress.com
电　　话　（029）82668357　82667874（发行中心）
　　　　　（029）82668315（总编办）
传　　真　（029）82668280
印　　刷　陕西宝石兰印务有限责任公司

开　　本　787mm×1092mm　1/16　印张 25.25　字数 612千字
版次印次　2015年9月第1版　　2015年9月第1次印刷
书　　号　ISBN 978-7-5605-7747-0/R·986
定　　价　140.00元（上下册）

读者购书、书店添货，如发现印装质量问题，请与本社发行中心联系、调换。
订购热线：（029）82665248　（029）82665249
投稿热线：（029）82668803　（029）82668804
读者信箱：med_xjup@163.com

药事管理研究三十年——杨世民师生论文集

编 委 会

著　者　（按姓氏笔画排序）

王　怡　　王　盟　　王　潇　　王向荣　　牛　江　　牛莉莉　　仇学宏

方　宇　　左　燕　　石　丽　　叶奎英　　田　云　　付咏丽　　冯变玲

曲丽丽　　朱岩冰　　刘　东　　刘　均　　刘　花　　刘国一　　刘宝军

闫抗抗　　闫丹芬　　问媛媛　　许　伟　　孙海胜　　杨　勇　　杨世民

杨会鸽　　杨洁心　　杨晓莉　　杨乾婷　　贡　庆　　李　欣　　李小强

李友佳　　昊婷婷　　张　埼　　张华妮　　张抗怀　　张建怀　　张绪跃

陈　君　　陈　锋　　陈娟娟　　胡　静　　赵　君　　赵　超　　赵丽芬

赵润年　　侯鸿军　　贺　雯　　黄海燕　　黄瀚博　　宿　凌　　梁晓燕

彭莉蓉　　董卫华　　蒋利林　　曾雁冰　　谢清华　　雍佳松　　颜芳妮

潘欣萍

P 前言
Preface

 我自 1985 年参与药事管理学教学、科研工作至 2015 年,正好 30 年了。1985 年 3 月,药学系安排我给 81 级药学专业本科生开设"药政管理"专题讲座,这是我第一次参与药事管理活动,本着边学习,边实践,边工作的态度。当年 9 月,西北五省区首届药学学术会议在青海省西宁市召开,我撰写的药事管理领域的文章被会议录用,去西宁参加学术交流,开始了对药事管理的研究探讨。1988 年 3 月,药学系领导把我从药剂教研室调出来,负责筹建我校药事管理学教研室,并派我去北京参加药政管理培训班。当年 5 月,学校批准我去华西医科大学参加国际麻醉品管制局(INCB)和卫生部药政管理局联合举办的执行国际麻醉品管制学习班,这两次短期的学习扩大了我的视野,使我对药事管理有了较全面的了解。1989 年 5 月 19 日,经西安医科大学校长办公会第 8 次会议研究决定,同意成立药学系药事管理学教研室,我被任命为教研室副主任。1989 年起我开始指导药学专业本科生从事药事管理方向的毕业设计,带领学生去陕北的延安市、黄陵县、宜川县、富县及陕南的汉中市、勉县、城固县、洋县、安康市和关中的部分区县药品管理机构、药检所、药品生产企业、药品经营企业、医疗机构药剂科调研,从 1989—1991 年共调查了 100 家涉药单位,其中:40 家医院药剂科,30 家社会药房,20 家药政管理机构、药品检验所,10 家制药企业。去基层调研的实践使我和学生对药学单位实际的管理情况加深了了解,掌握了第一手资料,为开展科研工作奠定了基础。1998 年起招收药事管理方向的硕士研究生,指导学生对药事管理某些问题进行了探讨、研究。

 从 1988 年开始,我专职从事药事管理教学和科研工作,在完成教学工作之余,承担了国家教育委员会、国家药品监督管理局、"十一五"国家科技支撑计划、教育部与财政部重点专项研究课题、陕西省教育厅、陕西省卫生厅、陕西省药品监督管理局、中国科学技术协会、中国药学会、全国高等药学教育研究会、WHO/HAI 国际合作项目等科研课题以及一些药品生产、经营企业的横向课题,研究内容涉及药事法规建设,执业药师资格制度及药学技术人员管理,基本药物与药物政策,药学教育,药品生产、经营、使用领域的管理。由于承担了一些课题的研究任务,我们对药事管理某些领域进行了较为深入地研究。

 1985—2015 年期间,我指导了 42 名本科生的毕业设计,指导了 55 名药事管理硕士研究生,和同学们一起研究探讨,总结撰写发表了 160 余篇文章。值此从事学科工作 30 年之际,我们对以往的研究工作进行了梳理，选择出 155 篇论文编辑成册出版，其目的是总结工作，寻找差距，以促进今后本学科的创新发展。本论文集分为上、下两册，按照研究内容编排，上册包括药品监管研究（13 篇），药学教育研究（34 篇），基本药物制度研究（9 篇），执业药师资格制度研究（16 篇）；下册包括医疗机构药事管理研究（34 篇），药品生产、经营管理研究（24 篇），国外启示（13 篇）和其他研究（9 篇），另有 3 篇英文论文。

在论文选编过程中，得到了西安交通大学出版社领导和编辑的大力支持，深表感谢！研究生赵超、黄瀚博、李友佳、雍佳松同学为文章的编辑整理、校对等工作付出了艰辛的劳动，对此，表示衷心的感谢！同时，对与我一起探讨、研究药事管理工作的各届毕业学生致以诚挚的谢意！

杨世民

2015 年 7 月

C 目 录
ontents

药品监管

药学教育

基本药物制度

执业药师资格制度

药事管理研究三十年 杨世民师生论文集（上册）

药品监管➡

论我国《药品管理法》的修改

杨世民　任强华　裘雪友　李颖　冯变玲

摘要　从 10 个方面论证《药品管理法》修改的必要性：①变更执法主体；②增列处方药和非处方药分类管理；③实行国家基本药物制度；④加强对药品流通和市场的管理；⑤实施 GLP和 GCP；⑥制定并实施医疗机构药学工作质量管理规范；⑦规定药品生产企业、经营企业、医疗机构药学人员资格；⑧加大对制售假、劣药品违法行为的处罚力度；⑨修改药品广告宣传管理；⑩修改药品概念。

关键词　药品管理法；修改

《中华人民共和国药品管理法》简称《药品管理法》[1]的颁布实施，使我国药品管理工作进入了法制化阶段，促进了药品管理工作的科学化、规范化，加快了医药事业的健康发展。为广大人民群众安全有效用药提供了法律保证。随着我国改革开放的不断深入，社会主义市场经济体制逐步建立，国家药品监督管理体制变更，《药品管理法》的部分条款已不适应当前形势的发展，需要修改、补充，以进一步加强对药品的监督管理。笔者认为修改《药品管理法》应考虑以下 10 个条目。

1　执法主体应该变更

根据《国务院关于机构设置的通知》，国家药品监督管理局已组建。国发 [1998] 35 号文[2]，明确规定国家药品监督管理局是国务院主管药品监督的行政执法机构，负责对药品的研究、生产、流通、使用进行行政监督和技术监督。因此，《药品管理法》执法主体应修改为县级以上药品监督管理部门行使药品监督职权，负责药品的监督管理工作。

2　增列处方药和非处方药分类管理

处方药是指需凭医师处方才能调配、购买、使用、需在医疗专业人员指导下应用的药品。非处方药是指消费者不需要医生指导即能自我治疗的药品，根据对病情的自我判断，按照药品标签、说明书就能安全应用。处方药和非处方药分类管理是大多数国家管理药品的有效做法，是加强人们自我保健意识、合理用药的必要措施。为了适应社会主义市场经济的发展，提高群众自我保健的意识，推动公费医疗制度改革，节约卫生资源，与国际药品管理惯例接轨，我国实行处方药和非处方药分类管理非常必要[3]。近期，国家即将颁布第一批非处方药目录，1999 年在少数城市试行，2000 年全国普遍推行非处方药制度。作为药品管理的大法，《药品管理法》应明确列入国家实行处方药与非处方药分类管理。

3　增列实行国家基本药物规定

国家基本药物是指既能满足人民群众防病治病的基本要求，又使国家有限的卫生资源得到合理、有效利用的药物。这些药物具有疗效肯定、不良反应小、质量稳定、价格合理、使用方便等特点。目前，药品生产、供应缺乏宏观指导，医药市场销售的药品数量大、品种多、质量不一，给临床合理用药带来了诸多不利影响，致使药源性疾病日趋增加。制订国家基本药物目录，有利于加强药品生产、使用环节的管理,保证安全有效、经济方便药物品种的生产和供应,既保障广大人民群众用药安全、有效、又促进我国医疗保险制度的改革,亦使国家有限的卫生资源得到有效的利用。1996 年,国家首次公布了基本药物目录。1997 年,中共中央、国务院决定建立和完善基本药物制度[3]。1998 年,国家又公布了经调整的基本药物目录。我们建议在修改《药品管理法》时,明确规定国家实行基本药物制度,保证基本药物品种的生产和临床使用。

4 加强药品流通和市场管理

药品流通和市场管理是药品管理的一个重要环节。世界上一些国家都制订了《药品经营质量管理规范》。我国尚未出台《药品经营质量管理规范》。药品流通领域诸多因素如设施、设备、规章制度、卫生要求、人员素质等现状均限制药品监督管理。《医药商品质量管理规范》[4]对医药商品购进、贮存、销售三个环节提出了要求,对我国医药商品的质量管理具有积极的促进作用。但此规范涉及药品、医疗器械、化学试剂和玻璃仪器等,有些内容不适应药品的经营管理,药品经营管理内容薄弱、不够完善。因此,我们认为应制订《药品经营质量管理规范》,并作为药品管理一项细则列入《药品管理法》,要求从事药品经营的企业(批发、零售)遵照执行,加强药品市场的监督管理,规范开办中药材专业市场的条件,规定严禁进场交易的药品品种,禁止各地开办除中药材专业市场以外的药品贸易市场,打击销售假劣药品的违法活动。为了避免地方保护主义的干扰,开办中药材专业市场的最后审批权限应由国家药品监督管理部门、国家工商行政管理部门联合决定。

5 实施 GLP 和 GCP

发达国家新药研究监督管理严格,实施药品非临床研究质量管理规范(Good laboratory practice for nonclinical studies,简称 GLP),药品临床研究质量管理规范(Good clinical practice,简称 GCP)[5]。1993 年国家发布《药品非临床研究质量管理规定》(试行),1998 年卫生部发布《药品临床试验管理规范》(试行)属于部门、行业法规。现行的 GLP 没有覆盖整个非临床研究,如药品制剂、工艺、稳定性、药品质量标准等内容,执法主体也不顺。为了加强新药临床前研究,提高新药研究质量,国家药品监督管理局应该重新修订《药品非临床研究质量管理规范》,囊括药品非临床研究药理毒理、药物剂型、工艺、药品质量标准等方面;同时修订《药品临床研究质量管理规范》,更换执法主体,并将国家在新药研究过程中实施 GLP、GCP 的规定列入《药品管理法》,以加强对药品临床前研究和临床研究监督管理,提高新药开发水平。

6 规定药品生产企业、经营企业、医疗机构药学人员资格

为了加强药品管理,保证药品质量,必须依法规定药品生产、经营、医疗机构工作人员的资格要求。发达国家的做法是实施执业药师资格证书。没有取得执业药师资格证书、未经注册的人员不能从事药品调配、生产、经营工作。我国从 1995 年开始,已在药品生产和流通领域实施了执业药师制度,促进了生产、流通领域药师业务水平的提高。笔者认为,我国应对包括医疗机构在内的药学专业人员实行执业药师资格制度,实行岗位准入控制,以提高专业人员的业务素质。《药品管理法》应确立执业药师的法律地位;规定药品生产企业的质量检验部门和销售部门、药品流通领域和医院药房必须配备执业药师;规定执业药师的主要职责是负责药品质量;负责处方的审核,判定处方是否合理,对不合理的处方有权拒绝调配,对正确处方能熟练、准确地调配、发放,向患者提供用药信息,指导患者合理用药;负责分发、销售非处方药物,向消费者介绍、推荐对症的最佳药品,帮助消费者

选择, 并指导其合理使用; 负责向医师、护师提供用药咨询服务, 提供药品信息。

7　制定并实施医疗机构药学工作质量管理规范

医院药剂科工作模式近年有很大的变化, 由传统的调配供应转变为临床药学、药学保健为核心。这就要求药师向病人或消费者提供全面的药学服务。一些发达国家先后制定了"优良药房工作规范", 以明确药师在使用药物过程中的职责。为了加强和规范医疗机构药品管理工作, 充分发挥药师在医疗保健工作中的地位和作用, 确保病人用药安全、有效, 使药剂科管理工作与世界接轨, 我国应制定并实施《医疗机构药学工作质量管理规范》, 并在《药品管理法》中予以明确规定。

8　加大对制售假、劣药品违法行为的处罚力度

现行的《药品管理法》对生产、销售假药危害人民健康的个人或者单位直接责任人员, 依照刑法第 164 条追究刑事责任, 处理太轻, 对违法分子震慑力不大。1997 年修订的刑法[6]第 141 条、第 142 条对生产、销售假药、劣药, 对人体健康造成危害的情形作了严厉的法律规定。修改《药品管理法》时, 应予以引用, 以加大处罚的力度。

9　对药品广告宣传管理的修改意见

9.1　分类管理处方药和非处方药广告

实行处方药和非处方药分类管理后, 药品广告宣传也应分类进行管理。处方药广告可以在医、药学等刊物上发布, 利用专业学术会议进行宣传, 但不得利用大众传播媒介向大众发布广告。非处方药广告可以在大众传播媒介上发布, 但必须经过省级或国家药品监督管理部门审查批准。

9.2　变更广告处罚监督管理部门

现行《药品管理法》规定, 违反广告管理规定的行政处罚, 由工商行政管理部门决定。我们认为此规定欠妥, 将药品广告内容的审查机关和广告监督管理机关分设不利于对药品广告的管理, 可能出现政出多门、责权不分、相互扯皮、推诿的现象, 应将药品广告的监督管理工作划归药品监督管理部门独家负责。

10　规范药品概念

现行《药品管理法》定义药品为用于预防、治疗、诊断人的疾病, 有目的地调节人的生理机能并规定有适应症、用法和用量的物质, 包括中药材、中药饮片、中成药、化学原料药及其制剂、抗生素、生化药品、放射性药品、血清疫苗、血液制品和诊断药品等。国务院办公厅发"国家药品监督管理局'三定'方案"中药品的范围包括中药材、中药饮片、中成药、化学原料药及其制剂、抗生素、生化药品、生物制品、诊断药品、放射性药品、麻醉药品、毒性药品、精神药品等, 笔者认为, 药品概念中的血清疫苗、血液制品可以用生物制品替代, 其理由为: ①生物制品内涵广, 指以微生物、寄生虫、动物毒素、生物组织作为起始材料, 采用生物学工艺或分离纯化技术制备, 并以生物学技术和分析技术控制中间产物和成品质量制成的生物活性制剂, 主要包括: 疫(菌)苗、毒素、类毒素、免疫血清、血液制品、免疫球蛋白、抗原、变态反应原、细胞因子、单克隆抗体、DNA 重组产品、体外免疫试剂等。② 1985 年国家颁布了《新生物制品审批办法》, 确立了生物制品的法律地位。

药品定义应包括麻醉药品, 精神药品、医疗用毒性药品(简称毒性药品)。现行《药品管理法》将

它们和放射性药品列为特殊管理药品,主要原因是这些药品使用不当易使人体产生依赖性或毒性,不但不能治病,反而导致中毒甚至危及生命,失之管理还会产生流弊,危害社会。为了加强对三者的管理,引起管理部门及大众的重视,药品概念应将其囊括在内。

参考文献

[1] 第六届全国人民代表大会常务委员会第七次会议.中华人民共和国药品管理法.1984 年 9 月 20 日通过.

[2] 国务院办公厅.《关于印发国家药品监督管理局职能配置内设机构和人员编制规定的通知》.国办发[1998]35 号.

[3] 中共中央、国务院·关于卫生改革与发展的决定.1997 年 1 月 15 日.

[4] 国家医药管理局科教司编.药事法规汇编.北京:中国医药科技出版社,1996:79.

[5] 孙曼雯,周廷冲主编.中国药物研究与发展.科学出版社.1996:66-70.

[6] 第八届全国人民代表大会第五次会议修订.中华人民共和国刑法.1997 年 3 月 14 日.

——刊于《西北药学杂志》1999 年第 14 卷第 2 期

我国药事管理工作的新进展

张琦　杨世民　裘雪友

近几年来，我国药事管理工作取得了很大的进展，主要表现在以下几个方面。

1　实施药品监督管理相应制度

1.1　药品管理环节

1997 年 1 月下发的《中共中央国务院关于卫生改革和发展的决定》规定，对药品必须依法加强管理的环节为：研制、生产、流通、价格、广告、使用。

1.2　基本药物制度

我国从 1992 年开始遴选国家基本药物。1996 年初公布第一批国家基本药物目录。1998 年初公布调整后的国家基本药物（西药）的品种目录—— 27 类 740 个品种。 1998 年 12 月 31 日，国家药品监督管理局发布"关于印发《国家基本药物（中药制剂品种目录）》的通知"，该目录收载 1333 个处方，1570 个品种次。

1.3　处方药与非处方药分类管理制度

我国于 1995 年开始为推行药品分类管理制度作各项准备工作，遴选非处方药。国家药品监督管理局局务会议于 1999 年 6 月 11 日审议通过《处方药与非处方药分类管理办法》，该办法于 2000 年 1 月 1 日起施行。与此同时发布了第一批国家非处方药目录，西药非处方药分为 23 类，共 165 个品种。中药非处方药分为 7 个治疗科，共 160 个品种。

1.4　中央与省级两级医药储备制度

为保证灾情、疫情及突发事故对药品和医疗器械的紧急需要，自 1997 年国家建立了中央与地方两级医药储备制度。中央医药储备负责储备重大灾情、疫情、重大突发事故和战略储备所需的特种、专项药品及医疗器械。地方医药储备负责储备地区性或一般灾情、疫情、突发事故和地方常见病、多发病所需的药品和医疗器械。

1.5　药品生产、经营企业和医院制剂室许可证制度

按《药品管理法》的规定，1985 年我国开始对药品生产、经营企业和医院制剂室进行检查验收，对符合条件的单位，核发了许可证，对不符合药品生产经营的企业及医院制剂室实行了关、停、并、转。1990 年、1995 年又进行了重新审核，换发了许可证。截止 1995 年，对全国 3600 多家药品生产企业、8000 多家经营企业、5000 多家医疗单位制剂室核发了许可证。

1.6　新药统一审批制度

我国组建了国家、省级药品审评委员会，制订了 76 类中药临床研究指导原则。48 个中医病证指导原则，建立了 45 个临床药理基地。1985—1998 年，国家批准新药 5715 个，其中西药 4528 个，中药 1187 个。

1.7　中药品种保护制度

国家成立了中药品种保护审评委员会，自 1993—1998 年，共受理 1754 个中药保护品种申请，完成了 1241 个品种的审评工作，有 867 个品种（次）获得国家中药品种保护，经考核终止了 1077 个不

符合规定的中药同品种生产批准文号,撤销了776个中成药地方批准文号,淘汰了338个中成药品种。

1.8 执业药师资格制度

执业药师资格制度是对药学技术人员的职业准入控制。我国1995年始在药品生产、流通领域实施执业药师制度,1999年又扩展至药品使用领域。1999年4月1日,人事部与国家药品监督管理局联合修订发布了《执业药师资格制度暂行规定》,统一了执业药师和执业中药师的管理,明确了执业药师在药品生产、经营、使用单位的实施范围,初步形成了执业药师资格考试、注册、继续教育工作体系。我国已有15000余人取得了执业药师资格证书。

2 理顺了药品监督管理机构

1998年,国家药品监督管理局成立,结束了我国药品管理权责分离、政出多门的现象,将卫生部的药政、药检职能,原国家医药管理局的药品生产、流通职能,国家中医药管理局的中药监管职能都归入国家药品监督管理局的职能范围。国家药品监督管理局内设办公室、药品注册司、医疗器械司、安全监管司、市场监督司、人事教育司、国际合作司,负责对药品的研究、生产、流通、使用进行行政监督和技术监督。

3 提出了药品监督管理的工作方针

1999年2月3日郑筱萸局长在全国药品监督管理工作会议上作了《抓住机遇,深化改革,努力开创我国药品监督管理工作新局面》的讲话。他指出新时期药品监督管理工作的指导方针是以监管为中心,法规为依据、技术为依托、基层为重点,"监、帮、促"相结合,加大执法力度,保证人民用药安全有效,为人民健康服务,为社会主义现代化服务。

4 加强药品监督管理的法规建设

4.1 完成修改《药品管理法》第一阶段的工作

《药品管理法》是我国药品监督管理的基本法,自1985年7月1日实施以来,已经历了十几个春秋,但随着我国社会经济生活发生深刻的变化,医药市场格局的演变,已不能完全适应社会主义市场经济发展的需要。全国人民代表大会和国务院对其修改工作高度重视,将其列入2000年立法计划。国家药品监督管理局是《药品管理法》修改工作的具体承担部门,现已完成《药品管理法》(修订草案)送审稿。

4.2 颁布《医疗器械监督管理条例》

1999年12月28日国务院第24次常务会议审议通过了《医疗器械监督管理条例》(2000年4月1日施行)结束了长期以来我国医疗器械管理无法可依的局面。

4.3 颁布22个药品监督管理行政规章

国家药品监督管理局在成立之后,先后修订颁布了22个行政规章(国家药品监督管理局令):《国家药品监督管理局行政立法程序的规定》《新药审批办法》《新生物制品审批办法》《新药保护和技术转让的规定》《仿制药品审批办法》《进口药品管理办法》《药品流通监督管理办法(暂行)》《药品监督行政处罚程序》《药品生产质量管理规范(1998年修订)》《处方药与非处方药分类管理办法(试行)》《戒毒药品管理办法》《麻黄素管理办法(试行)》《药品临床试验管理规范》《药品非临床研究质量管理规范(试行)》《医疗器械分类规则》《医疗器械注册管理办法》《医疗器械新产品审批规定（试行）》《医疗器械生产企业监督管理办法》《医疗器械经营企业监督管理办法》《药品经营质量管理规范》《药品包装用材料容器管理办法（暂行）》《医疗器械生产企业质量体系考核办法》。

5　修订和颁布药品标准

自1985年起，我国每隔5年修订《中华人民共和国药典》，2000年版已于1999年12月审议通过，2000年7月1日起执行。中国药典2000年版共收载药品2691种。其中一部收载992种，二部收载1699种。一、二两部共新增品种399种，修订品种562种。

6　城镇医药卫生体制改革

2000年2月，国务院办公厅转发国务院体改办、国家计委、国家经贸委、财政部、劳动保障部、药品监管司、卫生部、中医药管理局八部委《关于城镇医药卫生体制改革的指导意见》，其中涉及药品管理的内容有5条：

① 实行医药分开核算、分别管理：把医院门诊药房改为药品零售企业，独立核算、照章纳税；对医院药品收入实行收支两条线管理，药品收支结余全部上缴卫生行政部门，纳入财政专户管理，合理返还。

② 加大药品生产结构调整：严格药品生产企业准入条件，控制新增生产加工能力；按照剂型类别，分阶段限期推行GMP；鼓励药品生产企业增加科技投入，开发新产品和特色产品。

③ 推行药品流通体制改革，整顿药品流通秩序：鼓励药品生产经营企业打破地区、行业、部门界限，组建规模化和规范化的公司；鼓励大型批发企业跨地区兼并市、县级批发企业；推动药品零售企业的连锁化经营；规范医疗机构购药行为。

④ 加强药品执法监督管理：对药品的研制、生产、流通、使用全过程依法实行监督，对药品批发、零售企业分类监管，保证用药安全有效。

⑤ 调整药品价格：对基本医疗保险用药目录中的药品、预防用药、必要的儿科用药及垄断经营的特殊药品实行政府指导价或政府定价；经过试点，逐步实施生产企业将零售价印制在药品外包装上的办法。

7　药事管理工作与国际接轨

1985年，我国加入联合国《1961年麻醉药品单一公约》，《1971年精神药物公约》。1989年，我国又加入《联合国禁止非法贩运麻醉药品和精神药物公约》，成为该公约的缔约国之一。1998年，我国被批准成为WHO国际监察合作计划的正式成员国，建立了全国药品不良反应监察中心，北京、天津、河北等8个省市成立了地区性监察中心。1999年国家公布了第一批非处方药目录，组织广东省深圳市、江苏省无锡市、四川省绵阳市等地药品零售商店开展药品分类管理流通试点工作，为全面实施药品分类管理积累经验。1988年，我国开始推行《药品生产质量管理规范》（GMP），又于1992年和1999年两次进行修订，并对药品生产企业（车间）实施GMP认证制度。1993年我国开始实施《药品非临床研究管理规范》（GLP），1998年实施《药品临床试验管理规范》（GCP）。1995年，我国在药品生产、流通领域推行执业药师制度，1999年扩展至药品使用领域。

8 药事管理学科的建立与发展

8.1 开设药事管理学课程，出版药事管理学规划教材

1985年秋季，华西医科大学首先开设了药事管理学课程。至1999年，我国高、中等药学院校基本上都开设了药事管理学课程，其中20多个学校设立了药事管理学教研室。1988年，卫生部全国高等院校药学专业教材审评委员会聘请吴蓬教授担任主编，编写《药事管理学》规划教材(1993年出版)。

8.2 《药事管理与法规》列为执业药师资格考试必考科目

自1995年开始，"药事管理与法规"列为我国执业药师资格考试六个必考科目之一，考试内容分为药事管理和药事法规两个部分。

8.3 建立了一支药事管理学专业队伍

近年，我国药事管理学师资队伍有了长足的发展。1985年我国4所院校开设药事管理学课程，全国仅有专职教师9人。1997年夏，30所院校开设此课程，已有教师82人(教授23人，副教授27人)，并申报、主持省部级研究课题数项，出版了专著，发表了大量学术论文。

1986年，中国药学会成立了药事管理分科学会(后改为专业委员会)。现任的第三届专业委员会由38名委员组成，下设药政管理专业组、院校药事管理专业组、医院药事管理专业组、医药企业药事管理专业组。药事管理专业委员会自成立以来，在参与国家药品管理法规的制定、修订方面发挥了积极的作用。

8.4 创办了《中国药事》等药事管理学杂志

1987年创办的《中国药事》杂志是反映、推动和指导药事管理学进展，促进药品监督管理改革，提高药品质量，保障人民用药安全、有效的综合性刊物。为了扩大学术交流，还创办了以药事管理学科内容为主的期刊，如《中国药房》《中国药师》《药学教育》以及《中国药学年鉴》等。

8.5 培养药事管理学方面的研究生

药事管理学研究生教育已经起步，第二军医大学药学院、华西医科大学药学院、沈阳药科大学、中国药科大学、北京大学药学院、西安交通大学药学院6所院校已招收药事管理学研究生20余名，毕业10余名，在读10多名。

——刊于《西北药学杂志》2000年第15卷第5期

我国药品流通领域现行法律法规的剖析

宿凌　杨世民

摘要　目的：为完善我国药品流通领域法律法规提供参考。方法：对药品流通领域的药品生产企业、普通商业企业、药品批发企业、药品零售企业和药品零售连锁企业适用的现行法律法规进行分类、汇总和分析。结果与结论：我们应完善现行的法律法规，形成适用于药品流通领域各个行业的较为成熟的药品流通法律体系。此外，还应增订有关跨地域连锁经营、连锁加盟和企业兼并、联合、合作及药品电子商务等方面的法律法规。

关键词　药品流通领域；法律法规；剖析

Analysis of the Laws and Rules of Drug Circulation in China

SU Ling, YANG Shimin

ABSTRACT　Objective: To provide suggestions for perfecting the laws and rules of drug circulation in China. Methods: To collect, classify and analyze the current laws and rules for drug manufacturing enterpriees, common merchandising concerns, drug wholesale enterprises, drugs retail enterprises and pharmaceutical retail chain enterprises in the field of drug circulartion. Results & Conclusion: We should perfect the current laws and rules, and form the system of law for circulation of durgs applicable for each trade in the field of drug circulation, on the other hand, we should add the rules for chain trans-management, chain affiliation, merger, association, cooperation, drug electronic commerce etc.

KEY WORDS　field of drug circulation; law and rule; analysis

药品流通联系着药品的生产和应用，肩负着将安全、有效的药品传递到消费者手中的重任。药品流通有着浓厚的商业气息、可观的利润空间和复杂的经营形式，监督管理较为繁琐、困难。我国十分重视对药品流通领域的管理，先后出台了一系列相关的法律法规，对维护药品流通秩序起到了重要的作用。但现行的法律法规也存在许多不完善的地方，政府部门依法进行监督管理的难度较大，而企业在实施过程中也往往无所适从。本文拟对我国药品流通领域现行的有关法律法规加以剖析。

1 现行适用于药品流通领域各行业的法律法规剖析

1.1 适用于药品生产企业的法律法规剖析

适用于药品生产企业的法律法规：（1）《中华人民共和国药品管理法》[1]和《中华人民共和国药品管理法实施条例》[2]第七章药品价格和广告的管理、第九章法律责任；（2）《药品流通监督管理办法》[3]（暂行）第二章药品生产企业销售的监督管理、第五章药品销售人员的监督管理和第六章罚则；（3）《处方药与非处方药流通管理暂行规定》[4]第二章生产、批发企业销售；（4）《药品电子商务试点监督管理办法》[5]第四章对上网从事药品交易的生产企业监督管理。

不足之处：缺乏对药品销售人员违规处罚的具体规定。

1.2 适用于普通商业企业药品零售的法律法规剖析

适用于普通商业企业药品零售的法律法规：（1）《中华人民共和国药品管理法》[1]和《中华人民

共和国药品管理法实施条例》[2]第七章药品价格和广告的管理、第九章法律责任;(2)《药品流通监督管理办法》[3](暂行)第三章药品经营的监督管理、第四章药品采购的监督管理和第六章罚则;(3)《处方药与非处方药分类管理办法》[6](试行)第八条和第九条;(4)《处方药与非处方药流通管理暂行规定》[4]第五章普通商业企业零售;(5)《药品经营质量管理规范》[7]和《药品经营质量管理规范实施细则》[8]第三章药品零售的质量管理。

不足之处:(1)缺乏专门针对普通商业企业销售乙类非处方药的检查验收制度、销售记录制度、保管制度等质量管理制度,缺乏设施设备、药品定价、人员培训、违规处罚及网上药品交易等的具体规定;(2)《处方药与非处方药分类管理办法》[6](试行)第九条和《处方药与非处方药流通管理暂行规定》[4]第五章中对人员的配备、资格和企业审批部门的规定不完全一致;(3)缺乏药品零售企业、零售连锁企业与普通商业企业合作经营的管理规定。

1.3 适用于药品批发企业的法律法规剖析

适用于药品批发企业的法律法规:(1)《中华人民共和国药品管理法》[1]和《中华人民共和国药品管理法实施条例》[2]第三章药品经营企业的管理、第七章药品价格和广告的管理、第九章法律责任;(2)《药品流通监督管理办法》[2](暂行)第三章药品经营的监督管理、第四章药品采购的监督管理、第五章药品销售人员的监督管理和第六章罚则;(3)《处方药与非处方药分类管理办法》[6](试行)第八条;(4)《处方药与非处方药流通管理暂行规定》[4]第二章生产、批发企业销售;(5)《药品经营质量管理规范》[7]和《药品经营质量管理规范实施细则》[8]第一章总则和第二章药品批发的质量管理(药品批发企业的质量管理,分别从管理职责、人员与培训、设施与设备、进货、验收与检验、储存与养护、出库与运输、销售与售后服务等8个方面对药品批发企业做出规定);(6)《药品经营质量管理规范认证管理办法》[9](试行);(7)《国家执业药师资格制度2001年~2005年规划》[10];(8)《药品电子商务试点监督管理办法》[5]第三章对上网从事药品交易的经营企业监督管理。

不足之处:(1)关键岗位人员资格要求过低;(2)缺乏药品批发企业进行兼并、联合、合作的管理规定;(3)缺乏专门针对药品批发企业网上进行药品交易的具体规定。

1.4 适用于药品零售企业的法律法规剖析

适用于药品零售企业的法律法规:(1)《中华人民共和国药品管理法》[1]和《中华人民共和国药品管理法实施条例》[2]第三章药品经营企业的管理、第七章药品价格和广告的管理、第九章法律责任;(2)《药品流通监督管理办法》[3](暂行)第三章药品经营的监督管理、第四章药品采购的监督管理、第五章药品销售人员的监督管理和第六章罚则;(3)《处方药与非处方药分类管理办法》[6](试行)第八条;(4)《处方药与非处方药流通管理暂行规定》第三章药店零售;(5)《药品经营质量管理规范》[7]和《药品经营质量管理规范实施细则》[8]第一章总则和第三章药品零售的质量管理(药品零售企业的质量管理分别从管理职责、人员与培训、设施与设备、进货与验收、陈列与储存、销售与服务等6个方面对药品零售企业做出规定);(6)《药品经营质量管理规范认证管理办法》[9](试行);(7)《零售药店设置暂行规定》[11];(8)《城镇职工基本医疗保险定点零售药店管理暂行办法》[12];(9)《国家执业药师资格制度2001年~2005年规划》[10];(10)《药品电子商务试点监督管理办法》[5]第三章对上网从事药品交易的经营企业监督管理。

不足之处:(1)《处方药与非处方药流通管理暂行规定》[4]第三章、《药品经营质量管理规范》[7]和《药品经营质量管理规范实施细则》[8]第三章及《零售药店设置暂行规定》[11]中对人员的资格要求不统一,并且从整体上看关键岗位人员资格要求过低;(2)缺乏有关药品零售企业进行兼并、联合、合作的管理规定;(3)缺乏专门针对药品零售企业网上进行药品交易的具体规定。

1.5 适用于药品零售连锁企业的法律法规剖析

适用于药品零售连锁企业的法律法规：（1）《中华人民共和国药品管理法》[1]和《中华人民共和国药品管理法实施条例》[2]第三章药品经营企业的管理、第七章药品价格和广告的管理、第九章法律责任；（2）《药品流通监督管理办法》[3]（暂行）第三章药品经营的监督管理、第四章药品采购的监督管理、第五章药品销售人员的监督管理和第六章罚则；（3）《处方药与非处方药分类管理办法》[6]（试行）第八条和第九条；（4）《处方药与非处方药流通管理暂行规定》[4]第三章药店零售和第五章普通商业企业零售；（5）《药品经营质量管理规范》[7]和《药品经营质量管理规范实施细则》[8]第一章总则、第二章药品批发的质量管理和第三章药品零售的质量管理；（6）《药品经营质量管理规范认证管理办法》[9]（试行）；（7）《零售药店设置暂行规定》[11]；（8）《药品零售连锁企业有关规定》[13]；（9）《城镇职工基本医疗保险定点零售药店管理暂行办法》[12]；（10）《国家执业药师资格制度2001年～2005年规划》[10]；（11）《药品电子商务试点监督管理办法》[5]第三章对上网从事药品交易的经营企业监督管理。

不足之处：（1）没有形成专门针对药品零售连锁企业的管理法规体系，总部和配送中心须参照同规模批发企业的规定，连锁门店须参照同规模零售企业的规定，经营和管理较为困难；（2）缺乏针对药品零售连锁企业的 GSP 规定和 GSP 认证管理办法，应尽快制订相关规定，以保证连锁企业GSP 改造和 GSP 认证的顺利进行；（3）缺乏有关连锁加盟的管理规定，不能很好地保障加盟双方的利益；（4）缺乏有关连锁企业进行兼并、联合、合作的管理规定；（5）缺乏针对药品零售连锁企业网上进行药品交易的完善规定，包括采购程序、送货方式、付款方式、投诉处理、法律责任等方面的具体规定，应当尽快制订相关规定，以保证药品电子商务的顺利开展。

2 应增订适用于药品流通领域的新法规

2.1 增订有关跨地域连锁经营的法规

主要包括两个部分：（1）特许加盟的规定；（2）自愿加盟的规定。内容应分别包括：跨地域开办连锁分部的规定；跨地域设立连锁门店的规定。具体包括：跨地域连锁经营企业的资格规定；跨地域开办连锁分部的总部、配送中心要求和管理规定；跨地域设立连锁门店的管理规定；跨地域药品配送的规定；跨地域经营药品种类的规定；跨地域网络系统要求的规定。

2.2 增订有关连锁加盟的法规

主要内容应包括：（1）加盟双方的资格的规定；（2）加盟合同内容和合同转让的规定；（3）加盟双方利润分成标准的规定；（4）加盟双方职责和权利的规定；（5）连锁企业对加盟药店的管理的规定；（6）处罚规定。

2.3 增订药品经营企业进行兼并、联合、合作的法规

主要应包括 5 个部分：（1）药品批发企业之间进行兼并、联合的规定；（2）药品零售企业之间进行兼并、并、联合、合作双方利润分成标准的规定；兼并、联合、合作双方职责和权利的规定；兼并、联合、合作后企业质量管理的规定；处罚规定。

2.4 增订有关药品电子商务的法规

主要应包括 3 个方面：（1）药品批发企业网上进行药品销售的规定；（2）药品零售企业网上进行药品采购和销售的规定；（3）药品零售连锁企业网上进行药品采购和销售的规定。具体内容应包括通过互联网从事药品交易的药品经营企业资格的规定；药品经营企业的电子商务平台的规定；网上采购和销售药品的种类的规定；网上公布的企业信息内容的规定；药品采购程序与付款方式规定；

药品销售程序、包装标识、送货方式与付款方式的规定；客户投诉处理的规定；处罚规定。

3　小结

　　药品流通领域包括药品生产企业、普通商业企业、药品批发企业、药品零售企业、药品零售连锁企业等多种行业的企业，监督管理工作难度较大。故应针对不同行业完善现行的法律法规，形成适用于药品流通各个行业的较为成熟的法律体系，还应增订一些适用于药品流通领域的新法规，以保证我国药品流通领域各个行业的健康发展。

参考文献

[1]　中华人民共和国主席令.中华人民共和国药品管理法[S].2001年第45号.

[2]　中华人民共和国国务院令.中华人民共和国药品管理法实施条例[S].2002年第360号.

[3]　国家药品监督管理局令.药品流通监督管理办法[S].1999年第7号.

[4]　国家药品监督管理局.处方药与非处方药流通管理暂行规定[S].国药管市[1999]454号.

[5]　国家药品监督管理局.药品电子商务试点监督管理办法[S].国药管办[2001]258号.

[6]　国家药品监督管理局.处方药与非处方药分类管理办法[S].1999年第10号.

[7]　国家药品监督管理局令.药品经营质量管理规范[S].2000年第20号.

[8]　国家药品监督管理局.药品经营质量管理规范实施细则[S].国药管市[2000]166号.

[9]　国家药品监督管理局.药品经营质量管理规范认证管理办法[S].国药管市[2000]527号.

[10]　国家药品监督管理局.国家执业药师资格制度2001—2005年工作规划[S].国药监人[2001]383号.

[11]　国家药品监督管理局.零售药店设置暂行规定[S].国药监市[2001]43号.

[12]　劳动和社会保障部.城镇职工基本医疗保险定点零售药店管理暂行办法[S].劳社部发[1999]16号.

[13]　国家药品监督管理局.药品零售连锁企业有关规定[S].国药监市[2000]166号.

——刊于《中国药房》2003年第14卷第3期

进一步加强我国的药品广告管理

曲丽丽　杨世民

摘要　分析我国违法违规药品广告屡禁不止的现状及其产生的原因，探讨如何进一步加强药品广告的监督管理，提出解决问题的对策和建议。

关键词　药品广告；管理；监管；执法

目前，药品广告的违法、违规现象仍屡禁不止。笔者认为，除了广告主和广告媒体自身的原因外，也得认真思考我国药品广告监管中存在的问题及其症结所在。

1　我国药品广告管理存在的问题

1.1　监管体系不够完善

我国的药品广告管理已初步形成以政府行政管理为主导、广告行业自律和社会舆论监督为补充的广告管理体系。按照《中华人民共和国广告法》和《中华人民共和国药品管理法》的规定，药品广告行政管理工作由食品药品监督管理机关和工商行政管理机关两个部门共同负责，食品药品监督管理部门负责审查和审批，而具体监督管理实施则由工商行政部门负责。这种监管体制造成了药品广告监管责、权、利的分离，负责审查的没有对违规广告的处罚权，监管的不力、处罚的滞后性既造成广告管理人力的浪费又造成了监管的缺失。

1.2　与法规配套的执行条例缺乏

自1982年我国颁布第一个全国性的广告法规《广告管理暂行条例》以来，为了适应社会形势的变化和发展，广告管理法规一直在不断地修改、制定、完善中。我国现行的适用于药品广告管理的法律法规有《中华人民共和国广告法》《中华人民共和国药品管理法》《广告管理条例》《广告管理条例实施细则》《广告审查标准》《药品广告管理办法》《药品广告审查办法》《药品广告审查标准》等。这些法律、法规对药品广告的审批、监管、责任、处罚都作出了规定，但由于药品广告的违法违规行为表现形式多样，而与现行法规配套执行的条例缺失，对一些具体的广告违法违规行为很难把握监管的尺度，给执法带来了困难。

1.3　处罚措施力度不够

对违法违规广告处罚的措施不力和力度不足，也是违法违规药品广告屡禁不止的根源之一。目前，我国对发布违法违规药品广告的处罚仅仅是责令广告责任者整改或停止广告发布、严重者撤销药品广告批准文号、一年内不受理该品种广告的审批，这样的处罚尚不足以对广告主企业的利益构成实质性威胁，多次违规也就成了必然。此外，从药监部门监督检查违法违规广告到工商部门对广告主和广告发布者作出处理，时间的滞后性已使企业从违法违规广告中得到了实际的利益，从而使企业为此铤而走险。

1.4　企业自身法律意识淡薄

一些医药企业对药品的特殊性和药品生产经营者对公众身体健康与生命安全应承担的责任认识不够，一味地追求经济效益，自身的思想道德缺失和法律意识淡薄，带来了药品广告市场的混乱。

1.5　媒体把关不严

药品广告收入是媒体的主要经济来源，已成为媒体面对激烈的市场竞争的利益诱惑，以致一些媒体放松了对药品广告的审核,甚至与广告主和广告经营者联合起来应对工商管理部门的检查,直接造成违法违规药品广告的泛滥。

2 对策和建议

2.1 进行体制改革,实行封闭管理

应该对药品广告监管体制加以改革,实行封闭管理制度。建议两种选择:1) 保持现有的监管体制,各相关政府部门依据法律授权和职能分工各司其职。食品药品监督管理局抓好药品广告审查工作,从药品广告的源头加强监管,并对药品广告进行跟踪检查,发现违法现象及时报送工商管理部门;工商行政管理部门采取不定期突击抽查的方式加强对广告的事后监管,对于药监部门报送的违法药品广告及时作出反应,对广告主、广告经营者及广告发布者从严、从重处罚。这种监管体制必须加强药监和工商部门的协调、沟通、合作,防止监管中的漏洞。如果可能,最好建立有药学专业人员和工商执法人员组成的专业广告监管执法的部门。2) 建立新的监管体制。可参照国外发达国家药品广告管理模式,即审批权和处罚权统一,以法律的形式赋予药监部门对药品广告的监管执法权,职、权、责一致,杜绝监管盲区,对发布的药品广告进行全面监控,对违法违规的广告及时执法,克服现行管理体制中存在的执法滞后问题。

2.2 加强和完善法律、法规

药品广告的产生、发布、管理过程涉及多个方面,药品广告市场有其复杂性。建议对我国现有的与药品广告有关的法律、法规进行修订和完善,形成一部新的独立的药品广告管理法规,对药品广告的内容、审批标准、监管方式、参与药品广告市场活动的主体以及相关组织、执法机关以及各自的法律责任等内容作出更有针对性的权威性的规定,增强监管执法的可操作性。

2.3 加大处罚力度和处罚覆盖面

现有法律法规对违法违规广告惩戒不力、处罚力度不大,应加大处罚力度,如对于违法违规广告主企业应当在其发布违法违规药品广告的相应媒体做出公开道歉,对违法违规广告予以更正;对于多次发布违法违规广告的企业,应对其实行停业整顿或是吊销药品生产、经营许可证的处罚。应加强领导责任制,出现违法违规广告现象后应直接追究企业"一把手"的法律责任。同时,对刊登、播放违法违规药品广告的媒体,情节严重者,也应处以停止广告业务、取消广告发布资格直至吊销营业执照或者广告经营许可证等处罚。

2.4 监管公开化、透明化

对药品广告的监督管理应充分发挥人民群众的作用,发动群众积极配合药监部门的监管工作,加快对违法药品广告进行查处和治理,并将处理的结果及时公布大众。通过监管的公开、透明,建立企业的诚信档案,把发布违法违规药品广告的情况作为企业在换发 GMP、GSP 证书时的考虑因素之一。药品广告的遵纪守法应作为名牌药品企业的评选标准之一等等。

2.5 提高媒体审查能力

提高媒体对广告发布的守法意识和审查能力,是阻截违法违规药品广告发布的重要关卡。药监部门和工商管理部门应对媒体的广告审核人员进行培训,帮助媒体建立起严格的广告审查制度和审查责任制,同时增强媒体的职业道德意识和高度的责任感、使命感。

我国药物不良反应监测体系建设现状与存在的问题

陈锋　杨世民

摘要　目前，我国已经基本建立了药物不良反应监测体系。我国药物不良反应监测体系的建设包括法律体系、技术体系、信息监测网络、信息评价和反馈机制、预警机制等的建设。但由于我国药物不良反应监测体系建立时间较晚、从业人员业务水平不一等原因，导致我国医药企业、医疗机构和患者对药物不良反应的认识和处理存在偏差，药物不良反应漏报率高，药物不良反应监管滞后且不到位。此外，由于相关法律法规尚不健全，导致我国药物不良反应报告质量不高。医药企业、医疗机构和社会应该纠正对药物不良反应的错误观念，国家应建立健全的法律法规，借鉴国外的成功经验，进一步完善我国药物不良反应监测体系。

关键词　药物不良反应；监测体系；现状

自 20 世纪 50 年代开始，世界新药研制出现高潮，截至目前新开发出的药品已达数万种，层出不穷的新药为防病治病、提高人类生活质量提供了有力的保障。尽管药品从研发到审批上市的全部程序各国都有严格的规范和要求，但由于一些客观条件的限制，仍然无法完全避免药物不良反应事件的发生。20 世纪 60 年代初发生的沙利度胺不良反应事件震惊全球，近年来发生的"PPA 事件""拜斯停事件""乙双吗啉事件""龙胆泻肝丸事件""马兜铃酸事件"等药物不良反应事件也引起了民众的关切，药物不良反应已成为全世界共同关注和研究的问题。

药物不良反应是指合格药品在正常用法用量下出现的与用药目的无关的或意外的有害反应。据世界卫生组织（WHO）公布，世界各国住院患者发生药物不良反应的比例为 10%～20%，其中 5% 的患者死于严重药物不良反应。我国发生药物不良反应的患者占住院患者的 10%～30%，每年因药物不良反应入院的患者达 500 万人次，每年约有 19 万人死于药物不良反应[1]。近年来，全球药物不良反应发生率上升，不良反应越来越严重，促使越来越多的国家开始重视药物不良反应监测，并关注此项工作对合理用药的意义。笔者在本文中对我国药物不良反应监测体系和该体系存在的问题进行分析，现报道如下。

1　我国药物不良反应监测体系的构建

从 1988 年开始，我国卫生部药政局和医政司先后在北京、上海、广东、湖北等地区 14 个医疗单位进行了药物不良反应报告试点工作，至今已由起步阶段逐步迈入快速发展阶段，药物不良反应监测体系的构建已初步完成。

1.1　法律体系

我国现行的药物不良反应监测法律体系包括法律、法规、规章三个层次[2]。2001 年修订并实施的《中华人民共和国药品管理法》是我国药事法律体系的核心，该法第 71 条规定，我国实行药物不良反应报告制度，并规定了药品生产、经营单位和医疗机构在报告药物不良反应方面的责任及政府监管部门处理紧急药物不良反应的权限。在国家药品监督管理部门和卫生行政管理部门根据各自权限所制订的各类规章中，明确并细化了药品生产企业、药品经营企业、药物临床试验研究机构、临床药师、执业药师和医师等的职责。2004 年 3 月 15 日，卫生部和国家食品药品监督管理局联合发布的《药物不良反应报告和监测管理办法》是全面实施药物不良反应监测的专门性规章，表明我国药物不良反应报告制度趋于完善。

1.2 技术体系

1989 年 11 月，国家药物不良反应监测中心成立，并在全国确定了第一批 66 个药物不良反应重点监测医院，解放军总后卫生部也确立了 19 个重点监察医院[2]。1998 年 3 月我国正式加入 WHO 国际药品监测合作中心，并履行成员国定期向该中心报送药物不良反应病例报告的义务。截至 2003 年，我国各省、自治区、直辖市均成立了药物不良反应监测中心，加上解放军药物不良反应监测中心，我国共成立了 32 个药物不良反应监测分中心。

1.3 信息监测网络

2001 ～ 2002 年，国家药物不良反应监测中心完成了信息网络的一期建设，为各省级中心提供了初级的电子报告手段。2003 年 11 月，国家药物不良反应信息网络二期建设进入试运行阶段，实现了全国药物不良反应病例报告在线录入的目标。在不到两个月的时间内，15 个省级中心通过二期网络报送了 4000 余例药物不良反应病例[3]。该网络系统的开通，使我国药物不良反应报告在方法、技术、管理等方面更加快捷、科学、规范，标志着我国在该领域开始与国际先进水平接轨。

1.4 信息评价与反馈机制

鉴于药物不良反应分析评价是一项复杂的技术工作，许多药物不良反应易与非药源性疾病和多种因素混淆，因此国家药物不良反应监测中心在对所有药物不良反应病例报告进行分类、整理、分析的同时，还协助国家食品药品监督管理局组织了全国药物不良反应专家咨询委员会，对特殊的药物不良反应病例进行因果关系分析，并组织各省级中心和医药专家对严重的或因果关系不明的药物不良反应事件进行药物流行病学调研。国家及各地药物不良反应监测中心通过组织药物不良反应教育、培训，编辑、出版药物不良反应信息刊物等方式促进药物不良反应信息的反馈。此外，国家食品药品监督管理局建立了药物不良反应信息通报制度，针对已上市药品在使用中发现的安全隐患进行通报。2003 年 9 月，《药物不良反应信息通报》发布范围由仅限于业内部门扩展至不定期地面向全社会公开发布，公众可随时登录国家药物不良反应监测中心网站进行查询。

1.5 预警机制

国家药品监督管理部门计划制定预警机制。今后的预警机制计划分为以下两类：一类是事前预警，以指导同类药物的合理使用，最大程度的降低风险；另一类是某个药品出现大量严重不良反应后，采取应急措施。对于 FDA、欧盟等发出的药品预警信息，也将引为参考，并高度关注，采取措施。

2 我国药物不良反应监测体系的现状

2.1 制药企业与医疗机构不能正视药物不良反应

我国目前的药物不良反应报告工作中存在职责不明确、主动意识差、报告质量不高和信息利用率低等问题，出现这些问题的主要原因是药物不良反应未受到应有的关注，特别是国内制药企业，普遍把对药物不良反应的监测当作是药品使用和管理部门的事，药品一经销售，生产企业就不再关心其不良反应反馈工作。迄今为止，我国医药企业对上市后的药品进行跟踪检测，发现不良反应后及时报告、纠正或者撤回的例子尚不多。而国外制药企业非常注重药物不良反应的监控与报告。目前我国药物不良反应的报告病例数仅 1% 来自药品生产企业，而美国则有 90%。

国家药物不良反应监测中心提供的数据显示，医院上报的药物不良反应病例数占报告总量的

99%，然而，对药物不良反应报告和监测工作的开展，在医疗机构也存在较大差距。根据部分学者对随机抽取的全国 80 所医院药物不良反应监测工作开展现状的调查，有 12 所医院未开展药物不良反应监测工作，其中包括 2 所三级乙等医院，5 所二级甲等医院和 5 所二级乙等医院。这说明，在现阶段，药物不良反应监测工作还未引起医院有关部门的充分重视，尤其是基层医院领导的重视。2005 年 4 月 19 日，北京市药物不良反应监测工作大会公布了 2004 年北京各医疗机构上报的 8275 份药物不良反应监测报表，60%的报表集中在 24 家三级医疗机构，有 12 家三级医疗机构年报表量不足 20 份，还有两家三级医疗机构、16 家二级医疗机构存在零报告现象[3]。

2.2 药物不良反应漏报率高且报告质量不高

世界卫生组织要求，药物不良反应监测体系健全的国家，每年收到的病例报告数量不应该低于每百万人口 300 份。而我国 2004 年的每百万人口报告数不足 60 份，仅为该标准的 1/5。和美国等发达国家相比，我国的差距更大。差距不仅仅体现在总体数字上，还体现在报告的质量上。根据世界卫生组织的标准，一个成熟的药品风险评估中心，其报告的 30%不良反应病例应该是新的、严重的病例，而目前我国国家药物不良反应监测中心收到的报告中，大部分是已知不良反应，其中真正有警戒信号提取意义的新的严重的报告仅占报告总数的 2%～3%，远远没有达到监测体系发现信号进而开展风险管理的要求。

按照国际惯例，药品的不良反应必须是发生在一定数量的基础人群身上后才能研究确定。由于报告数量的不足以及报告质量的低下，我国药品生产企业、医务工作者及公众通过国家药物不良反应监测机构反馈药品安全信息这一方式的有效性大打折扣。

2.3 药品监管滞后和不到位

尽管我国国家药物不良反应监测中心每年都定期公布监测结果，而且还公布常用药品质量和不良反应的监测工作，药品监管的滞后和不到位仍比较突出。药品监管的滞后和不到位主要是因为我国的药品监测制度还处在建立健全和探索之中，如药物不良反应监测体系中的服务体系不健全、缺乏科学的监管等。此外，还存在其他原因，比如专业人员的后顾之忧和资金等问题。医生欲报告某种药物不良反应时，患者及其家属会出于本能地认为是医疗责任，要求医院和医务人员赔偿。因此在出现药物不良反应的情况下，多数医生会选择瞒报和漏报的方式以避免麻烦。同时，我国在药物不良反应监测方面还没有设立专项资金。部分学者的调研结果显示，全国 80 所重点监测医院中近 85%的医院开展药物不良反应监测工作没有经费支持。有经费来源的医院，大部分也是自筹经费，得到医院及有关部门经费支持的很少[3]。

2.4 制度缺陷

2.4.1 药物不良反应报告制度无相关立法

对药物不良反应的监测，发达国家有一整套完善的药品监督体系和法律，美国法律强制规定了医药生产企业、医院和医生上报药物不良反应的责任，并有一系列的奖惩措施。对于医药企业，我国虽然实行的是药物不良反应强制报告制度，但无相关立法。由于没有法规约束，就造成了药厂和医院因害怕患者拿着上报结果找药厂和医院打官司，而不愿报告药物不良反应事件，使得我国药物不良反应报告质量不高，漏报现象严重的局面。

2.4.2 处理药物不良反应纠纷无法可依

在全社会日益重视安全、合理用药的今天，患者、医院、医药生产企业等当事各方却都找不到相应的法律依据来解决诸如药物不良反应究竟应当如何认定、由谁认定、患者能否得到赔偿、赔偿标准等。目前，我国还没有药物不良反应的认定程序，更没有认定机构。药物不良反应监测中心可以对药物不良反应报告进行核实、分析和关联性评价，但不能对患者是否受到药物不良反应伤害、造成何种伤害进行认定。药物不良反应的认定工作实际上是由医院来完成的，患者如果不认可就很难找到第三方进行认定。

药物不良反应既不属于医疗事故，又不属于药品质量问题，而是由药品研发过程中的种种局限造成的。但这些反应，不同程度地损伤了人体健康，甚至危及生命。英国等福利国家的政府负责药物不良反应受害者的救济，美国有消费者权益保护制度，可以通过民事权利来保护药物不良反应受害者，日本颁布了专门的法规，由各药品生产、进口企业按年销售额的一定比例提取药物不良反应基金，用于药物不良反应受害者的救济、药物不良反应监测和药物研究事业的发展[2]。而我国目前尚未建立药物不良反应受害者的补偿制度。

2.4.3　我国目前尚未建立药品召回制度

目前，许多其他国家通过立法实施药品召回制度，有效地降低了药物不良反应造成的危害。2002年，美国召回药品437种，其中非处方药达83种。我国已实施了食品召回制度，但对药品的召回目前尚无明确的规定。

3　对完善我国药物不良反应监测体系的建议

3.1　树立正确观念，明确处罚指令，提高药物不良反应的报告率

药物不良反应未受到社会应有的关注是件危险的事。为保证患者的安全健康权利不受损害，医疗机构与制药企业均应正视药物不良反应。医药企业对药物不良反应的关注不仅体现了企业责任，更是行业成熟与否的表现。法律和法规应通过明确的处罚指令来提高不良反应的报告率，药品生产、经营企业以及医疗卫生机构应按规定报告所发现的药物不良反应，必要时，这些机构可以越级报告。而对于那些知情不报的单位，国家和地方食品药品监督管理局应视情节轻重予以明确处罚。同时，有关单位和个人报告药物不良反应病例时，政府应予以适当鼓励。

3.2　加大信息反馈力度

反馈是监控的重要环节。到目前为止，我国已建成32个省级药物不良反应监测中心，并开始进行药物不良反应监测信息计算机数据库的建设。国家药物不良反应监测中心已从各地区药物不良反应监测中心、药品生产经营企业、医疗机构和医药学期刊收集了7万多份药物不良反应病例报告，涉及数百种药品。为了更好地提高公众警惕性，应加大信息反馈力度，在向社会不定期公告药物不良反应信息的基础上，提高反馈速度，增加反馈渠道，以确保公众能通过多种方式及时、准确地掌握药物不良反应信息，最大限度地降低不良反应造成的危害。

3.3　借鉴国外成熟经验，建立科学的药物不良反应监测机制

我国已有了药物不良反应监控机构、组织原则及相关法律，但与国外比较，无论是在监控体系还是在具体措施上，均存在较大差距。为进一步完善我国不良反应监控机制和措施，应该多借鉴国外的监测经验。应不断拓展与国际交流的渠道，并确保通畅，以便及时学习和借鉴国外先进经验。这样有利于国外对我国药物不良反应监控体系的了解，促进国际信息的相互交流，进而推动各国不良反应监控体系的不断发展与完善。

3.4　进一步从制度上完善对药物不良反应的监管

我国的药物不良反应监测工作亟需加强制度建设，包括建立和完善从中央到省级的药物不良反应监测的报告体系、评价体系和服务体系，全面提高药物不良反应的发现、报告、评价及控制能力。建议国家药物不良反应监测中心不仅要向专业人员和政府决策机构通报药品信息，还应当定期向公众通报药品信息，特别是通过媒体定期通报药物信息，包括宣传安全用药知识和药物不良反应知识，

一方面让公众知道用药有风险,另一方面使公众能够监督企业行为,有效地促进药物不良反应监测工作,并让企业建立风险意识。还可设立专用网站和专线电话,供医务人员和患者举报药物不良反应。另外,要改革药物不良反应信息发布机制和共享机制,将严重药物不良反应及时报告、及时发布,减少或避免药物不良反应事件重复发生。

3.5 国家应尽快建立药物不良反应事件补偿机制和制度

在发生大范围严重药物不良反应时应及时将有关药品从市场上撤出,并对受到伤害的患者给予合理补偿。建议借鉴国外模式,由国家发起建立基金,各药品生产、进口企业按一定比例交纳药物不良反应基金,用于受害者的救济。同时,国家应制定类似于《医疗事故处理条例》的《药物不良反应处理条例》,这也是当务之急。

参考文献

[1] 孙定人,齐平,靳颖华. 药物不良反应.[M]. 2版. 北京:人民卫生出版社,2003. 前言.

[2] 李萍,谈武康,郑春元,等. 我国药物不良反应监测工作的现状和对策[J]. 中国药事,2002,16(8):465.

[3] 田春华,曹亚丽,陈易新. 我国药物不良反应监测的发展现状及尚需解决的问题[J]. 中国药房,2004,15(3):132.

——刊于《医药导报》2006年第25卷第5期

民国时期陕西的药品管理与药学研究

杨世民　　冯变玲

摘要　目的：介绍民国时期陕西药品管理和药学研究工作的情况。方法：查阅分析历史文献资料，走访药学前辈，对获取的材料进行归纳和总结。结果与结论：民国时期陕西建立了药品管理机构、制订公布了有关管理药品的法规文件，对药商、药摊进行过检查，并进行注册登记，颁发营业执照，查处过一些伪劣药品；出版了 5 种药学专著，在医药刊物上发表过 8 篇药学研究论文；研制了 10 余种在当地享有声誉的药品。

关键词　药品管理；药学研究；民国时期；陕西

民国时期的陕西药学事业处于创业和起步阶段。医药界同仁努力奋斗、克服困难做了一些工作，在某些领域进入了国内先进行列。在 20 世纪 40 年代，西北化学制药厂已成为国内规模较大、产品较全的药厂。民国 39 年该厂的规模已达 7 个部、600 余名工人，能生产 270 余种药品。西北药学专科学校是民国时期全国仅有的 11 所高等药学学校之一[1]，在国内高等药学教育界也享有一定的声誉。此外，在建立药品管理机构、制订药政法规、加强销售管理、开展药学研究等方面也作了一些工作。本文仅对此作以概述。

1 建立药品管理机构，制订药政法规

民国 21 年 11 月 11 日，陕西防疫处成立。该处下设制品科、化学室等 5 个科室。制品科主要负责生产霍乱菌苗、牛痘疫苗、狂犬疫苗、霍乱伤寒混合菌苗、痢疾菌苗、伤寒副伤寒混合菌苗、白喉抗毒素等防疫应用疫苗的制备；化学室负责药品化学分析和鉴定。民国 28 年 5 月，防疫处卫生技术部门改名为陕西省卫生试验所，设置有生物制品科，主要负责各种预防用疫苗及临床用各种诊断试剂的制造及检验工作。

民国 26 年 7 月 21 日，陕西省卫生处成立，著名医学专家杨鹤庆和薛健分别任正、副处长。该处直属于省政府，掌理全省卫生行政及技术事宜，该处设 3 个科。第二科主管药政工作，其职责第 5 条为"关于医师、药师、助产士、护士、中医之管理事项"，第 6 条为"关于药商药品及成药之管理事项[2]"。

民国 29 年，卫生处设置了制药部，掌理各种应用的药品。其组织机构为：制药部设主任，下设制剂室、制丸室、成品及原料保管室、售品室、庶务室及购料委员会，各机构均制订了办事规则。

民国 30 年 1 月，陕西省卫生材料厂成立，该厂除制造各种医疗用药品和卫生材料外，还协助省卫生处做了大量的药品管理工作，如对麻醉药品的审批、采购和供应。

民国 31 年 8 月 25 日，成立了陕西省医疗药品评议委员会，由 13 名委员组成，制订了组织规程。其职责为调查本市西药种类，并参照卫生署规定之种类表，拟定本市应行议价之药品，拟定非常时期医疗药品器械管理办法草案。同年，陕西省还成立了药剂生审查委员会，负责办理药事人员的审查发照工作，对中西药商进行注册登记，经审查合格者发给其许可证，方可营业。

为了加强对药品的管理，陕西省除执行民国政府卫生署颁布的《药师暂行条例》《管理药商规则》《修正麻醉药品管理条例》和《修正管理成药规则》等法规文件外，省卫生处还制定了一些管理法规呈请省政府审批颁发，这些文件法规有：

民国 23 年 6 月公布了《陕西省医药业务注册规则》，共 11 条。

民国 28 年公布了《药师注册规则》，共 11 条。

民国 30 年 1 月公布了《陕西省卫生处管理医药广告规则》，共 10 条。

民国 33 年 6 月公布了《非常时期药剂生领照暂行办法》，共 5 条。

民国 35 年 1 月公布了《陕西省药商检查规则》、《陕西省药摊管理规则》，两个规则均为 9 条。

民国 36 年 8 月公布了《陕西省烟民戒绝后管制办法》，计 13 条。

1.1 对医药广告的管理规定

《陕西省卫生处管理医药广告规则》第 2 条规定"广告或宣传品不得有虚伪夸张之文词"，第 3 条规定"医药团体或个人对于营业登载广告或散发宣传品时，须先将底稿呈经卫生处审查核定加盖验讫戳记始得登布，其不合格者，发还饬令改正呈核"。

1.2 对药商检查的规定

《陕西省药商检查规则》第 3 条规定"药商须将所有药品分别按种类品名数量逐月造册，存备当地卫生主管机关，随时派员检查其新由外运入之药品并须随时补入"。第 5 条规定"药商所有药品经县市政府所派卫生人员检查后，如有违背法令或伪造或成份不足时，得将品名数量登记暂为封存，呈由该主管官署转办省卫生主管机关查实后予以没收或销毁。"第 6 条规定对经营麻醉及毒剧药品的药商应依管理药商规则办理。第 7 条对规定不服从检查的药商，由检查人员送请当地警察机关依法处办。第 8 条规定对舞弊受贿的检查人员，依刑法渎职罪处办[3]。

1.3 对零售药品的规定

《陕西省药摊管理规则》第 3 条规定"凡在本省境内沿途或设摊零售药品者，应报经所在地县市政府转报陕西省卫生处核定，由县市政府发给许可证始准营业"。第 5 条规定"凡在沿途或设摊零售药品者，不得售卖麻醉及毒剧药品"。第 8 条规定"卫生稽查人员检查药品，如有舞弊及受贿事，依刑法污职罚处办"。

1.4 对戒除烟毒的管理规定

《陕西省烟民戒绝后管制办法》规定，在各区（县）成立戒烟协会，同时还设立各区（县）烟毒检查专员，对烟毒进行严格管理。

2 调查药商药摊，加强销售管理

民国时期，西安市的药商、药摊较多。为了加强管理，省卫生处对其进行过调查。调查表的内容有药商名称（牌号）、经理姓名、发许可证号（市执照字号）及住址。1940 年调查了 106 家，1941 年调查了 116 家，并在此基础上对其进行了注册登记，颁发营业执照。据 1944 年资料记载，注册登记和发照的中药商有 164 家，西药商 21 家，药摊 160 家。

此外，卫生处还定期派员检查药摊、药店销售药品的质量，对伪劣药品予以没收焚毁。1943 年 1 月，省卫生事务所没收的伪药有济华堂伪托氏散 14 磅，华美药房伪托氏散 1 磅，青年药房伪奎宁丸 200 余粒，中洲药房伪奎宁丸 1 磅，并于 1 月 20 日上午 10 时在西安钟楼召集西药业公会和医师公会会员开会，卫生处座进行训话。之后，在省警察局的监督下，将伪劣药品当众焚毁[4]。

据 1943 年 3 月 26 日陕西省府卫生事务所没收药品等物清册记载，没收的药品器械有脚气灵 26 盒，康复那心 4 支，葡萄糖 4 支，盐化钙 1 支，穿山甲皮大小 3 张，鳄鱼皮 1 张，鹿角 1 支，龟壳 1 个，虎骨酒半瓶，膏药 22 张，医疗器械 9 件，药丸 5 大瓶，传单 30 张，招牌 6 个，木牌 3 个，药摊许可证 153 号、178 号[5]。被没收者中有私造药品未经呈报批准即出售，夸大宣传、沿街叫卖发印传单或高悬布牌鼓吹包治一切病症，未经呈报、无证件私自开业。

3 开展药学研究，促进医药发展

民国时期，由于人力、条件的限制，陕西药学研究工作开展得不多，药学人员仅结合自己所从事的工作进行了一些探讨，有关论文发表在《西京医药》《西京新医药》《陕卫》等地方医药杂志上。秦怀信撰写的"注射剂之制造法"与程梦九撰写的"中西药之比较"刊于《西京医药》第3期。赵少艇撰写的"药物禁忌释例"刊于《西京医药》第4期和《西京新医药》第1期；吴雾棠撰写的"急应取缔之秘制药"与程梦九撰写的"论研究国药"刊于《西京医药》第5期；赵少艇撰写的"检查药品报告书"刊于《西京医药》第1期。在《陕卫》发表的有"尿中吗啡的鉴定""复方戒烟丸之制造"等文章。

3.1 用科学方法改良与整理中药

"中西药之比较"一文，作者在分析中药、西药特点的基础上，提出了"欲使中药绵延其悠久历史，而使发挥真实价值，则必须用科学的方法彻底加以改良与整理[6]。"

3.2 提出了加快国药研究的具体措施

"论研究国药"一文，作者提出了加快国药研究的两条具体措施，即由政府助资基金，成立大规模的中药研究所，聘请药科专业人员，搜集中药，采用科学方法对其进行分析检验，提取分离有效成分，进而加工制造成酊剂、膏剂、粉片（散剂和片剂）、注射剂等剂型供临床使用；同时，为鼓励人们研究中药，应对研究与制造者实施奖励，成绩优良者呈报政府给予特别奖励。奖励办法除发给资金外，应给予专利保护，准其专利若干年，并免其课税[7]。作者提出的这些观点，尤其是研究中药应采取的措施对目前制定政策和进行管理仍有指导作用。

3.3 加强秘制药品管理的建议

"急应取缔之秘制药"一文，作者在分析了秘制药的害处之后，提出了取缔的根本办法，如中央卫生部应在各省市设立完备之卫生试验所，对上市的成药，都应认真登记，将原方呈准化验，根据化验结果，决定是否予以批准。作者在阐述取缔秘制药品的办法时，提出对中国秘制药固然要雷厉风行地化验，对西洋成药也决不可漠然置之。对化验以后认为无害而有效者，应予以专利，许以专利年限而加以保护。作者还提出了应加强对秘制药宣传的管理，应实事求是地宣传报道、绝不能只要付款就给予登载。作者认为应提高民众的知识，使民众对于药品的取舍上不要尽信片面的宣传，应在医生的指导下服用，以免受其愚弄，危害健康。每个医药界同仁对市间所售之秘制药，尤应勇敢地声讨，绝不可袖手旁观[8]。

3.4 《临床处方集》简介

《临床处方集》是西北化学制药厂积多年的经验和研究成果汇编而成，结合国内药学最新进展，参阅其他药学著作编写而成，该书收载了40种药物剂型。书后还附录了老人、小儿药品用量概表，处方笺之使用法，倍数与百分比数，配合禁忌一览表，小儿常备药用量表。此书由西北化学制药厂印刷部发行，对制药和临床用药均有指导意义。

3.5 药品研制、生产简况

陕西的药品研制始于20世纪30年代，西部地区砂眼普遍，因角膜软化症致盲者甚多，王焕然研制了"焕然眼药水""焕然眼药膏"等药品，疗效显著[9]。1931～1937年，程锡龄在担任陕西省立医院主任药师时带领药学人员利用当地药材研制生产出了多种酊剂、锭剂、丸剂及各种注射剂，其中"大黄末""杏仁水"等药品深受患者欢迎[10]。1930～1934年，耀县"太和药店"的张秀珊研制了"济明药膏"，主要成分为黄色素、硫酸锌、龙脑等，该药具有收敛、杀菌、清凉等作用，对治疗结膜炎、眼睑炎、角膜炎、砂眼、眼边溃烂均有疗效，产品销往西安，且批量生产[11]。宝鸡骨伤名家朱兴恭继承祖传秘方，配制了展筋丹、接骨丹、热敷药等，在陕西西府享有盛誉。陕西省防疫处研制了预防鼠疫用的鼠疫菌苗，陕西省卫生材料厂研制了"复方戒烟丸"等。

民国时期，一些老字号药店的药品不断改进、发展，形成了品牌，如西安五味十字藻露堂的培坤丸，西安南大街白敬字号药店独家研制的白敬字眼药膏，周至广育堂的痧药，富平庄里镇恒人堂的妙济丹等。周至广育堂的痧药在 1929 年被药业界推举参加万国博览会，声誉鹤起，注册"双喜牌"和"良心牌"商标，畅销西北地区及京、津、沪、汉等地。白敬字眼药膏在民国时期曾获巴拿马国际博览会金奖，行销西北五省及山西、河南等地。

综上论述，民国时期陕西药学事业已经有了一定的基础，在建立药品管理机构、制订公布法规文件，对从业人员的资格审查认可、检查药商、药摊、颁发执照，查处伪劣药品等方面做了一定的工作，对生产、销售、使用药品均起了积极的作用，对民众的健康有一定的保障作用。药学研究论文的发表和专著的出版，宣传了药学知识，介绍了新的进展，指导了中西药的研究；研制出的药品维护了人民群众的身体健康，对陕西药学事业乃至全国药学事业的发展都起到了促进作用。

参考文献

[1] 杨世民，王向荣，冯变玲．民国时期陕西的药品生产及药学教育 [J]．中国药学杂志，1995，30（6）：374．

[2] 修正陕西省卫生处组织规程 [Z]．陕西省卫生处档案，1941．案卷号 953．

[3] 陕西省药商检查规则 [Z]．陕西省卫生处档案，1946．案卷号 396．

[4] 陕西省府卫生处关于焚毁没收伪药的呈文报告 [Z]．陕西卫生处档案，1943．案卷号 25．

[5] 陕西省府卫生事务所没收药品等物清册 [Z]．陕西省卫生处档案，1943．案卷号 63．

[6] 程梦九．中西药之比较 [J]．西京医药，1933，（2）：42．

[7] 程梦九．论研究国药 [J]．西京医药，1933，（5）：4．

[8] 吴霁棠．急应取缔之秘制药 [J]．西京医药，1933，（5）：1．

[9] 袁明仁，李登弟，山岗，等．三秦历史文化辞典 [M]．西安：陕西人民教育出版社，1992．

[10] 杨世民，程新中．陕西药学事业的先驱者程锡龄先生 [J]．西北药学杂志，1994，9（3）：133．

[11] 王明皋．张秀珊与济明药膏 [J]．陕西卫生志丛刊，1993，9（1）：51．

——刊于《西北药学杂志》2007 年第 22 卷第 1 期

我国药品广告现状分析及对策研究

曲丽丽　　杨世民

随着市场经济的不断发展进步,药品行业竞争日趋激烈,国内各大药品企业都在努力提高企业的知名度、打造企业的品牌,药品广告成为各药品企业塑造企业形象、促进产品销售的重要手段。但近几年违法药品广告宣传情况严重,如何保证传播信息真实可靠,促进医药市场和谐发展已经成为业内人士较为关注的问题。

1 我国违法药品广告的现状及分析

1.1 我国违法药品广告的现状

从 1999 ~ 2003 年公告情况中可以看出,我国违法药品广告量每年在快速增长,1999 年违法药品广告仅 29 次,到 2003 年其总数达到 12390 次[1]。

表 1　1999 年～ 2003 年我国药品广告批准查处情况(次)

年份	通报批评	撤销批准文号	移交工商行政部门	违法总计
1999	26	3	0	29
2000	0	221	1429	1650
2001	834	929	2218	3981
2002	3718	167	4389	8274
2003	6174	21	6195	12390

2004 年 1 ~ 11 月,国家食品药品监督管理局(SFDA)监录了 45424 次省级和省级以下电视台发布的药品广告,违法发布率为 62.3%。2004 年 6 ~ 11 月,SFDA 监测了 159 份都市报、晚报和广播电视报发布的 10498 个药品广告,违法发布率为 95%[2]。2005 年,SFDA 共发布违法药品广告公告六期,说明情况未见好转,见表 2。

表 2　2005 年我国违法药品广告查处情况

公告期	违法药品广告总数(次)	违法药品广告的形式		
		未经审批擅自发布(次%)	擅自篡改审批内容(次%)	禁止发布(次%)
第一期(1 月~ 2 月)	1683	1496(88.9)	170(10.1)	17(1.0)
第二期(3 月~ 4 月)	2368	2050(86.5)	307(13.0)	11(0.5)
第三期(5 月~ 6 月)	5610	5213(92.9)	379(6.8)	18(0.3)
第四期(7 月~ 8 月)	4820	4355(90.3)	451(9.4)	14(0.3)

续表 2

公告期	违法药品广告总数（次）	违法药品广告的形式		
		未经审批擅自发布（次%）	擅自篡改审批内容（次%）	禁止发布（次%）
第五期（9 月～10 月）	11198	10345（92.4）	790（7.1）	63（0.5）
第六期（11 月～12 月）	7298	6472（88.7）	715（9.8）	111（1.5）

从以上数据看出，我国违法药品广告情况较为严重，现有的药品广告监管政策存在较大问题，不能有效遏制违法药品广告的出现，影响了正常的医药广告市场和消费者的安全、合理用药。

1.2 违法药品广告宣传的成因分析

我国药品广告宣传违法现象严重的成因，主要包括以下几个方面：

1.2.1 药品广告的监督管理体系不够健全

药品广告的行政管理工作由食品药品监督管理机关和工商行政管理机关共同负责，食品药品监督管理部门负责审查和审批，而具体监督管理实施交由工商行政部门负责。这种监管体制造成了监管、权限、责任不够明确，出现了责、权、利的分离：负责审查但没有处罚权；负责监管却不能根据药品广告特性及时做出反应，监管具有严重滞后性，造成执法不顺、监管不严，出现监管真空。同时，对药品监督管理部门人员的执法职责和法律责任规定较多，对工商行政管理部门的职责和法律责任规定较少，规定不够健全、明确，法律约束力不强。

1.2.2 药品生产、经营企业法律意识薄弱

药品的高额利润和药品市场的不良竞争，使得部分药品企业无视药品特殊性，不惜以身试法。同时，药品监督管理部门对违法、违规行为监督不够全面，不能做到出现一个查处一个，造成大多数药品生产、经营企业存在侥幸心理；违法药品广告处罚力度太小，无法与广告中获利相比，具有巨大诱惑力；药品企业诚信机制薄弱，不能为长远的发展做出良好的规划。

1.2.3 媒体发布环节缺乏有效监管

在市场经济体制下，行业竞争加剧，部分自律能力较差的媒体部门为了自身利益，追求经济效益，从管理上放松对药品广告宣传的审查，进行"权钱交易"给药品广告的监管增加难度。由于无法对媒体进行有效的监管，给违法宣传提供生存空间。因此，仅靠媒体自身的监管自律无法达到遏制违法药品广告出笼。

1.2.4 消费者自我保护和维权意识差

广大消费者的医药常识缺乏，不能正确辨别违法药品广告，容易进入购药误区，给合理、安全用药带来障碍。现有的不合理用药现象很大原因是由于违法的药品广告宣传和消费者医药知识匮乏造成的。消费者的自我保护和维权意识差，没有充分利用自己的权利，给违法药品广告宣传提供机会。

2 对策及建议

2.1 统一药品广告审批监管部门

改革药品广告监督管理体制，将药品广告的审批权和监管权统一，交由食品药品监督管理局管理。工商行政管理部门作为广告的监管部门，对全国各类广告负责监查，工作量大难以专注于违法药品广告的处理上，并且缺乏医药方面的专业知识，对如何判断违法违规药品广告方面存在困难。药品

监督管理部门作为专业化的部门,对药品广告内容和管理上把握更权威、更准确。同时,药品监督管理部门通过药品广告审批建立的审批备案制度,能够对违法药品广告宣传及时做出反应,直接追究药品广告主的责任,从中省去以往由药品监管部门送交工商行政管理部门查处的中间环节,防止监管、监查的时间滞后性,及时切断违法药品广告的宣传的扩张,缩小影响范围。

2.2 制定《药品广告管理条例》

制定《药品广告管理条例》即对现有的与药品广告有关的法律、法规内容,进行系统的分析和取舍,结合目前及今后相当长一段时期的药品广告行业情况,形成一部具有前瞻性的、综合的、全面的药品广告管理法规。特别是在以下几个方面予以考虑:

2.2.1 明确药品广告的审批监管权

我国目前违法药品广告最严重的情况发生在省以下的地市级区域,建议将在地方媒体刊登广告的审批监管权下放地方,交由省以下的地市级药品监督管理部门管理,药品广告批准文号撤销权依然由省级药品监督管理部门管理。对于各地市级药品监督管理部门,主要负责所辖区内的地方媒体刊登药品广告的审批、药品广告的检查以及对违法药品广告的处罚,并及时向省级药监局上报违法情况,对严重违法的药品生产(或经营)企业由省级药品监督管理部门撤销其广告批准文号。通过严格明确省级以下药品监督管理部门的责任和权利,可以充分发挥地市级药品监督管理部门的作用,方便地市级药监部门对市、县级违法药品广告监管,层层落实、步步监管,及时发现和查处。并且建议省、自治区、直辖市的药品监督管理部门在我国药品管理法律、法规允许范围内,制定与当地实际相适应的药品广告管理政策和规章。

2.2.2 严格规范药品广告内容

①药品广告的内容严格按照药品说明书规定的内容制作,必须含有药品名称、药品适应证、用法与用量、不良反应、禁忌证、注意事项、药品和广告批准文号、生产企业、药品广告监督投诉举报电话的相关内容。②严格规定不允许明星或名人等公众人物作药品广告宣传,禁止以新闻报道、科技成果、健康专题等形式变相进行药品广告宣传。③禁止以宣传企业名义为名变相向消费者宣传药品。

2.2.3 健全法律责任

在规定上加大处罚力度,视不同违法宣传形式给予不同程度的处罚金额,使处罚可操作性、针对性更强,并追究相关负责人的法律责任。同时,加强对药品监督管理部门法律责任的规定,明确责任和义务;对违法宣传的媒体追究其责任并施行更正公告制。

2.3 加强监管执法队伍建设

目前,全国各种报纸数以千计,省、市、县电视台拥有数千个频道,监管部门对如此庞大数量的媒体进行全面监督是很困难的,建议成立专门的广告监测机构或能够独立工作的广告监测机构,配备必要的监测设备,搭建广播电视广告监管平台,实时监测广告播放情况。同时,积极组织药品监管人员,开展药品广告专业技术岗位培训和定期考核人员素质,提高药品广告监管人员的整体素质。

建立监管查处责任制。谁审批谁负责,形成跟踪检查,将责任落实到人。审批中,推行"双盲"审批体制,药监审批负责人员和企业申报的药品广告随机分配,保证审批过程的公正、公平,防止审批过程中存在的循私舞弊、滥用职权现象发生,提高企业对药品广告的法律意识。如若出现违法虚假现象,应根据情况的严重程度追究直接责任人和主管人员的相关责任。

2.4 药品广告监管制度和行业协会自律性相结合

我国已建立了违法药品广告的公告制度,但这还远远不够。应该将查处的典型虚假违法广告及广告市场监管情况,及时向社会发布"广告监管公告",包括典型虚假违法广告案例曝光、违法广告提示、违法广告案例点评等内容。全面、及时、权威地在电视、广告、报纸、杂志等各类媒体上发布信息公告，向全社会进行宣传教育，提高公众认识。同时，可以在国家食品药品监督局网站上提供药品广告的审批信息，方便大众核对药品广告的信息，以便对违法药品广告准确判断；对违法药品广告的查处情况和工作进程予以公示，方便社会监督。在加强药品广告监督管理的同时还应充分发挥行业协会作用，针对药品广告应该发挥药学会和广告协会作用，提高行业自律，净化药品广告市场。

2.5 建立广告市场信用监管体系

建立药品广告市场信用监管体系，根据药品广告市场的监管情况，结合药品企业信用体系建设，将广告主、广告经营者相应地分为不同的管理类别，即分为诚信企业、警示企业、失信企业三个不同级别，完善广告的信用评价体系，对诚信好的企业给予表扬，在大众媒体给以宣传，提高企业的知名度和美誉度，提升企业在公众心中的形象；把出现违法、违规现象的企业列为警示企业，作为重点监控对象，加强日常检查，实施案后回查、在换发 GMP 、GSP 证书时作为考虑因素之一；对于违法严重、屡犯不改的企业列为失信企业，整顿公告并公开违法记录，对典型案件在大众媒体上予以曝光，使消费者了解其情况，降低企业的信誉。同时，将企业信用级别作为先进单位或明星企业的评选标准，增强企业的积极性和自觉性，督促其为消费者提供准确可靠的药品信息，保证消费者用药安全、合理。

2.6 提高媒体自我审查能力

提高媒体审查能力是阻截违法药品广告发布的最后一道关卡。建议由药品监督管理部门和药学专家协助媒体制定一个全面、便于操作的有关药品广告的审查标准，并对媒体工作人员进行培训，帮助媒体建立起严格的广告审查制度和审查责任制，增强识别和抵制含有虚假违法内容广告的自觉性、坚定性，提高药品广告的刊登质量。建议媒体设立专职广告审查员，深入学习《广告法》、《药品管理法》等与医药广告相关的法律法规，并进行定期培训和考核，取得资格证书，凭证上岗。同时，增强媒体的职业道德意识和高度的责任感、使命感，充分发挥大众传播的桥梁和纽带作用，并建议媒体部门也建立审查责任制。

2.7 发挥群众的监督管理作用

群众监督管理可以有效地扩大药品广告的监督检查管理范围，有效地加强药品广告的监督管理工作，是药品广告监督管理的重要组成部分，是形成一个完整、严谨、合理的药品广告管理体系的有益补充。加强群众的监督管理作用从以下几个方面着手：

①通过定期举办医药知识讲座、提供用药咨询、宣传医药法规政策等便民措施，提高群众的医药知识和水平，增强自我药疗知识，树立消费者的安全用药意识。

②针对市场上出现违法、虚假药品广告宣传较多的品种，作为重点防范对象提供专门的宣传教育，以提高消费者对药品广告信息的鉴别能力，帮助消费者树立维权意识，增强自我保护的能力。

③建立完善的监督举报制度并设立一定的奖励办法。加大社会宣传力度，让群众了解违法药品广告的管理体系和举报方式，做到凡报必查、查必严肃、违法必究的监管举措。为了方便群众监督举报，设立监督举报电话、举报专栏、社会举报点、举报信箱等各种投诉举报方式，如：设立像"12315"一样的简单、易记的免费投诉电话，这样可以更便于群众监督举报，提高群众参与的积极性。

④聘请群众监督员，协助药品监督管理部门监督管理违法药品广告，发现违法现象及时上报药监部门；并对违法药品广告查处结果及时反馈给广大群众，起到连接广大消费者和监管部门的纽带作用。

参考文献

[1] 搜狐健康网.医药百家谈——聚焦医药广告 [EB/OL]. http：//health. sohu. com/s2005/guanggao. shtml.

[2] 国家食品药品监督管理局网站.2005 年违法药品广告公告 [EB/OL]. http：//www. sfda. gov. cn.

——刊于《中国药师》2007 年第 10 卷第 4 期

中成药价格虚高的实证研究

田云　杨世民　付咏丽　杨晓丽　方宇　冯变玲

摘要　**目的**：通过分析高价中成药生产成本和零售价的关系，了解高价中成药的价格虚高程度，为制定科学合理的药品价格提供依据。**方法**：利用实地调研的方法，调查所选药品在市场上的销售价格；利用成本会计学理论和方法计算其生产成本；利用统计学理论和方法对生产成本和零售价等值进行统计比较，计算成本和零售价合理的比例关系。**结果**：调研的 93 种高价中成药品种中，仅 6 种药品的理论零售价和实际零售价比较接近，其余 87 种均存在不同程度的虚高。**结论**：中成药品种价格虚高的问题应给予足够的重视。建议制定中成药零售价或日用量零售价上限，达到合理定价、抑制药价虚高的目的。

关键词　药价虚高；生产成本；理论含税出厂价；理论零售价；日用量零售价

An Empirical Study on the Unreasonably High Retailing Price of Chinese Patent Medicines

TIAN Yun, YANG Shimin, FU Yongli, YANG Xiaoli, FANG Yu, FENG Bianling

ABSTRACT　Objective: To probe into the gap between the production cost and retail prices of Chinese patent drugs for references of setting scientific and reasonable drug price. Methods: The retail prices of the selected drugs were surveyed on the spot; the production prices of the drugs were calculated using the cost accounting theory; statistical method was adopted to compare the equivalence between the prouction cost and retail price and compute the rational ratio between cost and retail price. Results: Among the 93 high price Chinese patent drugs surveyed, the retail prices of only 6 approached their theoretical retail prices, and the remaining 87 had unreasonably high prices to different extent. Conclusion: More importance should be attached to the unreasonably high prices of Chinese patent drugs. The upper limit of the retail prices or daily dose retail prices of Chinese patent drugs should be set so as to keep the unreasonably high drug prices under control.

KEY WORDS　Unreasonably high prices of drugs; Production cost; Theoretical tax-containing producer price; Theoretical retail price; Daily dose price

药价虚高问题一直是社会关注的焦点问题。国家发改委已对药品的价格进行了 26 次下调，但收效甚微，反而导致了一部分低价药消失。这种供给的改变使得低价药市场萎缩，高价药市场扩张[1]。政府降价的对象主要是西药，中成药品种触及有限。事实上，中成药的价格虚高也已成为不争的事实。

1 资料与方法

1.1 研究对象

本研究针对口服固体制剂，包括片剂、胶囊剂、颗粒剂和丸剂。在本研究中将高价中成药的标准定为：日用量零售价 ≥ 10 元的中成药品种，并依据此标准筛选出 93 种中成药进行研究。所选药品的零售价分布情况见表 1。

1.2 成本计算

本研究采用品种法[2] 和标准成本法[3] 相结合。与药品制造成本有关的因素包括药品种类、剂型、工艺、企业的规模、企业所在地、原料价格等。

表 1　所选药品的零售价分布情况

Tab 1　Distribution of retail prices of the selected drugs

零售价 / 元	品种数	$\bar{x} \pm s$	最小值 / 元	最大值 / 元
＜ 20	1	19.80±0.00	19.80	19.80
20.1 ～ 50.0	19	36.24±8.39	25.30	50.00
50.1 ～ 100.0	29	84.09±13.39	54.90	100.00
100.1 ～ 150.0	32	131.18±10.46	112.00	150.00
150.1 ～ 200.0	6	170.20±17.53	151.50	198.00
200.1 ～ 300.0	4	255.75±28.73	220.00	290.00
＞ 300	2	373.03±74.95	320.00	426.00

1.2.1 原辅料价格的收集及计算

所选品种涉及的中药材达 300 多种。本研究选取同种药材中质量较好品种的价格来计算成本，大多为道地药材。考虑到企业采购方式多为全国定点采购，本研究选取了 4 个规模和影响力较大的药材市场作为获取原材料价格的主要来源，分别是：安徽亳州、成都荷花池、河北安国和广州玉林中药材市场。以 4 个药材市场每月的价格为基本计算单位，计算出 2005 年 12 月～ 2006 年 5 月份每个中药材的半年平均价格，并以此为基础进行成本运算。

1.2.2 企业的选择

企业的地理分布主要影响固定制造费用和直接人工费用。本研究以陕西省某中药生产企业为模型进行计算，该企业属于中型规模企业。

1.2.3 企业规模的选择

企业规模是影响单位药品成本的主要因素之一，为了使计算得出的成本具有代表性，消除企业规模对成本计算结果的影响，本研究通过利用不同规模产量与单位成本进行曲线拟合，得出片剂和胶囊剂的规模批产量在 100 万片（粒）曲线趋平，颗粒剂批产量在 1 000 kg 时曲线趋平。故在成本计算时，片剂和胶囊剂理论批产量为 100 万片（粒），颗粒剂理论批产量为 1 000 kg[4]。

2　结果与讨论[5]

2.1 生产成本和零售价的比例关系

生产成本是价格的主要组成部分，生产成本的高低在相当大程度上反映了商品的价值，决定了商品的价格水平。93 种高价中成药生产成本与零售价的比例关系见表 2。

表 2　93 种高价中成药生产成本与零售价的比例关系

Tab 2　Ratios of production cost to retail price of 93 kinds

of high price Chinese patent drugs

生产成本占零售价的比例	品种数 /n	有效百分数 /%	累积百分数 /%
≤1%	6	6.45	6.45
1%～2%	8	8.60	15.05
2%～3%	22	23.66	38.71
3%～4%	21	22.58	61.29
4%～5%	9	9.68	70.97
5%～6%	9	9.68	80.65
6%～10%	8	8.60	89.25
>10%	10	10.75	100.00

83 种中成药的生产成本占零售价的比例 <10%，在一定程度上与制药行业的自身特点有关。但是，这些药品大多为仿制药，生产成本应该是决定价格高低的主要因素，而这些药品的价格偏离了价值，也从某种程度上说明了药品价格的虚高不是由生产成本引起的。

2.2 高价位中成药 4 种剂型的成本比较

通过计算得到了片剂、胶囊剂、颗粒剂和丸剂 4 种剂型的平均成本。高价位中成药各剂型的平均成本见表 3。

表 3　高价位中成药各剂型的平均成本

Tab 3　Average cost of high price Chinese patent drugs of different dosage forms

剂型	高价位中成药	
	数量 /n	平均成本 / 元
片剂	46	1.61
胶囊剂	26	0.99
颗粒剂	9	2.40
丸剂	12	3.81

为了解 4 种剂型的生产成本是否存在差别，采用单因素方差分析 (One-Way Anova)，因素指中成药的成本。假设置信水平 $\alpha=0.05$，$P>0.05$，可以认为高价位中成药中片剂、胶囊剂、颗粒剂和丸剂的生产成本不存在差别，即生产成本和剂型不存在必然关系。

2.3 理论含税出厂价、理论零售价与实际零售价的比较

出厂价包含生产成本、期间费用、目标利润和税金。其中，期间费用包括管理、财务和销售费用。这 3 项费用按模型企业的标准来计算，为使计算出的理论价格更科学，本研究将研发和广告费用纳入期间费用。其中，研发费用归入管理费用，广告费用计入销售费用。理论含税出厂价分布见图 1。

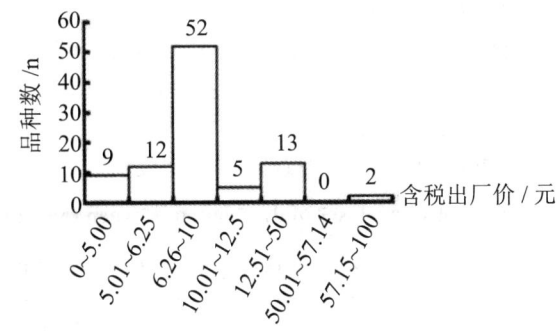

图 1 理论含税出厂价分布

Fig 1 Profile of theoretical tax-containing producer prices

52 种（55.9 %）中成药的理论出厂价在 6.25 ~ 10.00 元。13 种出厂价在 12.51 ~ 50.00 元的中成药原料成本较高，含有如鹿茸、血竭、熊胆、冬虫夏草等贵重药材。2 种出厂价在 57.15 ~ 100 元的中成药原材料主要使用天然麝香和天然牛黄，天然牛黄的价格约每千克十几万元，国家已限制包含这 2 种珍贵中药材的使用，这也导致成本增加。

在理论含税出厂价的基础上，根据药品零售价的公式和对流通差价率的规定，计算出理论上药品的零售价，称为理论零售价。理论零售价分布见图 2 。

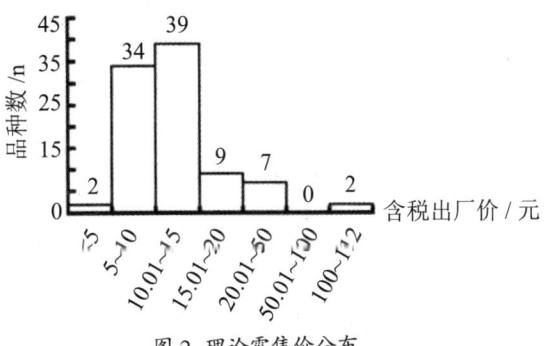

图 2 理论零售价分布

Fig 2 Profile of theoretical retail prices

为了解实际零售价和理论零售价的差异，采用两者的比值作为评判标准。结果显示，84 种（90.3 %）中成药的实际零售价与理论零售价的比值在 2 ~ 25 倍之间，3 种（3.2 %）的比值在 25 ~ 40 之间，说明实际零售价偏离理论零售价的现象很严重。仅有 6 种中成药的实际与理论零售价较接近。

2.4 中成药价格和成本的理想关系

为检验生产成本和理论零售价、日用量生产成本和日用量理论零售价之间是否存在线性关系，采用了线性检验（Test for linearity）的统计学方法[6]。结果显示，变量生产成本和理论零售价对应数据的线性相关系数 r =0.996，表明这 2 个变量对应的数据间存在良好的线性关系；变量日用量生产成本和日用量理论零售价对应数据的线性相关系数 r =0.887，表明这 2 个变量对应的数据间也存在线性关系。

因变量间存在线性关系，本研究采用回归分析中一元线性回归的散点交互图进行分析，得出理论零售价和日用量理论零售价的计算公式。即：理论零售价 =5.43+1.69× 生产成本；日用量理论零售

价 =1.60+1.71× 日用量生产成本。

利用 SPSS 13.0 中的描述统计,计算得到所有品种和 4 种剂型不同的理论零售价、理论零售价和生产成本的比值、日用量理论零售价及日用量理论零售价与日用量生产成本的比值。不同剂型中成药的价格和成本关系描述分析见表 4。

表 4　不同剂型中成药的价格和成本关系描述分析

Tab 4　Descriptive analyses of the relation between retail price and cost of

Chinese patent drugs of different dosage forms

类别	品种 / 剂型	平均值	95% 置信区间		5% 截尾均值
			下限	上限	
理论零售价	93 种	14.30	11.21	17.40	11.84
	片剂	11.13	9.54	12.71	10.56
	胶囊剂	16.41	9.14	23.67	12.99
	颗粒剂	27.39	2.86	51.93	23.76
	丸剂	11.56	10.14	12.97	11.43
理论零售价 / 生产成本	93 种	3.64	3.38	3.90	3.52
	片剂	3.93	3.49	4.37	3.76
	胶囊剂	3.45	3.08	3.83	3.41
	颗粒剂	2.64	2.11	3.17	2.61
	丸剂	3.73	3.32	4.14	3.74
日用量理论零售价	93 种	4.93	2.50	7.35	3.07
	片剂	3.43	2.45	4.41	2.90
	胶囊剂	6.91	0.44	14.26	3.34
	颗粒剂	9.32	3.98	22.62	7.20
	丸剂	2.48	1.38	3.57	2.42
日用量理论零售价 / 日用量生产成本	93 种	3.92	3.52	4.32	3.70
	片剂	4.22	3.61	4.83	3.96
	胶囊剂	3.47	3.09	3.85	3.43
	颗粒剂	2.76	1.77	3.75	2.65
	丸剂	4.83	2.58	7.07	4.66

3　结论

通过对 93 种高价中成药成本和价格关系的研究,得出以下结论:(1)93 种高价中成药的生产成本和零售价相差甚远,说明药品价格的虚高不是由生产成本引起。一方面,企业有虚报生产成本的嫌疑;另一方面,销售费用太高,导致药品价格高。(2)93 种高价中成药中独家生产的企业的品种仅占 19.4%(18 种),其余均为数量不等的企业生产,其中超过 10 家企业生产的有 49 种,说明这些品种很可能是改头换面的"新药",与实地调研发现的结果基本一致。低水平的重复生产和较高的定价相违背,不符合优质优价的原则。(3)本研究选择的4种口服固体制剂,即片剂、胶囊剂、颗粒剂、丸剂之间的生产成本基本不存在差别。另外,除片剂外,其余3种剂型的高、低价中成药的生产成本基本相同。说明中成药的生产成本与价格不存在相关性,除非是那些原料中含有大量的名贵药材的品种。由此推出,中成药价格的制定不仅要考虑生产成本,更重要的是要选择指标区分它们的不同,笔者认为应根据药品的疗效、市场占有率及对医疗的贡献度3个指标,在生产成本的基础上制定中成药的价格。(4)87种(93.5%)中成药的实际零售价与理论零售价的比值在2~40倍之间,说明价格虚高的程度比较严重。(5)经过计算,认为一般中成药的理论出厂价应不超过10元,原料中含有名贵药材的,出厂价会适当增加。原料中主要成分为天然牛黄和天然麝香的中成药价格最高。

4 建议

目前,实行市场调节价药品的价格强劲上涨,企业定价中权力过大等现象表明必须通过加强政府干预来抑制药品价格总水平的上升。实行市场调节价的药品仅仅根据市场的供求制定零售价有不妥之处,若价格严重超过其生产成本,并无任何规定约束。所以,建议由价格主管部门实行必要的干预政策。本研究通过对高价中成药价格和成本关系的研究,认为控制药品价格可以通过2种途径实现:一是制定零售价或日用量零售价的上限,达到控制单盒药品价格的目的;二是通过确定成本和零售价或日用量成本和日用量零售价的比例关系,在理论成本的基础上,根据比例关系,计算出零售价或日用量零售价控制线。本文建议中成药的日用量零售价上限为10元,对于申报超过上限的中成药,则要严格计算审核成本。零售价和成本的比例上限为5;日用量零售价和日用量成本的比例为5。也可以根据理论零售价和生产成本的公式进行计算。因研究的样本数量有限,此公式的正确性还有待于在实践中进一步验证。实行这个比值的前提是企业呈送的生产成本费用属实,不含虚假费用。若原材料中含有名贵药材,其成本会增加,可以根据名贵药材的价格和使用量推算出其生产成本,再制定其价格。

参考文献

[1] 陈曦,马爱霞.透过政府降价政策浅析高价药市场排挤低价药市场 [J].中国药房,2008,19(10):726.

[2] 徐斌.国外控制药价的办法 [J].价格月刊,2000,3:18.

[3] 胡育.成本计算方法划分之我见 [J].经济师,2002,4:181.

[4] 付咏丽,杨世民,田云.低价位中药生产成本与销售价格比较 [J].中国药房,2007,18(18):1361.

[5] 吴建宇.加强药品价格管理,遏制虚高药品价格 [J].管理与财富,2005,8:64.

[6] 苏金明.统计软件 SPSS 12.0 for Windows 应用及开发指南 [M].北京:电子工业出版社,2004:125.

——刊于《中国药房》2009 年第 20 卷第 21 期

完善我国质量受权人制度的措施

刘国一　杨世民

摘要　该文通过对国内外质量受权人制度的对比,提出了完善我国质量受权人制度的措施,包括明确质量受权人的职责及其所应承担的法律责任,加强对质量受权人的专业知识培训,促进其向职业化方向发展,增加国际贸易的相关条款等。

关键词　质量受权人制度;对比;措施

药品生产质量受权人是指具有相应专业技术资格和工作经验,经企业的法定代表人授权,全面负责药品生产质量的高级专业管理人员。在药品生产、流通企业实行质量受权人认证,是由欧洲经济共同体于1975年提出的。为强化企业是产品质量第一责任人的意识,我国于2007年7月12日率先在广东启动质量受权人制度试点。目前,广东、河北、山东等省陆续实施了受权人制度试点,截至2008年10月,全国已有600多名质量受权人。笔者从资格、模式、职责、法律责任等4个方面对国内外质量受权人制度进行对比,并提出了完善我国质量受权人制度的措施。

1　国内外质量受权人制度的对比

1.1　资格

欧盟的指令性文件对质量受权人的所学专业、必备知识以及工作经验作了明确的阐述[1],而我国对质量受权人资格仅仅作了原则性要求(见2007年《广东省药品生产质量受权人管理办法》及《安徽省实施药品质量受权人制度的规定》)。

1.2　模式

欧盟规定,每个药品生产、销售企业均需指定一名质量受权人。具体模式有:1)对于质量受权人与QC领导(head of quality control)是否为同一人选,欧盟未作出明确规定,英国则规定"质量受权人与QC领导为同一人,是可接受并且有助于质量的";2)如果药品生产许可证的持有者符合条件,那么他可以担任受权人;3)公司的质量受权人并不一定是该公司的雇员,其与公司之间可以是一种合同契约性的关系。

国内试行的药品生产质量受权人制度有以下模式:1)由企业分管质量的副总经理兼任,其缺点是这类受权人往往承担着大量行政事务,难以有充足的时间和精力进行产品放行等质量管理活动;2)由质量管理部门负责人兼任,其缺点是这类受权人行政职务较低,权威性受到一定的影响;3)由企业负责人兼任,其缺点是质量管理无法独立于其他管理活动,受权人制度有可能流于形式。

1.3　职责

国内外关于受权人应确保产品在放行前符合质量要求的职责是类似的,但在其他方面存在区别。

在欧盟,质量受权人的主要职责是:1)确保每一批次的产品都在生产和销售许可的授权下进行;2)确保从欧盟以外的国家进口的每一批次产品都应完全符合相关规定和市场销售许可;3)从欧盟以外的国家进口的产品,若该国与欧盟就该产品达成了相关协议,并有与欧盟相同的生产标准,允许其不进行附加性检验[2];4)负责对每一批次的产品在生产或进口后尽快登记。

国内质量受权人的主要职责是:1)贯彻执行药品质量管理的法律、法规,组织和规范企业药品生产质量管理工作;2)组织建立和完善本企业药品生产的质量管理体系,并对该体系进行监控,确保其有效运行; 3) 对相关质量管理活动行使决定权; 4) 参与对产品质量有关键影响的活动, 并行使否决权; 5) 在药品生产质量管理过程中, 主动与药品监督管理部门沟通和协调。我国药品生产企业目前的销售区域以国内为主, 但是随着经济的发展, 国际贸易将成为必然, 现有的法规仅对国内的一些情况作了规定, 而无国际贸易的相应条款。

1.4 法律责任

欧盟的有关法规规定, QP 对药品质量负有最终责任。如果药品出现质量问题, 质量受权人将有可能被起诉, 专业性团体还可以取消其质量受权人资格。我国现行法规规定, 当企业出现质量问题时, 法定代表人必须承担法律责任、行政责任和民事责任。对质量受权人违反规定应当承担的法律责任尚无明确规定。

2 完善我国质量受权人制度的措施

2.1 具体规定质量受权人的资格

国家应具体规定受权人的资格条件, 如: 受权人应是正规院校药学专业毕业, 本科学历者工作 10 年以上, 硕士研究生工作 5 年以上, 博士研究生工作 2 年以上, 等等。同时还应规定, 质量受权人上岗前应参加由省级食品药品监督管理局组织的业务知识、法律法规和职业道德等方面的培训并考核合格, 取得资格证书。

2.2 规范并细化质量受权人的职责

质量受权人应具体履行以下职责: 1) 负责建立完善本企业药品生产的质量管理体系, 并保证其正常运行; 2) 保证进厂的原料药手续齐全, 质量可靠; 3) 保证生产过程安全、可控, 保证生产工艺与批准工艺的一致性; 4) 监督出厂产品质量; 5) 负责不合格品的处理、产品召回; 6) 做好与药品监督管理部门的沟通与协调工作。质量受权人在任职期间, 应定期对其进行药品相关法律法规以及专业知识的培训, 保证每年不低于 20 学时的继续教育时间, 以不断提高业务和政策水平。

2.3 促进质量受权人逐步向专职化、职业化方向发展

质量受权人应逐步从行政体系中独立出来成为专职人员, 使质量管理相对独立, 以保证其有充足的时间和精力去履行产品放行的职责。企业领导要对质量受权人进行充分授权, 其行使质量管理职责时不受企业负责人的约束。逐步引导质量受权人朝职业化方向发展, 形成一个职业质量受权人阶层, 其与企业可以是一种合同雇佣的关系。

2.4 增加国际贸易的相应条款

在质量受权人的职责中增加国际贸易的相应条款, 以适应国际贸易的需要。

2.5 明确质量受权人的法律责任

应制定关于 "受权人承担企业质量管理问题的法律责任" 的规定, 解决地方性法规与我国现行《民法通则》第四十九条规定的 "当企业出现产品质量问题时, 由企业法定代表人来承担除民事责任以外的法律责任" 的冲突。要明确 "依法追究受权人的法律责任" 的具体规定, 从法律上明确质量受权人的法律责任。

2.6 加强对质量受权人的考核

每年至少对质量受权人履职情况进行一次综合性考核, 根据考核结果进行奖惩。

2.7 制定全国性关于质量受权人制度的法规

目前质量受权人制度在全国很多省市已开展试点工作, 应在全国范围内对试点情况进行总结, 尽快制定一个全国适用的管理办法, 对质量受权人的资格、职责、法律责任等作详细规定。

3 结语

质量受权人制度的完善将有利于我国药品行业的健康发展。目前,我国针对国情出台的驻厂监督员制度是药品监督管理部门对药品生产企业的外部监督力量,可将其与质量受权人制度相结合,实现内外双重监督,有效杜绝药害事故的发生。

参考文献

[1] Royal Pharmaceutical Society of Great Britain(RPSGB). Qualified persons study guide[EB/OL].(2008-03).http://www.rpsgb.org/pdfs/QP-studyguide.pdf.

[2] Royal Society of Chemistry(RSC). The RSC register of eligible qualified persons[EB/OL].(2006).http://www.rsc.org/images/QPRegiintro 07_tcml8-26684.pdf.

——刊于《中国药业》2009 年第 18 卷第 6 期

进一步加强药品分类管理的研究

张绪跃　杨世民

摘要　目的：了解目前药品分类管理的现状，找出药品分类管理尤其在药品零售药店药品销售和使用中存在的问题，对进一步搞好药品分类管理工作提出建议和对策。方法：对陕西省和安徽省部分地区的药品零售企业从业人员进行问卷调查，并访谈有关药学领域的专家对所得数据进行分析。结果：药品分类管理工作在逐步规范，但发展不够平衡，同时存在一些不足。结论：为了合理用药，必须进一步加强药品分类管理。

关键词　药品分类管理；陕西省；安徽省；建议

为保证用药安全、有效和方便，1997年《中共中央、国务院关于卫生改革与发展的决定》[1]，1999年《处方药与非处方药分类管理办法》（试行）[2]及2001全国人大常委会修订并实施的《药品管理法》[3]明确规定了我国实行处方药与非处方药分类管理制度。处方药只能凭医师处方购买和使用，非处方药可以由患者自主购买和使用。为了了解药品分类管理的实施情况，找出存在的问题，进一步加强药品分类管理工作，笔者对此进行了研究。

1　问卷调查和访谈

2007年8月至2008年2月，对陕西省和安徽省的一些零售药店的药学人员与管理人员进行了问卷调查，共涉及药品零售企业24家。发放问卷共计454份，回收432份，回收率95.2%，剔除回收问卷中无效问卷（雷同或缺失数据过多的问卷）25份，有效问卷407份，有效回收率89.6%。2008年1至3月对陕西地区15位药学领域的专家进行访谈，了解他们对药品分类管理领域热点问题的看法和建议。见表1、表2、表3。

表1　调查问卷样本地区分布（频次）

省份	地区	样本数	百分比%
陕西	西安市	192	47.2
	宝鸡市	27	6.6
	咸阳市	35	8.6
	延安市	24	5.9
安徽	合肥市	33	8.1
	蚌埠市	80	19.7
	淮南市	16	3.9
总计		407	100.0

表2　不同专业人员对我国药品分类管理的认知情况 [例（%）]

专业	相当熟悉	比较熟悉	一般	不太熟悉	不熟悉	合计
药学专业	9（6.0）	62（41.6）	68（45.6）	9（6.0）	1（0.7）	149（100）
医学专业	7（4.6）	68（44.4）	75（49.0）	3（2.0）	0（0）	153（100）
管理专业	3（14.3）	4（19.0）	13（61.9）	1（4.8）	0（0）	21（100）
其他专业	3（3.6）	20（23.8）	43（51.2）	17（20.2）	1（1.2）	84（100）
总计	22（5.4）	154（37.8）	199（48.9）	30（7.4）	2（0.5）	407（100）

表3　药品分类管理存在的主要问题

选项	人数	百分比%
大多数消费者合理用药意识不强	326	80.09
零售药店处方来源少	198	48.64
药品名称混乱，"一药多名"	186	45.70
法律不健全，对违法行为处罚力度不够	137	33.66
执业药师整体素质不高	90	22.11
执业药师数量不够	83	20.39
药品说明书不规范	54	13.27

2　药品分类管理的现状及存在问题

2.1　药品分类管理在逐步规范

零售药店加强了硬件设施建设，购药环境较之前有很大改善，对处方药和非处方药按照"大店分区、小店分柜"的方式进行了分类摆放、分柜销售。药店自身特色逐渐突出，一些连锁大药房服务方式趋于多元化。

2.2　药品分类管理发展不平衡

①药品零售企业从业人员对我国药品分类管理的熟悉程度存在差异，大城市零售药店的药品分区情况较中小城市好。

②各类城市基本上都能按照大的分类将处方药和非处方药分区，但是大城市的中药、保健品和器械区分类明显好于中小城市。

③连锁企业对药品分类管理的规范化较为重视，药店药师对不良反应的收集报告以及对处方合理性审查频率和在对人员培训时间频率上都高于单体药店。

2.3　零售药店从业人员对药品分类管理认识不足

由表2可知，除管理人员外对此相当熟悉的比例低于6%。

2.4　消费者合理用药的意识不强

由表3可知，消费者合理用药意识不强是目前最为突出的问题。我国民众长期养成的在医院看病购药的习惯并没有完全改变,加之对药品分类管理和安全用药知识的缺乏对药品分类管理工作造成了很大的困难。国家应该重视对广大人民群众进行安全用药知识的普及教育。

2.5 零售药店药学人员配备问题

①零售药店从业人员总体素质不高,学历普遍较低;②执业药师的作用没有得到充分发挥。目前执业药师在药店的主要工作还是调剂药品和接受消费者咨询,而在处方的合理性、合法性审查以及不良反应的收集上相对较少,在药学服务方面做得不够;③零售药店药学人员的比例没有明确规定。《药品经营质量管理规范》在零售药店人员配备上只规定了应当配备药师或药学技术职称的人员,对药师及药学人员的数量、比例没有做出明确规定。这样导致不同规模不同类型的药店在人员配置上差异较大。

2.6 处方流动问题

处方难以从医院外流是零售药店药品分类管理的瓶颈问题。一方面是医药没有分业,医院采用了"密码处方"、"代码处方"、"电子处方"等。另一方面消费者的习惯也在一定程度上影响了医院处方向零售药店流动。

2.7 非处方药说明书的规范性

对非处方药说明书存在问题的题项进行统计发现:①药品生产企业对药品说明书没有足够重视,规范药品说明书还没落到实处;②目前非处方药的说明书尤其是中成药说明书中生僻的中医专用术语仍然使用较多,给患者自行使用带来不便;③药品注册管理中药品说明书的审查力度有待进一步加强,尤其对其规范性和文字表述的审查。

3　建议

3.1 充分发挥药学技术人员在药品销售和使用环节中的作用

①对零售药店执业药师数量进行规定,对大型连锁零售企业每 $200\ m^2$ 应配备至少 1 名执业药师,大专及以上医药学专业毕业员工人数须占员工总数的 30% 以上;②制定《执业药师法》,明确药师在药品流通环节的职责,对零售药店配备药师建立档案,定期培训、考核;加强执业药师协会等行业组织的管理;③各地区药学会及执业药师协会应承担药师的再教育工作,定期举办临床药学知识培训以及国家药品相关法规讲座。

3.2 加大药品分类管理的宣传力度,加强消费者合理用药的意识

发动各种媒体进行宣传,如在电视、报纸、杂志等媒体上以公益广告的形式向民众宣传药品分类管理,目的是让安全用药的观念深入人心。如邀请有职业道德、行业认可的专家学者在电视、广播等媒体上每周固定时间开展专项知识讲座,介绍合理用药知识、辨别如何识别不正当用药、识别假劣药等。这类节目应作为公益性、避免商业介入,免收广告费等同时加强对药品广告等的监督。零售药店可以通过宣传栏、宣传页等方式进行宣传。围绕合理用药、安全用药为中心内容,开展以散发宣传资料、举办专题讲座、有奖问答、知识竞赛等形式的全民普及教育,增强公众合理用药知识。

3.3 药品监督管理部门和工商管理部门应联合开展整顿药品商品名和注册商标

一方面严把审批关,对商标、包装不符合规定的新药申请不予受理;另一方面对市场上的药品进行查验,对容易误导或故意误导消费者用药的药品生产厂家责令限期改正,逾期不改正的依照药品管理的法律法规进行处理。

3.4 对零售药店实行分类管理

①将零售药店分为连锁药店和单体药店进行分类管理,单体药店的分布应本着方便群众的原则,

销售的药品应以非处方药为主，鼓励在医疗机构附近开设大型连锁药店，以增加市场竞争，方便群众购药。

②鼓励开设 OTC 零售药店，专营 OTC 药品，既方便了老百姓购药，也能对药品分类管理起到很好的宣传，加强零售药店企业文化建设，创造"品牌"效应。

③对一些医药专业人员配置到位的大型零售药店应当允许多元化经营，鼓励药店提供多元化服务，如设置夜间售药窗口提供 24 h 售药服务；给顾客提供电话预订、缺药登记、送药上门服务；免费提供量血压、测体温、测体重、测血糖、心血管检查等便民服务；设立咨询台，提供药学服务；积极开展社区活动，提高公众自我药疗、自我保健意识等。

④加大零售药店处方审查力度，对违规销售处方药的企业在大众媒体上曝光并责令限期改正，逾期不改正的依据药品管理的法规予以处罚。

3.5 建立处方合法性审查机制

①将具有处方权医师的印章进行统一制作，并规定处方必须加盖该类印章方可调剂，对无医师印章的处方应拒绝出售处方药。

②有条件的大城市可以建立医疗机构网上信息系统并与零售药店联网以备查询。建立本地区具有处方权医师的基本情况数据库，对有医师签名的处方能够做到迅速查询其合法性。

3.6 加强"双跨药品"的管理

①对作为非处方药的"双跨药品"的适应证或功能主治、用法用量等要进行充分考察，临床确定安全后可批准归入"双跨"品种。

②医疗机构和零售药店应该为"双跨"品种建立专门的用药档案，发现不良反应及时举报。发现严重不良反应的"双跨"品种应重新划归处方药管理。

3.7 患者可凭医疗机构的就诊病历购买处方药

零售药店处方药销售问题一直是制约药品分类管理的瓶颈问题，患者凭医疗机构的就诊病历可购买处方药不失为一种有效的过度性策略，具体做法建议如下：

①病人持医疗机构的门诊病历需要经执业药师／从业药师审核并详细询问用药情况，对病历进行复印或扫描以备存档，对病历的时间、医疗机构、病症情况、用药情况做重点记录，存档档案应保存 2 年。

②凭病历购买处方药后要加盖药店印章，避免重复使用，对一些慢性病用药，可在规定的时间间隔后凭病历再次购买，每次购买都需标明时间和加盖药店印章。

③病历需和身份证同时使用有效，药店负责核对，防止多人凭病历多次购药现象的发生。

参考文献

[1] 中共中央、国务院关于卫生改革与发展的决定 [S].1997.

[2] 处方药与非处方药分类管理办法 [S].1999.

[3] 中华人民共和国药品管理法 [S].2001.

——刊于《西北药学杂志》2010 年第 25 卷第 2 期

陕西省 47 种药品的价格和可获得性研究

闫抗抗　杨世民　方宇　赵君　刘均

摘要　目的：了解药品在陕西省公立医疗卫生机构和零售药店的可获得性，研究陕西省药品价格与国际参考价格的差异。方法：采用世界卫生组织/国际卫生行动组织（WHO/HAI）药品价格标准化调查方法（2008 版），于 2010 年 9 月对陕西省 50 所公立医院、36 家零售药店 47 种药品的原研药和最低价格仿制药的价格和可获得性进行调查。结果与结论：调查的 47 种药品中，公立医院原研药的可获得性很低；公立医院药品的采购价格高于国际参考价；公立医院原研药的零售价格远高于国际参考价，最低价格仿制药价格略低于国际参考价，药品加成率与国家有关规定有出入。政府应提高成本核算技术，药品定价时需与国际参考价格对比，保证价格的制定与国际参考价格具有可比性。应建立政府定价和市场价格监督机制，完善药品价格监控，建立并强化药品定价失真的问责机制，同时，规范药品集中招标采购。

关键词　药品价格；可获得性；陕西省

Study on Prices and Availability of 47 Kinds of Drugs in Shaanxi Province

YAN Kang kang, YANG Shi min, FANG Yu, ZHAO Jun, LIU Jun

ABSTRACT　Objective: To analyze the availability of drugs in public hospital and retail pharmacy in Shaanxi province, and to study the difference between medicine price of Shaanxi province and international reference prices. Methods: By using WHO-HAI standard medicine price survey methods（2008 edition）, the price and availability of 47 kinds of original drugs and lowest priced generic drugs were investigated in 50 public hospitals and 36 retail pharmacies in Sep.2010. Results & Conclusions: These 47 kinds of drugs in Shaanxi province, the availability of originator brand in public hospital is very low; procurement price of medicines in public hospitals is higher than international reference price; sale price of originator brand in public hospitals is far higher than international reference price, the lowest priced generic drugs is slightly lower than international reference price, and the rate of price addition had significant differences according to national regulation. Suggestions: the government improves the cost-accounting techniques, and compares drug price with international reference price when pricing; it is guaranteed that price is comparable to international reference prices. It is suggested to establish a government pricing and market price monitoring mechanism, improving the methods of drug price monitoring, build and strengthen accountability mechanisms for drug pricing distortions, and specify drug centralized bid procurement in the same time.

KEY WORDS　Drug price; Availability; Shaanxi province

　　2008 年第四次国家卫生服务调查[1]显示：由于无法承担高昂的医药费用，38% 的患者患病不去医院就诊，21% 应该住院治疗的患者没有住院。为降低药品价格，提高药品的可获得性，我国正在进行医药卫生体制改革，推行国家基本药物制度[2]。陕西省从 2010 年开始推进基层医疗卫生机构药品统一采购、统一价格、统一配送的"三统一"工作。2010 年 4 月，《柳叶刀》杂志出版我国"医改"专刊评论认为，我国尚未建立科学的机制去监测、收集药品的价格信息以监督"医改"的进展[3-4]。因此，如何准确收集药品价格的信息，如何定量评价药品的可获得性等问题是"医改"中需要解决的问题。

2000年，世界卫生组织（WHO）和国际卫生行动组织（Health action international, HAI）启动了药品价格和可获得性研究计划，该计划的目的是建立一套可靠的方法，指导不同地区的医疗卫生服务机构收集药品信息，以此分析药品的价格、可获得性、可负担性及价格组成[5]。2003年，第1版WHO/HAI药品价格标准化调查方法手册在线发布。2008年，第2版调查方法在线发布。截止到2012年6月1日，基于WHO/HAI药品价格标准化调查方法，全球已经进行了74项相关研究[6]。本文笔者采用WHO/HAI药品价格标准化调查方法（2008版），于2010年9月对陕西省6座城市的50所公立医院、36家零售药店的47种药品的原研药和最低价格仿制药的价格和可获得性进行了调查，以分析陕西省药品在公立医疗卫生机构和零售药店的可获得性，研究陕西省药品价格与国际参考价格的差异。

1　资料与方法

1.1　调查对象

1.1.1　调查区域

选取陕西省作为省级研究区域，西安市为中心城市，同时根据2009年陕西省各市的人均GDP进行排序，分别选择不同经济发展水平的另外5座城市：榆林、宝鸡、咸阳、渭南和商洛。

1.1.2　受访机构

每座城市抽取5所公立医院和5所零售药店。同时抽取5所公立医院和5所零售药店作为备选机构，当药品可获得性低于50%时对备选机构进行调查。

1.1.3　调查药品品种

药品分三部分：全球核心目录、地区核心目录和补充目录药品。全球核心目录和地区核心目录药品由HAI确定，去除本地区不适用的药品后合计27种。补充目录药品根据当地流行病学和卫生经济学因素选择，合计27种。调查药品品种总计47种。各目录药品见表1、表2和表3。

表1　全球核心目录药品

Tab 1　Drugs of global core list

适应疾病	药品名	规格	剂型
哮喘	沙丁胺醇	0.1 mg/dose	气雾剂
糖尿病	格列本脲	5 mg	片剂/胶囊剂
心血管疾病	阿替洛尔	50 mg	片剂/胶囊剂
心血管疾病	卡托普利	25 mg	片剂/胶囊剂
心血管疾病	辛伐他汀	20 mg	片剂/胶囊剂
抑郁症	阿米替林	25 mg	片剂/胶囊剂
感染	环丙沙星	500 mg	片剂/胶囊剂
感染	阿莫西林	500 mg	片剂/胶囊剂
感染	头孢曲松	1 g/vial	注射剂

续表 1

适应疾病	药品名	规格	剂型
中枢系统疾病	地西泮	5 mg	片剂 / 胶囊剂
疼痛 / 炎症	双氯芬酸	50 mg	片剂 / 胶囊剂
溃疡	奥美拉唑	20 mg	片剂 / 胶囊剂

表 2　地区核心目录药品

Tab 2　Drugs of regional core list

适应疾病	药品名	规格	剂型
肠道寄生虫	阿苯达唑	200 mg	片剂 / 胶囊剂
心血管疾病	氨氯地平	5 mg	片剂 / 胶囊剂
心血管疾病	阿托伐他汀	20 mg	片剂 / 胶囊剂
哮喘	倍氯米松	50 mcg/dose	气雾剂
感染	头孢氨苄	250 mg	片剂 / 胶囊剂
心血管疾病	依那普利	10 mg	片剂 / 胶囊剂
抑郁症	氟西汀	20 mg	片剂 / 胶囊剂
糖尿病	格列齐特	80 mg	片剂 / 胶囊剂
心血管疾病	氢氯噻嗪	25 mg	片剂 / 胶囊剂
疼痛 / 炎症	布洛芬	400 mg	片剂 / 胶囊剂
糖尿病	二甲双胍	500 mg	片剂 / 胶囊剂
感染	甲硝唑	200 mg	片剂 / 胶囊剂
心血管疾病	硝苯地平	20 mg	缓释片剂 / 缓释胶囊剂
溃疡	雷尼替丁	150 mg	片剂 / 胶囊剂
癫痫	丙戊酸钠	200 mg	片剂 / 胶囊剂

表 3　补充目录药品

Tab 3　Drugs of supplementary list

适应疾病	药品名	规格	剂型
感染	复方新诺明	80 mg+400 mg	片剂 / 胶囊剂
疼痛 / 炎症	扑热息痛	500 mg	片剂 / 胶囊剂
病毒性疾病	阿昔洛韦	200 mg	片剂 / 胶囊剂
癫痫	卡马西平	100 mg	片剂 / 胶囊剂

续表 3

适应疾病	药品名	规格	剂型
感染	头孢拉定	500 mg	注射剂
心血管疾病	地高辛	0.25 mg	片剂／胶囊剂
感染	氟康唑	150 mg	片剂／胶囊剂
感染	酮康唑	200 mg	片剂／胶囊剂
心血管疾病	氯沙坦	50 mg	片剂／胶囊剂
癫痫	苯妥英钠	50 mg	片剂／胶囊剂
结核	利福平	150 mg	片剂／胶囊剂
心血管疾病	洛伐他汀	20 mg	片剂／胶囊剂
感染	氧氟沙星	200 mg	片剂／胶囊剂
感染	硝酸咪康唑	2 ％	乳膏剂
感染	红霉素	250 mg	片剂／胶囊剂
感染	阿奇霉素	250 mg	片剂／胶囊剂
溃疡	西咪替丁	200 mg	片剂／胶囊剂
心血管疾病	赖诺普利	10 mg	片剂／胶囊剂
过敏	氯雷他定	10 mg	片剂／胶囊剂

1.2 调查和统计学方法

本研究采用 WHO/HAI 制定的药品价格标准化调查方法（2008 版）[5]。调查表编码结束后，双人双录入数据库 WHO/HAI 2007 workbook ver 6.01 Part Ⅰ，运行 "Data checker" 对数据进行极端值或逻辑错误审查，经过数据核实后锁定数据库进行统计、分析。

1.3 评价指标

（1）最低价格仿制药（Lowest price generic）是指在调查当天能够获得的单位价格（每片、粒、揿、克价格）最低的该类药品。

（2）中位价格比（Median price ratio，MPR）是某药品的单位价格（即每片、粒、揿、克价格，折算成美元后）的中位数与该药品国际参考价格的比值。

（3）国际参考价格（International reference price）是国际某些大型非营利性或非政府组织通过谈判后与制药企业协定的采购价格的中位数，由一所美国机构"卫生管理科学"（Management sciences for health，MSH）统计，在其官方网站 "The manager's electronic resource centre" 上以"国际药品价格指南"（International drug price indicator guide）的形式公布，每年更新一次。本研究在计算 MPR 时选取的是 2009 年版的国际参考价格。

2 结果

2.1 药品的可获得性

在调查的 47 种药品中，33 种属于《国家基本药物目录·基层医疗卫生机构配备使用部分》（2009 版）中的国家基本药物。公立医院和零售药店药品的可获得性情况见表 4（"*"指各机构最低价格仿制药）。

表 4　公立医院与零售药店药品的平均可获得性（%）

Tab 4　Mean availability of drugs in public hospita（%）

医院类型	全部药品（47 种）		国家基本药物（33 种）	
	原研药	仿制药*	原研药	仿制药*
公立医院（50 家）平均可获得性	8.9	26.5	5.8	30.2
零售药店（36 家）平均可获得性	18.1	43.6	9.9	48.1

2.2 公立医院药品的采购价格

在调查过程中，首先收集了公立医院药品的采购价格。对于没有收集到购进价格的机构，根据药品的名称、规格、厂家等相关信息，在陕西省药械集中采购网查询该药品的采购价格作为分析数据。药品价格需要首先换算成美元，汇率来源为 Onada FX-History[7]：1 USD=6.8188 RMB。

计算指标为药品的中位 MPR（Median median price ratio），是所有药品 MPR 的中位数，同时计算 MPR 的 25% 分位数和 75% 分位数以描述 MPR 的离散程度。上述指标的计算遵循的原则是：只要有 1 所机构的某药品可获得，那么就可以计算该药品的 MPR。因此，可计算 MPR 的原研药有 16 种，最低价格仿制药有 39 种。公立医院药品采购价格情况见表 5。

表 5　公立医院药品采购价格中位 MPR

Tab 5　Median median price ratio for procurement price in public hospital

药品类型	中位 MPR	25% 分位数	75% 分位数
原研药（16 种）	9.14	4.90	20.03
最低价格仿制药（39 种）	1.49	0.50	4.58

2.3 公立医院药品的零售价格

计算指标为药品零售价格的中位 MPR，同时计算 25% 分位数和 75% 分位数以描述 MPR 的离散程度。上述指标的计算遵循的原则是：根据 WHO/HAI 计算的要求，某药品至少在 4 所公立医院可获得时，才可以计算该药品的 MPR。采用该计算方式是为了防止因少数机构的价格浮动而引起中位 MPR 的计算偏差。因此，可计算公立医院药品零售价 MPR 的原研药有 15 种，最低价格仿制药有 28 种。公立医院药品零售价格情况见表 6。

表 6　公立医院药品零售价格中位 MPR

Tab 6　Median median price ratio of retail price in public hospital

药品类型	中位 MPR	25% 分位数	75% 分位数
原研药（15 种）	10.16	4.57	25.18
最低价格仿制药（28 种）	0.97	0.58	4.28

2.4 公立医院药品采购价与零售价比较

本研究对公立医院药品的采购价格和零售价格进行了比较，根据 WHO/HAI 调查法的规定，只有采购价和零售价的 MPR 都可计算的药品才进行比较。因此，对可计算 MPR 的 15 种原研药和 28 种仿制药进行了统计、分析，结果见表 7。

表 7　公立医院药品采购价和零售价中位 MPR 的比较

Tab 7　Comparison of median median price ratio of procurememt price vs.

retail price in public hospital

药品类型	采购价格	零售价格	药品加成	加成率，%
原研药（15 种）	8.49	10.16	1.67	19.6
最低价格仿制药（28 种）	0.75	0.97	0.22	30.4

2.5 零售药店药品的零售价格

由于零售药店药品的采购价格较难获得，本研究仅调查了零售药店药品的零售价格。计算指标为零售价格的中位 MPR，同时计算 MPR 的 25% 分位数和 75% 分位数以描述 MPR 的离散程度。上述指标的计算遵循的原则是：根据 WHO/HAl 计算的要求，某药品至少在 4 所零售药店可获得时，才可以计算该药品的 MPR。因此，可计算零售药店药品零售价 MPR 的原研药有 15 种，最低价格仿制药有 37 种。零售药店药品零售价格情况见表 8。

表 8　零售药店药品零售价格中位 MPR

Tab 8　Median median price ratio of retail price in retail pharmacy

药品类型	中位 MPR	25% 分位数	75% 分位数
原研药（15 种）	8.36	4.31	24.89
最低价格仿制药（37 种）	1.53	0.52	4.65

2.6 公立医院和零售药店药品的零售价格比较

本研究对公立医院和零售药店药品的零售价格进行了比较，根据 WHO/HAl 调查法的规定，同时在公立医院和零售药店都可计算出 MPR 的药品才进行比较。因此，对同时在公立医院和零售药店都可计算 MPR 的 14 种原研药和 27 种仿制药进行了统计、分析。最后计算出了零售药店与公立医院药品价格的差值比，药品差值比计算公式如下：

价格差 = 零售药店零售价格 − 公立医院零售价格

$$药品差值比 = \frac{价格差}{公立医院药品零售价格} \times 100\%$$

公立医院与零售药店药品零售价格中位 MPR 比较见表 9。

表 9　公立医院与零售药店药品零售价格中位 MPR 比较

Tab 9　Comparison of median median price ratio of retail price between public

hospital and retail pharmacy

药品类型	公立医院零售价格 中位 MPR	零售药店零售价格 中位 MPR	价格差	差值比，%
原研药（14 种）	9.98	8.83	-1.15	-16.5
最低价格仿制药（27 种）	0.83	0.98	0.15	17.3

3　讨论

本研究是全球第 71 项、我国第 3 项采用 WHO/HAI 制定的药品价格标准化调查方法，对药品价格相关参数进行的调查；同时是第一次在我国采用 WHO/HAI 药品价格标准化调查方法（2008 版）进行的药品价格调查，也是首次在我国西部地区进行的该类调查[5]。由本研究结果可知：

3.1　公立医院药品的可获得性很低

本研究结果显示，陕西省公立医院原研药的可获得性很低，47 种调查药品的平均可获得性低于 10%；仿制药的可获得性高于原研药，但仍一般，为 26.5%。陕西省药品可获得性低可能与以下原因有关：

（1）公立医院不合理用药现象。由于当前公立医院的财政补偿不足或不到位，医院"以药养医"现象严重。一些医院多采购并多处方价格高昂的基本药物替代品，使得部分价格低廉的药品可获得性降低。本研究主要调查的药品中 33 种是基本药物，这也是造成药品可获得性低的原因。

（2）药品规格存在差异。WHO/HAI 调查法中规定的全球和地区核心目录中药品的规格与陕西省使用的同种药品的规格不完全相同。例如，WHO/HAI 核心目录中规定布洛芬的规格是 300mg，但是我国布洛芬原研药的规格是 200mg。这样调查结果显示布洛芬原研药的可获得性为 0，但是并不能说明陕西省没有销售这些药品。

3.2　零售药店药品的可获得性较低，但高于公立医院

本研究结果发现，无论是原研药还是仿制药，零售药店的可获得性均高于公立医院。零售药店药品的可获得性高于公立医院的原因可能是：

（1）零售药店的经营模式。零售药店的经营模式是以利润最大化为经营目的。零售药店的主要业务就是经营药品，不同于医院还承载着其他使命。因此，为保证利润最大化，零售药店会尽量增加药品的品种。

（2）民众的健康理念发生变化。随着民众生活水平的提高，自我药疗意识也在不断加强。同时，由于公立医院"看病贵、看病难"，很多人选择"小病进药店"，通过药店购药来满足自己的卫生保健需求。

（3）医院处方外流。我国允许患者在拿到处方后自主选择是否在医院购买药品，一些患者拿到处方后会选择到零售药店购买药品。

3.3　公立医院药品的采购价格高于国际参考价，统一采购机制有效性不足

陕西省公立医院仿制药的采购价格略高于国际参考价，是其 1.49 倍，原研药的采购价格远高于国际参考价格，是其 9.14 倍。因此，通过该项数据判断，陕西省药品的集中采购机制与国际标准相比有效性显著不足，统一采购机制需要进一步完善。

3.4 公立医院原研药的零售价格远高于国际参考价，仿制药价格略低于国际参考价

公立医院原研药的零售价平均超过国际参考价的 10 倍。最低价格仿制药的零售价格略低于国际参考价，这得益于竞争激烈的国内药品市场。在公立医院，大多数最低价格仿制药对于患者而言价格可以接受，但是部分价格仍然过高。

3.5 公立医院药品的加成率与国家规定有出入

研究发现，在公立医院可统计的 15 种原研药、28 种最低价格仿制药的价格中，药品的平均加成率超过 15%。尽管从加成率上分析，原研药的加成率低于最低价格仿制药，但是加成的绝对数值上却远高于仿制药，给患者带来的经济负担较高。

4　建议

4.1 推进药品合理定价

（1）加强成本核算，与国际参考价格作比较。国家制定药品最高零售价格时，发改委必须进行药品成本核算，并派审计人员前往生产企业进行实际成本核算，并提高成本核算技术。政府定价在核定生产成本的基础上，保证价格的制定与国际参考价格具有可比性，这样可减少定价的盲目性。有关部门应建立药品价格实施细则，以保证价格的制定过程科学透明。实施细则应规定药品生产企业有义务如实向发改委提供核算成本资料，对于提供虚假成本资料的企业，加大惩处力度，确保成本核算的真实性。还应建立政府定价和市场价格监督机制，完善药品价格监测办法，及时掌握药品生产成本价格动态，为政府定价提供依据。

（2）合理降低药品价格，给予一定利润空间。有关部门连续地强制降低药品价格会反向促使药品企业停止生产廉价的药品。实施良好作业规范（GMP）标准后，生产企业的成本增加了，药品的价格却不断下降，高昂的成本使生产企业承担着不得不生产高价药的压力。因此，建议国家有关部门应合理降低药品价格，给予普通药和常用药一定的利润空间，提高生产企业的积极性，防止出现药价一降就停产的现象。同时，应进一步严格新药审批制度和单独定价的机制，减少生产企业通过申请所谓的"新药"获得溢价，增加患者负担。对于已过专利期的原研药，逐步取消其参与"单独定价"的特权。

（3）严格监控零售价格，进行药物经济学评价。对于零售价格高于国际参考价 2 倍以上的药品，进行深入的调研分析，考虑是否需要调整价格。原研药价格远高于仿制药的药品，应进行疗效和药物经济学评价，根据评价结果合理调整价格。

（4）建立问责机制。建立并强化药品定价失真的问责机制，对于有关工作人员因工作失职造成的药品定价失真的情况，追究其责任，构成犯罪的，依法追究刑事责任。

4.2 提高药品集中采购机制的有效性

（1）规范药品集中招标操作，政府集中采购时要进行成本核算。对于中标价格不应仅采纳最低投标价，要考虑既往价格和国际参考价格，防止可能发生的恶意竞争，提高集中采购机制的效率。建立招标"听证"制度和"第三方"监督审计机制，对于确定的集中招标价进行集中公示，接受群众监督，对于出现"招标价高于零售价"的情况追究中标企业和政府相关负责人的责任（中标企业可采取 5 年内不准参加药品投标的处罚，相关责任人处以行政处分，触犯法律的依法处理）。

（2）建立科学的方法评价集中采购机制。将采购价格与国际参考价格进行比较评价，同时兼顾与我国发展水平相当国家的药品集中采购价格，如：当采购价格高于 1.5 倍国际参考价格时认为采

购机制有效性不足。对于某些集中采购药品的采购价高于市场零售价格的现象要严肃追究责任。

4.3 本研究的局限性

由于本研究采用较新的 WHO/HAI 药品价格标准化调查方法（2008 版），此方法在我国的适用性、参考性尚需进一步探讨。另外，本研究仅纳入了47 种典型药品，虽具有一定的代表性，但尚不能够概括陕西省在售的所有药品的可获得性情况。因此，本研究的结论尚需进一步的更为准确、详细、标准的大样本研究证实。

参考文献

[1] 李海涛 . 关于我国药品可及性问题的探讨 [J]. 中国卫生事业管理，2009，9（255）：612.

[2] 中共中央，国务院 . 关于深化医药卫生体制改革的意见 [S].2009-04-06.

[3] Guo Y，Shibuya K，Cheng G，et al. Tracking China's health reform[J].Lancet，2010，375（9720）：1056.

[4] HAN Qide，CHEN Lincoln，Evans TG，et al. Recent scientific health developments in China[J]. Lancet，2010，375（9723）：1055.

[5] WHO/HAI. Measuring medicine prices，availability，affordability and price components[M]. 2nd ed. Geneva:World Health Organization，2008：5.

[6] HAI.Survey reports[EB/OL].[2012-05-12]. http: //www. haiweb. org/ medicineprices/surveys. php.

[7] Oanda FX-History. 历史汇率 [EB/OL].[2012-05-12].http: //www. oanda. com/convert/fxhistory.

——刊于《中国药房》2013 年第 24 卷第 12 期

我国网上药店现状及发展前景

赵超　杨世民

摘要　运用系统分析的方法，总结我国网上药店的发展现状。通过模拟消费者登录所有网上药店，了解我国网上药店建设的具体情况。建议政府健全相关法规政策，发挥行业自律性，完善药店的网站建设，提高在线药学服务质量，实现与医保体系的对接，建立第三方物流，逐步开放处方药销售，以促进网上药店的发展。

关键词　网上药店；发展；现状；建议

Status Quo and Future Prospect of Online Pharmacy in China

Zhao Chao, Yang Shimin

ABSTRACT　Using the method of system analysis to summarize the current situation of the development of online pharmacy in China so as to understand the specific situation of online pharmacy in China. It was recommended that the government should perfect the related policies and regulations, promote industry disciplines, improve website construction and the quality of online pharmaceutical service, implement the connection to medical insurance system, establish the third party logistics and open prescription drug sales gradually so as to promote the development of online pharmacy in China.

KEY WORDS　Online Pharmacy; Development; Status Quo; Suggestion

近年来，我国电子商务呈快速发展的趋势，电子商务正逐渐成为人们重要的经济生活方式之一，网上药店作为医药电子商务发展的产物应运而生。据《2013 中国单体药店发展状况蓝皮书》统计，2013 年我国单体药店销售总额达 1340 亿元，而据中国药店医药电商研究中心的统计，2013 年医药电子交易规模为 42.6 亿元，仅占单体药店销售总额的 3.2%。与此形成鲜明对比的是，目前发达国家网上药店的销售额已经占药店整体销售额的近 20%，美国甚至达到了 30%[1]。由此可见，我国网上药店仍处于起步阶段，还有很大的发展潜力。为此，本文采用系统分析和模拟消费者登录的方法对我国网上药店进行研究，以期发现我国网上药店现存问题，并提出相应建议，促进我国网上药店的良好发展。

1　网上药店概况

1.1　网上药店简介

传统的网上药店（online phammcy）是指企业依法建立的，能够实现与个人消费者在互联网上进行医药商品交易的电子虚拟销售市场，是医药电子商务的一个分支，属 B2C 交易模式，其主要功能是网上药品零售和在线药学服务。

但随着医药电子商务的发展，现在的网上药店不仅具有 B2C 交易模式，还有能够与其他企业进行药品交易的 B2B 交易模式以及第三方交易服务平台。

1.2　国外网上药店的发展

网上药店经营模式最早出现在美国，美国首批网上药店是从 1999 年开始上线销售药品的，且发展迅速。美国国家药房管理协会(NABP)负责"网上药店开业站点认证"计划(VIPPS)的审查和认证,只有通过 VIPPS 认证的网上药店才能销售处方药,用户可以通过邮寄处方、传真处方、提供处方医师的电话号码或提供自己的保险账号来购买处方药[2-3]。

英国第一家网上药店"Pharmacy2U"开办于 1999 年 11 月,向消费者出售处方药和非处方药。英国皇家医药学会(RPSGB)主要负责对网上药店申请注册的审核,通过制订一系列伦理准则、标准指南以及实行相关的"网上药店标志"计划(IPL)帮助消费者识别合法的网上药店,确保消费者买到合格、安全的药品[4-5]。

在国外,网上药店似乎已经成为百姓购药最为普遍的渠道[6]。

1.3 我国网上药店的发展

1998 年,上海第一医药商店开办了我国第一家网上药店,进行药品信息展示。2004 年 7 月 8 日,原国家食品药品监督管理局(SFDA)颁布了《互联网药品信息服务管理办法》,表明药品信息服务在互联网上开始走向正规化,企业可以申请在网络上发布药品信息,这是网上药店开展的基础。2005 年 9 月 25 日,SFDA 为加强药品监督管理,规范互联网药品购销行为,颁布了《互联网药品交易服务审批暂行规定》,明确规定了向个体消费者提供互联网药品交易服务企业的条件,即网上药店开办的基本条件——开办网上药店必须同时取得《互联网药品信息服务资格证书》和《互联网药品交易服务资格证书》。2005 年 12 月 29 日,北京京卫元华医药科技有限公司率先通过审批和验收,获得国内第一张《互联网药品交易服务资格证书》,开办药房网,成为中国第一家合法的网上药店。

1.4 网上药店优势

1.4.1 价格优惠

网上药店没有实体门店,不需要支付高额的店面租金,并可根据销量和订单灵活调整库存,有时甚至可以直接从厂家发货,因此药品价格普遍比实体药店低 10%~15%。而实体药店则需要支付店面费用、库存费用和维护费用,间接增加了药品价格。

1.4.2 购买方便

网上药店以互联网为交易平台,可以不受空间和时间的限制,随时随地方便快捷地进行网上购药。在网上药店购买之后,可以享受送货上门的服务,又免去了天气、交通等因素的限制。而实体药店由于门店的存在,会有经营地域和营业时间的限制。

1.4.3 品种齐全

网上药店增加经营品种,只需将药品信息在网站上展示即可,所需的边际成本几乎可以忽略不计,因此可以提供更多、更全的品种,更有利于消费者的选购;而实体药店由于受到店面和仓库面积的限制,所经营的药品品种非常有限。

1.4.4 保护隐私

药品往往会涉及到患者隐私,通过网上药店购买药品,消费者可以采用电话、在线对话等形式,避免直接见面后的尴尬,下单后还可以采用保密隐私邮寄,免去暴露隐私的烦恼。对于患有难以启齿疾病的病人,去实体药店购药往往会感到很尴尬,有些甚至拖着不去咨询和买药,导致病情没有得到及时治疗[7]。

1.5 网上药店劣势

1.5.1 药品质量

有些非法网上药店在网上出售假药、劣药甚至违禁药品。由于大多数消费者缺乏专业知识,难以辨别网上药店的真实性,导致上当受骗的事件屡屡发生,并将相关责任归咎于整个网上药店市场[1]。非法网上药店直接导致很多消费者对网上药店产生信任危机。另外,在实体药店购买药品,看得见摸得着，消费者更加放心；而网上药店的虚拟性会使消费者产生诸多顾虑和担心。

1.5.2 配送问题

药品是一种特殊的商品，消费者购买往往都有急用，对其需求具有及时性的特点。而网上药店进行药品配送时，尤其是在进行异地配送时，一般都需要 1～3 天的时间，有时甚至更长，无法满足消费者的急切需求，不如去实体药店购买更快捷。

1.5.3 不能销售处方药

根据《互联网药品交易服务审批暂行规定》第二十一条：向个人消费者提供互联网药品交易服务的企业只能在网上销售本企业经营的非处方药。而非处方药只占药品总数中很小的一部分，很多疾病的治疗都需要使用处方药，这使得网上药店失去了很大一部分市场，很多需要处方药的消费者只能去实体药店购买。

1.5.4 不能使用医疗保险

目前我国医疗保险覆盖率已经超过 95%，通过医疗保险购买药品可以享受到更大的优惠，大多数的实体药店都已实现了与医保系统的对接，而网上药店不能使用医疗保险，流失了一大部分享受医疗保险的消费者。

2　我国网上药店现状分析

2.1　网上药店数量情况

截至 2014 年 4 月 10 日，根据国家食品药品监督管理总局（CFDA）官方网站公布的数据：已取得《互联网药品交易服务资格证书》的企业有 239 家。

在我国，《互联网药品交易服务资格证书》分为 A、B、C 三种：A 证由 CFDA 审批，服务范围为第三方交易服务平台；B 证由省级食品药品监督管理局审批，服务范围为与其他企业进行药品交易（B2B）；C 证由省级食品药品监督管理局审批，服务范围为向个人消费者提供药品（B2C）。

目前，已取得《互联网药品交易服务资格证书》的 239 家企业分类情况见表 1。

表 1　239 家企业证书分类情况

类型	数量（家）	构成比（%）
A 证	12	5.02
B 证	62	25.94
C 证	165	69.04
合计	239	100.00

由表 1 可以看出，网上药店应该为 165 家取得 C 证的 B2C 企业所开办，而 CFDA 官方网站上公布的网上药店数量为 170 家：这其中包括了 165 家获得 C 证的 B2C 企业所开办的网上药店，4 家获得 B 证的 B2B 网上药店和 1 家获得 A 证的第三方交易服务平台网上药店。

2.2　网上药店网站运行状态

分别在 2014 年 4 月 10 日、4 月 24 日、5 月 4 日按照 CFDA 官方网站提供的域名，对 165 家合法 B2C 网上药店进行登录，记录其打开情况。具体情况见表 2。

表 2　165 家 B2C 网上药店打开情况

时间	正常打开		无法打开	
	数量（家）	百分比（%）	数量（家）	百分比（%）
4 月 10 日	125	75.8	40	24.2
4 月 24 日	129	78.2	36	21.8
5 月 4 日	127	77.0	38	23.0

　　根据表 2 数据，165 家 B2C 网上药店的网站，3 次分别有 24.2%，21.8%，23.0%无法打开，不能进入网上药店。即使是能正常打开的网上药店的网站，也存在着诸多问题：药品分类不合理，消费者无法很快找到所需药品；药品展示页面药品信息过少，描述不够详细，消费者无法对药品有全面的了解；广告信息和促销信息过多，严重影响消费者的判断，可能误导消费者。

2.3　网上药店药品销售情况

　　以 2014 年 4 月 10 日的数据分析，在 125 家可以正常打开的网上药店中：110 家网上药店销售药品，14 家网上药店不销售药品，另有 1 家网上药店不能注册进入，无法了解详情。

　　在 110 家销售药品的网上药店中：3 家网上药店只销售自己企业的药品；9 家网上药店药品种类极少（少于 30 种）；98 家网上药店正常销售药品。

　　在 14 家不销售药品的网上药店中：3 家网上药店只销售保健食品或食品；2 家网上药店只销售医疗器械；2 家网上药店网页上只有药品分类，实际并不销售药品；4 家网上药店网页上只有公司介绍并不销售药品；3 家网上药店页面不能点击。

　　具体情况见表 3。

表 3　可以打开的 125 家网上药店销售情况

药品销售情况	数量（家）	百分比（%）	具体情况	数量（家）	百分比（%）
销售药品	110	88.0	只售自己企业产品	3	2.7
			药品种类极少	9	8.2
			正常售药	98	89.1
不销售药品	14	11.2	只售保健食品或食品	3	21.4
			只售医疗器械	2	14.3
			只有分类，实际不售药	2	14.3
			只有公司介绍	4	28.6
			网页不能点击	3	21.4
无法注册进入	1	0.8	—	—	—

2.4　在线客服服务情况

　　根据《互联网药品交易服务审批暂行规定》第九条：向个人消费者提供互联网药品交易服务的企业应当配备执业药师负责网上实时咨询，并有保存完整咨询内容的设施、设备及相关管理制度。在 98 家正常销售药品的网上药店中：6 家网上药店没有在线客服；92 家网上药店有在线客服，其中

59 家网上药店有在线客服并可实时咨询；12 家网上药店有在线客服但无法咨询；21 家网上药店客服离线需要留言咨询。

具体情况见表 4。

表 4　在线客服服务情况

在线客服	具体情况	数量（家）	构成比（%）
无	无	6	6.1
有	可实时咨询	59	60.2
	无法咨询	12	12.3
	离线，需要留言咨询	21	21.4

根据表 4 数据，只有 60.2% 的网上药店在线客服可以实时咨询，通过模拟患者与在线客服进行沟通，请求用药指导，发现有些网上药店的客服医药专业知识欠缺，药学服务水平低，无法真正保证患者用药安全。甚至有客服为了自身利益或者其他目的，忽视安全、有效、经济的用药原则，一味推荐价高和利润高的药品，导致消费者不能合理用药[8]。此外，21.4% 的网上药店客服处于离线状态，并不是 24 小时在线，并不能充分发挥网上药店 24 小时售药的优势。

2.5 处方药信息展示情况

在 98 家正常销售药品的网上药店中：有 59 家网上药店无处方药信息展示，占 60.2%；39 家网上药店有处方药信息展示，占 39.8%。展示处方药信息的网上药店，多数都可以在处方药展示页面上留下电话号码，由药师回拨联系，或可与在线客服沟通。通过模拟患者与客服沟通，在简单描述病情之后表示希望购买某处方药，客服通常会询问是否有该药处方以及之前是否使用过该药等问题，只需回答有处方且之前使用过药，客服通常就会要求提供收货地址、姓名、联系电话，即可完成订单，成功购得处方药。

目前，《互联网药品交易服务审批暂行规定》第二十一条规定：向个人消费者提供互联网药品交易服务的企业只能在网上销售本企业经营的非处方药。而《食品药品监管总局关于加强互联网药品销售管理的通知》中规定：一律不得在网站交易相关页面展示和销售处方药。在药品交易网站的非交易相关页面展示处方药名称、图片、说明书等信息的，必须在该页面上部加框标示"药品监管部门提示：如发现本网站有任何直接或变相销售处方药行为，请保留证据，拨打 12331 举报，举报查实给予奖励。"可以看出，在处方药的管理上，"禁止销售"和"允许展示"，使得很多网上药店有机可乘。若严格按照上述规定，网上药店只负责展示处方药信息，实际交易通过实体药店完成，这是合法的。然而很多网上药店则直接在网上隐蔽销售处方药，对消费者的用药安全产生隐患。

2.6 药品配送情况

除配送物流速度慢之外，药品储存条件的特殊性也对配送有很高的要求——在配送过程中要保持合适的温度、湿度、防腐、防摔等。根据《互联网药品交易服务审批暂行规定》第九条：向个人消费者提供互联网药品交易服务的企业应当具有与上网交易的品种相适应的药品配送系统。而我国目前只有个别互联网药品交易服务企业有自己的物流公司，其他网上药店全部采用第三方物流公司配送，但这些物流公司多数没有经过《药品经营质量管理规范》（GSP）认证，无法避免药品在配送途中破损、污染、调换或变质。在药品配送这一环节，无法保证药品质量，存在很大的安全隐患。

3 对我国网上药店发展的建议

3.1 健全相关法规政策

医药电子商务作为一种新兴事物,相关政策不健全,并缺少完善的法律法规约束。目前专门用于指导规范网上药店经营服务的只有《互联网药品交易服务审批暂行规定》。由于其颁布于2005年,内容并不全面,有待更新,规范的层次低,造成监管缺乏力度。因此,提出以下建议:尽快建立健全相关法律法规,使监管部门对网上药店的监管有法可依、有法可循,彻底规范网上药店,给消费者营造一个安全的购药环境;加大对违法网上药店的处罚力度,通过增加违法成本以震慑网上药店违法行为;完善医药电子商务政策,采取相关措施以促进网上药店更好地发展——明确监管主体、降低准入门槛、建立安全提示和违法公告专栏等。

3.2 充分发挥行业自律性

国外网上药店的监管,行业协会发挥了重要作用。而在我国医药行业,虽然有中国医药商业协会、中国医药企业管理协会等,但其在我国网上药店的发展过程中,并没有有效地参与到其中。因此,我国应当重视行业协会的发展,制定我国网上药店的行业自律计划,推行我国网上药店的认证,与政府部门合作共同管理网上药店,以减轻政府部门的负担,进而促进自身的发展。

3.3 完善网站建设

鉴于我国网上药店网站建设中存在的诸多问题,其建设还需进一步完善与规范:构建清晰合理、通俗易懂的分类导航,便于普通消费者选购药品;完善药品展示页面的详细信息,便于消费者全面了解药品,购买到最合适的药品;严格控制广告信息和促销信息,不要宣传过度,不能影响消费者的自我判断和选择。

此外,网上药店可以构建会员制度来维持消费者的长期购买关系,或开通团购业务(B2T)以更低的价格吸引消费者。

3.4 提高在线客服药学服务质量

为提高我国网上药店在线客服药学服务质量,可从以下两方面着手改进:提高在线客服的准入资格,并对其进行定期培训考核,保证其专业知识水平,充分发挥网上药店药师的职能,保障人民用药安全;延长在线客服的服务时间,保证24小时始终有客服在线,让消费者可以随时咨询,寻求用药指导。

3.5 实现与医保体系的对接

借鉴国外经验,构建网上药店医保自助支付平台将是我国网上药店发展的必然趋势。为了实现这一目标,需要从以下两方面着手:由国家人力资源和社会保障部推行全国统一的医保卡,取代各地自制医保卡,结束目前各省、市医保卡不能通用的现状,实现全国医保一卡通,为网上药店医保自助支付平台的搭建奠定基础;由CFDA与人力资源和社会保障部沟通协调,尽快实现网上药店与医保体系的对接,推行网上购药医保消费卡,构建网上药店医保自助支付平台,方便参保人员网上购药的支付,促进我国医药电子商务支付方式的转变。

3.6 建立第三方专业物流

如果强求每家网上药店都自建配送系统并实现全国大范围的区域覆盖,成本很大,较难实现,将严重影响我国网上药店的发展。因此,就我国现状来看,最经济科学的方法是尽快指导第三方物流公司通过GSP认证,建立符合药品配送的专业物流队伍,保证网上购药配送的安全、便捷、高效,实现"网上药店购药 + 第三方物流配送"的新模式。

3.7 逐步开放处方药销售

借鉴国外网上药店发展的经验，从长远发展角度看，我国网上药店销售处方药是必然趋势，既然消费者对网上药店购买处方药有一定的需求，并且网上药店也对销售处方药有极大的热情。在这一问题上，宜"疏"不宜"堵"，国家相关部门应从以下几点着手：继续深化新医改，促进医疗信息化建设，允许医院处方的院外流通，进而推进网上药店与医疗机构电子处方库的对接，从而解决电子处方的来源问题；选择正规网上药店作为试点企业，开放部分处方药的销售，以安全性、有效性、稳定性和易用性为遴选原则，制定网上销售处方药目录，探索网上药店销售处方药的操作模式。

参考文献

[1] 祝欢超，冯国忠 . 我国网上药店发展现状及成因分析 [J]. 现代商贸工业，2013（4）：169-170.

[2] 孟令全，武志昂，周莹 . 国外网上药店的规制体系和运营体系的发展概况 [J]. 中国药房，2013，24（33）：3165-3168.

[3] 张建平 . 欧美网上药店管制比较与借鉴 [J]. 中国药房，2007，18（34）：2718-2720.

[4] BBC.UK's first online pharmacy opens[N/OL].[1999-11-27]（2012-06-12）.http: //news.bbc.co.uk/2/hi/health/537928.stm.

[5] 孟令全，王淑玲，周莹，等 . 英国网上药店法律规制的研究及对我国的启示 [J]. 中国药事，2013，27（3）：327-331.

[6] 郝燕 . 网上药店复苏还是停牌 [J]. 信息系统工程，2006（152）：76.

[7] 吴珠安 . 浅析我国网上药店发展所面临的机遇和挑战 [J]. 企业技术开发，2012，31（31）：57-59.

[8] 祝欢超，冯国忠 . 现阶段我国网上药店 SWOT 分析 [J]. 现代商贸工业，2013，（6）：22-23.

——刊于《中国执业药师》2014 年第 11 卷第 10 期

我国个人消费者对网上药店认知及使用状况分析

黄瀚博　杨世民

摘要　目的：研究我国个人消费者对网上药店的认知态度和使用状况，找出影响网络购药行为因素，为我国网上药店发展指出方向并提出可行性建议。方法：运用问卷调查法，统计分析个人消费者基础信息，网络购物基础信息和对网上药店了解程度及使用状况等内容。结果：(1) 个人消费者对网上药店认知度较低，使用率有限，但对网上药店前景持肯定态度。(2) 影响个人消费者网络购药有药品质量，药品价格，药学服务，教育水平，知识结构，消费模式等多方面因素。结论：我国网上药店虽有一定规模发展，但相较于其他电子商务领域，规模，形式，相关政策法规及上下游产业仍具极大发展空间。建议：(1) 开展网上药店处方药销售业务；(2) 提高对公民网络购药安全教育；(3) 完善修订法律法规；(4) 推进行业间融合；(5) 提高医药行业物流水平；(6) 提高网络购药安全保障；(7) 针对不同人群特点进行网上药店推广；(8) 试点开办移动端网上药店。

关键词　网上药店；个人消费者；认知态度；调查分析

Analysis of individual consumers'cognition and usage of online pharmacies in China
HUANG Hanbo，YANG Shimin

ABSTRACT　Objective To investigate individual consumers'cognition and usage of online pharmacies，to identify factors affecting online medicines shopping and to help guide the development of online pharmacies with feasible suggestions. Methods Statistical analysis of basic information of individual consumers，their online shopping and cognition and usage of online pharmacy from questionnaire. Results Online pharmacy in China has certain development and still has large potential for growth，compared with other ecommerce fields，the scale，form，relevant policies and regulations as well as upstream and downstream industries are limited. Conclusion (1) Individual consumers have little cognition and limited use of online pharmacies，but hold positive attitude to the prospects. (2) Quality and price of medicines，pharmaceutical services and educational level，structure of knowledge，and consumption mode of consumers have impact on online medicines shopping. (3) Suggestions：(1) starting online sales of prescription medicines；(2) improving safety education of online medicines shopping；(3) perfecting laws and regulations；(4) promoting the industries integration；(5) improving logistics of pharmaceutical industry；(6) improving security of online medicines shopping；(7) promoting online pharmacies according to characteristics of different populations；(8) starting pilot mobile pharmacies.

KEY WORDS　online pharmacy；individual consumer；cognition；investigation and analysis

我国网上药店从 2005 年开放认证到 2014 年 12 月 14 日，在营网上药店 255 家[1]。据中国药店医药电商研究中心统计，2013 年医药电子交易规模为 42.6 亿元[2]。网上药店逐渐进入个人消费，并被社会舆论关注。网络购药具有药品价格低，购药方便，隐私性强等优点。特别是现在社会压力过盛，生活节奏快，自我药疗意识增强，但网络购药行为并未如预期蓬勃发展。发达国家网上药店的销售额已占药店整体销售额的近 20%，美国甚至达到了 30%[3]。本文通过对个人消费者网络购药相关情况调查，分析个人消费习惯，找到影响其网络购药行为因素，为网上药店发展提出建议。

1　调查概况

根据调查目的，将问卷分为 3 个模块，包括个人信息，网络购物信息和网上药店了解程度及使用状况共 21 个问题。调查问卷分电子问卷与纸质问卷。覆盖人群以网络使用度较高人群为主。调查时间从 2014 年 5 月 20 日起，至 2014 年 6 月 3 日止。共发放问卷 500 份，其中电子问卷 230 份（46%），纸质问卷 270 份（54%），有效回收 487 份，有效回收率为 97.4%。原始数据采用双次录入法，确保数据的真实有效。

2　调查结果

2.1　调查对象基本情况

本次调查对象的基本情况如表 1 所示。从调查数据可得，现在人们对网络使用频率更高，时间更长。除综合性电商平台淘宝外，部分调查对象，亦会使用聚美优品，唯品会等针对某类商品的电商平台。网络购物越来越常态化，被个人消费者接受。

表 1　调查对象基本情况

Tab 1　The basic situation of investigation object

项目	分类	人数	百分数 /%
性别	男	249	51.13
	女	238	48.87
专业	医药学相关专业	80	16.43
	其他专业	407	83.57
教育水平	低年级本科生	164	33.68
	高年级本科生	220	45.17
	硕士研究生	76	15.61
	博士研究生	27	5.54
日均使用网络时间	0.5h 以下	30	6.16
	0.5～1h	54	11.09
	1～2h	96	19.71
	2h 以上	307	63.04
周均网购时间	3h 以下	366	75.15
	3～5h	80	16.43
	5～7h	22	4.52
	7h 以上	19	3.90

续表 1

项目	分类	人数	百分数 /%
月均网购花费	100 元以下	254	52.16
	100 ～ 300 元	170	34.91
	300 ～ 500 元	31	6.37
	500 元以上	32	6.57
网购使用平台	淘宝	441	90.55
	亚马逊	249	51.13
	京东商城	235	48.25
	当当网	241	49.49
	其他	47	9.65

2.2 调查对象对网上药店认知及使用状况

2.2.1 网上药店知悉状况

调查对象对网上药店知悉状况如表 2 所示。笔者发现依托知名电商平台建立的网上药店知悉率明显高于实体连锁药店自建网上药店，接近一半的调查对象对网上药店并未听说。这充分印证网上药店市场还远没有打开。

表 2　网上药店知悉状况统计

Tab 2　The statistics on cognition of online pharmacy

分类	人数 /%
天猫医药馆	189/38.81
金康药房	30/6.16
京东好药师	68/13.96
重庆同生药房	24/4.93
未曾听说	235/48.25

2.2.2 网络购药行为

本次调查中发生网络购药行为的仅 38 人。仅 4 人超过 3 次网络购药，其统计结果见表 3。网上药店想发展成个人消费者又一消费模式仍有很长的路要走。

表 3　网络购药行为结果统计

Tab 3　The statistics on online medicines shopping

网络购药行为	是 （n=38）				否 （n=449）
	1 次	2 次	3 次	3 次以上	
人数	13	13	8	4	449
百分数 /%	2.67	2.67	1.64	0.82	92.20

2.2.3　个人消费者对药品物流期待状况

表 4 数据表明 39.43% 的调查对象希望订单生成后 3h 内收到药品。这反映个人消费者对药品需求急迫性。现阶段即使同城物流也需 24h，且干扰因素较多，亦会影响物流时间。在这种情况下，特别是大中城市，连锁药店分布广泛，个人消费者更倾向于前往实体药店购药。

表 4　个人消费者物流期望时间

Tab 4　The individual consumers' expected time of logistics

项目	分类	人数 /%
物流期望时间	3h 以内	192/39.43
	3 ～ 8h	110/22.59
	8 ～ 24h	105/21.56
	24h 以上	80/16.43

2.2.4　药品真实性及有效性辨别能力

网上药店不同于实体药店，其提供药学服务有限，特别是网上信息鱼龙混杂，伪劣药混于其中。只有个人消费者掌握一定药学常识，才能避免上当。对于药品有效期正确甄别和药品电子监管码网络查询等问题的认识也反映出我国个人消费者对药品真实性及有效性的辨别能力还有待加强，其统计结果见表 5。这提示我们可以在国家总局网站上设置专栏来普及相关知识，通过政府公信力，加大宣传力度。

表 5　调查对象对药品真实性及有效性判别状况

Tab 5　The individual consumers' discrimination of medicines on authenticity and effectiveness

项目	分类	人数 /%
药品有效期知识	正确	195/40.04
	错误	292/59.96
药品电子监管码知识	正确	182/37.3
	错误	305/62.63

2.2.5　网络购药规制认知状况

个人消费者在网络购药前，需对网上药店经营范围、品种、资质和相关规制有所了解，才有助于提高主动保护意识，网络购药规制认知状况统计见表 6。

表 6　网络购药规制认知状况

Tab 6　The cognition of online medicines shopping regulation

项目	分类	人数	百分数 /%
网上药店允许销售商品类型	处方药	108	22.18
	非处方药	394	80.90
	医疗器械	229	47.02
	直接接触药品包装材料和容器	128	26.28
是否关注互联网药品服务机构资格证号	是	336	68.99

项目	分类	人数	百分数/%
允许网购药品	否	67	13.76
	无所谓	84	17.25
	双氯芬酸二乙氨盐乳胶剂（扶他林）	97	19.92
	奥美拉唑镁肠溶片（洛赛克）	118	24.23
	多潘立酮片（吗丁啉）	356	73.10
	沙丁胺醇气雾剂（万托林）	80	16.43
	布洛芬缓释胶囊（芬必得）	323	66.32
	复方氨酚葡锌片（康必得）	295	60.57
	苯磺酸氨氯地平片（络活喜）	47	9.65
网上药店资质	设立连锁药店	372	76.39
	获得互联网药品信息服务资格	381	78.23
	具有执业药师	385	79.06
	具有执业医师	347	71.25
	进行医疗器械交易具备相应资质人员	329	67.56
	相关资质人员对交易进行审核	354	72.69
违反《互联网药品信息服务管理办法》行为	第三方服务平台与服务机构存在利益关系	292	59.96
	撮合药品网上交易	279	57.29
	提供不真实信息服务	437	89.73
	擅自变更信息服务内容	367	75.53

我国政策规定能在网上药店销售商品为非处方药和部分医疗器械,80.90%的调查对象可选出非处方药。其中对于直接接触药品包装材料和容器误选原因是对选项定义的模糊所致。其中,接近7成的调查对象表示会主动关注互联网药品服务机构资格证书,部分调查对象仅有关注欲望,说明个人消费者有强烈自我保护意识,但缺乏相应知识储备做保障。

在甄别何种药品可在网上药店销售时,选出最多的是多潘立酮片,布洛芬缓释胶囊和复方氨酚葡锌片,其共有特点是在公众媒体宣传力度大。个人消费者对药品分类管理方面知识不足,会误判某些药品为非处方药。网上药店应遵循规定合法宣传,促使个人消费者理性购药。

在网上药店资质判断时,绝大多数调查对象都不加选择的全选。题目正确率虽低,但这些选项从侧面表达了个人消费者诉求,可以作为未来政策法规制定的民意基础。例如现在未规定开办网上药店需要具有执业医师进行实时咨询,调查对象的选出率却高达71.25%。对于《互联网药品信息服务管理办法》的理解也与网上药店资质问题出现了相同现象。这提示在对个人消费者进行宣传教育过程中,不能简单将政策通过公报形式发布,应采取个人消费者更习惯接受方式使其在合法的途径获取有价值信息。

2.2.6 网上药店实名制购药态度

现行政策并未要求网络购药实名制,但调查数据表明,个人消费者普遍认为,实名制可有效提高获得药品安全保障。同时实名制亦可为日后实现网络购药与电子处方对接提供现实基础。

3 影响因素

3.1 网络购药过程中个人消费者关注药品因素

通过对调查数据进行处理,按影响因素重要程度不同进行赋值,第一重要因素赋予与总选项个数相同分值,第二重要因素赋值少1分,依此类推,最低为1分。个人消费者关注因素依次是药品质量(3.86分),药品价格(2.02分),物流速度(1.94分)。在其他选项中,主要集中在药店信誉,资质和药物类型上。这说明药品作为特殊商品,个人消费者能保持理性,关注药品质量,没有盲目追求药品价格的低廉,但有些药品例如甲磺酸伊马替尼片(格列卫),个别患者在治疗周期内经济能力有限,仍会通过网络途径非法购得低价药品[4]。

3.2 网络购药过程中个人消费者关注服务因素

按3.1项下统计方法,得个人消费者关注服务因素依次是医师咨询(3.84分),药师咨询(3.67分),产品比价(2.45分),货到付款(1.77分)和其他。其中个人消费者对医师和药师二者所起作用区分并不明确,对药师认同度低于医师。其他选项中,调查对象希望网上药店可以把质量控制环节可视化;另有调查对象提到需要加强售后服务。

3.3 教育水平因素

教育水平的提高对网络购药行为有显著影响如表7所示。从整体上看,网络购药行为发生率仍然偏低,网上药店没有成为重要的购药渠道。

表 7 教育水平对网络购药行为影响

Tab 7 Education level have impact on online medicines shopping

教育水平	是		否		总计
	人数	百分数 /%	人数	百分数 /%	
低年级本科（1、2 年级）	9	5.49	155	94.51	164
高年级本科（3、4 年级）	11	5.00	209	95.00	220
硕士	14	18.42	62	81.58	76
博士	4	14.81	23	85.19	27

3.4 知识结构影响

如表8所示,经过系统性的医药学知识学习,群众会以需求为导向作为是否发生网络购药行为的标准。通过适当的知识普及,网上药店仍具有广阔发展空间。

表 8 知识结构对网络购药行为影响

Tab 8 Structure of knowledge have impact on online medicines shopping

知识结构	是		否		总计
	人数	百分数 /%	人数	百分数 /%	
医药学相关专业	17	21.25	63	78.75	80
其他专业	21	5.16	386	94.84	407

3.5 消费模式因素

如表9所示,与知名电商合作,有利于网上药店业务开展。此外,随着个人消费者对网上购物模式依赖程度的增加,发生网络购药行为的频率也会相应提高。

表9 网购时间与网上药店了解情对网络购药行为影响

Tab 9 Time of online shopping and cognition of online pharmacy have impact on online medicines shopping

网购时间	天猫医药馆 (n=189)		金康药房 (n=30)		京东好药师 (n=68)		重庆同生药房 (n=24)		无 (n=235)		总计
	人数	百分数/%	人数	百分数/%	人数	百分数/%	人数	百分数/%	人数	百分数/%	
3h 以内	133	36.24	18	4.92	46	12.57	15	4.10	185	50.55	366
3～5h	36	45.00	6	7.50	6	7.50	4	5.00	39	48.75	80
5～7h	10	45.45	0	0.00	6	27.27	1	4.55	7	31.82	22
7h 以上	10	52.63	6	31.58	10	52.63	4	21.05	4	21.05	19

4 讨论与建议

4.1 网上药店处方药销售

据不完全统计,前100位药品零售连锁企业销售总额中处方药占比32%,非处方药占比38%[5]。我国禁止处方药在网上药店对个人消费者销售,这很大程度上影响了我国网上药店发展。处方药较之非处方药利润更高,合理开放,会正确引导社会资本,更快提高网上药店服务能力。此外,处方药的绝对需求远大于非处方药,部分处方药还需长期使用,这对培养个人消费者消费习惯也大有裨益。

在流通环节做好处方药质量监控,通过药品电子监管码管理系统信息整合,开放移动客户端访问,使个人消费者可在移动终端访问数据库,对药品相关信息进行查询。鉴于处方药只能凭医师处方购买和使用[6],为保证处方药能在网上药店销售,初期可采用英国早期模式,通过患者处方的影像资料核准交易[7]。同时应对生成交易IP地址进行实时监控或通过手机验证码机制,增加违规操作成本,降低短时间内多次重复购药可能。从长期发展来看,为使网上药店处方药销售更便捷高效,应结合社会信用体系建设规划,加快公民电子处方制度及相关数据库建立,将个人就医相关数据融入个人身份凭证中,网上药店在交易生成时与数据库相应数据比对核实个人信息与购药内容。

4.2 公民网络购药安全宣传

对比我国与发达国家网络购药环境,我国在对公民购药安全教育,引导公民合理用药方面亟待改善。现有宣传模式较为单一,不能深入群众。网络购药安全警示板块在食药监总局网站上虽有存在,但未发挥应有作用,政府应积极倡导合理使用国家已建立的相关网络数据库。通过剖析网络购药特点,有针对性培养个人消费者正确消费观念。通过传统媒体向社会进行一段时间的集中宣传,而后进一步采用新媒体全媒体模式精细化对有网络购药潜在需求的群体进行宣传和相关知识教育,鼓励中国医药企业管理协会、中国医药商业协会和中国非处方药物协会等相关行业协会承担社会责任,对公民进行网络购药安全教育,与政府形成合力。对于违法案例的公告需完善常态化机制,对于未涉及违法,但在交易过程中存在不良记录的网上药店也需定期总结发布,使网上药店信息更加透明。这样才会使个人消费者逐渐改变已固化的消费模式,才能使个人消费者的网络购药行为更有安全保障。

4.3 完善修订法律法规

对于网上药店这个特殊的领域,现在仅有个别政策性文件如《互联网药品信息服务管理办法》和《互联网药品交易服务审批暂行规定》,且都颁布较早[8-9],而网络发展迅速,新技术日新月异,现有的政策性文件大而宽泛，缺乏足够的市场验证，例如为了发展提高药品流通环节中的物流水平，要求针对个人消费者的网上药店必须是依法认证的药品连锁企业，这一定程度限制了外行业大量资本进入网上药店领域，手续较为繁琐。制定合理适度的法律法规是当务之急。

4.4 推进行业间融合

从调查数据中可以看到仅凭现在通常采用的网上药店开办模式，很难快速打开市场形成规模化经营。网上药店发展遇到的瓶颈应通过推进行业间交叉发展来解决，通过鼓励成熟电商企业进入药品销售市场，将其先进的营销模式宣传方案等引入药品电商领域，在开拓市场的同时，形成产业联盟，通过规模经营，降低网上药店运营成本，提高服务质量。

4.5 提高医药物流水平

药品不同于其他商品，药品的快速获得关系着网络购药行为的发生。物流速度作为网络购药环节中重要因素，提高其水平可以通过加快有资质的第三方物流进入而形成鲶鱼效应，但由于药品行业特殊性，对物流运企业要求严格，前期投入大，因此在政策制定过程中，需要制定相应的优惠措施鼓励第三方物流进入。现阶段由连锁药店经营的网上药店可以靠其固定客户群体，通过网络购药，送货上门等服务适当引导个人消费者养成网络购药习惯。

4.6 提高网络购药安全保障

整个医药行业信息化程度发展并不理想，现阶段，应推广现有技术，缓解个人消费者对网络购药安全性的担心。网上药店可以通过使用支付宝，保障个人消费者的财产安全。有能力的网上药店亦可提供货到付款或者不满意现场退货等服务，使个人消费者在网络购药中拥有交易终止权，使消费者利益得到最大保障。另外，加强网络购药的透明度，通过提供比实体药店更详实的药品咨询服务，并承诺做好售后服务，使个人消费者的担心程度降到最低。

4.7 针对不同人群进行特定的营销推广

调查数据表明，不同人群对于网络购药行为的接受程度不尽相同。高学历医药学专业人员，懂得如何甄别药品真伪。通过此类个人消费者推广和传播，能够更快占领市场，形成品牌抢先占领，在拥有广泛的群众基础时，企业便可进行资源重新分配，以便更有效的巩固市场。

4.8 试点开办移动端网上药店

移动支付业务的快速发展，已经为移动端网上药店的开办提供了网络环境的支持。据统计，2014年支付宝人均消费金额最高的杭州市已达到每年 44197 元 [10]。网上药店移动化将更加放大其便捷性，但药品具有不同于一般商品特殊性，短时间内全面放开，可能造成大面积监管空白，不利于保障人民的健康安全。应选取有资质，成规模，勇创新的一批企业试点，总结好管理经验，发挥示范效应，形成产业富集。

参考文献：

[1] 国家食品药品监督管理总局. 数据查询: 其他 [DB/OL] . [2014-12-14] . http://app1.sfda.gov. cn/datasearch/face3/dir.html.

[2] 赵超, 杨世民. 我国网上药店现状及发展前景 [J] . 中国执业药师, 2014, 11（10）: 40-45.

[3] 祝欢超, 冯国忠. 我国网上药店发展现状及成因分析 [J] . 现在商贸工业, 2013（4）: 169-170.

[4] 王黎莉. 男子帮忙代购印度抗癌药被捕 百余白血病病友联名求情 [N/OL] . 华商报. 2014-12-11 [2014-12-14] . http://sn.people.com.cn/n/2014/1211/c229804-23190249.html.

[5] 商务部. 2010 年药品流通行业运行统计分析报告 [R/OL]. 北京: 商务部, 2011. [2014-12-14].
http://sczxs.mofcom.gov.cn/aarticle/ct/201110/20111007774347.html.

[6] 张旭跃, 杨世民. 进一步加强药品分类管理的研究 [J]. 西北药学杂志, 2010, 25 (2): 134-135.

[7] 孟令全, 王淑玲, 周莹, 等. 英国网上药店法律规制的研究及对我国的启示 [J]. 中国药房,
2013, 27 (3): 327-331

[8] 国家食品药品监督管理局. 互联网药品信息服务管理办法 [Z]. 国家食品药品监督管理局令
第 9 号, 2004.

[9] 国家食品药品监督管理局. 关于印发《互联网药品交易服务审批暂行规定》的通知 [Z]. 国
食药监市 [2005] 480 号, 2005.

[10] 许冰清. 用了 10 年支付宝, 为什么这两年你花的特别多? [OL]. 好奇心日报. 2014-12-9
[2014-12-14]. http://qdaily.com/webapp/articles/4224?from=singlemessage&isappinstall
ed=0

——刊于《西北药学杂志》2015 年第 30 卷第 5 期

药事管理研究三十年 杨世民师生论文集（上册）

药学教育 ➡

对改进药学专业教学的几点意见

杨世民

药学教育是药学事业的一个重要组成部分，药学专业又是药学教育的核心，她主要培养德、智、体全面发展、又红又专的药师。我们药学教育工作者的使命是为国家培养出更多更好的药学人才。为了更好地完成这个重任，办好学校，现对如何改进药学专业教学谈几点意见。

1   改革药学专业的部分理论课教学

随着临床药学的开展，各级医院需要大量的药师，在业务上要求他们既懂药又懂医。医院对我们药学院系寄予很大希望，盼望我们多培养一些这方面的人才。现在药学专业的毕业生还不能胜任这方面的工作，其原因是知识结构不甚合理。在我国尚未设立临床药学专业之前，我认为现有的药学专业应承担起这方面的责任。建议各药学院系今后制定教学计划时，应增加医学基础课、药物治疗学、诊断学、检验学的学时和内容。对后期一些专业课应加强，如药剂学、药物分析等。近些年来，这些课程形成了较多的分支，如生物药剂学、临床药剂学、体内药物分析等，应该使学生学会这些课的基本理论和实验方法。有条件的学校最好以选修课的形式开设。对某些先进的检测仪器如气相、高压液相、气-质联用以及电子计算机方面的知识，也宜开设选修课，使同学能够学到反映当代水平的新知识。

2   加强实验课的教学工作

据了解，一些学院对实验课不够重视，实验课教学质量不高，学生缺乏基本功训练。在学校，专业课教师普遍认为学生前期课训练不够，毕业后，用人单位反映学生的基本功较差。实验课教学质量不高有多方面的原因：一是师资问题，一些新建的系，师资力量薄弱。现在带实验课的多是青年助教，他们中的一些人刚走上工作岗位，对教学还不甚熟悉，有些人不安心教学工作，需要老教师的帮助、指导，同时也应加强思想修养，刻苦钻研业务，使其尽快适应工作。二是教材问题，实验讲义不统一，内容不完善。例如药剂学，安排的内容对训练学生来说是不够的。如各种剂型制备操作的练习太少，就制备操作内容讲，训练的机会比中专少。应增加一些剂型的制备如散剂、胶囊剂、滴丸剂、膜剂和脂质体等；类似于干胶法制备乳剂、含多种成分散剂的制备等基本功训练的实验内容应加强；也应增加一些思考、综合运用知识的实验内容，如片剂、注射剂处方、工艺条件拟定等内容。对有些实验内容要反映出现代水平，大学、中专要有所区别。如栓剂的实验，现在大学、中专的内容几乎一样，都只做制备。近年来，对栓剂的研究较多，象生物利用度的问题已引起了人们的重视。大学的实验内容不能只安排制备过程，应把测定栓剂生物利用度的内容增加进去。这样，通过栓剂的实验，学生对栓剂的了解就更全面了。三是设备问题，现在药学专业各教研室的设备普遍较差，还不如一些大医院药剂科的条件，有些实验勉强开设，但效果不理想，为同学创造动手操作的条件不够，使其缺乏必要的训练。如某学院药剂教研室做注射剂实验，没有无菌操作室，熔封安瓿的设备也非常落后，直接影响了教学效果。四是学生的问题，一些同学不重视实验课，上课前不预习实验内容，做实验时心中没数，不严格按规程操作，不记录实验现象，不认真写实验报告，有的同学实验做完了还搞不清原理，有的做出的结果和理论值差距太大，没有达到印证理论的目的。

为了提高实验课的质量，建议学院、系有关领导予以重视，给实验室配备一些必要的实验设备；

要加强带实验课教师的素质和业务提高；建议有关部门组织编写全国统一试用的实验讲义；加强对学生的教育。大家都来重视实验课，齐心协力，为提高实验课质量而努力。

3 重视医院药剂科实习

根据药学专业的培养目标和毕业生分配情况，毕业生有一半以上分配到医院药剂科工作。所以，培养出来的学生应该熟悉药剂科的工作内容。在毕业之前应去药剂科实习，把这个内容列入教学计划中去。目前，一些药学系药学专业的学生不安排去药剂科实习，只强调加强毕业生专题实践，我认为这是片面的。固然，加强同学的专题实习，进行科研训练是必要的，但不能以此影响、削弱学生在药剂科的实习。试想，一个药学专业的毕业生对药剂科的工作性质、业务范围一点也不了解，那么毕业后分配到药剂科去如何能胜任工作呢。再者，不去药剂科实习，使同学也认为药剂科工作不重要，毕业后不愿去药剂科工作，即使分去也不会安心。不去药剂科学习，也影响了医院药师的情绪，使他们感到后继乏人。我认为，在同学上完理论课，搞专题实习之前，应安排学生去药剂科实习，时间 6～8 周为宜。使同学熟悉门诊、住院调剂、药品保管、中西药制剂、药检等业务，对医院开展临床药学的情况也应有所了解。这对药学专业的同学来说是非常必要的，是一个重要的教学环节。各学校应把此项内容列到教学大纲中去，认真执行。

4 开设药学史课

医学专业有医史教研组讲授医学史，中医专业也学习中国医学史。药学生也完全有必要学习药学史。现在的学生普遍缺乏这方面的知识，对古代和现代药学情况了解很少，一提药物学家，只知道李时珍。通过开设药学史课，使同学们对人类药学发展的过程有全面的了解，这不仅能丰富专业知识，而且也了解了我们祖先做出的伟大成就以及对人类所做的贡献，激发同学们的爱国热情和勤奋学习的进取精神，提高对药学科学的热爱。借鉴前人的工作，可以明确今后的努力方向，把祖国药学事业发扬广大，为全人类做出更大的贡献。

——刊于《药学通报》1986 年第 21 卷第 9 期

药事管理学应列为高等药学教育的必修专业课程

杨世民

药事管理学是研究现代药事管理活动基本规律和一般方法的科学,是药学与法学、管理学、社会学、经济学、心理学、哲学等学科互相交叉渗透而形成的综合性边缘科学。

药事管理学是高等药学教育主要专业课程之一。该课讲授的内容为药品质量的监督管理、药品生产、经营企业的管理、医院药剂的管理、新药研制的管理、药品宣传的管理、药品立法和药事管理发展简史、药事组织等。通过这些内容阐述药事管理的基本原则、理论和方法,总结药事管理的规律。学生学习本课程后,可以了解药事活动的规律、掌握药事管理的基本内容和方法,结合其它药学知识,更好地从事药事管理的实践活动,确保人民用药的安全和有效。

本文从三方面探讨我国高等药学教育开设药事管理学课程的必要性,并说明药事管理学应列为高等药学教育的必修专业课程。

1 改进高等药学教育的培养目标需要设置药事管理学课程

我国的药学事业要赶超世界先进水平,必须从教育抓起,要办好药学教育,首先要制订正确的培养目标。我国现行的药学类培养目际,对培养药学专门人才虽起到了一定的作用,但仍不够够完善。药学生经过四年学习,掌握了一些专业理论知识和受到了一些必需的技能训练,但远不能适应飞速发展的社会需求。最大的缺陷是社会科学如管理学、社会学、法学等知识较缺乏,某些技能训练不够,如查阅文献、调查研究、总结报告、科技论文写作等。因此学生对社会了解较少,适应性较差,法制观念淡薄,缺乏竞争意识和开拓、创新的精神,从而影响了毕业后独立工作的能力。

我国药学事业发展缓慢有多种原因,但与培养出来的学生的素质和知识结构不无关系。因此有必要对高等药学教育的培养目标进行探讨、改进。我认为药学教育的基本任务是培养德、智、体全面发展的高级药学专门人才,要求他们不仅具备从事药学工作的基本理论、基本知识和基本技能,而且要懂得药学诸领域的科学管理,初步具有组织领导企事业进行药品生产、经营、新药研制的知识和能力。按照这个目标培养出来的学生,才能适应社会的要求,在工作岗位上得心应手,对药学事业起到促进和提高作用。要实现这个目标就必须调整学生的知识结构,增设某些课程,药事管理学势必应运而生。本课就是为了填补学生管理学、法学、社会学等社会科学知识的空白,把药学科学和社会科学结合起来构成一门当代药科学生不可缺少的指导性专业课程。

2 从国外药学教育对药事管理教学的重视看我国药学教育设置本课的必要性

工业水平发达国家的药学事业发展均较快,其中一个主要原因就是重视药学教育。药事管理学教学在这些国家的药学教育中占有重要的地位。本世纪初,美国有的大学曾开设了药事管理学课程,主要讲授药学史、药事法规、药房管理、药品生产和销售管理、药学伦理等。之后,该课在一些国家也受到重视,如苏联设有药事组织课,日本设有药学史、药学法规、药局管理学等课。五十年代后,美国有些大学开始招收药事管理学硕士、博士研究生,认为药事管理学是药学事业中从事领导工作的必备专业课程,可见他们对药事管理学教学的重视程度。为了缩小和发达国家的差距,吸取别人长处,弥补自己的短处,我国应尽快开设药事管理学作为高等药学教育的必修课。

3 从国内药学事业的发展需求看应设置药事管理学课程

《药品管理法》施行三年多来,国务院卫生行政部门又先后颁布了近 20 个药品监督管理法规,使药品的法制体系逐步得到完善。我国对药品的监督管理,从行政管理向法制管理转变;从经验管理向科学管理转变;从事后管理向事前管理转变;这就对药学工作者提出了更高的要求。作为一名药科学生,如对《药品管理法》不了解,缺乏管理药品的法制观念,以后在工作中肯定会力不胜任。

根据《药品管理法》的规定,卫生部于 1988 年 3 月 17 日颁布实施了《药品生产质量管理规范》(即 GMP),它是我国药品生产企业科学化、规范化管理的一项重大变革,是保证药品质量的根本措施。《药品生产质量管理规范》要求,负责生产和负责质量管理的企业领导人员应受过高等专业教育,必须具有大专学历或相当的学历。可见国家对受过高等专业教育的药学人员给予多大的信任,把领导企业生产的重担交给了他们,同时也对高等学校的学生寄予厚望。药科学生在校期间,对 GMP 的特点、内容、要求不了解,缺乏科学管理药品生产的思想和方法,要从事好药品的生产和管理也是不可能的。

根据《药品管理法》关于新药审批的规定,卫生部制定了《新药审批办法》,国家鼓励有条件的医药单位或个人进行新药的研究、创制。如果学生连新药的概念、分类、命名都搞不清,对新药研制的程序不熟悉,从何谈起新药的研制呢?

麻醉药品、精神药品、毒性药品和放射性药品使用不当,极易危害人体健康,甚至危害社会治安,国家对这四类药品实行特殊管理,如定点生产、供应、限量购买、控制进出口等。有关特殊管理的药品知识,在高等药科学校不讲,学生毕业以后从事这方面的工作,由于缺乏管理特殊药品的知识,就可能对人民健康造成危害。

部分药科学生毕业后将去医院药剂科工作,药剂人员对他们寄予很大希望。目前,有些学校的学生在毕业实习时却不到药剂科去实习,课堂上又不讲有关药剂科管理的知识,学生对药剂科的工作性质、业务范围、药剂人员的职责一概不知,对药师在医疗卫生事业中的地位和作用缺乏了解,毕业后分配到药剂科工作不安心,发挥不出大学生的作用。用人单位反映,工作还不如中专毕业生干得好。这种现象不利于我国药剂工作水平的提高,应引起人们的重视。此外,药品质量监督管理、药品经营管理、药品宣传广告的管理等知识、方法也是药科学生所必需的。学生在校期间如能受到这方面的教育,对以后干好工作会有很大的帮助。以上涉及的内容都属于药事管理学课程的范围。

综上所述,药事管理学在药学类专业课程中占有重要地位,它是药学知识和社会各部门之间联系的桥梁,是药科学生必不可少的专业课程。为尽快发展我国的药学事业,赶超世界先进水平,为实现四化培养更多更好的合格人才,必须给药科学生开设《药事管理学》这门必修课程。

——刊于《中国药事》1989 年第 3 卷第 3 期

陕西药学教育发展简史

杨世民　牛莉莉

陕西省的药学教育具有光辉的历史传统。隋唐时期古长安建立的太医署专门设有药学部培养药学人才，它不仅是我国，也是世界上最早的药学教育机构。抗日战争时期创建于革命圣地延安的八路军药科学校为我党我军培养了大批药学专门人才，为抗日战争和解放战争的胜利做出了贡献，也奠定了解放后药学教育的基础。新中国成立后，党和政府关怀、支持药学教育事业，使陕西省的药学教育得到了蓬勃的发展，在专业设置、层次结构，学生数量等方面都有长足的变化，为"四化"建设做出了成绩。

1　古长安药学教育历史悠久

陕西省药学教育历史悠久。早在隋代（公元 581 － 618 年）朝廷在长安城设有"太医署"，为世界上最早的医药学校。在专业设置方面，当时实际上已有了医和药的分工。太医署内设有主药、药园师等职，主要负责药物的收采种植、炮制贮存。到了唐代，医药学教育有了更大的发展。公元 624 年（唐武德 7 年）政府在长安设立"太医署"。太医署分为医学和药学两部，药学部相当于现在医学院校的中药专业。

据记载，太医署药学部有师生 52 人设置药园一处，面积有三顷多，种植药物 800 多种。药学部的组成及分工情况为：府 2 人，掌管药物；史 4 人，管理文书；主药 8 人，配制药物；药童 24 人，协助主药工作；掌固 4 人，主管仓库及厅事铺设事宜；药园师 2 人，负责药园工作；药园生（学生）8 人。药学部招收学生的年龄为 16 岁至 20 岁，学习科目有：中药的种植、栽培、采集、加工、贮存、配制、禁忌、使用等知识。药园生经过学习、考试，合格后可升为药园师。

唐代太医署设置的药学部既是陕西省最早的药学教育机构，也是中国和世界上最早的药学校。

2　新中国建立以前的药学教育

2.1　革命圣地延安的药学教育事业

2.1.1　红军卫校、八路军卫校和中国医大的药学教育

1935 年 10 月，创建于江西瑞金的红军卫生学校经过长征到达陕西安定县（今子长县）的瓦窑堡。1936 年 1 月，红军卫校复学开课，由王斌任校长，吕振球任政委，设有医药两个班。药学班在瑞金时曾办过五期，复课后接以前的班次，称为军药班第六期，校址在瓦窑堡西门外十八面石窑中，教师有李维祯、李治等人，由于招收的学员文化程度不齐，制订教学计划时，首先补习基础课，如数学、物理、无机化学等。在此基础上再学习调剂、制剂学和药物学等专业课。1936 年 5 月底，红军卫校迁到保安县（今志丹县）吴旗镇台儿庄（注：吴旗镇今属吴旗县），以后又搬到该县康家沟。此时招收了第七期军药班学员，大约 50 人。当时教学条件很差，没有教室，就发动学员上山伐木，盖教室，建窑洞；师资缺乏，李维祯同志几乎担任了全部课程的教学。1937 年，四方面军到达陕北，所属卫校与中央卫校合并，校址设在保安县吴旗镇汤儿湾。药学班的师资得到加强，教员有李治、戴正华、李维祯、张伯华等人，此时举办了第八期军药班。1937 年"七七事变"后，红军卫生学校改名为八路军卫生学校。1938 年迁到鄜县（今富县）张村驿，1940 年 3 月由张村驿迁至延安柳树店。在此期间，开办了第九期

军药班,招收了来自大后方具有中学文化程度的学员 23 名(一部分由抗大转来)。主要课程有药物学、调剂学、化学、生药学等,学制两年。1940 年 9 月,八路军卫生学校改名为延安中国医科大学,卫校第九期军药班即转为医大药科。从 1936 年 1 月到 1940 年 12 月,红军卫校、八路军卫校中国医科大学,共计举办了四期药学班(即从军药第六期到第九期),培养学员 100 余名。前三期为普及班,主要是培养调剂人员。第四期(即军药第九期)为高级班,培养制药人员,先学习二年理论,然后在八路军制药厂实习 3 个月,毕业时还创作有毕业歌,记述了二年来的学习生活。

2.1.2 延安药科学校的建立

1942 年,经饶孟文、龙在云等同志提议,总后勤部批准,成立了延安药科学校。校址设在延安姚店子村,李维祯任校长,刘仁保任政委,饶孟文任教务长。专职教师有 10 人左右,学校还有一定的图书、仪器等设备,为学生开设近 20 门课程。学校第一期招收高中毕业生 20 人,学制四年,毕业时搞了专题作业训练,提交了论文报告。后又招收了第二期,第三期(调干生)学员,学制改为二年。从 1942 年~1945 年,延安药科学校共培养了三期学员,毕业生近 80 名。抗战胜利后,延安药科学校于 1946 年迁往东北,解放后改名为沈阳药学院。

2.1.3 八路军制药厂举办药学培训班

1940 年初春,八路军制药厂建立后,由于生产的不断发展,技术力量不足,该厂举办了以青年工人为对象的药学培训班,实行半工半读,上午生产,下午上课,由化学制药的专业人员讲课。在一年左右的时间内,基本上完成了物理、化学、药物、调剂、制药、药物分析等课程的学习,达到了相当于中级专业学校的文化程度,培养学员 27 人。

2.1.4 西北医药专门学校设置的药科

1946 年春,陕甘宁边区政府卫生署和陕甘宁晋绥联防军卫生部共同组建西北医药专门学校(又称陕甘宁边区医药专门学校),简称西北医专,校址在延安桥儿沟镇。1946 年 2 月招生,6 月 1 日举行正式开学典礼,校长为曾育生。设置有医科和药科两部分,药科学制两年,学员被编为边药期和军药期两个班,每班 30 人,为军队和地方培养药剂人员。该校有图书、仪器等设备,除建有医学实验室外,还有化学、药理、制剂等供药科教学的实验室。

革命圣地延安的药学教育为中国革命培养了 280 余名药学专业人才,为中国革命的胜利做出了贡献,在我国药学教育历史上占有重要的地位。延安药学教育的特点主要是:

①教师认真备课,热心教学,教学方法灵活多样,采用实物教学与启发式讲授,理论联系实际,以加强学生的理解。

②学生积极求知,组织学习小组,个人自学与集体讨论相结合,相互帮助,共同提高。

③重视实验实习,派学生到医院、药房和药厂去参加实际工作。

这些做法对提高教学质量非常有效,对现在的药学教育仍有现实意义。

2.2 西北药学专科学校及其它药科学校的创建

西北药学专科学校是在西北高级药剂职业学校的基础上创办起来的。1936 年,薛道五先生筹建西北化学制药厂,1937 年正式投产。为了解决制药人才缺乏的问题,1940 年在西安创办了私立西北药学专科学校(以下简称西北药专),薛道五任校长。西北药专招生对象是高中毕业生或者药剂职业学校的毕业生。学制四年,其中理论学习三年半,到药厂实习半年。任课教师有王玉岗、陈建晨、姜达衢、候又可、吴家骥、刘喜鼎、段遂遐、刘涤尘、肖子仪、陈裕民、陆先育、马冠群、李庆华、扈蔚东等人。学生所学课程分为基础课和专业课,计有数学、物理、语文、无机化学、有机化学、卫生化学、裁判化学、物理化学、制药化学、生理解剖学、药理学、药物学、调剂学、制剂学、生药学、制图学等,并开设德语和日语等外国语课。除理论讲授外,学校设有实验室供学生使用,以加强操作技能的训练。

学生经毕业考试合格,上级教育部门审定后发给毕业证书。药专共招收学生五期,毕业生约 100 余人,分布于北京、山西、甘肃、陕西等地,从事药厂、试剂厂、化工厂、医院、西药房和学校教学工作,有一部分毕业生还投奔解放区参加了革命工作。由于西北制药厂倒闭,西北药专的经费失去了保证。1949 年,最后一班学生毕业后,该校即停办。

西北高级药剂职业学校创办于 1937 年,学制三年,招收初中毕业生,学习内容相当于中专药学校的课程。共招收学生五期,毕业学生 130～140 左右。毕业生一部分参加工作,大部分升入西北药专继续学习深造。

此外,1934 年,国民政府教育部命令陕西省立医学专科学校办了一期药剂班,学制一年半,招生对象为初中毕业生或具有同等学历者。共招收了 40 名学生,全部公费。该校 1945 年创办了附设高级医事职业学校,设有药剂科,学制三年,招收初中毕业生。自 1945 年至 1949 年 5 月,共招收了三届学生,一、二届学生毕业,第三届学生未毕业,学校即停办。

3 新中国成立以来药学教育的蓬勃发展

新中国建立后,在中国共产党的领导和关怀下,人民政府积极扶植药学教育事业,使陕西省的药学教育有了较快的发展,主要表现在以下几方面:

其一:药学院校的发展:建国四十年来陕西省共有中等药科学校三所,高等药科学校三所。截止 1989 年,共毕业学生 3743 名,其中大学生 922 名,中专生 2821 名。1989 年,共毕业学生 3743 名,其中大学生 922 名,中专生 2821 名。1989 年在校学生人数 944 名:大学生 435 名,中专生 509 名。师资队伍发展较快,共有教学人员 336 名,其中教授 11 人,副教授 58 人,讲师 85 人,助教 99 人。(附表一、二略)学校的校舍、图书资料和设备也有了很大的改善,有的学校专门修建了药学楼,有的添置了先进仪器和设备,从而保证了教学工作的顺利进展。

其二:专业设置:我省的高等药学教育现设有三个专业,即药学专业、中药专业和药用植物专业。此外,西安医科大学药学系正在筹集临床药学专业,已通过校级论证,上报卫生部待批。中等药学教育设有中药士、药剂士两个专业、四个专业点。

其三:研究生教育:建国四十年来,特别是改革开放十年来,陕西省药学教育的层次结构也逐渐趋于合理。除中专、大学本科外,从 1979 年起,各高等药学校陆续开始培养研究生。从 1979 年到 1989 年的十年间,全省共招收硕士、博士研究生 60 余名,其中约 50 名已毕业参加工作。在培养研究生方面各学校药理教研室做了大量的工作,此外,中药、化学、药用植物等学科也都招收研究生。1986 年,第四军医大学药理教研室被批准招收博士研究生,盛宝恒教授被授予博士生指导教师。

——刊于《陕西卫生志丛刊》1990 年第 6 卷第 2 期

建国以来陕西省药学科学技术发展概况

杨世民　孙海胜　朱周才

摘要 本文阐述了新中国成立以来陕西省药学科学技术发展的历史和现状。重点介绍了药学科研成果：新药研制情况；新技术、新设备的应用以及有影响的药学著作。论述了处于国内领先地位的科研成果。

1 药学科技硕果累累

1.1 重大科技项目

1.1.1 天麻人工栽培

1965年，陕西省药材公司与宁陕县药材公司开始对天麻进行野生变家种的试验。最早采用种籽播种（有性繁殖）和块茎移栽（无性繁殖）两种方法。继而进行了分行条栽、窝栽和分类块茎移栽试验，并采用了对种茎量尺寸、放耳树根、不放耳树根；籽麻混栽和连有黑丝的母麻共栽等不同方法。经过多次试验，证明采用块茎移栽能生出一些小天麻，并发现了天麻与密环菌（黑菌丝）有机共生的奥秘。之后，研究人员提出了用密环菌材技术栽培天麻，即引种密环菌的树根和天麻块茎下窝的栽培方法，和采用菌材栽培法。经多年试验，天麻无性繁殖获得成功。1972年，研究人员经进一步试验，采用了"固定菌床栽培法"大面积栽培，接着又取得了"天麻有性繁殖——树叶菌床法"，"共生萌发菌阳畦播种"的成功，为解决种子退化和种源不足找到了途径，提高了产量和质量，促进了天麻生产。到1984年，全省栽培天麻面积达到12499亩，占全国栽培天麻总面积的55.8%。1985年产量达到297300公斤，占全国总产量的49%，总值达1000余万元。

陕西省人工栽培天麻的研究，曾多次获得省级和国家级奖励。"天麻野变家种"的研究成果1978年获得全国科学大会奖；"天麻有性繁殖——树叶菌床法"获陕西省人民政府1979年度科技成果一等奖、国家科委1980年度科技发明二等奖；"天麻种子共生萌发菌的研究"成果获1980年卫生部甲等奖；"天麻与密环菌的相互关系"成果获1990年陕西省科技进步三等奖。宁强县天麻研究所所长王铭由于在天麻人工栽培的试验研究工作中做出了成绩，1987年他做为一名有杰出贡献的科学家和全国其他科学家一起受到了党和国家领导人的接见。

1.1.2 人工养麝

陕西省于1958年在镇坪县建立了养麝试验场，试验研究野康人工饲养的课题。刘振华等人经过几年探索试验，1962年由活麝直接取香获得成功，在陕西省动物研究所的协助下，试验场进一步开展了麝的饲养管理、个体群体驯化、生态研究、疾病防治、活麝取香及麝香的成因及其分泌规律、麝香期麝香囊显微和超显微结构等方面研究，取得重大进展。之后成功地进行了林麝人工授精，目前，授精靡麝已产仔麝。为了扩大野麝资源，1982年以来，陕西省宝鸡市、陇县、太白等地开展了家庭养麝试验。到1987年底，有19户农民开展了家庭养麝，共养麝90头，并繁殖5胎，产8仔。"陕西省家庭养麝的研究"曾获得1987年国家医药管理局科技进步三等奖。二十多年来全省累计活麝取香9000余克。

1.1.3 中药汤剂喷雾干燥

1971年来，陕西省人民医院科研药厂和庆安公司、红安公司等单位协作，经过六年253次试验及试验性生产, 8 次大的工艺改革, 研制成功了中药汤剂提取过滤、真空浓缩、喷雾干燥、成型包装等一整套生产新工艺, 并设计安装了喷雾干燥自动化生产装置。为目前生产中草药剂型工艺比较先进的一种干燥设备, 可以把中药饮片制成冲剂、片剂、胶囊剂、洗剂等多种剂型。解决了原中草药汤剂体积大、煎熬费时、费事、携带贮存不便的缺点。经喷制由 160 余种中药饮片组成的 49 种单方、复方, 共 60 多万付, 证明设备性能良好, 新制剂经临床验证, 细菌检验, 药理实验, 植化分析, 初步证明: 疗效较好, 符合卫生质量标准; 喷雾干燥前后的药理作用, 已知主要成分的含量基本一致。从而说明喷雾干燥工艺用于汤剂改革是成功的, 1977 年 6 月通过了陕西省卫生局、科技局、石油化学工业局、商业局的鉴定。该成果 1978 年荣获全国医药卫生科学大会奖, 陕西省科学大会奖和陕西省卫生系统科学大会奖, 是中草药剂型改革的一大创举, 已广泛用于生产。

1.1.4 绞股蓝的开发研究

绞股蓝的开发研究是列入国家"星火计划"的科研项目之一。陕西省安康药用植物资源开发研究所、安康地区药品检验所等单位, 在省内外十三家高等院校和科研单位的支持下, 从 1983 年起对绞股蓝从资源调查、人工栽培、原植物组织结构、化学成份、药理、毒理、临床、有效成分的分离、提取方法等方面进行了系统的研究, 发现绞股蓝中含有效成分——绞股蓝总甙具有抗高脂血症, 抗动脉粥样硬化, 抗血栓形成, 抗衰老, 抗糖皮质激素副作用, 抗肿瘤等六抗作用, 并有调节血压、保护缺血心肌、增强心肌收缩性能、提高机体免疫力等作用; 绞股蓝中所含黄酮成分及小分子皂甙具有调节脂肪代谢及减低肥胖等作用。为了确保绞股蓝资源, 在研究野生绞股蓝同时, 在陕南绞股蓝最佳生长区进行人工栽培研究, 取得了成功。经化学成分测试, 结果表明与野生绞股蓝一致, 主要含有多种人参皂甙 (原人参二醇和人参三醇的异构体) 及黄酮类。他们在国内首先研究出了利用国产大孔吸附树脂法提取绞股蓝总皂甙的新方法, 获得国家发明专利。该成果于 1986 年通过省级鉴定, 于 1988 年荣获省级科技成果一等奖, 国家星火计划二等奖。

目前, 利用绞股蓝研制开发出的药品在临床上已广泛应用于高脂血症和动脉硬化, 显示出了明显的疗效, 是一种理想的降血脂、抗动脉粥样硬化药物。由于研制取得重大成绩, 课题主要研制者徐世明于 1987 年被评为省劳动模范, 1989 年被全国总工会授予优秀科技工作者光荣称号, 并荣获五一劳动奖章。

1.2 一般科技项目

1.2.1 应用 B 超调查天然牛黄资源的研究

1983 年, 陕西省药材公司蒲天琦等人提出用 B 型超声波仪器普查牛黄资源, 经实践应用, 效果满意。接着, 他们将此项技术大范围推广, 在宝鸡县 12 个乡村 5572 头牛进行 B 超检查, 取得了显著的经济效益, 该法简便易行, "应用 B 超调查天然牛黄资源的研究"获陕西省 1987 年度科技进步三等奖。

1.2.2 引流熊胆

熊胆为我国稀有贵重中药材。为解决药用熊胆奇缺现状, 陕西省于 1985 年先后在户县占西养殖厂和宝鸡市人民公园进行活熊驯养, 人工埋管引流熊胆, 熊胆粉加工工艺, 药理试验、化学成分、质量检测等方面的研究, 取得了人工引流熊胆的成功, 于 1988 年通过鉴定。卫生部于 1988 年、1989 年分别批准户县余下占西养殖厂和宝鸡市人民公园研究的熊胆粉作为新药一类药试生产。为了解决埋管引流熊胆中存在的胆囊发炎、化脓、胆囊结缔组织增生等问题, 宝鸡市人民公园任文凯等人根据熊的病理的生理特点, 改埋管引流熊胆为穿刺引流熊胆, 克服了上述缺点, 提高了熊胆粉的药用质量标准, 为更好地利用熊胆资源开辟了新途径, "熊活体引流胆汁试验的研究"荣获 1990 年陕西省科技成果三等奖。

1.2.3 维生素 C 治疗克山病心源性休克的药理研究

西安医科大学对维生素 C 的药理作用进行了广泛、深入的研究，发现维生素 C 具有强心、扩冠、改善心肌舒缩功能、延长动作电位不应期、增加心输出量和降低心肌耗氧等功能，为治疗克山病心源性休克提供了理论依据。该校采用大剂量静脉注射维生素 C 治疗严重心源性休克，使该病病死率从五十年代的 80% 降至 13% ～ 15%、休克缓解率达到 90% 以上，为我国防治克山病做出了重大贡献。"大剂量维生素 C 静脉注射治疗急性重症克山病的临床疗效及其原理探讨"研究成果曾参加 1960 年全国群英会，并获得 1978 年全国科学大会奖、全国医药卫生科学大会奖、陕西省医药卫生科学大会奖。

1.2.4 培植黄连移苗研究

陕西省镇坪县药农冯祖伟在黄连培植技术上有很深的造诣，他首创了黄连籽种贮藏保管和育苗十个月栽种的新方法，使黄连培植技术从原来需要三年方能移苗栽培方法，缩短为下种十个月即可移苗的先进方法，有力地促进了黄连的生产。"培植黄连移苗研究"于 1959 年获得卫生部一等奖状，冯祖伟光荣地参加了全国群英会（1958 年），荣获国务院颁发的金质奖章，并被聘为中国医学科学院特约研究员。随后，西北植物研究所蒋德功等人对黄连新法育苗进行了研究，1987 年获省科技进步三等奖。

1.2.5 药品标准修订

建国以来，陕西省在药品标准修订方面作了大量工作，有的研究工作达到了国家先进水平。如安康药品检查所承担了为《中国药典》（1985 年版、1990 年版）修订中药淫羊藿质量标准的工作，他们充分收集资料，深入细致地进行调查研究。在 1985 年版《中国药典》中增添了柔毛淫羊藿新品种，及薄层色谱法（TLC）鉴别试验，在 1990 年版《中国药典》中又增加了"巫山淫羊藿"和淫羊藿甙含量测定法。

西安药品检验所付燕芳等从七十年代就开始对红霉素的质量标准进行了研究，他们做了大量试验，承担了 1977 年版《中国药典》红霉素质量标准的制订工作，将红霉素微生物效价提高到 870 红霉素单位，水份含量降至 6.0% 以内，在性状鉴别中，增加了比旋度一项。以后，又做了大量的研究工作，在 1985 年版《中国药典》中，将红霉素的微生物效价提高到 920 红霉素单位，并且改用短小芽胞菌代替八叠球菌进行效价测定，增加了薄层层析、红外图谱法鉴别红霉素，检查项中又增加了碱度、红霉素 C 组分的检查。同时研制成功了溶媒法生产工艺，使红霉素的质量和效价进一步提高。

陕西省药品检验所对茵陈的质量标准进行了长期的研究，为《中国药典》制订了质量标准、在 1990 年版《中国药典》中，增加了药用部位，除春季采收的幼苗外，增加了花期的植株，采收季节也改为春季采收或秋季采割，将药材性状分别指定为"绵茵陈"和"茵陈蒿"。

这些药品质量标准的制订，扩大了药用资源，对控制药品质量、促进药品生产、取缔伪劣药品、保证人民用药安全有效发挥了作用。

此外，一些研究项目也取得了很大成绩，荣获了省级以上成果奖励。如丹参、桔梗、猪苓、杜仲、西洋参、水飞蓟、秦贝母、伊贝母等药材的引种、栽培试验；痰饮丸、野萝卜、杜仲叶、九节菖蒲和石菖蒲、苦木、羊红膻等药物的基础药理研究；白术、姜朴、披针叶黄华、朱砂莲、窝儿七等药物的化学成份研究等等。

西安医科大学药学系近年来在药物发光分析上取得了一定的成绩。他们使用高灵敏的分析技术在国家低档仪器上完成了与进口高效液相色谱仪同为一个检测限的药代动力学监检实验。先后利用化学发光、荧光和荧光探针进行了体内药物分析、中草药有效成份研究及中医药微量元素的测定。根据研究结果撰写的论文"化学发光在药物化学上的应用"一文荣获陕西省化学会优秀论文二等奖，"用荧光探针分析中草药有效成分"的学术论文被中国化学会第四届多元络合光度分析学术会议认为是分析化学发展的前沿。叶绿素衍生物是诊治癌症新一代荧光光敏剂，西安医科大学在选择光敏剂植物采源、提取、分离、纯化、筛选、药理研究等方面做了大量的工作，研制出了叶绿素衍生物静脉注射剂，被证实为一种优良的光敏剂，对癌症的防治大有希望，被列为七五国家重点科学技术攻关项目。

1.3 新药研制

陕西省在新药研制工作中取得了显著的成绩，简述如下：

1.3.1 1985 年以前研制并经省级审批的药品

1985 年以前，全省研制出了一批安全、有效的药品，经省级审批后投产上市，获得省级以上科技成果奖的有：陕西省中医药研究院研制的痰饮丸、平消片、复方羊红膻片；陕西省人民医院研制的复方气管炎片；西安医科大学研制的多抗甲素注射液、乳康片、清热解毒注射液、郁金银屑片；陕西中医学院研制的骨痨敌注射液、复方治痫丸；西安市中医医院研制的补脑丸、碧云砂乙肝灵；汉中中药厂研制的天麻片、天麻酒；榆林地区中药厂等单位研制的复方青黛丸；西安自力中药厂等单位研制的柔脉冲剂；渭南地区制药厂研制的复方水飞蓟片；咸阳地区地方病防治所研制的消瘿注射液等。其中痰饮丸、骨痨敌注射液获全国科学大会奖；天麻片获国家优质产品银质奖；平消片获国家医药局优质产品奖；复方羊红膻片、复方水飞蓟片获得国家经委金龙奖；复方青黛丸获全国首届百病克星大赛金奖。其它具有显著社会效益和经济效益的药品如展筋活血散、盘龙七片、盘龙七药酒、展筋丹、接骨丹、胆胃通降片、秦巴杜伸片、消胖美等。

1.3.2 1985 年以后经卫生部统一审批生产的新药

1985 年 7 月 1 日，卫生部制定颁发了《新药审批办法》，陕西省认真贯彻执行《新药审批办法》，研制出了一批新药，经卫生部审批同意后，给研制单位颁发了新药证书和批准文号，准于投产上市。它们是：一类中药：熊胆粉，分别由户县药用动物研究所、户县余下占西养殖场和宝鸡市人民公园研制。二类中药：绞股蓝总甙及绞股蓝总甙片，由安康地区药用植物开发研究所和安康地区中药厂研制。三类中药：香菊片，由商洛地区科委新药课题组研制；山海丹胶囊，由第二炮兵西安中医多学科研究所赵国欣研制；乳增宁，由陕西中医学院研制。三类西药：甘石创愈散，由西安市中心医院苏维杰研制。四类西药有：乳果糖溶液，由西安第四制药厂研制；葡萄糖酸锌原料及片剂，由西安医科大学制药厂研制；嗅甲托品滴眼液，由空军西安医院研制；吗苯洛酮原料及其注射剂，由陕西省医药工业研究所研制。西安杨森制药有限公司研制的四类新药（西药）有：阿司咪唑片（息斯敏片），阿司咪唑混悬剂，盐酸氟桂嗪胶囊（西比灵），多潘立酮（吗丁啉）片剂、混悬液、滴剂和栓剂；癸酸哌啶醇及其注射液、盐酸洛哌丁胺（易蒙停）及其胶囊；酮康唑原料、片剂及混悬液。

1.4 内病外治

陕西省开展中医药外治保健用品的研究成果如，秦龙牌神枕，505 神功元气袋等具有明显疗效的中药保健品，将外治法研究提高到新的科学技术水平、秦龙牌神枕是陕西咸阳医药保健品研究所研制成功的药枕，内装 28 味名贵中药材，使用时，头、颈部枕用，药枕内的药物既可通过头、颈的径络、穴位、嗅觉及皮肤的吸收、渗透而影响体内器官、组织，从而起到调节肌体功能，达到防病、治病、健身的作用。该药枕 1989 年 6 月通过了省级技术鉴定，投产上市后受到患者青睐。曾获全国星火计划及实用技术银奖，中国实用新技术与成果展览会银奖等四项奖励。505 神功元气袋是陕西咸阳抗衰老研究所所长来辉武根据传统中医理论、参考历代保健医方和经验研制首创的产品，被称为"神奇裹肚"，内装 50 多味天然名贵中药。1989 年被省级批准生产投放市场后，受到广大患者赞誉，连续荣获十一项大奖，取得了显著的社会效益和经济效益。此外，西安市健身保健品厂研制生产的保健产品寿世健身袋和痹痛停保健袋在 1991 年获第二届北京国际博览会金奖。这些产品的研制成功，不仅弘扬了民族文化、继承和发展了祖国医药学宝贵遗产，而且将中医药外治保健用品的研究提高到新的科学技术水平，为人类的健康长寿做出了贡献。

1.5 开展体内药物溶度测定

80 年代以前，临床用药一般都是采用大众化剂量。在我国，18 岁到 60 岁都算成人，不管性别、民族差异，均采用单一剂量，往往治疗效果不佳。对一些治疗剂量与中毒剂量接近的药物，体内血药浓度个体差异更大，剂量稍有变化，血药浓度将随之而变化，对临床治疗影响很大。陕西省从 1981 年起开展了以合理用药为中心内容的临床药学工作，体液药物浓度的测定是一个重要内容。在这方面，医学院校的附属医院，省级医院做了大量的研究工作。西安医科大学第二附属医院，专门成立了药剂研究室，临床药理研究室，在人体用药后，相隔一定时间采集一定量含有药物的体液，如唾液、血液、尿液。经过处理，用紫外分光光度计、高效液相色谱仪等先进仪器进行测定，分析药物在人体吸收、分布、代谢、排泄的情况，根据各人特点，制定出科学的给药方案。他们最先开展了苯妥英钠体液测定，经过反复试验证明了唾液中药物的浓度与血液中游离药物的浓度成比例，采用唾液来代替血液进行测定，取得了满意效果。1983 年 11 月在《药学通报》杂志上发表了唾液中苯妥英钠浓度的侧定，对实际工作具有指导意义。1984 年以来，他们配合神经科医师解决用药问题。对小儿神经患者进行了苯妥英钠、卡马西平、醋氨酚等药物的唾液浓度测定。然后根据药物动力学和药效学的原理来研究药剂的生物利用度，计算出药物的特征参数如 Cm、Tm、Auc 等，进而制订出具体的给药方案，做到了用药个体化。西安医科大学第一附属医院临床药学实验室对庆大霉素、氨甲喋呤等药物的血药浓度进行了测定，西京医院对利多卡因、硫酸镁、氨茶碱等药物进行了血药浓度测定。这些工作的开展，有力地配合了临床用药，为制订合理的治疗方案提供了科学依据，对提高医疗质量，减少不良反应起到了积极的作用，具有显著的社会效益。

1.6 设备更新与先进仪器的应用

陕西省药品生产、检验、医疗、科研等单位不断更新改造生产设备，为陕西省药学科学技术的发展奠定了良好的物质基础。尤其是 1980 年以来发展较快。如药厂普遍拥有制粒机、压片机、包衣锅、灌封机、大蜜丸机，有的还购置了制栓机、胶囊灌装机、净化操作台，并采用了薄膜蒸发器、喷雾干燥器、微波干燥器、流化喷雾制粒器等设备，部分药厂经过技术改造，将生产药品的各道工序联接起来，组成联动机，如将针剂生产的洗涤、干燥、灌封、灭菌、印字、包装等整个工序连接起来构成自动流水生产线。改变了以前生产药品大部分靠手工操作的落后方式，使生产效率大大提高。在厂房建筑方面也取得了很大的成绩，西安杨森制药公司系中国和比利时合资的大型制药企业。在厂房的设计、建造、设备的安装、调试、生产的工艺、技术等方面都达到世界卫生组织的要求及药品生产质量管理规范（GMP）的标准。生产过程采用先进的技术与设备，实行全封闭生产，自动流水作业和程控操作，从而保证了药品的质量，为陕西医药工业的发展做出了贡献。西安国药厂于 1983 起在西安南郊筹建新厂，按照药品生产质量管理规范的要求建设，装有空调、空气净化系统，工艺及设备先进，为陕西中药厂的改造做出了榜样。医院制剂室的设计建筑也取得了大的进展，如西安医科大学一附院 1985 年起动工修建制剂楼。1989 年建成使用，按照药品生产质量管理规范的要求，将人流、物流分开，并按制剂的工序及操作不同，将制剂楼分为一般区、控制区、洁净区，内部装修也按照要求处理。使医院制剂的质量显著提高。

随着科学技术的发展，现代化的仪器越来越多地用于药物研究和药品鉴定。陕西省各级药检所、医院药剂科、药学研究单位配备的仪器有紫外分光光度计、红外分光光度计、荧光分光光度计、火焰光度计、垂直电泳仪、气相、高效液相色谱仪、薄层扫描仪、原子吸收分光光度计，以及用于剂型研究的固体崩解仪、溶出度测定仪，用于药理实验研究的四导、八导生理记录仪等先进设备，这些先进仪器目前已用于药品的含量测定、药品有效成份的分离提取及体液药物的分析等方面,从而宣告了"丸散膏丹、神仙难辨"的历史时期的结束。

近年来,电子计算机也用于药品库房管理。西安医科大学一、二附属医院、陕西省人民医院、西京医院、西安铁路中心医院等单位,将电子计算机用于药品库房管理和药学信息咨询,为临床合理用药、药品采购、保管提供了先进的管理方法和手段。更为普遍的是可编程序的电子计算器已广泛地用于新药设计、药理实验、药剂研究中数据处理,它以操作简单、携带方便而受到人们的欢迎。微机和计算器的应用,减轻了操作人员的劳动强度,提高了工作效率。

此外,60Co 射线灭菌方法已用于中药材细粉和中药制剂的灭菌,取得了满意的效果,经 60Co 射线照射灭菌的药品均达到了药品卫生标准的要求。

2 药学著作

中华人民共和国成立以来,陕西省药学人员不断总结科学技术方面的经验,编写出版了众多药学著作。其中有的达到国内先进水平,在海内外产生了深远影响。

《中药研究文献摘要》就是一例。该书由著名学者刘寿山主编,科学出版社出版。目前已出版了一、二、三编。该书对 1820—1979 年间 400 余种中外期刊上的 700 余种中药研究论文,做了较为系统全面的整理,精选出 11300 篇左右,进行了重点摘录。一编荣获 1978 年全国科学大会奖,二编被评为陕西省科技成果一等奖,一、二编曾选送世界图书博览会展出,并被译成英文储存入香港中文大学中药研究中心电脑库,以供各国检索。

《陕西中药志》是陕西省中医药研究院对全省 20 多个中药材重点产区进行植物资源调查和标本采集工作的基础上编写而成的。1961 年由陕西人民出版社出版。共收载 268 种植物药,该书获得 1987 年陕西省医药卫生科技大会奖。

《陕西动矿物药》一书是陕西省中医药研究室继编写的又一部反映陕西省药物资源的著作,收载了动物类药 115 种,矿物类药 50 种。该书荣获 1979 年陕西省科技成果三等奖。

《中药制剂技术》是由郭诚、马兴民等同志编著的,1982 年由陕西科技出版社出版,本书详细论述了中药制剂生产基本技术,注射用水的制备,中药化学成份的性质,薄层层析的应用,中药化学成份预试验,以及中药有效成份的提取和分离等。

《中药真伪鉴别》由毛文山等人编写,1986 年陕西科学技术出版社出版。本书收载了 116 个主要品种,连同其伪品、混淆品、误用品、习用品共计 865 种、附图 589 幅,对每种药材的来源、植物形态、鉴别、主要成份、性味、功能与主治等部分作了介绍,重点突出了鉴别,包括性状、组织、显微鉴别。

此外,陕西省结合当地资源编写的药学著作还有:《秦岭巴山天然药物志》《华山药物志》《太百山药物志》《陕西中药名录》;科技人员总结自己工作经验编写的著作有:《中草药急性中毒与解救》《新编中药炮制法》《中药形态名词术语图解》《实用名贵中药材》等。还有省卫生厅组织编写《陕西省医院制剂规范》等这些著作的编写出版对陕西省药学科学技术的发展起到了积极的促进作用。

——刊于《陕西卫生志丛刊》1991 年第 7 卷第 4 期

建国以来陕西药学教育发展概况

杨世民　　牛莉莉

　　药学教育是培养从事药物研究、开发、生产、质量控制、医院药学、药事和企业管理以及教学等工作的药学专门人员,是开发药学人才资源的主要途径。办好药学教育,对发展医药卫生事业,保证人民身体健康,促进医药工业生产都具有重要的意义。陕西省的药学教育具有光辉的历史传统。隋唐时期古长安建立的太医署专门设有药学部培养药学人才,它不仅是我国、也是世界上最早的药学教育机构。抗日战争时期创建于革命圣地延安的八路军药科学校为我党我军培养了大批药学专门人才,为抗日战争和解放战争的胜利作出了贡献。新中国建立后,在中国共产党的领导和关怀下,人民政府积极扶植药学教育事业,使陕西省的药学教育有了较快的发展,为四化建设作出了成绩。本文对建国后陕西省药学教育发展情况加以概述。建国以来,陕西省药学教育发展较快,主要表现在以下几方面。

1　药学院校的发展

　　建国40年,陕西省共有中等药科学校3所,高等药科学校3所。设有药学专业、中药专业、药用植物专业和药剂士、中药士专业。

2　层次结构趋于合理

　　陕西省药学教育的层次结构除中专、大学本科外,从1979年起,各高等药学校陆续开始培养药学研究生,1986年,第四军医大学药理教研室被批准招收博士研究生,盛宝恒教授被授予博士生指导教师。此外,成人药学教育也纳入正规渠道,药学进修班、药学专业证书班有了较快的发展。

3　培养了一大批专门人才

　　截止1989年,共有毕业学生3793名,其中研究生50名,本科生922名,中专生2821名。1989年在校学生人数为944名,其中本科生435名,中专生509名。

4　师资队伍和教学环境的发展

　　陕西共有药学教学人员336人,其中教授11人,副教授46人,讲师55人,助教59人,教学辅助人员61人。学校的校舍、图书资料和设备也有了很大的改善,有的学校专门修建了药学楼,有的添置了先进仪器和设备,从而保证了教学工作的顺利进展。

　　下面对建国后陕西省药学教育情况作一简介。

4.1　50年代中等药科教育的兴起及发展

　　1951年7月,西北卫生部委托西北医学院(现西安医科大学)代办中级药科学校,学制2年。任命药理学教授孙国祯为主任,西北卫生部药政处张仁从处长为副主任。1953年5月,西北卫生部批准西北医学院将附设中级药科学校与医士学校合并,改称为卫生学校,由王锡朋兼任校长。前后共招收两期药剂班学生,约80余人。学生毕业后,除分配在陕西省工作外,还有少数人去甘肃、青海、新疆、河南、湖南等省从事药品生产、药品检验、医院药剂、药品经营、卫生防疫等工作。现在多数人已成为本单位的骨干，担任领导工作和副主任药师。如曾任西安医学院副院长的张庚午同志，现任青海省药学会理事长的郭鹏举同志就是药剂班第一期毕业生。

陕西省卫生学校建于 1951 年，属省卫生厅领导，是面向全省招生的中等专业学校，现为全国重点中等专业学校之一。该校设有药剂专业，学制 3 年。从 1952 年开始招收药剂班学生，30 多年来，培养了大批中等药学专业人才，充实、加强了陕西省的药学力量，为发展陕西的药学事业作出了贡献。该校为学生开设无机化学等 14 门基础课和药剂学等 6 门专业课。除教学外，教师还积极从事科研工作和学术交流，曾主编中药士专业教材《拉丁文》，并参加了《药剂学》《中药学》等使用教材的编写工作。近年来，他们重视成人教育工作，通过举办培训班来提高在职人员的素质。该校从 1954 年至 1989 年，共招收了 20 届学生，毕业生达 2078 人。60 年代以前的毕业生大多已成为本单位的技术骨干或管理工作的骨干。如 50 年代末毕业生，现任陕西省中医药研究院副主任药师的马兴民同志多年来一直从事中药的加工炮制和制剂工作，他总结经验，收集资料，编写了大量的中药学著作，已经出版专著 8 部。现任陕西省卫生干部进修学院副院长的牛光裕同志也是该校 50 年代末期的毕业生。

宝鸡市中医学校创建于 1952 年 7 月，前身是宝鸡专区中医进修班，1966 年 7 月改为现名，直属宝鸡市卫生局领导。该校设有中药士专业，学制 3 年。从 1980 年 9 月开始招收中药士专业学生，学员条件为高中毕业生，1984 年起改为招收初中毕业生。截止 1989 年，该校已毕业中药士专业学生484 人，在校学生人数为 239 名。

渭南地区中医学校创建于 1965 年 5 月，其前身为陕西省中医学校，校址在三原县。1970 年由三原迁至渭南县（今渭南市），改名为渭南地区中医学校，隶属地区卫生局领导。该校设置有中药士专业，学制 3 年，从 1981 年 8 月起招收中药士专业学生。现设有中药方剂等 8 个教研室。从 1981 年 8 月至1989 年 7 月共招收了 8 期学生，计 333 名，已毕业 220 名，现在校学生 113 名。该校教师还参加了全国中专统编教材《方剂学》《生物化学》的主编工作以及《药理学》《炮制学》等教材的协作编写工作。

陕西省高教系统职业技术学校 1984 年在陕西中医学院内设置有药剂士专业，同年招收学生 39人，学制 3 年。1989 年招收学生 38 人，学制改为 2 年。教学计划侧重于中药学，由中医学院教师任教。

4.2 70 年代高等药学教育机构的建立与发展

70 年代以前，陕西省的药学教育比较落后，只有一个药剂士专业，高等药学教育是个空白，药学和医学的发展比例严重失调，社会迫切需要不同层次的药学专业人才。为了解决这一问题，在党和政府的关怀支持下，于 70 年代相继建立了西安医学院（现西安医科大学）药学系药学专业、陕西中医学院药学系中药专业，并在西北大学生物系设置了药用植物专业。这 3 个专业的创办，改变了陕西省药学事业后继乏人的局面，推动了陕西省药学事业的发展，并为西北地区和全国其它省市也培养了一批专业人才。

西安医科大学药学系创建于 1972 年，隶属卫生部领导。1973 年 12 月举办了一期药剂试点班（一年半）。1975 年招收了药学专业第一届学生 49 名，1976 年又招收了第二届学生 53 名，学制均为 3 年。1979 年 9 月以后学制改为 4 年，招生范围扩大到西北五省区，1989 年招生范围从西北地区扩大到北京、山东、辽宁、四川、湖北等省、市。该校 1982 年修建药学系教学大楼，1986 年建成使用，总建筑面积为 6000 余平方米。全系现有教职工 97 人，其中教授 3 人，副教授 17 人，讲师 17 人，助教 27 人，余为教学辅助人员。该系设有基础课、专业基础课、专业课教研室 11 个，并有图书资料室、药用植物园、教学药厂（1987 年后独立），药物研究所、仪器分析中心等机构。仪器分析中心拥有供教学、科研使用的较完善的设备和先进仪器。

该系教学理论联系实际,一贯重视提高教学质量,坚持对教师教学工作进行质量评估、检查。课堂教学注重于启发式教育,充分利用教学设备如幻灯机、投影仪、并配备有标本、挂图、有关剂型实物和自制教学用具以增强直观教学效果。从86级学生开始实行学分制,增设选修课,进一步提高了教学质量和学生学习的积极性、主动性。同时,加强实验课的教学,利用现有条件,尽量开设实验内容,给学生创造动手操作的机会以加强基本技能训练。

在教学的层次结构上,除本科生外。从1983年起招收攻读硕士学位的研究生,现已培养药理、生药、化学等学科研究生10余名。1984、1985两年招收了两期走读生班,培养学生44名。截至1989年,共毕业学生428人,毕业生除分配到西北五省区外,还遍及全国20多个省区。

该系是全国高等药学教育研究协作组成员之一。1989年,该系筹建药学教育研究会,开展了对药学教育的课程设置、教学计划、教学改革及药学教育的机构、层次的研究,参加了全国第一、二、三届高等药学教育研究论文报告会,在大会发言交流了多篇学术论文,受到全国各地专家、教授的关注、重视。

建系10余年来,该系教师有70余人次参加了全国、西北地区及省级学术会议,4人参加了国际学术会议。在《药学通报》、《药物分析杂志》等10余种刊物上发表论文100余篇。该系教师编写了《药剂学题解》一书,并参加了《临床药理学》《应用药理学》《药理学实验方法》《中药药理学实验方法》《有机化合物辞典》及全国高等院校统编教材《生药学实验讲义》的编写。系内学术气氛活跃,定期举行学术报告会,还邀请了日本、美国、英国、加拿大等国的专家到系进行学术交流,并派出教师到国内外药学院校进修深造,先后有9人到日本、美国、英国和加拿大进修学习。

陕西中医学院创建于1959年,校址在咸阳市渭阳路,隶属陕西省高等教育局领导。1973年建立药学系,设中药专业。1978年招收本科学生。全系有教学人员81人,其中教授2人,副教授7人,讲师16人,助教21人,教学辅助人员35人。该系设各学科教研室以及综合实验室、中药标本室、制药厂。开设24门必修课和科研设计等4门选修课。在教学改革中,贯彻理论联系实际的原则,按照由浅入深,循序渐进的认识规律组织教学活动,切实加强基础理论、基本知识和基本技能的训练。提倡自学与讨论,充分发挥学生的学习主动性和积极性,注意培养学生分析问题和解决问题的能力。药学系建立以来,已培养研究生10名,招收本科生482名,其中已经毕业学生350名,在校生132名,并招收中药大专班一期29名。

该系在科研上也取得了一定的成绩。"骨痨敌注射液"全国科学大会奖,"结肠炎丸"获省高等学校科研成果三等奖。该系还注重学术交流,建系以来,参加全国学术交流论文23篇,西北地区交流12篇,陕西省交流24篇,并参加了全国中药专业使用教材《药理学》《中药药理学》的协作编写工作。

西北大学生物系建于1937年,校址在西安市太白路,隶属陕西省高等教育局领导。该系从1980年增设药用植物专业,现有教职工68人,其中教授6人,副教授22人,讲师22人,助教11人,教学辅助人员7人。该系设各学科教研室和生物技术研究所,开设19门基础课和6门专业必修以及植物药材鉴别等20门选修课。截止1989年,已毕业学生144人,在校学生人数有73人。

该系配合教学进行了大量的科学研究工作,硕果累累。自1970年至1989年共计发表论文320篇,专著13部,获奖成果21项,为开发利用陕西省的药用植物资源做出了贡献。

4.3 80年代成人药学教育的普及与提高

80年代以来,陕西省成人药学教育从无到有,从低到高,不断发展。各类药学校、各级药学会通过各种途径举办培训班、进修班培养在职药学人员,对提高药学职工素质发挥了重要的作用。

西安医科大学药学系受陕西省卫生厅、省药学会和省医药管理局的委托,于1981、1982、1985年举办了三期"药学专业进修班"，招收在职药剂、药检人员。前两期学制 1 年，后一期学制 2 年，共培养在职药学技术人员 178 名。1989 年 4 月，1989 年 12 月该系受陕西省卫生厅委托、经陕西省高教局批准，举办了两期药学专业证书班，录取学员 78 名，学制均为 1 年。第一届药学专业证书班 50 名学员已经毕业，学员经过一年的专业课学习，并经考试合格，达到了大专层次的专业知识水平。陕西中医学院举办了三期"中药进修班"，前二期学制为 1 年，后一期学制 2 年，还举办了一期中药培训班，共计培养在职人员 116 人。陕西省卫校 1983 年 3 月曾举办 2 年制药师班，招收学员 39 人，1987 年举办了一期主管药师学习班，招收学员 37 人。西安市药学会从 80 年开始举办药师、中药师、药剂士进修班，到目前已举办了 12 期，每期一年时间，培养药学人员 559 名。宝鸡市中医学校举办过两期中药培训班，培养学员 106 名。

据统计，全省承办一年以上的各种药师（士）进修班 27 期，培养在职人员 1169 名。

另外，根据需求举办了多种不同的短期学习班，陕西省药学会在这方面做了大量的工作。从 1981 年到 1986 年，该会举办了三期全省临床药学学习班，培养人员 98 名。1984 年该会举办了一期"数学药理学习班"参加人员 30 名。1987 年举办了"血药浓度监测实验方法"习班，参加人员 6 名，共计培养了 130 名技术骨干。各地市药学分会也举办过一些学习班，进修班，为基层培训了大量的专业人员。

——刊于《中国药学杂志》1991 年第 26 卷第 3 期

药学人员继续教育办学探讨

杨世民　陈有亮

随着药学事业的发展,新知识、新技术不断出现,对在职药学人员提出了更高的要求,迫使他们继续学习深造,更新知识,提高自身素质,扩大业务范围,以适应社会的需求。作为高等药学院校,开展药学人员继续教育工作,为社会培养合格人才是我们应尽的职责。我系自1981至1993年,共举办各类在职药学人员进修班、培训班、专业证书班、夜大学12个,培养在职药学人员560余名。在办学过程中,我系不断进行教学实践,探讨药学人员继续教育的办学规律,使教学质量和效果逐渐提高,学员经过系统学习掌握了新的知识和技能,回到工作单位后成为各单位的业务骨干。在药品生产、检验、经营、使用以及新药研制和科技开发等方面做出了显著成绩,有的已晋升了高级技术职称,大部分晋升了中级职称。药学人员在职培训工作取得了明显的社会效益。我系的具体做法是:

1 根据社会需求制定教学计划

为促进西北地区医院临床药学工作的开展,培养从事临床合理用药、药物监测和研究的药师,1992年,我系举办了一期临床药学进修班。如何制订教学计划,办班前,我们调查了部分医院开展临床药学工作的情况,和药师进行座谈,了解他们的知识结构及需求,在此基础上,依据医院开展临床药学工作的需要制订出了教学计划。课程设置有临床药理学,生物药剂学和药物动力学,生物药物分析,新剂型设计、临床药物治疗学、临床检验正常值,计算器应用以及临床药学基本技能实验课,开设了药学文献查阅、药剂科科学管理等专题讲座。这些课程反映了近年来的新知识、新进展,均为开展临床药学工作的必修课。药师按此计划学习,在理论和实践方面都有很大收获,为以后从事临床药学工作奠定了基础。1992年9月,我系和铜川制药厂厂校挂钩,开办了二年制制药技术人员培训班。根据药厂生产、科研和科技开发的实际需要,制订教学计划时,除安排必要的数理化基础和药学基础课外,重点开设了药物化学、药剂学、药物合成反应、制药化工过程及设备、制图、制药企业管理课程。为了适应社会主义市场经济和医药行业发展的需要,还开设了新药开发、新剂型设计、药学文献检索等课程。由于教学计划切实可行,受到了厂方领导和学员的好评。

2 根据成人的特点进行教学

参加继续教育学习的在职药学人员,年龄较大,大多为35岁以上,少数人还超过了50岁,他们记忆力差,文化基础和专业知识水平程度不齐。根据这些特点,我们在教学工作中主要做了以下工作。

2.1 选派优秀教师,精心讲好大课

学员入学前,我们就组织落实师资队伍,要求各教研室选派教学资历较长、经验丰富、教学效果好的教师担任主讲教师。如对专业证书班的教学,我系投入了40名教师,17名教学辅助人员,在40名教师中,副教授以上的教师17名,讲师13名,讲师以上教师占任课人员总数的75%。为了使任课教师了解学员的情况,在开课之前,把学员的职业、学历及要求的概况介绍给各教研室,供教师备课时参考。系上要求教师讲清概念,突出重点、难点,及时归纳,加强辅导。在教学中,教师为了便于学员记忆和理解,把讲课内容画成表格,图形,编成顺口溜,对有些内容,采取讨论的方式,启发思维,以培养分析问题和解决问题的能力。有些学员感到学习吃力,老师就加强课外辅导,不厌其烦一遍遍地讲解直至搞懂为止,甚至在下雨的夜晚教师还照常去教室进行辅导,对学员影响较大。

2.2 重视实验教学，培养学员动手操作能力

举办药学人员继续教育进修班，实验教学是非常重要的。我们针对学员的具体情况，尽可能多开一些以前未接触过的内容，如新剂型制备，药品稳定性预测，固体制剂的释放度试验，尿药、血药浓度的测定等。为了指导好学员的实验，我们增加了实验课教师，加强示范操作，在实验室巡回解决问题。如发现操作不规范时，及时加以纠正，对实验结果不明显者，教师帮助其找出原因，要求学员重新操作。有的学员做完实验不会写实验报告，教师就写出格式让学员参考。

2.3 开展直观教学，组织参观工厂和医院

为配合大课教学，我们组织学员观看录相片，参观医院药剂科、西安杨森制药有限公司、西安化学试剂厂，使学员有机会了解医药行业的科学管理体制和业务情况，学习先进经验。

2.4 布置作业，巩固所学知识

要学好一门课程，除听课堂讲授，做实验验证外，还需要完成一定的作业来巩固所学的内容，通过做作业还可培养学员分析、解决问题的能力，我们把这个有效的学习方法应用到药学人员继续教育过程之中，在有关课程的教学中均给学员布置一定数量的作业或思考题，教师进行批阅，收到了好的效果。

2.5 举办学术活动，扩大知识面

为使学员了解学科进展方面的知识，我们采取专题学术讲座的形式，给大家介绍学科的动态和发展。系内举办学术活动时，通知学员参加。如请美国密执安大学药事管理学教授 Kirking 博士来校作"药物利用评价（DUR）"报告及邀请国内专家彭司勋、吴蓬、龙焜、赵守训、李修禄等教授作报告时，要求学员都来听讲，了解信息，学习科研方法，扩大了知识面。

3　加强管理是办好药学人员进修班的根本保证

在校系领导下，系教学主任主管进修班工作，并选派了一名室主任担任班主任，和学员加强联系，帮助解决问题。为了加强学员的管理，进修班建立了临时党支部、班委会，推选了班长、组长。系教学管理干部经常深入学员的教室和宿舍了解情况，定期召开班干部和学员代表会议，听取大家对教学的意见，把意见归纳成条及时反映给任课教研室，以便加以改进。同时，加强学员学籍管理，严格请假制度和考试纪律。由于有一个良好的教学环境，从而使教学计划得以园满的完成。

——刊于《西北药学杂志》1994 年第 9 卷第 6 期

《药事管理学》教学探讨

杨世民　冯变玲

药事管理学是药学领域中的一门新兴学科。本文作者 10 年来致力于探索如何实施本门课教学，使学生对学习这门课的重要性有了明确的认识，促进了药事管理学在药学领域中不断发展壮大。

关键词　药事管理学；药学教育

A Discussion on the Teaching of the Science of Drug Administration

Yang Shimin, Feng BianLing

The science of drug administration is a new subject in the fields of pharmacy. The authors have devoted ten-year time to improving teaching methods and helping the students acquire a better understanding of the importance of the subject. It promotes the uninterrupted development of the science of drug administration will be soon developed in the fields of pharmacy.

KEY WORDS　science of drug administration; pharmacy education

药事管理学是药学科学中的一门新学科。在我国如何发展壮大这门学科，是每一位药学教育工作者认真思考、研讨的问题。我校自 1983 年为学生开设"药政管理"讲座到目前将药事管理学列为一门必修课程，经历了十年的发展过程。在这期间，我们不断在教学实践中进行探索，使学生对本门课的重要性有了明确的认识，激发了学习的兴趣和自觉性，使教学质量和效果得以提高。具体做法是：

1　建立教研室，将该课列为必修课

我校药事管理学教学从起步至今经历了三个阶段。第一阶段为 1983—1986 年，开设"药政管理"讲座，主要是请社会上药政管理专家给学生讲课。第二阶段为 1987—1988 年，开设"药事管理学"选修课，计 36 学时，由本系教师、秘书组成教学小组，承担教学，选定教学参考书，制定教学计划，课程结束时进行考查。1989 年至今为第三阶段，成立了药事管理学教研室，配备专职教师，制定教学大纲。1990 年将选修课改为必修课，课程结束时进行考试。现有专职教师 2 人。教学时数增加到 54，教研室增添了参考书籍、资料及教学辅助设施，逐步走上了正规化。

2　结合实际进行大课讲授

大课讲授是药事管理学教学的主要方式。在讲授时，我们结合国情、省情组织教学。如讲授"医院药剂科管理"内容时，我们统计分析了本系以往毕业生的分配去向，了解到我系 43% 的毕业生在医院药剂科工作，即将该章作为重点内容来讲授。为了讲好本章内容，我们深入到陕南、陕北、关中地区调查了 40 所不同级别医院药剂科，了解其现状及药师履行职责的情况，做到了心中有数。讲课时，除了讲药剂科的性质、任务、组成、建筑布局、调剂和制剂管理外，还给学生讲了我国药房与欧美、日本药房的区别以及在建筑布局、人员数量等方面的差异；应怎样结合国情开展工作。使同学们感到老师讲的很实际，由于国情不同，我们不能照搬国外药房的模式。同时，讲了各类药师的具体职责，药师如何在药房发挥作用以及在合理用药、提高医疗质量方面药师工作的重要性。结合《医院制剂室验收标准》，讲了我国医院制剂室实施 GMP 的必要性、迫切性、可能性以及实施 GMP 的具体做法。此外，把现代科学管理的方法运用到药剂科管理中去，结合实际例子讲授了目标管理（MBO）方法在医院药剂科管理中的应用；PDCA 循环法用于提高制剂的质量，ABC 分类法在药库管理中的应用，直线回归法（LR）在药品采购预测工作中的应用等。使同学们对药剂科的科学管理有了全面的了解。为以后工作奠定了基础。由于所讲内容与学生以后所从事的工作密切相关，学生对讲授内容很感兴趣，听课专心，并踊跃提问。

讲授"药品管理立法"一章时，我们以《中华人民共和国药品管理法》和《药品管理法实施办法》为主要依据，讲了药品法规的主要内容，对常用术语举例作了解释。在讲法律责任时，以行政责任中的行政处罚为主线，结合实际对典型案例进行了引导分析。如讲案例时，从分析入手，先讲明案情，再进行分析，依据《药品管理法》中的术语来确定药案的性质，再找法律依据，根据法律规定进行恰当的处理。通过典型案例的分析、讲解，使学生学习考虑、分析问题及解决问题的思路、方法，再给出一些案例让学生在课堂上分析、讨论，以培养学生运用知识、解决问题的能力及口头表达的能力。通过讲授和训练，使学生熟悉了在药学范围内哪些行为是合法的，哪些行为是违法的，作为一名药学人员，在生产、销售药品时，应该做哪些事情，不应该做哪些事情。作为一名药品监督管理人员，应从哪些方面着手来处理违法药案。此外，我们还讲了《行政诉讼法》的知识，教育学生在以后的工作实践中不断提高自身素质，依法办事，真正做到维护广大人民群众的利益，同时在执法工作中出现行政争议时，能够运用法律手段维护自己的合法权益。

3　重视实践，增强教学效果

在教学中，我们注重实践教学。如配合大课讲授，组织学生观看 GMP 的录相片。参观医院符合 GMP 要求的制剂楼，带领毕业专题的学生参观西安杨森制药有限公司，使学生理解 GMP 对生产管理、质量管理、仓储管理的要求。在医院药房实习大纲中，增加了药剂科管理的内容，时间安排为三至六天，提出了具体要求，并给学生布置实习作业，其成绩记入医院药房实习的总成绩之中。采取这些做法后，增强了教学的直观性、实践性、使学生了解到该课程在药学工作中的重要性，从而学习的兴趣、自觉性也大为提高，教学收到了明显的效果。

4　开展第二课堂活动，拓宽学生视野

为使学生更多地掌握药事知识，我们积极创造条件，开展了第二课堂活动。教研室专门为学生制作了玻璃框，举办"药事管理学学习园地"，编印了"药事简讯"小册子，设有"研究生报考指南""管理天地""毕业专题动态""专业英文及英文论文摘要阅读""学术团体""专业杂志介绍""药学生谈药事管理""思考题""小资料"等栏目。介绍本学科的新知识、新进展。将小册子印好后发给学生，深受学生欢迎。为帮助学生巩固所学知识，培养学生思维反应、口头表达能力和团结合作的精神，我们组织了"药事管理学知识竞赛"。为了扩大学生的专业知识，我系举办学术活动时，也及时通知学生。如邀请华西医科大学吴蓬教授作"国内外药事管理学进展"专题报告及请美国密执安大学药事管理学副教授 kirking 博士来校作"药物利用评价（DUR）"报告时，都让学生参加。

5　指导毕业专题实习，培养科研能力

我室自 1989 年开始承担指导学生毕业专题实习教学，到目前已指导过 4 个年级的 6 名学生。我们认为毕业专题实习是对学生科研能力的初步训练。通过此阶段实习，使学生学会查阅文献，掌握

实地调查研究、收集、评价资料的方法，整理、分析、处理数据的技能以及撰写论文、交流本学科资料的技能。学生进入教研室后，我们给学生选定了题目，由学生查阅文献，在老师的指导下写出专题实习计划，在此基础上进行实地调查研究以掌握大量第一手资料。为了搞好调查研究，我们先给学生介绍一般调查研究的方法，注意事项，指导学生设计调查表格，并带领学生去基层单位实地搞调查，在实践中教学生怎样召集座谈会，怎样和被调查者谈话、提问题等。收集到大量的资料后，教学生进行分析、评价材料、应用材料，进而指导学生写论文及提要，进行论文答辩。通过这些环节的训练来培养学生的科研能力。四年来，我们指导学生在医院药剂科管理、药学教育及药学史等方面进行了研究，写出了"药师在医药卫生事业中的作用与地位的研究""试论医院药剂科的目标管理""陕西省药学教育发展简史""建国以来陕西药学科学技术进展""我系药学专业三届学生毕业专题实习调查分析"等 8 篇论文，目前已有 6 篇发表在《中国药学杂志》《中国药事》《中国药房》《药学教育》《陕西卫生志·丛刊》等杂志上。

6　不断学习、实践，提高自身素质

教学质量和教学效果如何，教师是一个重要的因素，为了提高自身的素质，我们采取了以下措施：

(1) 在工作实践中自学提高，边学边干；

(2) 参加短期培训班，进修有关社会科学课程；

(3) 订阅《中国药事》等专业杂志，及时吸取营养；

(4) 参加学术会议，学习先进经验；

(5) 参加药事管理实践，配合地方开展某些工作；

(6) 到基层搞调查研究，掌握素材，充实自己。

——刊于《中国药事》1994 年第 8 卷第 1 期

《药事管理学》开展第二课堂教学的尝试

冯变玲　杨世民

《药事管理学》是药学专业一门重要的专业课程，在组织这门课程的教学过程中，我们除按照国家教委规定的课程基本要求讲好大课外，还开展了一系列的第二课堂活动，使同学们走出课堂，了解我们药学专业这片广阔的天地。下面是我们药事管理教研室在改进教学方法，提高教学质量过程中的一些具体做法：

1　举办丰富的知识竞赛活动

《药事管理学》课程不同于药学专业的其它课程，它除涉及药学知识外，还涉及到管理学、法学、社会学等多种社会科学的知识，学生在学习时要记忆的内容多于理解的内容，与其它课程的学习差别较大。我们教研室为帮助同学们更好地掌握本课程的内容，同时也为丰富同学们的业余文化生活，在我系 89 级本科学生中举办了别开生面的"药事管理学"知识竞赛。

通过这样的活动，不仅使同学们巩固了所学知识，同时还给学生们创造了一次很好的锻炼机会，培养了学生思维反应和口头表达能力及团结合作的精神，学到了许多书本上学不到知识，该学期课程结束时同学们都反映，此类活动使大家对所学知识有了很好的复习，且记忆牢固。

2　编印"药事简讯"单行册

今年以来，我们先为学生编印了两期"药事简讯"发给大家，我们利用简讯速度快、信息量大、形式灵活的特点设置了"学术活动""信息""知识窗"等栏目，给同学们介绍有关药事方面的国内外进展情况，专业杂志情况，相应的英文论文摘要及高年级学生谈学习"药事"课程的心得体会。使同学们了解目前我国药事管理学的发展水平，掌握学习"药事"课程的方法。

3　组织学生参加学术活动

为扩大学生的专业知识，我们举办有关学术活动时也让学生参加，广大学生从中了解到国内外药事进展的有关信息，对本专业增强了信心，同时对药事管理学课程的学习态度也大有改观。

4　带领学生去药厂、医院参观

《药事管理学》课程具有实践性强的特点，此课程内容渗透到同学们今后工作的每个角落，故而我们在教学中注重与同学们实际工作的结合。讲授"医院药剂科管理"一章时，我们带领同学们去各方面条件比较好的我校第一附属医院药剂科参观，同学们有了初步的感性认识，所以再回到课堂讲授调剂室、药检室、普通（灭菌）制剂室工作时，就不再是纸上谈兵了。为了使学生理解 GMP，认识现代化制药厂，我们带领做毕业专题的学生去西安杨森制药有限公司参观。将书本上的知识与实际情况结合起来，书本上的知识就变得既容易理解又易记忆了，无形中简化了课程的难度。此教学法打破了以往的课堂讲授的单一形式，深受广大同学们的欢迎。

——刊于《西北医学教育》1994 年第 12 卷第 1 期

民国时期陕西的药品生产及药学教育

杨世民　　王向荣　　冯变玲

摘要　本文对民国时期陕西药品生产企业如西北化学制药厂和药学教育机构如陕西省立医专等的创建、发展情况作一简介,旨在为近代陕西药学史研究提供资料。
　　关键词　民国;陕西;药品生产;药学教育

Drug production and pharmacy educationin Shanxi province during the Republic of China period

Yang Shimin, Wang Xiangrong, Feng Bianling

ABSTRACT This paper presents the establishing and development of drug manufacturing enterprises and pharmacy education in Shanxi province during the Repulic of China period （1921～1949）. Our object is to provide the references for the study of pharmacy history in modern times.

KEY WORDS　Republic of China; Shanxi; drug production; pharmacy education

　　民国时期,陕西的药学事业在医药界同仁的艰苦奋斗、共同努力之下,经历了创立、起步和发展的过程,某些方面进入了国内先进行列。西北化学制药厂在 40 年代初期即成为国内规模较大、产品较全的药厂;西北药学专科学校的创办在国内高等药学教育中也享有一定的声誉,它不仅对陕西,而且对全国制药工业和教育事业的发展都作出了贡献。本文对此作一概述。

1　创建制药企业,生产供应药品

　　陕西省化学制药工业创建于 30 年代中期,经过多年的发展,形成了一定的规模。1943 年,陕西省卫生处遵照国民政府卫生署的通知,对省内药厂进行了调查填表。据当时的资料记载,有药厂 5 家:西北化学制药厂、陕西省卫生材料厂、西安华西化学制药厂、新中实业公司新华制药厂和西京协和药厂[1]。

1.1　西北化学制药厂概况

　　30 年代初,陕西市售的化学药品较少,加工制造新药尚属空白,市场供应的西药大多来自进口,价格昂贵,城乡人民深受缺医少药之苦。针对这种情况,韩威西、薛道五等人即筹划在西安创办一家化学制药厂,此举得到陕西省政府主席邵力子先生和西安绥靖公署主任杨虎城将军的赞许和支持。杨将军为其投资 3 万元嘱咐迅速办厂。1935 年,由韩威西、薛道五、窦荫三、赵少艇、吴子实、程梦九、李子舟等名流共同发起创建了西北化学制药厂。用筹集到的 7 万元资金在西安市崇礼路(现西安市西五路)购买土地 20 亩,聘请建筑师设计兴建厂房,购置制药机械,招收工人,于 1937 年正式投产,从而结束了陕西不能生产化学药品的历史。之后,经全厂同仁的艰苦奋斗,药厂不断得到发展,规模也随之扩大。到 1940 年,工人由建厂时的 100 名增加到 600 余名。工厂的部门也由制药部、铁工部、棉纱部发展为制药、棉纱、铁工、玻璃、酒精、印刷、坩埚 7 个部。品达 270 余种,月营业额 5 万元以上。成为当时全国规模较大、产品较全的药厂之一。该厂制药部设有 6 个车间,即:注射剂车间、片、丸剂车间、制粉车间、蒸发车间、真空干燥蒸发车间、乙醇、乙醚车间。注射剂车间能生产镇痛、强心、止血、解热、营养药 80 余种。药品制成后,送省防疫处检查,合格后供应市场。片、丸剂车间生产解热、镇痛、止咳、消炎药 30 余种。制粉车间制造中药粉末，如甘草、大黄、山茶等 30 余种。蒸发车间设有大型水浴室，应用水蒸汽或水浴对原辅料进行提取分离。真空干燥蒸发车间可对一些含有挥发油、不耐高温的物质进行真空低压浸渍和真空干燥。乙醇、乙醚车间生产乙醇、乙醚、重蒸馏水，对安瓿进行低温消毒。

该厂的制药机械设备计有：真空蒸馏机、轧片机、糖衣机、打光机、粉碎机、振荡机、洗涤机、电力消毒箱等。名牌产品有治疗疟疾退热的注射剂"解热龙"、强心药"康福强心"、止血注射药"咯血乃好"、淋病注射药"除淋根"以及麦精鱼肝油、十滴水、风火眼药水等。生产的药品除供应军医署处，还畅销陕西、山西、河南、宁夏、甘肃、四川等省区[2]。

1943 年，国民政府卫生署西北专员杨永年以奉命在兰州筹办军用药厂为名，强行征购西北化学制药厂全部设备，使药厂遭受摧残，在艰难中勉强维持生产。

到 1947 年，西北化学制药厂被迫关闭。

1.2 陕西省卫生材料厂概况

抗战期间，卫生材料和药品供给不足，陕西省卫生处于 1941 年春季用制造复方戒烟丸结存的 15.7 万作为投资，在西安市北关红庙坡购地 32 亩创办了陕西省卫生材料厂。之后，又在西安市洒金桥北征地 5 亩建立成品贮库及发售房。该厂的宗旨是："制造卫生材料，研究国产药品，为社会服务，求人群健康"。

该厂在创建、发展期间即注重管理，聘请王学容、吴子实、高德山、白宏道担任技师，对员工进行培训。购置了一些制药设备如打丸机、截丸机、压条机、制锭机、抽气机、振荡机、酒精蒸馏器、薄荷蒸馏器、松节油蒸馏器、氨蒸馏器、压榨机、压油机等。生产盐酸、硫酸、单宁酸、硫酸钾、硫酸钠、碳酸钠、重碳酸钠、氯化钠、氯化钙、升华硫黄、酒精、精制樟脑、淀粉、活性碳、滑石粉、白陶土、薄荷脑、松节油、麻黄油、茴香油、甲状腺粉、健胃散、杏仁水、甘草浸膏等 30 余种药品和试剂。1946～1947 年间，该厂奉省府命制造复方戒烟丸，因需用在即，动员全厂人力，不分昼夜集中赶制，共生产了 3 批计 7 万份，其中甲种丸 8 981 250 粒，乙种丸有 5 388 750 粒，丙种丸 3 598 800 粒。因承制戒烟丸成绩显著，厂长程锡龄受到省府记功一次的表彰。

1.3 其它药厂

1940 年，西安华西化学制药厂创办，厂址在西安香米园西口。该厂属商业经营性质，有职工 140 余人。聘任的技师有李子舟、王朝华、胡康龄、白化蛟、张映溪、谭吐瑞。主要制药设备有蒸馏器、磨粉机、装片机、压榨机、抽气机、填充机等。可生产原料药、散剂、注射剂、片剂、酊剂、丸剂等剂型。产品有淀粉、硝酸银、碳酸钙、白降汞、黄降汞、碳酸钾、含硫钾、氯化钠、凡士林、升华硫黄、马钱子散、健胃散、盐酸肾上腺素安瓿、硫酸阿托品安瓿、安息香酸咖啡因安瓿、溴化钙安瓿、氯化钙安瓿、碘化钙安瓿、纯葡萄糖安瓿、苦味酊、橙皮酊、颠茄酊、复方樟脑酊、洋地黄酊、远志酊、健胃片、三溴片、复方大黄丸、芦荟铁丸、八角茴香油等 90 余种。

新中实业公司新华制药厂属官商合营，有职工 50 余人，该厂聘任鲁观狱、马瑞祥为技师，有粉碎机、制片机、压榨机等制药设备 17 部，可生产化学试剂、西药原料、卫生材料及 10 余种药典制剂。

西京协和药厂位于西安市横路北长巷 5 号，为商营有限公司。该厂聘任李庆华、雷纯心、周辉光为技师。制药设备有手摇压片机、制丸机、安瓿装注器、渗漉器等，可生产各种酊剂、丸剂、安瓿及盐类制剂。

2　兴办药科学校、培养专业人员[3]

近代陕西药学教育始于本世纪 30 年代，之后有了一定的发展，主要机构如下。

2.1 陕西省立医学专科学校药剂班

1934 年，国民政府教育部命令陕西省立医学专科学校举办了一期药剂班。招生对象为初中毕业生或具有同等学历者，学制一年半。该班为医院药房和商业性药店培养了40名专业人员。

2.2 西北药科职业学校

1937 年，西北化学制药厂投产后遇到的最大问题是缺乏制药专业人才。当时担任该厂经理的薛道五先生高瞻远瞩，决心要培养自己的制药人员。在西北化学制药厂的投资下，创办了西北药科职业学校，薛道五亲任校长。该校报经陕西省教育厅备案，于1937年秋季正式招生。学制为 3 年，相当于高中水平，招生对象为初中毕业生。学员须参加入学考试，成绩合格者方被录取。该校招收了 1 届学生，计 50 余人，于 1940 年期满毕业。

2.3 西北药学专科学校[4]

为了进一步培养高一级的药学人才，在总结药科职业学校办学经验的基础上，由西北化学制药厂资助，1940 年，薛道五创办了私立西北药学专科学校，经国民政府教育部批准立案，正式招生。薛道五任校长，校址位于西安市崇礼路。该校系大学专科，招生对象为高中毕业生或者药科职业学校的毕业生。学制 4 年，其中理论学习 3 年半，药厂实习半年。

西北药学专科学校在办学期间主要做了 4 项工作：

2.3.1 制订教学计划，合理开设课程

该校教学目标是为制药工业培养高级专业人才，因而教学计划加强了基本功的训练，使数、理、化，尤其是化学课程占有一定的比例，把药学基本知识及药学新进展列为主要学习内容，并安排有关的实验内容以加强操作训练，还有外语类课程。学生通过 4 年学习可获得全面、系统的专业知识，为以后的工作打下坚实的基础。该校开设的课程有语文、数学、物理、无机化学、有机化学、物理化学、工业化学、裁判化学、制药化学、生理学、解剖学、药理学、药物学、调剂学、制剂学、生药学、制图学、德语和日语。

2.3.2 聘请教学经验和实践经验丰富的人员担任教师

该校非常重视吸引优秀教师来校任教。薛道伍校长聘请教师的原则是具有大学专业学历，同时还要具有丰富的实践经验和教学经验。如聘请赵少艇（日本留学生）担任日文教授，张道（德国留学生）担任德文教授，王玉岗（日本留学生）担任化学教授。程梦九、吴子实、王学容均为浙江省立医药学校 20 年代的药科毕业生，是当时陕西地区有名的制药专家，被聘请担任制药化学、制剂学、药物学课程的教授。被聘请到学校任职的教师还有段道逼、侯又可、黄振之、孙涤尘、叶天星、杨友原、徐云楷、张效忠、刘醒庵、郝伯聪、马敬侨等人。这些专家的受聘任教，为西北药专教学质量的提高提供了保证。

2.3.3 建立实验室加强技能训练

药学是一门实践性很强的科学。该校不仅重视课堂讲授，更注重加强实践教学。办学初期条件较差，学校积极创造条件，建立了实验室，购置了仪器设备、试剂、试药，给学生开设化学实验和基本的药学实验课，加强了学生操作技能的训练。

2.3.4 理论结合实际，搞好毕业实习

按该校教学计划的要求，学生在理论课学完后到药厂实习半年。实习基地为西北化学制药厂和陕西省卫生材料厂。在工厂技师的指导下，学生参加无水乙醇、氯化钠、葡萄糖等的制造和精制以及薄荷油、甘草浸膏等的提取，熟悉注射剂、片剂等的制备技术。学会各种生产设备的使用操作以及常用药品的分析检验方法。

1946 年，因西北化学制药厂被强行征用，制药机器被拆卸运往兰州，药厂生产难以进行，药厂的办学经费也随之断了来源，不得已停止招生。同年，学校迁址西安市北药王洞，勉强维持到 1949 年

最后一届学生毕业。

西北药学专科学校从 1940 年创办到 1949 年停办,共计招收学生六期,毕业生 120 余人,毕业生除一部分留在西北化学制药厂工作外,不少人进入社会,遍及北京、山西、甘肃、陕西等地,从事制药厂、试剂厂、化工厂和药房的工作,有的毕业生则投奔解放区参加革命工作。

2.4 西北药学专科学校调剂生培训班

40 年代初,由于西安市商业药房的迅速增加,急需对从业人员进行专业培训。1942 年,西安市新药业同业公会委托西北药学专科学校开办了调剂生培训班,时间一年,招收了药房选派的调剂员 30 余人,为其开设化学、药物学、调剂学等课程,并安排了实验课。对期满考试合格者发给结业证书。

2.5 陕西省立医专附设高级医事职业学校设有药科

1945 年,陕西省立医学专科学校创办了附设的高级医事职业学校设有药科,学制三年,招收初中毕业生,自 1945 年至 1949 年 5 月,共招收了三届学生。第一、二届学生毕业,第三届学生未毕业,学校即停办。

参考文献

[1] 陕西省卫生处档案. 1943, 案卷号 322.

[2] 西北化学制药厂简介. 陕卫, 1940, 1 (1): 12.

[3] 杨世民, 牛莉莉. 陕西药学教育发展简史. 陕西卫生志·丛刊, 1990, 6 (2): 61.

[4] 杨世民. 陕西制药工业和药学教育事业的创始人薛道五先生. 西北药学杂志, 1994, 9 (4): 181.

——刊于《中国药学杂志》1995 年第 30 卷第 6 期

西安医科大学药学专业毕业专题实习调查分析

杨世民　谢清华　吕居娴　林红

摘要　作者对西安医科大学药学专业三届学生毕业专题实习做了调查,用自拟的评估指标量化考核了 172 篇毕业论文,采用方差分析对论文的考评成绩进行了显著性检验。结果显示:各学科间毕业论文的质量总体水平比较接近($P>0.05$),论文个体之间存在差别($P<0.01$)。在此基础上,对论文取得较高质量的原因作了简要的分析,针对存在的问题提出了对策。

关键词　药学专业;毕业专题实习;调查分析

The Investigation and Analysis on Graduating Practice of Special Subject of Pharmacological Speciality in Xian Medical University

Yang Shimin, Xie Qinghua, Lv Juxian, Lin Hong

The survey has be carried out on graduating practice of special subject, for 3 grade students of pharmacological speciality in xian medical university. 172 graduating theses have be evaluated by self-making index system, and tested by variance. The result is that for graduating theses quality among subjects, the total level is closer ($p<0.05$), individual level exist difference ($p>0.01$). Base on it, the causes are analysed of higher quality theses, and the strategy is put forward for that problem.

　　毕业专题实习是药学专业重要的教学环节,是培养学生初步科研能力的必要阶段。毕业实习的质量如何不仅影响整体培养目标,而且也与学生以后的工作能力直接相关。因此,毕业专题实习是每个教学管理人员关注的工作。本文通过西安医科大学三届学生毕业专题实习的调查分析,对此问题进行了初步的研讨。

1　毕业专题实习调查

　　1992 年 4 至 5 月间,我们对药学系 89、90、91 三届 175 名学生毕业专题实习的情况进行了调查,调查人数占毕业生总人数 186 名的 94%。三届学生完成毕业论文 172 篇,有 52 篇在省级以上杂志上发表,其中国家级 36 篇,省级 16 篇,杂志发表率为 30.2%;有 50 篇在省级以上学术会议上进行了交流,其中国际会议 2 篇,国家级 15 篇,省级 33 篇,学术会议交流论文的数量占论文总数的 29%;待发表论文 7 篇,占总数的 4.1%;有 3 篇论文获省级以上学会及学术会议优秀论文奖,占总数的 1.7%。

2　调查结果讨论分析

2.1　拟定考评内容对论文进行质量评价

　　为了客观地反映出专题水平,我们以毕业论文为评价对象,自拟了考评内容对其进行质量评价。考评内容包括自身评价指标与外界反馈指标两部分。自身评价指标即学生毕业论文答辩成绩,外界反馈指标包括论文在各级学术会议交流及专业杂志发表的情况，技术转让、同行引用、专家评价及论文获奖情况。自身评价指标和外界反馈指标各占考评成绩的50%。我们认为毕业论文通过答辩后能达到省级学术会议交流的水平即表明论文有一定的深度。

经对172篇论文进行考评，结果为：75～89分者有4篇，60～74分之间者有110篇，60分以下者有58篇，分别占论文总数的2.3%、64%、33.7%。

2.2 专业课教研室之间毕业论文质量的比较

随机抽取甲、乙两个专业课教研室，对其指导学生的毕业论文进行了显著性检验，P>0.05。说明甲乙两个专业课教研室学生毕业论文的考评成绩无显著性差异，可以认为这两个教研室学生毕业论文的质量接近。

2.3 基础课教研室之间毕业论文质量的比较

随机抽取甲、乙两个基础课教研室，对其指导学生的毕业论文进行了显著性检验，其P>0.05。说明乙两个基础课教研室学生毕业论文的考评成绩无显著性差异，可以认为这两个教研室学生毕业论文的质量接近。

2.4 毕业论文考评成绩之间的比较分析

为了解学生毕业论文考评成绩之间的差异性，我们对90届毕业生的60篇论文考评成绩进行了方差检验，P值<0.01，可认为90届学生毕业论文成绩个体之间有非常显著性的差别。

2.5 讨论分析

从方差分析的结果看，学生在专业课和基础课教研室搞毕业专题实习，撰写的论文质量在整体上没有明显的差别，即可认为学生在不同的教研室进行毕业专题实习所取得成绩的机会是相同的。经过专题实习，学生在初步科研能力训练方面均达到了预期目的，完成了教学计划的要求。下面对一些共性问题进行分析。

2.5.1 论文取得较高质量的原因

（1）选题适当、设计严谨、方法新颖 如"用化学发光法测定家兔血浆中胺碘酮的药时曲线"一文，以鲁米诺—过氧化氢—四氯合金为化学发光体系，以兔血浆中胺碘酮的代谢变化为监测目的，定时耳缘静脉抽血，用化学发光的方法测定胺碘酮的含量，结果满意。本文曾被收编入首届国际分析化学学术会议论文集，并在《分析化学》杂志上发表，1990年获中国化学学会陕西分会优秀论文二等奖及1991年省科协和省人事厅优秀论文二等奖。

（2）毕业专题和新药开发、研究相结合 "沙棘油的药理作用研究"，"绞股蓝皂甙的提取、分离和鉴定"，"山楂总黄酮提取工艺的探索及其降血脂作用的研究"，"复方肠舒胶囊制剂中当归分析方法的探讨"等都是充分利用当地药用资源进行开发新药的研究。其中，有的已进行了技术转让，使科研成果转化为生产力。

（3）理论研究用于指导实践工作 如"参叶部颁标准制定及起草说明书"，"中药紫花地丁地方药品标准的制定"等研究结果已为卫生部部颁药品标准、陕西省地方药品标准所采用，对实际工作均有指导意义。"试论医院药剂科的目标管理"探讨了医院药剂科的科学管理模式，该文发表于《中国药事》杂志，在1991年卫生部召开的全国医院药剂管理工作研讨会上，卫生部药政管理局副局长在会议总结中把西安医科大学的工作做为事例引用。

（4）师生密切配合、共同努力是取得高质量论文的重要保证 老师精心指导，严格要求，学生认真操作，一丝不苟，随时沟通，解决出现的问题，从而保证了专题工作顺利进展。

2.5.2 毕业专题实习存在的主要问题

通过对毕业论文个体间存在差异的分析，我们认为毕业专题实习还存在以下问题：

（1）实习的时间过短　按照教学计划的安排，毕业专题实习为 10 周时间。这期间，学生在教师指导下查文献、设计实验和做实验（搞调查），整理资料、写论文，参加论文答辩。我们认为时间过少，对学生的训练不够，尤其是查阅文献和实验操作两个方面较为明显，从而影响了论文的质量。

（2）选题方面还存在问题　毕业论文的题目由教师选定，个别题目没有新意；纯理论研究多，开发研究少；有的题目太大，受时间、经费所限 10 周搞不完；有的实验设计不很严谨，方法不恰当或选用实验仪器有问题致使中途换题，影响了实习的进展。

（3）学生方面存在的问题　学生暴露出的问题主要是查阅资料的能力较差，有些学生基本功差，表现在称量、化学分析、仪器使用、合成、提取操作和动物实验等方面，有些学生文字表达、写作基础较差，有的学生对自己要求不严，工作不认真，吃苦精神差。

（4）论文没有及时和外界交流　有的教师认为学生的毕业论文只要通过答辩就可以了。答辩结束后，学生毕业了，论文上交了（指交到系上），教师轻松了。既不参加学术会议交流，也不向专业杂志投稿，自我感觉专题质量还不错，但经不起客观指标的评价，实际上专题实习的结果没有得到社会承认。

3．提高毕业专题实习的对策

3.1　健全制度，严格管理

为了提高毕业专题的质量，应加强系、室两级的管理，完善制度，加强评估。如在教研室答辩的基础上，随机抽取学生在全系范围内进行答辩，邀请专家评估，或举行全系毕业论文报告会，随机确定参加的学生名单，或将本年度毕业论文进行展览，请大家参观讲评，使论文在全系暴光。对论文质量好的学生和老师给予表扬，对差的进行批评。应加强制度的制定，如规定毕业论文在国家级杂志发表或在国家级学术会议大会交流者，系上给予一定的奖励。在下次分配实习学生名额时也应有所区别，打破平均分配的界限。系上应经常了解毕业论文的情况，依据反馈信息，连续三年教师指导学生的毕业论文既没有发表过，也没有参加过学术会议交流，或者没有进行技术转让，对此，在分配实习学生时可不予考虑，以此激发教师和学生的积极性。

3.2　调整教学计划，增加专题实习时间

为了加强学生科研能力的综合训练，提高学生的动手能力，我们建议应调整教学计划，将毕业专题实习时间从 10 周改为 16 ～ 18 周。

3.3　选题应新颖、实用

理论研究应与科技开发、新药研制相结合，使科学研究能尽快地转化为生产力。故建议教师选题时除纯理论研究外，多搞些新药研究、技术转让的课题及一些帮助企业解决技术疑难的题目。这样，毕业专题将会取得更大的社会效益，也能带来经济效益以弥补专题实习经费的不足。

3.4　严格要求学生，拓宽知识面

除过专题实习期间要求学生遵守纪律，认真工作，树立科学的学风以外，从新生进校就要严格要求，使其养成规范化操作的好习惯。同时，应加强基本功训练，对一些常规操作应反复练习，不断巩固，培养学生观察问题、发现问题、分析问题和解决问题的能力。建议各教研室在前期上课时能够开展第二课堂以拓宽学生的知识面，培养其对课程的兴趣。应加强《文献检索》课的教学，重点放在学生查阅文献能力的训练上。另外，建议给低年级学生开设《大学语文》《科技写作》等课程，将其列为指定选修课以提高学生语言表达、论文写作的能力。

3.5 认真总结，扩大学术交流

毕业论文答辩后，应及时修改、整理，积极向学术会议、专业杂志投稿，力争论文早日发表，对一些技术转让项目应尽快完善各项指标，使其早日转化为生产力。这样，可使毕业专题实习迈向一个新的高度，产生更大的社会效益和经济效益。

——刊于《西北医学教育》1995 年第 13 卷第 1 期

21世纪药学类专业本科教育初探

杨世民　许伟

21世纪，随着科学技术的飞跃，必将促进药学事业的快速发展。面对严峻的形势，如何办好高等药学教育、培养合格专业人才以适应社会的需求，是高等药学教育亟待解决的问题。对此，本文仅作初步探讨。

1　21世纪药学发展的主要趋势

21世纪是生命科学的世界，由于基因工程、细胞工程、酶工程、发酵工程的发展，使生物技术成为医药的主导技术。对疾病的预防、诊断、治疗的方法将会有所突破，高效安全的疫苗、新的药物及生物技术制品预期有大的进展。随着这些药品的问世，化学药品占领市场的格局将会被打破。这一发展趋势必将对我国药学的发展产生巨大的影响。我们面临着从仿制药为主向仿创结合再到创新的转移，从化学合成药向生物技术开发转移。在临床用药方面，愈来愈重视药品使用的安全、有效和合理性。治疗药物体液浓度的监测，个体化给药方案的拟定，药物不良反应报告制度的实施，必将促进医疗质量的提高。随着现代科学技术的渗透，中药制剂的现代化，中成药标准的规范化，使得中药领域也会有许多新的进展。在药事管理方面，我国执业药师制度的逐步推行，非处方药制度的实施，药师法的制定和实行，药品管理法规的修订和完善，必将加快我国的药品管理工作和国际接轨。21世纪，法制化、科学化管理将成为我国药事管理的主体。

2　21世纪社会对药学类专业人才的要求

21世纪药学人才具有哪些知识和能力才能适应社会的需求，我们在调研的基础上归纳为以下六个方面。

（1）具有扎实、广博的基础知识、基础理论和基本技能。如应有语文、数学、物理、化学、医学、哲学、管理学、心理学、社会学、经济学等学科领域的知识和能力。

（2）具有坚实的药学类专业知识与技能。掌握专业学科的方法论，具有熟练、规范的实验操作能力，能进行新药的开发与研制，能解决实际工作中出现的问题。

（3）具有掌握、使用信息的能力。能熟练地使用电子计算机，掌握1～2门外国语言，掌握专业文献的检索方法，具有收集、处理、评价资料的能力。

（4）具有良好的人际交流和表达能力。在工作中，适应能力强，能找准自己的位置。能处理好人际关系，与别人合作共事。能及时、准确地进行沟通和交流。具有口头表达、文字写作、社会交往的能力。

（5）具有较强的自我完善和自学能力。能补充自己的知识缺陷，将药学知识与其它学科的知识相结合，不断更新，刻苦钻研，开拓创新。

（6）具有良好的人格品质和较强的组织管理能力。道德情操高尚，对药品生产、经营、使用、科研、教育等药事工作具有良好的组织协调、科学管理的能力。

3　21世纪药学类专业设置的探讨

1. 我国目前药学类专业设置的现状

目前，我国高等药学本科教育设置的药学类专业有11个，即药学、药物化学、药物分析、化学制药、生物制药、微生物制药、药物制剂、药理学、中药学、中药制药和中药鉴定。管理类专业有 1 个，为医药企业管理。应用文、理类专业有 4 个，为科技外语（医学. 药学）、图书情报学（医学. 药学）、应用数学（医学. 药学）、应用化学（医学. 药学）。试办专业有 3 个，为临床药学、中药药理学、中药资源学。共计 19 个专业。

目前专业设置的特点是专业划分较细，内容充实，结构较全，保留了传统的专业，又注意培养社会急需的人才，对医药事业的发展有一定的积极作用。但专业划分过细也存在一些弊端，如专业覆盖面窄，造成了基础知识面窄，专业知识面过专的问题；课程设置不合理，互相重复、交叉。能力培养受到影响，培养的学生适应性不强，不利于就业，人才作用的发挥受到一定的限制。

2. 对 21 世纪我国药学类本科专业设置的意见

（1）专业设置原则

①根据社会对人才的需求设置，为国家现代化建设服务。

②要体现专业面宽，知识面广，基础比较深厚，适应性较强的原则。

③注意和世界药学事业接轨，适应科学技术发展的要求，体现教育超前的原则。

④发挥我国传统医药优势，突出中国医药学特色。

（2）对 21 世纪我国药学类专业设置的建议

根据上述原则，建议国家行政主管部门组织专家研讨、论证，对现有的专业进行评估，保留专业面宽的通用专业，归类、合并、撤销有关相近专业及知识面过窄的专业，增加社会急需的新兴专业。我们认为，21 世纪我国药学类拟设置药学、制药工程、生物技术制药、临床药学、中药、药事管理学 6 个专业为宜。

（3）对专业业务培养目标与主要课程设置的探讨

①药学专业：由目前的药学、药理、药物分析三个专业合并而成。主要培养从事药物制剂、药物分析、药理研究及临床合理用药的药师。拟开设以下主要课程：人体结构及机能、药物化学、药理学、临床药理学、药剂学、药物分析、体液药物分析、天然药物学、药事管理学、临床合理用药、药品营销学。

②制药工程专业：由目前的药物化学、化学制药、药物制剂、中药制药 4 个专业合并而成。主要培养从事新药研制、药品生产、工艺设计的制药工程技术人员。拟开设以下主要课程：有机化学、物理化学、药物化学、天然药物化学、工业药剂学、化工原理、药物合成反应、制图学、新药设计、新药开发、制剂车间设备和工艺设计、药理学。

③生物技术制药专业：由目前的生物制药和微生物制药 2 个专业合并而成。主要培养运用生物技术研制新药，生产药品，进行工艺设计的工程技术人员。拟开设以下主要课程：分子生物学、细胞生物学、微生物学、生物化学、化工原理、生物技术、生物制药工艺与设备、生物药品分析、工业药剂学。

④临床药学专业：主要培养从事临床合理用药，治疗药物监测，临床药学研究和药学文献评价等工作的临床药师。拟开设以下主要课程：生理解剖学、病理学、生物化学、药理学、临床药理学、医学诊断学、临床药物动力学、临床药物治疗学、体液药物分析、内科学、药学文献评价。

⑤中药专业：由目前的中药、中药鉴定、中药药理和中药资源 4 个专业合并而成。主要培养从事中药炮制、中药制剂、中药材及其制剂分析鉴定、中药资源普查及开发利用等工作的中药师。拟开设以下主要课程：中医学基础、方剂学、中药学、中药药理学、中药资源调查与保护、药用植物学、中药化学、中药鉴定学、中药炮制学、中药药剂学、中药制剂分析。

⑥药事管理专业：主要培养具有药学科学和管理科学知识，能对各类药事组织进行管理的业务管理专门人才。拟开设以下主要课程：管理学基础、管理心理学、系统论与运筹学、管理统计学、药

学经济学、医药企业管理、医院药房管理、药品质量监督管理、新药管理、药事组织、药事法规、药学总论。

4 面向21世纪课程体系和教学内容、方法改革的思考

1. 药学理科专业按照化学—生物学—管理学的模式

药学工科专业按照化学—生物学—工学的模式来组成课程体系,安排教学内容。总的构想是重视基础知识,精设专业课程,加强实践训练,培养一专多能的人才。课程设置上可以打破传统的教育模块,将相关性的多学科集于一科,设立综合性课程,组建新的课程体系。如药学专业的4大化学可归为一门实用化学,删掉与中学基础有关的内容,将4门的相同内容合并。药剂与药物分析可合为一门药物制剂与分析。药用植物学、生药学、天然药物化学可合为一门天然药物。解剖、生理、生物化学可合为一门人体结构及机能。同时,设置或加强现代化新型课程的内容,如多媒体技术,计算机使用,临床合理用药,药物体内过程,医药情报学,药品经销学,药事管理与法规等。

2. 教学内容要不断更新,以改变课程内容较长时间相对不变的状况

如讲授生物技术的基因工程、细胞工程、酶工程与发酵工程制备高含量的有效成份或制造新产品的内容;国际药品研制、生产、经营、使用规范化的内容,即GLP、GMP、GSP、GUP的要求;控释制剂、靶向制剂的理论和知识等内容应列入课程。

3. 教学手段和方法的更新

采用多媒体教学,为学生提供丰富多彩的信息刺激,促使学生多种感官参与学习。普及计算机的使用,建立药物动力学模型数据库、临床合理用药软件库等,以提高学习的效率。采用以问题为中心引导的教学模式,使学生主动参与讨论,分析问题,发挥主观能动性,改变以课堂为中心、教师为中心的旧模式。

4. 改革实验课教学内容和方式

删掉验证性的简单实验内容,用组合式综合训练的实验来替代。以训练学生的思维、观察、动手、分析问题、解决问题及创新的能力,同时对其献身事业、敬业态度、严谨求实的作风也是个培养。实验内容可以多种形式,但内涵要宽广,信息量要大,达到综合训练的目的。如给学生一个未知药物,让其进行预试验,分离、提取有效成分,定性、定量分析鉴别。又如让学生筛选拟定一处方,做成适宜剂型,进行药理、毒理学实验,制订出药品标准。实验时,对条件、方法、仪器设备等,教学人员均不告知学生,学生根据需要检索文献,自己设计、摸索选用。教学人员对学生不进行过多的管理,只起一个指导作用,最后考核其结果。当然,实验室的物质供给要保证,实验室的条件、装备要更新和完善,图书资料、试剂、药品、实验动物要齐全,教学经费要充足。实验室采取开放式管理,让学生充分利用时间完成实验。

5. 考试内容、方式要不断更新

改变传统式的考试方法,可采用电视录相,课堂讨论,面试答辩,抽签选择,闭卷测试,实际操作等形式。用试卷考试时,要逐渐减少主观题的内容,增加客观题的比例,如采用A型、B型、C型、X型等类型的多选题,以提高考试的质量。

——刊于《药学教育》1996年第12卷第3期

指导药事管理学毕业设计的探索

杨世民　冯变玲

摘要　目的：探索我国高等医药院校指导学生药事管理学毕业论文设计的做法，以加强对学生科研能力的培养。方法：根据药事管理学的特点，从毕业设计选题、查阅文献、写开题报告、调查研究、分析资料、处理数据、撰写论文、论文答辩等环节，分别进行指导实践，并对学生提出具体要求。结果：笔者按照总结的方法指导学生，达到了对学生初步科研训练的目的，撰写的毕业论文质量较高，杂志发表率高，部分论文被有关文摘、年鉴收录、引用。结论：指导药事管理学毕业论文设计是培养学生科研能力的有效途径。

关键词　药事管理学；毕业论文设计

药事管理学是一门较新的边缘学科，在我国仅有 10 余年的历史。为促进该学科的发展，除采用大课讲授，开展第二课堂活动外，在毕业设计中也应引入药事管理学的内容。为此，自 1989 年我们便开始指导学生对药事管理的毕业设计。8 年来，已指导了 10 余名学生，完成毕业论文 12 篇，分别发表在《中国药学杂志》《中国药事》《中国药房》《药学教育》《西北医学教育》《西北药学杂志》《陕西卫生志·丛刊》等期刊上，论文发表率达 100%。这些文章发表后，受到有关专家、领导及药学界的重视和好评。有的论文被美国 Chemical Abstracts 收录[1]，有的被《中国药学文摘》收录[2]，有的被《中国药学年鉴》作为典型例子收录[3]，并被评为省级学会优秀论文二等奖，有的被卫生部药政管理局领导在会议总结中做为事例引用[4]。为了指导好学生的毕业设计，我们主要在以下方面进行了实践和探索。

1　抓住培养学生科研能力这个主线

毕业论文设计是对学生科研能力的初步训练。学生做药事管理毕业设计，应对其进行 5 个方面的基本训练：①学会查阅专业文献资料；②掌握调查研究的方法；③掌握收集、整理、分析处理资料的方法和技能；④培养撰写药事管理学论文的能力；⑤学会具有本学科学术交流的技能。将以上 5 点作为重点，来培养学生的科研能力。

2　强化毕业设计中关键环节的训练

要指导好毕业设计，就要强化其关键环节的训练。根据药事管理学科的特点，毕业设计的关键环节有 7 个方面：①选题；②查阅文献；③写开题报告；④调查研究；⑤分析资料、处理数据；⑥撰写论文；⑦论文答辩。为了保证以上训练的完成。毕业设计总体时间安排为 16 周，具体分配为：查阅文献 2 周；写开题报告 2 周；调查研究 6 周；分析资料、处理数据 2 周；撰写论文 3 周；论文答辩 1 周。

2.1　选题

药事管理学需要研究的问题很多，在毕业设计的有限时间里如何选好课题是一个重要的问题。选题时我们着重考虑：所选题目要达到对学生系统科研能力训练的目的；题目要实用；尽量结合药事管理学的热点问题。为此，我们从 3 个方面进行选题：①配合教师的科研工作，承担某一课题的部分内容；②参考有关杂志及学术会议的征稿主题进行选择；③针对实际工作中存在的问题有目的地进行研究。几年来，选择了医院药事管理、药学史、药学教育管理 3 个主题方向开展研究。例如："药师在医药卫生事业中作用与地位的研究""试论医院药剂科的目标管理""医院使用中成药调查分析""我国实行处方药和非处方药管理初探""民国时期陕西药学事业概论""陕西药学教育发展简史""建国以来陕西药学科学技术进展""21世纪药学类专业本科教育探索""西安医科大学药学专业毕业专题调查分析"等10余个题目。

2.2 查阅文献

学生进入教研室后,指导教师应给学生简要讲解课题研究的目的、意义、总体设想、注意事项,使学生对课题有一大概的了解。为了做好课题,首先要指导学生查阅文献资料,以了解本研究的进展、动态、熟悉他人的工作。并指导学生做些必要的文献摘录(或复印),让其对文献进行复述,综合评价,以考察对文献的掌握、利用程度。

2.3 写开题报告

在了解、熟悉文献资料的基础上,指导学生写出毕业设计的开题报告。内容包括题目、目的要求、国内外研究概况、研究方法、工作步骤设计、进度安排等。提交指导教师修改后,即予以实施。

2.4 调查研究

调查研究是药事管理学专题设计的主要方法。为了搞好调查,由指导教师向学生讲解调查研究的技巧、要求,采取的方式、方法,注意事项等。在工作实践中,我们采取以下方法进行调查:①带领学生深入药事单位实地调研,掌握第一手资料;②指导学生设计调查表格,采用客观问卷式信件调查;③通过查阅大量的书籍、报刊、历史文献、档案、文件、法规、会议记录、统计图表等,收集所需资料。

在调查中要求学生作好原始资料的记录,以培养学生求实、严谨的科学态度。

2.5 分析资料、处理数据

对调查获取的大量资料,及时指导学生进行认真的核实整理、分析鉴别、比较评价,再分门别类存放备用。在此过程中,注意培养学生的科学态度,采用科学方法分析处理资料和数据,指导学生从大量的资料中筛选课题所需的内容,对分析处理的结果进行认真查对、复核。

2.6 撰写论文

为指导学生写好论文,教师应向学生讲解药事管理论文的写作格式、基本要求、注意事项;对管理科学论文(软科学论文)、自然科学论文间的差异进行比较,并将前期专题设计发表的论文介绍给学生参考,使其掌握论文写作的方法、要求,然后由学生写出论文提纲,经老师审阅修改后方可动手撰写此过程应注意3点:①使用科学语言来阐述其研究内容。如采用定量指标体系,使软科学研究硬科学化,引入数理统计的方法,用科学的语言来判定结论;②突出特色,重在创新;③论文书写要规范。指导学生掌握药事管理学论文的格式,写好摘要、关键词、前言、调查内容、方法、调查结果、讨论分析及对存在问题应采取的措施、对策。另外,文后还要附参考文献。学生写出论文后,教师要精心进行修改,提出意见,由学生再修改,直到符合要求为止。同时要求学生用稿纸腾写清楚。

2.7 论文答辩

此环节主要培养学生学术交流的技能。要求在有限的时间内(一般为30～40min),运用简明的语言配合必要的图表将其研究的结果准地介绍给他人并能正确回答提问为了组织好论文答辩,我们先给学生介绍答辩的程序、注意的问题,帮助其消除心理紧张的因素。实践表明,此训练对学生在正式答辩时的正常发挥、表达均有很大的帮助。

在毕业设计期间,学生经过以上系统的训练,不仅了解了国内外药事管理方面的新动态、新进展,熟悉了药事管理学科研活动的步骤和方法,同时还培养了组织管理能力。据毕业生信息反馈,药事管理毕业设计较全面地培养了学生的科研能力,为其在工作岗位上从事科研工作奠定了扎实的基础。

参考文献

[1] Chemical Abstracts, 123: 284709u.1995, 123 (12): 1094.

[2] 中国药学年鉴编辑委员会编 . 中国药学年鉴 . 1993. 南京: 东南大学出版社, 1994: 116.

[3] 国家医药管理局信息中心编 . 中国药学文摘, 9621133.1996, 13 (11): 172.

[4] 陈寅卿 . 总结经验, 开拓前进, 努力做好医院药剂工作 . 中国药房, 1991, 2 (6): 1.

——刊于《中国药学杂志》1997 年第 32 卷第 8 期

21世纪药事管理学课程基本要求探讨

杨世民　冯变玲　王盟　李纪良

摘要 从药事管理学的性质、任务、学生应获得的知识和能力、基础理论、基本方法、基本知识、基本技能、教学方法、参考性学时等方面,对21世纪药事管理学课程的基本要求进行了探讨;并对药事管理学教学内容涉及到的基本知识进行了重点论述。

关键词 药事管理学;21世纪;课程基本要求

药事管理学是1984年以来在我国发展起来的一门新兴边缘学科,是现代药学科学的重要组成部分。1987年,国家教委在制定药学类专业课程目录时,将该课程列为药学专业的必修课[1,2]。1995年,人事部、国家医药管理局、国家中医药管理局在我国推行执业药师(中药师)制度,将"药事管理与法规"列为3门主要考试科目之一[3,4],使医药界人士倍加重视药事管理。执业药师制度的实施使药事管理学的发展上了一个新的台阶。随着我国计划经济向市场经济转变及社会对药学毕业学生知识和能力的要求,原药事管理课程基本要求已不能完全适应药学科学技术的发展。原课程要求教学时数少,教学内容涉及面较小,基础理论、基本知识中掌握、熟悉、了解的内容都有待调整;全国普通高等医药学校医药本科专业目录中仅在药学专业中将药事管理列为主要课程。因此,原药事管理学教学内容和课程基本要求需要重新进行考虑。作者根据自己的教学体会[5,6],并调查、了解了全国32所药学院校的教学情况,对药事管理学教学内容和课程体系进行了初步研究,旨在为政府主管教育部门制定政策提供依据。该文为此研究内容的一部分。

1 药事管理学的性质和任务

1.1 药事管理学的性质

药事管理学具有自然科学和社会科学的性质。药事管理学是研究有关药品管理活动的内容、方法、原理及其规律的学科,是药学有关学科与社会学、心理学、经济学、法学、管理科学等互相交叉渗透而形成的边缘学科。药事管理学是药学各类专业的专业课程。21世纪是生命科学的时代,随着医药科学技术的不断发展,临床用药更趋于合理、安全、有效。科学技术的发展,需要药学毕业学生具有扎实、广博的基础知识、基础理论和基本技能,具有坚实的药学专业知识和技能,具有掌握、使用信息的能力,具有良好的人际交流和表达能力,对药品生产、经营、使用、科研、教育等药事工作具有良好的组织协调、科学管理的能力。因此,药学各类专业需要把药事管理学列为必修专业课程。

1.2 药事管理学的任务

药事管理学的任务是使学生了解药事活动的基本规律,熟悉药品管理的体制及组织机构,掌握药事管理的基本内容和基本方法,掌握我国药品管理的法律、法规,具备药品研制、生产、经营、使用等环节管理和监督的能力,并能运用药事管理的理论和知识指导实践工作,分析解决实际问题。通过该课程教学,学生应获得以下知识和能力:①药事管理学的基本理论、基本知识和方法;②药事组织管理体制及其职能;③执业药师需要的药事法规;④药品研制、药品专利、新药管理的知识;⑤药品生产、经营、使用管理的知识;⑥药品质量监督管理的知识;⑦从事药事管理工作的方法和技能;⑧药事管理科学研究的初步能力。

2　药事管理学的基础理论和基本知识

2.1　基础理论

药事管理学的基础理论主要包括管理学的理论和国家药事管理的方针、政策及法规。管理学理论包括古典管理学的科学管理理论和组织理论，行为科学理论以及当代管理理论；系统原理、反馈原理、能级原理、动力原理、效益原理；计划、组织、指挥、协调、控制等职能。国家对药事管理的方针、政策、办法、包括中共中央、国务院、卫生部、国家医药管理局、国家中医药管理局等制定、颁发实施的药品管理法律、政策、条例、办法、通知等。

2.2　基本知识

药事管理学的基本知识主要有 13 个方面。①熟悉药事管理学的性质、内容、研究方法，药事管理学与其他学科的关系，药事管理学的发展概况。②熟悉药品的含义、分类及其特殊性，我国对药品管理的原则；熟悉药学事业的概念、性质及我国药事管理的内容。③熟悉药师的含义、分布及其功能，实行执业药师资格制度的目的，执业药师考试、注册，执业药师的职责。④了解我国药事管理的体制，熟悉各类药事组织机构及其职能，了解国外药事管理机构及其职能。⑤掌握我国现行的药品管理法律、法规，熟悉和了解与药品管理有关的法律、法规；掌握《中华人民共和国药品管理法》《中华人民共和国药品管理法实施办法》《国务院关于进一步加强药品管理工作的紧急通知》《药品生产质量管理规范》（GMP）《医药商品质量管理规范》（GSP）《药品非临床研究质量管理规定》（GLP）《医院药剂管理办法》《执业药师资格制度暂行规定》《新药审批办法》等法规的适用范围、主要内容及有关术语的含义。⑥掌握药品质量的特性，药品质量监督管理的概念、特点、内容，药品标准的分类及收载要求，国家基本药物的概念、遴选原则和分类，非处方药物（OTC）的概念、分类管理的意义、遴选的原则，药品不良反应监测报告制度，药品监督员制度，药品监督员的职责，熟悉药品品种的评价、药品的整顿与淘汰、药品检验及抽验制度。⑦了解药品生产、药品生产企业的概念，熟悉国家对药品生产管理的政策如开办药品生产企业必须具备的条件、开办药品生产企业应重点审查的内容、申办合格证、许可证、营业执照的程序、国家对药品生产企业生产药品的规定。掌握药品生产管理、质量管理的要求，GMP 的基本思想、要求、原则、主要内容（生产管理、质量管理、仓储管理）及有关术语的含义。了解药品经济管理及药品营销策略。⑧了解药品经营、药品经营企业的概念，熟悉开办药品经营企业必须具备的条件、药品批发企业开办资格审查的程序、重点审查的内容、申报材料，申办经营企业合格证、许可证、营业执照的程序。掌握药品经营企业质量管理的知识，GSP 的主要内容（商品进货、入库验收、在库养护、出库复核、售后追踪服务）及有关术语的含义。⑨了解医院药学的任务、性质，药师的作用、地位，熟悉药剂科的业务范围及组织机构，药剂科的空间、设备管理，掌握各级药学技术人员的职责、医院药师的业务标准要求，药事管理委员会的职责、任务，医院药品的质量管理、经济管理、药品信息管理知识，现代科学管理方法在药剂科管理中的应用，如目标管理方法、全面质量管理方法、重点物质库存分类保管法、PDCA 循环法等。⑩了解新药研究的总体过程，熟悉药品专利管理知识，掌握药品非临床研究质量管理规定的主要内容，掌握新药的概念、分类和命名，新药的研制内容、申报资料项目、新药审批程序、新药保护及技术转让规定。⑪了解麻醉药品、精神药品、毒性药品、放射性药品、戒毒药品的概念、分类，掌握其种植、生产、供应、运输、使用、进出口、罚则等管理要点。⑫了解药品说明书的审批程序，掌握药品说明书、药品标签的概念、结构、编写要点，药品商标的概念、注册及其管理要点，药品广告的概念，药品广告审查办法的适用范围、要求，药品广告审查的内容要点。⑬了解我国药学教育、科技管理的体制，熟悉药学类专业设置、培养目标、教学计划和课程设置的知识，熟悉药学院校师资培养、选拔、聘任、职称分类及考核办法；熟悉药学科技管理的任务、内容、药学科研过程管理，药学科技档案管理、药学科技论文的写作体例及要点。

3 药事管理学的基本技能

①药事管理学的基本技能包括掌握调查研究的基本方法、技能,能设计调查表格、进行现场调研,具有召集座谈会、个别采访交谈的能力,能整理资料撰写调研报告。②掌握利用文献资料的技能,能查阅、收集、整理、评价、利用资料信息,具有熟练使用计算机进行统计、分析、处理数据的技能。③具有本学科学术交流的技能,能进行口头和书面的学术交流,口头表达清晰、准确、逻辑性强,具有和他人沟通对话的技巧,能进行课题设计、撰写开题报告、撰写药事管理学论文,并能准确报告论文,具有学术答辩的技能。④具有初步的组织管理能力,能主持召集一些会议,担任一些活动的主持人,如教学质量评估会、教学座谈会、学习经验交流会、知识竞赛、组织模拟法庭审理假劣药案件、组织同学开展文娱、体育活动、演出比赛及一些公益性的活动。⑤具有自觉执行药事法规的能力,能综合运用药事管理的理论、方法、知识、运用药事法规分析解决实际问题。

4 教学方法

该课程可采用以下教学方法:①课堂讲授。②以问题为中心引导的教学方法,即教师根据教学内容,拟定若干思考题,学生采取自学、总结、讨论的方式学习,以此培养自学能力和主动参与的意识,发挥学生的主观能动性。③采用电视录像、幻灯等形象化手段教学。④开展第二课堂教学活动,如举办课程知识竞赛,组织学生参观药品生产、经营、使用等部门,模拟法庭审理假、劣药案件,到街头及有关单位宣传药品管理的方针、政策或进行咨询服务,以增加实践性和培养学生的学习兴趣。

5 药事管理学教学时数

1991年国家教委下发的全国普通高等学校药学专业主要课程基本要求规定药事管理学的参考性学时为40。从该课程作为主干课程和社会对药事管理学知识、技能的需要看,40学时较少,54~72学时较为合适。

参考文献

[1] 国家教育委员会高等教育司. 全国普通高等学校药学专业(四年制)主要课程基本要求(试行). 1991:23.
[2] 国家教育委员会高等教育二司. 中国普通高等学校医药本科专业设置文件资料汇编. 北京:高等教育出版社,1989:47.
[3] 国家医药管理局. 全国执业药师资格考试考试大纲. 北京:中国医药科技出版社,1995.
[4] 国家中医药管理局. 全国执业中药师资格考试考试大纲. 北京:中国中医药出版社,1997.
[5] 杨世民,冯变玲. 药事管理学教学探讨. 中国药事,1994,8(1):42.
[6] 杨世民,冯变玲. 指导药事管理学毕业设计的探索. 中国药学杂志,1997,32(8):504.

——刊于《西北药学杂志》1997年第12卷第5期

21世纪药事管理学教学探索

冯变玲　杨世民

随着我国医药科技的不断发展,进入21世纪,生命科学、分子生物技术将成为药学的主导技术,预防、治疗疾病的方法也将会有新的突破,临床用药更趋于合理。安全、有效地用药愈来愈被人们所重视,与国际医药接轨成为必然。面对国际医药业的种种挑战,人才知识结构的改进和素质的提高已迫在眉睫。药事管理学作为药学专业的主干课程之一,对人才的能力和素质有着直接的影响,因此,21世纪药事管理学的教学内容设置与改革已是摆在我们面前亟待探讨的一个问题。

1　药事管理学现状

药事管理是本世纪80年代初在我国兴起的一门介于药学与管理学之间的新兴边缘学科,它除包括药学外还涉及药学、社会学、心理学、宏观经济学、法学等一系列相关学科,知识面宽,范围广,应用性强,与药学其它专业课程有较大差别。目前,全国绝大多数高等药学院（系）均已开设此课程,主要讲授管理学基础、药事法规、药品质量监督管理、医院药事管理、新药管理等内容。但因种种原因,教学时数相对较少,教学形式比较单一。随着我国执业药师制度的逐步推行,非处方药制度的即将实施,药师法的制定和实行,药品管理法的修订和完善,我国药事管理必将与国际接轨。目前课程讲授的内容和教学形式已不能满足21世纪药事管理发展的需要,必须对该课程的教学内容、教学方法、考核方式进行必要的改革。

2　21世纪药事管理学教学应达到的目标

21世纪是科学技术快速发展的时代,为适应医药未来前景、培养合格的药学人才,笔者认为,药事管理学的教学应与药学发展相适应,使学生达到以下三方面的目标。

1. 具有扎实、广博的基础理论和基础知识

学生应掌握管理学、社会学、宏观经济学、心理学、统计学的理论以及药品管理的法规,熟悉药品生产、医药经营、医院药房管理、药品质量监督管理、新药研制管理的知识和特点。

2. 具有从事药事管理工作的基本方法和基本技能

学生应掌握调查研究的方法,能进行文献检索,收集、整理、评价、利用资料,具有熟练使用计算机进行统计、分析、处理数据的技能,较熟练地掌握1～2门外语,进行口头和书面的学术交流。

3. 具有管理药事组织的能力

学生应具有一定的组织管理能力,协调基层部门的工作,组织人员为了既定目标而努力奋斗,解决实际工作中的疑难,以提高质量和效益。

3　21世纪药事管理学的教学

1. 法制化、科学化管理

法制化、科学化管理将成为21世纪药事管理的主体,这必将加快我国药品管理工作与国际接轨的进程,推动药事管理学的迅速发展。为适应新的形势,该课程的教学内容设置应从以下几个方面考虑:

（1）国际药品研制、生产、经营、使用规范化的内容

21 世纪，国际上先进的规范化、科学化管理模式将逐渐为我国药学行业所接受，学习国际药品研制、生产、经营、使用规范化的内容，即 GLP、GMP、GCP、GSP、GUP 等规范的产生背景、主要内容以及对药学实践工作的意义。从而结合我国实际，制定出适合我国的一系列规范，来约束药品研制、生产、经营、使用过程中的行为，既可减少不必要的费用，又可节约时间，提高工作效率，管理也趋于科学和完善。

（2）药事法规的知识

随着药师法的实施和药品管理法的修订与完善，我国药事法规体系逐渐趋于健全和完善，药品管理法、特殊药品管理办法、药品广告管理办法、药师法、药品专利法、新药审批办法、进口药品管理办法、药品行政保护条例、产品质量法、医院药剂管理办法等法规将涉及药学事业的各个环节，均应列入学习内容，以强化药学生的法律意识和法制观念。熟悉药品生产、流通使用等环节中的各种法律规定，掌握有关内容及术语，了解适用范围。最终达到能熟练运用有关法律、规的内容，逐步完善我国药学事业的法制化管理体系，使药学事业步入科学管理的轨道。

（3）药品不良反应与合理用药的内容

随着人们健康、保健意识的转变，安全、有效、合理用药意识的增强；我国正在大力组织医药专家开展非处方药制度的研讨，遴选非处方药目录，力争在近几年出台非处方药制度；均为医药分业奠定了基础。为配合非处方药制度的实施，应加强药品不良反应的监测，开展合理用药、药物利用与评价工作。如何开展药品不良反应的监测工作，怎样通过因果分析方法处理得出正确的结论，从而保证临床合理使用药品、达到最佳治疗效果亦是药事管理学讲授的重要内容。特别是对于非处方药如何加强管理、合理使用等都是需要明确讲解的问题。此外，还应将临床合理组方、血药浓度监测、制定信息回收办法等内容列入本章讲授之列。

（4）国内药事组织的管理

不同国家由于经济、政治等制度的不同，药事组织的设置和管理模式也不尽相同。我国是社会主义国家，所设置的各种组织机构与我国的体制相适应，此部分讲授我国药事组织构成、管理模式、各组织职责及其之间的业务关系，研讨建立适合中国国情的药事管理新体制。

（5）有关药品专利的知识

随着中美知识产权谅解备忘录的签订与生效，国外创新药品受到专利的保护，我国新药研制、开发的模式从"仿制"变为"创制"，有关药品专利、新药管理的内容应在教学中加强，特别是有关创新药物研制的内容，使学生不仅掌握研制开发新药的过程，还应熟悉国际医药发展的新动态，从而开发满足国际医药市场需要的新产品，促进我国医药业的发展。

（6）药品质量监督管理的知识

药品是一种特殊的商品，质量尤为重要，它只有合格与不合格之分。不合格的药品一律不能出厂或进入医院，否则后果是不堪设想的。要保证药品质量，就要依靠各级卫生行政部门和全社会对药品质量进行监督和管理，树立质量第一的观念。此部分讲授药品质量的重要性、药品质量监督管理的内容以及药品质量标准的有关知识。

（7）现代化管理方法在药事管理中的应用

21 世纪，为提高工作质量，现代化的管理手段将会大量用于实际工作中，企业用现代化的科学管理取代了以往的经验式管理。本章讲授多种科学管理的方法及其用于药品生产、经营、使用等环节的实例。如 MBO、PDCA 循环用于医药各行业的管理。从而使药生掌握或借助于先进的管理工具（如电子计算机）将科学管理用于药学实践的方法，以提高工作效率，促进药学事业的发展。

2. 教学手段和方法的改革

21世纪是高科技迅速发展并广泛应用于社会实践的时代，计算机、多媒体、影像技术都已普遍地应用于教学，药事管理学同样应摆脱以大课讲授为主的单一形式的教学模式，大量将高新技术应用到教学中，以提高学生的学习兴趣和学习效率。大课不再以老师为主角，而是结合"以问题为中心引导"的教学模式进行课堂讨论和自学，培养学生自学及查阅、收集、整理、分析文献资料的能力。课堂讨论的问题事先设定，学生在课余时间到图书馆、资料室、情报室查阅有关资料，必要时也可深入实地调查研究，上课时每人在规定的时间内阐述自己的观点，然后教师再根据学生的发言做出总结和归纳，使学生在轻松、愉快的气氛中学习新知识，培养各方面能力，配合这种课堂讲授，还可开展一系列第二课堂的教学活动，以提高学生的学习兴趣。可以利用学生熟练掌握计算机知识这一特点，开发、编制动画模型软件和学习软件，如针对合理用药和药品不良反应监测的内容，运用三维动画，学生自行操作，内容有如何避开配伍禁忌进行合理组方，使临床用药趋于合理；出现不良反应，从哪些方面进行分析、监测、处理等。建立药事管理学试题库，试题的形式多样，如用三维动画表现一种情景、一种现象，让学生具体分析，自测掌握课程内容的程度。同时还可以带着课题下基层单位参观、见习，如以药剂科主任助理或车间主任助理的身份深入到基层单位一段时间，了解、熟悉基层单位的工作现状，参与科室的管理。最后写出调研报告，为基层单位提高工作效率、完善科学管理提供信息。

3. 考核方式的改革

药事管理学属于软科学，目前的考核形式多以闭卷考核为主，为改变这种传统的考核方式，适应新世纪对人才能力的要求，可以采用口试、抽签、答辩等多种灵活的形式，如让学生根据自身条件，深入到基层单位，了解实际工作情况，帮助那里制定一些可行性的指标体系，以提高基层单位的工作水平，最终学生依据基层单位的具体情况写一份调研报告或小的科研论文，组织全班学生一起评议、公开打分。21世纪注重的是学生能力的培养，高分低能并不为社会所欢迎。所以，通过这种新型的考核方式，学生在能力方面所受到的有益训练是不言而喻的。

——刊于《药学教育》1997年第13卷第3期

21世纪药事管理学教学大纲研究

杨世民　冯变玲　任强华

摘要　在调查国内32所高等药学院校药事管理学教学工作的基础上,制订教学大纲,对药事管理学课程的讲授内容和实习内容进行了探讨;在讲授内容中按掌握、熟悉、了解三个层次提出要求;通过该课程教学,作者提出学生应获得以下知识和能力:①药事管理学的基本理论、基本知识和方法;②药品质量监督管理的知识;③药事组织管理体制及职能;④执业药师需要的药事法规;⑤药品研制、药品专利、新药管理的知识;⑥药品生产、经营、使用管理的知识;⑦国家对特殊药品、中药的管理要点;⑧从事药事管理工作的方法和技能。

关键词　药事管理学;21世纪;教学大纲

我校承担了国家教委高等医药教育面向21世纪教学内容和课程体系改革项目"药事管理学教学内容、方法、手段的改革"研究工作。1996年10月至1997年6月,我们通过实地调查及信函问卷调查等方式,研究32所高等药学院校药事管理学教学现状。结果表明,我国药事管理学教学工作有了很大的进展,教学质量在不断提高,同时也存在一些问题,如缺乏统一的教学大纲,各院校教学内容和时数不尽一致,部分教师和学生对课程掌握、熟悉、了解的内容认识比较模糊,教学质量受到了一定的影响。因此,参照21世纪医药事业发展对药事管理知识和能力的要求,我们初步制定了面向21世纪药事管理学的教学大纲。

1　前言

药事管理学是研究现代药学事业各部分活动及其管理的基本规律和一般方法的科学,是运用管理学、社会学、法学、经济学等学科的原理和方法总结药事管理活动的规律,指导药学事业健康发展的科学。药事管理学是现代药学的重要组成部分,是药学类各专业的主要课程。

药事管理学的任务是使学生了解药事活动的基本规律,熟悉药品管理的体制及组织机构,掌握药事管理的基本内容和基本方法,掌握我国药品管理的法律、法规,具备药品研制、生产、经营、使用等环节管理和监督的能力,并能运用药事管理的理论和知识指导实践工作,分析解决实际问题。通过该课程教学,学生应获得以下知识和能力:①药事管理学的基本理论、基本知识和方法;②药品质量监督管理的知识;③药事组织管理体制及其职能;④执业药师需要的药事法规;⑤药品研制、药品专利、新药管理的知识;⑥药品生产、经营、使用管理的知识;⑦从事药事管理工作的方法和技能;⑧药事管理科学研究的初步能力。

2　教学内容与要求

2.1　绪论（讲授）

①掌握内容:药事管理学的定义、性质和内容;药事管理学的研究方法。②熟悉内容:药事管理学科与相关学科的关系;药事管理学的发展历史。③了解内容:药事管理学在药学科学中的地位;学习药事管理学课程的意义;执业药师资格考试需要的药事管理与法规的知识。

2.2 药品质量监督管理

2.2.1 讲授内容

①掌握内容：药品的定义、分类、药品的特殊性；药品质量的特性；药品质量监督管理的概念、特点、内容；药品标准的定义、分类、收载范围、内容；国家基本药物的概念、分类、遴选原则；处方药与非处方药的概念、遴选原则。②熟悉内容：药品不良反应监测的概念、分类、监测的要点；药品的整顿与淘汰；药品检验及抽检制度。

2.2.2 实习内容（课堂讨论）

为什么说药品是特殊商品。如何加强药品管理。

2.3 药师与执业药师（讲授）

①掌握内容：药师、执业药师的概念；药师的功能；执业药师的职责。②熟悉内容：药师的职业道德准则；执业药师考试及注册。

2.4 药事组织（讲授）

①掌握内容：我国药事组织体系；药品监督管理的组织机构及其职责范围。②熟悉内容：我国药学事业性组织和社会团体；国外药事管理体制和机构。

2.5 药品管理立法

2.5.1 讲授内容

①掌握内容：药品管理法的立法依据、意义；《药品管理法》的主要内容；《药品管理法实施办法》主要内容；假药、劣药、新药、特殊管理的药品、辅料的概念；药品说明书的作用及结构，药品商标管理的要点。②了解内容：药品管理法、药品管理法实施办法的适用范围；新中国成立以来我国颁布的药政法规；国外药品管理的立法概况。

2.5.2 实习内容

假、劣药品案例分析；模拟法庭审理假药、劣药案。

2.6 药品生产管理

2.6.1 讲授内容

①掌握内容：药品生产过程控制；药品生产质量管理；药品生产质量管理规范（GMP）的主要内容；GMP 中有关术语的含义；药品 GMP 认证。②熟悉内容：GMP 的适应范围、基本思想和原则；药品生产企业必须具备的条件；药品生产企业许可证的申办程序；国家对药品生产企业生产药品的有关规定。

2.6.2 实习内容

组织收看 GMP 录相或参观药品生产企业。

2.7 药品营销管理（讲授）

①掌握内容：药品市场及其营销管理；医药商品质量管理规范（GSP）的主要内容；GSP 中有关术语的含义；药品促销和药品广告宣传管理。②熟悉内容：GSP 的适用范围；药品经营企业必须具备的条件；药品经营企业许可证的申办程序；处方药和非处方药的营销管理。

2.8 医院药事管理

2.8.1 讲授内容

①掌握内容：医院药剂科组织机构和人员组成、各级药师的职责；医院药事管理委员会的职责和任务；调剂、制剂业务管理；医院药品管理。②熟悉内容：医院药剂科的性质和任务；医院药剂科的空间、设备管理；药品信息管理和计算机应用；医院药品经济管理。③了解内容：临床药学工作；医

院药剂科分级管理；医院药师的业务标准要求；现代科学管理方法在药剂科管理中的应用。

2.8.2 实习内容

参观医院药剂科，了解其组织机构和业务范围。

2.9 新药管理（讲授）

①掌握内容：新药的概念、分类、命名；新药的管理（申请临床研究、申请"新药证书"、申请生产新药的审批；第一、二类新药转为正式生产的审批；新药申报资料项目；新药的保护及技术转让）；药品非临床研究质量管理规定（GLP）的主要内容；药品临床研究质量管理规范（GCP）的主要内容；药品专利管理知识。②了解内容：新药研究的总体过程。

2.10 中药管理（讲授）

①掌握内容：中药保护品种的范围、等级划分和保护措施；申请中药品种保护的程序；野生药材物种的分级和管理办法；申请设立中药材专业市场的程序；中药材专业市场严禁进场交易的药品。②熟悉内容：国家重点保护的野生药材物种；设立中药材专业市场应具备的条件；药品零售企业和医疗机构中药饮片质量管理。③了解内容：中药品种保护的目的意义；野生药材资源保护的目的及其原则。

2.11 特殊管理的药品（讲授）

①掌握内容：麻醉药品、精神药品、医疗用毒性药品、放射性药品的定义；麻醉药品、精神药品、医疗用毒性药品的管理要点；戒毒药品的概念及其管理要点。②了解内容：国际麻醉品管制机构；麻醉药品、精神药品的分类；放射性药品的管理要点。

3 教学时数分配

章次	题目	总学时	讲课（学时）	实习（学时）
1	绪 论	2	2	
2	药品质量监督管理	7	4	3
3	药师与执业药师	3	3	
4	药事组织	3	3	
5	药品管理立法	9	6	3
6	药品生产管理	7	5	2
7	药品营销管理	6	6	
8	医院药事管理	10	6	4
9	新药管理	6	6	
10	中药管理	3	3	
11	特殊管理的药品	4	4	
	合计学时	60	48	12

参考文献

[1] 吴蓬主编 . 药事管理学 . 北京: 人民卫生出版社, 1993.

[2] 杨世民, 冯变玲, 王盟, 等 . 21 世纪药事管理学课程基本要求探讨 . 西北药学杂志, 1997, 12（5）: 239.

[3] 杨世民, 许伟 . 21 世纪药学类专业本科教育初探 . 药学教育, 1996, 12（3）: 10.

——刊于《西北药学杂志》1998 年第 13 卷第 6 期

论我国高等医药院校药事管理学师资队伍的建设

杨世民   冯变玲   潘欣萍   朱岩冰

  面向 21 世纪,药事管理学教学工作如何更好地适应科学技术的迅猛发展,适应社会经济的变革,师资队伍的建设是一个严峻的问题。本文在对我国 30 所高等医药院校药事管理学师资队伍现状调查分析的基础上,研究探讨了药事管理学师资队伍建设的问题。

1   师资现状调查

  1996 年 10 月至 1997 年 6 月,我们通过实地调查、召开座谈会、个别交谈、信函问卷调查等方式对国内 32 所高等医药院校药事管理学师资状况进行了调查。调查数据除 2 所院校资料填写不清楚外,30 所院校的情况为:本科院校 25 所,专科院校 5 所。在 25 所本科院校中有西药院校 20 所,中药院校 5 所;30 所院校共有药事管理学教师 82 人。教师在不同类别院校的分布及其基本情况见表 1、表 2、表 3。

2   调查结果讨论分析

2.1   我国药事管理学师资队伍有了很大的发展

  1985 年我国开设药事管理学课程时,全国仅 4 所院校有药事管理学科的教师,人数 9 人,其中教授 1 人,副教授 2 人,讲师、助教 6 人。至 1997 年 6 月,在调查的 30 所院校中,有教师 82 人,其中教授 23 人,副教授 27 人,讲师 21 人,助教 11 人。从年龄情况看,30 岁以下 14 人,占教师总数的 17.07%,31 ～ 40 岁 16 人,占教师总数的 19.51%,41 ～ 50 岁 23 人,占教师总数的 28.05%,51 ～ 60 岁 15 人,占教师总数的 18.29%,60 岁以上 14 人,占教师总数的 17.07%。从学历情况看,硕士、博士 6 人,大学 76 人。以上数据表明,我国药事管理学师资队伍在数量和质量上有了长足的发展,教师队伍结构较为合理。

表 1   30 所高校药事管理学教师基本情况简表

	项目	人数(人)	构成比(%)
年龄	21 ～ 30	14	17.07
	31 ～ 40	16	19.51
	41 ～ 50	23	28.05
	51 ～ 60	15	18.29
	60 岁以上	14	17.07
	合计	82	100.00
毕业时间	50 年代	10	12.20
	60 年代	16	19.51
	70 年代	19	23.17

续表1

	项目	人数（人）	构成比（%）
	80 年代	21	25.61
	90 年代	16	19.51
	合计	82	100.00
性别	男	50	60.98
	女	32	39.02
	合计	82	100.00
学历	研究生	6	7.32
	大学	76	92.68
	合计	82	100.00
职称	教授	23	28.05
	副教授	27	32.93
	讲师	21	25.61
	助教	11	13.41
	合计	82	100.00
专兼职	专职	43	52.44
	兼职	39	47.56
	合计	82	100.00
行政兼职（处级以上）		26	31.71

表 2 不同类别院校教师情况分布表

学校类别		院校		教师		职 称							
						教授		副教授		讲师		助教	
		数量（所）	构成比（%）	人数（人）	构成比（%）	人数（人）	构成比（%）	人数（人）	构成比（%）	人数（人）	构成比（%）	人数（人）	构成比（%）
本科院校	西医药院校	20	66.66	62	75.61	20	86.96	18	16.67	14	66.67	10	90.91
	中医药院校	5	16.67	11	13.41	2	8.70	4	14.81	5	23.81	0	0
大专院校		5	16.67	9	10.98	1	4.34	5	18.52	2	9.52	1	9.09
合 计		30	100.00	82	100.00	23	100.00	27	100.00	21	100.00	11	100.00

表3 药事管理学教师学术研究情况简表

	项 目	数量（篇）	构成比（%）
论文分类	药事管理学教学及学科发展	22	16.54
	药学教育管理	45	33.83
	医院药事管理	26	19.55
	药品生产管理	6	4.51
	药品经营管理	6	4.51
	药品管理（含新药管理）	10	7.52
	药学史	12	9.03
	医药经济	6	4.51
	总计	133	100.00
著作		33	—
科研课题	省级以上	20	61.29
	院校级	7	22.58
	自选	5	16.13
	总计	32	100.00
学术兼职		15	—

2.2 药事管理学教师的教学科研水平有了较大提高

（1）开设课程

30所院校为学生开设了药事管理学课程，学时数在30～54之间，有8所学校还开设了药事管理学系列课程，最多的有5门。这些课程为：《管理学基础》《药学史》《药学概论》《药品质量管理与监督》《医院药房管理》《药品生产经营质量管理》《药品市场学》《新药开发管理》《药事法规》《药学研究方法概论》《药品生产企业管理》等。

30所院校中，有半数以上的学校还承担了执业药师考试科目《药事管理与法规》的培训教学任务。

（2）指导毕业生专题设计

有10所院校承担了指导学生毕业专题设计的教学任务，约有240多名学生从事药事管理内容的毕业专题实习。

（3）研究生教育

药事管理学科尚未列入药学研究生专业。1990年国务院学位委员会药学学科评议组同意在药剂、药理、卫生管理专业中招收药事管理学方向的硕士研究生。有4所院校开始招收培养药事管理学研究生，已毕业10名，在读研究生10余名。

（4）科学研究工作

①承担科研课题。有10所院校承担了32项科研课题的研究，其中省级以上20项，包括国家教委、卫生部、国家医药管理局、总后卫生部、省教委的课题。院校级7项，自选5项。研究内容涉及药学

教育信息计算机管理系统；药品监督检验抽样检查规范；21 世纪药事管理学教学内容、方法、手段的改革。《药事法规》等法学类课程改革；医药科技进步评价指标体系的建立；战备药材储备研究；国家基本药物使用率的研究，医药科技进步机制探讨；医药企业如何进入高新开发区，省卫生志·药政管理卷的编写；中国药学年鉴药学教育栏目编写；医院药师作用与地位的研究；药剂科科学管理方法的探讨；我国实施执业药师制度；非处方药制度的探讨。

②撰写学术论文。据统计有 19 所院校的教师发表学术论文 133 篇，涉及内容为：药事管理学教学与学科发展 22 篇，药学教育改革与管理 45 篇，医院药事管理 26 篇，药品生产管理 6 篇，药品经营管理 6 篇，药品管理（含新药管理）10 篇，药学史研究 12 篇，医药经济 6 篇。说明药事管理学教师研究的内容较为广泛，涉及到药事管理各个方面的活动。在这些论文中，尤以药学教育管理、医院药事管理、药事管理学教学改革及其学科发展的内容为主。表明药事管理学教师在这些方面实践较多，反映了药事管理学教师研究的主流。

③编写著作。有 10 所院校的教师主编和参加编写了 33 本著作，其中 90% 以上的著作为本科生使用的教材或成人培训用的教材。33 本著作中，18 本已公开出版，15 本为各院校自己印刷的教材。

（5）学术兼职

82 名教师中，有 18 人兼任省级以上学会的委员、理事、常务理事、秘书长、副理事长等职务，或全国一级学会的理事、常务理事、全国二级学会的委员、副主任委员等职务，有 8 人担任省级、国家级杂志的编委、副主编，说明药事管理学教师的知名度在不断提高，社会地位得到药学界的认可。

（6）师资队伍存在的主要问题

①部分院校领导对师资建设重视不够，兼职教师过多。师资队伍 10 余年来虽然发展较快，但也存在一些问题。如有些学校的领导对该学科的重要性认识不足，不配备专职教师，不建立教研室，不给予必要的教学投入。调查的 30 所院校中，成立教研室的有 9 所，未成立教研室的有 21 所。82 名教师中，专职教师 43 人，占 52.44%；兼职教师 39 人，占 47.56%。兼职教师多为其它学科的教学骨干，如药剂、药物分析、药物化学的教师，有少数由院、系管理干部兼任。这些兼职教师工作阅历较为丰富，对讲授药事管理学有一定的教学经验，但是精力有限，他们把主要精力（如教学、科研）放在所从事的学科上，药事管理学则是第二位的，没有更多的时间深切研究药事管理学科的问题。

②高学历的教师人数太少。82 名教师中，具有研究生学历的仅有 6 人，占总数的 7.32%。这与该学科建立时间较短，国家未设置药事管理学研究生专业有关。

③药事管理学科研工作还未走上轨道，研究方法还没有解决。药事管理学教师承担的科研课题较少，尤其是省部级以上的课题少，研究方向不明确，论文的质量不高，研究成果少。

④中青年学科带头人亟待培养。40 ～ 55 岁之间的中青年学科带头人少，在全国还未形成力量和影响。

⑤青年教师实践管理环节薄弱。讲师和助教 32 人，占教师总数的 39%，这些青年教师的阅历有限，大多缺少必要的社会实践环节的锻炼，对药事管理的实践过程不甚了解，致使教学停留在课本之中，与实践环节脱节，影响到教学质量的提高。

⑥师资的知识结构缺陷。90% 以上的教师为药学院校毕业，管理学、社会学、法学、经济学知识相对缺乏，大多数教师仅通过自学掌握有关知识，但不系统，不扎实，对深层次从事教学、科研工作，受到了一定的限制。加之继续教育的机会少，知识更新较慢，教师的知识、能力、素质有待进一步提高。

3 对加强药事管理学师资队伍建设的建议

3.1 国家主管部门要大力支持、扶持该学科的发展

（1）国务院学位委员会应尽快将该学科列为研究生专业，以便各院校组织力量申报硕士点，解决学科的师资问题。

（2）国家教育主管部门要根据社会需求修改、制订该学科的课程基本要求和教学大纲，提出课程的教学学时，以规范教学的基本内容，从宏观上指导各院校的药事管理学的教学工作。

（3）国家有关部门在科研课题招标中，要有计划地列入药事管理学研究课题，充分发挥高校教师人才资源丰富的优势，协助政府研究解决药事管理工作中的重大疑难问题。

（4）国家有关部门在设立医药学研究奖励时，要包含药事管理学科，如吴阶平—保罗杨森医药奖，应将药事管理学科纳入奖励之列。

3.2 各院校领导应进一步提高对药事管理

学科重要性的认识，从药学事业发展的大局出发，从社会对药学生药事管理知识能力的要求出发，从提高药学毕业生质量出发来关怀、支持该学科的发展。配备专职教师，设立专门的教研室。在创建阶段，从政策上给予倾斜，保证有一批专职教师潜心从事药事管理学教学，开展药事管理学研究，使该学科能够健康地发展。

3.3 药事管理学科协作组要进一步发挥作用

1994年成立的全国医药院校药事管理学科协作组，对促进各校的教学科研、师资培养等工作起到了积极的作用。但由于各种原因，该组织的作用发挥得还不够充分。今后，要多组织学术交流，定期编写该学科发展方向的简报，互通信息，加强药事管理学教师的联系。规划教材出版后，组织教材研讨会，由编写人员重点讲解、示范，组织教学观摩，药事管理学教师共同参与讨论，以此培训师资。制定师资培训计划，每两年举办一次针对性强的药事管理学师资培训班，以更新知识，解决教学中的疑难问题。

3.4 药事管理学教师要不断提高自身素质，以适应社会的要求

建议从以下几方面着手：

（1）走出校门，走向社会，到基层搞调查研究，了解药事管理各部门的工作实践，虚心向药事管理第一线的专家学习，掌握素材，充实自己。

（2）到药学事业的各部门锻炼、实习一段时间，变换角色，兼任一定职务，如下到药政处（科）、药品检验所、医院药房，兼任领导助理或兼任一年药学院办公室教学、科研秘书，协助处理有关管理工作，以此增强自己的阅历，在实践工作中提高分析问题和解决问题的能力。

（3）经常和当地药政管理部门、药品生产经营主管部门、药学会等组织联系，密切配合，参加他们组织的有关活动，主动承担工作，以便及时了解国家药事管理工作的方针、政策和信息。

（4）积极承担科研课题，申请标书，尤其是讲师以上的教师要更加努力，既申请各级政府的纵向课题，也要多和药厂、医药公司、医院药房、政府部门加强联系，帮助解决实际问题，争取科研经费。教师要积极参与国家医药管理体制和国家医疗保险制度的改革研究。科研工作要注意确立自己的研究方向，围绕某个专题进行研究，有助于形成特色和早出成果。要及时总结科研工作，撰写发表高水平的研究论文。踊跃参加学术会议，交流、学习先进经验。积极参加编写药事管理学方面的著作、教材和教学参考用书。

（5）要制定青年教师培养计划。对刚参加工作的青年助教实行规范化培养，时间为5年，分阶段进行，制定出具体的培养计划。从理论知识、带教能力、外语、学术水平等方面提出具体的要求。

如进修学习有关课程，承担更多教学任务，外语达到较高程度，承担科研工作，每年发表论文的篇数等等。制订出考核要求，不合格者不转入下阶段。助教规范化培训不合格不能晋升讲师。此外，还可以采取外出参加培训班，进修有关社会科学课程等方式。兄弟院校之间短期（时间为一学期）交换师资，互相学习，取长补短。还应争取攻读药事管理学研究生或以在职人员申请学位的形式来提高师资水平。

致谢：作者对提供资料的药学院校药事管理学教师表示衷心感谢。

——刊于《药学教育》1998 年第 14 卷第 2 期

论我国药事管理学科的建设

杨世民　　冯变玲　李小强

药事管理学是研究现代药学事业各部分活动及其管理的基本规律和一般方法的科学,是运用管理学、社会学、经济学、法学等学科的原理和方法总结药事管理活动的规律,指导药学事业健康发展的科学。药事管理学是1984年我国颁布《药品管理法》以后发展起来的一门新兴的边缘学科,是现代药学科学的重要组成部分。十余年来在政府部门的大力支持下,在药事管理工作者的辛勤努力下,该学科在我国取得了很大的进展。但与经济发达国家相比,与我国药学其他学科相比,尚有较大的差距。如何加快发展药事管理学科的步伐是亟待研讨、解决的问题。为此,作者在调查了解了我国32所高等药学院校药事管理教学工作的基础上,对我国药事管理学科的建设进行了初步的研讨。

1 我国药事管理学科取得的成绩

我国药事管理学科取得的成绩主要表现在以下9个方面:

在高等、中等药学院校中开设了药事管理学课程,原国家教委将该课程列为药学专业的主要必修课程,制定了课程基本要求;部分院校指导学生进行药事管理毕业论文设计,生产实习中列入了药事管理的内容;药事管理学规划教材已编写并出版;建立了一支结构较为合理的师资队伍;成立了学术团体,中国药学会和部分省级学会组建了药事管理专业委员会,全国高等药学院校成立了药事管理学科发展协作组;创办了《中国药事》等药事管理杂志,为学科交流提供了园地;招收培养了药事管理研究方向的硕士研究生;执业药师资格考试将"药事管理与法规"列为必考科目;药事管理科研工作正在健康发展,研究人员申报、主持了省、部级研究课题,发表了大量的学术论文,出版了一批药事管理学专著。

2 我国药事管理学科存在的问题

2.1 本科教学不够统一

表现在课程内容、教学学时、教学方法、教学环节不尽一致。原国家教委下发的高等药学专业课程基本要求规定:药事管理学为必修课,参考性学时数为40学时左右。但在实施过程中各个学校差距较大,有18、20、36、40、46、48、54学时等多种情况。有的学校列为必修课,有的则为选修课。因学时数有差别,相应的讲授内容差别也较大。在教学方法、形式上各个学校也不一致,有的仅限于大课讲授;有的开展了第二课堂活动,如组织学生参观药房、药厂、药材市场,开展知识竞赛等活动。在教学环节方面,有的在毕业论文设计中列入了药事管理学的内容,培养学生初步的科研能力,有些学校却没有指导毕业论文设计。

2.2 研究生教育较为落后

我国高层次教育中没有药事管理学硕士、博士授权点,而是挂靠在其他学科点上招收药事管理学研究方向的硕士生,这种情况直接影响到对高层次药事管理人才的培养。在学生毕业答辩时,挂靠点上的委员不一定很了解药事管理专业内容,影响了对论文的客观评定。

2.3 师资力量相对较弱

笔者1996年10月至1997年6月调查了32所高校药事管理学师资情况,在调查的84名教师中,专职教师43人，占总数的51%；兼职教师41人，占总数的49%。专职教师中40%以上为青年教师，因缺乏社会实践的锻炼，深入实际调查研究开展得少，对我国国情及药品生产、经营、使用环节的实际了解不够，致使教学停留在课本之中，有些内容和实践脱节。而兼职教师多为药学其他学科的教学骨干或院系管理干部，工作实践和教学经验比较丰富，但由于精力有限，不可能对药事管理学教学投入更多的精力，不可能花费更多的时间来研究药事管理学科建设的问题。此外，师资的知识结构也存在缺陷，90%以上的教师为药学院校毕业生，人文、社会科学知识相对欠缺，使从事深层次的教学、科研工作受到一定的限制。

2.4 科研水平有待提高

药事管理学研究方法还没有解决，研究内容的深度不够，科学性不强。目前，申请的科研课题少，承担省、部级课题更少，发表的论文数量不多，质量不是很高，成果屈指可数。药事管理学教材、著作的数量和质量与社会主义市场经济及医药卫生事业发展的需要不相适应。

2.5 学科的机构设置不够健全

在全国高等药学院校中，设立药事管理学教研室的学校不到总数的1/3，省级药学会中也有半数未建立药事管理专业委员会，机构不健全，人员无法到位，直接影响了学科的发展。

3 加强我国药事管理学科建设的对策

为了加强我国药事管理学科的建设，针对存在的问题，笔者提出以下建议，供有关部门制定政策时参考。

3.1 规范本科教学的内容

药事管理学科内容广泛，应用性强，涉及到药事管理的各个方面。为了保证教学的质量，加强对学生基本理论、基本知识和基本技能的培养、训练，建议国家教育主管部门在调查研究的基础上制定出本科教学的内容范围，明确规定本学科教学的任务、学生应获得的知识和能力，以规范教学内容。笔者认为：我国本科层次药事管理学的教学任务是使学生了解药事活动的基本规律，熟悉药品管理的体制及组织机构，掌握药事管理的基本内容和基本方法，掌握我国药品管理的法律、法规，具备药品研制、生产、流通、使用等环节管理和监督的能力，并能运用药事管理的理论和知识指导实际工作，分析、解决实际问题。通过本课程教学，学生应该获得以下知识和能力：①药事管理学的基本理论、基本知识和方法；②药品质量监督管理的知识；③药事组织管理体制及其职能；④执业药师需要的药事法知识；⑤药品研制、药品专利、新药审批管理的知识；⑥药品生产、经营、使用管理的知识；⑦中药管理的知识；⑧从事药事管理工作的方法和技能；⑨药事管理科学研究的初步能力。以上方面为基本内容，在教学过程中，各校可根据我国药事管理发展的要求，参照国际药品管理的制度和规范进行补充和调整。

3.2 增加教学学时

我们认为，要完成以上内容的教学，教学时数拟安排为60个学时，其中大课讲授48学时，实习12学时。

3.3 强化实践环节及毕业论文设计的教学

除采取大课讲授外，建议各学校开展第二课堂教学，如组织学生搞社会调查，参观药事部门，增强感性认识；开展知识竞赛，培养学生的兴趣及组织管理能力；开设模拟法庭，审理假、劣药案件；到街头宣传药品管理法规，进行咨询服务；在生产实习中适当安排药事管理学的内容。建议各校将药事管理学毕业论文设计列为药学本科专业实习的内容，教学时间为18周左右，以此培养本科生查阅药事管理文献资料,进行社会调查研究,收集、整理、分析、处理资料和撰写药事管理学论文的能力,达到对学生进行初步科研能力训练的目的。将指导学生毕业专题实习列为评估学校药事管理学教学质量的指标之一。

3.4 改革教学方法和手段

为了提高该课程的教学质量,各院校要注重教学方法和手段的改革。如某些章节的课堂教学可采取以问题为中心加以引导的教学方法,教师根据教学内容,拟定若干思考题,要求学生自学,开展讨论并总结,以此培养自学能力和主动参与意识,发挥学生的主观能动性。同时将计算机多媒体技术引入课堂,根据规划教材的内容,制作 CAI 课件。建议教育主管部门将此列为研究课题,投入一定的基金资助,采取招标立项的办法鼓励有条件的学校申报研究,取得的成果共享,以提高教学质量。

3.5 设立研究生专业

经过十余年的发展,我国药事管理学作为药学的一个分支学科已趋于成熟。经过在邻近学科招收药事管理学研究方向研究生的实践,锻炼了教师,形成了导师梯队。近年来,由于医药卫生、医药经济事业发展的需要,国家需要高层次的药事管理专业人才,报考药事管理专业的考生也越来越多。因此,在研究生专业目录中设立药事管理学专业的条件已经具备,建议国务院学位委员会将药事管理学列为研究生专业,以便条件成熟的院校申报招生,或者集中全国药学院校的优势力量,由一个院校牵头,组织若干学校共同申报,联合培养研究生。

3.6 健全学科机构

建议未设立药事管理学教研室的学校尽快设立专门的教研室,配备专职教师,保证有一批专职教师能够潜心从事药事管理学教学、科研工作。建议未设立药事管理学专业委员会的省级药学会尽快设立该组织,保证有一批药学技术人员和管理干部研究药事管理工作中存在的问题,进而予以解决。今后应当将药事管理学科机构是否健全作为评估药学院校和药学会工作的指标之一,没有此机构的部门不能评为优秀。

3.7 加强师资队伍的建设

对青年教师实行规范化培养,时间为五年,分两个阶段进行。第一阶段三年,重点是药事管理学理论知识的学习,外语水平的提高,实践环节的锻炼;第二阶段为两年,重点培养其科研能力。要求制定出具体的培养计划、考评指标,以便操作。第一阶段不合格者不能转入第二阶段,五年培训结束考核不合格者不能晋升为讲师。还可采取兄弟院校之间短期(时间为一学期至一学年)交换师资的方法,互相学习,取长补短。药事管理学教师的素质要提高,一定要走出学校,走向社会,到基层药事管理部门调查研究或实地锻炼,增加实践经验,提高工作能力。在任现职期间调研和锻炼的时间不少于三个月,要对其锻炼情况进行考核,考核成绩作为晋升高一级专业技术职称的依据之一。

3.8 重视科学研究工作

药事管理的科研选题一定要和国家药事管理的中心工作紧密结合,为药事管理工作提供科学依据。当前的科研选题要围绕我国《药品管理法》的修改、讨论,执业药师法的起草,国家医疗保险制度的改革,OTC 制度的推行,执业药师资格制度的实施,医院药学模式的探讨,医药分开核算、分别管理等内容,组织人员进行较深层次的研究。经过五年的努力,推出一批高水平的科研论文和成果,编写出版一批药事管理学教材和专著,充实、丰富药事管理学科内容,指导药事管理工作。为了鼓励药事管理人员从事科研工作,提高研究水平,应设立专项研究奖,对取得优异成绩的人员进行表彰,如中国药学会奖、中国高等药学院校研究奖等。

3.9 充分发挥学术组织的作用

在药事管理学科建设中，药学会药事管理专业委员会和高校药事管理学科协作组起着非常重要的作用。今后应进一步加强联系，组织学术交流，定期编写信息简报，举办继续教育培训班、师资班；帮助教学科研人员申请课题，争取经费，组织攻关，提高科研水平和能力；接受政府部门的委托，组织药事管理学教学质量评估，评审科研课题、优秀论文和成果，为学科的建设发挥桥梁作用。

——刊于《中国医药报》2000 年 4 月 1 日、4 月 15 日、5 月 6 日

从执业药师资格考试谈我国药事管理学教学改革

杨世民　冯变玲

摘要　本文结合国家执业药师资格考试药事管理与法规的要求，从以下 7 方面提出了改革药事管理学教学内容、方法和手段的建议和措施供药学院校教学参考。①增加药事法规的教学内容；②引入以问题为中心的教学方法；③现场参观教学的方式；④采用录相、多媒体教学；⑤开展知识竞赛；⑥采用案例教学法；⑦改革考试题型，增大客观性试题的比例。

关键词　药事管理学；教学改革

我国《执业药师资格制度暂行规定》指出："执业药师是指经全国统一考试合格，取得《执业药师资格证书》并经注册登记，在药品生产、经营、使用单位中执业的药学技术人员。"执业药师资格制度的实施，有利于药学专业技术人员素质的提高，有利于建立科学的人才评价机制，择优聘用人才，促进人才合理流动，同时对我国药学教育也产生了深刻的影响，对高校的人才培养模式、教学内容、教学质量的评估工作带来了新的挑战据国家有关部门统计，1995 ～ 1999 年 4 年间，执业药师考试人员学历及合格率情况为：研究生的合格率为 42%，本科生合格率为 30.4%，大专生的合格率为 14%。对此，各学校应给予高度的重视，采取措施改革教学内容以适应国家执业药师资格考试。本文以药事管理学科为例作一简要的研讨，旨在促进我国今后药事管理学教学工作。

1　执业药师资格考试药事管理与法规科目概况

1.1　科目的基本要求

药事管理与法规是国家执业药师资格考试四个科目之一。该科目要求考生：①掌握我国现行的重要的药品管理方面的专业法律、法规、规章；熟悉和了解有关的法律、法规、规章；掌握和熟悉药事管理的基本内容，依法执业。②具备运用药事管理与法规的基本知识和有关规定分析和解决药品生产、经营、使用等环节实际问题的能力。

1.2　2000 年考试大纲概况

2000 年国家出版的执业药师资格考试考试大纲药事管理与法规科目分为药事管理和法律、法规、规章两部分[1]。

药事管理部分由药事管理知识、药事管理体制、药品质量监督管理、药品生产管理、药品经营管理、医院药事管理、中药管理及药品知识产权保护八章组成。法律、法规、规章部分选编了 50 个与药品管理有关的专业法规和相关法规，其中要求掌握的法规有 28 个，涉及到药品法、新药管理、特殊管理的药品、进口药品管理、药品生产管理、药品经营管理、医院药剂管理、中药管理、药品分类管理、对人员的管理等方面。要求熟悉的法规有 13 个，涉及医疗保险制度、药品审批、中药材、中药饮片管理、戒毒药品管理、药品不良反应监测等 8 个专业法规及产品质量法、计量法、广告法和刑法 4 个相关法规。要求了解的法规有 9 个，包括药品研制管理、药品监督行政处罚等专业法规和标准化法、消费者权益保护法、反不正当竞争法、行政处罚法、行政复议法及行政诉讼法等相关法规。

1.3　试题类型

试题全部为多选题，分为 A，B，C，X 四种题型。多选题的优点是：命题数量多，测试范围广，计算机阅卷，评分标准客观、公正、准确、省时、省力，尤其适合大范围或考生人数较多的考试。试卷由 140 道题组成，考试时间为 150 分钟[2]。

2 我国药事管理教学现状

10 余年来，我国药事管理学教学工作在政府主管部门的支持下，在老一辈专家、学者带领下，药事管理学教师辛勤努力工作，目前已形成了一支结构较为合理的师资队伍，不同程度地开展了教学和科研工作，为我国药学教育和药学事业的发展作出了应有的贡献。由于该学科发展历史较短，在教学方面还存在一些问题：①该课程在有的学校是必修课，有的则为选修课。②教学时数不等，有 18，20，36，40，46，48，54，60 学时等多种情况。③教学内容不统一，由于学时差异较大，教学内容也不一致，药事法规尤为薄弱。④教学用书亟待更新，第一版药事管理学规划教材是 1993 年 3 月出版的，大部分内容已过时，不适应目前的形势，第二版教材编写工作目前已完成，正等待出版。

由于以上问题的存在，我国目前药事管理学教学工作和国家执业药师资格考试"药事管理与法规"的要求相比差距较大，学生要通过执业药师资格考试比较困难。

3 对我国药事管理学教学内容改革的建议

3.1 提高有关领导和教师的认识，重视药事管理学科的发展

执业药师资格考试合格率从某种程度上可反映出一个学校的教育质量，如果培养的学生连执业药师考试都无法通过，怎么能说教育质量高呢？国家执业药师资格考试将药事管理与法规列为主要考试内容之一，说明药事管理课程在药学事业中的重要性。换句话说，如果学生药学专业知识考试成绩合格，药事管理与法规不合格也不能说是合格人才。因此，建议各学校要抓住机遇，将该学科作为一门重点学科来发展，在师资的配备、经费的投入、图书资料及计算机的配置上给予优惠政策，扶植支持该学科成长。

3.2 修改教学计划，增加药事管理学教学学时

"药事管理与法规"作为执业药师资格考试的一个独立科目，试卷相当于药学专业两门课程的题量之和。而在本科教学中，各院校的学时数普遍偏少，远远低于药学专业其他课程的学时数，在这种情况下，要培养出合格的执业药师显然是不够的，第二版规划教材《药事管理学》计划学时定为 60 学时，建议各校应不低于此数. 在新的教学计划中应予明确规定，严格执行。

3.3 增加药事法规的内容，有条件的可开设选修课

根据目前药学类专业药事管理教学内容的现状，考虑到学生参加执业药师考试的需求，应在该学科教学内容中增加药品管理的专业法规和一些主要的相关法规，如药品分类管理、药品知识产权保护、中药管理、GMP 及其认证管理、GSP 及药品流通监督管理、城镇职工基本医疗保险用药范围管理、定点零售药店管理、药品不良反应监测、医院药学管理、产品质量法等内容。有条件的学校可在药学类专业中开设"药事法规"选修课，拟安排 36 学时，比较系统地讲授药事管理的法规，以弥补学生药事法规的不足。

3.4 改革教学方法和手段

药事管理学文字叙述多，政策法规性强，实践性强，药品管理的法规严谨，有的用语比较抽象，学生不易理解。该课程不做实验，仅靠大课讲授难免枯躁，提不起学生的兴趣，如何搞好该课程的教学、提高质量，值得人们深思和不懈的实践探索。笔者认为：该课程除讲授之外，还可采取下列方式进行教学。

3.4.1 采用以问题为中心的教学方法

该方法可发挥学生的主观能动性，提高学生的参与意识。首先由学生自学，教师提供一些练习题供学生学习，围绕此问题进行讨论，学生分成小组上讲台讲演，其他学生和教师进行评议，此法可收到较好的效果。如麻醉药品、精神药品和医疗用毒性药品的管理内容可采取该法进行教学。

3.4.2 现场参观教学的方式

教师可带领学生到药品生产、经营使用的第一线，边参观、边讲解，效果会更好一些。如药品生产管理、药品经营管理、医院药事管理的内容可采取此方法。GMP、GSP 的各项规定，内容多且较抽象，大课讲授效果不理想，到制药厂去讲 GMP 则非常直观，不但易懂，而且记忆也深刻。

3.4.3 采用录相、多媒体教学

鼓励教师制作录相带或多媒体课件，上课时给学生播放，看完某专题内容后，教师提供若干个练习，让学生结合录相、多媒体的内容做练习、讨论分析，如药品市场管理、假药、劣药案例分析、新药的审批、药品广告宣传等内容。给出一段案例的情景画面让学生观看，结合练习题思考、讨论，得出正确的答案，此法可培养学生观察、综合分析问题和解决问题的能力。

3.4.4 知识竞赛

在教学过程中安排一次知识竞赛，围绕教学内容给出一些测试题，其中大部分是学习过的，少部分是学生以前未学过的，将学生分成若干小组，采取竞赛的方式选出优胜者。这种形式既可督促学生复习教学内容，也可促使学生自学、查找资料，培养参与、竞争及团队合作的精神。

3.4.5 案例教学法

教师可事先布置 1～2 个现实生活中发生过的典型案例，将学生分成若干小组，在规定的时间内（1 周左右）查阅有关资料，小组达成共识，并推选出一名发言代表。上课时由每个小组的代表阐明本组的观点，其他同学进行讨论、评议。如假药、劣药的案例分析，药品广告内容讨论等。

3.5 改革考试题型

在试卷中增大客观性试题的比重，减少主观性试题，如在考试中选用 A，B，C，X 题型，也可用历年国家执业药师考试试题对学生模拟测试，既能帮助学生熟悉执业药师的考试内容和题型，同时使学生找出差距，知道自己的不足，激励学生更加刻苦地学习，掌握更多的知识和技能，向更高的目标迈进。

参考文献

[1] 国家药品监督管理局制定.国家执业药师资格考试考试大纲.北京:中国医药科技出版社，2000：6-14.

[2] 吴凯云.全国执业药师资格考试情况分析.中国药师，1999，2（4）：179.

——刊于《西北药学杂志》2001 年第 16 卷第 6 期

新世纪药学类专业人才培养模式改革的研究

宿凌　杨世民

摘要　通过对新世纪药学教育的国际背景、社会背景、政策背景、专业背景、科技背景的分析，从药学类专业分类培养、课程体系优化设置、教学方法手段改革、实践教学改革、考核评估手段改革等五个方面，提出药学类专业人才培养模式改革的建议。

关键词　药学类专业；培养模式

《中国教育改革和发展纲要》中指出："世界范围内的经济竞争，综合国力的竞争，实质上是科学技术的竞争和民族素质的竞争，从这个意义上说，谁掌握了 21 世纪的教育，谁就能在国际竞争中处于主动地位。"这对培养和造就我国新世纪高素质的人才提出了迫切的要求，药学类专业人才的培养面临着严峻的挑战。高等药学教育的发展程度和水平，直接关系到我国药学事业和医药经济的发展规模和水平，影响着我国医药产业的国际竞争力。因此，有必要对我国药学类专业人才培养模式进行深入的研究与探讨。

1　新世纪药学教育的研究背景

1.1　国际背景

加入 WTO 使我国药学教育面临着机遇和挑战，对药学教育的各个方面产生了深远的影响。我国加入 WTO 后对于高等教育做出了有限开放市场的承诺：允许其它成员国到中国开办合作办学性质的教育机构或进行其它形式的合作办学，并允许外方在合作办学机构中控股；外籍个人教育服务人员受中国学校和教育机构的聘用或邀请可以在中国提供教育服务。这些承诺有利于我们学习国外药学教育的经验，借鉴国际上先进的教材，引进先进的教学方法和手段；有利于吸引海外资金和优质教育资源，补充我国药学教育资源的不足；有利于在药学教育领域引入新的竞争机制，推动我国药学类专业人才培养模式的改革，顺应药学教育发展的世界潮流。加入 WTO 使我们置身于经济全球化的环境中，致使竞争力不强的医药行业形势愈加严峻，药学教育市场的竞争加剧，医药卫生服务业的开放使药学类专业人才的培养面临巨大挑战。药学教育应注重学生的素质教育和德育教育，培养学生的创新精神、协作精神、洞察能力、实践能力、开拓能力、批判意识、竞争意识、国际意识，提高学生的信息素养和外语水平。使学生学会认知、学会做事、学会共同生活、学会生存。要求学生不仅具有扎实的药学专业知识，而且具有较强的心理素质、适应能力、道德水准，以符合新的国际环境对药学人才的要求。

1.2　社会背景

随着科技的发展和生活水平的提高，人们越来越注重生命的质量。社会对药学人才在种类和质量上提出了新的要求：社会不仅需要直接从事药学研究、药品生产、药品流通、药品检验的药学人才，而且更需要从事社会药房药学服务、临床药学服务和药品高级管理的药学人才。同时，社会需要高质量的药学人才。以保证药品的高质量和人民用药的安全有效。

随着医疗制度的改革和人们自我药疗意识的提高，人们越来越趋向于小病到药店购药，从而对提供用药咨询的社会药房药学服务型人才需求增大；另外，医疗机构为了提高医疗水平和服务质量，将逐步开展全程化药学服务，从而需要大量从事血药浓度监测、个体化给药、药物经济学研究的临床药学服务型人才。

随着我国医药市场经济的发展,医药市场需要具有药学、管理学、法学和经济学等综合知识的高级管理人才。以适应医药经济的飞速发展,提高我国医药产业的国际地位。

1.3 政策背景

医药行业长远规划提出,到 2010 年我国医药行业要发展成为高技术、外向型主导产业,医药工业整体水平基本实现现代化,跨入世界医药强国行列。这一目标的实现取决于药学教育质量的提高。国家教委部署了《高等教育面向 21 世纪教学内容和课程体系改革计划》《新世纪高等教育教学改革工程》,对药学专业教学内容和课程体系的改革提出了相应的要求。1998 年,国家教委全面修订了本科专业目录,其中,药学类专业从原来的 17 个专业调整到 4 个专业,即药学专业、中药学专业、制药工程专业、药物制剂专业,加厚了基础知识,拓宽了专业口径,有利于培养通用型药学人才。

1.4 专业背景

目前,我国药学类专业人才的培养模式以化学—药学为主,存在的主要问题有:①课程设置呆板,课程之间各自强调系统性、完整性而彼此重复;②教材及教学内容陈旧落后,缺乏药学研究领域前沿内容的介绍;③实验课多为验证性试验,缺乏综合性和设计性试验;④实践教学内容局限,质量不高,不能充分培养学生的实践能力、创新能力、独立工作能力和协作共事能力;⑤教学方法陈旧,以课堂教学为主。学生自学和探讨时间有限;⑥人文课程缺乏,德育课程质量和效果不佳。随着药学事业的不断发展和 21 世纪生物时代的到来,药学类专业人才的培养应逐步转为化学—药学—生物学—人文—管理学等交叉融合的模式。

1.5 科技背景

21 世纪是信息高度发展的时代,信息化社会要求药学教育必须改革,以满足培养面向信息化社会创新型药学人才的要求。药学教育应在教育信息化的环境中,高度重视信息的分析,并在此基础上,在药学教育中有效应用信息技术,探索新的教育模式,促进药学教育现代化的过程。

信息技术在高校中的广泛应用,将对高校产生十分深刻的变革。教育信息化的深入展开,使教师的作用、学生的能力、教育设施的性能都有着深刻的变化。教师将从知识的传递者转变为学习的组织者和协调者,致力于促进学习网络的形成,注重培养学生信息能力。学生在教育信息化的环境中,应具有很好的信息能力,即对信息的获取、处理、创造、表现的能力;注重学习方法、思维方法和讨论方法的掌握,具备一定的自我学习能力、知识迁移能力和创新能力;并善于有效地进行知识的探索,自觉地进行"发现学习""问题解决学习"。

在教学过程中,教师应合理应用教学模拟软件,提高教学效率。如演示法、实验法、探索法、体验法、游戏法、智能导师、问题解决、微型世界、虚拟实验室、情景化学习、案例研习、基于资源的学习、问究学习、计算机支持学习、虚拟学习、虚拟学社、协同实验室、计算机支持讲座、虚拟教室、认知工具等。

2 药学类专业人才培养模式的探讨

药学教育应实施全面素质教育,加强教学改革,修订教学计划,改革课程设置和教学方法,采用新的考核和评估办法,培养具有创新精神、实践能力、素质全面的药学人才:①从以课程为中心转向以学生为中心;②采用讨论式、启发式和探究式教学;③增加探索性实验、设计性实验、开放式实验;④提高课程设置的柔性化,促进学生个性化知识结构的形成;⑤运用多媒体和网络技术,打破学习的时空限制,促进学生自学能力的提高。

2.1 药学类专业的分类培养

目前我国需要的药学类人才可分为三类,即科研型人才、服务型人才和通用型人才。建议药学专业学生前两年学习药学专业基础知识,然后进行统考,根据考试成绩和平时表现,按一定比例选拔优秀的学生进入科研型人才、服务型人才和管理型人才的培养阶段,学生可以根据自己的兴趣和特长选择主攻方向。其余的学生可继续通用型人才的培养,进行后期分流和毕业专题实习。这样的专业设置,有利于激发学生的竞争意识,提高学生主动学习的积极性,同时相对缩短了学制,节约教育资源,提高了人才的培养效益。其内容见表1。

表1 药学类人才分类培养专业划分

药学类人才分类	学制	学位	专业方向
科研型人才	六年/八年	硕士/博士	新药开发
			药物制剂
			药理研究
			药物分析
服务型人才	六年	硕士	社区药学
			临床医学
管理型人才	六年	硕士	药事管理
通用型人才	四年	学士	药学
			中药学
			制药工程
			药物制剂
			药品营销

2.2 药学类专业课程体系的优化设置

(1)药学课程模块

将药学类专业课程分成若干模块,加强课程的知识渗透与融合,保证知识结构的系统性和完整性,适应不同药学类人才培养方向的需要。课程模块分为必修和选修两类。必修的课程模块:

①公共基础模块:外语、计算机应用基础、政治经济学、自然辩证法、邓小平理论、药学文献检索、数理统计、体育;

②人文学科模块:哲学、中国革命史、中西方文化比较、科技应用文写作、伦理学、艺术鉴赏、法学基础、管理学基础;

③信息技术模块:计算机应用基础、网络知识、计算机高级语言;

④基础化学模块:无机化学、有机化学、物理化学、分析化学;

⑤药学专业模块:药理学、药剂学、药物化学、药物分析、药事管理;

⑥实践模块:医院临床药学实习、社会药房实习、药厂实习、药检所实习、野外采药实习、实验室科学研究、毕业专题实习。

选修的课程模块:

①化学制药模块:有机合成、药物化学、药物动力学、细胞生物学;

②生物制药模块：生物化学、微生物学、细胞生物学、生物工程、分子生物学、细胞生物学、分子遗传学、免疫学、现代生物技术、生物制药工艺与设备、生物药品分析、工业药剂学、基因工程药学；

③制药工程模块：药物合成反应、药物设计与新药开发、制剂工艺学、药物分离工程学、工业药剂学、化工原理、化工设备基础、化工仪表与自动化、制药设备与车间设计；

④天然药物模块：药用植物、生药、天然药化；

⑤中药学模块：中医学基础、方剂学、中药药理学、中药药剂学、药用植物学、中药化学、中药制剂分析、中药鉴定学、中药炮制学、中药工程、中药研制、中药制药、中药资源开发利用；

⑥临床药学模块：人体解剖生理学、病理学、临床基础课程、诊断学、临床药理学、临床合理用药、临床药物治疗学、药物经济学、临床药物动力学、药学监护、医院药学；

⑦药理学模块：生化药理学、免疫药理学、实验药理学、临床药理学、中药药理学、分子药理学、药物毒理学；

⑧药物制剂模块：物理化学、中药制剂、化学药品制剂、生物药剂、药代动力学；

⑨药物分析模块：容量分析、仪器分析、体内药物分析、光谱解析；

⑩药事管理模块：药事法规、法学基础、社会学基础、管理学基础、经济学基础、公共关系学、心理学、领导科学、商业贸易学、市场营销学。

药学类专业学生根据各自人才培养的特点和自己的兴趣，在必修课程模块和限定性选修课程模块的基础上，选择其它课程模块。其中，各个选修的课程模块中的各门课程，也可根据需要自由选择，只要选够规定的学分即可。药学类人才各专业限定性选修课程模块分布见表2。

表2 药学类人才各专业限定性选修课程模块

药学类人才分类	专业方向	限定性选修课程模块
科研型人才	新药开发	①②⑤⑦⑧⑩
	药物制剂	③⑤⑥⑦⑧⑩
	药理研究	①②⑤⑥⑦⑩
	药物分析	⑤⑥⑦⑧⑨⑩
服务型人才	社区医学	⑥⑦⑧⑨⑩
	临床药学	⑥⑦⑧⑨⑩
管理型人才	药事管理	⑥⑦⑧⑨⑩
通用型人才	药学	④⑥⑦⑧⑨⑩
	中药学	④⑤⑦⑧⑨⑩
	制药工程	①②③⑤⑧⑩
	药物制剂	①②③⑤⑧⑩
	药品营销	④⑤⑥⑦⑧⑩

（2）德育课程

药学高等院校应加强德育课程，善于将基础知识与学生的潜能和悟性结合起来，内化成学生的科学文化素质；加强学生道德素质、专业素质、文化素质和身心素质等综合素质的培养；注重学生创造力、意志力、亲和力、判断力及独立人格的培养；使学生具有"诚实、守信、谦虚、热忱"为核心的"为人之德"；以"勤奋、踏实、顽强、敬业"为核心的"为事之德"；以"爱国、爱民、无私、奉献"为核心的"为民之德"；以"自尊、自强、进取、超越"为核心的"立身之德"。

①德育课程应坚持马克思主义、毛泽东思想特别是邓小平理论在学校中的指导地位，大力弘扬中华民族优秀文化和传统美德，增强学生的民族自尊心和自豪感，自觉抵制外来不良文化的影响。

②以德育为核心，加强素质教育与专业课程的融合，发挥德育在素质教育中的导向作用，培养学生正确的世界观、人生观、价值观。同时应注重挖掘科学精神在影响人的素质方面的重要作用，将传统的药学专业知识教育延伸到学生的精神世界，渗透到思想意识的方方面面，潜移默化地塑造美好的心灵。

③加强学生的科学精神、人文素养、公德意识、心理素质的培养，充分发挥非智力因素的作用。挖掘学生身心潜在的优秀品质，培养坚定顽强的意志、艰苦奋斗的精神、团结合作的风尚以及适应社会的能力。

④构筑新型的德育模式。实施情感型模式、隐含型模式和氛围型模式等，使德育课程具有针对性、实效性和可操作性。

（3）信息课程

新世纪药学人才应具备的一项基本素质是信息能力。信息能力将成为信息社会中每一个人生活、学习、工作的基本能力，是进入信息社会的通行证。因此，药学高等院校应设立全面实用的信息技术类课程，如计算机应用基础、网络技术、计算机高级语言、多媒体技术、网页设计等课程，提高学生的信息素养，着重培养学生8种信息能力：①运用信息工具的能力；②获取信息的能力；③处理信息的能力；④生成信息的能力；⑤创造信息的能力；⑥发挥信息作用的能力；⑦信息协作意识与能力；⑧信息免疫能力。通过加强药学专业学生的信息技能，提高学生解决问题的能力，探索知识的能力，批判性思维的能力和与他人协作的能力。

3. 药学类专业教学方法手段的改革

（1）网络化教学

药学高等院校应建设一流校园网，使网络走进教室、实验室、办公室、学生宿舍和教工住宅，提高网络速度，丰富网上资源，使全体教师和学生能方便地利用网上信息，改进教学内容，提高学习效率。还应积极建设多媒体教室，使教师利用计算机多媒体和网络技术，提供图文声像并茂的多种感官综合刺激的多媒体课件，形象化的传授药学知识；并创造交互式学习环境，按超文本、超链接方式组织管理药学领域的知识和各种教学信息。此外，可将药学专业各模块的课程全面实现课程网络化，使学生能按照自己的需要和时间，利用网络直接聆听高水平教师的授课，利用网络复习课堂上讲授的内容；在网上完成作业、与同学教师进行讨论等。

发挥信息技术在创新教育和情感教育方面优势，要求教师必须首先学会如何在教学中应用信息技术，收集各种分散的学习资源和信息，进行信息化教学资源的开发、多媒体教学软件的制作。在学习活动中对学生进行有效的指导、组织和协调，并提供大量信息资源供学生在解决问题过程中查阅。教师应始终坚持以学生发展为本的思想，把信息技术与学科教学相结合，培养学生将信息技术作为获取和加工信息、解决问题的工具。

（2）个性化教学

药学教育应坚持因材施教，注重个性化教育，形成以学生为主体的自主学习机制。鼓励教师探索各种有利于启发和调动学生学习积极性、激发学生创新意识的教学方法，采用各种有利于检验学生的基本素质和创新能力的考核评估方法。对此，可采取以下措施：①推行主辅修制，实行双学位制和弹性学分制；②提供给学生自由的发展空间、思维空间，允许自主选择研究方向；③开放资料室，拓宽学习的时间和空间,使学生能够利用图书馆、多媒体信息、计算机网络和信息高速公路等,根据各人情况自由安排学习;④采取小班教学,创造协作互助、讨论交流、竞争进取的学习氛围;⑤推行高年级学生导师制,开放实验室,鼓励学生参加科学研究和技术开发;⑥开展双语教学,将专业课程和外语教学融为一体,提高学生专业课程外文资料查阅和学习的能力;⑦实行课外学分制,引导学生参加药学社会实践,鼓励学生参与社团活动,发展个人的兴趣爱好,提高适应社会的能力。

个性化教学要求教师在教学中投入感情,注重积极引导学生,善于发现学生的特长,努力挖掘学生的潜能,提高学生的悟性,培养学生探究性学习的能力,还要求教师能够利用信息技术设计个性化的教学内容。

（3）集中式教学

药学高等院校可根据设立的课程模块,对学生进行集中教学,使学生可以在相对集中的时间内,进行某一课程模块相关内容的学习。集中式教学有利于学生对某一特定课程模块进行较为深入的学习和研究;有利于避免课程间的重复和阶段性教学中的知识遗忘;有利于促进课程间的知识交叉渗透;有利于节约教育资源,提高教学效率。

集中式教学的考核可以采取撰写综述、论文的形式,考察学生综合掌握和运用知识的能力。集中教学的时间不局限于某一特定学期和学年,采取循环式的教学或网络课程模式,使学生可以根据自身的情况,随时开始集中学习。

（4）探究式教学

探究式教学指教学过程是在教师的启发诱导下,以学生独立自主学习和合作讨论为前提,以现行教材为基本探究内容,以学生周围世界和生活实际为参照对象,为学生提供充分自由表达、质疑、探究、讨论问题的机会,让学生通过个人、小组、集体等多种解难释疑的尝试活动,将自己所学知识应用于解决实际问题的一种教学形式。探究式教学能够培养学生的科学探究能力,综合分析能力,解决问题能力,自学能力,创新思维能力,搜集情报信息能力,使用计算机、工具书的能力,以及调整完善自我知识结构的能力。

教师可采用“任务驱动”教学法进行探究式教学。首先列出若干研究课题,提纲式地介绍研究背景,然后学生通过图书馆、计算机网络查阅文献资料,并对各研究课题的发展趋势、进展、存在问题做出分析、总结和讨论,最后教师进行总结性评价。探究式教学应发挥学生的主观能动性,使学生积极主动地参与探究活动,构建知识框架,而不以统一的尺度去度量学生的知识水平,给学生的不同见解留有一定的思维空间。

4. 药学类专业实践教学的改革

药学教育应注重实践环节,确保实践的效果,坚持理论联系实际,重视学生实践能力培养。一方面要加大对教学实验设施的投入和对实验室的更新改造,提高实验教学的质量。另一方面要加强社会药房实习、医院临床实习、野外采药实习、药厂实习、药检所实习和毕业专题设计等,并注重保证实习的质量。实践教学可以采取每学期都开展的方式,增加学生实践的时间。使理论和实践能够及时有效的结合。实践教学还可以采用循环滚动的形式,提高学生选择的灵活性,使学生根据自己的需要和兴趣选择实践的内容和时间。

实践教学的考核可以采取实习单位评价、学生实习总结的汇报、研究论文的撰写、毕业论文答辩等多种形式,有效地评价学生的实践技能。

5. 药学类专业考核评估手段的改革

药学人才的培养目标、培养模式、培养方法手段的改革,决定了考核评估手段也必然要进行相配套的改革,以保障药学教育改革有效性、可行性和完整性。因此,在原有主要以考核学生理论知识记忆水平的闭卷考试的基础上，可增加以下 10 种考核评估方法：

（1）开卷考核

考核学生理论知识的灵活运用能力和创新思维能力，检验知识记忆以外的分析问题、解决问题的能力。

（2）论文撰写

考核学生对特定课程整体内容的把握程度，以及文字表达能力。论文包括综述性论文和研究性论文，应鼓励学生撰写研究性论文。可以将学生的论文整理成论文集，供学生之间交流评价，提高学生的竞争意识。

（3）课堂讨论

考核学生对课程某一特定内容的理解程度，以及口头表达能力和与人交流能力。在课堂上，将学生分为若干小组，记录学生的发言内容，根据发言的质量打分。课堂讨论有利于学生创造性思维和批判性思维的培养。

（4）课堂试讲

考核学生在某一课程或研究领域深入程度，以及口头表达能力和逻辑思维能力。课堂试讲包括课程内容的讲授和研究内容的学术报告，即学生讲授课程内容的难点、重点、学习方法，或介绍学科最新的信息、资料，还可以汇报自己在学科某一方面的阶段性研究成果。

（5）面试答辩

考核学生知识全面掌握和灵活运用的程度，以及口头表达能力和心理素质。

（6）设计实验

考核学生综合的实验技能，以及信息素养，创新能力和批判精神。

（7）参与科研

考核学生科学研究和探索能力，以及小组协作和人际沟通能力。

（8）社会实践

考核学生理论与实践相结合的能力和人际沟通能力。

（9）科技竞赛

考核学生科学研究和探索能力，以及竞争意识和创新创业的能力。

（10）毕业前统考

考核学生的综合知识和技能。毕业前统考应成为药学专业人才进入社会从事各种药学工作的职业准入考试。

新世纪对我国药学教育提出了新的要求，药学高等院校应顺应药学教育发展的世界潮流，积极推进药学类专业人才培养模式的改革，培养出适应社会发展需要的高素质药学人才。

——刊于《药学教育》2002 年第 18 卷第 4 期

我国药事管理学科建设与展望

杨世民　　侯鸿军　　裴雪友

　　药事管理学是研究现代药学事业各部分活动及其管理的基本规律和一般方法的科学,是应用管理学、社会学、经济学、法学、行为科学等学科的原理和方法总结药事管理活动的规律,指导药学事业健康发展的科学。药事管理学是近十几年来才发展起来的一门新兴的边缘学科,是现代药学科学和药学实践的重要组成部分。该学科在我国政府部门的大力支持和药事管理工作者的辛勤努力下,已经取得了很大的进展,但与欧美等经济发达国家相比,与药学科学其他分支学科相比,尚有较大的差距。如何加快药事管理学科的发展步伐,使该学科适应科技革命和国家经济结构的调整,促进该学科可持续发展,是亟须研讨、解决的问题。

1　我国药事管理学科的形成[1]

　　我国开设药事管理学始于 20 世纪 30 年代。当时,部分高等药学院系中开设了"药物管理法及药学伦理""药房管理"课程。1954 年高教部颁布的药学教学计划中,将"药事组织"列为必修课程和生产实习内容。1956 年各药学院校正式成立了药事组织学教研室,开设药事组织学,最高达 136 学时,后改为 54 学时。1964 ～ 1983 年间各高等药学院校停开此类课程。1980 年,卫生部药政管理局举办了全国药政干部进修班,正式开设"药事管理"课程。1984 年《药品管理法》颁布后,药事管理学科的发展再度引起广泛重视。从 1985 年秋季开始,华西医科大学给药学、药化专业学生开设了必修课程《药事管理学》,第二军医大学药学院、北京医科大学药学院、西安医科大学药学院也将该课列为必修课程。1987 年,国家教委将药事管理学列为药学专业的必修课程,并定为该专业的一门主要课程,制订了课程基本要求。1993 年,吴蓬教授主编的规划教材《药事管理学》出版使用,至2001 年,我国高等药学院(系)普遍开设了药事管理学课程。

2　我国药事管理学科的发展

　　近年来,药事管理学科在我国有了较大的发展,取得的成绩主要表现在以下 10 个方面。

　　2.1　药事管理学被国家教育部门列为药学专业的主干课程,从政策上保证了该学科的发展。目前,各高等医药院校均将其列为必修课程。

　　2.2　部分院校指导本科生进行药事管理毕业论文设计,在生产实习中也列入药事管理的内容。

　　2.3　药事管理学教材建设有了较快的发展。供各层次学生使用的药事管理学教材已有 6 ～ 7 种,保证了药事管理教学的需要。

　　2.4　部分院校成立了药事管理学教研室,建立了一支结构较为合理的师资队伍。截止 1999 年,59 所高校已有药事管理学教师 107 人,占药学类专业教师人数的 5.3%。其中教授 11 人,副教授 31人[2]。

　　2.5　有 6 所高校招收培养药事管理学研究方向的研究生,目前已招收研究生 30 余名,毕业 10余名,在读 20 余名[2]。

　　2.6　成立了学术团体,中国药学会和部分省级药学会组建了药事管理专业委员会,全国高等药学院校也成立了药事管理学科发展协作组,已召开了 4 次学科交流会。

　　2.7　创办了《中国药事》等药事管理学杂志,其他一些药学期刊也专门开辟了药事管理栏目,为学科交流提供了园地。据《中国药事》杂志 2002 年第 1 期报导,1999 ～ 2000 年我国有 146 种期刊登载了药事管理方面的文献 1305 篇[3]。

2.8 国家执业药师资格考试将"药事管理与法规"列为必考科目,国家组织专家编写了考试大纲,及《药事管理》、《药事法规汇编》等应试指南。1995 ～ 2001 年,有 199905 人报名参加执业药师、执业中药师考试,实际参加考试的人数为 151138 人。目前,全国取得执业药师、执业中药师资格的人员共计有 42069 人[4]。执业药师资格制度的实施,使近 20 万名药师系统的学习了药事管理和药事法规的内容。经过学习、培训、考试、注册后继续教育,他们熟悉了药事管理的知识,掌握、熟悉了药学专业法律、法规,了解了药学相关的法规,强化了依法管药,依法生产、经营药品,保证药品质量的意识和能力。

2.9 药事管理科研工作正在健康发展。申报、主持了省、部级研究课题,发表了大量的学术论文,出版了一批药事管理学专著。

2.10 药事管理学系列课程得到了发展。除药事管理课程外,一些高校还为本科生、研究生开设了药事管理学系列课程,如《管理学基础》《药学史》《药学概论》《药品质量管理与监督》《医院药房管理》《药品生产经营质量管理》《药品市场学》《新药开发管理》《药事法规》《药学研究方法概论》《药品生产企业管理》等。

3 我国药事管理学科建设过程中存在的问题[5]

3.1 组织机构设置不够健全

2001 年,在全国 96 所高等药学院校中约有 1/2 的学校还未设立药事管理学教研室,部分省级药学会尚未建立药事管理专业委员会,影响了药事管理学科的发展。

3.2 教学、研究人员的力量较为薄弱

药事管理学科建立时间较短,学科带头人、学术骨干较少。部分任课教师从药学或管理学专业毕业不久,缺乏社会实践的锻炼,对我国国情及药品研制、生产、流通、价格、广告、使用环节的实际了解不够。致使教学停留在课本之中,甚至某些内容与实践脱节,影响了教学质量的提高。此外,师资的知识结构也存在缺陷。一些教师人文、社会科学的知识和能力相对欠缺,从事深层次的教学、科研工作受到一定限制。加之继续教育的机会较少,知识更新较慢,教师的知识、能力、素质有待进一步提高。

3.3 研究层次还不深,水平有待提高

药事管理学研究方法还不够成熟,研究内容的深度不够,学科性不强。目前,申请的科研课题少,承担省、部级课题更少,发表的学术论文数量、质量都有待提高,研究成果屈指可数。药事管理学专著还不多,与社会主义市场经济及医药卫生事业发展的需求不相适应。

3.4 高层次人员的培养受到限制

我国高层次药学教育中至今没有药事管理学硕士、博士授权点,而是挂靠在药剂、药理、药物分析、卫生管理等相近学科点上。这种情况直接影响了高层次药事管理人才的培养,与我国目前亟须高层次药事管理人才的状况极不适应。

4 加强我国药事管理学科建设的对策

4.1 培养药事管理人员，适应社会发展的需求

4.1.1 充分发挥学术组织的作用

在药事管理学科建设中，中国药学会药事管理专业委员会和高校药事管理学科协作组，起着非常重要的作用。今后应进一步加强联系，组织学术交流，定期编写信息简报，举办继续教育培训班，帮助教学科研人员申请课题，争取经费，组织攻关，提高科研水平和能力，从而造就一批业务素质和管理才能均较强的药事管理队伍。同时，专业委员会还应接受政府部门的委托，组织药事管理学教学质量评估，评审科研课题、优秀论文和成果，为学科的建设发挥桥梁纽带作用。

4.1.2 发挥各级药品监督管理干部的主力军作用

我国各级药品监督管理干部处在药品监督管理的最前沿，实践经验丰富，最熟悉药品监督管理过程。他们在执法中发现问题，及时解决，使药事管理学科在实践中不断充实、完善。药品监督管理干部也最有条件把学科研究的最新理论成果与实际相结合，使研究理论在实践中日臻完善。此外，还有一批药品监督管理干部在高校兼任该学科教师，讲授药事法规、药品质量监督管理、新药审批管理等课程，协助培养青年教师。今后，还要继续发挥药品监督管理干部主力军的作用，不断探索、总结药品监督管理的经验，并将其上升为理论推动我国药事管理学科的发展。

4.1.3 加强药事管理学师资队伍的建设

高等学校要配备专职教师，建立药事管理学教研室，保证有一批专职教师潜心从事药事管理学教学、科研工作。药事管理学教师要不断提高自身素质，走出校门，走向社会，到基层调研，了解药事管理各部门的工作实践，增强自己的阅历，不断充实自己。要加强同药品监督管理等部门的联系，及时了解国家的方针、政策和信息。要积极承担科研课题，申请标书，也要同药品生产、经营企业，医院药房等单位加强联系，帮助解决实际问题，争取科研经费。积极撰写发表高水平的研究论文，踊跃参加学术会议，广泛交流，互相学习。积极参加编写教材、专著，发挥高校培养人才、科学研究及服务社会的作用。

4.1.4 加大高层次人才培养的力度

药事管理学作为药学的一个分支学科，经过近 20 年的发展已趋于成熟。通过在邻近学科招收药事管理学研究方向研究生的实践，锻炼了教师，形成了导师梯队；近年来，随着医药卫生、医药经济事业的发展，国家亟须高层次的药事管理人才；报考药事管理专业的考生也逐年倍增。因此，在研究生专业目录中设立药事管理学专业的条件已经具备。建议国务院学位委员会应将药事管理学列为研究生专业，以便条件成熟的院校申报招生，或者集中全国药学院校的优势力量，由一个院校牵头，组织若干学校共同申报，联合培养研究生。

4.2 加强科研工作，促进学科发展

科学研究是学科建设的重要内容，处于学科建设的中心地位。药事管理科研工作是从药学的社会方面，应用社会科学理论和方法，探讨药学事业中的有关问题。

4.2.1 药事管理的科研选题、研究内容与范围

药事管理科研的选题一定要坚持与国家药事管理的中心工作紧密结合，为我国药事管理工作提供科学依据。随着药学科学和药学实践的发展，药事管理学的研究内容也在不断完善，根据教学、科研和实践情况，目前药事管理学科的研究内容主要有以下几个方面：

第一，药事管理体制的研究。当前应紧密围绕我国对省以下药品监督管理机构实行垂直管理的新体制，积极探索适应我国药品监管的运行机制，对出现的新问题、新情况展开深层次的研究。

第二，药品法制管理研究。围绕新修订的《药品管理法》，对其配套法规的建设进行研究，积极参与立法调研，法规的修改、讨论工作。

第三，药品研究、生产、流通、使用管理的研究。结合 GLP、GCP、GMP、GSP、GAP 等管理规范的实施情况进行研究，促进企业管理上水平，上档次，逐步改变低水平重复状况。围绕如何建立科学的市场流通规则，维护正常经营秩序，根治药品市场混乱状况进行研究。医院药学应重点对新世纪医院药学如何发展，药师的地位和作用，临床合理用药，临床药学，药学监护工作进行研究。

第四，药学技术人员管理的研究。随着我国药品监管体制改革的不断深入和加入 WTO，药学技术人员的管理如何与国际接轨，是摆在我们面前的一项重要课题。应积极开展执业药师立法工作的研究，针对国情制定出符合实际的执业药师法，推动药学事业的健康发展。

4.2.2 促进科研工作上台阶、上水平

药事管理专业委员会要为研究人员和政府部门、药厂、医药公司、医院药房牵线搭桥，推广价值较高的科研成果，并促使研究成果尽快转化，为我国药事管理工作和药学事业服务。建议国家有关部门在科研课题的招标中，要有计划的列入药事管理学研究的课题。此外，为了鼓励药事管理人员从事科研工作，提高研究水平，应设立专项研究奖（如中国药学会奖等）对在该领域有突出贡献的人员进行表彰。

参考文献

[1] 吴蓬. 药事管理学. 第二版. 北京：人民卫生出版社，2001：3.

[2] 中国药学年鉴编辑委员会. 中国药学年鉴. 北京：北京科学技术出版社，2000：238.

[3] 荆海燕，陶军，高青枝，等. 我国药事管理期刊文献分布的初步调查. 中国药事，2002，16（1）：58.

[4] 金秀范. 执业药师工作概况. 中国医药情报，2001，7（4）：13.

[5] 杨世民，冯变玲，李小强，等. 论我国药事管理学科的建设. 中国医药报，2000-04-01，2000-04-15，2000-05-06（7）.

——刊于《中国药事》2002 年第 16 卷第 8 期

新时期药事管理学教育改革创新与实践

方宇　杨世民

《药品管理法》的贯彻实施以及医药事业的迅速发展、对药事管理学教育提出了新的要求。药事管理学教育应继续坚持"培养具有创新精神和实践能力的高级专门人才,服务于药学事业"的社会功能,加快改革,勇于实践,为我国药品管理法制化建设做出实实在在的贡献。本文将探讨药事管理学教育的创新问题。

1　药事管理学教育社会化 [1]

当前,药事管理学教育面临以下挑战:一是要充分满足不同层次、类型人员教育的需求;二是要随时跟踪药学事业管理发展的动态;三是要适应药学发展信息化的要求。因此,药事管理学教育必须突破单纯的学校教育,走向社会化的大教育。具体来说应采取以下措施。

1.1　扩大教育对象,延伸教育体系

药事管理学教育对象不能仅仅局限于在校学生,应进一步面向广大药学人员,开展更大范围的专业教育和培训,内容包括:面向药学技术人员尤其是执业药师,开设有针对性的法规专题培训;针对药监部门执法实际,举办药事法规专题研讨会;与社区相结合,开展宣传普法活动,增强群众维护自身用药合法权益的意识,凝聚全社会的力量来推动依法治药的进程。

目前药事管理学教育层次总体不高,科研水平有限。有必要延伸教育体系,推动学科的进一步发展。应力争更多的医药院校获得药事管理学科点研究生招生资格,在全国形成研究生规模教育。同时,着手博士点申报准备工作,提高研究生教育层次。

1.2　拓展教育空间,开发教育资源

药事管理学教育社会化要求把该学科教育看做是全社会所有药学人员的权利和义务,他们既是教育的受益者,又是教育的提供者。在此观念基础上,逐步拓展药事管理学教育空间,开发教育资源,具体可采取以下措施:一是将教育场所扩展到药品研制、生产、经营、使用和监管(行政与技术)等各个领域,根据实际情况建立各具特色的研究机构、培训中心、实习基地等,使药事管理学在实践工作中发挥更大的作用;二是将药学各领域中从事实际工作,具有丰富的管理知识和实践经验,并具有较强创新能力的人员纳入药事管理学教学队伍,充分利用社会资源增强药事管理学教育效果;三是以定向培养人才、定期培训员工等互惠合作的形式,吸引社会资金投入药事管理学教育,进一步打好学科发展的硬件基础。

2　药事管理学教育国际化

加入WTO后,我国教育国际化趋势日益明显。国际化程度是一门学科发展成熟的重要标志之一。从这个意义上讲,药事管理学教育必须加快其国际化的步伐,逐步实现学科交流国际化、教学科研国际化、人才培养国际化。

2.1　加强人员国际交流

应有计划地选送有培养前途的青年业务骨干到国外进修学习和短期培训;引进留学归国人员充实教师队伍;邀请国外知名的药事管理专家教授做短期访问、讲座,并进行科研合作;与国外著名药

学院建立联合培养学生的合作关系，培养熟悉国外药事管理体制的优秀学生。

2.2 强化国际化课程教学

在药事管理各级各类教育中强化国际化课程教学，增加药学专业英语、网络信息技术等课程，适当开设管理研究与创新、社会学研究方法、公共经济学、国际法学等选修课程，并逐步将管理研究与创新以及社会学研究方法等课程作为药事管理研究生的必修课程，从而全面提高受教育者的国际交流能力、信息更新能力、创新研究能力。

2.3 搜集国外药事管理教育信息

通过网络开发和利用国际教育资源，注意搜集国外药事管理发展的最新进展信息，并对这些信息加以整理总结，提炼出为我所用的先进理念和方法与我国教育实际相比较，分析差距，确定努力的方向。

3 药事管理学教育信息化 [2]

伴随着网络技术的迅猛发展，我国正处于向信息社会发展的转型时期。目前，信息化技术已在我国药事管理事业中广泛应用，包括以 SFDA 网站为代表的政府上网工程，以电子商务为代表的网上交易，以信息研究中心为代表的网络信息服务等。所有这些都直接或间接地促进了药事管理学教育的发展。但相对于发达国家来说，我们在信息技术的运用方面还存在很大差距，有必要从以下方面推动我国药事管理学教育信息化的发展。

3.1 搭建药事管理远程教育平台

药事管理学教育应进一步突破时间和空间的限制，搭建远程教育平台，延伸教育的触角，使广大药学人员在合适的时间、方便的地点接受最新的、规范的药事管理学培训和继续教育。主要形式包括：建立高校药事管理学教育网站，或在所属院校学习主页下链接药事管理学教育网页，为有关学习提供便利；各地执业药师培训中心建立区域性专门的药事管理与法规培训和继续教育网站，实行在线学习，即时评分，并计入国家认可的继续教育学分；建立面向广大药学技术人员的药事管理与法规专栏网站，请专家在线解答问题。

3.2 建立信息研究中心，开发信息查询和咨询系统开展有偿信息服务

具备人员、资金、技术等条件的机构，经有关部门审批，可成立药事管理信息研究中心，搜集整理我国药事管理法律法规，建立数据库信息查询系统，供广大药学人员学习和工作之用；建立有特色的专题数据库，进行信息评价和定期报告，配合信息咨询系统开展信息咨询服务，以有偿服务的形式实现信息研究中心的良性运转。

3.3 开发电子图书，满足药事管理学教育信息化要求

电子图书（c-Book）是不同于纸介质书（p-Book）的新型信息载体，代表着未来发展的方向，具有低成本、无污染、按需出版、可移动下载阅读等优势和特点。现有的图书、资料、数据库信息都可以安装或下载到电子图书中，并可随时更新覆盖，满足药事管理学专业性、政策性、实践性的特点和要求，加快信息更新和传播速度，推动药事管理学教育信息化进程。

4 药事管理学教育的终身学习化

药事管理学的任务是使受教育者了解药事活动的基本规律，掌握药事管理的理论知识，并能开展实践工作，分析和解决问题 [3]。而药事活动是一个动态的发展过程，因此，药事管理学教育应建立终身学习的理念，构筑终身学习体系，不断提高个人适应社会、改造社会的能力。

4.1 培养终身学习的理念

药事管理学教育应逐步从一次性的终结型教育向终身教育过渡，并进一步向终身学习发展。把"教学"原则与"自学"原则结合起来，从"教你学"转变到"我要学"，逐步树立终身学习的理念。

4.2 构建和完善终身学习体系

药事管理学终结型教育与终身学习体系框架比较，见下表。

药事管理学终结型教育与终身学习体系比较

学习体系	终结型教育	终身学习
教育性质	学校教育	社会化大教育
学习和教育方式	一次性课堂教育	课堂教育、网络教育与自学提高相结合
学习内容	注重书本知识	面向工作实际，随时更新
学习空间	学校为主	学校、单位、家庭
学习时间、年龄	限制时间和年龄	适时参与，不受时间和年龄限制
学习效果	易脱离实际	联系实际，学以致用

5　药事管理学教育个性化

药事管理学是一门新兴的学科，在与其他学科交叉融合的过程中逐步形成了自己的特色，为促进学科的进一步发展，必须在学科研究和人才培养等方面走个性化道路。

5.1 个性化的学科研究方向

目前，全国有6所高校招收培养药事管理方向的研究生。在进一步的发展过程中，各药事管理学科点可根据自身情况确立重点研究方向和支撑点，开展基础型、应用型研究，作现状分析及前瞻性预测。同时，各学科点可根据国家医药改革需求，结合国家社会科学基金项目、国家科技部软科学研究项目等重大课题研究，开展独立研究或合作研究，拓展科研领域，提升科研水平。各学科点之间应做到同中求异，突出特色，走个性化道路，以实现整个学科研究的繁荣发展。

5.2 个性化的人才培养

药事管理学教育应面向社会和药学各领域的不同要求，在不同方向的学科点上培养侧重点不同的个性化专门人才，包括：掌握生产全过程管理的高级专门人才；熟悉市场规则的高级经营人才；把握医院药学发展方向的高级管理人才；熟悉医药法规的政府监管人才。

参考文献

[1] 张武升主编. 教育创新论 [M]. 上海：上海教育出版社，2000：97.

[2] 宿凌，杨世民. 新世纪药学类专业人才培养模式改革的研究 [J]. 药学教育，2002，18（4）：1.

[3] 杨世民主编. 药事管理学 [M]. 北京：中国医药科技出版社，2002：12.

培养药事管理硕士研究生的探索

杨世民

摘要 对西安交通大学医学院药学系招收培养的7届19名药事管理硕士研究生工作进行了总结。从八个方面做了介绍：采用讨论、师生互动的方式上课；注重获取文献、信息能力的培养；加强调研能力培养；举办研究生学术报告会；带领学生参加学术会议；总结工作、撰写论文，培养初步科研能力；参加教师有关研究工作及学术活动；重视实践活动及工作能力的培养。实践证明，上述举措对药事管理研究生的培养收到了明显的效果，毕业生在工作岗位上发挥了较好的作用。

关键词 药事管理；硕士研究生；药学教育

Exploration on Cultivating Postgraduates of PharmacyAdministration

YANG Shimin

ABSTRACT This paper generalizes the training experience obtained from 19 postgraduates in the Department of Pharmacy, School of Medicine, Xi' an Jiaotong University. It consists of 8 parts: to adopt discussion and interaction methods between teachers and students, to focus on cultivating ability of gathering literature and information, to highlight survey process, to hold seminars, to participate in academic meeting along with students, to summarize former work and write thesis, cultivate scientific research ability, to get involved in teachers' research and academic activity, and to emphasize practice and work ability. By conducting the teaching practice above, those postgraduates majored in pharmacy administration significantly approve their comprehensive ability as well as perform excellent jobs in their career.

KEY WORDS Pharmacy Administration; postgraduates; pharmaceutical education

药事管理学是研究现代药学事业各部分活动及其管理的基本规律和一般方法的科学。是运用管理学、社会学、经济学、法学、行为科学等学科的原理和方法总结药事管理活动的规律，指导药学事业健康发展的科学。在我国，药事管理学是在1985年《中华人民共和国药品管理法》实施后逐渐发展起来的学科[1]。在20年的发展历程中，药事管理学科的建设和高层次人才培养始终是同仁关心的主要问题。我校自1998年9月起，在药物分析学科点下招收药事管理研究方向的硕士生，在探讨高层次药事管理人才培养方面做了一些工作。

1 药事管理研究生培养情况

我校从1998年起招收药事管理硕士生，已招收了7届19名学生，其中已毕业11名学生，现在校就读的有8名。

8年来，围绕基本医疗保险用药管理、执业药师资格制度、医院临床药学、合理用药管理、社会药房实施药学服务、药品零售业连锁经营管理、GMP、GAP认证管理等方面进行了较为深入的研究，除完成学位论文外，研究生作为第一作者撰写了论文52篇，有39篇正式发表于《中国药学杂志》《中国药事》《中国药师》《中国药房》等杂志上，其中有7篇论文被《中国医药报》《医药经济报》《健康报》

转载; 有 13 篇在全国及省级学术会议上进行了交流; 有 9 篇论文获中国药学会及陕西省药学会优秀论文奖, 有 3 篇专题报告提交地方医保管理部门、国家药品监督管理部门, 有 2 篇调查报告提交企业供管理参考。研究生学位论文研究内容见表1, 发表论文情况见表2。

表 1　硕士学位论文统计

姓名	题目
张　琦	基本医疗保险用药管理研究
贡　庆	执业药师法立法基础研究
董卫华	医院药物利用与合理用药的研究
侯鸿军	我国社会药房实施药学服务的研究
宿　凌	我国药品零售业连锁经营发展战略的研究
张抗怀	消费者对医院药学服务认知的实证研究
胡　静	我国医院临床药学的管理研究
方　宇	我国执业药师人力资源开发研究
叶奎英	我国执业药师资格考试管理研究
王　怡	我国药品生产企业 GMP 认证后的质量管理研究
杨　勇	我国中药材生产的规范化管理研究

已毕业的 11 名学生中, 去高校任教的有 6 人, 去高校附属医院从事临床药学研究的有 3 人, 去企业的 1 人, 去药品监督管理部门的 1 人。

表 2　研究生以第一作者发表论文统计

作者	论文题目	发表期刊及刊期
贡庆, 杨世民	对制定中国执业药师法的建议	中国药学杂志 2003, 38 (3)
贡庆, 杨世民, 冯变玲	执业药师职责与作用调查分析	中国药师 2002, 5 (2)
张抗怀, 杨世民	浅论医院药师与患者的沟通	中国药房 2003, 14 (4)
张抗怀, 杨世民	医院药师参与药品不良反应监测工作的思考	中国药房 2003, 14 (8)
张抗怀, 杨世民	监测 ADR, 药师责无旁贷	医药经济报 2004-01-02
胡静, 杨世民	对医院临床药学服务中有关法律问题的探讨	中国药师 2004, 7 (1)
胡静, 杨世民	论临床药学服务中的职业风险控制	中国药房 2003, 14 (12)
胡静, 杨世民	从《消费者权益保护法》的角度浅析零售药店执业药师咨询服务	中国药房 2003, 14 (8)
胡静, 杨世民	我国药品流通领域发展代理配送的探讨	中国药房 2003, 14 (6)
胡静, 杨世民	药品代理配送, 开掘第三利润源泉	中国医药报 2003-09-20
方宇, 杨世民	新时期药事管理学教育改革创新与实践	中国药事 2004, 18 (4)

续表 2

作者	论文题目	发表期刊及刊期
方宇，杨世民	我国执业药师人力资源开发探讨	中国药师 2004，17（6）
方宇，杨世民	日本 Kyoritsu 药学院临床药学硕士学位的培养计划及评说	药学教育 2003，19（1）
方宇，杨世民	加入 WTO 后陕西名药方、名药店发展探讨	西北药学杂志 2004，19（2）
张琦，杨世民，裘雪友	我国药事管理工作的新进展	西北药学杂志 2000，15（5）
董卫华，杨世民	3 种抗病毒药物治疗带状疱疹的成本—效果分析	中国药房 2003，14（7）
董卫华，杨世民	我院抗感染药物使用动态分析	中国医院药学杂志 2003，23（4）
胡静，杨世民	我国临床药师的现状、存在问题及其发展建议	中国药房 2004，15（9）
胡静，杨世民	论我国建立临床药师制度的难点问题	中国药房 2004，15（10）
侯鸿军，杨世民	论我国零售药店药物咨询服务的规范化管理	中国药房 2002，13（1）
侯鸿军，杨世民	论我国西部医药业发展的对策	中国药房 2002，13（4）
宿凌，杨世民	零售药店驻店药师工作内容和技巧探讨	中国药房 2002，13（2）
宿凌，杨世民	我国与美国药品零售连锁企业比较的思考	中国药房 2002，13（3）
宿凌，杨世民	论我国药品零售连锁企业的市场营销战略	中国药房 2002，13（3）
宿凌，杨世民	我国药品零售连锁企业的商品管理探索	中国药房 2002，13（5）
宿凌，杨世民	我国药品零售业的管理对策探讨	中国药房 2002，13（7）
宿凌，杨世民	药品零售连锁企业执业药师工作职责探讨	中国药师 2002，5（8）
宿凌，杨世民	论我国药品零售连锁企业的物流管理	中国药房 2002，13（8）
宿凌，杨世民	新世纪药学类专业人才培养模式改革的研究	药学教育 2002，18（4）
宿凌，杨世民	论我国药品零售业连锁经营的法规建设	中国药房 2003，14（3）
宿凌，杨世民	我国药品流通领域现行法律法规的剖析	中国药事 2003，17（6）
董卫华，杨世民	1997～2001 年我院门诊、住院抗感染药使用的比较分析	中国药师 2003，6（6）
叶奎英，杨世民	药品生产企业实施企业物流管理的探讨	中国药业 2004，13（11）
王怡，杨世民	论医药企业质量与环境管理的一体化	中国药业 2004，13（12）
胡静，杨世民	医院临床药学服务中医师行为调研	中国药房 2005，16（1）
胡静，杨世民	医院临床药学服务中护士（师）行为调研	中国药房 2005，16（2）
张抗怀，杨世民	消费者对医院药学服务认同度的实证研究	中国药房 2005，16（4）
杨勇，杨世民	我国药材经纪人的发展现状	医药导报 2005，24（4）
杨勇，杨世民	中国、欧盟、日本药用植物种植规范比较研究	中国药业 2005，14（4）

2 培养药事管理硕士研究生的几点做法

1. 采用讨论、师生互动的方式上课

笔者给研究生讲授药事管理课程时，采用研讨、师生互动的方式授课。提供相关案例，供学生学习分析，如在讲授药品生产企业管理时，给出了西安杨森制药有限公司的经营案例，并播放该公司的VCD 光盘。随后组织学生讨论。为了搞好讨论，课前给出有关讨论思考题：

（1）提起西安杨森，你首先想到的是什么？

（2）用三个词来描述西安杨森，并组成一句话；

（3）杨森公司的案例对你有何启发？

（4）此个案中有哪些做法可以借鉴？

（5）若你作为一个制药企业的领导人，将如何实施管理？

讲授医院药剂科管理时，给学生出了 8 道讨论题：

（1）你对目前医疗机构药剂科工作及药师发挥作用的评价；

（2）你对未来药剂科业务及管理工作的思考；

（3）你对医院开展临床药学工作及临床药师培养的见解；

（4）你对医院药学、药师管理方面的政策、法规建设的建议；

（5）你对制定中国药师法的建议（包括法律名称、管理部门、入门条件、执业规范或职责、权利、义务、考试、继续教育方面）；

（6）你对"药剂科主任应成为医院药学学科的带头人"这一提法的认识；

（7）你对"向外行业学习，做好医院药学工作"这一理念的看法；

（8）药剂科如何贯彻《药品管理法》《医疗机构药事管理暂行规定》和《处方管理办法》。

讨论时，充分发挥学生的主观能动性和创造性，鼓励每个学生发言，再由教师归纳、总结、点评，加深了学生对所讲内容的认识和理解，效果较好。

考核时，试题也尽量出一些有一定深度的思考题，给学生空间，鼓励其发表个人见解，以此培养学生思维能力和正确认识、综合分析以及表达的能力。考核过的部分试题为：

（1）药品零售药店如何为消费者提供 100% 的专业服务；

（2）你认为执业药师怎样才能发挥好作用；

（3）作为一名三甲医院的药剂科主任，你如何激励下属干好工作；

（4）你读了西安杨森制药有限公司"信条为本，止于至善"的案例后有何感想；

（5）请为某三甲医院药剂科拟订一份科室文化；

（6）请以"打破行业界限，向世界最高水平看齐"为题，谈谈药品生产企业的管理思路；

（7）你认为我国应如何加强对中药的监督，促进中药现代化；

（8）你对处方药和非处方药分类管理的认识及建议。

2 注重获取文献、信息能力的培养

学生修完第一年研究生课程后，即进入教研室，安排学生用 3 个月时间全面、系统的查阅国内外药事管理学的文献资料，让学生学会利用期刊、网络、书籍，尤其是计算机上网查阅资料，获取信息的方法。有的学生查阅了美国优秀博士生的论文，对课题设计、研究方法、写作格式方面有了初步了解；有的学生还与美国、加拿大、日本等国家的论文作者联系，获取了最新的、更为详细的信息资料。查阅资料时要求认真作好记录。笔者定期找学生进行谈话、交流，了解情况，协商解决存在的问题。

3 个月后，要求每位学生就自己查阅文献的情况进行总结，写出一篇综述报告，在教研室学术会议上进行交流，并解答参会教师、学生提出的问题，以此培养学生的表达能力。通过查阅文献—准备报告—在教研室交流等环节，充分发挥学生的自主性，有的学生将药事管理领域的进展、现状全面进行了总结，有的学生就一个方面的问题进行了较为深入的专题综述报告。通过此过程的训练，学生较好地掌握了获取文献、信息的方法，比较系统地了解了药事管理工作及学科的现状、进展、存在的问题，并思考如何解决存在的问题，为选题和进一步深入研究打好基础。

3 加强调研能力的培养

社会调查研究是本学科常用的研究方法，是从事药事管理研究的必备技能。为加强此能力的培养，笔者给学生指定了有关参考书籍[2-4]，要求学生学习。在此基础上，再向学生讲解调查研究的有关技巧、要求，采取的方式、方法、注意事项以及问卷设计的要求，以提高调研的质量和问卷的回收率。要求学生设计调研表时首先明确调研的目的，要调查哪些问题，如何提问，提问的针对性、逻辑性要强；在每个问题下列出的选项要明确、严谨，具有可统计性；还应注意调研的问题不能太多，以免答卷者工作量过重，一般 A4 纸不超过 3 页问题 30 个左右。由学生设计问卷，笔者进行修改，反复几次，确定问卷的内容。在发放调查问卷的同时，要求学生重视现场调研，召开小型座谈会，个别访谈，尤其是访问业务骨干和资深专家，获得第一手调查资料及准确的、有深度的信息，以弥补调查问卷的不足。

4 举办研究生学术报告会

为了培养学生的总结能力，表达能力，促进学生积极思维、探讨、研究学术的风气，为学生营造一种学术交流的氛围，参考了其它学科的做法，笔者认为研究生定期举办学术报告会是培养学生能力的有效措施。前几年学术研讨会不定期举行；后来改为每月 1 次；2004 年起改为两周 1 次，每次确定 1 个主题，由 1～2 名学生作学术报告，其他学生提问，报告人解答，并开展讨论。在研讨会上，有的学生报告了本学科的研究方法；有的报告了如何设计调研表、开展调查研究，提高调研表的回收率；有的介绍了自己论文数据的处理、论文的撰写方法；有的讲了自己工作的进展情况。笔者将研究生的开题报告会、学位论文预答辩等活动也纳入到研究生学术研讨会之中。研讨会气氛活跃，与会者积极参与，收效明显。

5 带领学生参加学术会议

为了扩大学生的知识视野，笔者认为带领学生参加专业学术会议是非常有必要的。参加学术会议使学生有机会与专家、同行接触与交流，是向专家学习的好机会，也锻炼了学生在学术会议上交流论文、解答问题的能力。几年来，笔者给学生提供机会参加了中国药学会学术年会、全国药事法规研讨会、全国药事管理学术会议、全国执业药师管理研讨会、陕西省药学会学术年会等学术会议。此外，西安地区邀请国内外专家、学者讲学及作专题报告时，笔者也给学生提供信息，介绍学生积极参加。

6 总结工作、撰写论文，培养初步科研能力

为了培养学生的初步科研能力，熟悉药事管理研究的过程及其论文的写作，并为学位论文打好基础，读研期间，要求学生在药学核心期刊或科技论文统计源期刊上发表 2 篇论文。从二年级开始，

强化此方面的训练。笔者给学生讲解了本学科研究的程序、注意的问题、论文的结构、写作要求等，鼓励学生及时总结阶段工作，撰写出论文，笔者认真审阅后提出具体意见，让学生修改完善后寄往专业杂志编辑部。"要做工作要做完，要写文章要发表"已成为培养合格药事管理研究生的一项内容和考核标准。

7　参加教师有关研究工作及学术活动

让学生参与教师的有关研究及学术工作来锻炼学生。如参与《中国药学年鉴》药品监督管理栏目的编写工作，参编《中国医药卫生 100 年》《世界医药卫生 100 年》的编写工作，参加《药事管理学》本科、专科教材的部分编辑、排版、校对工作及中英文专业词汇对照表的编写工作，参与教师有关科研课题的调研工作等。如编写《中国药学年鉴》栏目时，要求学生收集当年国内药品监督管理工作的大事，以及有影响的重要活动，列出编写条目，经教师修改确定后，按照年鉴的编写要求、格式写出初稿，教师最后修改、定稿。

8　重视实践活动及工作能力的培养

在学生 3 年学习期间，笔者注重学生参加实践活动及工作能力的培养。带领学生去商洛参观天士力丹参基地，参观西安杨森制药有限公司，要求学生做学位论文时，一定要深入药品生产、经营企业、医院药剂科、药品监督管理部门、中药材基地去调研学习，以丰富自己的知识和能力。陕西省药学会召开学术会议以及学院举办有关会议时，推荐学生去帮助做会务工作，从人员接待、报名、资料准备、会场安排的具体事情做起。学院每年暑假安排本科生去医院药剂科实习 4 周，笔者推荐药事管理研究生负责组织安排以及带教管理工作，由研究生去实习单位联系，安排实习计划，带领本科生去医院实习，并负责实习期间有关的管理工作，以此培养研究生的工作能力。

参考文献

[1] 杨世民主编. 药事管理学 [M]. 北京：中国医药科技出版社，2002.
[2] 风笑天. 社会学研究方法 [M]. 北京：中国人民大学出版社，2001.
[3] （美）肯尼斯·D·贝利. 现代社会研究方法 [M]. 上海：上海人民出版社，1986.
[4] 李怀祖. 管理研究方法论 [M]. 西安：西安交通大学出版社，2001.

——刊于《药学教育》2005 年第 21 卷第 3 期

《药事管理学》创新教学模式探讨

冯变玲　杨世民

摘要　按照新时期药事管理学教学目的要求，提出了四种该课程全新的教学方法：以学生为主体、以问题为中心的教学模式；走出校门进行现场实地调研的方法；现场参观实习的方法；个案讨论方法。

关键词　药事管理学；教学模式；探讨

药事管理学是 20 世纪 80 年代初在我国兴起的一门介于药学与管理学之间的新兴边缘学科，至今已有 20 年的历史。它涉及社会学、心理学、经济学、法学等一系列相关学科，知识面宽，涉及范围广，应用性强，与药学专业其它专业课程有较大差别。目前，全国绝大多数高等药学院（系）均已开设此课程。但因种种原因，该课程的教学时数相对较少，教学形式单一。随着我国医药科技的不断发展，临床用药更趋于合理，安全和有效地用药愈来愈被人们所重视，与国际医药接轨成为必然。面对国际医药业的种种挑战，人才知识结构的调整和素质的提高已迫在眉睫。药事管理学作为药学专业的主干课程之一，对人才能力和素质有着直接的影响，因此改革药事管理学教学已是摆在我们面前亟待解决的一个问题。为此，笔者就自己在教学中的一些具体做法进行总结，希望得到大家的批评指正。

1　药事管理学教学目的

为适应药学事业发展，培养合格的药学人才，笔者认为，药事管理学的教学应与药学发展相适应，使学生达到以下 4 方面的目标。

具有扎实的药事管理基础理论和基础知识。学生应掌握管理学、法学、社会学、经济学、卫生管理学的理论以及药品管理的法律法规，熟悉药品生产、经营企业，医院药房的管理及新药研究的总体环节。

具有从事药事管理工作的基本方法和基本技能。学生应掌握调查研究的基本方法，如设计调查表格、现场调研、召集座谈会、个别采访等。在此基础上进行文献检索，收集、整理、评价、利用资料，具有熟练使用计算机进行统计、分析、处理数据的技能。

具有初步的组织管理能力。学生应具有主持召集会议、协调基层部门工作的能力，如教学座谈会、学习经验交流会、知识竞赛、模拟法庭等，组织人员为了既定目标而共同努力，解决工作学习中的问题。

具有自觉执行药事法规的能力。能综合运用药事管理的理论、方法，解决药学领域的实际问题[1]。

2　药事管理教学方法

在科学技术飞速发展的今天，计算机多媒体、影像技术等都已普遍地应用于教学，药事管理学同样应摆脱以大课讲授为主的单一形式的教学模式，将新技术、新方法应用到教学中，以提高学生的学习兴趣和学习效率。

以学生为主体，提高学生学习的自觉性与主动性。大课不再以教师为主角，而是结合"以问题为中心"的教学模式，培养学生自学及查阅文献、收集、整理、分析资料的能力。根据课程内容的特点，我们选取了第十一章"特殊管理的药品"进行实践，预先确定 5 名学生作为重点发言对象，再以其为组长将全班同学分为 5 个小组。每个小组讲授一节的内容,准备时间为两周。在此期间,学生可以随时到教研室查阅资料,与教师就所讲内容进行探讨,教研室尽可能为学生提供计算机、投影胶片等条件。上课时 5 位发言的学生就自己所准备的内容向大家讲授,时间约 20 分钟。发言结束后,听课的学生可以提问,发言对象应一一作答。最后任课教师对本章内容作总结发言,使学生掌握本章的教学基本要求。此种教学形式我们已开展了四届,学生的积极性都非常高,从制作的授课 Powerpoint 就可看出,学生为此付出了很多的时间和精力,Powerpoint 中既有动画,也有背景音乐,课堂气氛也非常活跃。

走出校门开展现场调研,提高学生分析、解决问题的能力。课堂学习固然重要,然而有目的地开展实地调研活动既可以使学生及时了解国家政策的实施状况,掌握国情,同时也可以使学生学会初步的实地调研方法。如随着我国药品分类管理政策的不断推进,处方药与非处方药的分类管理也在作不断的调整,因此我们组织学生开展 OTC 市场调研活动。活动的时间仍为 2 周。在第一周的大课中,教师会就调研的基本方法、程序、技巧及调研报告的写作要求向学生们作以介绍。具体调研主要利用课余时间,调研的方式由学生自己决定。从近三届学生调研实践可以看出,为了达到预定的目标,学生都尽可能地做好事前的准备工作,几乎动用了所有可以想到的先进设备。例如在外出调研之前,学生就拟订好了调研提纲,在调研时,将小组成员分为两部分,其中一组作"明察",另一组作"暗访",从而获取更多有效的信息。此外,数码相机、数码摄像机、录音笔成了他们外出调研的必备工具。在此基础上,最终以小组为单位写出调研报告。在第二周里用一次大课时间做调研汇报,我们从班里推选出 5 ~ 7 名大家认可的评委对调研汇报做评分,最终推选出大家公认的优秀者予以奖励。这种活动的开展,既使学生牢牢记住了课程内容,还使其了解了我国的国情,初步掌握了实地调研的方法,同时也使学生的综合能力得到进一步的提高。

现场参观,增强学生的感性认识。药事管理学是实践性很强的一门学科,本科学生绝大多数是从学校到学校,没有实际工作的经验,在教学中涉及的一些管理模式比较抽象,学生无法理解。因此,我们结合课程中的相关内容,带领学生到第一线进行参观实习,边参观、边讲解,使学生可直观理解所学内容。例如,GMP 和 GSP 的相关内容,我们在讲授"药品生产管理"一章时,及时与西安杨森制药有限公司、西安海天药业等制药企业联系,带领学生前往参观,让学生亲身感受符合 GMP 要求的厂房及设施到底是什么样,对产品质量有什么影响,从而使学生真正领会 GMP 的实质内容,理解国家对药品生产企业强制实施 GMP 的必要性。

个案讨论,培养学生综合素质。药事管理学中涉及的法律问题非常多,如果照本宣科,课堂气氛必定死气沉沉。那么,如何让学生对这些枯燥的法规条文感兴趣并能牢牢的记住。我们采用了案例教学的方法,如针对"药品管理的法律法规"一章中的有关法律条文,教师事先讲述 2 ~ 3 个现实生活中发生过的典型案例,并围绕案例设定 4 ~ 5 道讨论题,学生分组讨论。每次个案讨论为 2 学时,最后每组选派一名同学做重点发言,每人 10 分钟。发言的学生应在规定的时间内阐述本组的观点。然后教师再根据学生的发言做出总结和归纳,从而使大家在轻松、愉快的气氛中学习新知识。此种教学方法既培养了学生综合运用所学内容的能力,又锻炼了学生的语言表达能力,从而提高学生的综合素质。

参考文献

[1] 杨世民 . 药事管理学 [M]. 北京: 中国医药科技出版社, 2002.

——刊于《西北医学教育》2006 年第 14 卷第 1 期

提高我国高等药学教育质量的探讨

梁晓燕　　杨世民

摘要　对我国高等药学教育现状进行了简要的介绍，针对其薄弱环节进行分析，从质量评估、招生规模、专业设置、实验及实践环节、毕业设计等方面提出提高我国高等药学教育质量的建议。

关键词　药学教育；质量；建议

Probe into Improving the Quality of Higher Pharmaceutical Education

LIANG Xiao yan，YANG Shimin

ABSTRACT　The paper discusses the status quo of higher pharmaceutical education in China，analyzes the weak links，and offers suggestions on how to improve the quality of higher pharmaceutical education concerning the following aspects: quality evaluation，scale of enrolment，specialty setup，experiments，practice，and graduation thesis writing.

KEY WORDS　pharmaceutical education；quality；suggestion

1　我国高等药学教育现状

从 1906 年创办药学教育至今，我国的药学教育已经走过整整一个世纪的路程。历经 100 年的发展，我国的药学教育取得了巨大的成就，同时不断的新办药学类专业和持续的高校扩招也给我国药学教育带来巨大的压力。

随着高等药学教育的蓬勃发展，设置药学类专业的高校日益增加，老校的办学规模也逐渐扩大。到 1999 年底统计[1]，全国已有 96 所高校设置有药学类专业，设置药学类专业的高校已经超过美国，居世界第一；到 2004 年底[2]，增至 347 所，比 1999 年增加 361.46%。2004 年底，有统计数据的高等药学院共有 42 所，其中招收本科生的院校有 38 所，24 个专业，112 个专业点，共招收各专业本科生 12957 名。同时，许多非医药类院校也纷纷开办药学相关专业。从表 1 可以看出，1999—2004 年的 5 年间，综合性院校和理工、化工、工业、科技大学以及农、林、海洋大学开设药学类相关专业的院校数目增加了 4 倍以上，尤其以综合性院校增长最多，5 年增加了 55 所；其次为综合性院校和理工、化工、工业、科技大学，5 年增加 42 所；并且师范大学、邮电学院、计量学院、民族大学、部队院校等院校也新开了药学类专业。

1999—2004 年开设药学专业的学校新增了 67 所；开设制药工程专业的院校从 34 所增加到 140 所，短短 5 年时间增加了 106 所（表 2）。

表 1　1999—2004 年开设药学类专业院校（所）

院　校	1999 年	2004 年	增长数量
药科大学	2	2	0
独立的药学院	1	1	0
医科大学及医学院	30	45	15
中医药大学及中医学院	23	23	0

续表 1

院　校	1999 年	2004 年	增长数量
综合性院校	14	69	55
理工、化工、工业、科技等大学及学院	12	54	42
农业、林业、海洋大学	3	22	19
师范大学及师范学院	0	13	13
商业大学及商学院	1	2	1
医学高等专科学校	10	25	15
邮电学院	0	1	1
计量学院	0	1	1
民族大学及民族学院	0	7	7
解放军总后勤部及武警总队	0	7	7

表 2　1999 年，2004 年设置四个专业的学校数（所）

专　业	1999 年	2004 年	增长数量
药　学	52	119	67
中药学	31	57	26
药学制剂	12	53	41
制药工程	34	140	106

2　对提高我国高等药学教育质量的建议

2.1　完善我国高等药学教育评估制度

为了保证我国高等药学教育的质量，必须严格规定新办药学类专业的设置基准，加强对已有药学类院校的评估力度，加大对不符合条件院校的处罚力度。

严格规定药学类专业的设置基准。建议尽快出台《高等院校药学类本科专业办学条件基本要求》，在该要求中明确规定学校的组织规模、教室、宿舍、教学经费保障、师资队伍、设备设施尤其是实验设备、图书资料、教学组织、教学建设管理和科研水平等。对于新办的药学类本科专业的院校采取国家审批、审查的方式，以后则采取跟踪检查与教学评估的方式。

加强对已有药学院校的评估力度。对于开办该专业 5 年以上的院校采取国家审查与行业协会监督相结合的方式，一般采取国家不定期抽查的方式，评估结果要通过媒体向大众公布；主管部门接到某些学校在不符合办学条件的情况下办学的举报后，要在最短的时间内予以审查、核实；对曾受到黄牌及红牌处罚的学校在未来 3～5 年要重点进行评估。

加大对违规院校的处罚力度。对于在新办药学类专业审查中弄虚作假的院校在 3 年内不再予以受理开办该专业的申请；在批准办学的前 5 年内，有一项指标不符合基本要求规定的，给予黄牌处罚，限制招生；连续两年有一项指标不符合规定或者一年有两项或两项以上指标不符合基本要求规定者，给予红牌处罚，暂停招生；连续有两次红牌或三次黄牌处罚的学校，取消设置该专业的权利，并且5年内不再受理同样的申请。对于受到处罚的学校要在相关媒体予以曝光。对于开办药学类专业5年以上的学校，有一项指标未达到基本要求规定的，给予黄牌处罚，两项或两项以上指标未达到基本要求规定的，给予红牌处罚，连续两年被定为黄牌的学校，第二年即被定为红牌，暂停招生，对于被处罚学校要在相关媒体予以曝光。

2.2 严格控制招生人数

规定师生比：规定教师与学生的比例不能小于1:15；根据就业情况确定招生人数：一次性就业率达不到90%的专业，不允许扩招；达不到75%的专业，要适当减少招生人数；达不到60%的专业，下一年停止招生。将生均仪器设备值作为确定招生人数的重要指标：单价高于800元的教学科研仪器设备值≥5000元/生。

2.3 专业设置宜"宽"不宜"窄"

专业划分过细会导致毕业生就业困难等问题。目前，我国迫切需要临床药学人才，但至今仍未设置临床药学专业。因此建议：调整现有专业。将目前药学门类的药学、中药学两个专业合并，统称药学专业；将工学门类的制药工程、药物制剂专业合并。药学专业采取"前期趋同、后期分流"的方式，前2.5～3年教学相同，加强公共课、基础课的学习，奠定良好的药学基础；后1～1.5年分流，在这一阶段学校可以根据自己的特色开设药学、中药学、药物制剂、药品营销等方向供学生选择，尤其在实习阶段要突出特色，选择与本专业密切相关的实习单位。严格规定试办专业审批条件。有些专业是我国药学事业发展所必需的或者具有民族特色的，这类专业可以批准试办，但在审批时要严格把关：首先，提供专业课教学顺利进行的保障证明，因地制宜。如藏药学、蒙药学优先考虑在该民族聚集区的药学院校开设；海洋药学在沿海城市的药学院校开设。其次，提供开展生产实习的必要条件，保证学生在对口单位进行实习。最后，要根据社会需求严格控制招生人数，依据毕业生就业情况确定招生规模。

2.4 开设临床药学专业

临床药学是医院药学的发展方向，临床药师指导合理用药在疾病治疗中起重要作用，但我国临床药师严重缺乏，医院急需临床药学专业人才。卫生部决定自2006年1月起开展临床药师培训试点工作[3]。试点将建立临床药师培训基地30～50个；培养具有独立工作能力的临床药师300-500人。

要培养合格的临床药师仅采用成人教育的培训方式是远远不够的，因此建议开设六年制本硕连读临床药学专业，采取2+2+2模式。利用我国大部分药学院附属于医科大学的特点，在理论教学阶段药学类课程由药学院开设，医学类课程与医学院学生同时教学。前两年为基础学科教育，第二学年结束后进行考核，有下列情形之一者被分流到四年制本科专业：未通过大学英语4级考试、各门功课平均分数未达到80分、有不及格科目。中间两年为医学和药学专业知识教育，有下列情形之一者被分流到四年制本科专业未通过大学英语6级考试、各门功课平均分数未达到80分、有不及格科目、有3门及以上科目成绩低于70分。被分流到四年制本科专业的学生，经考察合格后援予学士学位。最后两年为实习及论文撰写阶段：第一阶段的实习包括为期2个月的药房实习和6个月的临床轮转实习。药房实习主要是针对门诊病人的药学服务；临床轮转实习主要是直接面对住院病人，熟悉疾病的治疗；第二阶段的实习根据自己的兴趣选择固定的科室，跟随医生一起查房，积极参与到疾病治疗的全过程。在最后两年，根据情况安排科研时间，完成毕业论文，论文必须达到学校规定的硕士论文水平，合格者授予硕士学位。

2.5 保证制药工程专业质量

1999年我国开办制药工程专业的院校为34所，2004年猛增到140所，为保证制药工程专业的办学质量，提出以下建议鼓励综合性大学的药学院开设制药工程专业，对独立医科大学及工科院校申请开办制药工程专业要严格审核。防止医学院校制药工程专业培养的学生工科知识缺乏，与药学专业培养的学生没有太大差别，而工科院校制药工程专业毕业生懂工程技术而不懂制药工艺的现象。

加大评估力度和严格审批条件，国家主管部门对开办制药工程专业的院校的师资力量、实验仪器设备、硬件条件等组织评估，不具备条件的限期整改，整改后仍没有达到标准的学校要处以红牌警告，第二年停止招生。

有关部门加强对制药工程专业的宏观指导，规范教材的编写，并逐步统一教材，组织统编教材；规定开设课程的科目、各个科目的开设顺序、学时数，规定开设实验的内容，规定实验课与理论课的比例等。

规定实习点的数目。每 50 个人必须有一个固定的实习点，不满 50 人的按照 50 人计算。

规定实验课的参考内容及数目。实验课开出率达到 90% 的为优秀，达到 80% 的为良好，达到 70% 的为合格，低于 70% 为不合格。

创造条件，保证实验课质量。加大对实验室资金的投入，建立小型模拟生产车间。加强与企业间的合作，为生产实习创造有利条件。建立产学研结合的教学基地，开展与企业的横向合作关系，学校为企业提供智力支持，企业为学生提供生产实习的机会，互惠互利。学校自身要严格要求自己，借鉴办学质量高的学校的成功经验。鉴于制药工程专业起步较晚，办学质量参差不齐，所以要鼓励到办学质量好的学校参观学习，取长补短。

2.6 保证实验课质量，提高学生创新能力

加大对实验室的资金投入，购进实验仪器设备，保证每个学生都有动手机会；规定每组实验人数，基础性实验课一人一组，单独操作；若开展综合性实验所需仪器设备数量较少的情况下可以安排两人一组，但不要超过三人。

避免实验重复。成立独立的实验中心，打破以前每个教研室各自安排实验的模式，由实验中心统一安排实验内容，统一编写实验讲义，避免造成内容重复和资源浪费。

减少验证性实验，开设综合性、设计性实验。建议在低年级阶段主要是在加强基本操作技能训练的基础上适当安排一些验证性实验；到高年级阶段以综合性、设计性实验为主，验证性实验为辅，使实验教学由被动模式转变为主动模式，使学生掌握扎实的实验操作技能以及初步的科研设计方法，提高实验的科技含量。

开设一门独立实验课，两人一组，自选课题，从查阅资料到实验设计、操作均由学生自主完成。实验室随时开放，学生自主选择做实验的时间，既避免理论课与实验课互相冲突的问题，又解决实验室在某段时间过于拥挤或闲置的问题，使有限的资源得到合理利用。实验课中教师要给予学生适当指导，培养其发现问题、分析问题、解决问题的能力。经过 2～3 年的积累后，可以选择其中有代表性并且方法合理的实验，进行验证，确实可行的可以推广。

提高实验课与理论课的比例，增加实验课的学时数。将实验课与理论课的比例提高到 1：1 或者更高。及时将前沿性的实验内容引入实验课中。筛选本学科前沿性实验，在实验室条件下能够开展的，可以由学生自己操作完成；实验室条件达不到所需要求的，可以采用教师将实验内容做成幻灯片讲解的方式。

2.7 加强实践环节教学

生产实践是联系学习与工作的桥梁，因此建议实践环节需从实际出发，除了第四学年安排集中的生产实习外，还可以在每学期安排为期 1～2 周的短期实习。具体安排如下：

增加 1 个月左右的药品生产企业见习。药厂实习仅仅靠参观是不够的，可以安排少去一些岗位，

但要固定岗位，要保证每个岗位的实习时间，实习结束后可以开讨论会，互相交流在各自岗位的实习收获。

增加参观学习的机会。到中药材市场、中药材基地考察学习，采取参观的形式，1～2天即可完成；加强野外采集，加大该环节的考核力度；每个学期利用1周左右的时间到零售药店、药品批发企业、医药公司等单位实习，并撰写实习报告。

调整医院药剂科实习安排。一般医院制剂室条件比较落后，所以建议取消医院制剂室实习，此环节改为到通过GMP认证的制药企业实习。除进行常规的调剂实习外，可以安排在药物咨询处实习，编写用药咨询手册，掌握合理用药知识；有条件的教学医院的可以安排临床药学室实习。

采取灵活的实习方式，严格的考核制度。暑期的集中实习，学生可以根据自己的兴趣爱好及就业意向联系实习单位，未联系到实习单位的学生由学校统一安排实习。在外单位实习的学生要严格考核，实习结束后必须由实习单位的相关部门出具实习证明、实习成绩，并且加盖公章。加强同社会药学事业部门的联系，与相关部门开展横向合作，为学生创造生产实践的机会。

2.8 提高毕业设计质量

各个教研室要做到选题合理，每人一题，合理安排时间进度，仪器设备有保障。管理部门加大监督、检查、管理力度，加强对毕业设计全部过程的考核，采取全程跟踪式检查，从查阅资料、方法论证、开题报告、实施过程、论文撰写及答辩都要考核，防止学生临时加工论文的现象。

严谨求实，以第一手资料为重点，注重对原始数据的考核，注重每个数据的真实性，对实验记录严格考核，杜绝修改实验数据现象。

建议制订统一的《药学类本科生毕业论文管理细则》，在细则中明确规定毕业论文的组织领导、指导教师的职责、毕业论文的选题、撰写要求及书面格式、撰写过程的管理以及监督、答辩及考核标准等问题。使毕业论文的撰写和管理具有可操作性。

建议制订统一的《药学类本科生毕业论文评价指标细则》，做到量化考核，评价指标要客观、公正。除了每个教研室组织答辩之外，学院还要统一抽查答辩。每年在毕业班中随机抽查10%～20%的学生到学院集中答辩。

参考文献

[1] 中国药学年鉴（2000）[M].北京：北京科技出版社，2001：216.

[2] 中国药学年鉴（2005）[M].上海：第二军医大学出版社，2005：156.

[3] 临床药师培训试点2006年1月开始 [EB].http://www.cmy-med-zbcg.com/jxjy_003.htm

——刊于《西北医学教育》2007年第15卷第1期

新中国成立 60 年我国高等药学教育事业的发展

杨世民   问媛媛

新中国成立 60 年来,在中国共产党和人民政府的领导下,我国高等药学教育事业经历了一个不断改革、调整、提高的过程,办学规模逐步扩大,办学质量不断提高,特别是改革开放以来的 30 年,高等药学教育进入了一个迅速发展阶段,为现代药学事业的发展做出了应有的贡献。

1 药学院校(系)的发展

1.1 办学规模的发展

旧中国药学教育不受重视,学校规模小,师资缺乏,设备简陋。1949 年,全国仅有药学院系(科)11 个,在校学生不足 1000 人。科系设置也比较分散,有的在理学院内,有的在医学院内,有的在其他技术专业学校内。全国仅有一所独立的药学专科学校。新中国成立后,党和政府接管了全部医药教育机构,1952 年,国家根据建设需要,调整了高等学校的院系设置。对原有的高等药学教育机构进行了适当的调整合并,为后来的发展奠定了基础。

1953 年,根据国家文教工作"整顿巩固、重点发展、保证质量、稳步前进"方针的精神,又将全国有关药学院系调整合并为 5 个,即:华东药学院、东北药学院、北京医学院药学系、上海第一医学院药学系、四川医学院药学系。1961 年开始,国家贯彻执行了"调整、巩固、充实、提高"的方针及"高教 60 条",对高等院校进行了全面的调整和必要的压缩,停止了部分学校药学类专业的招生,截止1965 年全国办有药学类专业的学校共 13 所 [1]。

1976 年十年动乱结束以后,教育事业重新得到重视。在 1978 年改革开放初期,全国有高等药学院校(系)41 所,药学类专业 7 种,专业点数 55 个。1988 年高等药学院校增加至 48 所,专业增加至13 种,专业点数增加至 74 个,这 10 年的发展初步缓解了动乱时期造成的药学教育事业的荒废现象 [2]。1990 年以来,随着社会对各类药学人才需求的快速增长,办学规模呈急剧上升的态势,新增的学校中,不仅有医学院校,还有综合性大学、工科、理科院校。到 1999 年底统计,全国已有 96 所高校设置有药学专业,设置药学类专业的高校数已超过美国居世界第一。1999 年,除海南、青海、宁夏、西藏四省、自治区外,其他省、市、自治区的高校均设有药学类专业。到 2002 年,设置有药学类专业的院校已遍布全国所有的省、市、自治区。据《中国药学年鉴》2008 年卷统计,截至 2007 年底,全国设置有药学类专业的普通高等学校共 513 所(1950 ~ 1976 年间建立的有 29 所,1977 ~ 2007 年间建立的有470 所),是新中国成立初期的 47 倍,其中本科院校 297 所,医药高等专科学校 41 所,高职高专 175所 [3]。近 20 年来,我国高等药学院校增长较快,其主要原因有以下两点:①自 1999 年起,教育部下放专业设置审批权,高等院校经备案后可自主设置调整专业。如制药工程专业系 1999 年专业目录调整后新设置的专业,截至 2007 年底,全国开办制药工程专业的高等院校数为 194 所(大部分为工科院校和综合性大学)。②改革开放以来,我国医药产业发展迅速,1978 ~ 2006 年,我国医药工业产值年均递增 16.1%,远远高于同期 GDP 增速。医药经济的繁荣,大大促进了医药教育事业的发展。

1.2 招生规模的发展

新中国诞生,药学教育受到了重视,药学类专业招生人数、在校生人数明显增加。1965 年,有统计的 13 所设置有药学类专业的高校共有在校学生 3807 人。"文革"期间,我国药学教育事业遭到严重的损失和破坏。1966 ~ 1971 年,全国药学院系中断招生。1976 年后,我国高等药学教育逐渐进入稳步发展时期,招生学校数、招生人数、在校生人数逐年增加。1979年,全国41所药学院(系)共有在校学生10164人,与1949年相比,增长了10倍左右[1]。1985年,国务院发出了《中共中央关于教育体制改革的决定》,这一年全国46所药学院(系)共招生5015人,在校人数达14976人[4]。在完成国家计划招生的同时,增招了计划外学生1498人,使当年的在校人数比1979年增长了47.3%。1990年以后,各院校招生规模继续扩大,至1999年,统计的131所高等药学院校招收学生13688人,在校生40453人[4]。据《中国药学年鉴》2008年卷对全国49所高等药学院校的调查统计,2007年共招收各类药学本科生19836名,在校本科生75815名;招收专科生2679名,在校专科生8559名[3]。新中国建立以来,1950～1986年间毕业学生41730人,1986～1997年间毕业学生2万余人,1997～2007年间毕业学生7.5万余人。至2007年底,共培养药学专业人才18万余人[3,5]。

1.3　师资队伍建设

树立科学的发展观、人才观和质量观,切实提高高等教育的教学质量,高水平的教师队伍是至关重要的。我国的高等药学教育在1949年至1977年间曾数次大起大落,因此,除几所老校外,师资队伍很不稳定,比较薄弱[2]。1960年国务院正式颁布了《关于高等学校教师职务名称及其确定与提升办法的暂行规定》后,全国各药学院、医学院药学系、中医学院中药系及设有药科类专业的其他高等院校,确定与提升了一批教授、副教授、讲师和助教。截止1965年底,共有专任教师1263人,其中教授21人,副教授84人,讲师195人,助教494人[1]。

1978年开始定职提职,实行教师职务聘任制,加强了师资队伍的建设。1979年底,据7个院系统计,有专任教师950人,其中教授28人,副教授60人,讲师496人,教员和助教366人[1]。1978～1988年间,各高等药学院校不断优化师资队伍结构,提高教师整体素质。经过10年的发展,各高等药学院校(系)的师资队伍建设得到了很大的加强,增加专任教师2015人,其中有200多名教师获得了博士、硕士学位[2]。到1998年,65所高等药学院校的统计数据显示,3884名专职教师中,教授、副教授、讲师、助教人数分别为552,1204,1277,851人[6]。进入21世纪后,师资队伍素质得到了进一步提高,据《中国药学年鉴》2008年卷有统计的49所高等药学院系的数据显示,4055名教师中,教授、副教授占教师总数的45.03%,具有硕士、博士学位的教师占教师总数的71.39%[3]。经过30年的发展,高等药学院(系)教师队伍的结构发生了很大变化。1982年,教授、副教授、讲师、助教之比为1:4.3:25.0:23.4;1998年为1:2.2:2.3:1.5;2007年为1:1.56:2.05:1.08。从职称比的变化可以看出教师队伍的结构日趋合理。药学院校形成了以教学名师、长江学者、教授为学科带头人,以中青年优秀教师为骨干的师资队伍。王序、王夔、楼之岑、张礼和、彭司勋、徐国钧、姚新生、陈凯先、张伯礼、胡之璧、管华诗等院士,是药学院校师资队伍的优秀代表。

2　专业设置发展

1949年前,我国高等药学教育还未分专业。新中国建立初期,有关院校曾先后设立了药剂学、药物化学、生药学、分析鉴定、制药工程等5个专业。1954年,改革了高等药学教育的专业设置,将原有的5个专业改变为3个专业,即在药学院系内设置药学专业,化工学院内设置化学制药工学和抗生素制造工学两个专业[1]。1958年部分院校增设中药学等一批新专业。1961年第二次全国专业调整后,国家颁发的"专业目录"规定药学类本科设置药学、药物化学、化学制药、抗生素、中药学5个专业。

改革开放以来,高等药学教育积极适应我国迅速发展的医药市场经济及人民群众不断提高的医药保健治疗的需要,专业设置进行了几次重大的改革。1979年,全国药学院(系)共设有药学、药物化学、制药、化学制药、抗菌素、中药、中药制药、药用植物、药用植物栽培和经济动物等10种专业,以适应当时药事业的发展需要。1987 年国家教委颁发了新修订的"专业目录"，确定药学类本科设药学、药物化学、药物制剂、药物分析、中药学、中药制药、中药鉴定、化学制药、生物制药、微生物制药、药理等 11 个专业。另外，部分院校还开办有与医药有关的临床药学、中药药理、中药资源、企业管理、经济贸易等 16 个专业 [4]。根据《中华人民共和国教育发展纲要》和 1992 年全国普通高等教育工作会议精神，1993 年 7 月国家教委印发了修订后的"专业目录"共计 18 种，确定药学类专业属于工学门类的 5 种，农学门类的 2 种，医学门类的 9 种，经济学、理学门类的 2 种。经过几年的实践，针对高等教育专业过细过多的情况，为增强专业的社会适应性，1997 年，教育部组织实施了新一轮的专业目录修订工作。1998 年 7 月，教育部颁布了修订后的《普通高等学校专业目录》，其中将有关药学的专业再次压缩调整为医学门类的药学、中药、药物制剂，工学门类的制药工程 4 种 [7]。另在其他专业中设置了与药学有关的 5 种专业方向，如：在生物技术专业设置了生物制药方向，在生物工程专业设置了微生物制药方向，在工商管理专业设置了医药企业管理方向，在国际经济与贸易专业设置了国际医药贸易方向，在农学专业设置了药用植物方向。随着科学技术的发展和社会对相关人才的需求，高等药学教育又增设了临床药学、海洋药学、药事管理及与我国传统中医药和民族医药相关的专业，如藏药学、蒙药学等。

　　2006 年，教育部启动了高等学校特色专业建设点项目，2007 年开始，启动了药学特色专业建设。至 2008 年，已有药学、生物技术、生物工程、制药工程、药物制剂、中药学、中草药栽培与鉴定 7 个专业被列为特色专业建设点，涉及到 50 所大学 [8]。特色专业为同类型高校相关专业建设和改革起到示范和带动作用。

3　研究生教育

　　1949 年以前我国还没有药学专业研究生。1955 年起，原华东药学院、北京医学院药学系、沈阳药学院等少数几个院系开始招收药学、药物化学、药剂学专业的研究生。但是，当时未明确制定研究生教育的有关条例，也没有建立学位制。我国于 1978 年在全国范围内恢复研究生招生，招收药学类专业研究生的单位有 14 个 [9]。随后，又颁布实施了《中华人民共和国学位条例》和其他有关规定，研究生教育从招生到培养得到较快发展，逐步走上正轨。1981 年国务院批准公布了首批博士、硕士学位授予单位及学科、专业名单，其中涉及到药学类的专业有药理学、药物分析学、药物化学、生药学、中药学、药剂学 6 门学科 [9]。经批准的首批硕士学位授予单位 18 个，硕士学位授予单位的学科、专业点 41 个；首批博士学位授予单位 10 个，博士学位授予的学科、专业点 15 个 [10]。到 1993 年，国务院学位委员会共批准公布了 5 批博士、硕士授权学科、单位，全国药学学科专业博士学位授予单位共 21 个，授权点 46 个，博士生导师 136 人；硕士学位授权单位 53 个，授权点 113 个 [11]。药学学科学位体系已形成一定规模和较完整的体系。据《中国药学年鉴》2007 年卷统计，一级学科范围内自主设置药学学科博士授权单位 77 个，专业点 208 个，有硕士学位授权单位 173 个，专业点 600 个 [12]。

　　1965 年，全国有药学类研究生 35 人。1979 年，共有在校研究生 82 人。1978～1993 年间，共培养了 2099 名硕士和 233 名博士 [13]，为建国以来前 30 年的 20 余倍。到 1998 年时，有统计数据的 45 所高校和 7 所研究院硕士研究生的招生、在校、毕业人数分别为 571，1251，329 人；博士研究生的招生、在校、毕业人数分别为 230，542，137 人 [6]。除高校招收培养研究生外，一些药学科研院所也承担了培养研究生的任务。嵇汝运、沈家祥、袁承业、谢毓元、池志强、许文思、陈可冀、孙曼霁、甄水苏、肖培根、刘耕陶、周俊、秦伯益、周后元、侯惠民、刘昌孝、桑国卫等院士，为我国研究生培养做出了贡献 [14]。据《中国药学年鉴》2008 年卷统计显示的其中 49 所高校和 2 所研究所，自 1978 年恢复研究生招生以来共毕业了 10374 名研究生 [3]，提高了我国药学事业从业人员的素质。

4　教材与精品课程建设

建国初期，药学教材缺乏且内容陈旧，高教部颁布了统一的教学计划，组织翻译和编写教材，陆续出版了一系列药学类专业教材。1978 年开始，各专业和学科从我国实际出发，编写并出版了相应的教材和教学参考书。1977 年至 1979 年卫生部和石化部组织有关院（系）编写药学、中药、化学制药 3 个专业的通用教材 27 种 [9]，并于 1982 年全部出版发行，一些学校还编写了一批教学参考书和讲义。1987 年《高等学校优秀教材奖励试行条例》的实施和 1988 年 9 月高等医药院校药学专业教材评审委员会的建立等，都极大的促进了高等药学教育教材的建设。1978～1988 年的 10 年间，编写并正式出版了高等药学教育药学专业的 18 门课程教材，中药专业的 10 门课程教材，药化和化学制药专业的 3 门课程教材 [2]。高等药学教育主要专业的必修课程都有了正式出版的教材可供选用，对提高教学质量起到了积极作用。

"九五"期间，国家教委发出了教材建设规划，启动了"高等教育面向 21 世纪教学内容和课程体系改革计划"，调动了教师的积极性，产生出一大批具有时代特色的新教材。2001 年教育部又下发了《"关于十一五期间普通高等教育教材建设与改革的意见"的通知》，公布了全国高等医药院校首批教材目录，药学类教材（包括理论教材和实验教材）共 60 种。2004 年、2005 年出版的两批"十五"国家级规划教材中，药学类教材有 50 余种。1978 年到 2006 年之间，卫生部教材办公室和人民卫生出版社共实施了六轮规划教材的编写。药物化学、药物分析、药理学、天然药物学、药用植物资源学、无机及分析化学实验等 20 余种药学类教材被评为国家级精品教材 [8]。

课程建设是教学改革的核心，课程质量直接影响教育质量。自 2003 年起，教育部在全国范围内开展了精品课程建设工作。从 2003 年到 2008 年共有 23 门药学类和 17 门中药学类课程被评为国家精品课程 [8]。

5　中药学教育发展

中医药是我国宝贵的医药、文化遗产。然而，旧中国中药教育落后，1949 年以前，我国还没有高等中药教育机构。新中国成立以后，中药教育作为培养我国传统医药科技人才、振兴中医药事业的关键受到重视。1958 年，河南中医学院首先创办了中药系 [15]。到 1979 年，全国已有 18 所中医学院设置有中药系，中药专业在校学生达 2565 人，是 1965 年在校人数 247 人的 10 倍。中药制药专业、药用植物和经济动物等专业也相继设置和招生，培养有关中药方面的人才。到 1988 年全国设有中药系的院校有 19 所，中药类专业 5 个 [16]。中医药的治疗理念正逐渐为世界所接受，世界范围内对中医药的需求日益增长。据 1998 年有统计数据的 65 所院校中，有中医药大学和中医学院 17 所，有中药学、中药检定、中药药理学、中药资源、中药制药等 36 个专业点。《中国药学年鉴》2008 年卷数据显示，至 2007 年底，中医药大学及中医学院发展为 23 所，设置有中药学专业点 86 所学校，中草药栽培与鉴定专业点 10 所学校，中药资源与开发专业点 21 所学校。据其中的 24 个专业点统计，中药学类专业在校人数达 12249 人 [3]。

6　药学教育改革与研究

6.1　教学改革研究

1995 年，为适应 21 世纪我国卫生事业和医药科学技术发展的需要，国家教育委员会决定组织实施《高等医药教育面向 21 世纪教学内容和课程体系改革计划》，药学类专业设置了 18 项研究课题，分别由中国药科大学、沈阳药科大学、原北京医科大学、原上海医科大学、原华西医科大学、原西安医科大学、原浙江医科大学7所大学承担。1999年开始，国家教育部又启动了新一轮教改项目"世行贷款21世纪初高等教育教学改革项目"，其中药学教育改革项目7项。一些省级教育部门也设定了药学类教育的改革研究课题。这些项目的制定和实施，在高等医药院校的教学、教学研究和教学管理人员中引发并有力地推进了教育思想和教育观念的转变，使教学改革的重要意义得到了广泛认同。这些改革成果已被应用于药学类专业的教学中，为推动药学教育、药学事业的发展做出了贡献。与此同时，北京大学医学部药学院自2001年起实行六年制的药学教育，通过"六年一贯制，本硕融通"的模式来培养研究型人才。中国药科大学、沈阳药科大学于1997年建立了基础药学理科基地；2002年，两校又建立了生命科学与技术人才培养基地，探索研究型、创业型人才的培养模式。

6.2 双语教学

2007年教育部启动了双语教学示范课程项目。双语教学示范课程的建设内容包括双语师资的培训与培养、聘请国外教师和专家来华讲学、先进双语教材的引进与建设、双语教学方法的改革与实践、优秀双语教学课件的制作、双语教学经验的总结等。目前，药学类国家级的双语教学课程有药物化学、药理学、药理学实验、生物化学等课程[8]。一些学校充分利用示范课程的资源和经验，不断提高本校的双语教学质量。中国医药科技出版社还出版了一套英文版的供药学专业使用的实验教材。

6.3 国家级教学成果

近年来，我国高等药学教育在教学改革方面取得了重大突破，涌现出了一批对提高教学水平、教育质量和培养高素质人才作出重大贡献的教学成果。其中，荣获国家级教学成果一等奖的有两项：高等药学教育面向21世纪人才培养模式的研究与实践（中国药科大学，2001年），21世纪初药学人才培养模式研究与实践（中国药科大学，2005年）；荣获二等奖的有16项，分别由14所大学承担。包括《药物化学》教学综合改革、化学实验课综合改革的成功实践、校内药用植物实习基地建设与教学实践、面向21世纪的外向型中医药人才培养的研究与实践、农村中医药人才培养模式与教学改革研究、制药工程本科专业建设研究、药学类专业实践教学新体系的建立与实施、基础药学理科基地建设成果、中医药类专业实践教学改革研究与实践等。这些教学成果是我国高等药学教育重视教学改革和创新型人才的培养，重视学科带头人和骨干教师队伍的建设，努力为国家经济建设和社会发展培养高素质人才所取得的巨大成就，代表了当前我国高等药学教育教学研究和实践的最高水平。

6.4 药学教育学术交流

1986年，原南京药学院、沈阳药学院、北京医科大学、上海医科大学、华西医科大学药学院（系）联合成立了"高等药学教育研究协助组"，召集全国药学院校（系）的教师一起研究药学教学改革、师资队伍建设、教材编写、人才培养等事宜。1992年中国医药教育协会成立，下设有全国高等药学院校（系）委员会，1994年，成立了中国高等教育学会医学教育委员会药学教育研究会，《药学教育》杂志被指定为协作组、研究会的会刊，是药学教育界唯一公开发行的社科类刊物。该刊设有教育研究、学科与课程建设、素质教育、教学园地、实践训练、现代教育技术、教师队伍、学生管理、调研与评估、中等教育、成人教育、国外教育、药学史、药学人物、资料信息等近20个栏目，为交流、探讨高等药学教育的经验和成果提供了一个平台。截至2008年12月，该刊已连续出版了24卷102期。

7　教学团队建设

根据《教育部、财政部关于实施高等学校本科教学质量与教学改革工程的意见》精神，为提高我国高等学校教师素质和教学能力，确保高等教育教学质量的不断提高，2007年开始在高等学校本科教学质量与教学改革工程中设立了教学团队建设项目。各地、各高等学校积极地进行教学团队的建设工作。通过国家级教学团队的建设，改革教学内容和方法，开发教学资源，促进教学研讨和经验交流。在 2007、2008 年两批审定的国家级教学团队中，药学类教学团队包括了药剂学、药物化学、药理学、药学生物基础、中药学、中药品质学 7 门课程，8 所医药类大学[8]。

参考文献

[1] PENG S X.Chinese Pharmaceutical Yearbook（中国药学年鉴）[M].Vol 1980-1982.Beijing: People′s Medical Publishing House，1985：37-39.199.

[2] PENG S X.Chinese Pharmaceutical Yearbook（中国药学年鉴）[M].Vol 1988-1989. Beijing: People′s Medical Publishing House，1990：110.

[3] PENG S X.Chinese Pharmaceutical Yearbook（中国药学年鉴）[M].Vol 2007 Shanghai：Second Military Medical University Press，2007：178-227.

[4] WEI D M，HU M，PU J.Study on development，existing problems and suggestions of higher pharmaceutical education in China[J].Pharm Educ（药学教育），2002，18（4）：7-9.

[5] HE F Y，HE Y S，LUO Y L，etal. Studies on the adaptability of society development and education dimensions of the pharmacy speciality[J].Pharm Educ（药学教育），2004，20（4）：1-4.

[6] PENG S X.Chinese Pharmaceutical Yearbook（中国药学年鉴）[M].Vol 1999.Beijing：Chinese Medical Science and Technology Press，2000：146，121.

[7] WEN Y Y，YANG SH M. The development of pharmaceutical education in China[N].China Pharmaceutical News（中国医药报），2008-12-20（8）.

[8] Minimy of Education of the PRC. National Information[J/OL].Ministry of Education of the PRC，2008[2009-01-05].http：//www.moe.edu.cn/edoas/websitel8/siju_gaojiao.isp.

[9] The State Council Academic Degrees Committee. The Roster of Dr. & Master's National Awdrd Degree in Higher Education and Scientific Research Institutions （全国授予博士、硕士学位的高等学校及科研机构名册）[M].Beijing: Higher Education Press，1987.

[10] LIU L S.The development of higher pharmaceutical education in China[J].Chin Pharm Bull（药学通报），1984，19（10）：593-595.

[11] PENG S X.Chinese Pharmaceutical Yearbook（中国药学年鉴）[M].Vol 1994.Beijing: Chinese Medical Science and Technology Press，1994：102.

[12] XI N ZH，JIANG ZH Q.The present status and prospect of pharmacy education in China[J].Chin Pharm Aff（中国药事），1997，11（5）：342.

[13] Chinese Pharmaceutical Association Century History of Chinese Pharmaceutical Association（中国药学会百年史）[M].Beijing: National Population Press，2008.

[14] PENG S X. The Forty years achievements of Chinese pharmaceutical education[J]. The Supplementary Issue Chinese Pharmaceutical Association to Celebrate the 40th Anniversary of the Founding of the PRC（中国药学会庆祝建国 40 周年赠刊），1989，10：7-9.

[15] State Education Commfission of Higher Education Division.Reform of Higher Medical Education to the Twenty-First Century（面向 21 世纪改革高等医药教育）[M].Shanghai: The Shanghai University of Traditional Chinese Medicine Press，1997.

——刊于《中国药学杂志》2009 年第 44 卷第 19 期

中等职业学校药剂专业教师教学能力标准的研究

闫丹芬　杨世民　傅强　冯变玲　陈有亮

摘要　目的：拟定中等职业学校药剂专业教师教学能力标准，为规范我国中职药剂专业教师教学能力的要求提供参考。方法：采用问卷调查、教师座谈会、专家访谈、文献资料分析等方法，调查研究中职药剂专业教师教学能力现状及应具备的能力。在此基础上拟定出中职药剂专业教师教学能力的标准。结果：拟定出中职药剂专业上岗教师与骨干教师教学能力标准。结论：鉴于我国尚无统一的衡量中等职业学校药剂专业教师知识、能力与素质的标准，制定中等职业学校药剂专业教师教学能力标准是促进我国中职药剂专业发展的一项开创性的工作。

关键词　中等职业学校；药剂专业；教学能力；能力标准

医药行业是 15 类国际化产业之一，也是目前世界贸易增长最快的产业。医药产业的快速发展急需在生产、服务、技术和管理第一线工作的素质高和综合职业能力强的中等应用型专门人才和劳动者。中等职业药剂教育是培养医药行业高素质劳动者的主力军。教师是科学文化知识和技能的传播者，在教学活动中，培养目标能否实现，教师起着主导作用。

目前，我国尚无统一的衡量中等职业学校药剂教师知识、能力与素质的标准。因此，制定中等职业学校药剂专业教师教学能力标准是促进我国中职药剂专业发展的一项开创性的工作。

1　中等职业学校药剂专业教师教学能力标准的拟定

1.1　调研方法及结果

随机抽取了北京、黑龙江、山东、上海、广西、江苏、重庆、青海和陕西等省市的 11 所中职医药学校的 415 名药剂教师，开展了教师教学能力问卷调查。同时在这些学校召开教师座谈会，并对职教领域的 18 位专家进行了访谈。

通过以上研究，总结出我国中等职业学校药剂专业教师教学能力现状为："双师型"教师所占比例较低；教育学、心理学知识欠缺；实践经验、操作技能薄弱；现代教育技术能力薄弱；获取信息途径单一；交流、合作能力较薄弱；师资再培训较欠缺；教学内容把握能力需提高；缺乏有效的教学方法[1]。

"双师型"教师是职教领域一个具有中国特色的概念。目前有关"双师型"概念的界定可谓众说纷纭，主要有以下 3 种说法："双证书说""双能力说"和"双素质说"[2]。本研究认为"双师型"教师不应是"双证型"教师。"双师型"教师应具备两方面的素质和能力：具有较高的文化和专业理论水平，有较强的教学、教研能力和素质；具有广博的专业基础知识，熟练的专业实践技能，一定的组织生产经营和科技推广能力，以及指导学生创业的能力和素质。

1.2　评价体系的设置

对中等职业学校药剂专业教师教学能力的评价体系设置了三级指标。针对我国中等职业学校药剂专业教师教学能力现状，结合专家建议，借鉴文献资料，设定 7 个方面的一级指标（表1）；对每个一级指标进行分解，细化考察项目，得出 2 个以上二级指标；再对每个二级指标进行详细的分解，得出 2 个以上三级指标，最终形成中职药剂教师教学能力标准评价体系。

1.3 评价指标的确定

参照我国现有法规、国内外相关的教师能力标准和调研结果,将中职药剂教师划分为上岗、骨干两个层次,分别制定能力标准。

参考的法规及教师能力标准有:《教师法》、《职业教育法》、《教育部关于进一步深化中等职业教育教学改革的若干意见》[3]、《教育部关于制定中等职业学校教学计划的原则意见》[4]、《职业学校校本研训规范与教师专业能力标准》[5]、《中职学校教师通用能力标准与专业发展》[6]、《重庆市中等职业学校专业教师能力标准》[7]。

2 中等职业学校药剂专业教师教学能力标准

初步制定了《中等职业学校药剂专业上岗教师教学能力标准》和《中等职业学校药剂专业骨干教师教学能力标准》。本文以上岗教师教学能力标准为例予以说明。

上岗教师教学能力标准:设有 7 个一级指标, 23 个二级指标, 42 个三级指标,一、二级指标依据以下原则制定:①职业道德教育能力:教师肩负着培养学生的重任,首先教师本身应具备良好的职业道德素养,明确相应的教育法规,具备良好的职业教育观念与德育指导能力,从而指导、考评学生。②教学组织实施能力:中等职业教育培养的是技能型人才,教师应具有良好的教学组织实施能力,在教材使用、教学设计、课堂组织、教学评价、实践上,要以社会需求、就业岗位的要求为指导。③管理指导能力:中职教师应具备职业道德教育能力、管理指导能力,具有教育学和心理学知识,能对学生进行心理辅导及就业指导。④教学研究能力:中职教师应具有较强的教学研究能力和教学模式改革能力,打破传统的教学模式,走校企联合办学之路,以企业的需求设置教学计划,培养适应企业需求的技能型学生;并具有一定的科研能力。⑤获取信息的能力:在教学过程中,教师除应具有较强的专业技能、教学能力、实践能力、沟通能力外,还应充分利用各种资源获取信息,利用现代教育技术进行教学。⑥教育交流与合作能力:教师应多与他人沟通交流,了解信息,解决存在的问题;多与药学相关行业联系,获知行业最新信息,更新知识,与他人、团队开展合作。⑦个人发展能力:能通过进修、继续教育并考取职业资格证书提升个人能力,成为"双师型"教师。三级指标是在二级指标基础上的延伸。评价体系及指标内容见下表。

中等职业学校药剂专业上岗教师教学能力标准

一级指标	二级指标	三级表现指标
职业道德教育能力	I 职业道德素养	①忠诚于中等职业教育事业,热爱教育事业,全面履行教师职责,认真完成教育教学任务,积极参与教育教学改革。②自觉为人师表,注重言表风范,坚持以身作则, 廉洁从教,关心爱护学生,因材施教,严格要求学生,深入了解学生,公正对待学生。
	II 教育法规素养	①坚持四项基本原则,自觉遵守《教育法》、《教师法》、《职业教育法》等法规,全面贯彻党和国家的教育方针。②坚持正确的职业教育思想,领会各级政府颁发的职业教育文件精神。

续表

一级指标	二级指标	三级表现指标
	Ⅲ德育指导能力	①充分认识"职业道德"教育在职业学校的地位与作用。 ②在教学中、生活中融入职业道德和法律法规内容，对学生进行相关教育，指导学生遵守职业道德和法律法规，并能正确地评价学生的职业道德表现。
	Ⅳ职业教育观念	树立服务意识、责任意识、质量意识，坚持"以服务为宗旨、以就业为导向"的中职教育办学方针。
教学组织实施能力	Ⅰ课程设置能力	①清楚药剂专业所对应的岗位群及岗位所对应的职业能力要求。 ②准确理解、定位培养目标。
	Ⅱ教材使用能力	①根据教学大纲和药厂、零售药店、医院等企业与机构的用人标准及职业资格标准正确选择教材。
	Ⅲ教学设计能力	①能熟练地把系统的药剂专业学科知识提炼、转化为应用性的知识，结合学生水平设计教学内容。 ②不拘泥于课本理论，及时更新、补充药剂专业相关的新知识、新技术、新观点、新进展。
	Ⅳ课堂组织能力	①教态自然、亲切，语言清晰，有较强的文字表达能力，教学中条理清楚，重点突出。 ②能较好的对课堂教学进行组织、管理与监控，根据课堂上不同情况调节课堂教学节奏，调整课堂教学内容与教学结构，合理分配教学时间。 ③导入质疑，设置情境，激发学生学习的积极性与主动性，注重与学生的交流、互动。
	Ⅴ教学评价能力	①能布置作业、出试题、批阅作业、分析试卷，并根据表现书写评语。 ②能把考试内容与药剂专业就业岗位能力标准相对接。 ③具有将笔试向实际操作考试转变的能力，通过模拟零售药房、模拟 GMP 车间现场测评教学质量。 ④收集学生反馈信息，及时调整教学内容。

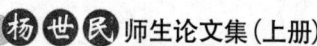

续表

一级指标	二级指标	三级表现指标
	Ⅵ实训能力	①熟悉不同剂型制剂生产过程中的质量控制,掌握空白颗粒、软膏剂、混悬剂等剂型的制备,溶出度、崩解度、脆碎度等指标的测定。 ②掌握药剂专业及相关专业知识,熟悉常用制剂设备及分析仪器的基本原理。熟练掌握实践技能,实践演示中操作姿势、动作规范准确。 ③实践教学中能科学、有效、安全的管理教学活动,能分析、解决实践中出现的问题,具有对压片机、崩解仪、紫外分光光度计等药剂专业常用实验仪器、设备熟练使用及简单维修的技能。 ④掌握注射剂的配液、洗瓶、灌封操作及注意要点;掌握沸腾制粒、喷雾干燥制粒、高速搅拌制粒、液相造粒等多种制粒方法;掌握胶囊剂的充填与铝塑、双铝等包装方法;了解生产记录的填写。
管理指导能力	Ⅰ自我管理能力	①明确教学方案、教学计划、教学大纲等教学文件的要求及其在教学中的作用。 ②严格按照学校的质量标准和工作规范开展工作。
	Ⅱ心理辅导能力	①具备健康的心理品质,热情开朗、耐心细致、温和宽厚、富有幽默感,具有心理健康教育的技能。 ②通过观察、沟通交流,洞察学生心理变化,理解尊重学生,针对不同情况采用合适的方法进行心理辅导,帮助学生认识问题,解决问题。
	Ⅲ就业指导能力	指导学生准备求职材料,提高面试的能力,引导、帮助毕业生度过由学校到社会的适应期。
教学研究能力能力	Ⅰ教学模式改革	在教学过程中,按照职业技能重于书本知识确定教学目标与内容,按照职业活动训练重于课堂讲授选择教学方式,按照实践重于应试的取向确定学习结果。
	Ⅱ科研能力	进行教学改革研究和专题科研工作,参加专业学术会议,撰写、发表论文。
现代教育技术能力	Ⅰ获取信息能力	①能利用计算机进行信息检索、数据处理、综合分析,充分利用网络资源进行教育资源建设。 ②能够通过上互联网,看学术杂志、书籍、报纸、电视,参加学术交流,参加继续教育,获取国内外最新行业信息。
	Ⅱ多媒体教育技术应用能力	①会使用 Word、Excel、PowerPoint 等常用办公软件。 ②充分利用计算机查阅资料、制作课件、从事研究与交流、依据教学内容开展形式多样的多媒体教学活动。

续表

一级指标	二级指标	三级表现指标
教育交流与合作能力	Ⅰ 与他人沟通能力	①善于与人交往，能与学生、家长、同事建立良好的沟通关系。 ②收集、分析沟通交流中存在的问题，制定解决问题的有效措施。
	Ⅱ 与药学相关行业联系能力	参加药学实践活动，收集行业培训需求信息，协助开展培训服务活动。
	Ⅲ 与他人、团队合作能力	积极参加团队活动，与他人分享教学资源，善于团结协作，尊重同事，互学互助，维护集体荣誉。
个人发展能力	Ⅰ 观念更新能力	不断学习、探索、充实自己，有做终身学习者的意识。
	Ⅱ 双师型能力	掌握职业技术规范，熟悉专业技术工作内容要求及操作流程，具有基本的实验操作能力和实验设计能力。
	Ⅲ 继续教育能力	①能制定个人继续教育计划，积极参与本校培训和培训基地承办的短期培训活动，定期深入药品生产企业、经营企业、医院药剂科进行实践锻炼，并获得相应学习证明或考取职业资格证书 ②参加学历教育，并获取毕业证书或学历证书。

参考文献

[1] 闫丹芬,杨世民,傅强,等.中等职业学校药剂专业教师教学能力的调查分析 [J].药学教育,2009,25（1）：58-62.

[2] 贺文瑾."双师型"职教教师的要领解读（上）[J].江苏技术师范学院学报,2008,23（7）：48-51.

[3] 中华人民共和国教育部.教育部关于进一步深化中等职业教育教学改革的若干意见 [S].教职成 [2008] 8 号.

[4] 教育部.教育部关于制定中等职业学校教学计划的原则意见 [S].教职成 [2009] 2 号.

[5] 大连教育学院职业学校.职业学校校本研训规范与教师专业能力标准（下）[J].职业技术教育研究,2006,4（3）：12-15.

[6] 石美珊.中职学校教师通用能力标准与专业发展 [J].课程·教材·教法,2007,27（9）：80-83.

[7] 贺应根,徐流.中澳（重庆）职教项目新型师资队伍建设的举措与成效 [J].职教论坛,2006,22（21）：15-19.

中等职业学校药剂专业教师教学能力的调查分析

闫丹芬 杨世民 傅强 冯变玲 陈有亮

摘要 调查分析我国中等职业学校药剂专业教师教学能力现状,为开发中等职业学校药剂专业师资培训包奠定基础。该课题组采用问卷调查的方法,在全国范围内选取有代表性的中职医药卫生学校的药剂教师为调查对象,从个人基本情况、教师教学能力、教学工作中存在的问题、加强中等职业教师教学能力的建议等四部分调查分析中职药剂专业教师教学能力现状,并在问卷调查的同时召开研讨会听取专家意见。共计发放问卷461份,回收有效问卷385份,有效回收率83.5%,问卷结果采用SPSS 13.0软件统计分析。目前我国中职药剂教师在教学设计、实践技能教学方面仍有待加强;教育学、心理学知识普遍欠缺;教师的计算机水平有待提高。

关键词 中等职业学校;药剂专业;教师教学能力;问卷调查

我国计划在"十一五"期间重点开发八十个中等职业专业的师资培养培训方案、课程和教材,以形成一系列具有应用价值和示范作用的中等职业学校教师培训包。西安交通大学医学院药学系承担了其中"中等职业学校药剂专业师资培养培训方案、课程和教材开发项目"。开发中等职业学校药剂专业师资培训包的前提是了解我国中等职业学校药剂专业教师教学能力现状。本项目组以调查问卷、访谈研讨的方式,在全国范围内进行调查。通过数据分析,初步了解我国中等职业学校药剂专业教师教学能力现状。

Investigation and Analysis on Teaching Ability of Pharmaceutics Teachers at Secondary Vocational Schools

YAN Danfen, YANG Shimin, FU Qiang, FENG Bianling, CHEN You liang

ABSTRACT Investigation and analysis were carried out on the current situation of teaching ability of pharmaceutics teachers at secondary vocational schools, to eastablish the foundation for the devebpment of teacher training packet for teachers qualifying for pharmaceutics at sccondary vocational schools. Pharmaceutics teachers were picked as objects for our investigation from typical secondary vocational school throughout the country and questionnaires were designed to investigate the current situation of the teaching ability of pharmaceutics teachers at secondary vocational schools, from such four concerns as personal profiles, teaching ability, problems prevailing in teaching, and proposals for inproving teaching ability of pharmaceuties teachers at secondary vocational schools. Some seminars were convoked at the same time, during which corresponding suggestion were given from the experts 461 questionnaires were distrbuted in total, of which 385 valid questionnaires were recovered with the effectivc recovery of 83.51%. SPSS 13.0 was used for statistical analysis. For pharmaceutics teaehcrs at secondary vocational schools, currently, much remains to be strengthened in their teaching design ability and practice skills, with a common lack of knowledge in pedagogy and psychology, and meanwhile their computer level needs some improvement.

KEY WORDS Phamacy professional of Secondary vocational schools; Teaching ability of teachers Questionnaire.

1 调查方法

1. 问卷调查

通过查阅国内外文献资料[1-3]，到中等职业学校调研，与药剂专业教师座谈并结合药剂专业的特点，笔者认为中等职业学校药剂专业教师的能力应包括：设计教学能力、指导学生能力、交流合作能力、实践能力。在前期文献分析的基础上设计调查问卷，调查问卷从职业道德、心理素质、教育教学内容、教学设计和教学技能、综合素质等方面进行设计，包括：个人基本情况、教师教学能力、教学工作中存在的问题、加强中等职业教师教学能力的建议等四部分，共计32道题。笔者前往北京、山东、黑龙江等省、市选择有代表性的中等职业医药学校开展预调研，并根据反馈信息修改完善了问卷。2008年1月至2008年8月期间，前往北京、黑龙江、山东、陕西、上海、广西、重庆和青海等地的中等职业学校发放问卷，被调查对象均为药剂专业教师。共计发放问卷461份，回收398份，回收率86.33%；剔除回收问卷中无效问卷（雷同或缺失数据过多的问卷）13份，有效问卷385份，有效回收率83.51%。问卷的数据输入和分析使用的工具是SPSS 13.0统计软件。

2. 访谈研讨

在以上学校发放问卷调查的同时，召开了教师座谈会，邀请校领导及药剂专业教师参加座谈，广泛听取意见与建议。此外，还利用有关会议进行调研，如2008年3月7～9日，在广州参加高职教材编委会；4月28～30日，在南宁参加中职药学类校企合作会议。利用会议专家集中的特点，召开座谈会和个别访谈进行调研。

2 调查结果与分析

1 问卷调查结果

（1）被调查者的基本情况

被调查的药剂教师中，青年教师（30岁以下）占23.9%，中年教师（30～49岁）占61.9%，50岁以上的教师占14.3%。中青年教师占大多数（85%），教师的教育程度普遍较高，67.9%的教师是大学本科学历，另有22.7%的教师是研究生学历。教师以中、高级职称为主（76.1%），"双师型"教师为45.3%，55.8%的教师取得了相关职业资格证书。有48.6%的教师从事教学工作，另有46.0%的教师既从事教学工作，还从事班主任等管理工作。详见表1。

表1 被调查者的基本情况

项目		统计结果			
		20～29岁	30～39岁	40～49岁	50岁以上
年龄	人数（人）	92	108	130	55
	比例（%）	23.9	28.1	33.8	14.3
		中专	大专	本科	研究生
学历	人数（人）	8	28	260	87
	比例（%）	2.1	7.3	67.9	22.7
		无	初级	中级	高级
职称	人数（人）	14	88	117	166
	比例（%）	3.7	22.9	30.4	43.1

续表1

项目		统计结果		
"双师型"教师		是		否
	人数(人)	164		198
	比例(%)	45.3		54.7
职业资格证书	人数(人)	无	从业药师	执业药师	行业鉴定证书
	比例(%)	170	26	117	72
		44.2	6.8	30.4	18.7
从事的工作	人数(人)	管理类	教师	教师兼班主任	教师兼管理
	比例(%)	21	186	108	68
		5.5	48.6	28.2	17.8

（2）教师的课堂教学情况

课堂教学是中职教育的一个重要环节,是学生学习理论知识的主要途径。由于中职学生年龄较小,基础知识薄弱,自学能力较差,因此更应重视中职学校的课堂教学工作。被调查的药剂教师中,有80%以上的教师能够做好备课、组织课堂教学、培养学生自学能力;有70%以上的教师能够做好布置作业、出试卷,分析试卷,批阅作业,写好评语,评价学生表现,与学生沟通交流,洞察学生心理变化,进行心理辅导,详见表2。

表2　教师的课堂教学情况

课堂教学情况	人数(人)	比例(%)
备课	308	80.0
组织课堂教学,信息反馈	314	81.6
批阅作业,写好评语,评价学生表现	272	70.6
布置作业、出试卷,分析试卷	270	70.1
调动学生学习积极性,培养学生自学能力	321	83.4
与学生沟通交流,进行心理辅导	279	72.5

（3）教师的教学设计情况

教学设计是依据教学理论、学习理论和传播理论,运用系统科学的方法,对教学系统各要素和教学环节进行分析、计划并做出具体安排的过程,它是各种科学理论在教学活动中的实践与应用[4]。教学设计的方法对教师的日常备课有很大的指导作用,是教师科学的设计教与学活动的重要途径。调查发现,有37.8%的教师在备课中凭直觉了解学生的特点,凭经验设计教学过程。这种教学设计方式,缺乏科学教学理论的指导,具有很大的局限性。60.4%的教师能熟练地把系统的学科知识提炼,转化为应用性的知识,并根据学生的特点进行设计,大于50%的教师能够注意新课程的开发,及时更新、补充教学内容。可见,目前中职药剂教师在利用科学的教学设计方法方面仍有待提高,详见表3。

表 3　教师的教学设计情况

教学设计情况	人数（人）	比例（%）
将新知识、新技术有选择性地应用到教学实践中	280	73.7
备课中凭直觉、凭经验设计教学过程	144	37.8
组织学生开展社会调查，参与社会活动	196	51.4
调整和更新教学知识，开发新课程	196	51.4
提炼学科知识，转化为应用性知识，根据学生特点设计	230	60.4
不拘泥于原有课本理论，及时更新、补充教学内容	247	64.8
以就业为导向，以市场为依据，注重综合性课程的开发	193	50.7

（4）教师的实践能力

实践教学环节是中职教育的重中之重，中职药剂教育更是如此。中职药剂专业培养的是在生产、经营、服务等一线工作的药学从业人员，需要学生熟练掌握药品的生产操作，药剂的调配，药品的经营等技能。80%左右的教师在指导学生实训时能做到熟练掌握实践技能，操作姿势、动作规范准确，分析、解决突发问题。有58.36%的教师具备对实验仪器、设备使用及维修的能力，详见表4。

表 4　教师的实践能力

指导实训的能力	人数（人）	比例（%）
掌握实践技能，操作姿势、动作规范准确	326	87.2
组织管理实习教学的能力	252	67.4
分析、解决问题能力	293	78.3
对实验仪器、设备使用及维修的技能	217	58.3

（5）教师获取信息的途径

当今世界是信息化的世界，知识更新非常迅速，每位教师必须不断的获取新知识，了解专业新动态，才能不被时代所淘汰。被调查的教师中，76%以上的人能够通过互联网、学术杂志、书籍、报纸、电视等途径获取信息。有40%左右的教师通过参加继续教育或学术交流获取信息，详见表5。

表 5　教师获取信息的途径

获取信息的途径	人数（人）	比例（%）
互联网	308	80.2
学术杂志、报纸、电视	293	76.3
继续教育	170	44.3
学术交流	130	33.9

（6）教师的计算机水平

被调查药剂教师中，26.2%的人能够经常使用计算机多媒体辅助教学，仍有将近20%的人较少或未曾经常使用计算机多媒体辅助教学，详见表6。

表6 教师对计算机多媒体辅助技术的使用情况

多媒体辅助技术的使用情况	人数（人）	比例（%）
经常使用	96	26.2
使用	202	55.0
较少使用	60	16.3
未曾使用	8	2.2

（7）教师的交流与合作能力

被调查药剂教师中，有38.3%的人能做到走访、联络医院、药厂等相关行业，建立行业联系网络；不到50%的人能够参加专业学术会议，撰写发表论文，详见表7。

表7 教师的交流与合作能力

教学设计情况	人数（人）	比例（%）
调查、分析行业需求和发展信息，提出新建议	178	51.3
与学生、家长和同事建立良好的沟通关系	183	52.6
走访、联络医院、药厂等行业，建立联系网络	133	38.3
收集行业信息，参加药学实践	195	55.9
参与团队活动，与他人分享教学资源	221	63.5
参加专业学术会议，撰写发表论文	173	49.7
收集、分析师生交流中存在的问题，制定解决措施	230	66.1

（8）教师欠缺的知识和能力

在教学中，33.5%的教师欠缺教育学、心理学理论与方法，67.0%的教师与社会联系不够紧密，15.8%的教师与学生沟通较少，不了解学生，21.4%的教师欠缺对学生的道德职业教育，33.2%的教师重视学生学习辅导，忽视了心理辅导，详见表8。

表8 教师欠缺的知识和能力

欠缺的知识和能力	人数（人）	比例（%）
教育学、心理学理论与方法	125	33.5
与社会联系的能力	250	67.0
与学生沟通、交流的能力	59	15.8
对学生道德职业教育的能力	80	21.4
对学生心理辅导的能力	124	33.2

（9）教师希望得到的培训

在培训内容方面，67.9%的教师希望得到专业技能训练；约50%的教师希望得到职业发展、专业核心课程、企业实践等方面培训；约35%的教师希望得到教育学、心理学等方面培训，详见表9。

表9　教师希望得到的培训

希望培训的内容	人数（人）	比例（%）
职业发展的相关问题	197	51.4
专业核心课程	179	46.7
专业技能训练	260	67.9
企业实践	206	53.8
现代教育技术手段	217	56.7
心理学理论、知识	141	36.8
教育学理论、方法	117	30.5

2. 调查结果分析

问卷调查结果采用 SPSS 13.0 软件统计分析，结果显示，被调查中等职业学校药剂专业教师师资及教学能力存在下列问题：

（1）高学历教师、"双师型"教师所占比例较低

国家教育部行政部门规定：到2010年，全国中等职业学校专任教师学历合格率平均应达到80%左右，"双师型"教师占专任教师总数的比例应不低于60%；在具有高级职务的教师队伍中，45岁以下的中青年教师应不少于50%[5]。问卷结果显示：被调查中等职业学校药剂专业教师以中青年教师为主，青年教师（30岁以下）占23.9%，中年教师（30～49岁）占61.9%，中青年教师共占85.8%。67.9%的教师是大学本科学历，22.7%的教师是研究生学历，可见目前中职药剂教师大多为本科或专科学历层次，具有硕士学位等高学历人数偏少，尽管原有的很多学历未达标教师通过函授、自学考试、成人教育等形式达到了本科学历，但仍有教师学历为专科及以下层次，不符合政策规定的学历，学历层次仍有待提高。

关于"双师型"教师的确切涵义目前尚无具体的、统一的标准，一般认为"双师型"教师应同时拥有教师系列职称证书和专业技术资格（或职称）证书。问卷结果显示具有从业药师、执业药师、行业鉴定证书等职业资格证书的"双师型"教师占45.3%，这一比例已不低。但也有学者认为，对"双师型"教师的界定，不能简单地定位在工作岗位的范围和职业资格证书层面，而应注重教师职业素质和职业能力的培养。"双师型"教师更多的是"教师"与"工程师""技师"的有机结合，其核心能力是实践操作能力[6]。很多通过全国统一理论考试，注册后取得执业药师资格证书的执业药师，并不具有在企业一线岗位工作的经验，因此执业药师证书也就不能体现获得者的实践操作能力，对于中职药剂教育作用并不显著。在已取得职业资格证书的教师中，具有执业药师证书的教师占到了55.4%，由此可见严格意义上的"双师型"教师比例应远远低于调查结果显示的45.3%。

（2）教育学、心理学知识欠缺

被调查教师中，28.8%中职药剂教师既从事教学工作又兼班主任，17.5%的教师不仅从事教学工作，还从事教学管理工作，然而有33.5%的教师欠缺教育学、心理学理论与方法方面的知识，15.8%的教师与学生沟通较少，不了解学生，21.4%的教师欠缺对学生的道德职业教育，33.2%的教

师重视学生学习辅导，忽视了心理辅导。由于中职学生年龄较小，文化基础差异较大，并且正处于成长期，思想波动大，而年轻教师在教学过程中又缺乏经验，缺乏教育学、心理学等知识，致使年轻教师不能很好地与学生沟通交流，了解学生的生活、学习及心理问题，也就不能及时有效地帮助"问题生"解决问题。

（3）实践经验、操作技能薄弱

药剂滴水穿石是一门实践性的学科，这就要求中职药剂教师不仅要当好"理论教师"，更要在实验室、实训车间成为"技师、工程师、师傅"，当压片机在使用过程中出现粘冲等问题时，如果教师具备压片机的维修技能，现场解决问题，对学生来说也能更加直观地了解压片机的工作原理。调查显示目前我国中职药剂教师实践能力不足，造成这一现象的原因在于：大多数青年教师是从高校毕业直接进入中等职业卫生学校任教，他们虽然知识体系新，接收新知识能力强，但是教学经验少，教学方法单一，驾驭教学的能力相对较差，理论知识与实践不能紧密结合。在企业或医院药剂科工作的实践经验不足，对企业生产所用的仪器、设备的原理及性能了解不够，指导学生实训时，教师对实验仪器、设备的使用及维修技能较弱，对新技术、新设备运用能力不高，对企业的生产工艺流程、新制药设备的操作不熟悉。有些教师来源于医药企业或医院药剂科的退休人员或兼职人员，这些教师虽有实践经验，但对教学规律了解不够，专业知识不够系统，缺乏职业教育教学知识与技能，上课效果差。可见中职药剂专业需要的是既具有丰富的课堂教学经验，又具有丰富的药学实践经验的"双师型"教师。

（4）现代教育技术能力薄弱，获取信息途径单一

26.2%的被调查者经常使用计算机多媒体辅助教学，但有将近20%的人较少或未曾使用计算机多媒体辅助教学。药剂专业是一门实用性的学科，在课堂教学中使用计算机多媒体辅助教学能够帮助学生形象的理解制药设备的工作原理等抽象知识。但结果显示，目前中职药剂教师对计算机的使用仍不够熟练，有待进一步加强。76%以上的教师主要通过互联网、学术杂志、书籍、报纸、电视等途径获取信息，较少参加继续教育、学术交流。各种获取信息的途径有其各自的优缺点：网络、电视等媒体具有信息量大，信息更新迅速的优点，但其也存在着信息混杂、是非共存、不易判断等缺点；继续教育、学术交流等途径虽受到时间、经费等因素的限制，但其具有知识准确、权威等优点。目前教师获取信息能力较有限，获取信息的途径较为单一，因此，教师需通过多种途径获取信息，充分发挥每种途径的优势。

（5）交流、合作能力较薄弱

有38.3%的教师能够走访、联络医院、药厂等相关行业，建立行业联系网络；51.3%的教师能调查、分析行业需求和发展的信息，提出新建议。现代中职药剂教育要求中职药剂教师不应只做好教学工作，同时还应做好行业间、学术间的交流联系工作，这样才能更好地了解行业动态，为学生提供更多的实训机会，根据企业需求、市场需求、工作需求更新教学内容，但目前中职药剂教师在这方面的能力尚需提高。

（6）师资再培训较欠缺

67.3%的教师希望能接受专业技能再培训，54.2%的教师希望能去企业实践，56.3%的教师希望能接受现代教育手段再培训。可见目前中职药剂教师在实践能力、现代教育技术手段等方面再培训的需求较大，但由于经费、时间等问题，再培训机会显得较为欠缺。

3. 对提高中等职业学校药剂专业教师教学能力的建议

针对中等职业学校药剂专业教师教学能力所存在的问题，结合座谈时专家给的建议，对提高中等职业学校药剂专业教师教学能力给出如下建议：

（1）建议教育主管部门重视，政策支持，创造更广阔的实践环境，提高对中职教育的投入。建议中职学校要加大对实训设备的采购力度，提高中职教师的待遇，铺设企业与学校之间交流的桥梁，扩大对教师的培训面。学校出台具体的实施方法，专业教师给予重视，规范培训，完善考核制度。

（2）中等职业药剂教育培养的是高素质的技能型人才，因此药剂教师要具有良好的教学组织实施能力，建议教师在教学过程中，要以社会需求、就业岗位的要求为指导开展教学，并充分体现在教学理念、教学内容、教学设计、教学方法、教学研究等方面。通过介绍世界上领先的职业教育理念及优秀企业文化，培养教师教育教学新思路。

（3）学校可以打破传统的教学模式，走校企联合办学之路，使中职药剂教师提高教学研究能力、实践能力；使药剂专业教师成为既能在校教学，又可以在企业工作的新型骨干型人才。组织教师定期到企业生产一线实践、调研，了解企业对人才的要求，学习相应技能，并以企业的需求设置教学计划，以培养适应企业需求的技能型学生。了解企业生产所用的仪器、设备的原理及性能，掌握企业的生产工艺流程、新制药设备的操作，掌握基本的使用及维修技能。

（4）中职药剂学校的领导应重视对教师的培训，克服困难，给教师尽可能提供机会参加培训，更新知识与能力，与社会、他人多沟通、交流，并通过进修、继续教育、考取职业资格证书提升个人发展能力。从而提高自身教学改革能力、专业技能、实践能力、交流合作能力、学习运用新教学手段的能力、理论联系实际的能力、运用现代教育技术的能力。

（5）中职教师应进一步学习教育学、教育心理学知识，提高语言表达能力，提升素质涵养，具备职业道德教育能力、管理指导能力，在教学过程中多与学生沟通交流，了解学生的生活、学习、心理，及时帮助、引导学生，解决学生的思想问题，并能在就业、职业规划方面予以指导。

参考文献

[1] 钟慧笑 . 5 亿元打造中等职教师资—中等职业学校教师素质提高计划启动 [J]. 中国民族教育，2002，6：21.

[2] 刘育锋 . 论职业教育教师标准 [J]. 职业技术教育，1998，9：21.

[3] 徐兆栋，郭昆玉 . 中外中等职业学校教师业务素质的比较分析 [J]. 郑州铁路技术学院学报，2001，13（3）：75-76.

[4] 姜春霄，林刚 . "教学设计"培训策略研究——中小学教师教学设计能力现状的调查与思考 [J]. 现代教育技术，2007，17（2）：68-70.

[5] 朱新山，贺文瑾 . 我国职教师资队伍的现状分析及对策研究 [J]. 江苏技术师范学院学报（职教通讯），1999，8：3-6.

[6] 赵新 . 关于中职学校"双师型"师资队伍建设的几点思考 [J]. 珠海城市职业技术学院学报，2007，13（1）：45-54.

我国药事管理学教材建设的探讨

杨世民　冯变玲　方宇　赵君　刘均

摘要　回顾我国药事管理学教材建设的发展历程，以卫生部"十二五"规划教材、全国高等医药教材建设研究会"十二五"规划教材《药事管理学》（第5版）为例，从教材的结构、特点、课程的教学方法、配套教材的建设等方面进行探讨。

关键词　药事管理学；教材建设；教学方法；配套教材

药事管理学科是应用社会学、法学、经济学、管理学及行为科学等多学科的理论与方法，研究"药事"管理活动及其规律的学科体系，是以药品质量监督管理为重点，解决公众用药问题为导向的应用学科。该学科经过20余年的发展，现已日趋成熟，成为现代药学科学和药学实践的重要组成部分，药事管理学知识和技能是药学职业的必备内容。

在药事管理学科发展和药学专业人才培养的过程中，教材建设发挥着重要的作用，现对我国药事管理学教材建设工作简要予以总结，并对药事管理学教材编写的有关问题进行探讨。

Study On Pharmacy Administration Textbooks Construction in China

YANG Shimin, FENG Bianling, FANG Yu, ZHAO Jun, LIU Jun

ABSTRACT　This paper reviews the process of pharmacy administration textbooks construction, and introduces the 12th Five-Year-Planning Textbook Pharmacy Administration planned by the Ministry of Health, and the National Higher Medical Textbook Research Institution, introducing its structure, characteristics, teaching methods, supplementary materials, and so on.

KEY WORDS　Pharmacy Administration; Textbooks construction; Teaching methods; Supplementary materials.

1　我国药事管理学教材建设回顾

1. 学科建设初期的教材

1985年，药事管理学科组建初期，为了适应教学工作的需求，一些学校编写了药事管理方面的专著，教材和讲义。如华西医科大学编写了《药事法规》《药事管理学》；第二军医大学编写了《军队药材供应管理学》和《军队医院药局管理》；中国药科大学、沈阳药科大学、西安医科大学等院校也自编了教材。1988年，卫生部药政管理局前局长李超进主编的《药事管理学》一书出版[1]，部分药学院校采用该书作为教学参考书或教材供教学使用。

2. 编写药事管理学统编教材

1991年，全国药学类专业教材评审委员会组织编写《药事管理学》教材，华西医科大学吴蓬教授担任主编。1993年3月该教材由人民卫生出版社出版[2]，供高等药学院校本科药学类专业使用。该教材共分十一章。第一章至第五章是药事管理的概述，包括绪论、管理学基础、药事组织等内容。第六章至第八章介绍了药品管理立法的基本概念和内容。第九章和第十章阐述了药品质量管理的基本原理、基本方法以及在药品生产和经营过程中的应用。第十一章医院药事管理，全面叙述了医院药剂科业务活动及其管理的原则和方法。该教材的出版，基本满足了当时各院校教学工作的需要，也为后续药事管理学教材的编写奠定了基础。

3. 药事管理学规划教材的出版

为适应我国高等药学教育的改革和发展，在总结以前教材编写经验的基础上，卫生部教材办公室于 1996 年 9 月决定编写新一轮教材，成立了全国高等药学专业教材第二届评审委员会，彭司勋教授任主任委员。该套教材共 22 种，供药学及相关专业选用，均经卫生部聘任的全国药学专业教材评定委员会审定，由吴蓬教授主编的药事管理学（第 2 版）为其中的一本。

《药事管理学》（第 2 版）的内容及编排有较大变化，共计十章，删去了上版教材中"管理学基础""健康、疾病与药品""药品质量管理"等三章，新增"中药管理""药品市场营销与药品流通监督管理"等两章。该套教材于 1998 年完成修订，但由于国家药品监督管理主管部门改变，药品管理法及配套法规正在修订，经人民卫生出版社同意该书推迟到 2001 年 8 月出版。该教材为卫生部教材办公室组织编写的规划教材，出版后受到药学院校的欢迎，各高等药学院校普遍采用该教材。2002 年，卫生部教材办公室、人民卫生出版社着手编写《药事管理学》（第 3 版），聘任吴蓬教授为主编，组织编委对该书进行了修订。该版教材被教育部评为普通高等教育"十五"国家级规划教材，全国高等医药教材建设研究会规划教材，卫生部规划教材。第 3 版教材于 2003 年 7 月出版并获首届全国高等学校医药教材优秀奖。2006 年，卫生部教材办公室、人民卫生出版社启动了《药事管理学》（第 4 版）教材的编写，聘请吴蓬、杨世民二人为主编。该版教材由十二章增为十三章，将原第二章"药品、药学与药师"改编为"国家药物政策与药品监督管理"及"药学、药师和药学职业道德"两章。原第六章"药品标识物、商标和广告的管理"和第十二章"计算机在药事管理中的应用"合并为新的一章"药品信息管理"。另外，新增"知识产权保护"一章，该版教材被教育部评为普通高等教育"十一五"国家级规划教材，卫生部"十一五"规划教材，全国高等医药教材建设研究会规划教材，于 2007 年 7 月出版[3]。同月，杨世民主编的《药事管理学学习指导与习题集》由人民卫生出版社出版，首次为教材提供了配套学习资料。2010 年，全国高等医药教材建设研究会和人民卫生出版社启动了《药事管理学》（第 5 版）教材的编写，聘任杨世民为主编。该书被评为卫生部"十二五"规划教材，全国高等医药教材建设研究会"十二五"规划教材，全国高等学校药学专业第七轮规划教材。该教材 2011 年 7 月由人民卫生出版社出版，同月，人民卫生出版还出版了《药事管理学学习指导与习题集》（第 2 版）。截至 2011 年，人卫版《药事管理学》教材共 5 版，30 次印刷，印数 20 余万册。

除人民卫生出版社出版的《药事管理学》教材以外，其他出版社在药事管理学教材建设方面也努力地探索和实践。如中国医药科技出版社 2001 年组织药学院校编写了一套全国高等医药院校药学类规划教材，聘任杨世民为《药事管理学》主编，该教材于 2002 年 7 月出版。截止 2010 年，中国医药科技出版社《药事管理学》已出版了 4 版。2004 年，该教材被评为西安交通大学优秀教材特等奖，2005 年被评为陕西普通高等学校优秀教材一等奖，2007 年获得首届全国高等医药院校药学类规划教材编委会二等奖，并被国家药品监督管理局列为全国执业药师"十一五"继续教育指导大纲规划教材。2005 年，全国高等医药教材建设研究会、卫生部教材办公室、人民卫生出版社为药事管理、市场营销专业组织编写了第一轮规划教材，共计 6 种，于 2006 年 7 月出版。具体书目为顾海主编的《医药市场营销学》、杨世民主编的《医院药事管理》、陈洁主编的《药物经济学》、周怡主编的《药物信息应用》、马进主编的《国际医药贸易》、王明旭主编的《医药消费者行为学》。2005 年，杨世民主编了《中国药事法规》教材，2007 年该教材被评为陕西普通高等学校优秀教材二等奖。2009 年，教育部制药工程专业教学指导委员会组织编写了高等学校制药工程专业系列教材《药事管理与法规》，聘任杨世民担任主编，2010 年该教材由高等教育出版社出版。随着药学教育的发展以及社会对药学人才需求的变化，药事管理学教材建设取得了长足的发展。如 2007 年科学出版社出版了孟锐主编的

《药事管理学》，2009年第2版出版；2009年，高等教育出版社出版了刘红宁主编的《药事管理学》；2009年中国医药科技出版社出版了邵蓉主编的《药事管理与法规实务》，以上三本教材，也被教育部评为普通高等教育"十一五"国家级规划教材。另外，山东中医药大学邹延昌，北京中医药大学刘新社，广东药学院翁开源等教师也主编出版了本科生使用的《药事管理学》教材，中国药科大学胡延熹主编了《中国药事法规》和《国际药事法规》。

2 《药事管理学》（第5版）教材编写探讨

《药事管理学》（第5版）作为全国高等学校药学专业本科第七轮规划教材之一，是在全国高等医药教材建设研究会组织下，根据药学专业培养目标，坚持"三基""五性""三特定"以及继承发扬的编写原则和思想，在《药事管理学》（第4版）教材的基础上编写修订的。第5版教材在编写过程中以药品管理法为核心，以保证药品和药学服务质量与合理用药为重点，紧密结合我国执业药师资格考试《药事管理与法规》考试大纲的要求，力求反映药事管理方面的新知识、新法规、新进展。

1. 教材结构

《药事管理学》教材以药事管理的功能过程分类，以药品管理法为核心，以保证药品和药学服务质量与合理用药为重点。《药事管理学》（第5版）对上版章节名称、编排顺序做了调整，将第二章名称"国家药物政策和药品监督管理"改为"药品监督管理"；原第三章"药学、药师和药学职业道德"变为第四章，名称改为"药学技术人员管理"；原第十章"制药工业与药品生产管理"变为第十一章，名称改为"药品生产监督管理"；原第十一章"药品市场营销与药品流通监督管理"变为第十二章，名称改为"药品经营监督管理"。另外，"药品知识产权保护""药品信息管理""医疗机构药事管理"等章节的顺序也作了相应的调整，对与本门课程联系不紧密的内容予以删除，字数比第4版减少了4万余字[4]。

《药事管理学》（第5版）教材由药事管理概论、药事法规和药事部门管理三部分构成，共计13章，具体框架可见图1。

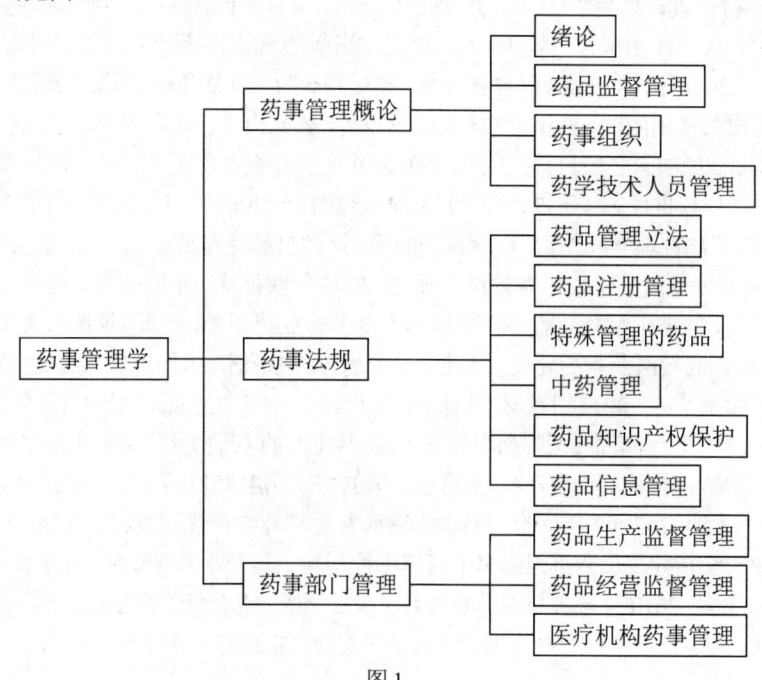

图1

2．教材特点

（1）以药品的监督管理为主要研究对象

以国家对药学事业的宏观管理、药品监督管理法律法规解决药学实践问题的能力。

（2）以符合药学生培养目标为依据

①适应执业药师资格考试要求；②是药学实践各部门、各岗位药师共同要求的基本知识、理论和方法；③突出概念、观点和方法，使学生能"举一反三"，掌握药事管理的逻辑思维和思考方法。

（3）以激发学生的学习兴趣和主动性为目标

为了增加教材的可读性、趣味性，提高教学和学习质量，本版教材采用双色印刷。在教材编写中，设置了"学习要求""相关知识""知识拓展""案例讨论""本章小结"等模块。为了弥补教材难以紧跟药事法规更新速度的不足，特提供读者不断更新、补充相关法规知识的通道，便于师生查阅和及时了解药事法规更新、修订的情况，在有关章节增加了国内外权威药事管理机构和药学报纸杂志的网址供学生课外自行查阅学习，培养学生获取知识的能力。现选取教材中相关章节"案例讨论"、"知识拓展"、"课程实践"模块予以介绍，见图2～图4。在介绍药品技术监督管理机构时，对中国食品药品检定研究院和国家药典委员会作了较为详细的介绍，对其他药品技术监督管理机构的简介采取了表格的形式，在表中列出了单位网址，供学生参考自学。

案例讨论

企业办理业务，找"谁去"？

药品生产企业一般设置有新药研发部、质量管理部（质量检验、质量控制）、市场信息部、人力资源部、营销部、生产部、财务部。企业要开展以下相关业务，应分别去食品药品监督管理局的哪个机构办理？

1. 该公司研制出一种治疗心血管疾病的新药，准备申报临床试验，请问该项工作应由企业哪个部门负责？该企业应当去何管理机构申报手续？

2. 该药厂部分药品广告的宣传文号即将到期，需要办理相关手续，请问该项工作应由企业哪个部门负责？该企业应当去何管理机构办理手续？

3. 药监部门即将展开新一轮的《药品生产许可证》的换发及GMP再认证工作，请问该项工作应由企业哪个部门负责？该企业应当去何管理机构办理手续？

4. 公司接到上级通知，将对本年度取得执业药师资格的人员进行注册登记，请问该项工作应由企业哪个部门负责？该企业应当去何管理机构办理申报手续？

图2　案例讨论

知识拓展

药事管理主要参考资料及网站

中国药事（杂志）	中国药品生物制品检定所主办 CN11-2858 /R
中国药房（杂志）	中国医院协会 中国药房杂志社 主办
（http: //www. china-pharmacy.com/） CN50-1055 /R	
中国食品药品网	国家食品药品监督管理局主管
（www. cnpharm. com）	中国医药报社主办
医药经济报	SFDA 南京医药经济研究所协会 CN44-0098
健康报	中华人民共和国卫生部主管 CN11-0010
（http://www. jkb. com. cn /）	
http: //www. mohgov. cn	中华人民共和国卫生部
http: //www. sfda. gov. cn	国家食品药品监督管理局
http: //www. who. int /en /	世界卫生组织（WHO）
http: //www. fda. gov /	美国食品药品监督管理局（FDA）
中国药学年鉴	《中国药学年鉴》编辑委员会编写
中国药品监督管理年鉴	国家食品药品监督管理局主编

图 3　知识拓展

[实践名称] 总结上年度我国药事管理工作的重大事件。

[实践目的] 结合本章第三节"一、我国药事管理学课程的基本内容"，选取
其中某一方面，通过收集、整理、分析相关资料，了解在过去一
年里，药事管理领域发生的重大事件。

[实践内容] 检索、查阅国家食品药品监督管理局、卫生部、《中国药事》、
《医药经济报》、《中国医药报》、《健康报》等相关网站、杂
志及报刊，收集所需信息。

[实践安排] 1. 进行分组，每组 3 人左右，并进行分工。
2. 查阅相关文献、网页、杂志及报刊，收集资料。
3. 整理、分析、总结已收集的信息，并将其制作成 PPT。
4. 召开班级讨论会，每组选派 1 名学生作现场陈述。
5. 互动环节，与会学生可自由提问并由小组成员进行解答。

[实践测试] 教师根据 PPT 的内容、现场报告（语言表达、解答问题）的质量
予以评价并总结。

图 4　课程实践

3.《药事管理学》课程的教学方法

《药事管理学》（第 5 版）对该课程的教学方法提出建议：采用课堂讲授与实践教学相结合的
方式进行教学。课堂讲授可采用表格、流程框架图、多媒体等直观教学的形式和学生参与的互动式

教学,以提高课堂教学的效果。本课程涉及众多的药事法规,建议学生从法规的立法目的、适用范围、主要内容、法律责任、术语含义五个方面来学习和理解,重点培养学生的法律意识,以及运用法律法规解决药学实践中存在问题的能力。鉴于药事管理学课程与其他药学类课程的差异性,建议本课程采用"问题引导、案例分析、精讲多练、课外实践"的教学方法。在学习"绪论""药品监督管理""药事组织""药品管理立法""药品生产监督管理""医疗机构药事管理"章节时,建议除理论讲授外,可适当结合书中"课程实践"模块组织学生进行课外参观、实习,完成"课程实践"模块所要求的任务。

3　配套教材的建设

为满足教学需要,在上版配套教材的基础上,本版教材对光盘和《药事管理学学习指导与习题集》作了较大幅度的修改和完善。

本版学习指导与习题集紧扣《药事管理学》(第5版)教材的内容,全书分五个部分:第一部分为"学习要点与复习题",按照教材的章节顺序编排,编写体例为:①本章学习要点;②复习题;③参考答案。本章学习要点列出了需要学生掌握与熟悉的主要内容;复习题包括A型选择题、B型选择题、X型选择题、判断题和问答题。第二部分为"综合测试题",包括3套课程测试题及1套国家执业药师资格考试《药事管理与法规》科目的模拟题。第三部分为"案例讨论",第四部分为"选读材料与讨论",编者分别选取了10个与课程相关的案例(短文)。第五部分为"专业英文阅读",共选编12篇本课程英语文献,并在每篇文献后列出若干思考题,引导学生阅读以掌握主要内容,进而达到扩大学生知识面、提高其专业英语水平并适应双语教学需要的目的[5]。

本版学习指导与习题集与上版比较,主要有以下5点变化:①按照课程任务及每章学习要求,细化了"本章学习要点"的内容。②将本课程的学习与国家执业药师资格考试相衔接,增加了执业药师资格考试《药事管理与法规》科目的模拟题。③为培养学生发现问题、分析问题及解决问题的能力,将上版"案例选编"部分改为"案例讨论",编者不对案例进行分析,而是给出有关问题供学生讨论,以增加学生学习的主动性。选编案例不仅仅局限于以往对违法案例的处理分析,还引入了生产、流通环节有关企业成功的实例。④"选读材料与讨论"部分,具体内容涉及目前药事管理领域的热点、难点问题,培养学生关注、了解药事管理工作动态的兴趣。⑤删去了上版复习题中的"术语解释"部分。

参考文献

[1] 杨世民,冯变玲,李小强.论我国药事管理学科的建设[N].中国医药报,2000-04-01,2000-04-15,2000-05-06.

[2] 杨世民,侯鸿军,裘雪友.我国药事管理学科建设与展望[M].中国药学年鉴,2002-2003,58-62.

[3] 吴蓬,杨世民主编.药事管理学[M].4版.北京:人民卫生出版社,2007.

[4] 杨世民主编.药事管理学[M].5版.北京:人民卫生出版社,2011.

[5] 杨世民主编.药事管理学学习指导与习题集[M].2版.北京:人民卫生出版社,2011.

对 54 所高校教师关于药事管理学教材建设的调查研究

赵君　杨世民

摘要　目的：了解我国药学院校药事管理学教师对药事管理学教材的评价与教学体会，提出药事管理学教材编写的建议，为药事管理学教材的建设提供参考。方法：采用调查问卷法对 28 省的 54 所高等院校从事药事管理学课程教学的教师进行调研。问卷包含 21 个问题，共计发放 190 份。结果：教材难以紧跟药事法规的更新速度；涵盖的内容多；重理论，轻实践；存在重复建设问题。结论：药事管理学教材建设应坚持"三基五性三特定"，优化教材编写团队结构，丰富教材编写体例，完善配套教材的建设，提高装帧设计水平，建立健全高校教材选用制度。

关键词　药事管理学；教材建设；调查

Investigation of teachers from 54 universities on the construction of Pharmacy Administration textbooks in China

ZHAO Jun, YANG Shimin

ABSTRACT　Objective: To investigate Pharmacy Administration science teachers' textbooks evaluation and teaching experience of Pharmacy Administration in medicine college of China, so as to put forward suggestions about materials writing and designing, and then to provide a reference to the development of Pharmacy Administration textbooks. Methods: Structured questionnaires were used to investigate pharmacy administration science teachers of 54 medicine colleges from 28 provinces and a total of 120 questionnaires including 21 questions were collected. Results: Textbooks can not follow the update of the pharmaceutical regulations. The textbook covers too much content, and values the theory and underestimate the practice. Textbooks can not satisfy the needs of teaching. There is seriously repeating of the existing textbooks. Conclusions: We should persist in "Three Basis, Five Characters and Three Specific Objects" and focus on the applicability; optimize the formation of the writers; enrich the layout of textbooks; make textbooks more beautiful and elegant; construct the supporting materials; set up and sound the textbook selecting system.

KEY WORDS　Pharmacy Administration; textbook construction; investigation

改革开放 30 年来，药学专业教材建设发展较快，经过多次修订，教材的质量不断提高，为我国药学教育人才的培养发挥了重要作用[1-2]。21 世纪我国医药事业蓬勃发展，对药学教育提出了新的要求，药学类教材建设应该与时俱进，跟上其发展的步伐[3-4]。作者从药事管理学教师对药事管理学的教材评价与教学体会角度出发，设计调研问卷进行研究，为我国药事管理学教材改革提供建议。

1　调查对象与方法

1.1　调查对象

问卷调查对象为我国高等院校从事药事管理学课程教学的教师，样本的分布涉及天津、四川、陕西、辽宁、江苏、浙江、云南、上海等 28 个省(自治区、直辖市)，共计 54 所院校。

1.2 调查方法

通过查阅文献并结合我国药事管理学教学工作和教材建设的实际情况设计问卷。问卷共 29 道题目,内容涵盖个人基本资料、药事管理学课程教学体会、对药事管理学教材的评价及建议 3 个方面。本次问卷调查的时间为 2011 年 8 月~12 月,采用现场发放、邮寄和发送电子邮件的形式进行。共发放问卷 120 份,回收问卷 100 份,应答率 83.33%。对回收的问卷进行检查、筛选,剔除数据缺失过多或雷同的问卷 7 份,得到有效问卷共 93 份,有效回收率为 77.5%。

2 结果与分析

2.1 被调研对象的基本情况

被调查教师中,女性占 64.5%,男性占 35.5%;30 ~ 40 岁人数最多,占 45.2%,其次为 41 ~ 50 岁,占 23.7%;副高及以上职称(副教授、教授)共 48 名,占 51.6%,副高以下职称(讲师、助教)的共 45 名,占 48.4%,讲师和助教分别占 35.5% 和 12.9%;被调查者的最高学历主要集中在硕士及以上,占 83.8%,本科以下的仅占 1.1%;被调查者工作院校主要集中在综合性院校、医科大学 / 医学院、中医药大学 / 中医学院、药科大学 / 药学院这 4 种院校中,分别为 29%,25.8%,24.7% 和 19.4%。

2.2 被调研对象对药事管理学课程的教学体会

2.2.1 药事管理学课程开课时间及学时情况

高等院校中药事管理学课程的开课学期主要集中在第六、七 2 个学期,占 68.9%;教学总学时主要分布在 30 ~ 54 个学时;在接受调查的 93 名教师中,67 名所在院校药事管理学课程仅为理论课教学,占 72.0%;47.31% 的被调查者认为药事管理学课程合适的理论课学时应为 48 学时,建议 54 学时的占 37.63%。

2.2.2 药事管理学课程主要教学任务的完成情况

通过前期调研,笔者归纳出药事管理学课程的 6 项主要教学任务:①使学生具备从事药品生产、经营、使用等工作必需的药事管理的基本知识和基本技能;②改变药学生传统单一的药学知识及技能结构,将其培养成集药学知识、技能和药事管理与法规于一体的综合型人才;③能辨别药事管理领域中的合法与非法行为,并能综合运用药事管理的知识与药事法规的规定,指导药学实践,分析解决实际问题;④培养学生的药学职业道德意识,树立正确的道德观和价值观;⑤为毕业后参加国家执业药师资格考试(药学职称考试)奠定基础;⑥为学生进一步深造及从事药事管理研究工作奠定基础。被调查者结合教学实际对每项任务的完成情况予以评价,调查结果见表1。

表 1 药事管理学课程主要教学任务的完成情况调查结果(n=93)

Tab 1 The result of the main teaching task completion of

Pharmacy Administration (n=93)

选项	最小值	最大值	平均值	标准差
①	1	2	1.51	0.503
②	1	3	1.84	0.613
③	1	3	1.77	0.610

续表1

选项	最小值	最大值	平均值	标准差
④	1	3	1.85	0.675
⑤	1	3	1.69	0.510
⑥	1	3	1.72	0.539
			1.73	0.575

注：1为完全符合；2为基本符合；3为不符合

依据描述性统计的结果来看，总分的平均值为1.73，小于2，所有选项的标准差都小于1，说明药事管理学课程主要教学任务的实际完成情况与理论要求之间存在一定的差距。按照各选项评价结果的平均值进行排序，平均值越大，代表教学任务的实际完成情况越差。结果显示，第④、②、③项所代表的药事管理学教学任务的实际完成情况相对较差。

2.2.3 药事管理学课程的教学方法

统计显示，药事管理学课程最常采用的教学方法有案例教学法及采用光盘、多媒体教学，占比分别为96.8%和92.5%；较常采用的教学方法有课堂专题讨论法、以问题为中心的教学方法，占比分别为63.4%和59.1%；指导学生课外实习、实践及现场参观教学（药品生产、经营企业或药品监管部门）等方法不常使用，占比分别为40.9%和39.8%。

2.3 被调研对象对药事管理学教材的评价和建议

2.3.1 药事管理学教材主要内容的编排形式与构架

目前高等院校所使用的《药事管理学》教材内容的编排形式与构架主要包括8个方面，被调查对象针对8个方面的必要性做一评价，结果见表2a 表2b。

表2-a 药事管理学教材主要内容的编排形式与构架必要性调查结果（%）

Tab 2-a The survey result of the layout form and architecture necessity of Pharmacy Administration textbooks（%）

编排形式与构架	完全没有必要	没有必要	无所谓	有必要	很有必要
学习要求	0	2.2	9.7	37.6	50.5
相关知识与知识拓展	0	0	7.5	47.3	45.2
案例讨论	0	0	5.4	37.6	57.0
课程实践	0	3.2	15.1	45.2	36.6
本章小结	1.1	4.3	27.2	50.5	26.9
复习思考题	0	4.3	32.3	48.4	15.1
选读材料与讨论	1.1	6.5	24.7	59.1	8.6
专业英文阅读	1.1	10.8	39.8	43.0	5.4

表 2-b　药事管理学教材主要内容的编排形式与构架必要性调查结果（n=93）

Tab 2-b　The survey result of the layout form and architecture necessity

of Pharmacy Administration textbooks（n=93）

选项	最小值	最大值	平均值	标准差
学习要求	2	5	4.37	0.749
相关知识与知识拓展	3	5	4.38	0.624
案例讨论	3	5	4.52	0.601
课程实践	2	5	4.15	0.793
本章小结	1	5	3.98	0.847
复习思考题	2	5	3.74	0.765
选读材料与讨论	1	5	3.68	0.768
专业英文阅读	1	5	3.41	0.797
			4.03	0.743

按照必要性调查结果的平均值进行排序，平均值越大的项代表该种教材内容的编排形式与构架的必要性越高。被调查者认为《药事管理学》教材主要内容的编排形式与构架中，必要性排名前四的依次为：案例讨论、相关知识与知识拓展、学习要求、课程实践。针对案例教学，99%的教师肯定了其对于药事管理学课程所起的重要作用，64.5%的教师认为良好的案例编写形式"非常有必要，是培养学生发现问题、分析问题及解决问题的能力的重要途径"；同时，被调查对象认为目前药事管理学教材中所使用的案例其真实性和难易度较好，平均值为1.81，而案例的典型性、时效性及全面性较差，平均值分别为3.57，3.78和3.25。

2.3.2　对药事管理学教材的评价

对现有药事管理学教材，被调查者认为其难以跟上药事法规的更新速度；重理论，轻实践，应用性较低；现有教材重复建设严重；这些是目前药事管理学教材存在的最主要问题，分别占81.7%，68.8%和53.8%。与此同时，当前教材亦或多或少的存在以下问题：学时少，而教材字数多，书本太厚；教材体例结构单一，缺乏创新，课程定位不准确，教材涵盖的内容多等。

2.3.3　对药事管理学教材的改革建议

①被调查对象认为有必要对药事管理学教材进行双色及彩色印刷和对药事管理学教材的部分内容进行双语编写，其认可度在60分以上的比例分别为76.34%和75.27%。

②对于教材字数的要求，超过一半的被调查者认为若以48学时为例，内容详略得当、重点突出、教师好教、学生好学的药事管理学教材的字数应在46～50万字之间。

③44.09%的被调查者认为有必要在药事管理学教材中附加教学大纲，对教师的教学及学生的学习会起到积极作用。

④为更好地体现药事管理学的新知识、新法规和新进展，在新版教材中"根据国家新增、修订的法规政策，再版（重印）时增加、更新相关内容""增加国内外权威药事管理机构、药学类高校和药学报纸杂志的网址""增加新的药事管理工作进展，更新有关数据"是最主要的3种方式，占比分别为80.6%，74.2%和73.1%。

3 结论与建议

3.1 优化教材编写团队结构

作为药事管理学教材的编者，应具备以下条件：①熟悉药事管理学课程的内容和相关知识并对其有深刻、透彻的理解和独到见解；②对药品研制、生产、经营、使用、监督管理等实践环节较为熟悉；③对新知识、新内容有深入的研究，是药事管理学领域的专家或学术带头人；④具有丰富的药事管理学教学经验，熟悉教材特点，能按教学规律和体系编写；⑤熟悉教学计划、教学大纲、教学对象，掌握药事管理专业培养目标，掌握教学要求；⑥思维敏捷，条理清楚，熟悉教材编写业务，文字表达能力强；⑦身体健康，有时间保证，有一定的组织能力，学术作风民主。

此外，在组建教材编写团队时，应适时引进部分中青年教师，对参与编写的中青年教师应具备的条件建议如下：①硕士及以上学历，副教授及以上职称；②从事药事管理学课程教学 8 年以上，熟悉本学科及课程的教材；③近 3 年内发表过与教材、课程教育教学相关的学术文章；④积极参加药事管理学领域所举办的各类学术活动与交流；⑤踏实肯干，作风正派，责任心强，具有奉献精神，能主动配合主编开展工作，健康状况良好；⑥近年来有教材编写经历或具有海外相关专业留学经历者可优先考虑。

3.2 丰富教材编写体例，增强教材的可读性及趣味性

①药事管理学课程涉及诸多的法律法规，文字表述多，难免枯燥，建议采取以下措施增强教材的趣味性以充分调动学生的学习兴趣：增加相关法律法规的链接或国内外权威药事管理机构和药学杂志的网址以提供给学生主动获取法规的途径；可采用图表对重要条文进行归纳、解释；对于新修订的法律法规，编者可以对其修订背景、修订要点等进行分析总结；可增设"案例讨论与互动"板块，使学生在情境模拟中加深对法律法规的了解。

②章前增加"学习要求"，章后增加"本章小结"或"本章知识点关系图"。"学习要求"部分是从宏观上提出本章的学习任务，主要分为掌握、熟悉、了解 3 个层次。"本章小结"部分，是对本章所涉及的知识点进行脉络上的梳理，分条列出本章中重要的知识点，并将重点在此处集中列出。此外，还可将本章知识点通过框架图或流程图的形式加以绘制。

③正文中增加"相关知识""知识拓展""案例讨论"。"相关知识"模块重点讲述与本知识点有关，但是由于篇幅等因素的限制不能作为正文写在教材中的内容。"知识拓展"模块重点讲述学科与课程相关领域中的新进展、新知识。编写"案例讨论"模块时，可在对案例进行简单地介绍后列出若干问题供教师和学生共同讨论，在案例末尾处标注资料来源便于学生自行查阅案例相关信息。所选案例必须具有很好的代表性和说服力，能反映药事管理领域的热点、难点问题。

④在某些章后增加"课程实践"的内容。如可在有些章后增加"课程实践"的内容，供师生选用。"课程实践"板块可设计"药品市场调研""参观药品监督管理部门或药品检验机构""参观药品生产、经营企业"、角色扮演、模拟情景以及一些需要学生们自行查阅资料并进行归纳总结的内容。

3.3 药事管理学学习指导与习题集、配套教材的建设

建议如下：①按照课程任务及每章学习要求，细化"本章学习要点"的内容；②除与本课程配套的综合测试题外，可增加国家执业药师资格考试《药事管理与法规》科目的模拟题；③选取若干与课程相关的案例（短文），并给出有关问题供学生讨论。选取的案例可引入生产、流通环节有关企业成功的实例；④选编若干本课程英语文献，列出若干思考题，引导学生阅读以掌握主要内容。

3.4 提供吸纳广大读者、专家意见的有效途径

建议编者在教材的前言或后记中，留下便于联系的方式（邮箱或电话），或者留下出版社的联系

方式,由出版社收集读者反馈信息,一并反馈至编者。此外,可在每本教材中附上一张读者意见反馈表,将读者在使用过程中可能会遇到的若干问题列上,供使用者选择及评价,编者在再版教材时,结合读者的反馈进行相应的调整和修正,最终将会促进教材水平的提高。

3.5 使教材的装帧设计更美观更合理的相关措施

可采取以下措施使教材的装帧设计更美观、更合理:把传统的白纸黑字换成双色印刷并不断提高教材所使用纸张的质量;引入一些重点标识手段,如用加粗、黑体、下划线、文字框、星号等来标注教材中的重要知识点;教材中插入与内容密切相关的图片以充分激发学生的学习兴趣;此外,可采用国际流行的大开本以提高视觉效果,大开本的设计为学生留出了足够的空间做好笔记及心得。

参考文献

[1] 高鸿慈,林宁.关于高等药学教育规划教材的讨论 [J]. 药学教育, 1997, 13(2):37-39.

[2] 杨世民,问媛媛.新中国成立60年我国高等药学教育事业的发展 [J].中国药学杂志, 2009, 44(19):1459-1463.

[3] 杨世民,冯变玲,方宇,等.我国药事管理学教材建设的探讨 [J].药学教育, 2012, 28(2):12-16.

[4] 杨世民,冯变玲,王盟,等.21世纪药事管理学课程基本要求探讨 [J].西北药学杂志, 1997, 12(5):239-240.

——刊于《西北药学杂志》2012年第27卷第6期

药事管理教学、科研成果分析及其研究建议

杨洁心　杨世民

摘要　目的：汇总我国药事管理学科教学、科研取得的成果，总结历史，分析现状，并提出对未来发展的建议。方法：通过相关高校官方网站、丁香通国家自然科学基金查询网站、药学教育研究会网站、中国高校人文社会科学信息网、《中国药学年鉴》《药学学科发展报告》等搜索收集资料，采用文献研究方式对其进行整理分析。结果：药事管理学科取得了一定的教学、科研成果，但相较于药学其他学科，高水平论文较少，课题数量仍较少；研究内容宽泛，深度不够；研究成果的应用受到限制。结论：（1）药事管理研究关注度提升，参与研究的人员及研究成果数量逐年增多；（2）高校人群中学术研究发展不够均衡，差异较大；（3）药事管理研究的内容主要围绕着药品管理的热点问题：实施基本药物制度的研究，药品质量管理规范的研究，药品注册、生产、经营、使用及药品管理法规建设的研究；（4）药事管理研究内容宽泛，但深度不够，部分研究仅局限于定性研究，缺乏实证、数据支持，科学性不强；（5）高水平研究论文较少，发表在SC1/SSC1收录杂志的文章少，与国外交流较少；（6）各类基金资助的研究课题较少，尤其是国家级基金资助的课题更少；（7）研究成果较少，研究成果推广性较差；（8）研究人群的广泛性不够，广大药品监督管理干部，药品生产、经营、使用管理人员及高校教师的参与度较差。建议：（1）重视国际合作交流，提高论文水平；（2）加强不同机构间的合作研究，促进产学研的结合；（3）推广核心研究机构的模式，供其他机构借鉴；（4）鼓励药品生产、流通、使用行业人员参与药事管理研究；（5）吸引更多研究人员参与药事管理研讨，同时注重专业人员的培养；（6）突出药事管理研究的专业性；（7）点面结合，对关键问题进行深入研究；（8）学习社会学、管理学的研究方法。

关键词　药事管理；文献研究；研究成果

Analysis of Teaching and R & D Achievements of Pharmacy Administration in China
YANG Jiexin, YANG Shimin

ABSTRACT　Objective: To analyze the current situation of pharmacy administration and provide suggestions for development of the discipline by summarizing the achievements made in this field. Methods: Literature study was used in analyzing the information from China Pharmacy Yearbook and the Ministry of Education, Drug Administration and other official websites. Results: Achievements have been in the teaching and research on pharmacy administration discipline, but the number of high-level papers and programs was less than that of other pharmacy disciplines. Its research contents were broad yet inadequate in depth. As a result, the application of research achievements was limited. Conclusion: (1) Attention to pharmacy administration research got enhanced. The number of conference papers and participating researchers increased year by year. (2) Research capabilities of colleges were not balanced. (3) Pharmacy administration research focus on the hot issues of drug administration, such as implementation of essential drug system and Licensed Pharmacist, promulgation of drug quality management registrations and so on. (4) The research scope of pharmacy administration was broad, while the depth was not enough. Some studies were qualitative research lacking of empirical data to support convincing results. (5) The number of literatures increased while high-level papers published in SCI/SSCI journal articles indexed were not so much. (6) Funded subjects were less than other disciplines of pharmacy, especially the subjects supportedby national funds. (7) Research achievements were less than other disciplines. (8) The extensiveness of the study population was not enough. And the participation of staffs from drug administration, pharmaceutical manufacturing, supply and operation was not enough. It was proposed to (1) pay more attention to international cooperation to promote the level of papers; (2) strengthen cooperation between different research institutions to promote the integration of production, education and research; (3) popularize the experience of core research institutions; (4) encourage staff of pharmaceutical manufacturing, distribution and application institutions to participate in pharmacy administration research; (5) attract more researchers to participate meanwhile focus on training professionals; (6) clarify the concerns of pharmacy administration research; (7) combine point and area scientifically to make in-depth study about key issues; (8) learn research methods of sociology and management science to enhance pharmacy administration research.

KEY WORDS pharmacy administration; literaturestudy; research achievements

药事管理学科在中国已有 30 年的发展历史,学科从无到有,从建立到发展,在教学、科研等方面取得了一定的成果。时值中国药事管理学科成立 30 周年,及时对过去取得的成果进行汇总整理,分析现状,并提出对未来发展的建议,具有历史意义及时代意义。本文拟采用文献研究分析方法对其进行探析,以期总结过去、分析现状、展望未来。

1 资料与方法

1.1 资料来源

资料来源于国家精品课程网站、相关高校官方网站、丁香通国家自然科学基金查询网站、药学教育研究会网站(中国药科大学教务处)、中国高校人文社会科学信息网、《中国药学年鉴》、中国药学会编著的《药学学科发展报告》,以及 Web of Science 数据库、百度搜索印擎。

1.2 分析方法

采用文献研究方式,内容分析、二次分析、对比分析以及现存统计资料的研究方法。

2 结果与分析

2.1 教学研究成果

2.1.1 教材建设

随着药学教育的发展以及社会对药学人才需求的变化,药事管理学教材建设取得了长足的发展,数量逐年增多,有些教材也获得奖励。"十五"～"十二五"期间,教育部批准的国家级规划教材出版情况见表 1。除此之外,据不完全统计,1988 ～ 2013 年已公开出版药事管理相关教材近 120 部。

表1 "十五"～"十二五"期间教育部批准的药事管理学国家级规划教材

序号	教材名称	主编	出版社	出版年月
1	"十五" 药事管理学（3版，本科）	吴蓬	人民卫生出版社	2003.7
2	"十一五" 药事管理（高职）	张鑫	高等教育出版社	2006.2
3	"十一五" 药事管理学（本科）	孟锐	科学出版社	2007.1
4	"十一五" 药事管理学（4版，本科）	吴蓬、杨世民	人民卫生出版社	2007.7
5	"十一五" 药事管理与法规（高职高专）	杨世民、丁勇	人民卫生出版社	2009.1
6	"十一五" 药事管理学（本科）	刘红宁	高等教育出版社	2009.2
7	"十一五" 药事管理学（2版，本科）	孟锐	科学出版社	2009.7
8	"十一五" 中国药事法理论与实务（本科）	邵蓉	中国医药科技出版社	2010.3
9	"十一五" 药事管理与法规（2版，高职高专）	高明	中国中医药出版社	2010.3
10	"十二五" 药事管理学（5版，本科）	杨世民	人民卫生出版社	2011.7

2.1.2 精品课程建设

2005年，四川大学《药事管理学》被评为四川省省级精品课程，2007年，西安交通大学《药事管理学》课程被评为陕西省省级精品课程；2008年，沈阳药科大学《药事管理与法规》课程被评为辽宁省省级精品课程，中国药科大学《药事法规》课程被评为国家级精品课程。2009年，安徽医科大学《药事管理学》课程被评为省级精品课程。河南大学、黑龙江中医药大学、成都中医药大学、江西中医药大学等学校开设的《药事管理学》课程被评为校级精品课程。

2.1.3 药事管理实验室建设

2007年，沈阳药科大学向国家教育部申请了中央和地方共建高校优势特色学科实验室，建成了药事管理综合模拟实验室。项目总投资160万元，其中财政部出资100万元，地方匹配资金60万元。该实验室使得药事管理学科的课程教学模式向现代模拟教学方向发展[1]。

2009年，第二军医大学药学院建成了药学勤务模拟实验室，总后勤部卫生部为该项目出资90万元。该实验室可以模拟"军卫I号工程"的药品流转过程、电子处方及审方、发药过程，以及对药物利用数据的分析评价；还可模拟各种环境条件下，如何实施药材供应保障[2]。

2.1.4 "高等医药教育面向21世纪教学内容和课程体系改革计划"立项课题

1996年8月，国家教委办公厅以教高厅[1996]8号文件公布了《关于批准"高等医药教育面向21世纪教学内容和课程体系改革计划"立项项目的通知》，17项药学研究项目中，涉及药事管理内容的有2项：西安医科大学杨世民主持的"药事管理学教学内容、方法、手段的改革"，中国药科大学邵蓉主持的"深化药事法规法学类课程改革"。

2.1.5 高等教育学会教改立项课题

药学教育研究是药事管理研究的一项重要内容。从2008年开始，高等教育学会医学教育专业委员会药学教育研究会开展药学教育改革研究课题立项工作，经专家组严格评审，在2008、2010、2012年分别有40、38、41项课题获准立项[3]。表2中列出了与药事管理研究相关的项目。

表2　2008～2012年与药事管理研究相关的教改课题

年份	类型	课题名称	承担单位	负责人
2008	重点	国外药学专业认证政策研究	中国药科大学	徐晓媛
		药事管理专业教学内容改革及课程体系建设	中国药科大学	邵蓉、陈永法
		药学专业学制学科课程体系研究	北京大学药学院	刘俊义、张亮仁
		我国临床药师型人才培养体系建设研究	四川大学华西药学院	蒋学华、胡明
		药学教育与执业药师（临床药师）功能的衔接研究	西安交通大学医学院	杨世民
		药学人才培养模式创新实验区建设研究	沈阳药科大学	毕开顺
2010	重点	药学专业长学制教学团队建设研究	北京大学药学院	刘俊义
		我国药学类专业教材建设研究	西安交通大学医学院	杨世民
		以学生为主体的药学人才创新能力培养体系研究与实践	西南大学药学院	李逐波、胡昌华
	一般	中药学专业实习实训基地创新管理模式的探讨	成都中医药大学药学院	王世宇、付超美
		药学学生毕业论文质量评价研究	西安交通大学医学院	康军、方宇
		药学类国家精品课程网络教学资源的研究	第二军医大学药学院	王培
2012	重点	构建全方位、多层次的药学终身教育体系的研究与实践	中国药科大学	徐晓媛
		以人才培养目标为导向的临床药学专业核心课程构建	四川大学华西药学院	蒋学华
		医药企业家创业案例整理研究	西安交通大学医学院	杨世民
	一般	我国药学类本科专业校企合作教育研究	广东药学院	蔡志奇
		药学创业型人才培养的创新体系研究	宁夏医科大学药学院	付雪艳
		药学专业本科生创新能力和科研能力培养体系的构建	吉林大学药学院	杨晓虹

表2中共计18项教改课题，研究人员来自中国药科大学、北京大学、四川大学、西安交通大学、沈阳药科大学、西南大学、成都中医药大学、第二军医大学、广东药学院、宁夏医科大学、吉林大学。

研究主要是从不同角度为药学教育改革献计献策,如国外药学教育研究、药事管理教学研究、临床药师型人才培养、教材建设、学生培养教育模式、精品课程建设等方面。

2.2 研究报告的编纂

从 2008 年开始,上海市食品药品安全研究中心策划编撰《食品药品安全与监管政策研究报告》(食品药品蓝皮书)并由社会科学文献出版社出版,至 2013 年已有 5 卷问世。蓝皮书系列丛书立足于年度内食品药品的安全热点、监管重点和政策焦点问题,汇集全国范围内食品药品安全与监管政策各方面具有代表性的研究成果,全面体现各级政府部门、机构和社会各方面在食品药品安全和监管政策的研究和进展情况,并适当编入了上海食品药品监管系统和该研究中心的部分研究成果;在选题方面力求反映出政府部门、机构和社会各界专业人士对食品药品安全和监管政策的理论思考的学术价值,在研究结论的论证方面尽可能是基于监管实证分析、国内外制度比较和数据量化分析等研究方法;把握政府的行政目标和大政方针,把握国家宏观经济政策走向,把握食品药品行业及其安全状况的发展趋向,对政府部门的监管政策、法律制度、工作机制和措施提出切实可行的意见和建议[4]。蓝皮书的出版受到新浪网、腾讯网、搜狐网、东方卫视等媒体的关注与报道。

2.3 基金项目课题

近年来,药事管理研究人员承担科研无论是数量,还是基金级别上都有了很大程度的提升。中国药科大学、沈阳药科大学、北京大学、复旦大学、西安交通大学等高校参与国家药物政策、基本药物制度的有关课题,承担百余项国家级、部委级、省级、校级研究课题。除了药事管理专业的研究人员进行的研究外,其他专业背景的研究者也在药事研究领域有所涉猎。本研究将以国家级课题为代表点,以 3 个公开投标申请的国家级基金项目中标课题及高等教育学会教改立项课题为总体样本,检索其中与药事管理有关的项目,进行统计分析。

2.3.1 国家自然科学基金

通过"丁香通"网站查询[5],药事管理研究领域获得国家自然科学基金的课题初步统计见表 3。

表 3 　2005 ～ 2013 年药事管理研究领域获得国家自然科学基金资助项目情况

序号	年度	项目名称	依托单位	负责人	金额 / 万元
1	2005	上市后药物循证评价指标体系与方法模式研究	四川大学	王莉	20
2	2005	我国农村药品"监督与供应"网络建设评估体系的研究	江西中医学院	陈和利	16
3	2006	基层关注的医疗改革相关问题的政策研究	复旦大学	罗力	9.5
4	2007	构建我国新药循证评价的方法学体系和综合评价指标体系	四川大学	孙鑫	17
5	2008	农村药品流通安全监管长效机制的研究—以江西为例	江西中医学院	陈和利	23
6	2009	政府管制产业中跨国公司的全球定价战略:基于制药产业的研究	北京大学	刘学	22

续表 3

序号	年度	项目名称	依托单位	负责人	金额/万元
7	2009	促进我国罕见病药品可及性的政策选择机制研究	华中科技大学	龚时薇	16
8	2010	医院临床药学服务的影响因素分析与质量评价研究	南京医科大学	李歆	17
9	2010	农村基本药物流通安全监管模式的研究—以江西为例	江西中医学院	王素珍	22
10	2010	我国农村地区基本药物可及性研究	复旦大学	罗力	27
11	2010	农村地区抗生素合理及耐药性评价研究	山东大学	孙强	27
12	2010	建立我国基本药物有效性评价方法学模式与循证决策辅助系统研究	四川大学	王莉	27
13	2011	利益集团博弈视域下社区基本药物制度补偿路径及可持续发展策略研究	杭州师范大学	任建萍	19
14	2011	基于改进的数据包络分析的我国基本药物制度绩效评价研究	四川大学	胡明	19
15	2011	社区卫生服务机构实施基本药物制度的绩效评估研究	卫生部	张丽芳	17
16	2011	西部城乡基本药物可获得性评估与改善策略研究—以陕西为例	西安交通大学	方宇	21
17	2011	基于分形理论的医药供应链信息协同及优化仿真研究	中国药科大学	侯艳红	19
18	2011	基于高透明度导向的基层医疗卫生机构基本药物使用监管回归模型研究	华中科技大学	张新平	42
19	2011	我国基本药物制度实施影响评估与政策优化研究—以山东省为例	潍坊医学院	尹文强	42
20	2012	基于交易费用理论的基本药物供应保障模式政策优化研究—以山东省农村地区为例	山东大学	左根永	21
21	2012	基于新医改的药品价格形成机制研究：市场竞争与政府管制的作用	天津大学	吴晶	18

续表 3

序号	年度	项目名称	依托单位	负责人	金额／万元
22	2012	县级公立医院基本药物制度实施效果评估—基于干预前后对照设计的实证研究	西安交通大学	周忠良	18
23	2012	国家基本药物制度对医疗服务利用与药品合理使用的长期影响追踪研究	北京大学	杨莉	55
24	2013	中国国家基本药物制度实施效果评价研究	北京大学	管晓东	19
25	2013	我国应急药品资源的区域空间分布与应急准备供应保障模式研究	华中科技大学	龚时薇	57
26	2013	基于透明行动循环模型的药品使用监管透明机制研究华中	科技大学	张新平	56
27	2013	基于复杂适应系统理论下的基本药物制度综合指数评价建模与实证研究	哈尔滨医科大学	高力军	56

2005～2013 年，药事管理领域的学者获得国家自然科学基金共计 27 项。有四川大学、江西中医药大学、复旦大学、北京大学、华中科技大学、南京医科大学、山东大学、杭州师范大学、卫生部卫生发展研究中心、西安交通大学、中国药科大学、潍坊医学院、天津大学、哈尔滨医科大学等单位的研究者获得累计 722.5 万元的基金资助。涉及内容包括药品循证评价、药品流通安全监管、罕见药品、制药产业、药学服务、耐药性、基本药物制度、医药供应链、药品价格、药品监管等领域，其中 14 项涉及基本药物的研究。

2.3.2 国家社会科学基金

通过中国高校人文社会科学信息网站查询[6]，药事管理研究领域获得国家社会科学基金的课题初步统计见表 4。

表 4 2006～2013 年药事管理研究领域获得国家社会科学基金资助项目情况

序号	年度	项目名称	工作单位	负责人	项目类别
1	2006	整顿药品生产和流通秩序研究	中国人民大学	吕一林	一般项目
2	2006	中医药知识产权的法律保护研究	西安交通大学	王明旭	一般项目
3	2007	中医药传统知识的法律保护研究	上海中医药大学	宋晓亭	一般项目
4	2009	药品安全监管的行政法研究	南开大学法学院	宋华琳	青年项目
5	2009	药品安全立法及其损害救济制度比较研究	湖南工学院	叶正明	青年项目
6	2010	食品药品安全质量监管问题研究	中国人民大学	唐晓纯	一般项目
7	2010	我国医药卫生体制改革法律问题研究	中国社会科学院	董文勇	一般项目

续表 4

序号	年度	项目名称	工作单位	负责人	项目类别
8	2010	创新药物研发科技投入与激励法律制度研究	中国药科大学	丁锦希	青年项目
9	2011	药品质量规制视角下的药品监管法实施效果研究	中国药科大学	邵蓉	一般项目
10	2011	基于药品可及性的专利法律机制创新研究	上海政法学院	姚颉婧	青年项目
11	2011	制药产业资本诉求与国家药物政策研究	山东经济学院	葛锐	青年项目
12	2011	供应链视角下食品药品安全监管制度创新研究	中国人民大学	王志刚	重大项目
13	2012	基于制度嵌入的村卫生室基本药物制度实施模式与绩效评估研究	华中科技大学	刘军安	一般项目
14	2012	西部地区农村居民医疗消费现状及政策研究	成都中医药大学	李家伟	一般项目
15	2013	2013《与贸易有关的知识产权协议》框架下中国药品试验数据保护制度研究	中国药科大学	丁锦希	一般项目
16	2013	我国药品监管模式优化研究	北京大学	江滨	一般项目
17	2013	药品安全体系中药品不良反应警戒制度构建研究	西安交通大学	冯变玲	一般项目

2006 ~ 2013 年药事管理领域的学者获得国家社会科学基金共计 17 项。研究人员来自中国人民大学、西安交通大学、上海中医药大学、南开大学、湖南工学院、中国社会科学院、中国药科大学、上海政法学院、山东经济学院、华中科技大学、成都中医药大学、北京大学等单位。研究内容涉及药品知识产权、专利法、药品安全监管、药品安全立法、医药卫生体制改革、药物研发制度、基本药物制度、药品不良反应警戒制度等方面。

2.3.3 教育部人文社会科学项目

通过中国高校人文社会科学信息网站的"查询全国高校人文社科研究项目"平台[7]，查询获得教育部人文社会科学项目的药事管理相关课题信息情况，2002 ~ 2013 年，共计 89 项药事管理相关的课题。主要集中在药事法、药品知识产权、药品信息管理、药品使用监管、药品流通监管、药品定价、医药政策、医药卫生体制改革、基本药物制度、药品不良反应、合理用药、罕用药产业政策、药品召回等方面。

2.4 SCI／SSCI 文章

检索国内药事管理研究人员以第一作者或通讯作者发表 SCI／SSCI 收录期刊的文章情况，见表 5。

表 5 中论文共计 13 篇，其中西安交通大学 5 篇，沈阳药科大学 4 篇，中国药科大学、北京大学各 2 篇。内容涉及国内药学教育介绍、国内药品政策介绍、药物经济学评价、药学服务调研、基本药物制度施行情况调研等。

表 5　中国药事管理研究人员发表在 SCI / SSCI 收录期刊的论文统计

序号	论文题目	作者单位	刊登杂志	年，卷：页码
1	The Teaching Contents and Methods of International Pharmaceutical Business	中国药科大学	American Journal of Pharmaceutical Education	2001，65：293-294
2	Clinical Pharmacy Education in China	北京大学	American Journal of Pharnlaceutical Education	2008，72（6）：A129
3	Cost-utility analysis of two kinds of therapy for acute ischemic stroke	沈阳药科大学	Value in Health	2010，13（3）：A152
4	China's drug innovation and policy enviromnem	中国药科大学	Drug Discovery Today	2011，16（1）：1-3
5	Pharmacists'perception of pharmaceutical care in community pharmacy: a questionnaire survey in Northwest China	西安交通大学	Health and Social Care in the Community	2011，19（2）：189-197
6	An analysis of China's nationalessential medicines policy	北京大学	Journal of Public Health Policy	2011，32（3）：305-319
7	Satisfaction assessment of insurance system for urban residents (URMS) of university students in Shenyang	沈阳药科大学	Value in Health	2012，15（4）：A199-A200
8	Evaluation of impact on health-related quality of life and cost effectiveness of Traditional Chinese Medicine: a systematic review of randomized clinical trials	沈阳药科大学	Journal of complementary and alternative medicine	2012，18（12）：1108-1120

续表 5

序号	论文题目	作者单位	刊登杂志	年，卷：页码
9	What is important during the pharmacoeconomics research in Traditional Chinese Medicine	沈阳药科大学	Value in Health	2013，16（2）：141-146
10	Community pharmacy practice in China: past，present and future	西安交通大学	International Journal of Clinical Pharmacy	2013，35（4）：520-538
11	Measuring access to medicines: a survey of prices，availability and affordability in Shaanxi Province of China	西安交通大学	Plos One	2013，8（8）：e70836
12	Access to paediatric essential medicines: a survey of prices，availability，affordability and price components in Shaanxi Province，China	西安交通大学	Plos One	2014，9（1）：online
13	Knowledge，attitudes，and practices concerning self-medication with antibiotics among university students in western China	西安交通大学	Tropical Medicine & International Health，	2014，19（5）

3 分析与讨论

3.1 高水平论文较少，与国外交流过少

相较于药学其他学科，药事管理研究的高水平论文数量较少，目前搜索到的国内药事管理学者发表在 SCI／SSCI 收录杂志的文章仅有 13 篇。

3.2 课题数量增多，但与药学其他学科比较仍然薄弱

近年来，药事管理研究人员承担了国家级、省部级课题的研究，以及与企业横向合作的课题。数量呈现增长趋势，但与药学其他学科比较，课题数量仍然较少，尤其是高水平的课题更少。

3.3 研究内容宽泛，深度不够

近年来，药事管理研究学术论文、课题项目的数量逐年增多，但考虑到药事管理学科尚处于发展阶段，在数量大幅增多的现状下，研究成果的质量如何保障、提升、完善值得注意。本研究发现，目前药事管理研究内容宽泛，对某一专业领域的深入研究不够，缺少突出性成果。

3.4 研究成果的应用受到限制

由于药事管理学科的软科学特性，影响了其研究成果的推广、应用。目前，药事管理的教学研究成果主要为教材、精品课程、教学方法、学科专业培养计划等，这些教学研究成果已应用在人才培养建设上。而其科研成果的形式主要为研究报告、制度评估，为政策的制定、修订、完善建言献策等，成果效果缺乏量化的硬性指标，难以评估。

4 结论与建议

4.1 结论

(1)药事管理研究关注度提升，参与研究的人员及研究成果数量逐年增多；

(2)高校人群中学术研究发展不够均衡，差异较大；

(3)药事管理研究的内容主要围绕着药品管理的热点问题：实施基本药物制度的研究，GXP药品质量管理规范的研究，药品注册、生产、经营、使用及药品管理法规建设的研究；

(4)药事管理研究内容宽泛，但深度不够，部分研究仅局限于定性研究，缺乏实证、数据支持，科学性不强；

(5)高水平研究论文较少，发表在SCI／SSCI收录杂志的文章少，与国外交流较少；

(6)各类基金资助的研究课题较少，尤其是国家级基金资助的课题更少；

(7)研究成果较少，研究成果推广性较差；

(8)研究人群的广泛性不够，广大药品监督管理干部，药品生产、经营、使用管理人员及高校教师的参与度较差。

4.2 建议

(1)重视国际交流合作，提高论文水平。目前，国内药事管理研究人员与海外交流的人数还较少，建议提供更多机会给青年教师参加国际交流，学习药事管理学科较为成熟国家的先进经验。通过赴国外考察，进行访问，学习先进经验，为国内药事管理研究的完善提供参考。与此同时，在国际高水平期刊上发表介绍国内药事管理学科、药品管理领域现状的文章，与国际上的药事管理研究人员交流、探讨，使国外研究人员能够及时了解中国药事管理学科及药品管理相关情况。

(2)加强不同机构间的合作研究，促进产学研结合。药事管理是一个较为年轻的学科，在科研工作的开展上还处于探索改进阶段，近年来科研课题数量虽逐年增多，但相较于药学其他学科，其课题仍较少。建议高校药事管理研究人员发挥药事管理学科的交叉性质，加大与药品研制、生产、流通、使用、监管各环节的合作，实现理论研究与实际工作的对接。

(3)推广核心研究机构的模式，供其他机构借鉴。目前，中国药事管理研究机构数量逐渐增多，但就本研究的结果来看，近年来药事管理研究成果主要集中在少数的核心研究机构上，较多的研究机构仍处于学习、探索阶段。建议药事管理核心研究机构总结其科研经验，撰写研究报告或相关汇编、专著，供更多处于药事管理研究起步阶段的机构参考借鉴。

(4)鼓励药品生产、流通、使用行业人员参与药事管理研究。就参与药事管理专业年会的机构、人员构成分析结果来看，当前研究力量主要集中在高校及药品监管部门，而"药事"涉及到的药品研发、生产、流通、使用等环节的机构参与较少，发展不够均衡。建议药事管理专业委员会组织年会时重视对药品研发、生产、流通、使用从业人员的征文工作，鼓励这些领域的工作人员参与药事年会研讨，促进药事管理研究的全面均衡发展。

（5）吸引更多研究人员参与药事管理研讨，同时注重专业人员的培养。不同专业背景研究人员的参与能够拓宽药事管理研究的领域，但研究人员的随机性过大不利于研究工作的长期发展。建议定期为药事管理研究人员提供相关的培训，促进其发展，减少药事管理研究人才的流失，同时吸引更多的研究人员投身于药事管理研究。

（6）突出药事管理研究的专业性。由于药事管理学科具有交叉边缘学科的特性，学科的界限不够清晰明确，与药物经济学、药物政策性、制药工程、临床药学、社会医学与卫生事业管理、公共管理、公共卫生、卫生法学、企业管理等学科都有重叠、交叉。建议药事管理研究人员在发挥各自专业背景优势、群策群力的同时，突出药事管理专业的特性，为药事管理研究的开展及药事管理学科的发展做出贡献。

（7）点面结合，对关键问题进行深入研究。目前，药事管理研究处于快速发展阶段，研究涉及面较广，广度过大难免会导致研究深度的欠缺。建议药事管理研究人员集中研究力量，围绕某一重要问题进行长期深入研究，开展某一系列的长期跟踪研究，形成一支传承度高的研究团队。

（8）学习社会学、管理学的研究方法。基于药事管理相对于药学其他学科属于社会科学的特性，建议药事管理研究人员补充社会学、管理学等相关知识，及时学习成熟的社会学研究方法，为药事管理研究的开展、研究成果质量的提升、成果推广及应用做好铺垫准备。

参考文献

[1] 中国科学技术协会主编，中国药学会编著．药学学科发展报告（2008～2009）[M]．北京：中国科学技术出版社，2009．

[2] 中国科学技术协会主编，中国药学会编著．药学学科发展报告（2010～2011）[M]．北京：中国科学技术出版社，2011．

[3] 中国药科大学教务处信息中心 [EB/OL]．[2014-05-25]．http://jwc.cpu.edu.cn/Info48130AClE9 CB9860. shtml．

[4] 上海药品安全网．食品药品安全与监管政策研究报告简介 [EB/OL]．[2014-04-15]．http//www.drugsafety.sh.cn/html/Intelligence.aspx?id=360 & Top_FK_Dictionary=0 & FK_Dictionary=3544．

[5] 丁香通国家自然科学基金查 [DB/OL]．[2014-02-25]．http://nsfc.biomart.cn/．

[6] 中国高校人文社会科学信息网．中标公告 [EB/OL]．[2014-02-25]．http://www. sinoss.net/xiangmu/zbgg/．

[7] 中国高校人文社会科学信息网．查询全国高校人文社科研究项目 [DB/OL]．[2014-02-25]．http://pub.sinoss.net/portal/webgate/CmdNormalList．

药事管理专业及方向学生培养现状及发展建议

杨洁心　杨世民

摘要　目的：探究药事管理学科培养学生的发展动态，设置药事管理本科专业的院校、招收研究生的院校，以及招生规模人数等情况。方法：通过文献研究方式，对教育部官方网站、研究生招生信息网、《中国药学年鉴》搜集到的资料进行分析。结果与结论：(1)设置药事管理本科专业的院校逐年增多。自1984年药事管理学科成立以来，经过老一辈药事管理教研人员的辛勤工作，组建师资队伍、设立教研机构、编写教材，为探索培养药事管理专业学生做出了贡献。2004年，教育部正式批准中国药科大学设置药事管理本科专业。经过10年的发展，截至2012年，已有10所院校设置了药事管理本科专业。(2)药事管理专业(方向)硕士研究生的培养逐渐规模化。经过近10年的发展，药事管理硕士研究生培养机构的数量从19所增加至27所。自主设置"药事管理学"专业的院校由沈阳药科大学、四川大学、天津大学3所，增加至沈阳药科大学、四川大学、西安交通大学、江西中医药大学、河南大学、河南中医学院、武汉大学、郑州大学、烟台大学9所院校。(3)药事管理博士研究生的培养得到了重视与发展。经过近10年的发展，第二军医大学增设了"社会与管理药学"博士点，北京大学、辽宁中医药大学、重庆医科大学、广西医科大学在其他专业下招收培养药事管理研究方向的博士研究生。不论是药事管理研究方向的高校数量，还是博士生导师人数，以及招生人数都有所增多。(4)当前，药事管理高层次人才处于急缺的状态，而药事管理专业学生，尤其是研究生的培养起步较晚，相对于药事管理领域高层次人才的需求严重滞后。建议：扩大药事管理本科生招生规模；扩大研究生的招生，发挥研究生的作用；更多地参与国外交流学习；加强高校与药品企事业单位的合作培养。

关键词　药事管理专业；学生培养；本科生；硕士研究生；博士研究生

Educational Status of Students Majored in Pharmacy Administration and Some Suggestions for Development

YANG Jiexin, YANG Shimin

ABSTRACT　Objective: To explore the educational situation of students majored in pharmacy administration and provide suggestions for educational development. Methods: Literature study was used in analyzing the information from the Ministry of Education official websites, Graduate Admissions website, China Pharmacy Yearbook. Results and Conclusion: The number of colleges that enroll students majored in pharmacy administration was gradually increased. By year 2012, 10 colleges had set up this major in undergraduate programs; 27 institutions and 9 universities in the graduate programs. Some, such as Peking University, Liaoning Traditional Chinese Medicine University, Chongqing Medical University, began to enroll doctoral students majored in pharmacy administration under other professions. However, advanced personnel of pharmacy administration are desperately short in current China. It is suggested to expand the enrollment of pharmacy administration undergraduate and graduate students, provide students with more opportunities to exchange with colleges abroad, and strengthen cooperation between colleges and pharmaceutical enterprises.

KEY WORDS pharmacy administration; educational training; situation analysis

药事管理学科在中国成立发展已有 30 年，总结回顾 30 年间药事管理专业（方向）学生的培养概况，既是对史料的整理汇总、对现状的分析探讨，也可为未来发展方向提供基础资料。本文汇总药事管理学科招收本科生、研究生的资料，以期对中国药事管理学科在招生培养方面的情况进行梳理分析。

1 资料与方法

1.1 资料来源

教育部、相关高校的官方网站，研究生招生信息网，《中国药学年鉴》，中国知网数据库，以及百度搜索引擎。

1.2 分析方法

采用文献研究方式，内容分析、二次分析、对比分析以及现存统计资料的研究方法。

2 药事管理专业本科生培养情况

2.1 设置药事管理本科专业的学校

高等医药院校设立的与药事管理学科相关的本科专业主要有医药工商管理、医药国际经济与贸易、医药市场营销、经济学等专业。2004-03-01，教育部以教高函 [2004]3 号，发布《关于公布 2003 年度经教育部备案或批准设置的高等学校本科专业名单的通知》，经批准，中国药科大学设置药事管理专业[1]。截至 2012 年，经教育部备案设立药事管理专业的普通高等学校已有 10 所，具体见表 1。

表 1 高等药学院校（系）药事管理专业点（本科）情况

年度	文头号	数量	新增专业点院校名称	总量
2003	教高 [2004]3 号	1	中国药科大学	1
2005	教高 [2006]1 号	1	沈阳药科大学	2
2008	教高 [2008]10 号	1	天津商业大学	3
2011	教高 [2012]2 号	2	南京中医药大学、广东药学院	5
2012	教高 [2013]4 号	5	长春中医药大学、贵阳医学院、大连医科大学中山学院 *、南京中医药大学翰林学院 *、东南大学成贤学院 *	10

注：学校名称加有"*"者为经教育部批准和确认的独立学院。

2.2 药事管理本科生人数统计

据《中国药学年鉴》统计数据，2004 年中国药科大学招收药事管理专业的本科生 34 名，2006 年沈阳药科大学招收药事管理专业本科学生 30 名，学制均为 4 年。2004～2010 年，部分院校药事管理专业本科生数量见表 2。

表2 2004～2010年高等药学院校（系）药事管理专业本科生情况

年份	统计院校	专业点	毕业生人数	招生人数	在校生人数
2004	42	1	—	34	34
2005	37	1		32	66
2006	45	2	—	89	155
2007	49	3	61	245	667
2008	48	2	33	94	305
2009	46	2	31	92	363
2010	47	2	86	94	372

3 药事管理专业（方向）研究生培养情况

3.1 招收药事管理（专业/方向）硕士研究生

药事管理学硕士研究生教育最初是挂靠在其他专业下招生和培养的。1990年，国务院学位委员会学科评议组同意在药理、药剂等专业下招收药事管理学方向的硕士研究生。1992年，华西医科大学吴蓬教授在药剂学专业下招收了药事管理方向硕士研究生。1994年，中国药科大学、沈阳药科大学在药理学、药剂学专业下招收药事管理方向硕士研究生。1998年，西安医科大学在药物分析专业下招收药事管理学方向硕士研究生。

3.2 在一级学科内自主设置药事管理专业招生

据国务院学位委员会、教育部于2002-12-24以学位[2002]47号文印发的《关于做好博士学位授权一级学科范围内自主设置学科、专业工作的几点意见》[2]，1996年国务院学位委员会批准部分学位授予单位可以在博士学位授权一级学科下所有的学科、专业（即二级学科，下同）招收、培养研究生并授予博士、硕士学位。2002年经教育部备案，中国药科大学在药学一级学科点内自主设置的"社会与管理药学"专业[3]；2003年沈阳药科大学、四川大学在药学一级学科点内自主设置"药事管理学"专业，天津大学在管理科学与工程一级学科点内自主设置"药事管理学"专业[4]。据《中国药学年鉴》的统计数据，2006～2010年，高等药学院校药事管理研究生导师人数统计见表3。

表3 2006～2010年全国高等药学院药事管理类硕士生、博士生导师基本情况

年度	硕士生导师数			博士生导师数		
	药事管理	社会与管理药学	合计	药事管理	社会与管理药学	合计
2006	18	9	27	10	1	11
2007	20	11	31	13	5	18
2008	18	9	27	11	4	15
2009	35	13	48	16	5	21
2010	30	9	39	14	4	18

3.3 药事管理专业／方向硕士研究生的培养概况

据《中国药学年鉴》的统计数据，2006～2010年部分高等药学院校药事管理硕士研究生人数统计见表4。

根据2014年中国研究生招生信息网的数据[5]，我国药事管理专业硕士招生情况见表5。

表4 2006～2010年全国高等药学院校药事管理类硕士研究生基本情况

年度	毕业人数			招生人数			在校人数		
	药事管理	社会与管理药学	合计	药事管理	社会与管理药学	合计	药事管理	社会与管理药学	合计
2006		3	3	20	36	56	36	86	122
2007	2	28	30	20	40	60	54	102	156
2008	15	29	44	28	40	68	67	113	180
2009	21	37	58	25	52	77	59	133	192
2010	18	23	41	30	60	90	85	148	233

表5 2014年药事管理专业硕士研究生招生情况统计

	学校名称	院系名称	专业代码名称	研究方向
1	沈阳药科大学	工商管理学院	1007Z3 药事管理学	①医药经济与管理；②药事法规与药品政策；③医药企业管理；④医药市场营销学；⑤医药国际贸易；⑥药品安全与风险管理；⑦药品研发与注册管理；⑧药物经济学；⑨药品知识产权保护；⑩医药伦理学
2	四川大学	药学院	1007Z2 药事管理学	①药品政策研究；②药物利用与药物经济学研究
3	西安交通大学	药学院	1007Z2 药事管理学	①药物政策与药事法规；②药物利用评价；③合理用药管理；④药品安全及不良反应监测
4	武汉大学	药学院	1007Z1 药事管理学	①药政管理与法规的科学依据；②药物经济学与健康结果研究；③医药国际化策略研究；④医疗服务与制药产业管理
5	江西中医药大学	药学院	1008Z9 药事管理学	①药事管理与法规的研究；②药物经济学研究；③医药产业化及国际化策略研究

续表5

	学校名称	院系名称	专业代码名称	研究方向
6	河南大学	药学院	1007Z1 药事管理学	药事管理与法规
7	郑州大学	药学院	1007Z1 药事管理学	①医药经济管理研究；②药品质量监督与管理；③医药市场营销学；④药事法规与药品政策
8	河南中医学院	药学院	1007Z1 药事管理学	不区分方向
9	烟台大学	药学院	1007Z4 药事管理学	①药事管理与法规；②医药政策研究与对策
10	天津大学	药物科学与技术学院	1204Z2 卫生事业与药事管理	不区分方向
11	中国药科大学	国际医药商学院	1007Z2 社会与管理药学	①医药政策与法规研究；②医药知识产权研究；③药品质量监督与管理；④医药产业经济及政策研究；⑤药物资源的合理利用；⑥医药国际商务；⑦医疗保险研究
12	第二军医大学	药学院	1007Z3 药事管理学	不区分方向
13	广东药学院	药科学院	1007Z1 药事管理学 100702 药剂学	①医药管理；②药事法规及药品质量监督管理 药事管理
14	长春中医药大学	药学院	1007Z2 社会发展与管理药学	①医药政策与发展战略研究；②药事与企业管理研究
15	北京大学	药学院	105500 药学（专业学位）	①医药政策与法律；②药物临床评价与合理用药
		公共卫生学院	107401 社会医学与卫生事业管理	药物经济与政策
16	复旦大学	药学院	100702 药剂学	①药事管理及相关法律法规；②药物经济学与医药市场营销学；③医药伦理学
17	山东中医药大学	药学院	100704 药物分析学	医药经济与药事管理
18	重庆医科大学	基础医学院	100706 药理学	药事管理
		药学院	105500 药学（专业）	药事管理

续表 5

	学校名称	院系名称	专业代码名称	研究方向
19	山西中医学院	不区分院系	100800 中药学	药事管理研究
20	成都中医药大学	药学院	100800 中药学	药事管理研究
21	辽宁中医药大学	药学院	100800 中药学	中药药事管理
22	安徽医科大学	药学院	105600 中药学（专业）	药事管理学
23	广西中医药大学	不区分院系	105600 中药学（专业）	药事管理
24	华中科技大学	药学院	105600 中药学（专业）	药事管理
			120402 社会医学与卫生事业管理	药事管理
		医药卫生管理学院	120402 社会医学与卫生事业管理	药物政策与管理
25	北京中医药大学	管理学院	120402 社会医学与卫生事业管理	药事管理
26	南京中医药大学	经贸管理学院	120402 社会医学与卫生事业管理	药事管理
27	哈尔滨医科大学	人文社会科学学院	030505 思想政治教育	药事管理

注：二级学科代码第五位为"Z"的为自主设置专业。

2014 年，中国招收药事管理研究方向的院校共有 27 所，涉及招生专业有药事管理学、卫生事业与药事管理、社会与管理药学、社会发展与管理药学、药学、药剂学、药理学、药物分析学、中药学、社会医学与卫生事业管理、思想政治教育等。

3.4 招收药事管理专业／方向博士研究生的院校情况

中国药事管理学博士层次人才培养始于 2000 年。2000 年，经批准沈阳药科大学成为中国历史上首次获得招收药事管理学方向博士研究生资格的大学。常云成等人对 2006 年药事管理研究生培养情况进行了研究 [6]。

据《中国药学年鉴》统计数据，2006 ～ 2010 年部分高等药学院校药事管理博士研究生人数统计见表 6。根据 2014 年中国研究生招生信息网的数据 [7]，药事管理专业博士招生情况见表 7。

表6 2006～2010年全国高等药学院校药事管理类博士研究生基本情况

年度	毕业人数			招生人数			在校人数		
	药事管理	社会与管理药学	合计	药事管理	社会与管理药学	合计	药事管理	社会与管理药学	合计
2006	4		4	8	9	17	18	24	42
2007	8	3	11	12	8	20	29	27	56
2008	9		9	8	3	11	32		38
2009	7	15	22	9	12	21	32	47	79
2010	3	4	7	13	8	21	42	43	85

表7 2014年药事管理专业博士研究生招生情况统计

学校名称	院系所	专业	研究方向
沈阳药科大学	工商管理学院	1007Z3 药事管理学	药物经济学、药品价格及药品政策、医药投资效益与管理研究 药事管理及药品政策研究 药事管理及医药市场研究 药事法规与药品政策研究 药事管理与伦理研究 社会药学、药事管理与药史文献 药品监管史研究 医药技术进步与创新，医药企业发展战略 医院药学的信息化管理与合理用药评价的研究 医药产业演进与企业战略管理 生物医药产业国家创新体系研究 医药产业区域创新体系及创新能力研究
中国药科大学	国际医药商学院	1007Z2 社会与管理药学	药学教育与科研 国家药物政策研究 药学教育与人才培养 医药政策法规与医药知识产权
第二军医大学	训练部	1007Z3 社会与管理药学	不区分方向

续表 7

学校名称	院系所	专业	研究方向
天津大学	药物科学与技术学院	1204Z2 卫生事业与药事管理	药品研发、生产管理、药物经济学
			新药研究与开发的程序和政策法规药品实验、生产、申报和经营管理
			中药现代化和国际化政策研究、重大疾病治疗药物的走势研究、中药 GXP 的管理与法规研究、中药新药研制与申报的条例研究
			药品评价和管理、药物经济学、转化医学与临床药理学
北京大学	药学院	100721 临床药学	药物创新机制与药品质量监管研究
辽宁中医药大学	药学院	100800 中药学	中药药事管理
重庆医科大学	药学院	100706 药理学	药事管理
广西医科大学	公共卫生学院	1004Z1 社会医学与卫生事业管理学	食品药品安全监督管理

4 分析与讨论

4.1 设置药事管理本科专业的院校逐年增多

自 1984 年药事管理学科成立以来，经过老一辈药事管理教研人员的辛勤工作，组建师资队伍、设立教研机构、编写教材，为探索培养药事管理专业学生做出了贡献。历经 20 年，2004 年教育部正式批准中国药科大学设置药事管理本科专业。此后，经过 10 年的发展，截至 2012 年，已有 10 所院校设置了药事管理本科专业。

4.2 药事管理专业（方向）硕士研究生的培养逐渐规模化

与 2006 年硕士研究生招生情况相比较，经过近 10 年的发展，药事管理硕士研究生培养机构的数量从 19 所增至 27 所。自主设置"药事管理学"专业的院校由沈阳药科大学、四川大学、天津大学 3 所增至 9 所；沈阳药科大学、四川大学 2 所院校依然在自主设置的"药事管理学"专业下招收硕士研究生；天津大学改为在"卫生事业与药事管理"专业下招生；西安交通大学、江西中医药大学、河南大学、河南中医学院 4 所院校由 2006 年挂靠在药学其他专业下招收药事管理研究方向硕士研究生，发展至自主设置"药事管理学"硕士点；2006 年未设置"药事管理学"专业点而 2014 年设置的有武汉大学、郑州大学、烟台大学 3 所院校。由此可知，设置"药事管理学"硕士专业点的院校正在增多。

2006 年，自主设置"社会与管理药学"专业的机构只有中国药科大学 1 所，2014 年第二军医大学、广东药学院由原来挂靠在"社会医学与卫生事业管理""药剂学"专业下招生的情况调整至在自主增设的"社会与管理药学"专业下招生。

2006 年在"中药学"专业下招收药事管理方向硕士研究生的院校有广西中医药大学、河南中医药大学、安徽医科大学、成都中医药大学，至 2014 年，河南中医药大学自主设置"药事管理学"专业，其余 3 所院校依然在中药学专业下培养药事管理方向硕士研究生。此外,增加了华中科技大学、辽宁中医药大学、山西中医学院 3 所在中药学专业招收药事管理研究方向研究生的院校。

复旦大学挂靠在药剂学专业下招收药事管理研究方向的硕士研究生。北京大学由在自主设置的"临床药学"专业调整至在药学专业下招收专业硕士,在"社会医学与卫生事业管理"专业下招收药物经济与政策研究方向研究生。华中科技大学由在药剂学专业下招收医药经济方向研究生,调整为在中药学专业下招收专业硕士,在"社会医学与卫生事业管理"专业下招收药事管理研究方向研究生。

4.3 药事管理博士研究生的培养得到了重视与发展

2006 年自主设置"社会与管理药学"博士点的有中国药科大学 1 所院校,有 4 位博士生导师招博士研究生;自主设置"药事管理学"博士点的有沈阳药科大学、四川大学、天津大学 3 所院校招收博士研究生,博士生导师的人数分别为 4 人、1 人、11 人。

2014 年,以药事管理专业招收博士研究生的有沈阳药科大学,以社会与管理药学专业招收博士研究生的院校有中国药科大学、第二军医大学。

比较 2006 年与 2014 年药事管理研究方向博士生招生情况可知,经过近 10 年的发展,第二军医大学增设了"社会与管理药学"博士点,北京大学、辽宁中医药大学、重庆医科大学、广西医科大学在其他专业下招收培养药事管理研究方向的博士研究生。不论是药事管理研究方向的高校数量,还是博士生导师人数以及招生人数都有所增多。

4.4 药事管理专业(方向)研究生的培养相对于人才需求滞后

药事管理学改变了药学学生,药品研制、生产、经营、使用人员和药事管理干部的知识结构,增强其适应职业的能力,提高综合素质。学习药事管理学,将改变当前药学教育模式中重自然科学知识、技能,轻人文和社会科学知识的弊端;以及重智能素质培养,轻道德素质、心理素质培养的知识和技能的缺陷;培养学生进行有效的思维、表达交流思想、判断和鉴别价值的能力,使个人和社会的需要协调发展,成为认真负责、对社会有用的高级药学人才,并具备完成药学社会任务的能力。

当前,药事管理高层次人才处于急缺的状态,截至 2012 年底,食品药品监管系统各级行政机构共计 2983 个、事业单位 1904 个,共有原料药和制剂生产企业 4747 家,持有《药品经营许可证》的企业共有 443125 家[8]。截至 2014 年 4 月底,全国医疗卫生机构数达 97.9 万个,其中:医院 2.5 万个,基层医疗卫生机构 91.9 万个,专业公共卫生机构 3.2 万个,其他机构 0.3 万个[9]。而药事管理专业学生,尤其是研究生的培养起步较晚,相对于目前药事管理领域高层次人才的需求严重滞后。

5　建议

5.1 扩大药事管理本科生招生规模

至 2012 年底,全国共有 365 所高等院校设有药学专业,而设置有药事管理专业的仅有 10 所。当前一段时期内,国家药物政策的实施、药品生产的规范管理、药学服务的开展,急缺具备药学技术又具备法规、管理知识的交叉综合型人才。建议更多院校,尤其是医药院校,在借鉴已开设药事管理高等院校经验的基础上,设置药事管理本科专业,培养更多的具备法律、管理等知识的药学人才,促进中国药事管理的科学化、法制化、现代化。

5.2 扩大研究生的招生规模,发挥研究生的作用

目前,设置药事管理专业点的院校较少,2014 年仅有 14 所院校在"药事管理"或"社会与管理药学"、"社会发展与管理药学"专业下招收硕士研究生,3 所院校在"药事管理"或"社会与管理药学"专业下招收博士研究生。较多的院校则挂靠在其他专业下招收药事管理研究方向的研究生。这是过渡发展阶段的一个权宜之计,不利于药事管理研究生的培养。建议相关院校借鉴已自主设置药事管

理专业院校的相关经验，加大药事管理研究生的招生培养；另一方面为社会培养药品研发、生产、经营、管理、使用的高级人才，一方面也为药事管理学科储备后续师资力量。

5.3 更多地参与国外交流学习

建议药事管理学科的教师、研究生更多地争取海外学习机会，与国际接轨，推动中国药事管理学科的发展。建议国家教育基金委员会、相关院校重视药事管理学科的发展，为药事管理研究人员提供更多的出国交流机会。

5.4 加强高校与药品企事业单位的合作培养

药事管理学科与药学其他学科相比，更注重于实际中的药品管理。学校中培养更多的是强化学生的理论知识，而欠缺在实践中探索学习的机会。因此，基于药事管理学科的特殊性及高校培养药事管理学生的局限性考虑，建议高校加强与药品管理、生产、经营、使用单位的合作培养，同步强化药事管理专业学生的理论知识与实践经验。建议借鉴相关院校的做法，与固定的企事业单位形成合作培养的关系，定点定期定量地输送学生到相关单位进行见习、实习。

参考文献

[1] 中国教育部.关于公布2003年度经教育部备案或批准设置的高等学校本科专业名单的通知 [EB/OL].（2004-03-01）[2014-04-09].http://www.moe.gov.cn/publicfiles/business/htmlfiles/moe/s3705/201001/xxgk_79728.html.

[2] 中国教育部.关于做好博士学位授权一级学科范围内自主设置学科、专业工作的几点意见 [EB/OL].（2002-10-24）[2014-04-09].http://www.moe.gov.cn/publicfiles/business/htmlfiles/moe/s3493/201002/xxgk_82634.html.

[3] 中国教育部.2002年备案的一级学科范围内自主设置学科、专业名单（按学位授予单位排列）[R/OL].[2014-04-09].http://www.moe.gov.cn/publicfiles/business/htmlfiles/moe/moe_835/200506/8222.html.

[4] 中国教育部.2003年备案的一级学科范围内自主设置学科、专业名单（按学位授予单位排列）[R/OL].[2014-04-09].http://www.moe.gov.cn/publicfiles/business/htmlfiles/moe/moe_835/200506/8737.html.

[5] 中国研究生招生信息网.2014年硕士专业目录查询 [DB/OL].[2014-03-05].http://yz.chsi.com.cn/zsml/zyfx_search.jsp.

[6] 常云成,叶桦.关于药事管理学科建设和研究生培养的思考 [J].中国药事,2007,21（5）：351-355.

[7] 中国研究生招生信息网.2014年博士专业目录查询 [DB/OL].[2014-03-05].http://yz.chsi.com.cn/bsmlcx/index.jsp.

[8] 国家食品药品监督管理总局.2012年度统计年报 [EB/OL].（2013-10-16）[2014-06-09].http://www.sda.gov.cn/WS01/CL0108/93454.html.

[9] 中华人民共和国国家卫生和计划生育委员会.2014年4月底全国医疗卫生机构数 [EB/OL].（2014-06-04）[2014-06-09].http://www.nhfpc.gov.cn/mohwsbwstjxxzx/s7967/201406/c614320d53bc409f87f42c07d4d68aa8.shtml.

中国药事管理研究热点及其影响因素分析

杨洁心　杨世民

摘要　目的：探究我国药事管理研究的热点问题，并分析科技、社会、教育、经济、医药行业、药品法律法规对药事管理研究产生的影响，以期总结过去、分析现状。方法：通过教育部、药监部门及相关高校的官方网站，《中国药学年鉴》《药学学科发展报告》以及中国知网数据库、Web of Science 数据库、百度搜索引擎获取资讯，采用文献研究方式，内容分析、二次分析、对比分析以及现存统计资料的研究方法，对中国药事管理研究的热点问题进行分析。结果与结论：（1）药事管理研究紧跟医药卫生重点、热点问题，制定国家药物政策，实施基本药物制度，实施医药卫生体制改革，这些宏观大环境的巨变，深刻影响着医药行业的发展，也为药事管理研究带来了机遇与挑战。药事管理研究热点紧跟国内外医药行业内的重大改革、国内药监重要问题以及民生关注的热点问题。（2）雄厚的科学、教育资源为药事管理研究提供基础，20 世纪以来，自然科学、社会科学均处于不断发展的阶段，取得了大量的成果。基础学科不断强化，交叉学科不断涌现，软科学受到重视，都为药事管理这一新兴交叉边缘学科的发展成熟提供了基础。（3）良好的经济、社会环境给予研究保障，改革开放以来，中国经济持续增长，人民生活水平有了极大的提高。社会环境稳定，为药事管理学科在内的各种自然、社会学科均提供了良好的发展环境。（4）医药产业、行业发展带动药事管理研究，被喻为"朝阳产业"的制药业，以及关系到民生重点问题的医药行业是社会各界关注的领域。几十年来，中国的医药行业处于快速发展阶段，行业的发展提供了人员岗位的需求，带动了药学人才的培养。近年来，药学研究对象由药品向人的转移，对药学工作人员的专业知识及职业素养提出了新的要求，复合交叉型人才的需求，为药事管理的教研工作提供了机会。

关键词　药事管理研究；影响因素；文献研究

Research Hotspots and Influential Factors of Pharmacy Administration in China

YANG Jiexin, YANG Shimin

ABSTRACT　Objective: To explore the research focus and influential factors of pharmacy administration in China. Methods: Bibliometric analysis method was used to analyze the factors. Results and Conclusion: （1）The research hotspots of pharmacy administration closely followed the major reforms within the pharmaceutical industry at home and abroad, changes in medical system, as well as the hot issues of people's livelihood, such as: the development of national drug policies, the essential drug system, the implementation of health system reform. (2) The rapid advancement in science and education since 20 century provided a healthy environment and a solid basis for pharmacy administration research. (3) Astable social and economical environment also supported the healthy development of academic study of various disciplines. (4) Pharmaceutical industry promoted the development of the research of pharmacy administration. In recent years, the research object of pharmacy transferred from the medicine to people, which was a big challenge to pharmacy staff. The teaching and research positions required more interdisciplinary talents and versatile professionals.

KEY WORDS pharmacy administration research; influential factor; bibliometric analysis

经过30年的发展,药事管理研究渐渐趋于成熟。过去一段时间里,药事管理研究的关注点、热点、重点是什么,国内外科技、教育、经济、社会、医药行业的哪些发展变化对药事管理研究起到了推动影响作用,值得进行深入剖析和探究。分析药事管理研究的热点及其影响因素,具有历史及现实意义,本文拟采用文献研究分析方法对其进行探析,以期总结过去、分析现状。

1 资料与方法

1.1 资料来源

教育部、药监部门及相关高校的官方网站,《中国药学年鉴》《药学学科发展报告》以及中国知网数据库、Web of Science 数据库、百度搜索引擎。

1.2 分析方法

采用文献研究方式,内容分析、二次分析、对比分析以及现存统计资料的研究方法。

2 药事管理研究热点分析

2.1 基本药物制度的研究

"基本药物"这一概念是世界卫生组织(WHO)于1975年提出,建议各国建立国家基本药物政策,以解决必需药品短缺等问题。中国政府积极参与,1979年就开始进行 WHO 基本药物行动计划,1982年1月正式下发了第一版《国家基本药物目录》[1],至2013年,已发布8版《国家基本药物目录》。30余年来,从制度的建立、目录的遴选到药品的生产、配送、使用、监管等各方面,各个领域出现的变动与问题,都为药事管理提供了值得研究的课题,药事管理研究工作的必要性及重要性,在上述领域中得到了充分的体现与应用。

2008～2013年间,关于基本药物的国家级、省部级研究课题近40项。其立项单位为高校的达到36项,课题内容包括基本药物的可及性、可获得性评价,生产、流通、使用、价格的监管,制度实施的评价等方面。为量化推行基本药物政策给药事管理研究带来的影响,选取博硕学位论文为研究切入点,通过中国知网学位论文子数据库进行检索。题名包涵"基本药物"的博士学位论文13篇,硕士学位论文82篇,共计95篇,其中一项国家科技支撑计划基金资助的项目。设定关键词为"基本药物""基本药物制度""基本药物政策",对检索到的文献进行初步筛查,2004～2013年间共计15篇博士论文,99篇硕士论文。

设定条件为:"全文='基本药物'"AND"中图分类号='R95'(药事组织)"。检索到2002～2013年博士论文35篇,硕士学位论文293篇,见图1。其中获得欧盟资助国际合作项目、高等学校博士学科点专项科研基金、重庆市科委基金、山东省自然科学基金、陕西省自然科学基金、国家自然科学基金各一项。

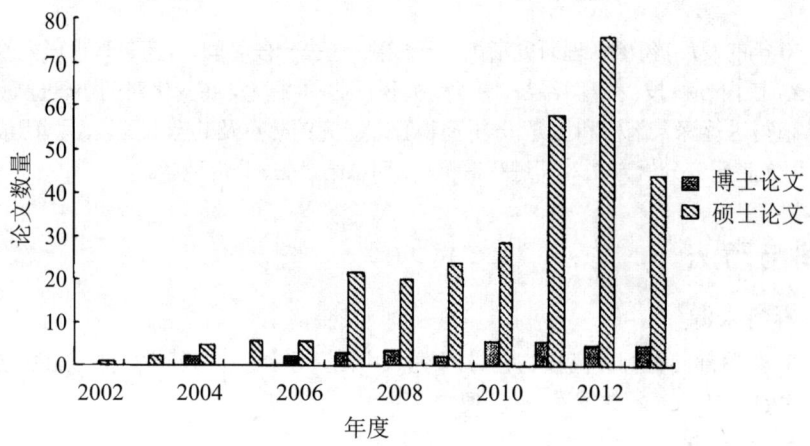

图1　检索到符合条件的学位论文数量年度分布

由图1明显看出，属于"药事组织"类别下的关于"基本药物"的学位论文数量整体呈现增长趋势，在2007、2011年两个年度出现剧增。从这一点可以反映出基本药物制度的实施是药事管理研究的热点内容。

2.2 有关药品质量管理规范的研究

1984年《药品管理法》颁布实施后，药品监管部门发布一系列药品管理行政法规、规章，这些法律法规的制定、实施、修订过程中，药事管理研究人员得以用武之地，充分发挥专业人员的作用，不仅为法规的制定、修改提供建议，也对法律法规实施过程中的效果评估等情况进行研究，及时反映给有关部门，为法规的完善建言献策。

中国药品监督管理部门及其主管部门颁布了一系列质量管理规范，如《药品生产质量管理规范》（GMP）《药品经营质量管理规范》（GSP）《药物非临床研究质量管理规范》（GLP）《药物临床试验管理规范》（GCP）《中药材生产质量管理规范》（GAP）等，被统称为"GXP"。

通过中国知网数据库进行检索，在"药事组织"学科分类下按照表1中的条件分别进行检索，逐年统计不同检索条件下文献的数量，见表1、图2。

表1　"药事组织"学科下GXP相关文献的检索条件及检索数量结果

目标文献	检索条件	文献数量	分布年段
GMP	全文＝"GMP" OR "药品生产质量管理规范"	4292	1980～2014
GSP	全文＝"GSP" OR "药品经营质量管理规范"	2138	1982～2014
GLP 和 GCP	全文＝"GLP" OR "药物非临床研究质量管理规范" OR "GCP" OR "药物临床	1463	1981～2014
GAP	全文＝"GAP" OR "中药材生产质量管理规范"	224	1989～2014

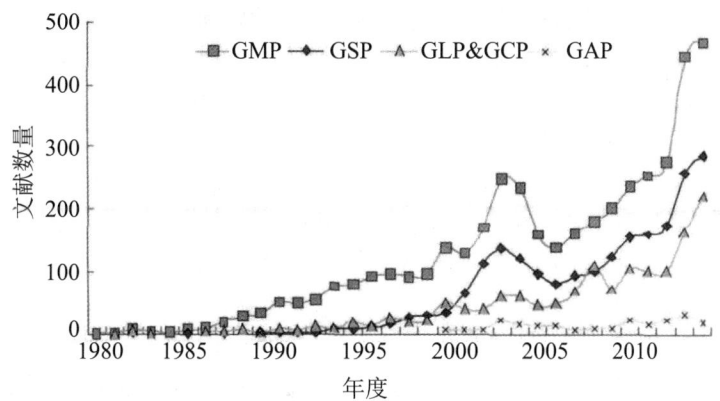

图2　检索到符合条件的文献年度数量分布

从图2中明显看出，关于GAP研究的文献数量较少，且整体波动不大，2012年度达到最大值32篇。关于GMP、GSP、GLP/GCP的文献数量总体处于上升趋势，其中关于GMP的文献每年均高于其他两类的文献数量。

以关于GMP研究的文献数量变化为例，探讨GXP规范的发布对文献数量的影响。图2显示关于GMP的文献总体呈增长趋势，在1982、1987、1990、1993、1999、2002、2012年个别年份有突增，与颁布发行药品质量管理规范的年份基本吻合。1980～1986年间，年度文献数量不超过10篇；1987～1998年，文献数量处于缓慢增多趋势，仍未超过100篇；1999年文献达到139篇，为1998年的1.45倍；2000年稍有回落后，2001、2002年持续增多，2003～2005年处于回落状态；2006年又呈现增长状态；到2012年文献数量剧增，为2011年的1.61倍。说明药事管理研究紧跟时事热点开展。

2.3　执业药师资格制度的研究

1994年，国家人事部和医药管理局发布《执业药师资格制度暂行规定》，于1995年开始实施执业药师资格考试和注册。1999年，人事部和国家药品监督管理局发布修订的《执业药师资格制度暂行规定》及《执业药师资格考试实施办法》。国家执业药师资格考试将"药事管理与法规"列为必考科目。国家主管部门组织专家编写了考试大纲及《药事管理》《药事法规汇编》应试指南，2003年改为《药事管理与法规》。截至2013年12月底，全国取得执业药师资格的人员共计277940人。通过中国知网，检索中图分类号为"R95（药事组织）"并且关键词为"执业药师"的文献，共检索到1994～2013年间共计1075篇文献。见图3。

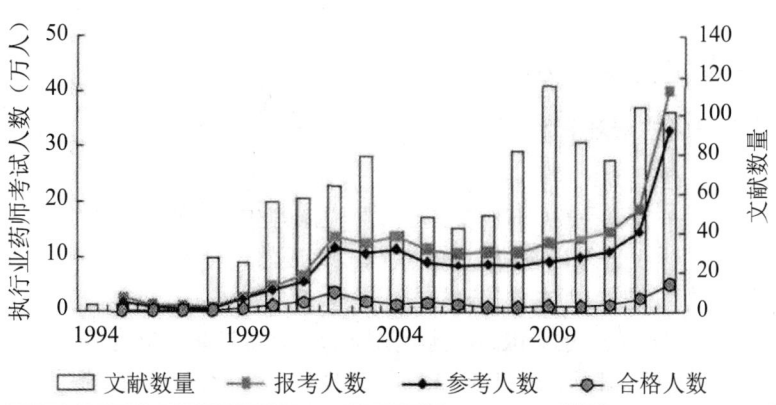

图3　1994～2013年中国执业药师考试人数及检索到的文献数量统计

由图 3 可看出,报考、参考执业药师资格考试的人数与检索到的文献数量变化情况基本一致,从 2000 年起明显增长,到 2003 年开始回落,2008 年起又开始增长。可见执业药师资格制度的实施是药事管理研究的热点问题。

2.4 医药卫生体制改革的研究

2009-03-17,中共中央、国务院发布了《关于深化医药卫生体制改革的意见》,国务院随即下发了《关于印发医药卫生体制改革近期重点实施方案(2009 ~ 2011 年)的通知》,对这 3 年要抓好的五项改革提出具体意见。2013-07-18,国务院办公厅印发了《深化医药卫生体制改革 2013 年主要工作安排》,提出了工作任务。

"医改"无疑是近年来医药领域的重点、热点问题,笔者尝试通过药学领域内关于"医改"研究的文献数量年度变化来量化探究"医改"给药事管理研究带来的影响。检索条件为"关键词 = '医改' OR '医药卫生体制改革' OR '医疗卫生体制改革' " OR '医疗体制改革' " AND "中图分类号 = 'R9' " 在中国知网数据库进行检索,共搜索到 1998 ~ 2014 年的 1659 篇文献,由于 2014 年文献尚未收录全,故去除 2014 年度的 25 篇文献,1998 ~ 2013 年 1634 篇文献的年度数量分布见图 4。

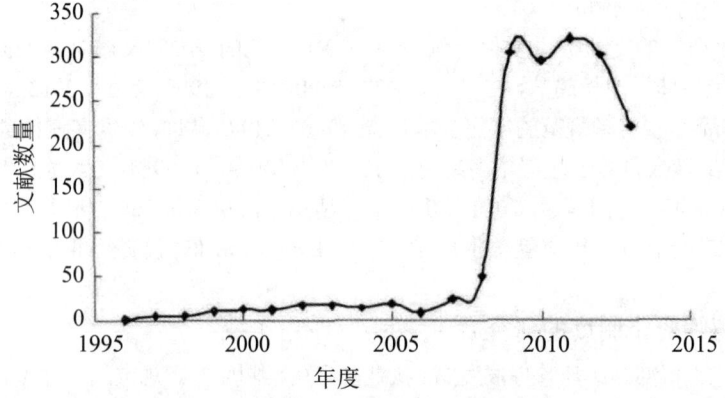

图4　检索到符合条件的文献年度数量分布

从图 4 中可直观看出:1996 ~ 2007 年,文献数量处于上升趋势,但变化不大,2006 年有所回落。在 2008 年,医改进行的前一年,文献数量呈现明显上升趋势,2009 年文献数量达 303 篇,是 2008 年的 6.06 倍。2009 ~ 2012 年,论文数量均在 300 篇左右。可见检索到的文献随"医改"这一宏观因素的出现而剧增,且近年来数量持续较多。"医改"确实是药事管理研究的另一热点问题。

3　影响药事管理研究的因素分析

3.1 科学发展的宏观有利环境

3.1.1 药学学科的强化

新中国成立以来,特别是改革开放以来,经过全国药学工作者的不懈努力,我国药学事业发生着巨大变化,药学各学科也呈现出蓬勃发展的态势,成绩斐然。

3.1.2 药学教育的发展为人才培养提供了保障

据《中国药学年鉴》统计的全国高等药学院校(系)年度数量为 1982 年 43 所,1992 年 54 所,1997 年 91 所,2002 年 201 所,2007 年 513 所,2011 年 634 所。30 年间,高等药学院校的数量成倍增长。2011 年为 2002 年的 3.15 倍、1992 年的 11.74 倍、1982 年的 14.74 倍。高等药学院校数量的增多,极大地增加了药学人员的数量,也为药事管理学科在内的药学各学科提供了基本的保障。

3.1.3 交叉学科的涌现

随着人类步入交叉科学时代,"跨学科学"于 20 世纪 70 年代在国际上崛起[2],早在 1985 年,钱学森就指出:"交叉科学的发展是历史的必然,具有强大的生命力。"药事管理学科这一药学与管理学、社会学、经济学、法学等多学科综合交叉的新兴学科,在这一时代背景下也得到了发展。

3.1.4 软科学受到重视

改革开放后,中国的软科学工作受到一些领导人的支持,万里同志在 1986 年的全国首届软科学研究工作座谈会上指出:"软科学研究的根本目的,是为各级各类决策提供科学依据,是为领导决策服务的。"1994 年,江泽民总书记在接见全国软科学工作会议代表的讲话中指出:"要加快中国软科学的发展,要把自然科学、工程技术和社会科学结合起来,研究国民经济和社会发展的重大问题,为党和政府的决策即时提供科学依据。"药事管理这一药学自然科学中的软科学,在党和国家重视软科学发展的背景下,也得到了长足的发展。

3.1.5 研究方法的创新

20 世纪以来,社会学、管理学、经济学等学科的发展,定性、定量研究方法的不断改进、更新、完善,为药事管理研究的方法提供了参考与借鉴。如抽样调查中随机抽样、方便抽样、判断抽样、配额抽样等方法的运用,问卷设计时李克特量表、古德曼量表的运用,数据分析时利用 ACCESS、EpiData、SPSS、SAS 等软件,以及定性研究中引入 Meta 分析、知识图谱分析、AHP 分析、SWOT 分析、博弈论分析等研究方法。

3.2 医药行业发展及药品监管变革带来的人才需求

3.2.1 药监机构及药品企业数量的增多

据国家食品药品监督管理总局公布的药监统计数据[3]。2006 ～ 2012 年有统计的全国食品药品监管系统机构、编制和人员情况及药品生产、经营企业数据见表 2。

表 2 　2006 ～ 2012 年药监系统人员及制药企业数量统计

统计项目	2006 年	2007 年	2008 年	2009 年	2010 年	2011 年	2012 年
食品药品监管系统各级行政机构	2630	2689	2715	2713	2898	2961	2983
食品药品监管系统各级事业单位	1000	1011	1023	1035	1076	1687	1904
行政机构下达编制 （到岗）	45816 （38752）	46291 （40986）	47188 （42638）	47472 （43152）	49819 （45398）	56758 （52918）	61544 （56894）
领导班子人员	7688	8110	8567	8518	8710		10635
事业单位下达编制 （到岗）	26836 （22946）	27262 （23734）	27560 （24422）	28102 （24522）	28906 （24989）	34948 （30064）	42053 （36678）
各类检查员总人数	12506	14384	15798	16822	17164	15175	
GLP 检查员	25	28	20	20	39	39	
GCP 检查员	236	315	218	218	198	198	

续表 2

统计项目	2006 年	2007 年	2008 年	2009 年	2010 年	2011 年	2012 年
GMP 检查员	1715	2640	2629	2726	2848	915	
GSP 检查员	10530	11401	12931	13858	14084	14023	
原料药和制剂生产企业	4682	4682	4749	4881	4678	4629	4747
持有《药品经营许可证》的企业	334236	359764	380855	404135	414840	440248	443125

由表 2 数据可知，近 7 年来中国食品药品监管系统机构、编制数量逐年增多，行政机构人员到岗率均超过 85.52%且总体逐年增加，7 年平均到岗率为 90.50%；事业单位人员到岗率在 85%～89% 之间波动。机构、人员数量的增长反映出社会对药监人才的需求，一定程度上加速了药事管理学科的发展。

3.2.2 医药工业及医药商业的数量迅速发展

据《中国药学年鉴》数据，统计 2007～2011 年的医药工业总产值及其同比增长百分率、医药商品销售总值及其同比增长百分率，见图 5。

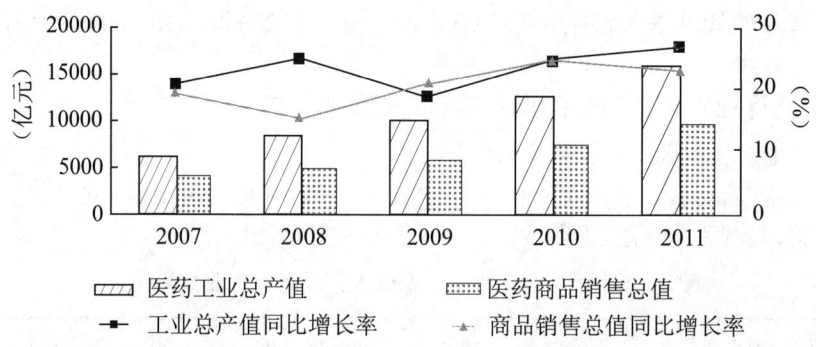

图5 2007～2011 年中国医药工业总产值及医药商品销售总值的发展

由图 5 明显看出，近 5 年内中国医药工业总产值及医药商品销售总值逐年稳步增长，同比增长率稍有波动，可见近年来中国医药行业正处于健康发展阶段，为药学学科，尤其是药事管理学科的研究发展提供了坚实的保障。

4 小结与讨论

4.1 药事管理研究紧跟医药卫生重点、热点问题

由上文分析可知，加入 WTO 给制药业带来了冲击与挑战，参照 WHO 制定国家药物政策，实施基本药物制度，实施医药卫生体制改革，这些宏观大环境的巨变，深刻影响着医药行业的发展，也为药事管理研究带来了机遇与挑战。药事管理研究热点紧跟国内外医药行业内的重大改革、国内药监重要问题以及民生关注的热点问题。

4.2 雄厚的科学、教育资源为药事管理研究提供基础

20 世纪以来，自然科学、社会科学均处于不断发展阶段，取得了大量成果。基础学科不断强化，

交叉学科不断涌现,软科学受到重视,都为药事管理这一新兴交叉边缘学科的发展、成熟提供了良好的基础。

4.3 良好的经济、社会环境给予研究保障

改革开放以来,中国经济持续增长,人民生活水平有了极大的提高。社会环境稳定,为药事管理学科在内的各种自然、社会学科提供了良好的发展环境。

4.4 医药产业、行业发展带动药事管理研究

被喻为"朝阳产业"的制药业,以及关系到民生重点问题的医药行业,是社会各界关注的重点领域。几十年来,中国医药行业处于快速发展阶段,行业的发展提供了人员岗位的需求,带动了药学人才的培养。近年来,药学研究对象由药品向人的转移,对药学工作人员的专业知识及职业素养提出了新的要求,复合交叉型人才的需求,为药事管理的教研工作提供了机会。

参考文献

[1] 叶露. 国家基本药物政策研究 [D]. 上海复旦大学, 2008.

[2] 刘仲林. 交叉科学时代的交叉研究 [J]. 科学学研究, 1993, 11 (2) :9-16.

[3] 国家食品药品监督管理总局. 信息公开——药监统计 [R/OL].[2014-04-15].http://www.sfda. gov.cn/WS01/CL0010/.

——刊于《中国药事》2014 年第 28 卷第 10 期

我国高等药学教育现状研究分析及其发展建议

李友佳 杨世民

摘要 目的:分析2004～2013年间我国高等药学教育的研究现状,为教学及管理人员了解国内高等药学教育现状,促进高等药学教育的健康发展提供参考。方法:运用文献计量学方法,分析十年来高等药学教育研究论文年度分布及作者署名人次,研究内容分布,登载论文的主要期刊,核心作者分布、第一作者职称及学位、地域分布以及基金项目情况等。结果:高等药学教育研究日益受到重视,研究呈稳步上升趋势,研究人群逐年扩大;研究内容广泛,以教学探讨和实践训练为主,缺乏宏观研究;《药学教育》是国内刊载高等药学教育的主要杂志,除此之外,《西北医学教育》杂志刊载相关论文数最多;48名核心作者中,署名第一作者最高论文数达7篇;教学研究人员不够广泛;研究机构稳定,中国药科大学、广东药学院发文量均过百;第一作者主要分布在江苏、广东、上海、浙江等地;基金项目以校级课题为主,总体级别偏低。结论:建议拓宽研究领域,运用长期追踪研究或纵贯性研究,深化研究层次,提高研究成果说服力;开展高等药学教育学术载体的研究,规范论文刊载格式。稳定并培养高等药学教育研究核心作者群,并鼓励药学教学核心作者人群多做相关研究。建立高等药学教育研究激励机制,吸纳高层次研究人员,形成结构合理的高等药学教育研究队伍。建议增加高级别基金项目比例,增加基金项目研究经费。

关键词 高等药学教育;研究分析;发展建议;文献计量学

Research Analysis on Advanced Pharmaceutical Education in China and some Development Proposals

LI Youjia, YANG Shimin

ABSTRACT Objective: To analyze the research status of advanced pharmaceutical education in China between 2004—2013, so as to provide a reference for educators and administrators to understand the statusand to promote the development. Methods Using the bibliometrics to analyze the research of advanced pharmaceutical education in the recent decade, including the annual distribution of literature, the distribution of researchers, the main journals which published the literature, the basic information of authors and the situation of funds. Results: The research of advanced pharmaceutical education expanded gradually and received increasing attention. However, it was insufficient in depth, which focused on teaching discussion and practical training, and lacked in macro studies. The journal that contained the most related papers was Pharmaceutical Education, followed by Northwest Medical Education. Of the 48 core-authors, the maximum number of papers with first authorship was 7. The distribution of teaching researchers was not wide; but research institutions were distributed regularly, and first authors were mainly in Jiangsu, Guangdong, Zhejiang and Shanghai. Research projects were mainly supported by colonel-level funds . Conclusion: It was proposed that research scope by broadened using longitudinal study, study be conducted on academic journals to standardize format, a stable core-author team be cultivated to encourage more teaching researchers, and an incentive system be established to absorb advanced researchers. In addition, more higher-rank funds should be set up to increase investment in advanced pharmaceutical education.

KEY WORDS advanced pharmaceutical education; research analysis; development proposal; bibliometrics

我国现代高等药学教育始于 1906 年,走过了百年历程[1]。高等药学教育事业经历了一个不断改革、调整、提高的过程,已基本形成了类型多样、层次丰富、专业齐全、规模完善的,能满足我国医药事业发展的人才供给体系[2-3]。我国高校的教学、科研及教学管理人员在承担教学工作和管理工作的同时,结合实际对高等药学教育展开了各方面的研究。如:对药学教育百年的历史回顾[4]、药学教育事业的发展总结[5]、药学人才培养模式的探索[6]等。本文从文献计量学角度,分析 2004 ~ 2013 年间高等药学教育相关文献,旨在了解我国高等药学教育研究领域的现状,为教学及管理人员了解国内高等药学教育现状、促进高等药学教育的健康发展提供参考。本研究中的高等药学教育包括本科生教育和研究生教育。

1 资料与方法

收集 2004 ~ 2013 年《药学教育》杂志刊登的高等药学教育论文,对研究内容进行分类(见后文)。根据各类别关键词,使用中国期刊全文检索数据库检索其他杂志相关研究文献。结果得:《药学教育》杂志论文 971 篇,其他杂志论文 1024 篇,10 年内我国高等药学教育研究论文共计 1995 篇。采用文献计量学[7]方法,对检索出的论文分别作年度分布、登载文献的主要期刊和论文研究内容分布、核心作者及作者机构分布、地域分布、基金项目支持情况等统计分析,使用 NoteExpress 软件辅助统计。

2 结果

2.1 文献年度分布及年度作者署名人次

2004 年高等药学教育论文共 96 篇,2005 年 139 篇,2006 年 138 篇,2007 年 175 篇,2008 年 201 篇,2009 年 178 篇,2010 年 232 篇,2011 年 275 篇,2012 年 284 篇,2013 年 277 篇。按年份对论文数及论文署名人次作图,由图 1 结果可知,高等药学教育相关研究论文和作者署名人次整体逐年增加,2009 年稍有回落,10 年来高等药学教育研究呈稳步上升趋势,研究人群逐步扩大。

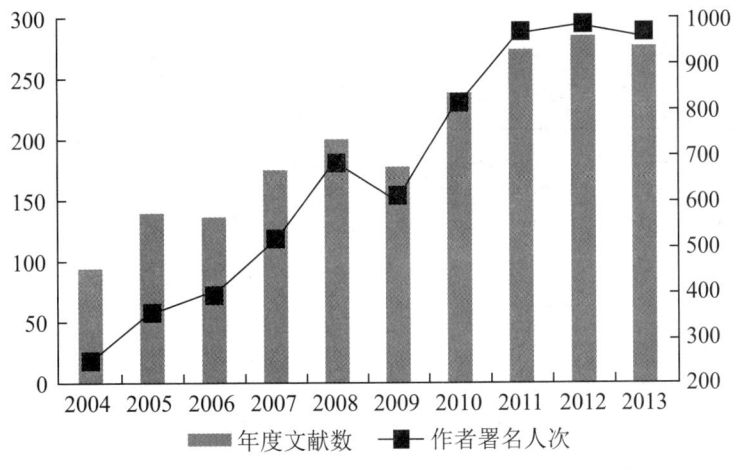

图1 高等药学教育研究文献年度分布及作者署名人次

2.2 高等药学教育研究内容分布

《药学教育》获取的 971 篇文献按研究内容分类包括：教学探讨、实践训练、学科与课程建设、人才培养、师资力量、素质教育、研究生教育、教材建设、教学评价、药学教育总论性探讨、调研与评估、学生管理、国外药学教育和其他，统计结果见表 1。其他杂志获取的 1024 篇论文研究内容分类包括：教学探讨、实践训练、学科与课程建设、人才培养、师资力量、素质教育、研究生教育、教材建设、教学评价、药学教育总论性探讨 10 类。合并两部分获取的论文，即得 2004 ～ 2013 年高等药学教育研究论文总体研究内容。具体分布见表 2。

表 1　2004 ～ 2013 年《药学教育》杂志高等药学教育研究内容分布

研究内容	论文数	占百分比（%）	累计百分比（%）
教学探讨	288	29.66	29.66
实践训练	179	18.43	48.09
学科与课程建设	136	14.01	62.10
调研评估	63	6.49	68.59
人才培养	59	6.08	74.67
师资力量	45	4.63	79.30
素质教育	52	5.36	84.65
药学教育总论性探讨	27	2.78	87.44
国外教育	23	2.37	89.80
研究生教育	23	2.37	92.17
教材建设	16	1.65	93.82
学生管理	17	1.75	95.57
教学评价	3	0.31	95.88
其他	40	4.12	100.00
合计	971	100.00	–

表 2　2004 ～ 2013 年高等药学教育研究内容分布

研究内容	论文数	占百分比（%）	累计百分比（%）
实践训练	589	29.52	29.52
教学探讨	578	28.97	58.50
学科与课程建设	205	10.28	68.77
人才培养	148	7.42	76.19
药学教育总论性探讨	96	4.81	81.00
素质教育	72	3.61	84.61

续表 2

研究内容	论文数	占百分比（%）	累计百分比（%）
研究生教育	68	3.41	88.02
调研评估	63	3.16	91.18
师资力量	54	2.71	93.88
教材建设	36	1.80	95.69
国外教育	23	1.15	96.84
学生管理	17	0.85	97.69
教学评价	6	0.30	97.99
其他	40	2.01	100.00
合计	1995	100.00	–

由表 2 统计可知，教学探讨、实践训练、学科及课程建设、人才培养、药学教育总论性探讨这 5 大方面累计百分比达到 81%，是 10 年来高等药学教育研究的主要内容。其中，实践训练（29.52%）与教学探讨（28.97%）的研究内容最多。"实践训练"研究包括：实验教学模式改革探索、创新实验教学、绿色化学实验设计、实验教学平台的建设、实习模式探索、实习基地建设、毕业设计探索等；"教学探讨"研究包括：教学方法探索应用、教学模式探讨、教学经验交流、现代教学技术的应用、双语教学、考试设计与评价研究等；"学科与课程建设"研究包括：学科课程的发展与展望、建设与改革、课程群建设、专业建设与改革、精品课程探索等；"人才培养"研究包括：培养模式探索，临床药师、执业药师的培养，药学人力资源现状及发展预测等；"药学教育总论性探讨"研究包括：高等药学教育事业的发展、现状分析，存在问题研究，发展趋势预测，发展对策研究等。素质教育、研究生教育、师资力量、教材建设、教学评价也有一定研究，但相对研究内容较少。其中，药学教学评价研究仅 6 篇文献。其他类别包括：药学人物的介绍、中国古代传统药学思想研究等。

2.3 高等药学教育载文量前 50 位期刊

利用 NoteExpress 软件统计 1995 篇文献期刊来源。《药学教育》杂志 971 篇（49.67%）；其他期刊 247 种，共 1024 篇（51.33%）。《药学教育》杂志为国内刊载高等药学教育文献的主要期刊。表 3 列出了文献来源前 50 种其他期刊名称与收录高等药学教育研究论文数，其中，刊载最多的为《西北医学教育》杂志，共 63 篇；山西医科大学学报（基础医学教育版）、中国高等医学教育分别名列第二、第三。前 23 种期刊共刊载文献 515 篇，占比超过 50%（515/1024）；前 50 种期刊共计收录文献 700 篇，占比 68.36%（700/1024）。这些期刊大都是医学教育、药学教育领域的重要期刊，是广大从事药学教育工作的科研人员获取我国高等药学教育信息的重要参考工具。

2.4 高等药学教育研究作者分析

2.4.1 第一作者论文数

分析了以第一作者署名的作者论文数，其中有两人第一作者论文数最多，均为 7 篇，分别是第二军医大学姜远英和重庆医科大学蒋君好。有 5 人第一作者论文数 6 篇，4 人第一作者论文数 5 篇，15 人第一作者论文数 4 篇，48 人第一作者论文数 3 篇，198 人第一作者论文数 2 篇，1335 人第一作者论文数 1 篇。

2.4.2 核心作者分析

所有作者署名对应的论文数统计显示：第二军医大学王小燕和山东大学邵伟署名最高，达14篇论文，对应第一作者论文数分别为3篇和1篇。为了更全面的显示出所有署名作者的贡献，取同时满足以下两个条件的作者作为10年来高等药学教育研究的核心作者：（1）第一作者论文数3篇及以上的作者（共73人）；（2）所有署名作者论文数4篇及以上的作者（共247人）。所得48位核心作者排序见表4，其中第二军医大学姜远英名列核心作者第一位。48位核心作者中，第二军医大学最多，有6位；其次为中国药科大学和南方医科大学，均为3位。

表3　2004～2013年高等药学教育载文量前50位的期刊

序号	期刊名称	载文量（篇）
1	西北医学教育	63
2	山西医科大学学报（基础医学教育版）	49
3	中国高等医学教育	42
4	中国医药导报	31
5	中国科教创新导刊	30
6	基础医学教育	29
7	医学教育探索	25
8	现代医药卫生	23
9	教育教学论坛	20
10	中国中医药现代远程教育	19
11	中国药房	19
12	广州化工	19
13	中国现代药物应用	18
14	实验室研究与探索	16
15	实验室科学	16
16	药学实践杂志	16
17	科技创新导报	14
18	中国医药指南	12
19	中国当代医药	12
20	广东化工	11
21	时珍国医国药	11
22	安徽医药	10
23	辽宁中医药大学学报	10

续表 3

序号	期刊名称	载文量（篇）
24	中国教育技术装备	9
25	中国校外教育	9
26	中国科技信息	9
27	中国药事	9
28	科技信息	9
29	科教文汇（下旬刊）	9
30	齐齐哈尔医学院学报	8
31	中国药业	7
32	实验科学与技术	7
33	广西中医学院学报	7
34	成都中医药大学学报（教育科学版）	7
35	时代教育（教育教学）	7
36	海峡药学	7
37	考试周刊	7
38	药学服务与研究	7
39	中医教育	6
40	中南药学	6
41	中国西部科技	6
42	内蒙古中医药	6
43	医学教育	6
44	实验技术与管理	6
45	科技信息（科学教研）	6
46	中国药师	5
47	亚太传统医药	5
48	医学研究与教育	5
49	河南职工医学院学报	5
50	黑龙江医药	5

表 4　高等药学教育研究核心作者分布

序号	作者	作者单位	第一作者论文数	署名次数
1	姜远英	第二军医大学	7	13
2	蒋君好	重庆医科大学	7	11
3	徐暾海	北京中医药大学	6	9
4	张庆柱	山东大学	6	9
5	戴蔚荃	第二军医大学	6	8
6	徐位良	广东药学院	6	6
7	朱玲	郑州大学	6	6
8	杨世民	西安交通大学	5	13
9	吕世军	牡丹江医学院	5	7
10	黄宝康	第二军医大学	5	6
11	徐晓媛	中国药科大学	5	6
12	鲁莹	第二军医大学	4	11
13	焦淑清	佳木斯大学	4	8
14	刘毅	徐州医学院	4	8
15	陈璇	广东药学院	4	7
16	张泰松	山东大学	4	7
17	袁月梅	中山大学	4	6
18	徐勤	桂林医学院	4	5
19	邓莉平	绍兴文理学院	4	4
20	胡明	四川大学	4	4
21	雷英杰	天津理工大学	4	4
22	孟锐	黑龙江中医药大学	4	4
23	王威威	首都医科大学	4	4
24	向明	华中科技大学	4	4
25	翟华强	北京中医药大学	4	4
26	张群	南方医科大学	4	4
27	王小燕	第二军医大学	3	14
28	周春琼	南方医科大学	3	8

续表 4

序号	作者	作者单位	第一作者论文数	署名次数
29	卢秀莲	中国计量学院	3	7
30	舒丽芯	第二军医大学	3	6
31	王伟	河北医科大学	3	6
32	曾建红	桂林医学院	3	5
33	陈安朝	中南大学	3	5
34	崔艳	沈阳药科大学	3	5
35	邓胜松	合肥工业大学	3	5
36	何群	湖南中医药大学	3	5
37	闫冠韫	哈尔滨医科大学	3	5
38	叶德泳	复旦大学	3	5
39	张辉	湘南学院	3	5
40	张永泽	中国药科大学	3	5
41	邓萍	重庆医科大学	3	4
42	何纯莲	湖南师范大学	3	4
43	胡育筑	中国药科大学	3	4
44	李晓坤	河南中医学院	3	4
45	朴光春	延边大学	3	4
46	王永禄	南京工业大学	3	4
47	张永忠	武汉科技大学	3	4
48	邹敏	南方医科大学	3	4

2.4.3 第一作者职称与学历

职称和学历是衡量专业人员工作能力和学术水平的重要指标。统计 10 年来高等药学教育研究者信息，第一作者的职称、学历分布见表 5。职称方面，中级职称占比最大，其次是副高级、正高级；学历方面，研究群体以博士和硕士为主。表明具有高、中级职称，高学历作者是研究的主体力量。由于不同期刊载文格式差异，部分作者职称、学位信息缺失。

表 5　第作者职称与学历分布

职称	人次	占比（％）	学历	人次	占比（％）
正高级	265	18.08	博士	592	45.02
副高级	462	31.51	硕士	530	40.30

职称	人次	占比（%）	学历	人次	占比（%）
中级	585	39.90	本科	191	14.52
初级及以下	154	10.50	大专	2	0.15
总计	1466	100.00	总计	13.15	100.00

2.4.4 作者地域分布

作者的地域分布情况能够反映学科研究水平的差异。将论文署名第一作者的单位按所在地域划分，统计结果见表 6。约 40% 的第一作者分布在江苏、广东、上海、浙江，说明这些地区在高等药学教育研究方面比较活跃，人员比较密集。

表 6 作者地域分布

序号	地区	论文数	占比（%）	累计百分比（%）
1	江苏	317	15.89	15.89
2	广东	220	11.03	26.92
3	上海	13.3	6.67	33.58
4	浙江	113	5.66	39.25
5	辽宁	107	5.36	44.61
6	黑龙江	99	4.96	49.57
7	北京	94	4.71	54.29
8	河北	94	4.71	59.00
9	河南	73	3.66	62.66
10	重庆	68	3.41	66.07
11	湖南	67	3.36	69.42
12	四川	67	3.36	72.78
13	安徽	64	3.21	75.99
14	山东	61	3.06	79.05
15	广西	60	3.01	82.06

2.4.5 作者机构分布

对第一作者机构进行统计分析：1922 篇（96.34%）论文的第一作者来自高校，其余机构包括医院（含高校附属医院）、研究所、企业等。表 7 列出了第一作者发文量前 50 的高校，共计论文 1331 篇（66.72%）。其中，中国药科大学居首，194 篇（9.72%）；广东药学院其次，104 篇（5.21%）。

表 7　高等药学教育发文量前 50 的高校

高校名称	发文量（篇）	高校名称	发文量（篇）
中国药科大学	194	第三军医大学	19
广东药学院	104	安徽中医学院	19
第二军医大学	80	郑州大学	18
沈阳药科大学	70	中山大学	17
河南中医学院	52	温州医学院	16
首都医科大学	34	河南大学	16
北京中医药大学	31	河北医科大学	16
南京中医药大学	28	苏州大学	15
南方医科大学	28	南京医科大学	15
新疆医科大学	26	海南医学院	15
重庆医科大学	25	成都医学院	15
湖南中医药大学	25	新乡医学院	14
徐州医学院	24	皖南医学院	14
广州中医药大学	24	黑龙江中医药大学	14
浙江中医药大学	23	北京大学	14
四川大学	23	暨南大学	13
桂林医学院	23	中南大学	12
浙江大学	22	中国计量学院	12
复旦大学	22	山西医科大学	12
佳木斯大学	21	齐齐哈尔医学院	12
西安交通大学	21	第四军医大学	12
哈尔滨医科大学	20	西南大学	11
山东大学	19	绍兴文理学院	11
牡丹江医学院	19	内蒙古医学院	11
辽宁中医药大学	19	南华大学	11

2.5 高等药学教育研究基金项目资助比例

　　基金项目资助论文是由国家各级政府、部门和各类社会团体等拨款资助的科研项目在研究过程中或项目完成后所发表的论文，代表着该学科研究领域的最高学术水平和最新研究动向[8]。1995 篇文献中，有基金项目支持的文献为 723 篇（36.24%），其中《药学教育》杂志 360 篇，其他期刊 363

篇。基金支持文献数与年份的关系见图2。可以看出,基金支持文献逐年增加,说明高等药学教育研究日益受到重视。

其中4篇论文获得最多4项的基金项目支持,32篇论文获3项基金项目支持,133篇论文获2项基金项目支持,554篇论文获1项基金项目支持。基金级别分为国家及部委级、省级、市级和校级(多项目支持按最高级别计人),具体见图3。其中校级比例最大,占总基金项目文章的40.94%。表8为各类别基金分布简要分析,其中,中国高等教育学会医学教育专业委员会药学教育研究会改革立项课题积极推动了我国药学教育的研究进展。

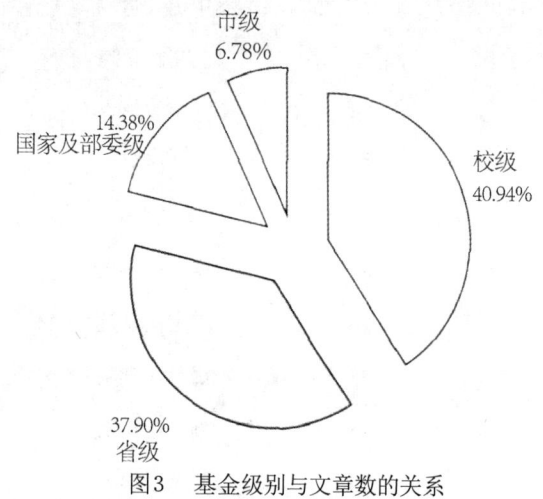

市级 6.78%
14.38% 国家及部委级
校级 40.94%
37.90% 省级

图3　基金级别与文章数的关系

表8　各类别基金分布

基金类别		基金名称	论文数
国家级	国家基金	国家自然科学基金	8
		国家精品课程建设项目	3
		国家重大新药创制项目	2
		国家级教学团队建设项目	2
		其他	3
	部委基金	教育部项目	38
		国家中医药管理局、国家食品药品监督管理局项目	4
	国家级学会基金	中国高等教育学会医学教育专业委员会药学教育研究会改革立项课题	37
		其他	11
省区基金		省区科学基金	290
市级基金		市级科学基金	58
高校基金		高校科学基金	396

3 讨论

3.1 高等药学教育研究规模逐步扩大

从 10 年来的文献数量、作者署名人次、研究机构及基金项目文献数据可以看出：10 年来我国高等药学教育研究趋于稳步增长的阶段，文献数量、作者署名人次、研究机构及基金项目文献数均逐年增加。高等药学教育研究规模逐步扩大，推动了高等药学教育的发展，为我国培养药学及相关人才做出了重大贡献。

3.2 研究内容广泛，整体研究深度有待提高

10 年来，高等药学教育研究涉及到药学各学科、专业、课程的多方面内容。但缺乏宏观研究，药学教育总论性探讨仅占 4.81%；整体研究层次、深度不够，总体研究质量仍需提高。如在教学探讨和实践训练方面，多为对某一课程教学方法、教学体会的总结，或是对个别实验教学的经验之谈，研究成果适用范围有限，不易推广；研究生教育、教材建设研究比较少；缺乏教学评价研究；从教师角度的教学研究较多，缺乏从学生视角探索性的研究；缺乏对已有研究成果的评价研究等。

3.3 教学研究人员不够广泛，基金项目级别总体偏低

教学研究人员近年来逐步增加，但仍不够广泛。2011 年，38 所高校药学院（系）和 2 个科研院所共有在编专任教师 5244 人，在编实验技术人员 1090 人[9]，相比之下，2011 年参与研究的署名人次不到 1000 人。可见，参与研究的人员与总教学队伍比例相差甚大。支持研究的基金项目级别总体偏低，以校级项目为主，很多项目仅有立题，并无经费资助，研究经费缺乏，不利于推动高等药学教育的持续发展。

3.4 研究机构稳定，地域分布不均

研究机构稳定，高校是高等药学教育研究的绝对主力军。研究人员的地域分布结果显示，东部及沿海地区人员分布较多，中西部人员较少，其中来源于江苏、广东、上海、浙江的作者人数占较大比例，这在一定程度上与所在省市研究机构的分布相一致，而中国药科大学、广东药学院、第二军医大学、沈阳药科大学正是高校中高等药学教育研究的领头军。

4 建议

4.1 深化研究层次，拓宽研究领域

（1）运用长期追踪研究或纵贯性研究，深化研究层次，提高研究成果说服力。目前，高等药学教育研究部分内容涉及较少、不够深入，建议深化以下研究：现代教学技术与药学教学研究，如慕课教学（大型开放式网络课程，A Massive Open Online Course, MOOC）与药学教育的结合；药学教育学科带头人的介绍；药学教育事业发展总结报告；深化高等药学教育与执业药师衔接的研究；深化药学专业认证制度研究；建议加强硕士生、博士生培养的研究，药学相关教材建设的研究；加强各种评估的研究，如教学效果评估、教学研究成果评价、学生能力评估等；开展从学生视角探索的研究，如学生对不同教学方法的适应性研究；药学人员成才分析，药学学生如何适应社会需求等研究。

（2）开展高等药学教育学术载体的研究，如药学教育研究的学术报告、最新出版的期刊书籍等。定期召开药学教育学术研讨会，交流研究成果，鼓励办好高等药学教育研究期刊，提高刊物质量。建议规范论文刊载格式，标明论文通讯作者；完善第一作者及通讯作者基本信息，如学位、职称、研究方向等，便于后来者做二次研究。

4.2 稳定并培养高等药学教育研究核心作者群

核心作者是推动高等药学教育研究发展的主要人群,是药学教育研究领域的专家。核心作者的论文质量较高,在一定程度上能反应研究领域的重点,研究更具影响性。建议相关教育机构注重核心作者的培养,稳定已有的核心作者群,逐步扩大核心作者群,并鼓励药学教学核心作者人群多做相关研究。如《药学教育》等相关杂志可积极向核心作者约稿,并承诺其在审稿质量保证的前提下优先审核、优先发表。

4.3 建立高等药学教育研究激励机制

建立高等药学教育研究激励机制,吸纳高层次研究人员,形成结构合理的高等药学教育研究队伍。将药学教育研究纳入药学教育工作者的考评体系中。如在评审职称中,明确规定药学教育相关研究文章的数量与质量,定期对教师的药学教育研究结果进行考核评价,对高等药学教育优秀研究人员予以物质和精神奖励。

4.4 增加高等药学教育研究基金支持

建议增加高级别基金项目比例,增加现有基金项目研究经费;增设不同级别的高等药学教育研究基金,如高校联盟药学教育研究基金等,推进高等药学教育研究的发展。药学研究者也应努力争取更多的基金项目资助。

参考文献

[1] 徐晓媛,吴晓明.中国高等药学教育模式的改革与展望[J].中国大学教学,2008,(1):24-26.

[2] 王玉琨,王萌,卢宝华,等.高等药学教育教学改革的思考[J].中国高等医学教育,2010,(3):6-7.

[3] 梁晓燕,杨世民.提高我国高等药学教育质量的探讨[J].西北医学教育,2007,15(1):4-5.

[4] 姜远英,黄宝康,柴逸峰,等.中国百年药学教育的历史回顾[J].药学教育,2009,25(5):58-62.

[5] 杨世民,问媛媛.新中国成立60年我国高等药学教育事业的发展[J].中国药学杂志,2009,44(19):1459-1463.

[6] 吴晓明.探索药学人才培养模式培养新世纪高等药学人才[J].药学教育,2004,20(1):1-5.

[7] 安雪慧.教育研究的文献计量法[J].上海教育科研,2000,(4):46-49.

[8] 党亚茹.中国社会科学研究的多重基金资助分析[J].重庆大学学报(社会科学版),2011,17(2):95-101.

[9] 彭司勋.中国药学年鉴.2012年卷[M].上海.第二军医大学出版社,2012:298-300.

——刊于《中国药事》2014年第28卷第10期

药事管理研究三十年　杨世民师生论文集（上册）

基本药物制度 ➡

基本药物政策的立法既必要也可行

对基本药物认知及临床应用情况的调查研究

20 所乡镇卫生院国家基本药物供应状况的抽样调查

提高全民对基本药物的认知度及依赖度的建议

377 名基层医师对国家基本药物制度认知情况的 KAP 调查

我国 29 省基本药物增补目录对比分析

基于 WHO/HAI 标准化法的陕西省零售药店儿童基本药物可获得性及价格研究

基于 WHO/HAI 标准化法的陕西省公立医院儿童基本药物可获得性及价格研究

《国家基本药物目录》儿童用药分析及思考

基本药物政策的立法既必要也可行

曾雁冰　杨世民

摘要　目的：为基本药物政策的立法提供必要性与可行性支持。方法：通过对基本药物政策推行中存在的问题进行归纳，分析其立法的必要性；通过基本药物政策的法律基础及实施条件的分析，研究其可行性。结果与结论：为有效保障人民群众的基本用药，国家有关部门需要加强基本药物政策的立法工作，提升其法律地位。

关键词　基本药物政策；立法；必要性；可行性

如今，随着医疗卫生费用的不断增长，人民群众所面临的看病难、看病贵问题日益突出。如何有效降低药品费用支出，保障民众基本用药，已成为一个亟待解决的问题。基本药物政策的制订与推行无疑有助于该问题的解决。早在 1979 年，我国就已开始实行基本药物政策。回顾 20 多年来的经验，笔者认为，当前需要加强基本药物政策的立法工作，提升其法律地位，进一步完善基本药物政策的立法、执法及普法工作，从而有效地保障民众的基本用药。

1　基本药物政策

基本药物的概念是世界卫生组织（WHO）于 1977 年提出来的。2002 年 1 月，WHO 将基本药物定义为：能优先满足人们卫生保健需求的药物，是按照一定的遴选原则，经过认真筛选确定的、数量有限的药物。我国对基本药物的遴选原则是"临床必需、安全有效、价格合理、应用方便、中西药并重"。

基本药物政策是国家药物政策的一项重要内容，是根据基本药物的研制、生产、供应、使用等环节，制订有利于促进合理用药推广的有关条例、策略和措施。基本药物政策在加强基本药物生产、经营、使用各环节的科学管理和宏观指导，合理配置药物资源，保障人民安全、有效、合理使用药物等方面发挥了重要作用 [1]。

2　基本药物政策立法的必要性

2.1　"基本药物政策的立法"是人民群众基本用药权益实现的有力法律保证

国无法不立，法律是治国安邦的工具。一项政策的出台，能有效保证工作的开展，但要其健康发展，还需要法律的保障。政策具有重要的促进、推动作用，而法律则是政策实施的强有力和带强制力的保障。1997 年颁布的《中共中央、国务院关于卫生发展与改革的决定》中规定了"国家建立并完善基本药物制度"，但是没有强制性的推行办法，也没有细化的实施细则和规范，因此还不够完善，亟待通过强化其法律地位来保障该政策的实施，保证人民群众基本用药的权益。

2.2　立法的缺失减弱了基本药物政策推行的实效

2.2.1　低价基本药物及治疗罕见病的基本药物出现缺失

由于基本药物政策缺乏强制力，基本药物生产、流通、价格、使用等方面的政策和管理缺乏协调和统一，一些临床必需且价格低廉的基本药物，以及用于解毒、急救、治疗一些罕见病的基本药物，因用量少或利润低等原因，市场严重短缺，影响到群众医疗用药的基本需求。一项名为《医院常用药品供应短缺现状》的研究在调查了全国 5 个地区后发现，有 200 多种药品短缺。短缺药包括临床常用廉价药和临床必需的小品种药,其中无可替代药物的断档,直接危及患者的生命[2]。

2.2.2 医疗机构合理用药水平不高

医疗机构是推行基本药物政策的最直接、最重要的前沿阵地,其对基本药物政策的推行力度将最终影响到整个基本药物政策实施的进程,是具有决定性的一个环节。但是由于现基本药物政策缺乏约束力,现有的《国家基本药物目录》《国家基本药物临床手册》及《国家基本药物中药制剂临床指南》仅具有指导性,且现阶段还没有要求医疗机构在临床医疗服务中执行基本药物政策的强制性条例、办法,因而不能保证基本药物政策得到具体的实施以及在医疗机构提供医疗服务时遵循合理用药的原则。在这种合理用药的约束机制缺乏的情况下,医师的处方往往不选用基本药物,处方行为也未得到完善的指导和有效的监督,造成了有效的基本药物资源浪费,也不利于合理用药。

2.2.3 基本药物政策缺乏有力宣传,民众普及性不高

由于基本药物政策的立法缺失,相关执行部门对其的重视程度不够,对该政策缺乏有力的普及性宣传,民众对其认知度较低。一项关于安徽省综合医院医务人员对国家基本药物认知情况研究的报告显示,接受问卷调查的医务人员中,仅有64.3%知道国家基本药物,而且这些医务人员对于国家基本药物概念的理解也不全面。在知道基本药物的护士和药学人员中,只有18.3%的护士及药学人员会向医生推荐使用国家基本药物。在知道国家基本药物的医务人员中,只有16.3%的人能向患者宣传国家基本药物。多数民众不仅不了解基本药物概念,不知道常用的基本药物有哪些,而且也不了解推行基本药物政策在降低药费、合理用药方面的重要作用。这样,广大民众就不可能主动地要求医师在提供医疗服务时尽量采用基本药物,因而不能推动基本药物政策的实施,使之成为一项全社会参与的系统工程。

2.3 基本药物政策的实施需要法律文件加以规范

基本药物政策在实施中存在的这些问题,表明基本药物政策的实施需要法律保证,通过加快基本药物政策的立法工作,颁布确保基本药物政策实施的法规、规章,强化民众及医务工作者对基本药物政策的认识,对基本药物的生产、流通、使用等环节进行有力的指导、约束和监控,做到依法行政,从而极大地保证民众基本用药的要求。

3 基本药物政策立法的可行性

3.1 我国现行基本药物政策为其立法奠定了基础

随着我国逐步走上依法管理药品的轨道,我国的药品政策法规建设得到了进一步完善。从2001年12月1日起,开始实施由全国人民代表大会常务委员会修订的《中华人民共和国药品管理法》(简称《药品管理法》)。此后,又通过了新修订的《药品管理法实施条例》,并出台了一系列有关药品管理的规章、办法,现已形成了以《药品管理法》为基本法,涉及药品研发、生产、经营、使用等各环节的较为完善的法律、法规体系。就基本药物政策而言,1997年1月15日,我国颁布了《中共中央、国务院关于卫生发展与改革的决定》,首次以法规性文件形式表明"国家建立并完善基本药物制度","对纳入《国家基本药物目录》和质优价廉的药品,制订鼓励生产、流通的政策"。由此,基本药物政策在我国已有一定的法律地位,为基本药物政策立法奠定了基础。

3.2 党和国家对基本药物工作的重视有利于立法工作的开展

我国自1979年由卫生部、原国家医药管理总局开始组织国家基本药物的制订工作,至今已有20多年的发展,随着医疗费用的不断上涨,政府、社会、居民面临的压力加大,党和国家加强了对基本药物工作的重视。2006年10月,中国共产党第十六届中央委员会第六次全体会议通过的《中共中

央关于构建社会主义和谐社会若干重大问题的决定》中指出："建立国家基本药物制度，整顿药品生产和流通秩序，保证群众基本用药。"2007 年 1 月 8 日召开的 2007 年全国卫生工作会议上，卫生部部长高强指出，在医疗卫生服务和医疗卫生保障方面，要着力建设四项基本制度：基本卫生保健制度，多层次的医疗保障体系，国家基本药物制度，公立医院管理制度。2007 年 1 月 17 日国家食品药品监督管理局邵明立局长在工作报告中，对即将着力建设的基本药物制度有这样一段阐释："推动建立国家基本药物制度，提高公众的药品可获得性，促进看病难、看病贵问题的解决。"报告指出，国家基本药物制度是我国药政的核心内容，是保证公众基本药物需求的重要手段，要积极研究制定推进国家基本药物制度的政策措施，按照临床必须、安全有效、价格合理、使用方便的原则制订适宜全民基本卫生保健需要的基本药物目录[3]。随着国家相关部门对基本药物政策的重要性认识的深入，对其重视程度的提高，将有利于基本药物政策立法工作的顺利开展，有利于基本药物政策深入推行。

3.3 恢复国家基本药物领导小组，协调并指导立法工作的开展

我国早在 1992 年就成立了"国家基本药物领导小组"，其宗旨是加强对药品生产、经营和使用环节的管理和指导，合理配置医药卫生药品资源，保证满足人民群众用药的基本要求，促进合理用药。"国家基本药物领导小组"由卫生部、原国家医药管理局、财政部、国家中医药管理局、解放军总后卫生部联合组成，负责组织和领导国家基本药物的制定和推行工作。这个领导小组在当时国家基本药物制度的推行中发挥了重要作用[4]。推行国家基本药物制度涉及到诸多政府职能部门，特别是药品监督管理、卫生、医疗保险、财政、物价、经济管理等部门，通过恢复"国家基本药物领导小组"，一方面可以协调有关部门，减少各有关责任部门的相互推诿，从而有效地组织其协同配合，团结各方力量共同努力，另一方面也能集中精力修订和完善基本药物政策，加强基本药物政策的立法研究，促进基本药物制度的实施，推动我国医疗卫生体制的改革。

3.4 他国的成功经验可以为我们提供参考和借鉴

由于基本药物政策对全民用药权益获得和降低医疗费用具有积极作用，越来越多的国家开始将国家基本药物政策作为国家药品政策的核心。目前世界上已有 160 多个国家拥有正式的基本药物目录，有 105 个国家制定了或正在起草国家药物政策。基本药物政策推广较好的国家都在法律层面上对其作出了规定，如澳大利亚、印度等。澳大利亚 2000 年正式制定并全面实施了国家药物政策，它强调使公众能够以可承受的价格及时获得所需药品，确保实现药品的安全有效、质量符合相应标准、合理使用药品、维护医药行业的可持续发展四个主要目标，并规定了各部门和社会各界的行动准则[5]。印度德里州政府在推行基本药物政策中采取了一系列措施：所有医院都必须制定基本药物目录；实行药品集中采购；对送至医院的药品随机抽样，进行质量监督；对医生实施合理用药培训；给病人提供药品信息等[6]。这些收效甚好的举措可以为我国基本药物政策的进一步完善提供宝贵的实践经验，为我国基本药物政策的立法工作提供参考和借鉴。

4 结语

推行基本药物政策作为一项利国利民的系统工程，需要有坚实的法律为基础，完善的法规、规章制度作支撑，以确保其充分发挥作用。而我国现阶段基本药物政策的推行还处于初级阶段，推行力度不够，已在一定程度上影响了民众基本药物的可及性，制约了合理用药水平的提高，同时也加重了民众的经济负担。因此，只有加强基本药物政策的立法工作，提高基本药物政策的法律地位，才能在全社会范围内推行基本药物政策，使基本药物充分发挥其应有作用，从而有效保障民众基本用药权益。

参考文献

[1] 赵贤, 邵蓉. 强化基本药物政策法律地位, 提高合理用药水平 [J]. 中国药房, 2006, 17 (2): 90

[2] 姬薇. 廉价药断档与国家药物政策的完善 [N]. 工人日报, 2006-04-05 (3)

[3] 王蔚佳. 是机遇更是责任——建设国家基本药物制度对行业发展影响深远 [N]. 中国医药报, 2007-01-30

[4] 曹立亚. 为了人人享有卫生保健——对推行基本药物制度的思考 [N]. 中国医药报, 2005-10-11 (4)

[5] 唐镜波译. 澳大利亚国家药物政策 (2000 年) [J]. 药物流行病学杂志, 2000, 11 (2): 94-97

[6] 钱丽萍, 刘佳, 张新平. 中印基本药物和合理用药政策比较 [J]. 中国卫生事业管理, 2003 (6): 381-382

——刊于《中国药业》2007 年第 16 卷第 16 期

对基本药物认知及临床应用情况的调查研究

曾雁冰　杨世民

摘要　了解医务人员对基本药物制度推行现状的看法，对完善国家基本药物制度提出建议。采用抽样问卷调研，对全国30所三级医疗机构的医务人员进行调查。被调查者认同基本药物对于保障人民群众用药所发挥的重要作用，但对于基本药物认知不全面，在临床中运用基本药物有待进一步加强。所调研的三级医疗机构较普遍地存在基本药物缺货现象。出现短缺的药品种类主要是用于特殊疾病的药品和价格低廉的普药建议提升国家基本药物制度的法律地位，加强立法工作，加强医务人员对基本药物制度相关知识的培训与学习，基本药物定点生产并采用专用标识，规定药品经营企业备有特定储量的基本药物，指导临床合理使用基本药物，定期考察医疗机构基本药物应用状况。

关键词　基本药物，认知，临床应用，调查研究

Sampling Survey on Cognition and Clinical Application of Essential Medicines in China
ZENG Yanbing, YANG Shimin

ABSTRACT　The views and comments of the implementation of national essential medicine system in China were understood, and suggestions on improvement of national essential medicine system were proposed. The method of sample questionnaire was adopted to survey the medical professionals in 30 tertiary level general hospitals. The study indicates that the cognition towards essential medicines is inadequate, the supply of essential medicines is not sufficient and the clinical application is not extensive. The deficient essential medicines are those low-price general medicines, first-aid medicines and antidotes. The paper advocated that government should promote the legislation of essential medicine system, enhance the training on the knowledge about essential medicines, take measures to encourage enterprises to manufacture essential medicines, set certain storage of essential medicines as a regular item to drug handling enterprises, improve the clinical application of essential medicines by assessing the prescription regularly.

KEY WORDS　essential medicine; cognition; clinical application; sampling survey

目前，随着医疗费用的快速上涨，人民群众面临的"看病难，看病贵"问题迫切需要解决。国家基本药物制度因其在解决看病贵以及药价虚高中的作用而成为社会各界关注的焦点[1]。如何诊断我国基本药物在推行中存在的问题，完善适合我国国情的国家基本药物制度，成为目前社会环境下亟需解决的问题。医疗机构是直接将药品用于患者的主要场所，是推行基本药物政策的最直接、最重要的前沿阵地，是基本药物实施的整个过程中具有决定性的一个环节[2]。调研基本药物制度在医疗机构中的推行情况，听取医务人员的意见与建议，有利于国家基本药物制度的进一步完善。

1　调研目的

调研基本药物在医疗机构的推行情况，了解医务人员对于基本药物制度的认知以及基本药物供应状况和临床使用情况，为完善我国基本药物制度提供参考。

2 调研对象

本次调查研究选取三级医疗机构为场所,考虑到样本分布的代表性,采用分层整群抽样的方法,按照地理位置分布,从我国东部、中部、西部地区抽取 6 个省份,每个省份随机抽取 5 所综合性医疗机构,共计 30 所。调研对象包括医生、护士和药学人员等。

3 调研方法

本调研为社会问卷调研,抽样方法为非概率的计划抽样法。将问卷逐一发送到被调研者手中,向其讲明调研的意义和要求,当场填写完后回收以保证问卷的质量和回收率。采用 SPSS15.0 for Windows 软件处理和分析数据[3]。

本次调研时间为 2007 年 6 月至 12 月,主要针对浙江省、江苏省、安徽省、山西省、陕西省、甘肃省等 6 个省区的 30 所综合性医疗机构,共发放问卷 400 份,回收问卷 381 份,应答率 95.25%。对回收的问卷进行检查、筛选,剔除缺失数据过多及雷同问卷 16 份,得到有效问卷 365 份,有效回收率为 91.25%。

4 结果分析

4.1 调研对象基本资料分析

有效样本数为 365 人,其中男性占 49.3%(180 人),女性占 50.7%(185 人),男女人数基本相当。
①专业分布:医师 144 人,占 39.5%;药学人员 139 人,占 38.1%,护理人员 70 人,占 19.2%。
②学历分布:中专、大专、本科、硕士、博士学历的比例分别是 8.5%、25.8%、43.8%、18.9%、3.0%。
③工作年限:3 年以下占 33.2%,3~5 年占 19.2%,6~10 年占 14.5%,11~15 年占 13.2%,15 年以上占 20%。
④将医务人员按技术职称分组,副高及副高以上占 9.9%、中级占 32.3%、初级及其他占 57.8%。
⑤将医务人员按医疗机构所在的地理区域分组,西部占 38.4%、中部占 27.4%、东部占 34.2%。

4.2 国家基本药物制度认知

4.2.1 国家基本药物制度的知晓情况

考察是否熟悉国家基本药物,调研的 365 名医务人员中,151 人熟悉基本药物,比率为 41.37%。处方药与非处方药、国家基本药物、国家基本医疗保险药品 3 个概念的知晓构成比分别为 61.9%、16.2%、21.9%,显示国家基本药物概念相较其他概念的知晓率最低。关于国家基本药物政策的 3 个基本问题,被调研者对于"国家基本药物目录与医疗保险用药目录的关系"这一问题回答较好,"国家基本药物制度实施时间"和"最新一版国家基本药物目录公布时间"问题回答正确率较低。表明医务人员对于基本药物了解得并不全面,见表 1。

表 1　对于国家基本药物政策常识回答的正确率(%)

选项	正确率				平均正确率
	医师	药学人员	护理人员	其他	
国家基本药物制度实施时间	5.6	7.9	10.0	0	7.1
最新一版国家基本药物目录公布时间	9.0	5.0	2.9	8.3	6.3

续表 1

选项	正确率				平均正确率
	医师	药学人员	护理人员	其他	
基本药物目录与基本医疗保险药品目录关系	72.9	86.3	75.7	91.7	79.2

4.2.2 基本药物制度培训与学习情况

所调研人员获知国家基本药物相关信息的渠道，主要是专业期刊及文件，分别占 40.8%、26.8%。

调研医务人员参加基本药物知识培训或学习情况，将培训和学习分为未参加过、参加过 1 次、参加过 2 次、参加过 3 次、参加过 4 次及以上，见表 2。由表 2 可以看出，有 72.1% 的医务人员未参加过基本药物知识的培训或学习。

表 2　参加基本药物知识培训或学习次数

选项	频数	有效百分数（%）
未参加过	263	72.05
参加过 1 次	65	17.81
参加过 2 次	21	5.78
参加过 3 次	6	1.64
参加过 4 谈及以上	10	2.70
合计	365	100.0

4.2.3 使用国家基本药物的态度

在调研的 144 名医师中，多数情况下考虑使用基本药物的占 40.3%，首先考虑使用基本药物的占 30.6%。二者合计占 70.9%，表明医师在大多数临床治疗中能考虑使用基本药物。

调研药学人员是否向医生推荐过国家基本药物，按照从未推荐、偶尔推荐、经常推荐分组。从未向医生推荐过国家基本药物的比例占 59.9%。

4.2.4 对使用基本药物的认同度

测量采用李克特量表。共设计 5 个题项，每一题项设立 5 个选项，分别为非常同意、同意、不一定、不同意、非常不同意。通过汇总，考察被调查者对这些看法的认同度，每一题项最高为 5 分，最低 1 分，见表 3。

表3 基本药物描述的认可度

选项	极差	最小值	最大值	平均数	标准差	方差
a. 基本药物是能满足大多数人基本医疗卫生保健需要的药物	4	1	5	4.05	0.729	0.532
b. 基本药物质量稳定、价格合理	3	2	5	3.83	0.771	0.594
c. 基本药物疗效确切而且不良反应小	4	1	5	3.65	0.856	0.733
d. 使用基本药物会影响新药研发的积极性	4	1	5	2.79	1.004	1.008

表3中，"基本药物是能满足大多数人基本医疗卫生保健需要的药物"，"基本药物质量稳定、价格合理"，"基本药物疗效确切而且不良反应小"等题项的平均值均大于3.5，标准差均小于1，说明被调查者对这三方面的认同度较高，使用基本药物会影响新药研发的积极性这一题项的均值为2.79，小于3，标准差大于1，说明被调查者不认同这样的说法。

4.3 医疗机构基本药物供应情况

4.3.1 基本药物购入渠道

调研医疗机构基本药物购入的主要渠道，见表4。由表4可以看出，购药的主渠道是药品招标采购，占78.1%。

表4 医疗机构基本药物购入主要渠道

购药渠道	频数	有效百分数（%）
药品招标采购	285	78.1
从批发企业直接购进	35	9.6
厂家直接供应	15	4.1
两网统一配送	8	2.2
其他	22	6.0
合计	365	100.0

4.3.2 常用药物短缺情况

调研医疗机构是否出现常用药品缺货现象，按照从未发生、很少发生、有时发生、经常发生分组，从未发生占4.4%，很少发生占30.7%，有时发生占47.4%，经常发生占17.5%，后二者总计61.9%，显示常用药品缺货现象在一定范围内普遍存在，见表5。

表5　医疗机构地理区域和常用药品缺货情况的交叉汇总表

| 区域 | | 常用药品缺货隋况 | | | | 合计 |
		从未发生	很少发生	有时发生	经常发生	
西部	计数	7	41	48	32	128
	行百分数（%）	5.5	32.0	37.5	25.0	100.0
	列百分数（%）	46.7	39.0	29.6	53.3	37.4
	总百分数（%）	2.0	12.0	14.0	9.4	37.4
中部	计数	2	21	57	16	96
	行百分数（%）	2.1	21.9	59.4	16.7	100.0
	列百分数（%）	13.3	20.0	35.2	26.7	28.1
	总百分数（%）	0.6	6.1	16.7	4.7	28.1
东部	计数	6	43	57	12	118
	行百分数（%）	5.1	36.4	48.3	10.2	100.0
	列百分数（%）	40.0	41.0	35.2	20.0	34.5
	总百分数（%）	1.8	12.6	16.7	3.5	34.5
合计	计数	15	105	162	60	342
	行百分数（%）	4.4	30.7	47.4	17.5	100.0
	列百分数（%）	100.0	100.0	100.0	100.0	100.0
	总百分数（%）	4.4	30.7	47.4	17.5	100.0

4.3.3 短缺药品种类

调研医疗机构出现短缺的药品种类,见表6。主要是用于特殊疾病的药品（60.3%）,其次是价格低廉的普药（52.0%）。

表6　出现短缺药品种类的多重响应频数分布

| 短缺药品种类 | 响应 | | 复选人数占人数的比例（%） |
	人数	复选次数占总次数的比例（%）	
价格低廉的普药	131	36.0	52.0
用于急救的药品	41	11.3	16.3
用于特殊疾病的药品	152	41.8	60.3
中毒解救药	25	6.9	9.9
其他	15	4.1	6.0
合计	364	100.0	144.4

4.4 对基本药物临床应用情况的看法

基本药物临床应用情况测量采用李克特量表, 见表7。由表7可以看出, 部分价廉基本药物出现了短缺、治疗罕见病的基本药物供应不足、多数价廉基本药物均有替代品、替代品的价格较高等4个题项的平均值均大于3.5, 标准差均小于1, 说明被调查者对这4方面的认同度较高。多数替代品的疗效与原品种相当这一题项的平均值为3.44, 介于3～3.5之间, 标准差小于1, 说明被调查者也认同这样的说法。

表7　基本药物临床应用认可度

选项	极差	最小值	最大值	平均数	标准差	方差
a. 近年来部分价廉基本药物出现了短缺	4	1	5	38.1	0.955	0.912
b. 近年来, 治疗罕见病的基本药物供应不足	3	2	5	3.61	0.936	0.876
c. 多数价廉基本药物均有替代品	4	1	5	3.80	0.812	0.659
d. 多数替代品的疗效与原品种相当	4	1	5	3.44	0.923	0.852
e. 替代品的价格较高	4	1	5	4.00	0.847	0.717

4.5 对基本药物购销缺失原因的看法

医院部分基本药物购销缺失的原因, 见表8。

表8　基本药物购销缺失原因的多重响应频数分布

基本药物购销缺失的原因	响应		复选人数占人数的比例（%）
	人数	复选次数占总次数的比例（%）	
产品利润很低, 经营无利可图	249	35.0	68.2
对抢救药储备意识不强, 应急措施不到位	60	8.4	16.4
产品用量小, 过期报废的风险大	159	22.3	43.6
新的替代品多, 且利润较高	232	32.6	63.6
其他	12	1.7	3.3
合计	712	100.0	195.1

从表8可以看出, 复选比例较高的原因选项是产品利润很低, 经营无利可图, 新的替代品多, 且利润较高, 产品用量小, 过期报废的风险大。

4.6 对基本药物政策推行影响因素的看法

调研基本药物政策在医疗机构中推行效果不理想的原因, 见表9。

表 9　基本药物政策推行可能遇到阻力的多重响应频数分布基本药物政策推行

基本药物政策推行可能遇到的阻力	响应		复选人数占人数的比例（%）
	人数	复选次数占总次数的比例（%）	
目前国家基本药物中成药 1260 个品种、西药 773 个品种，品种数过多不利选择	96	11.0	26.3
基本药物目录中的部分品种未进入医保范围，难以发挥实效	188	21.5	51.5
基本药物政策没有立法，缺乏强制力、约束力	163	18.6	44.7
有些医疗机构追求经济效益用药	182	20.8	49.9
有些医生根据个人用药习惯开药，不考虑是否为基本药物	197	22.5	54.0
其他	10	1.1	2.7
不清楚	38	4.3	10.4
合计	874	100.0	239.5

　　主要原因依次是有些医生根据个人用药习惯开药，不考虑是否为基本药物，基本药物目录中的部分品种未进入医保范围，难以发挥实效，有些医疗机构追求经济效益用药，基本药物政策没有立法，缺乏强制力、约束力。

4.7　对《医保目录》和《国家基本药物目录》合并的看法

　　对于《医保目录》和《国家基本药物目录》合并的提法，37.9%的医务人员认为两个目录的出发点不一样，不能合二为一，30.8%的医务人员认为两者可以合二为一，应逐步取消医保目录，推行国家基本药物报销制度，29.4%的医务人员认为两者合二为一，应逐步取消基本药物目录，全面实行医保制度。

4.8　保证基本药物生产供应的对策

　　对于保证基本药物生产、供应政策的看法，见表 10。由表 10 可知，依复选频次显示被调查者认为可行的举措依次是国家应给予必要的财政补贴（60.5%），定点生产，统一价格（60.3%），集中采购，统一配送（51.8%），疗效确切、价格低廉的品种国家适当调整价格（44.1%），规定并监督药品经营企业对于基本药物的供应（41.4%）；将用量小、治疗罕见病的药物纳入生产供应及储备计划（33.2%）；对治疗罕见病的药品，加快审批速度，降低注册成本（21.6%）。

表 10　保证基本药物生产、供应对策的

保证基本药物供应对策	响应		复选人数占人数的比例（%）
	人数	复选次数占总次数的比例（%）	
定点生产，统一价格	220	19.3	60.3
集中采购，统一配送	189	16.6	51.8
规定并监督药品经营企业对于基本药物的供应	150	13.1	41.1
对疗效确切、价格低廉的品种国家适当调整价格	161	14.1	44.1
国家给予必要的财政补贴	221	19.4	60.5
对治疗罕见病的药品，加快审批速度，降低注册成本	79	6.9	21.6
将用量小、治疗罕见病的药物纳入生产供应及储备计划	121	10.6	33.2
合计	1141	100.0	312.6

4.9 保证基本药物使用的对策描述

被调查者对于"限定、监管医疗机构使用基本药物的比例""社区卫生服务机构优先采购和使用价廉药品""建立并推行《标准治疗指南》，规范合理用药"这三个题项的认同测量平均值均大于3.5，标准差均小于1，说明被调查者对这三个方面的认同度较高。

5　结论

5.1 基本药物可获得性情况

所调研的三级医疗机构普遍存在常用药品缺货现象。出现短缺的药品种类主要是用于特殊疾病的药品和价格低廉的普药。多数价廉的基本药物均有替代品，而且替代品的价格较高。

5.2 医务人员对国家基本药物制度认知情况

医务人员对基本药物了解并不全面。国家基本药物的概念与处方药与非处方药、国家基本医疗保险药品相比，知晓率最低。

5.3 医务人员获知基本药物途径

医务人员获得国家基本药物相关信息的主要渠道是专业期刊、文件，多数医务人员未参加过基本药物相关知识的培训。因而有必要采取措施加强对医务工作者基本药物知识的培训，使其能够合理地用好这些药物。

5.4 对使用国家基本药物的态度

医务人员认同"基本药物是能满足大多数人基本医疗卫生保健需要的药物""基本药物质量稳定、价格合理""基本药物疗效确切而且不良反应小"。医师在治疗过程中多数情况下能考虑使用基本药物。但药师在指导、推荐医师使用基本药物方面的作用有待进一步发挥。

5.5 对加强基本药物供应的看法

基本药物购销缺失的主要原因是产品利润很低，经营利润小，新的替代品多，且利润较高，产品用量小，过期报废的风险大。被调查者认同度较高的保证基本药物生产、供应的举措是国家给予必要的财政补贴，定点生产，统一价格，集中采购，统一配送。

5.6 对加强基本药物临床使用的看法

基本药物在临床应用中面临的主要问题是：有些医生根据个人用药习惯开药，不考虑是否为基本药物，基本药物目录中的部分品种未进入医保范围，难以发挥实效，有些医疗机构追求经济效益用药。保证基本药物使用的对策中，被调查者普遍认同限定、监管医疗机构使用基本药物的比例，社区卫生服务机构优先采购和使用价廉药品，建立并推行《标准治疗指南》，规范合理用药。

6　建议

6.1 提升国家基本药物制度的法律地位，加强立法工作

调研显示，基本药物制度缺乏政策刚性，在医疗机构中推行乏力。有必要通过基本药物制度的立法、执法及普法工作，从而有效地推进国家基本药物制度的实施。建议卫生部联合财政部、社会保障等其它相关部门制订出在药品的研究、生产、流通、使用各个环节推行国家基本药物制度的系统的规定、办法，提交国务院审议通过，由国务院发布，确立其法律地位。笔者建议从以下几个方面着手基本药物制度的立法工作：

6.1.1 构建基本药物制度的立法框架

构建立法框架如下：

①立法总则：目的意义、适用范围、依据。

②主要内容：基本药物研发、生产、供应、储存、销售、使用的管理，包括检查授权。

③具体规定：基本药物注册、基本药物临床前研究与临床研究管理、基本药物生产质量管理、基本药物流通管理、基本药物标签的规定、处方信息和广告、基本药物补贴、基本药物价格管理等规定。

④法律责任：禁止、违规、惩罚、法律程序，以及对裁决不服时上诉的机制。与法令和过渡性条款相抵触的现有法律的废除。法律条款的豁免（在紧急情况下、出现罕见病、药品捐赠等）。

⑤附则：制定规定和规章的权力委派，用语含义。

6.1.2 明确基本药物制度的意义

①明确建立国家基本药物制度的目的是"用以保证所有有需求的人群，在任何时间和地点，都能获得质量良好、安全、有效和价格可承受的基本药物，并合理使用这些药物"。

②国家基本药物制度是为了实现人人享有卫生保健的目标。

③国家基本药物制度的本质是公平分配社会医药资源，使贫困人群能获得安全、有效和价格可承受的基本药物，以改善防治疾病的效果。同时强调合理用药，使有限的医药资源发挥应有作用，有效增进医药对全社会的利益。

④国家基本药物制度具有统一政府各有关部门认识、协调行动的权威性。

6.1.3 明确基本药物制度相关指标

①明确基本药物可获得性的指标为"不论在平地或山区在1小时内能买到/供应基本药物"。在立法中规定药品生产企业、药品批发商、零售商店、医院药房达到基本药物一定的品种、数量供应。

②保证基本药物费用的可承受性,在立法中就基本药物价格的控制和管理以及基本药物报销范围、报销额度、支付方式等做出具体规定。

6.1.4 明确基本药物制度的主要内容

①基本药物的选择。包括基本药物的遴选原则、遴选过程、遴选标准。建议设定如下具体的遴选原则:

a. 同类药物中选择药效较好者,若同类但药效近似者选择价格低廉者。

b. 比较价格和可得性,在不同药物进行价格比较时,不仅仅考虑单位价格,还必须考虑整个治疗费用。

c. 基本药物应以单一化合物处方为主,遴选固定构成比的复方仅限于在疗效、安全性或依从性上优越于各单方分别用药时,或当某复方中每一单方的剂量均能满足一个限定人群的需要时。

d. 在任何时候都应有合适的数量以保证供应。

e. 基本药物既要保持相对稳定又应该不断发展完善,若新药确有优点,可增补入基本药物中,并淘汰优势不明显的基本药物。

②基本药物的供应。包括基本药物的生产和供应,建立基本药物供应体系,建立基本药物采购机制,加强流通监督。

③合理用药包括制定医务人员合理用药的保证措施,对医生实施合理用药培训,给病人提供客观、准确的药品信息等内容。

④基本药物质量控制。制定基本药物质量保证措施,开展基本药物检测与评价。

6.2 提高对基本药物制度的认识

建议从以下几个方面提高医务人员及公众对基本药物政策的认识:

①加大针对基本药物政策的培训,将国家基本药物制度知识作为医务人员培训课程中的内容,并使之成为执业医师、执业药师的考试内容,让医务人员了解基本药物政策的重要性;

②印制基本药物政策的宣传册并向相关的医务人员发放;

③为患者提供包含基本药物信息及合理应用内容的宣传单;

④利用媒体宣传国家基本药物政策的作用及重要性等。

通过多种方式的宣传让与该制度直接相关的医务人员充分认识到,推行该制度是他们应尽的义务,必须积极参与;也使广大公众了解他们是该制度全面、有力推行的最终受益者。

6.3 保证基本药物生产的对策

调研显示,医疗机构中存在基本药物缺货情况,且基本药物购销缺失的主要原因是基本药物利润低,新的替代品多且利润较高。有必要采取措施,鼓励基本药物的生产供应。

①建议将基本药物列入成本调查范围,对这些品种给予一定的生存空间,适当提高最高限价,同时规定这些品种的最低限价,使得生产企业能够获得一定的利润。

②对常用价廉基本药物由政府组织定点生产。定点生产企业通过国家和省市两级政府筛选,通过政府组织招标、药企公开竞标,形成竞争机制。

③价格主管部门在适当放宽生产企业销售利润率的前提下,对定点生产基本药物单独制定价格。

④基本药物定点生产尽量区域化,避免因增加中间流通环节而造成基本药物价格的上涨。

⑤基本药物定点生产企业不是"终身制",每两年左右综合评定一次,优胜劣汰,以防止定点生产可能产生的垄断和腐败。

⑥采用基本药物专用标识,并将零售价格直接印制在药品的最小零售包装盒上。

⑦鼓励企业在保证药品质量的条件下，通过简化药品包装、变换规格方式等措施进一步降低成本。

⑧建立短缺药品信息平台。利用现代信息技术采集药品短缺信息，做好短缺基本药物信息的确认和发布工作，引导生产企业生产紧缺品种。

③对罕见病的基本用药由国家建立储备机制，实行政府采购。政府部门提出采购品种和数量清单，向生产企业公开招标。

6.4 保证基本药物流通的对策

①由政府选择具有一定规模和物流能力的商业公司直接配送基本药物，以保证药品配送的质量。

②政府确定具有指导性的采购价和配送价，利润控制在 2%～ 6% 的范围内。

③不同的使用主体可以采用不同方式，社区卫生服务中心的药品可以考虑由政府统一采购，集中统一配送；城市医院的大宗药品可以考虑网上集中招标采购；少量药品可以由医院自主采购。

④规定药店必须贮备能够满足当地消费者需要的药品，并能保证 24 小时供应。

a. 在市、市辖区设置的药店，应备有国家基本药物目录品种数的 80% 以上（大、中型药店应备有国家基本药物目录品种数的 90% 以上）；

b. 在县城、乡镇设置的药店，应备有国家基本药物目录品种数的 70% 以上；

c. 在边远地区、村设置的药店，应备有国家基本药物目录品种数的 60% 以上。

6.5 指导临床合理使用基本药物

推行基本药物制度，其中一项重要内容为促进合理用药。医务人员在基本药物使用中起关键作用，因而指导医务人员加强基本药物使用、促进合理用药具有重要意义。建议采取以下措施：

6.5.1 规范医师的处方行为，促进合理用药

制订我国的《良好处方规范》，规范医师的处方行为。同时出版《基本药物合理用药指南》，从技术上、制度上指导并规范医师合理应用基本药物。制订《合理用药的调研方法与评价指标》，并以此作为医疗机构的考核项目，促进合理用药。

6.5.2 对不同级别医院的购药量和使用量进行必要的规定

社区卫生服务中心、乡镇卫生院和村卫生室只能使用基本药物；二级以上医院，临床服务应首选基本药物，在此基础上，可以加用其他非基本药物。

6.5.3 建立国家基本药物应用信息库

定期了解考察各级医疗机构对基本药物的应用状况，监督基本药物制度的执行。建议采用以下指标：

①每百张处方中应用该类基本药物的处方数（处方百分率）；

②每百次药物应用中该类基本药物的应用次数（该类基本药物的应用率）；

③每例 / 次处方药物的平均品种数（平均处方应用数）；

④本单位供应基本药物占所有品种的百分率（医院基本药物供应率）；

⑤每百次药物应用中非基本药物的应用次数。

7 研究限制

由于资金和时间限制，影响了本研究样本的数量。由于问卷调查自身的局限，还有一些问题没有调查，这些对调研结果会产生一定的影响。

参考文献

[1] 胡善联，张崖冰，叶露. 国家基本药物制度研究 [J]. 卫生经济研究，2007，12（10）：3.

[2] 曾雁冰，杨世民. 基本药物政策的立法既必要也可行 [J]. 中国药业 2007，16（6）：1.

[3] 吴明隆. SPSS 统计应用实务问卷分析 [M]. 北京：科学出版社，2003.

[4] 张新平，李少丽. 药物政策学 [M]. 北京：科学出版社，2003.

[5] 吴蓬，杨世民. 药事管理学 [M]. 北京：人民卫生出版社 2007.

——刊于《中国药事》2008 年第 22 卷第 9 期

20所乡镇卫生院国家基本药物供应状况的抽样调查

曾雁冰　杨世民

摘要　**目的**　了解基本药物制度在农村地区基层医疗机构推行现状，重点了解基本药物供应现状，对完善国家基本药物制度提供建议。**方法**　采用直接观察法与采访法相合，对陕西省20所乡镇卫生院的基本药物制度推行情况进行调查。**结果**　所调研的乡镇卫生院，尚未制订统一的基本用药目录；对促进基本药物使用及合理用药的培训不足；农村医疗卫生机构补偿机制尚不健全。所调研的乡镇卫生院均存在基本药物短缺情况，出现短缺的药品种类主要是用于特殊疾病的药品和急救用药。**结论**　建议加强基本药物的宣传和培训；改善基本药物在农村的供应；有针对性地制订农村各级医疗机构基本药物目录，规范用药品种；指导乡村医生规范处方；理顺农村基层医疗机构补偿机制。

关键词　乡镇卫生院；基本药物；供应；抽样调查

Sampling Survey on Provision of Essential Drug in Township Health Clinics

ZENG Yanbing, YANG Shimin

ABSTRACT　Objective: To understand the views and comments of the implementation of national essential drug system in rural region of China, to know the provision of essential drug, and to propose suggestions on improvement of national essential drug system. Methods: This paper adopts direct observation and interview methods to investigate the provision in 20 township health clinics. Results: The study indicates that the cognition towards essential medidncs is inadequate, the supply of essential medidnes is not suffcient The deficient essential medicines are first aid medicincs and antidotes. Conclutions: The paper advocated enhancing the propaganda and boosting the cognition towards essential medidnes, improving the provision of essential medidnes, consummating the formulation and adjustment of essential drug list, standardizing the prescription management, and reforming the distorted compensation mechanism.

KEY WORDS　township health clinic; essential drug; provision; sampling survey

中国有13亿人口. 其中80%生活在广阔的农村，农业、农村、农民问题是党和国家的根本性问题。农村卫生工作历来就是我国卫生工作中的重点，它关系到保护农村生产力、振兴农村经济、维护农村社会发展和稳定的大局。2001～2010年中国农村初级卫生保健发展纲要提出：通过深化改革，健全农村卫生服务体系，完善服务功能，实行多种形式的农民医疗保障制度，解决农民基本的医疗和预防保健问题，不断提高农民的健康水平和生活质量[1]。在农村推行基本药物制度，确保贫困农民能够公平享有安全、经济、有效的基本药物. 对于控制药品费用、减轻疾病经济负担. 避免因病致贫、因病返贫有重要的现实意义[2]。乡镇卫生院是县政府举办的公益性农村卫生服务机构，是农村县、乡、村三级医疗预防保健网的枢纽。笔者以乡镇卫生院为调研对象，了解基本药物制度在农村的推行情况，重点调研基本药物的供应状况。

1 研究对象与方法

1.1 研究对象

对农村基层医疗机构开展"国家基本药物供应状况"的现场调查.调研时间为2007年7月至12月.选取延安、汉中、咸阳、西安等地的20所乡镇卫生院进行实地调研,获取基本药物供应情况数据,分析基本药物的可获得情况。

1.2 资料收集方法

采取直接观察法与采访法相结合进行现场直接观察、检查测量提供基本药物情况。采访乡村医生,了解基本医疗用药情况,并请其按要求认真填写调查表。

1.3 统计方法

采用SPSS15.0 for Windows软件处理和分析数据。主要采用的统计方法:①描述性统计分析。以样本数、百分数、平均值、标准差等统计指标对研究变量进行统计分析。②多重响应分析[3]。主要得到样本数、响应数百分数、受访者个案百分数。

2 结果与讨论

2.1 基本药物目录

在农村地区推行基本药物目录,从各种药物中科学遴选出临床必需、价格合理、使用方便并在同类药物中具有代表性的基本药物,能为基层医疗机构医务人员的选药缩小范围,减少其用药的随意性而且有利于监督、指导医师的合理用药,极大地提高医师的疾病诊断治疗水平[4]。同时,能较好地控制处方费用,避免"开好药、开贵药"所带来的不合理"大处方",不仅保证了农村群众用药安全、有效,而且减少了药品的浪费。

考察所调研单位是否有基本用药目录,调研的20所乡镇卫生院中12所乡镇卫生院有基本药物目录,占60%。西药品种数差别较大,最少的为100种,最多的为360种,平均有223种,见表1;中成药平均品种数为108种,最少为20种,最多的为270种,见表2;有的乡镇卫生院未配有中药饮片,所调研的乡镇卫生院中药饮片均值为56种,见表3。

表1 乡镇卫生院西药品种数描述分析

西药品种数		统计结果
均值		223.00
均数的95%可信区间	下限	190.86
	上限	255.14
中位数		205.00
均值		223.00
方差		4716.842
标准差		68.679
最小值		100
最大值		360

表2　乡镇卫生院中成药品种数描述分析

中成药品种数		统计结果
均值		107.98
均数的95%可信区间	下限	70.45
	上限	145.35
5%的调整平均值		103.78
中位数		60.00
方差		6401.884
标准差		80.012
最小值		20
最大值		270

表3　乡镇卫生院中药饮片品种数描述分析

中药饮片品种数		统计结果
均值		56.30
均数的95%可信区间	下限	30.09
	上限	82.51
5%的调整平均值		50.89
中位数		70.00
方差		3136.958
标准差		56.009
最小值		0
最大值		210

2.2　药品收入

调研各乡镇卫生院的药品年销售额. 均值为1.93万元, 在所调研的乡镇卫生院的收入构成中, 药品收入占到乡镇卫生院总收入的60%~70%, 见表4. 可以看出, 基层医疗卫生机构的经费来源相当程度上依赖于药品收入, "以药养医"现象十分突出.

表4 乡镇卫生院药品年销售金额描述分析

中药饮片品种数		统计结果（元）
均值		19300.00
均数的95%可信区间	下限	14209.04
	上限	24390.96
5%的调整平均值		18555.56
中位数		15500.00
方差		118326315.00
标准差		10877.79
最小值		9000.00
最大值		43000.00
全距		34000.00

2.3 医疗机构开展基本药物宣传或培训情况

将乡镇卫生院开展基本药物宣传或培训情况，按照频次分为未开展、偶尔开展、定期开展。开展过基本药物宣传或培训的医疗机构占60%，其中定期开展的医疗机构占25%，见表5。基本药物的重要作用尚未被基层医疗机构所充分认识。同时，对基层医务人员开展合理用药的培训与学习不足，有时采用"以会代训"的形式，或只是简单的检查结果通报或问题反馈，而如何安全、经济、有效地使用药物，药物在使用过程中可能出现的不良反应、如何应急处理，老年人、儿童等特殊人群的用药原则等内容未能深入学习。此外，针对公众的合理用药教育，如取药窗口的咨询、临床用药指导、散发合理用药的宣传单等较少见到。

表5 乡镇卫生院开展基本药物政策宣传或培训频数表

选项	频数	有效百分数（%）	累积百分数（%）
未开展	8	40.0	45.0
偶尔开展	7	35.0	75.0
定期开展	5	25.0	100.0
合计	20	100.0	

2.4 乡镇卫生院基本药物购入渠道

调研乡镇卫生院基本药物购入的主要渠道。由表6可以看出，药品市场供应呈"多渠道化"。可以由"两网"统一配选从批发企业直接购进，由厂家直接供应。其中以"两网"统一配送为主，复选比例为60%；其次为从批发企业直接购进，复选比例为55%。

表6　乡镇卫生院基本药物购入渠道多重响应频数分布

短缺药品种类	响应		复选机构占机构数的比例（%）
	人数	复选次数占总次数的比例（%）	
从批发企业直接购进	11	42.3	55.0
厂家直接供应	3	11.5	15.0
"两网"统一配送	12	46.2	60.0
合计	26	100.0	130.0

2.5 乡镇卫生院常用药品短缺情况

所调研的乡镇卫生院药品供应情况较好、很少发生药品缺货的比例占55%,见表7。在一定程度上反映出通过农村"两网"建设（农村药品监督网络和供应网络），通过规范药品进货渠道，重点做好配送和连锁经营工作，以政府引导、市场主导方式，能较好地保障农村基本用药的供应。

表7　乡镇卫生院出现药品缺货情况频数表

选项	频数	有效百分数（%）	累积百分数（%）
很少发生	11	55.0	55.0
有时发生	7	35.0	90.0
经常发生	2	10.0	100.0
合计	20	100.0	

出现缺货的药品品种调研结果见表8。主要为用于特殊疾病的药品（复选比例65%），用于急救的药品（复选比例55%），中毒解救药（复选比例50%）。

表8　出现短缺药品种类的多重响应频数分布

短缺药品种类	响应		复选人数占人数的比例（%）
	人数	复选次数占总次数的比例（%）	
价格低廉的普药	3	7.9	15.0
用于急救的药品	11	28.9	55.0
用于特殊疾病的药品	13	34.2	65.0
中毒解救药	10	26.3	50.0
其他	1	2.6	5.0
合计	38	100.0	190.0

2.6 常用药品的供应状况

结合国家基本药物目录,新型农村合作医疗保险目录以及第一批定点生产城市社区、农村基本用药目录,按类别:抗微生物药、抗寄生虫药、镇痛及解热镇痛药、维生素及矿物质缺乏症用药、激素类药、影响代谢功能的药物、消化系统用药、酶制剂、生化药、循环系统用药、解毒药、常用中成药,筛选 60 种常用药物进行调研，具体结果见表 9。

60 种药物中有 46 种出现不同程度的缺货现象，其中氯喹、奎宁、芬太尼、维生素 A、破伤风抗毒素、抗狂犬病血清、抗毒蛇血清注射制剂、解磷定、氯解磷定、鱼腥草、云南白药、七厘散和九华痔疮栓等 13 种药物的缺货率超过 50%，见表 10。

表 9　60 种常用药物供应状况调研

药品名称	剂型	缺货机构数	百分比（%）
青霉素	注射剂（钠盐、钾盐）	0	0.0
注射用头孢唑林钠	注射用青霉素钠	0	0.0
阿莫西林（羟氨苄青霉素）	片剂、胶囊、颗粒剂、注射剂	0	0.0
盐酸四环素	片剂	2	10.0
罗红霉素	片剂、胶囊剂、颗粒剂	0	0.0
阿奇霉素	片剂、胶囊剂、颗粒剂	0	0.0
盐酸林可霉素（洁霉素）	注射剂、片剂、胶囊剂、栓剂	3	15.0
克林霉素（氯洁霉素）	胶囊（盐酸）、注射剂（磷酸酯）	7	35.0
磺胺嘧啶	片剂、注射剂、混悬液、软膏	5	25.0
复方磺胺甲恶唑（复方新诺明）	片剂	0	0.0
氧氟沙星（氟嗪酸）	片剂、胶囊、注射剂、滴眼液、滴耳剂	4	20.0
异烟肼（雷米封）	片剂、注射剂	7	35.0
利福平	片剂、胶囊	7	35.0
阿昔洛韦（无环鸟苷）	片剂、注射剂、软膏、滴眼液	5	25.0
利巴韦林（三氮唑核苷、病毒唑）	片剂、胶囊、颗粒、注射剂、滴眼液	1	5.0
氯喹	片剂、注射剂	12	60.0
奎宁	片剂、注射剂（硫酸盐、盐酸盐）	11	55.0
阿苯达唑（肠虫清）	片剂、胶囊	6	30.0
甲硝唑	片剂、注射剂	2	10.0
芬太尼	注射剂	15	75.0
阿司匹林	片剂、肠溶片剂	5	25.0
维生素 A	丸剂	10	50.0
维生素 B_2（核黄素）	片剂	0	0.0
维生素 AD	胶囊、滴剂、注射剂	2	10.0

续表 9

药品名称	剂型	缺货机构数	百分比（%）
维生素 C	片剂、注射剂	0	0.0
盖天力	片剂	9	45.0
氢化可的松	注射剂	1	5.0
泼尼松（强的松）	片剂	1	5.0
地塞米松	片剂、注射剂	1	5.0
胰岛素	注射剂	6	30.0
二甲双胍	片剂	6	30.0
复方氢氧化铝片	片剂、粉剂	5	25.0
干酵母（食母生）	片剂	6	30.0
奥美拉唑	片剂、胶囊	2	10.0
盐酸甲氧氯普胺（胃复安）	片剂、注射剂	0	0.0
抗毒蛇血清注射制剂	注射剂	19	95.0
破伤风抗毒素	注射剂	16	80.0
抗狂犬病血清	注射剂	16	80.0
硝酸甘油	片剂、注射剂	8	40.0
硝酸异山梨醇酯（消心痛）	片剂	7	35.0
复方降压片		4	20.0
硝苯地平（心痛定）	片剂、胶囊、缓释片剂	5	25.0
盐酸普萘洛尔（心得安）	片剂	3	15.0
解磷定	注射剂	14	70.0
氯解磷定	注射剂	13	65.0
牛黄上清胶囊	胶囊	4	25.0
维 C 银翘片	片剂	2	12.5
双黄连口服液		2	12.5
川贝枇杷糖浆		0	0.0
麻仁润肠丸		0	0.0
牛黄解毒丸	丸、胶囊、软胶囊、片剂	1	6.3
鱼腥草	片剂、注射液	13	81.3
板蓝根颗粒	冲剂	0	0.0

药品名称	剂型	缺货机构数	百分比（%）
跌打丸		0	0.0
三七伤药片	颗粒、胶囊	0	0.0
云南白药	酊、气雾剂、散剂	8	50.0
七厘散	胶囊、片剂	14	87.5
九华痔疮栓		9	56.3
八珍益母丸	丸、胶囊、颗粒	1	6.3
三金片	片剂	6	30.0

3 结论

3.1 缺乏规范统一的基本药物目录

基本药物政策是促进合理用药的强有力工具. 是保证药品质量、统一药品价格、规范药品供销体制的重要依据。在农村贫困地区. 基本药物的推广体现在村级医疗机构制定了农村常用基本药物目录；而乡镇卫生院尚未制订统一的基本用药目录。

3.2 对促进基本药物使用及合理用药开展的培训尚不足

农村医疗机构点多面广，从业人员技术素质低，合理用药意识差。目前, 在农村地区对促进基本药物使用及合理用药开展的培训及公众教育不足。因此, 需要将促进合理用药与基本药物政策紧密结合, 使基层医疗机构充分认识基本药物的重要作用, 通过制定有针对性的基本用药目录及临床标准治疗指南, 使处方行为得到有效的指导和监督。

3.3 乡镇卫生院主要依赖于药品收入

农村医疗卫生机构补偿机制尚不健全. 经费来源相当程度上依赖于药品收入，"以药养医"现象十分突出。

3.4 基本药物存在短缺现象

在农村医疗机构中, 用药主要是低价药, 价廉的药物短缺情况不明显。但一些急救药品、特殊性疾病的药品出现缺失, 主要因为其平时用量小且突发性强, 存货的风险性大。

4 建议与对策

4.1 加强基本药物的宣传和培训

农村贫困地区交通不便,信息不畅,文化教育水平相对较低,这对基本药物的推行非常不利。为此, 应加强基本药物的宣传工作, 不仅要让广大医务工作者、政府部门了解和重视它, 也要让农村群众知悉它, 以求有关各方的密切合作。此外, 应重点对农村医务人员进行基本药物知识的培训, 增强其对基本药物概念的认识, 提倡用通用名开处方和调配处方, 使其能够合理地使用这些药物。

4.2 改善基本药物在农村的供应

①通过经销、代理、委托经营等多种方式, 建立药品零售连锁网络, 以县城为中心逐步向乡村扩展, 方便农民购药。

②通过药品集中招标采购和乡村卫生组织一体化管理,在农村各级医疗机构中制定严格的措施,大力推行基本药物的使用,并将基本药物的使用作为各级医疗机构考核的重要内容。

4.3　有针对性地制订农村各级医疗机构基本药物目录，规范用药品种

①基本药物的遴选应以功效、安全、疾病需要、质量、成本效果和价格低廉六大因素为标准,即要从国情出发,低水平、广覆盖,以治疗常见病为主。

②在品种选择上应窄而严。参考世界卫生组织基本药物范本目录及国外一些国家的做法,并考虑到我国中医中药特色,建议确定 400 ～ 500 种国家基本药物比较合理,其中包含 100 ～ 200 种中成药。

③以国家基本药物目录为依据,有针对性地制订农村县、乡、村三级医疗机构基本用药目录,对药物品种与数量予以规范,并根据情况的变化每 2 ～ 3 年修订一次。

4.4　加强指导，规范乡村医师处方行为

在农村县级医疗机构制订适宜的临床诊疗规范或标准治疗指南,在乡、村两级医疗机构进一步完善乡村医生推荐处方,增加疾病种类,扩大基本药物的使用,为广大农村卫生人员提供一整套的诊断和治疗规范,反对以经验为主的疾病治疗方式,减少处方行为的随意性。促使农村医务人员规范、合理、安全、经济地使用药物。

4.5　加大政府财政投入，理顺农村基层医疗机构补偿机制

药品的利益刺激与医务人员的个人收入不彻底脱钩,开高价药、弃用廉价普药的倾向就不可避免。建议政府加大对乡镇卫生院的财政投入,增强乡镇卫生院的功能。建议制定《乡镇卫生人员、设备、用房建设标准》,在定员定编的基础上,完善乡镇卫生院补偿机制,建立乡镇卫生院在职职工工资全额拨付的财政政策,纳入县级财政按月统一发放。继续加大基本设施建设力度,改善乡镇卫生院工作条件和职工的生活条件,保证乡镇卫生院职工的基本工资和公共卫生工作费用,使之能正常运转。充分发挥乡镇卫生院保障农村居民享有初级卫生保健服务的重要作用 [5-8]。

参考文献

[1] 胡善联.建设覆盖城乡居民的基本卫生保健制度的内洒和条件 [J].中国卫生经济,2007,7(7):9-12.

[2] 王静, 张亮, 冯占春.基本药物及合理用药政策对农村用药情况的影响分析 [J].医学与社会.2004, 17（1）: 63-65.

[3] 吴明隆.SPSS 统计应用实务问卷分析 [M].北京:科学出版社.2003.

[4] 陈水法, 张成绪, 邵蓉.建立与完善国家基本药物政策的研究 [J].中国药房.2002.13（2）: 69-71.

[5] 曾雁冰, 杨世民.基本药物政策的立法既必要也可行 [J] 中国药业.2007.16（16）: 1-2.

[6] 张新平, 李少丽.药物政策学 [M].北京:科学出版社.2003.

[7] 吴蓬, 杨世民.药事管理学 [M].北京:人民卫生出版社.2007.

[8] 曾雁冰, 杨世民.对基本药物认知及临床应用情况的调查研究 [J].中国药事.2008.22（9）: 756-762.

——刊于《中国药事》2009 年第 23 卷第 2 期

提高全民对基本药物的认知度及依赖度的建议

杨世民

摘要 目的：为促进我国进一步实施基本药物制度提供参考。方法：通过对我国建立基本药物制度的回顾，找出基本药物制度推行中存在的问题，提出解决的建议。结果与结论：落实好我国实施基本药物的目标，必须确定基本药物的法律地位，加大基本药物普及宣传的力度，提高医务人员、公众对基本药物的认知度，要让实施基本药物的医疗卫生机构，看病就医的患者得到实惠，以提高对基本药物的依赖度。

关键词 基本药物；认知度；依赖度

Suggestion on Improving Awareness and Dependence of the Public to Essential Drugs
YANG Shimin

ABSTRACT Objective: To provide reference for the further implementation of national essential drug system in China. Methods: The establishment of national essential drug system in China was reviewed to find out the problem in the implementation process. Related solutions were proposed. Results & Conclusion: The implementation of essential drugs in China demand clarifying the legal status of essential drugs, strengthening popularity of essential drugs, improving awareness of medical staff and the public about essential drugs. Moreover, patients can be benefited in the medical institutions where essential drug system has been carried out to improving the dependence of the public to essential medicines.

KEY WORDS Essential drugs; Awareness; Dependence

1 基本药物的概念

基本药物是适应基本医疗卫生需求，剂型适宜，价格合理，能够保障供应，公众可公平获得的药品 [1]。基本药物的特点是质优价廉，剂型合适，数量充足，"医保"可以承受，人民群众能够公平得到。1977 年，世界卫生组织（WHO）首次提出基本药物的概念，并公布了 186 种（（WHO 基本药物示范目录》（第 1 版）。至 2007 年，WHO 公布了 15 版《基本药物目录》，共 340 种。目前约有 160 个国家和地区不同形式地建立了基本药物制度。建立国家基本药物制度是为了保证群众用药安全可及，规范用药行为，降低患者医药费用。

2 国家基本药物制度的概念

国家基本药物制度是对基本药物的遴选、生产、流通、使用、定价、报销、监测评价等环节实施有效管理的制度 [1]。

3 我国建立基本药物制度的概况

我国政府十分重视基本药物制度。1979 年，卫生部组织制订《国家基本药物目录》；1982 年 1 月 18 日，卫生部首次发布了《国家基本药物目录》（西药部分），共选入 28 类、278 种药物。

1997 年 1 月 15 日,中发 [1997]3 号文发布了《中共中央国务院关于卫生改革与发展的决定》,明确提出了国家建立并完善基本药物制度。1982 年 1 月~2004 年 12 月,国家药品监督管理部门共颁布了 6 版《国家基本药物目录》。2007 年,党的"十七大"把"建立国家基本药物制度"作为加快推进以改善民生为重点的社会建设的一项重要内容。2009 年 3 月 17 日,《中共中央国务院关于深化医药卫生体制改革的意见》明确规定,建立健全药品供应保障体系,加快建立以国家基本药物制度为基础的药品供应保障体系,保障人民群众安全用药[2]。2009 年 3 月 18 日,国务院印发了《医药卫生体制改革近期重点实施方案(2009 ~ 2011 年)》,提出了 2009 ~ 2011 年重点抓好五项改革,其中一项为初步建立国家基本药物制度,包括建立国家《基本药物目录》遴选调整管理机制,初步建立基本药物供应保障体系和建立基本药物优先选择和合理使用制度[3]。2009 年 8 月 18 日,卫生部、发改委等 9 部门制定了《关于建立国家基本药物制度实施意见》、《国家基本药物目录管理办法》等文件,公布了《国家基本药物目录·基层医疗卫生机构配备使用部分》(2009 版),包括化学药品和生物制品、中成药、中药饮片 3 个部分,共计 307 种。其中,西药 205 种,中药 102 种。

我国《基本药物目录》的遴选,基本药物制度的推行虽已有多年,但在 2009 年前,还没有建立完整的国家基本药物制度和政策,基本药物管理处于"有目录而无制度"的状态;《基本药物目录》实际上不基本,2004 版品种为 2033 种,数量过于庞大;《基本药物目录》与临床使用脱钩,与"医保"脱钩;加之基本药物的宣传、普及力度不够,公众认知度低。笔者曾于 2007 年指导研究生对医务人员国家基本药物制度认知情况进行了调研,被调研的 365 名医务人员中,有 151 人熟悉基本药物,比率为 41.37%;另对处方药与非处方药、国家基本药物、国家基本医疗保险药品 3 个概念进行调研,知晓率分别为 61.9%、16.2%、21.9%。研究显示,国家基本药物概念相对其他概念的知晓率最低[4]。医务人员如此,公众认知度就更低了。笔者也曾随机调研过社区的公众,所问人群中,大多不知基本药物为何药物,个别人误认为基本药物是便宜的药物,是治疗伤风、感冒等小病的药物,不适应于危重疾病的治疗。

4　提高全民对基本药物认知度和依赖度的建议

4.1　确立基本药物的法律地位

4.1.1　推进国家基本药物制度的立法工作

将基本药物制度纳入医药卫生法律法规体系。加强基本药物政策的立法工作,提高基本药物政策的法律地位,才能在全社会范围内推行基本药物制度,使基本药物充分发挥其应有作用,从而有效保障民众基本用药权益[5]。

4.1.2　建议修改药品管理法

如果基本药物单独立法存在困难,建议可修改《中华人民共和国药品管理法》,将国家基本药物制度写入总则,具体表述为:"国家建立并完善基本药物制度,充分发挥基本药物在预防、医疗保健中的作用"。

在《中华人民共和国药品管理法》"药品管理"章中增加一条:坚持政府主导与发挥市场机制作用相结合,合理确定基本药物品种,保障基本药物生产供应充足,逐步提高"医保"报销比例,规范和优先使用基本药物。

4.1.3　建议主管部门进一步完善基本药物相关配套政策

为了使基本药物制度落实到位,必须加强有关政策法规的建设。建议主管部门在调研基础上制定基本药物采购配送的管理办法,制定医疗机构使用基本药物管理的办法,以规范医疗机构和药品零售药店的用药行为,确保基本药物的合理配备使用。《基本药物目录》、《基本药物临床应用指南》、

《基本药物处方集》三者结合使用是提高合理用药的重要手段,为了有效地指导基层医务人员合理使用基本药物治疗常见病、多发病,应组织专家编写《国家基本药物临床应用指南》,提供疾病概述、疾病诊断要点、药物治疗与注意事项等内容规范化的表述。目前,世界上已有135个国家制定了自己的处方手册,笔者建议制定我国《国家基本药物处方集》,以规范医疗机构合理使用基本药物。目前,各地也在积极开展本地区非目录药品的增补工作,国家主管部门要做好指导和监督检查的工作。

4.2 加强实施国家基本药物制度的领导工作,成立国家基本药物领导小组

推行国家基本药物制度涉及到诸多政府职能部门,特别是卫生、药品监督管理、医疗保险、财政、物价、经济管理等部门,建议成立国家基本药物领导小组,协调有关部门的工作,加强基本药物政策的立法,促进基本药物制度的实施,推动我国医疗卫生体制的改革。

4.3 加大普及宣传力度,提高公众对基本药物的认知度

要提高公众对基本药物的认知度,必须加大对公众基本药物认知的宣传教育,笔者建议采取以下措施:

(1)印制基本药物政策的宣传册向群众发放,印制广告宣传画进行张贴,也可采用举办展板的形式进行宣传;

(2)政府主管部门、药学会可以组织药学专业人员到社区向公众宣传、讲解基本药物的知识、使用方法,回答公众咨询问题;

(3)政府主管部门、药学会等与新闻媒体如电视台、广播电台、报纸等联合举办"基本药物知识"科普宣传节目,向公众宣传国家基本药物政策和基本药物知识,使公众了解推行基本药物制度,最终受益者是老百姓的道理。

4.4 提高医务人员对基本药物的认知度

(1)建立基本药物信息化宣传平台,以短信、电子邮件、电子刊物等形式向医务人员定期发送,进行宣传。

(2)推行基本药物制度,将"优先使用基本药物"是医院和医师应尽的义务和责任写入基本药物制度的规范性文件。要加大基本药物政策和基本药物知识的培训,将国家实施基本药物制度的政策法规和合理使用基本药物作为医务人员培训课程的内容。

(3)建议在国家执业医师、护师,药师的考试内容中增加基本药物的内容,以提高医务人员的认知,提高其对基本药物的重视程度。

为了配合政府基本药物制度的实施,笔者曾组织教研室老师和附属医院药师编印了普及宣传基本药物制度、合理使用基本药物的册子,免费向西安市长安区医务人员发放。2009年12月12日,笔者等人去西安市长安区为县乡医疗卫生机构医药人员进行培训,专家们就"…'医改'方案与国家基本药物制度介绍""《国家基本药物目录》抗菌药物部分详解"等专题向县乡医药人员进行了讲解,接受培训的医药人员有110多人。通过培训,使医务人员对基本药物的概念、知识、抗菌药物合理使用有了更深刻的认识和了解,为在基层医疗机构实施基本药物制度奠定了基础。

4.5 让实施基本药物制度的医疗机构、公众得到实惠,以提高对基本药物的依赖度

4.5.1 抓好医疗机构基本药物应用的落实工作

国家要求基本药物在基层医疗卫生机构全部配备使用,其他各类医疗机构按规定使用并确定使用此例,实行零售率销售。按国家实施基本药物制度的目标,2009年底前,基本药物制度要在30%的政府举办的基层医疗机构中推行,由于所需的补偿经费未落实的原因,这一目标调整为在2010年2月底前完成。在2010年全国卫生工作会议上,卫生部部长陈竺要求,2010年要在不少于60%的政府举办基层医疗卫生机构实施基本药物制度。基本药物制度要在更多的政府举办的基层

医疗机构中推行，实现基本药物零售率销售，主要的问题就是要落实好所需的补偿经费，以解决医院经费不足的问题，提高医疗机构和医务人员使用基本药物的积极性。

因此，笔者认为各级政府要下大的决心，加大资金的投入，要落实好政府举办的基层医疗卫生机构实施基本药物制度，就要解决好取消药品加成率后对基层医疗机构的补偿问题。否则，基本药物制度的推行就会大打折扣，落不到实处。对其他各类医疗卫生机构应建立优先选择和使用基本药物制度的规定，并研究制定出配备使用基本药物的比例，以便具体操作和监督。笔者认为，暂未实施基本药物制度的基层医疗卫生机构使用基本药物品种数不得少于50%，其销售额占药品总销售额的比例不得低于40%，对二级乙等以上的医疗卫生机构，使用基本药物品种数不得低于35%，其销售额占总销售额的比例不得低于30%。

4.5.2　加大对医疗机构基本药物使用情况的考评

建议主管部门建立基本药物应用信息库，定期考察了解各级医疗机构对基本药物的应用状况，监督基本药物制度的执行。可采用有关指标进行评价，如每百张处方中应用该类基本药物的处方数（处方百分率）；每百次药物应用中该类基本药物的应用次数（该类基本药物的应用率）；本单位供应基本药物占所有品种的百分率（医院基本药物供应率）等。结合我国的实际情况，建立我国基本药物使用的评价方法。建议将医疗卫生机构配备使用基本药物的情况纳入绩效管理进行考核。对基层医疗卫生机构未按规定配备使用基本药物的，对其他医疗卫生机构未按规定比例配备使用基本药物的情形视情节不同，可给予通报批评，扣减绩效管理考核分值等处理，情节严重的，追究医疗机构负责人的责任。

4.5.3　保证基本药物的供应及其质量，提高公众用药的可获得性和安全性

基本药物制度在保障全民用药权益和降低医疗费用等方面起着重要的作用。国家主管部门应加强对列入《基本药物目录》品种的生产、供应，制定合理的价格以保证基本药物的生产、经营和公众的可获得性。基本药物的安全、有效，质量合格是发挥治疗作用的前提和保障，建议国家主管部门加大对基本药物生产企业、配送企业的质量管理，强化风险控制体系的建设，加强对原辅料采购、投料、工艺控制及验证、产品检验、放行等生产环节的管理；加强进货、验收、储存、出库、运输等药物配送环节的管理，进而保证药品质量。药品监督管理部门要加大对生产现场监管检查，依据基本药物生产工艺及处方核查工作档案，制定监督检查方案，制定对企业跟踪检查和日常监督检查的计划，并严格执行。国家药品监督管理部门应进一步加大资金投入，制定基本药物标准的提高计划，开展对基本药物品种药品标准的研究和修订工作。此外，基本药物生产、经营、使用单位应当建立健全药品不良反应报告、调查、分析、评价和处理制度，主动监测并报告有关基本药物不良反应的信息，开展基本药物安全性研究工作。对发生的药品不良反应和质量投诉，要进行调查分析，发现存在安全隐患的药品应按国家有关规定及时召回。采取以上做法，确保基本药物质量和公众用药安全。

参考文献

[1] 卫生部，国家发展和改革委员会，工业和信息化部关于建立国家基本药物制度的实施意见[2]2009：第一条．

[2] 中共中央，国务院关于深化医药卫生体制改革的意见[Z]2009：第三条（七）．

[3] 国务院医药卫生体制改革近期重点实施方案（2009～2011年）[Z]2009：第二条（六）（七）（八）．

[4] 曾雁冰, 杨世民对基本药物认知及临床应用情况的调查研究 [J] 中国药事, 2008, 22 (9):
766.

[5] 曾雁冰, 杨世民基本药物政策的立法既必要也可行川中国药业, 2007, 16 (16): l.

——刊于《中国药房》2010 年第 21 卷第 12 期

377名基层医师对国家基本药物制度认知情况
的KAP调查

闫抗抗　杨世民　方宇　赵君　刘均

摘要　目的：了解基层医师对国家基本药物制度的认知情况。方法：2009年9月对377名基层医师采用分层抽样法进行国家基本药物制度认知情况知识－态度－行为（KAP）问卷调查，问卷共包含21个问题，共发放问卷400份。结果：本次问卷的有效回收率为94.3%，其中63.7%知道国家基本药物制度，69.2%认为处方基本药物是医师的职业义务，58.1%认为基本药物就是便宜药，仅有14.3%认为很清楚基本药物的品种。结论：基层医师对国家基本药物制度知晓率不高，认识存在误区，缺乏相关知识可能是基层医师不处方基本药物的主要原因。建议在基层医师中加强对基本药物相关知识的培训；增强基本药物制度的宣传力度；采取监督和激励使用相结合的措施，促进基本药物制度的实施。

关键词　基本药物；基层医师；知识－态度－行为；问卷调查

KAP Survey of the Cognition of 377 Primary Doctors on National Essential Drug System
YAN Kangkang, YANG Shimin, FANG Yu, ZHAO Jun, LIU Jun

ABSTRACT　Objective: To investigate the cognition of primary doctors on National Essential Drug System. Methods: Stratified sampling method was used to investigate the cognition of 377 primary doctors on National Essential Drug System in Sep. 2009. A total of 400 questionnaires were collected and included 21 questions regarding the knowledge, attitude and practice (KAP) of 377 primary doctors towards National Essential Drug System. Results: 94.3 % valid questionnaires were collected. among which 63.7 % of primary doctors were aware of National Essential Drug System and 69.2% felt that prescribe essential drugs should be a professional obligation. 58.1% falsely believed that essential drugs just were cheap drugs. However, only 14.3% were clearly aware of the varieties of essential drugs. Conclusions: Primary doctors lack of knowledge and have false recognition about National Essential Drug System, which may be main reason that primary doctors haven't prescribed essential drugs. It is suggested to enhance primary doctors training about essential Drugs. The publicity of Essential Drug System and monitoring and encourage measures should be put forwards to improve the implementation of Essential Drug System.

KEY WORDS　Essential drugs; Primary doctors; KAP; Questionnaire survey

　　国家基本药物制度被认为是控制药品费用、提高卫生服务质量的基石[1]。自1977年世界卫生组织（WHO）首部《基本药物目录》发布以来，截至2009年12月，已经更新了16版，同时（儿童基本药物目录）更新了2版[2]。我国的《国家基本药物目录》也已经更新了7版，特别是自医疗卫生体制改革以来，国家基本药物制度得到了一定的发展。国家基本药物制度作为我国"医改"四大组成部分之一，对于解决人民群众"看病贵，看病难"的问题至关重要。2010年4月，《柳叶刀》杂志出版中国"医改"专刊，对于我国基本药物制度发展的进程进行了点评，并邀请韩启德院士以及中华医学基金会主席撰写关于我国基本药物制度的相关评论[3]。

　　自1982年以来，我国基本药物目录不断更新，但是基本药物的可及性仍然不容乐观。根据WHO

的调查，我国基本药物的可及性为 10%～ 15%，而这一情况在农村地区更为突出 [4]。基层医师能否优先处方基本药物，以及其对基本药物的认知情况可能是提高农村地区基本药物可及性的一条途径。KAP（knowledge-attitude-practice）问卷也叫"知信行"问卷，是研究受访者对于某种事物的知识、态度以及行为影响的一种调查问卷。笔者采用 KAP 问卷调查的方法，旨在了解基层医师对基本药物制度的认知情况，并提出建议。

1　资料与方法

1.1　资料来源

随机选择陕西省汉中市、西安市、咸阳市基层医疗卫生机构的 400 名医师作为调查对象。

1.2　调查方法

通过查阅文献并结合基层医疗卫生机构的实际情况设计问卷 [5～8]，问卷包括 21 个问题。问卷由各基层医疗卫生机构负责人发放，要求被调查者在 2 周内填写完毕。

2　调查结果

2.1　一般人口社会学特征

调查于 2009 年 9 月开始进行，共发放问卷 400 份，回收有效问卷 377 份，有效回收率为 94.3%。其一般人口社会学特征详见表 1。

表 1　被调查者的一般人口社会学特征（%）

Tab 1　Demographic profile of the samples（%）

项目		
中位年龄 / 岁		382±9.0（18 ～ 60，n=377）
性别	女性	49.3（n=186）
	男性	50.7（n=191）
是否是基层医师		100.0（n=377）
学历	大专及以下	69.2（n=261）
	本科	30.0（n=113）
	硕士	0.8（n=3）
工作年限 / 年		12.9±8.3（1 ～ 40，n=377）
职称	初级	57.8（n=218）
	中级	32.4（n=122）
	高级	9.8（n=37）

2.2　基层医师对于国家基本药物制度相关知识的了解情况

30.5%（n=115）的基层医师不知道国家基本药物制度。63.7%（n=240）知道基本药物，但仅46.9%（n=177）认为自己曾经处方过基本药物。仅 22.3% 知道我国从 1979 年开始基本药物的遴选工作。24.9%清楚我国《国家基本药物目录·基层医疗卫生机构配备使用部分》》（2009 版）的品种。大多数医院中没有国家基本药物目录。本调查要求受访者回答实施国家基本药物制度的目的，具体结果见表 2。

表 2　基层医师对于实施国家基本药物制度目的的认识（n=377）

Tab 2　Cognition of primary doctors on the purposes of National

Essential Drug System（n=377）

目的	样本量（n，%）
控制药费的过快增长	268（71.1）
为治疗普通疾病供应便宜的药品	222（58.9）
提高基本药物的可及性	199（52.8）
促进卫生服务的公平性	191（50.7）
促进药品的合理使用	121（32.1）
监测医师的处方行为	103（27.3）

2.3　基层医师对于优先处方基本药物的态度

本部分问题的有效问卷为 370 份。69.2%（n=256）的被调查者认为优先处方基本药物是基层医师的职业义务，20.8%（n=77）认为优先处方基本药物应该立法强制执行，4.3%（n=16）认为基层医师的处方行为应根据个人决定，3.3%（n=12）的基层医师认为优先处方基本药物对于国家基本药物制度的实施毫无意义，仅有 14.3%（n=53）熟知《国家基本药物目录基层医疗卫生机构配备使用部分)》（2009 版）的各个品种，同时 1.9%（n=7）的基层医师反映国家基本药物目录过于复杂，不易掌握。

2.4　基层医师处方基本药物的相关因素

笔者对于影响基层医师处方基本药物的因素进行了研究，分成两部分：阻碍基层医师处方基本药物的因素和促进基层医师处方基本药物的因素。本部分问题每一选项都需作答，以"是、否"回答，具体结果见表 3 和表 4。

表 3　阻碍基层医师处方基本药物的因素（n=373）

Tab 3　Reasons that may discourage primary doctors from prescribing essential

drugs（n=373）

原因	样本量（n，%）
缺乏使用基本药物的信心	239（64.1）
担心因处方基本药物出现医疗事故而引发医疗纠纷	210（56.3）
不知道哪些是基本药物	137（36.7）
基本药物可及性太差	71（19.0）
没有时间考虑优先使用基本药物	46（12.3）
基本药物目录不易掌握	4（1.1）

表 4 促进基层医师处方基本药物的因素（n=373）

Tab 4 Factors that may encourage primary doctors to prescribe

essential drugs（n=373）

原因	样本量（n，%）
增加关于基本药物相关知识的培训	266（71.3）
强化基本药物制度的宣传力度	197（52.8）
定期评价医师的处方	131（35.1）
规定各级医院基本药物的使用率	110（29.5）
根据基本药物的使用情况给予奖励	12（3.2）

2.5 基层医师接受相关培训和学习的情况

该部分问题的有效问卷为 377 份。33.2%（n=125）在过去 2 年间至少参加过 1 次国家基本药物制度的相关培训，59.3% 的培训时间 < 1 周。55.6% 的培训方式是学术会议，42.7%、19.9% 分别是继续教育和医院集体学习。51.7% 的被调查者认为学术讲座是最好的培训方式，32.4%、14.1% 和 1.8% 的基层医师分别认为网上教育、电视节目和继续教育是最好的培训方式。

3 结论

根据调查对象的人口社会学特征分析，调查分布广泛，普遍性较高。因此，统计结果可以反映出基层医师对国家基本药物制度的总体认知情况。

通过研究表明，从 1979 年我国开始遴选基本药物以来，尽管已经过去了 30 年，但基层医师对于国家基本药物制度的知晓率仍然不高。如果医师不知道国家基本药物制度和基本药物，那么优先处方基本药物就不易实现，提高基本药物的可及性就更加无从谈起。

调查发现，影响处方基本药物的主要原因是：缺乏使用基本药物的信心、担心因处方基本药物出现医疗事故而引发医疗纠纷、不知道哪些是基本药物。缺乏临床信心是影响医师处方行为的普遍因素。医师倾向于处方经常使用的药品，由于长时间的处方习惯，大多数基本药物并非是基层医师处方的"首选药"，所以由于处方习惯引起的缺乏基本药物的临床应用经验就成了妨碍基层医师处方基本药物的一项主要原因。基层医师对于基本药物不够了解，担心由于应用基本药物引起医疗事故，这也说明基层医师对于基本药物的遴选过程、基本特点了解不足。通过对所调查的基层医师近 2 年国家基本药物制度相关知识培训和学习的情况分析，超过一半的人从未接受过基本药物制度的学习。同时，通过分析发现基层医师不处方基本药物的原因还有：由于药价过低，可能会影响医药公司对医师的回扣，因此从经济利益角度医师不愿使用基本药物。

4 建议与对策

4.1 加强针对国家基本药物制度的培训

4.1.1 培训内容

首先，要加强基层医师对于国家基本药物制度相关知识的培训和再教育，培训的内容应包括：国家基本药物制度的基本知识、国家基本药物目录和基本药物临床应用的知识、相关不良反应处理办法等,使基层医师能够增强对于基本药物各品种的了解,特别提高其对于基本药物的药理学、药动学等知识的掌握,增强基层医师处方基本药物的临床信心和能力,培养基层医师科学合理的用药习惯,提高基层医疗卫生机构的基本药物的可及性。针对在调查中发现的56.3%的基层医师担心因处方基本药物出现医疗事故而引发医疗纠纷的问题,在基层培训时应着重就基本药物的遴选过程、基本药物的安全性和有效性作重点讲解,消除基层医师对基本药物安全性的担心,使其能够放心应用基本药物。

4.1.2　培训学时和考核建议

针对基层医疗卫生机构的特点,允许基层医师选择业余时间学习和集中脱产学习的培训方式。培训的总学时数为40个学时,具体学时安排分别是:(1)国家基本药物制度基本知识4个学时;(2)基本药物品种介绍6个学时;(3)基本药物临床应用的知识10个学时,根据当地的疾病谱,对于经常应用的药品,重点讲解;(4)基本药物目录抗菌药物应用详解10个学时;(5)基本药物相关不良反应处理和上报方法5个学时;(6)其他相关知识讲解3个学时;(7)解答学员问题2个学时。对选择业余时间学习的医师要求其在半年内学完相关课程,同一专题的内容应在1个月内完成学习,集中脱产学习应在7 d内完成。课程学习结束后,组织命题专家命题并考核医师的学习情况,考试结果及时反馈给医师。培训内容可采取宣传册、展板、海报、书籍等多种形式印制,如口袋宣传册的培训资料携带方便,可以帮助医师在业余时间提升业务水平。

4.1.3　各机构和部门应采取的培训措施

具体建议:(1)国家有关部门组织针对基层医务人员的专项培训项目,培训专家应包括:医师、药师、药物经济学专家、药物政策专家等。开展的地点应优先考虑中西部等发展较为落后的农村地区,每个基层医疗卫生机构应派出1名医师参加学习,在培训结束后带动和辐射整个医疗机构基本药物相关知识的学习。(2)高等院校、科研机构应组织专家、学者到基层开展国家基本药物制度有关内容的学术讲座和培训,提高基层医师的医疗服务水平。省级医、药学会及各专业委员会的学术年会应多在地级城市举办,并邀请基层医疗卫生机构医务人员参会,增加基层医师学习的机会,促进地方医药事业的发展。医疗条件较好的医院应与基层医疗卫生机构组成“帮扶对子”,医院应派专家指导和培训基层医师,并定期接受基层医师在大型医院参观、学习。(3)国家信息主管部门应联合卫生、财政等部门,建设“基本药物网络培训平台”,方便基层医务人员的学习。组织国内著名专家学者针对基层的情况讲解基本药物相关知识,并将其上传到专门的网络平台上,各基层医疗卫生机构和基层医师可凭借账号免费上网学习。平台内建议包括以下内容:①基本药物培训讲座录像;②授课专家的讲课幻灯片;③基本药物近期出现的不良反应及应对方法;④基本药物基本知识;⑤基本药物常用文献。对于有条件的医疗机构可购买多媒体设备,在本单位集中组织学习;基层医师个人在家中也可凭借账号登陆该网络平台进行学习。网络平台的建设是现场培训的配套资源和辅助手段,易于基层医师自学。

4.2　加强宣传力度,促进基本药物制度的开展

中央以及地方媒体加大基本药物制度相关内容的宣传力度,在增加医师基本药物知识的同时,加强对公众的宣传教育,提高群众对基本药物制度的认知度和对基本药物的信赖度,普及合理用药常识,改善不良用药习惯,在全社会形成有利于基本药物制度实施的良好氛围,具体方式如:基本药物知识电视知识竞赛、通过公益广告宣传基本药物制度、印发基本药物知识宣传单等。基层医疗卫生机构应以多种形式普及基本药物有关知识,如基本药物知识讲课比赛;举办国家基本药物制度知识竞赛;印发基本药物知识宣传册;医院的宣传栏内增加基本药物知识的宣传教育;在医师办公桌上的玻璃下压放基本药物目录等[9]。

4.3 采取监督和激励使用相结合的措施

进一步加强基本药物制度的政策刚性，提升基本药物制度的法律地位，加强基本药物制度在执行力度，推行监督和激励使用相结合的措施[10]。在强制规定基层医疗卫生机构应用基本药物的同时，组织相关部门和人员对于基层医师的处方进行定期抽查，制定《基本药物合理使用评价指标》，建立基本药物制度绩效评估和监测制度，及时发现问题，针对性地采取必要的干预措施；在基层探索性的实施处方点评和检查，如每月以5%的工资作为基本药物使用情况绩效考核，对于使用基本药物不符合规定的医师，扣除绩效工资；对于合理使用基本药物的医师予以奖励，奖励范围在1%～5%。检查结果应及时反馈，存在的问题应作为下一次检查的重点。药剂人员应完整记录用药情况，并有计划地实行绩效评定，为临床提供安全、有效、经济的用药方案，指导临床合理用药。政府应加大对基层医疗卫生机构的财政投入，建立稳定、长效的财政补偿机制，避免反弹，同时保障基层医务人员的基本收入，解决其后顾之忧。

有关部门可以将基本药物使用情况的评价与医疗机构的等级评定挂钩。国家卫生行政部门应将国家基本药物制度相关知识作为执业医师、执业药师和护理人员晋升职称的考试内容。

参考文献

[1] LaingR，WaningB，GrayA. 25 years of the WHO essential medicines lists: Progress and Challenges[J].Lancet, 2003, 361（9370）: 1723.

[2] WHO.The use of essential medicines（Including the revised Model List ol Essential Medicines） Ninth Report of WHO Expert Committee[R].Geneva: World Health Organization Technical Report Series.No. 895

[3] Han Q.Recent scientific health developments in China[J].Lancet, 2010, 375（9723）: 105.

[4] WHO.10 facts on essential medicines[EB/OL].http: //WWW.who.int/feature//factfiles/ essential medicines/en/in-dex.html.2010-02-12.

[5] Tina LC, Judith A, Ann LS, et al. Confidentiality in health care: A Survey of knowledge, perceptions, and attitudes among high school students[J]。JAMA, 1993, 269.[11]: l404

[6] Geller G, David ML, Joyce AM, et. al Knowledge, attitudes, and rejorted practices ofmedical—students and house staff regarding the diagnosis and treatment of alcoholisln[J]. lAMA, 1989, 261(21): 3 115.

[7] Searle ES. Knowledge, aRitudes, and behavior of health professionals in relation to AIDS[J].Lancet, l987,（8523）: 26.

[8] 曾雁冰，杨世民 20 所乡镇卫生院国家基本药物供应状况的抽样调查 [J]. 中国药事，2009, 23（2）: 144.

[9] 胡明，陈麒骏，吴蓬我国基本药物制度绩效评估指标体系初探 [J]. 中国药房，2010, 21（8）: 683.

[10] 杨世民 . 提高全民对基本药物认知度及依赖度的建议 [J]. 中国药房，2010, 21（12）: 1075.

——刊于《中国药房》2010 年第 21 卷第 44 期

我国 29 省基本药物增补目录对比分析

杨洁心　杨世民

摘要　目的：对比分析 29 省（市、自治区）基本药物增补目录，为国家调整基本药物目录及规范省级基本药物增补目录提供依据。方法：从各省政府网站下载收集省级基本药物增补目录，并作描述性统计分析，比较形式、数量、分类的差异。结果：省级增补目录在形式、增补药物的数量种类上存在较多差异，增补数量与各省经济、卫生需求有相关性。结论：建议国家规范省级增补目录的格式；限定增补数量和各科比例；控制抗菌药、特殊管理药品、中药注射剂的增补；增加儿科用药、慢性病用药的品种和剂型范围。

关键词　基本药物；省级基本药物增补目录；规范化

A Comparative Analysis of the Provincial Essential Medicine Supplementary Lists of 29 Provinces of China

YANG Jiexin, YANG Shimin

ABSTRACT　Objective: To provide the basis for the adjustment of Chinese national essential medicines list（CNEML）and for the standardization of provincial essential medicine supplementary lists（PEMSLs）through comparing the PEMSLs from29 provinces, municipalities and autonomous regions. Methods: PEMSLs were collected from provincial governments' website, the descriptive statistic analysis was conducted and the format, quantity and categories were compared.Results: The PEMSLs differed in format, quantity or categories. There was a correlation between the amont of supplementary medicines and the local economic and health demand. Conclusion: It is suggested that the PEMSLs'format should be normalized,the amount and proportion of subjects of supplementary medicines should be restricted, and antibacterials, special drugs and traditional Chinese medicine injections should be under control. The drug varieties and the range of dosage form of pediatric drugs and those for chronic diseases should be increased.

KEY WORDS　Essential Medicine; Provincial Essential Medicine Supplementary List; normalization

　　基本药物是指适应基本医疗卫生需求，剂型适宜，价格合理，能够保障供应，公众可公平获得的药品 [1]。为保障群众基本用药的可及性、安全性和有效性，减轻群众基本用药费用负担，国家实行基本药物制度。2009 年 8 月 18 日，卫生部发布《国家基本药物目录（基层医疗卫生机构配备使用部分）》（以下简称国家基本药物目录）（2009 版）。从 2009 年起，政府举办的基层医疗卫生机构全部配备和使用基本药物，其他各类医疗机构也都必须按规定使用基本药物 [1]。考虑到各省的经济、疾病谱等情况，省级卫生行政部门可增加使用非目录药品品种数量 [2]。截至 2012 年 4 月底，大陆地区除北京市外,30 个省级行政单位陆续发布了省级基本药物增补目录（以下简称省级增补目录）。本文对我国 29 个省、直辖市、自治区（以下统称为省）增补基本药物的情况予以分析，以期为国家基本药物目录的遴选及省级增补目录的规范提供参考。

1 资料与方法

1.1 资料来源

从卫生部及各省级卫生主管部门的官方网站分别下载国家基本药物目录（2009 版）与各省增补目录，并通过 Google 搜索引擎补充；其他数据来源于《2011 中国统计年鉴》[3]。

1.2 数据处理

将各省在国家基本药物目录基础上新增的药品与增补剂型（指国家基本药物目录中已有药品品种的其他剂型）的药品进行分类统计。按国家基本药物目录药品分类方法，即化学药品和生物制品（以下简称化药）依据临床药理学分类、中成药依据功能分类，用于治疗多种疾病的一种药物只统计一次。若出现不同省将同一通用名药品分别置于不同类别下，按多数省份所采用的分类计：不同剂型同一主要成分的药品只统计一次。利用 Excel 软件统计各省增补药品的情况。

2 结果与分析

截至 2012 年 4 月，大陆地区除北京市外，30 个省级行政单位陆续发布了该省的基本药物增补目录，因西藏增补药品中藏成药占大多数，故不计入分析，本研究以 29 个省的增补目录进行分析。

2.1 目录规范性分析

在统计数据时，发现各省级增补目录在形式上不够规范，存在较多差异，见表1。

表 1 29 省省级增补目录形式规范性分析

序号	项目	省份（简称）	数量
1	省级增补目录形式和国家基本药物目录相同	蒙、吉、赣、豫、湘、粤、渝、青	8
2	增补剂型与新增药品分开编号	沪、苏、赣、豫、桂、宁	6
3	标注药品医保类型	川、渝、新	3
4	标注限用情况	云、渝	2
5	单独列出儿科用药	赣、川、贵、青（中药）、湘（中药）、宁（中药）	6
6	省级增补目录与国家基本药物目录合并给出	津、皖、闽、	4
7	药品未按国家基本药物目录分类方式	津、辽、黑、桂	4
8	未列英文国际非专有药名（INN）	津、辽、黑、沪、皖、桂、陕	7
9	增补国家基本药物目录已有药品的其他剂型	贵（苯巴比妥注射液）、新（颠茄片）	2
10	中西药分类与其他省份不同	川芎嗪（桂归为中药，13 省归为化药）	14
		复方土槿皮酊（3 省归为化药，5 省归为中药）	8
11	同一药品不同剂型给予新编号	粤、川、陕、甘	4
12	增补民族药	蒙、甘、青、新	4

序号	项目	省份（简称）	数量
13	增补民族药独一味，但归入中成药分类下	沪、浙、赣、粤、渝、贵	6
14	分农村、社区两部分	吉、鲁	2
15	省级增补目录进行过调整	苏、闽、鄂、桂、贵、川、云、青	8
16	增加抗肿瘤药分类	蒙、苏、皖、赣、鲁、豫、琼、渝、川、陕、粤、新	12
17	增加缓解感冒症状的复方非处方药（OTC）制剂	晋、吉、沪、皖、闽、赣、鲁、粤	8
18	增加缓解消化道不适症状的复方 OTC 制剂	吉、皖、粤	3

由表1可直观看出，各省级增补目录存在不同于国家基本药物目录形式的多种差异，部分项目不同之处较为合理，也有部分未按照国家基本药物目录的改动，不尽合理。

2.1.1　较为合理的形式分析

采取国家基本药物目录的形式，与国家基本药物目录对应，清晰、便于使用；增补国家基本药物目录中已有药品的剂型与新增药品分开编号，或部分省市仍用国家基本药物目录中编号的方式加以区分，便于统计各省新增药品数目。标明增补药品的医保来源、是否独家的形式，根据《关于建立国家基本药物的实施意见》（以下简称实施意见），省级增补药物应从国家基本医疗保险药品目录（以下简称医保目录）（甲类）范围内选择，确因地方特殊疾病治疗必需的，也可从医保目录（乙类）中选择，增加药品应是多家企业生产品种[1]。这既可以明确增补药品的来源，也便于医生在使用药品时作出更节省财政负担的选择。部分省份标注药品限用的医疗机构或是限用疾病，云南对部分增补药物进行标注仅限于乡镇卫生院（含社区卫生服务中心）以上的医疗卫生机构使用；重庆则更为细化，对部分药物的限用疾病予以备注。

增补儿童用药，且明确标明为儿科用药。儿童用药不能仅靠减少成人用药剂量来实现，此外一些药品可能会对儿童产生毒副作用，如国家基本药物目录中链霉素、庆大霉素等有可能损害儿童的听神经，引起耳聋[4]；去甲肾上腺素能引起儿童的肾脏损伤等[4]。世界卫生组织（WHO）自2007年10月公布第1版《儿童基本用药示范目录》，至今已公布3版。我国卫生部也指出，要扩大国家基本药物目录中儿科用药的品种和剂型范围，完善常用药的儿童用法用量[5]，国务院也在"十二五"期间深化医药卫生体制改革规划暨实施方案（以下简称医改方案）中指出要适当增加儿童用药品种[6]。从我国部分省级增补目录可知，地方确实需要适用于儿童的药品。

2.1.2　不尽合理、有待规范之处分析

天津、安徽、福建、宁夏4省的增补药物与国家基本药物目录药物合并列出，不便于统计。以天津为例，之前很多新闻误报天津增补537种药物，实则包括了国家基本药物目录的药品。药品分类类别与方式不规范。首先，在是否按国家基本药物目录分类观点上存在分歧；其次，在几种药品的中西分类上有不同；再次，在细分某一化药的临床药理学或中药的功能分类时，难以达到一致。这不仅给统计带来困难，更给临床使用带来不便。广东、四川、陕西、甘肃4省省级增补目录中出现不同剂型同一主要化学成分的药品仍给予新的编号，这导致增补总数不准确，省级增补目录之间若只按照公布总数计算，则比较结果有误差。此外，个别市级单位（如江苏省淮安市）也发布了该市的增补目录。"十二五"期间医改方案对此作出规范：基本药物由省级人民政府统一增补，不得将增补权限下放到市、县或基层医疗卫生机构[1]。

2.1.3 其他根据各地的用药习惯

内蒙、甘肃、青海、新疆等省增补了民族药。吉林、山东将目录分为农村、社区两部分。江苏、福建、湖北、广西、贵州、四川、云南、青海8省对其省级增补目录进行过调整。12个省份增加了抗肿瘤药物分类,但是否将抗肿瘤用药列入基本药物目录中,有待商榷。吉林、安徽、广东等省增补了缓解感冒、消化道不适症状的复方OTC制剂。

2.2 增补药品数量分析

29省公布增补目录时间、新增品种数量、增补剂型、儿童用药、中药注射剂数量见表2。

2.2.1 增补总数合理性分析

由表2可知,各省增补药物总数有明显差异:新增中药、化药、合计种数最多分别是144、234、378,均为上海市;最少的分别是24(湖北)、27(宁夏)、64(宁夏)。不仅如此,各省在中西药的比重上差异也较大。除河北、甘肃新增化药与中药数目相等,内蒙古、青海、宁夏、新疆新增化药少于中药外,其他23省新增化药均多于中药。

29省累计增补了5890种药物(其中化药3375种,中药2284种,民族药231种),平均增补203.1种(其中化药116.4种,中药78.8种),根据《实施意见》优选甲类医保药品(503种,包括349种化药,154种中药),从增补总数来看较为合理,但具体是否合理仍需进一步分析,以标明药品来源的省份为例,四川(甲类58.3%)、重庆(甲类22.3%)。

表2　29省省级增补目录公布时间及增补药品数量情况

地区	省份(版本)	增补目录公布时间	新增品种数量				增补剂型数量	新增品种及增补剂型			儿童药		中药注射剂
			化药	中药	民族药	合计		化药	中药、民族药	合计	化药	中药	
华北	天津	2010	120	105	0	225	22	125	122	247	0	4	6
	河北	2010.10	87	87	0	174	19	99	94	193	2	6	6
	山西	2010.11	122	73	0	195	17	136	76	212	0	1	7
	内蒙古	2010.9	39	47	122	208	3	42	169	211	0	0	3
东北	辽宁	2011	94	70	0	164	21	113	72	185	0	0	9
	吉林(乡)	2011.7	106	101	0	207	76	153	130	283	0	6	13
	黑龙江	2011	62	51	0	113	9	68	54	122	3	2	3
华东	上海	2010.12	234	144	0	378	21	251	148	399	0	2	0
	江苏(2011版)	2011.6	168	107	0	275	23	189	109	298	0	1	4
	浙江	2009.12	97	53	0	150		97	53	150	0	0	0

续表 2

地区	省份（版本）	增补目录公布时间	新增品种数量				增补剂型数量	新增品种及增补剂型			儿童药		中药注射剂
			化药	中药	民族药	合计		化药	中药、民族药	合计	化药	中药	
华东	安徽	2010.5	194	82	0	276	29	218	87	305	0	2	6
	福建（2009版、双向转诊）	2009.12	177	50	0	227	37	209	55	264	0	0	1
	江西	2011.12	137	91	0	228	2	139	91	230	3	3	7
	山东（乡）	2010.2	131	66	0	197	15	145	67	212	0	1	4
中南	河南	2010.11	134	66	0	200	36	166	70	236	0	1	10
	湖北（第二批）	2010.12	141	24	0	165	12	152	25	177	0	0	1
	湖南	2011.5	111	83	0	194	4	112	86	198	1	4	0
	广东	2010.11	141	116	0	257	27	160	124	284	0	5	1
	广西（2012年）	2012.3	140	126	0	266	41	174	133	307	2	7	8
	海南	2012.3	134	69	0	203	26	145	84	229	0	1	6
西南	重庆	2012.12	128	74	0	202	1	128	75	203	0	3	10
	四川（第一、二版、调入目录）	2011.7	138	58	0	196	38	163	71	234	1	3	4
	贵州（2012版）	2012.2	110	107	0	217	13	118	112	230	4	15	3
	云南（第一、二版）	2010.11	82	78	0	160	9	86	83	169	2	3	7
西北	陕西	2010.8	98	78	0	176	14	1118	79	190	0	2	5
	甘肃	2011.4	82	82	21	185	20	99	106	205	1	0	6
	青海（2010、2011版）	2011.12	64	71	62	197	8	71	134	205	2	7	2
	宁夏	2009.11	27	37	0	64	18	42	40	82	1	7	0
	新疆	2011.7	77	88	26	191	27	98	120	218	0	5	9
	合计		3375	2284	231	5890	588	3809	2669	6478	22	91	140
	均数		116.4	78.8	15.4	203.1	20.3	131.3	92.0	223.4	0.7	3.0	4.8
	中位数		120	78	44	197	19	128	86	212	0	2	5

　　新疆（甲类21.3%），可见具体增补药品占甲类医保药品的比重需作分析及规范。合并重复品种，共计新增725种化药、750种中药。累计增补剂型588种（其中化药434种，中药154种），合并重复，对国家基本药物目录中的72种化药、47种中药剂型进行了增补。

2.2.2 重合率分析

　　分别统计新增化药、中药的重合率，将29省增补药物按不同频次统计，见图1。

　　每种化药平均被4.66个省增补，每种中药平均被3.05个省增补。可见，增补中药的重合率明显低于新增化药的重合率。这可能与中药名称多样、不规范，同一功效或成分的中药名称较多有关。仅以用于治疗感冒的中药为例，各省增补的就有感冒清、感冒灵、复方感冒灵等15种中成药。

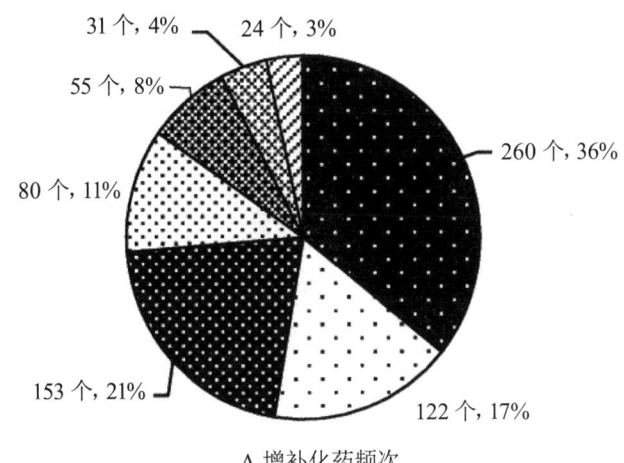

A 增补化药频次

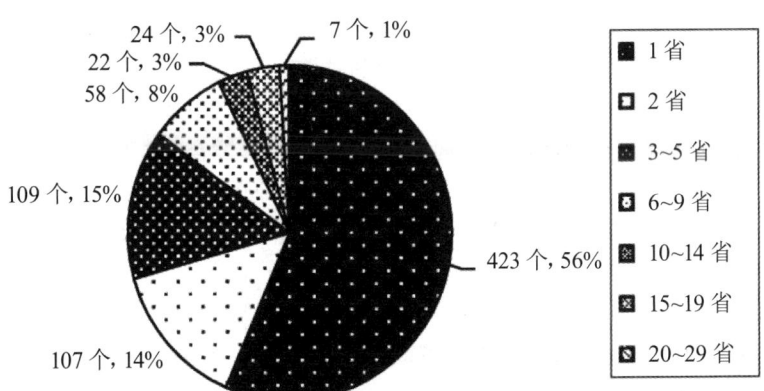

B 增补中成药频次

图1　不同省份新增药品的重合率统计

　　分析增补频次较高的药物，被半数省份以上（即频次>14）增补的新增药物，化药有55个，中药有31个。化药明显多于中药。从另一方面说明中药重合率低，名称需标准化。

　　20个以上省份均增补的化药、中药见表3。

表3 20个以上省份均增补的药物分析

增补频次	化药		中成药		增补剂型	
	药品通用名	数量	药品通用名	数量	药品通用名	数量
29	去痛片、肌苷	2	—	0	—	0
26	克霉唑	1	急支糖浆（颗粒）	1	—	0
25	西咪替丁	1	—	0		0
24	氟桂利嗪、头孢拉定、替硝唑、酚磺乙胺	4	六神丸	1	—	0
23	谷维素、己烯雌酚、氯雷他定、复合维生素B	4	三金胶囊（片）	1	—	0
22	糜蛋白酶、氟轻松、林可霉素、罗红霉素、格列齐特	5	三黄胶囊（片）	1	维生素C（口服常释剂型）	1
21	头孢噻肟、辅酶A、炉甘石、曲安奈德	4	宫血宁胶囊、银杏叶口服制剂（注射剂）	2	—	0
20	曲克芦丁、阿卡波糖、氨氯地平	3	小柴胡丸（颗粒、胶囊、片）	1	—	0
合计		24		7		1

表3中所列药品，反映了大部分省份基层医疗卫生机构所需用药，这为国家下一步遴选基本药物提供了参考。但部分药品不良反应严重，如已有相关报道去痛片[7]、己烯雌酚[8]、罗红霉素[9]的不良反应，这与基本药物的安全性有悖。此外，对增补剂型的必要性，也需考虑。如22省增补了维生素C口服常释剂型，18省增补了维生素B₆口服常释剂型，18省增补了硝苯地平缓释/控释剂型，19省增补了藿香正气水的多种剂型。一方面，需要国家确定增补剂型是否确为临床必需，作出相应调整；另一方面，省级卫生部门在今后增补时，也需考虑国家基本药物目录中药品剂型是否已经足够满足基本医疗卫生需求。

2.3 增补药品类别的分析

分别统计各省增补药物分类，按照国家基本药物目录分类标准归类。发现各省在增补化药、中药的同一类别上也存在较大差异。

2.3.1 化药分类数量分析见表4。

新增化药品种（各省增补药品与国家基本药物目录中药品通用名不同的药品）共725种，平均增补116.4种，增补最多的是上海（234种），最少的是宁夏（27种）；增补剂型（各省增补药品与国家基本药物目录中药品通用名相同、但剂型不同的药品）共72种，增补最多的是吉林（47个），最少的是浙江、重庆，未增补。

表 4　29 省增补化学药品与生物制剂分类统计

序号	药物分类	国家基本药物目录数量	省级新增品种数量					省级增补剂型数量
			总数	平均值	中位数	最大值（省份）	最小值（省份）	
1	抗微生物药	33	72	16.0	17	30（渝）	2（黑、宁）	15
2	抗寄生虫药	7	9	1.2	1	6（琼）	0（9省）	1
3	麻醉药	4	13	2.2	1	10（皖）	0（10省）	2
4	镇痛、解热、抗炎、抗风湿、抗痛风药	9	68	9.9	9	32（粤）	2（蒙、琼）	6
5	神经系统用药	14	45	7.8	7	15（沪）	1（蒙、宁）	4
6	治疗精神障碍药	6	23	3.0	3	9（沪、川）	0（11省）	0
7	心血管系统用药	29	75	12.4	11	39（沪）	1（蒙）	7
8	呼吸系统用药	7	31	4.9	5	15（沪）	0（蒙）	3
9	消化系统用药	17	86	11.0	10	29（粤）	2（宁）	6
10	泌尿系统用药	5	14	1.4	1	4（津、苏）	0（9省）	0
11	血液系统	10	32	9.8	9	15（苏）	4（粤）	6
12	激素及影响内分泌药	15	43	9.0	9	18（沪）	2（冀、蒙）	7
13	抗变态反应药	4	6	2.0	2	5（鄂）	0（蒙、琼、云、宁）	2
14	免疫系统用药	2	13	0.9	1	4（渝）	0（12省）	0
15	维生素、矿物质类药	7	26	4.2	4	14（沪）	0（宁）	5
16	调节体液药	8	5	1.4	1	4（粤）	0（5省）	1
17	解毒药	5	22	2.7	1	20（皖、琼）	0（8省）	0
18	生物制品	4	9	0.8	0	5（皖）	0（19省）	0
19	诊断用药	2	14	1.3	0	13（皖、琼）	0（20省）	0
20	皮肤科用药	5	46	5.1	4	23（沪）	1（晋、蒙、辽、渝）	1
21	眼科用药	5	15	2.8	3	9（沪）	0（7省）	4
22	耳鼻喉科用药	3	8	1.4	1	5（桂）	0（10省）	1
23	妇产科用药	3	12	1.2	1	4（赣、川）	0（11省）	1
24	计划生育用药	1	0	0.0	0	0（-）	0（29省）	0
25	抗肿瘤药	0	26	3.0	0	26（皖）	0（18省）	0

续表 4

序号	药物分类	国家基本药物目录数量	省级新增品种数量					省级增补剂型数量
			总数	平均值	中位数	最大值（省份）	最小值（省份）	
26	儿科用药	0	10	0.8	0	4（贵）	0（18省）	0
27	口腔科用药	0	3	0.3	0	2（吉）	0（22省）	0
	合计	205	725					72

由表 4 可知,各省均对抗微生物药,镇痛、解热、抗炎、抗风湿、抗痛风药,神经系统、心血管系统、消化系统、血液系统用药,激素及影响内分泌药,皮肤科用药这八类药品进行不同数量的增补。但在同一类药物的增补上,各省差异也较大。以数量悬殊最大的心血管系统用药为例,最多的为上海,新增 39 种药物、增补 2 种国家基本药物目录中药物剂型,增补最少的是内蒙古,仅新增 1 种药物。若干省份增补了国家基本药物目录中没有的分类,11 省增补了抗肿瘤药,其中安徽增补最多,为 26 种：10 省增补了儿科用药,其中贵州最多,为 4 种：7 省增补了口腔科用药,其中吉林增补 2 种,为最多。只有浙江、重庆没有对国家基本药物目录化药的剂型进行增补,其他省份都不同数量地对国家基本药物目录剂型进行增补,其中最多的是吉林省,增补了 47 种国家基本药物目录化药剂型。

值得注意的一点是,29 省在国家基本药物目录 33 种抗微生物药的基础上,增补了 72 种抗微生物药,平均增补 16 种。对抗菌药物的控制是近年国内外关注的重点,2011 年世界卫生日以"控制细菌耐药,今天不采取行动,明天将无药可用"为主题,卫生部于 2012 年 4 月 24 日发布《抗菌药物临床应用管理办法》指出基层医疗机构只能选用基本药物(包括各省增补品种)中的抗菌药物品种[10]。省级增补抗菌药物的数量及品种关系到基层用药,是加强抗菌药物临床应用管理的重点。

2.3.2 中成药分类数量分析见表 5。

新增中成药品种(各省增补药品与国家基本药物目录中药品通用名不同的药品)共 750 种,平均增补 86.6 种,增补最多的是上海(144 种),最少的是湖北(24 种)。

由表 5 可知,29 省均对内科用药(解表、清热、止咳平喘、扶正、安神、祛瘀、治风、祛湿剂),妇科、耳鼻喉科、骨伤科用药进行不同程度的增补。各省增补数量较悬殊,除湖北外,28 省均对外科用药进行了增补：除湖北、宁夏外,27 省均对眼科用药进行了增补。

省级增补目录中增补了国家基本药物目录中没有的皮肤科、抗肿瘤、儿科用药。13 省增补了皮肤科用药,数量最多为 7 种(上海)：18 省增补了抗肿瘤用药,最多为 3 种(天津、江西、新疆)；23 省增补了儿科用药,最多为 15 种(贵州)。除内蒙、浙江、江西 3 省未增补国家基本药物目录中剂型外,其他 26 省共计对 47 种国家基本药物目录中成药剂型进行了增补,最多 29 种(吉林),增补频次最高的药物是藿香正气(19 省)。

表5　29省增补中成药分类统计数据

编号	药物分类		国家基本药物目录数量	省级新增品种数量					省级增补剂型
				总数	平均值	中位数	最大值（省份）	最小值（省份）	
1	内科用药	解表	6	29	3.8	4	7（渝）	1（陕、辽、黑）	4
		祛暑	3	8	0.3	0	3（湘）	0（24省）	3
		泻下	1	8	1.2	1	3（晋）	0（8省）	0
		清热	9	79	7.6	7	14（津、苏）	2（宁）	4
		温里	2	10	1.1	1	3（陕、冀、蒙、琼）	0（13省）	1
		止咳平喘	6	55	6.2	5	15（沪）	2（新）	4
		开窍	3	8	0.8	1	3（津、吉、赣）	0（14省）	3
		固涩	1	4	0.4	0	2（粤）	0（17省）	0
		扶正	12	58	5.0	5	14（沪）	1（鄂、贵、宁）	3
		安神	1	22	2.5	2	7（沪）	1（11省）	0
		止血	2	4	0.2	0	3（粤）	0（25省）	0
		祛瘀	11	75	8.0	7	23（津）	3（浙、闽、鄂、川、宁）	7
		理气	6	21	1.8	2	6（苏）	0（8省）	4
		消导	1	13	1.2	1	3（冀、豫、甘、青）	0（8省）	1
		治风	4	36	5.4	5	12（苏）	2（鄂、琼、宁）	1
		祛湿	5	59	5.2	5	14（沪）	1（鄂）	2
2	外科用药		7	37	4.1	3	11（桂）	0（鄂）	1
3	妇科用药		8	60	6.0		15（贵）	1（蒙）	2
4	眼科用药		1	8	1.9	2	4（沪、琼）	0（鄂、宁）	1
5	耳鼻喉科用药		4	39	4.1	4	9（桂）	1（黑、湘、云、宁）	0
6	骨伤科用药		8	57	6.3	5	16（桂）	2（黑、新）	6
7	皮肤科用药		0	14	1.1	0	7（沪）	0（15省）	0
8	抗肿瘤用药		0	5	1.0	1	3（津、赣、新）	0（11省）	0
9	儿科用药		0	40	3.1	2	15（贵）	0（6省）	0
	合计		102	750					47

中药注射剂由于不良反应较多,较受关注。国家基本药物目录中有柴胡、清开灵、参麦、生脉饮、丹参、脉络宁、血栓通、血塞通 8 种中药注射剂,省级增补目录中增补了国家基本药物目录中双黄连、茵栀黄、丹参、复方丹参、益母草 5 种中成药的注射剂型。上海、浙江、湖南、宁夏 4 省未增补中药注射剂,其他 25 省增补了 35 种,其中最多为吉林(13 种),29 省平均增补 4.8 种。

3 讨论与建议

3.1 规范基本药物省级增补目录的格式

在统计时发现各省级增补目录在格式上存在较大差异。建议国家出台相关规定规范省级增补目录格式,可从以下方面考虑。

3.1.1 建议省级增补目录

参照国家基本药物目录格式编排在总结、对比各省目录格式差异后,提出以下几项建议:标注 INN 名称,增补国家基本药物目录剂型与新增药品分开编号,重复药品不再新编号,按照国家基本药物目录分类方式将增补药品分类列出。

3.1.2 标注药品来源信息

建议省级卫生行政部门在出台省级增补目录时,标注医保来源、是否为独家药企生产等信息,以便于基层医务工作者选用药物,也有利于分析省级增补药物的合理性、经济性。

3.1.3 规范药物分类

同一药物,不同省份不仅在将其列为中西药上存在分歧,在将其按临床药理学、功能主治分类上也不尽相同。建议国家将药物规范分类,省级将药物按国家分类标准进行统一分类。

3.2 限制省级增补数量

在国家已出台的相关文件中有涉及到遴选省级增补药物的标准,但未涉及对增补数量进行限制的规定。若省级增补药物过多,存在架空国家基本药物目录的隐患,同时也对基层用药的安全性带来威胁。建议国家对省级增补药物的数量出台相关文件进行限制。

3.3 增补儿科用药、慢性病用药

建议我国参考 WHO《儿童基本药物示范目录》,结合省级增补目录中的儿童用药,出台国家儿童基本药物目录;建议国家参考有关省份增加缓解慢性病(如感冒、消化道不适症状)复方 OTC 制剂,严格筛选,调整增加符合遴选标准的药物。

3.4 控制省级增补目录中的抗菌药物、特殊管理药品、中药注射剂

省级增补药物中存在抗菌药、麻醉药,反映出国家基本药物不能完全满足基层用药需求,建议国家在进行调整目录时参考省级增补品种。同时,建议国家对省级增补抗菌药、特殊药品、中药注射剂等药物的品种、数量从严控制,保障基层用药的安全性。

参考文献

[1] 国务院关于建立国家基本药物制度的实施意见 [S/OL]. (2009-08-18) [2012-05-20].http: // wwwsdagov.cn/WS01/CL0056/40753html.

[2] 国务院 . 关于深化医药卫生体制改革的意见 [S/OL]. (2009-04-06) [2012-05-20].http: // www.sda.gov.cn/WSO1/CL0611/41193html.

[3] 国家统计局 2011 中国统计年鉴 [R/OL].[2012-05-20].http: //www.stats.gov.cn/tjsj/ndsj/2011/

indexch. htm.

[4] 国家食品药品监督管理局哪些药可能影响儿童的健康 [EB/OL].（2006-05-10）[2012-05-20]. http: //www.sfda.gov.cn/WSO1/CL0114/23654.html.

[5] 卫生部卫生部关于印发贯彻 2011.2020 年中国妇女儿童发展纲要实施方案的通知 [S/OL]. （2012-02-17）[2012-05-20].http: //wwwgov.cn/ZWgk/2012-02/24/content2075640.html.

[6] 国务院"十二五"期间深化医药卫生体制改革规划暨实施方案 [S/OL].（2012-03-21）[2012- 05-20].http: //www.gov.cn/zwgk/2012-03/21/content2096671.html.

[7] 于忠和.奠忘去痛片的副作用 [J]. 医药与保健，2007，15（11）：22.

[8] 钱之玉.关注用药安全: 药物不良反应的重大"药害"事件 [J]. 中国执业药师，2004，1（6）： 16-19.

[9] 孙宏，徐秀梅，邢开宇，等 . 罗红霉素不良反应分析 [J]. 中国医药指南，2011，9（11）：32.

[10] 卫生部抗菌药物临床应用管理办法 [S/OL].（2012-05-08）[2012-05-20].http: //www.gov. cn/fifg/2012-05/08/content2132174.html.

——刊于《中国执业药师》2013 年 4 月第 10 卷第 4 期

基于WHO/HAI标准化法的陕西省零售药店儿童基本药物可获得性及价格研究

王潇 杨世民 方宇 姜明欢 武丽娜

摘要 **目的**：为我国儿童基本药物目录的出台及改善儿童药物使用现状提供参考。**方法**：采用世界卫生组织和国际健康行动组织共同制定的WHO／HAI标准化法，于2012年对陕西省6个城市的60家零售药店的28种儿童基本药物进行调研，将零售药店药品零售价格与国际参考价进行对比研究。**结果**：儿童基本药物在陕西省零售药店的可获得性低；原研药零售价格远高于国际参考价，而最低价格仿制药零售价格较为合理；治疗急性病的儿童基本药物的可负担性较好。**结论**：应尽快出台儿童基本药物目录；加大研发适宜儿童使用的剂型、规格及包装；对原研药合理定价；鼓励零售药店采购和销售基本药物。

关键词 零售药店；儿童基本药物；可获得性；价格；可负担性

Study on the Availability and Price Pediatric Essential Medicines in Retail Pharmacies in Shaanxi Province Using WHO ／ HAI Methodology

WANG Xiao，YANG Shimin，FANG Yu，JIANG Minghuan，WU Lina

ABSTRACT Objectwe: To provide reference for the introduction of pediatric essential medicines list and improvement of pedi-atric medicines use in China. Methods: 28 kinds of pediatric essential medicines were investigated in 60 retail pharmacies from 6 cities of Shaanxi province in 2012 by using WHO/HAI standardized survey methodology. The retail prices and international reference prices was compared. Results: The availability of pediatric essential medicines in retail pharmacies of Shaanxi province was very low; retail price of originator brand was much higher than international reference price; pediatric medicines had good afford-ability. Conclusions: It is suggested to approve pediatric essential medicine list in China; develop suitable dosage form, specification and packaging for children; encourage retail pharmacies to purchase and sale essential medicines.

KEY WORDS Retail pharmacy; Pediatric essential medicines; Availability; Price; Affordability

世界卫生组织（WHO）报告，2008年全球5岁以下儿童死亡数约占总死亡人数的20%，而低收入国家8岁以下儿童死亡率为高收入国家的20倍[1]。因此，截至2011年3月，WHO先后共公布了三版《WHO儿童基本药物示范目录》，确定了可供12岁以下儿童使用的基本药物，以为儿童疾病的治疗提供指导。在我国，儿童基本药物品种不足的问题也很突出，2012年版《国家基本药物目录》中明确标明儿童使用的品种非常有限[2]，儿童用药现状亟需改善。

WHO和国际健康行动组织（Health Action International,HAI）共同制定的WHO/HAI标准化法，旨在研究不同地区的公立和私立机构药品的价格、可获得性、可负担性及价格组成情况。迄今为止，全球仅有6项研究用此方法对儿童基本药物进行调研[3]，本课题组拟采用此标准化法[4]，对陕西省6个城市的60家零售药店的28种儿童基本药物的价格、可获得性和可负担性进行调查，以了解零售药店儿童基本药物的供应情况，为我国儿童基本药物目录的出台及改善儿童药物使用现状提供参考。

1 对象与方法

1.1 调查地区

根据 2011 年陕西省各市人均 GDP 排名,分别选取陕西省发达、中等发达和欠发达地区的城市各 2 个(分别为西安市、榆林市、宝鸡市、咸阳市、渭南市和安康市)作为调查市。

1.2 调查机构

每个城市选取 5 家零售药店(1 家大型药店、2 家中等规模药店和 2 家小型药店[5],并在每家药店附近选取一家同等规模的药店作为备选。当首选药店药品的可获得性低于 50% 时,将会对备选药店进行调查。

1.3 调查药品品种

此次调研选取在我国已上市的 28 种儿童基本药物,分为两部分: 全球核心目录和地区补充目录。全球核心目录包括 21 种药品,选自《WHO 儿童基本药物示范目录》(2011 年版)[6];地区补充目录包括 7 种药品,为陕西省当地儿童经常使用的品种,详见表 1。

表 1　调查的 28 个儿童基本药物品种

Tab 1　28 kinds of pediatric essential medicines

全球核心目录药品	地区补充目录药品
阿莫西林(250 mg,片剂 / 胶囊)	阿苯达唑(200 mg,片剂)
阿莫西林 / 克拉维酸(125 mg+31.25 mg/5ml,混悬剂)	氨茶碱(25 mg/ml,注射剂)
阿奇霉素(250 mg,片剂)	阿莫西林 / 克拉维酸(250 mg+125 mg,片剂)
青霉素(1 million IU,注射剂)	倍氯米松(50 μg/ 揿,气雾剂)
炉甘石(100 ml,洗剂)	苯巴比妥(100 mg/ml,注射剂)
卡马西平(200 mg,片剂)	维生素 A(25 000 IU,胶囊)
头孢唑啉(1 g/ 支,注射剂)	维生素 B_6(50 mg/ml,注射剂)
头孢曲松(250 mg/ 支,注射剂)	
氯霉素(250 mg,片剂)	
马来酸氯苯那敏(4 mg,片剂)	
地西泮(5 mg/ml,注射剂)	
氟康唑(50 mg,胶囊)	
布洛芬(200 mg,片剂)	
异烟肼(100 mg,片剂)	
吗啡(10 mg,片剂)	
补液盐(500 ml,口服液)	
对乙酰氨基酚(500 mg,片剂)	
苯巴比妥(30 mg,片剂)	

续表 1

全球核心目录药品	地区补充目录药品
苯妥英钠（50 mg，片剂）	
普鲁卡因青霉素（600 mg/ 支，注射剂）	
沙丁胺醇（100 μg/ 揿，气雾剂）	

本研究需同时调查药品原研药（Originator brand）和最低价格仿制药（Lowest price generic）的价格和可获得性。原研药是指专利过期后，原专利持有商所生产的药品[7]。通过查阅有关文献，课题组确定了原研药的商品名和生产厂商。最低价格仿制药是指在调查当天能够获得的单位价格最低的该类药品。单位价格是指每片、粒、揿、克等单位药品的价格。

1.4 评价指标

1.4.1 可获得性（Availability）

药品的可获得性是指在所有调查的机构中，调查时可提供某种药品的机构数占该类机构总数的比例。药品可获得性的评估标准见表 2。

表 2 药品可获得性的评估标准

Tab 2 Evaluation standard of medicine availability

药品可获得性等级	药品可获得性大小
可获得性一般	可获得性为 0
可获得性低	0＜可获得性≤ 25%
可获得性一般	25%＜可获得性≤ 50%
可获得性较高	50%＜可获得性≤ 75%
可获得性高	75%＜可获得性

1.4.2 中位价格比（Median price ratio，MPR）

25% 分位数和 75% 分位数 MPR 是某药品的单位价格（折算成美元后）的中位数与该药品国际参考价格（International reference price）的比值，主要用于衡量调查地区的药品价格水平与国际参考价格的差异程度。国际参考价格采用美国卫生管理科学中心（Management sciences for health，MSH）公布的 2011 年版的药品国际参考价格[8]。零售药店药品零售价一般不应超出国际参考价的 2 倍，即 MPR ＜ 2。当超过 2 倍时，应引起政府及相关价格监管部门的重视。

25% 分位数和 75% 分位数用来评价中位价格比的离散程度，是一个位置指标。中位价格比的 25% 分位数是指同一药品的所有中位价格比按升序排列，位于第 25% 的数值；75% 分位数同理。

1.4.3 可负担性（Affordability）

可负担性的评价指标是一个相对比值，是按照国际标准治疗指南，一定疗程内（急性病治疗期为 7 d，慢性病治疗期为 30 d）治疗某种疾病使用标准剂量的药品总费用相当于政府部门非技术类工作人员最低日薪的倍数。按照 WHO/HAI 标准化法，当该比值小于 1，即药品总费用低于 1 天最低工资时，认为该药品具有较好的可负担性。本研究参照 WHO《标准治疗指南》及陕西省儿童用药的具体情况，确定了 12 种药品（其中 10 种为急性病药物，2 种为慢性病药物）的治疗方案。根据陕西省颁布的 2012 年政府部门非技术类工作人员的平均最低日薪标准[8]（ 29.58 元 / 天）计算每种药品的可负担性。

1.5 数据采集

以两名数据采集员为一组进行调查,每天调查结束后由地区负责人审核数据。由于首选调查机构药品的可获得性均低于 50%,因此本课题组对 6 个城市的 60 家零售药店(包含备选机构)均进行了调查。

1.6 调查方法

本调查采用 WHO/HAI 标准化法(2008 年版)设计调查问卷,将调查结果双人双录入于"WHO/HAI workbook Part Ⅰ MSH2011"工作表中,通过"Data checker"程序对数据进行清洗,核查极端值或逻辑错误,进行数据分析。

2 结果

2.1 零售药店 28 种儿童基本药物的可获得性

28 种儿童基本药物在 60 家零售药店的平均可获得性详见表 3。

表 3　28 种儿童基本药物在 60 家零售药店的平均可获得性(%)

Tab 3　Mean availability of 28 pediatric essential medicines in 60

retail pharmacies(%)

药物类型	全部药品(n = 28)	示范目录药品(n = 21)	地区补充目录药品(n = 7)
原研药	11.9	3.6	36.7
最低价格仿制药	20.6	25.2	7.6

由表 3 可知,28 种儿童基本药物在陕西省零售药店的可获得性低。将 28 种药品按照可获得性等级分类,详见表 4(如果某药品可获得的机构数少于 4 家,视为不可获得)。

表 4　28 种儿童基本药物的可获得性分类

Tab 4　Classification of medicine availability of 28 pediatric essential medicines

药品可获得性等级	原研药(n = 8)	最低价格仿制药(n = 28)
可获得性一般	1 种(占 12.5%)	6 种(占 21.4%)
可获得性低	6 种(占 75.0%)	14 种(占 50.0%)
可获得性一般	无	4 种(占 14.3%)
可获得性较高	1 种(占 12.5%)	3 种(占 10.7%)
可获得性高	无	1 种(占 3.6%)

由表 4 可知,8 种原研药中可获得性低的药品有 6 种(占 75.0%),包括阿奇霉素片剂、倍氯米松气雾剂、氟康唑胶囊、卡马西平片剂、对乙酰氨基酚片剂、沙丁胺醇气雾剂;不可获得的药品有 1 种,为头孢曲松注射剂;可获得性较高的药品有 1 种,为阿苯达唑片剂。28 种最低价格仿制药中可获得性低的药品有 14 种,包括阿苯达唑片剂、氨茶碱注射剂、阿莫西林/克拉维酸片剂、青霉素注射剂、卡马西平片剂、头孢唑林注射剂、头孢曲松注射剂、氯霉素片剂、布洛芬片剂、对乙酰氨

基酚片剂、苯巴比妥注射剂、苯妥英钠片剂、维生素 A 胶囊、维生素 B_6 注射剂；不可获得的药品有 6 种，包括阿莫西林/克拉维酸混悬剂、倍氯米松气雾剂、地西泮注射剂、吗啡片剂、苯巴比妥片剂、普鲁卡因青霉素注射剂。

2.2 零售药店儿童基本药物零售价格的 MPR

通过计算药品零售价格的中位 MPR 描述药品价格总体情况，使用 25% 分位数和 75% 分位数描述 MPR 的离散程度。在计算过程中，只要某药品在 4 所机构可获得，就可以计算该药品的 MPR。结果，可计算零售药店药品零售价格 MPR 的原研药有 2 种，最低价格仿制药有 19 种。零售药店药品零售价格的 MPR 详见表 5。

表 5 零售药店儿童基本药物零售价格的 MPR

Tab 5 MPR of retail medicines of pediatric essential medi-cines in retail pharmacies

药品类型	中位 MPR	25% 分应数	75% 分位数
原研药（n=2）	3.89	2.83	4.95
最低价格仿制药（n=19）	1.25	0.58	1.97

由表 5 可知，原研药的零售价格中位 MPR 大于 2，表明零售药店儿童基本药物的原研品种零售价格偏高。最低价格仿制药的零售价格中位 MPR 为 1.25，小于 2，表明零售药店儿童基本药物最低价格仿制药零售价格较为合理。将可以计算中位 MPR 的 2 种原研药和 19 种最低价格仿制药的具体情况列出，详见表 6。

表 6 零售药店儿童基本药物零售价格的 MPR

Tab 6 MPR of retail medicines of pediatric essential medicines in retail pharmacies

药品名称	原研药中位 MPR（25% 分位数，75% 分位数）	最低价格仿制药中位 MPR（25% 分位数，75% 分位数）
阿苯达唑片剂	6.00（6.00，6.45）	4.03（3.04，4.65）
氨茶碱注射剂	无	2.45（1.68，3.06）
阿莫西林胶囊	无	1.38（1.16，3.06）
阿莫西林/克拉维酸片剂	无	1.49（1.20，1.60）
阿奇霉素片剂	无	1.43（1.09，2.08）
青霉素注射剂	无	1.15（0.81，1.15）
炉甘石洗剂	无	0.64（0.51，0.64）
头孢唑林注射剂	无	0.10（0.09，0.10）
氯霉素片剂	无	1.27（1.19，1.33）
马来酸氯苯那敏片剂	无	0.88（0.88，7.36）
氟康唑胶囊	无	4.76（3.13，6.20）
布洛芬片剂	无	0.85（0.64，0.85）

续表 6

药品名称	原研药中位 MPR（25%分位数，75%分位数）	最低价格仿制药中位 MPR（25%分位数，75%分位数）
异烟肼片剂	无	0.51（0.46，0.55）
补液盐口服液	无	2.02（4.04，0.81）
对乙酰氨基酚片剂	无	3.86（14.20，0.97）
苯妥英钠片剂	无	0.01（0.01，0.01）
沙丁胺醇气雾剂	1.68（2.01，1.62）	1.09（1.37，0.85）
维生素 A 胶囊	无	0.05（0.10，0.03）
维生素 B$_6$ 注射剂	无	0.12（0.23，0.03）

由表 6 可知，原研药零售价格 MPR 大于 2 的药品为阿苯达唑；最低价格仿制药为阿苯达唑片剂、氨茶碱注射剂、氟康唑胶囊、口服补液盐，对乙酰氨基酚片剂，表明这些药品的零售价格偏高。其中，阿苯达唑片剂和氟康唑胶囊最低价格仿制药的 MPR 均大于 4，表明零售价格过高。

2.3 儿童基本药物的可负担性

本次调查中可计算药品可负担性的原研药有 2 种，最低价格仿制药有 12 种。结果 14 种药品的可负担性均小于 1，即治疗药品总费用低于 1 天最低工资，提示药品的可负担性较好。

3 讨论与建议

3.1 儿童基本药物在零售药店的可获得性低

本次调查结果显示，无论是原研药还是最低价格仿制药，儿童基本药物在零售药店的可获得性均很低，其原因可能有以下 3 点。

3.1.1 药品中适宜儿童使用的剂型、规格及包装较少

目前，我国基本药物目录中，适宜儿童使用的剂型、规格及包装均较少，导致其可获得性低。国家应鼓励生产企业加大对儿童药品的研发力度，可通过优先审批、财政扶持等措施，使生产企业重视儿童药品市场，尽早扭转市场中儿童药品剂型、规格、包装较少的现象。

3.1.2 药店考虑经济利益，偏向于出售成人用药

由于儿童药品销量少、利润低，因此药店更偏向于经营成人用药。此次调查发现，小型药店的儿童药品可获得性远低于大型药店，有的小型药店甚至没有儿童专架，全部经营成人用药，导致儿童基本药物可获得性很低。

3.1.3 药店多出售儿童中成药制剂

化学药品种较少在儿童药物研发中，因为中成药研发成本较低，所以比重较大，市面上出售的儿童中成药制剂也较为常见。本次调查发现，药店儿科专柜中的中成药制剂，例如小儿感冒颗粒、小儿消积止咳口服液、小儿化食丸等较为多见，而化学药品种很少。本次调查的品种多为有国际标准价格的化学药品，因此调查结果显示药品的可获得性低。事实上，常用的儿童化学药物，因为需要药师的专业指导，并不适宜在药店销售。药店销售对用药专业要求不高的中成药，更方便消费者自我药疗，但需注重合理用药问题。

3.2 儿童基本药物原研药零售价格高于国际参考价

原研药的零售价格偏高，相关部门应予以重视，而仿制药零售价格相对合理，这可能与国内仿制药竞争激烈有关。

3.3 儿童基本药物的可负担性较好

儿童日常治疗多以急性病为主，因此本次调查以急性病治疗所需药品为主要对象。结果显示，人们对于大多数的儿童基本药物的可负担性良好。

4 结语

儿童基本药物在陕西省零售药店的可获得性低；原研药零售价格远高于国际参考价，最低价格仿制药零售价格较为合理；治疗急性病的儿童基本药物的可负担性较好。国家应加大对儿童基本药物研发、生产等的鼓励力度，引导零售药店采购和销售此类药品，提高儿童基本药物在零售药店的可获得性。

参考文献

[1] World Health Organization. New children's medicine guide released by UNICEF and WHO[EB/OL].（2010-04-29）[2013-04-20]. http: //www. who. int/mediacentre/news/notes/2010/en/.

[2] World Health Organization. WHO Model Formulary for Children 2010[EB/OL].（2010）[2013-04-20]. http: //apps.who.int/medicinedocs/en/m/abstract/Jsl7151e/.

[3] 国家食品药品监督管理总局. 2012 年版国家基本药物目录 [EB/OL].（2013-03-13）[2013-04-20].http: //www. sda. gov. cn/WS01/CL0053/79110. html.

[4] World Health Organization. Better medicines for children: country implementation[EB/OL]. [2013-04-20]. http: //www. who. int/childmedicines/countries/en/index. html.

[5] World Health Organization and Health Action Intemational. Measuring medicine prices. availability, affordability and price components，2nd edition[EB/OL].（2008-03）[2013-04-20]. http: //www. haiweb. org/medicineprices/manual/documents. html.

[6] World Health Organization. 3rd WHO Model List of Essential Medicines for Children: March 2011[EB/OL].（2011-03）[2013-04-20]. http: //www. who.int/medicines/publications/essentialmedicines/en/index.html.

[7] International Drug Price Indicator Guide. International Drug price Indicator Guide（2011）[EB/OL]. [2013-04-20]. http: //erc.msh.org/dmpguide.

[8] 陕西省人社厅. 关于调整陕西省最低工资标准的通知 [EB/OL].（2011-12-21）[2013-04-20]. http: //www.shaanxihrxss.gov.cn/Html/2011-12-23/095336.Html.

[9] 刘伟,李恒,郭娟娟,等. WHO儿童基本药物目录中的药品在我国上市情况分析 [J].中国药事，2012，26（12）：1330.

——刊于《中国药房》2014 年第 25 卷第 8 期

基于WHO/HAI标准化法的陕西省公立医院儿童基本药物可获得性及价格研究

王潇　杨世民　方宇　姜明欢　武丽娜

摘要　目的：为我国儿童基本药物目录的出台及改善儿童基本药物的使用现状提供参考。方法：采用世界卫生组织／国际健康行动组织共同制定的WHO/HAI标准化法，于2012年对陕西省6个城市的60家公立医院的28种儿童基本药物进行调研，将公立医院药品的采购价格和零售价格与国际参考价进行对比研究。结果：儿童基本药物在公立医院的可获得性低；原研药的采购价格和零售价格远高于国际参考价，最低价格仿制药的采购价和零售价相对较低；原研药和最低价格仿制药的可负担性较好。结论：应尽快出台儿童基本药物目录；制药企业应加大研发适宜儿童使用的药物剂型、规格及包装；公立医院药品采购应兼顾儿童用药。

关键词　公立医院；儿童基本药物；可获得性；价格；可负担性

Study on the Availability and Price of Pediatric Essential Medicines in Public Hospitals in Shaanxi Province Using WHO/HAI Methodology

WANG Xiao, YANG Shimin, FANG Yu, JIANG Minghuan, WU Lina

ABSTRACT　Objective: To analyze the availability of pediatric essential medicines in public hospitals in Shaanxi Province, and to study the difference between procurement and retail prices and international reference prices in public hospital. Methods: By using WHO/HAI standard survey methods, 28 kinds of pediatric essential medicines were investigated in 60 public hospitals from 6 cities of Shaanxi province in 2012. The purchase and retail price of medicines in public hospital were compared with international reference price. Results: Pediatric medicines had very low availability in public hospitals; purchase and retail price of originator brand was far higher than international reference price; the price mark-up of lowest priced generic drugs was in high level; the affordability of pediatric medicines is good. Conclusions: The government should approve a list of essential medicines for children; drug manufacturers should develop new drug dosage form, specification and packaging suitable for children; public hospitals should take account of pediatric medicines in the process of medicine procurement.

KEY WORDS　Public hospital; Pediatric essential medicines; Availability; Price; Affordability

　　据统计，全球每年约有900多万名儿童死于可预防和可治疗的疾病[1]。为了避免不合理用药导致的儿童死亡，2007年10月至2011年3月，世界卫生组织（WHO）共公布了三版《WHO儿童基本药物示范目录》，确定了可供12岁以下儿童使用的基本药物，并于2010年发布了名为《WHO儿童标准处方集》的用药手册，为世界各国医疗卫生人员提供了240多种儿童药物有关的推荐用法、剂量、副作用及禁忌证等方面的标准信息[2]。我国2012年版《国家基本药物目录》[3]中适合儿童使用的药品有近200种，但儿童专用制剂和规格较少，表明我国儿童用药安全和基本药物的可及性亟待改善。2000年，WHO和国际健康行动组织（Health Action Inter-national，HAI）制定了WHO/HAI标准化法，用以指导不同地区的医疗卫生服务机构收集药品信息，分析药品的价格、可获得性、可负担性及价格组成。迄今为止，全球仅有 6 项研究 [4] 用此方法调查了儿童基本药物的价格和可获得性。本课题组拟使用此方法 [5]，对陕西省 6 个城市的 60 家公立医院的 28 种儿童基本药物的价格、可获得性和可负担性进行调查，以为我国儿童基本药物目录的出台和改善儿童基本药物的使用现状提供参考。

1 对象与方法

1.1 调查地区

以陕西省为调查区域，根据 2011 年陕西省各市人均 GDP 排名，分别选取发达地区、中等发达地区和欠发达地区的 6 个城市（西安市、榆林市、宝鸡市、咸阳市、渭南市和安康市）作为目标调查地区。

1.2 调查机构

每个城市选取 5 家公立医院（1 家三级医院、2 家二级医院和 2 家一级医院，其中有一家为儿童医院或妇幼保健院），并在每家医院的附近选取一家同等级的医院作为备选医院。当首选调查医院药品的可获得性低于 50% 时，将会对备选医院进行调查。

1.3 调查药品的选择

此次调查选取在我国已上市的 28 种儿童基本药物，分为全球核心目录和地区补充目录两个部分。全球核心目录包含 21 种药品，选自《WHO 儿童基本药物示范目录》（2011 年版）[6]；地区补充目录包含 7 种药品，为陕西省儿童经常使用的品种，详见表1。28 种儿童基本药物需要同时调查原研药（Originator brand）和最低价格仿制药（Lowest price generic）的价格和可获得性。原研药是指过了专利期后，原专利持有商生产的药品。通过查阅有关文献，课题组确定了原研药的商品名和生产厂商。最低价格仿制药是指在调查当天能够获得的单位价格最低的该类药品。单位价格是指每片、粒、揿、克等单位药品的价格。

1.4 评价指标

1.4.1 可获得性（Availability）

药品的可获得性是指在所有调查的机构中，调查时可提供某种药品的机构数占该类机构总数的比值。药品可获得性评估标准见表 2。

1.4.2 中位价格比（Median price ratio，MPR）、25% 分位数和 75% 分位数

MPR 是某药品的单位价格（折算成美元后）的中位数与该药品国际参考价格（International reference price）的比值。国际参考价格采用美国卫生管理科学中心（Management sciences for health，MSH）公布的 2011 年版的药品国际参考价格 [7]。

通常，当公立医院采购价低于国际参考价格，即 MPR<1 时，认为本地区或本医疗机构的集中采购方式是合理和有效的。公立医院零售价格一般不应超出国际参考价的 1.5 倍，即 MPR<1.5。当超过 2 倍时，应引起政府及相关价格监管部门的重视。

表1 调查的 28 种儿童基本药物品种

Tab 1 28 kinds of pediatric essential medicines

全球核心目录药品	地区补充目录药品
阿莫西林（250 mg，片剂 / 胶囊）	阿苯达唑（200 mg，片剂）
阿莫西林 / 克拉维酸（125 mg+31.25 mg/5ml，混悬剂）	氨茶碱（25 mg/ml，注射剂）

续表 1

全球核心目录药品	地区补充目录药品
阿奇霉素（250 mg，片剂）	阿莫西林/克拉维酸（250 mg+125 mg，片剂）
青霉素（1 million IU，注射剂）	倍氯米松（50 μg/揿，气雾剂）
炉甘石（100 ml，洗剂）	苯巴比妥（100 mg/ml，注射剂）
卡马西平（200 mg，片剂）	维生素 A（25 000 IU，胶囊）
头孢唑啉（1 g/支，注射剂）	维生素 B_6（50 mg/ml，注射剂）
头孢曲松（250 mg/支，注射剂）	
氯霉素（250 mg，片剂）	
马来酸氯苯那敏（4 mg，片剂）	
地西泮（5 mg/ml，注射剂）	
氟康唑（50 mg，胶囊）	
布洛芬（200 mg，片剂）	
异烟肼（100 mg，片剂）	
吗啡（10 mg，片剂）	
补液盐（500 ml，口服液）	
对乙酰氨基酚（500 mg，片剂）	
苯巴比妥（30 mg，片剂）	
苯妥英钠（50 mg，片剂）	
普鲁卡因青霉素（600 mg/支，注射剂）	
沙丁胺醇（100 μg/揿，气雾剂）	

表 2 药品可获得性评估标准

Tab 2 Evaluation standard of medicine availability

药品可获得性等级	药品可获得性大小
可获得性一般	可获得性为 0
可获得性低	0＜可获得性≤25%
可获得性一般	25%＜可获得性≤50%
可获得性较高	50%＜可获得性≤75%
可获得性高	75%＜可获得性

　　25%分位数和75%分位数用来评价 MPR 的离散程度，是一个位置指标。25%分位数指在同一

药品的所有 MPR 按升序排列，位于第 25% 的数值，即有 25% 个 MPR 小于或等于此数值；75% 分位数同理。

1.4.3 可负担性（Affordability）

可负担性的评价指标是一个相对比值，是按照国际标准治疗指南，一定疗程内（急性病治疗期一般为 7 天，慢性病治疗期为 30 天）治疗某种疾病使用标准剂量的药品的总花费相当于政府部门非技术类工作人员最低日薪的倍数。按照 WHO / HAI 标准化法，当该比值小于 1，即药品费用低于 1 天最低工资时，认为该药品具有较好的可负担性。

1.5 数据收集

开展调查前对数据收集员进行培训。将两名数据收集员分为一组配合调查，每天调查结束后由地区调查负责人审核数据。由于首选调查机构药品的可获得性均低于 50%，因此对 6 个城市的 60 家公立医院（包含备选机构）均进行了调查。

1.6 调查方法

本次调查采用 WHO / HAI 标准化法（2008 年版），将 60 家公立医院的数据双人双录入到"WHO-HAI workbook PartⅠMSH2011"工作表中，通过"Data checker"对数据进行清洗，核查极端值或逻辑错误后，进行数据分析，将结果提交 WHO/HAI 官员。

2 结果

2.1 公立医院 28 种儿童基本药物的可获得性

28 种儿童基本药物均可获得最低价格仿制药，但只有 8 种药品可获得原研药。28 种儿童基本药物在 60 家公立医院的平均可获得性详见表 3。

表 3   28 种儿童基本药物在 60 家公立医院的平均可获得性（%）

Tab 3   Mean availability of 28 pediatric essential medicines in 60 public hospitals（%）

药物类型	全部药品（n = 28）	示范目录药品（n = 21）	地区补充目录药品（n = 7）
原研药	11.9	3.6	36.7
最低价格仿制药	20.6	25.2	7.6

由表 3 可知，28 种儿童基本药物的原研药在陕西省公立医院的可获得性很低，最低价格仿制药的可获得性也较低。将 28 种儿童基本药物按照可获得性等级分类，详见表 4（如果某药品可获得的医疗机构数少于 4 家，视为不可获得）。

表 4   公立医院 28 种儿童基本药物的可获得性分类

Tab 4   Classification of medicine availability of 28 pediatrice ssential medicines in public hospitals

药品可获得性等级	原研药（n = 8）	最低价格仿制药（n = 28）
可获得性一般	1 种（占 12.5%）	5 种（占 17.86%）
可获得性低	5 种（占 62.50%）	11 种（占 39.29%）

续表 4

药品可获得性等级	原研药（n＝8）	最低价格仿制药（n＝28）
可获得性一般	2 种（占 25.00%）	5 种（占 17.86%）
可获得性较高	无	6 种（占 21.43%）
可获得性高	无	1 种（占 3.57%）

由表 4 可知，8 种原研药中可获得性低的药品有 5 种（占 62.50%），包括阿奇霉素片剂、倍氯米松气雾剂、卡马西平片剂、头孢曲松注射剂、氟康唑胶囊；不可获得的药品有 1 种，为对乙酰氨基酚片剂。28 种最低价格仿制药中可获得性低的药品有 11 种（占 39.29%），包括阿苯达唑片剂、氨茶碱注射剂、阿莫西林 / 克拉维酸片剂、头孢唑林注射剂、头孢曲松注射剂、氯霉素片剂、氟康唑胶囊、吗啡片剂、对乙酰氨基酚片剂、沙丁胺醇气雾剂、维生素 A 胶囊；不可获得的药品有 5 种，包括阿莫西林 / 克拉维酸混悬剂、倍氯米松气雾剂、卡马西平片剂、布洛芬片剂、普鲁卡因青霉素注射剂。

2.2 公立医院 28 种儿童基本药物的采购价格

本次调查收集了 60 家公立医院 28 种儿童基本药物的采购价格。其评价指标为药品采购价格的 MPR，同时使用 25% 分位数和 75% 分位数描述 MPR 的离散程度。某药品只要在 4 所机构可获得，那么就可以计算该药品采购价格的 MPR。调查结果显示，原研药有 3 种可以计算采购价格 MPR，最低价格仿制药有 20 种可以计算，详见表五。

表 5　公立医院儿童基本药物采购价格的 MPR

Tab 5　Median MPR of medicine procurements of pediatrice ssential

medicines in public hospitals

药品类型	中位 MPR	25%分应数	75%分位数
原研药（n=3）	2.25	1.88	3.82
最低价格仿制药（n=20）	0.52	0.35	1.12

由表 5 可知，儿童基本药物原研药的采购价格中位 MPR 大于 2，表明公立医院儿童基本药物的原研品种采购价格偏高，应该引起价格部门的注意。最低价格仿制药的采购价格中位 MPR 小于 1，表明公立医院最低价格仿制药集中采购方式较为合理。

2.3 公立医院 28 种儿童基本药物的零售价格

零售价格计算指标为药品零售价格的中位 MPR，同时计算 25% 分位数和 75% 分位数以描述 MPR 的离散程度。同样，某药品只要在 4 所机构可获得，那么就可以计算该药品的 MPR。调查结果显示，可计算零售价 MPR 的原研药有 3 种，最低价格仿制药有 20 种，详见表 6。

表 6　公立医院儿童基本药物零售价格的 MPR

Tab 6　Median MPR of retail price of pediatric essential medicines in

public hospitals

药品类型	中位 MPR	25%分应数	75%分位数
原研药（n=3）	2.59	2.17	4.42
最低价格仿制药（n=20）	0.93	0.50	1.43

由表 6 可知，儿童基本药物原研药的零售价格中位 MPR 大于 1.5，表明公立医院儿童基本药物的原研品种零售价格偏高；最低价格仿制药的零售价格中位 MPR 小于 1.5，表明公立医院最低价格仿制药零售价格较为合理。现将可以计算 MPR 的 3 种原研药和 20 种最低价格仿制药的 MPR 列出，详见表 7。

表 7 公立医院儿童基本药物零售价格的 MPR

Tab 7 MPR of retail price of pediatric essential medicine in

public hospitals

药品名称	原研药中位 MPR （25%分位数，75%分位数）	最低价格仿制药中位 MPR （25%分位数，75%分位数）
阿苯达唑片剂	6.24（6.02，6.60）	1.68（1.55，1.68）
氨茶碱注射剂	无	1.22（0.37，1.28）
阿莫西林胶囊	无	1.82（1.10，5.06）
阿莫西林／克拉维酸片剂	无	2.10（1.41，2.83）
阿奇霉素片剂	无	0.54（0.39，1.24）
倍氯米松气雾剂	2.59（2.59，2.59）	无
青霉素注射剂	无	1.06（0.78，1.15）
炉甘石洗剂	无	0.64（0.59，0.67）
头孢唑林注射剂	无	0.20（0.12，0.25）
氯霉素片剂	无	1.15（1.03，1.20）
马来酸氯苯那敏片剂	无	0.80（0.53，0.88）
地西泮注射剂	无	0.57（0.51，0.59）
氟康唑胶囊	无	5.31（3.72，8.07）
异烟肼片剂	无	0.53（0.41，0.57）
吗啡片剂	无	0.40（0.40，0.40）
补液盐口服液	无	2.22（1.94，2.83）
苯巴比妥注射剂	无	0.33（0.28，0.36）
苯巴比妥片剂	无	1.23（1.19，1.45）
苯妥英钠片剂	无	0.02（0.01，0.02）
沙丁胺醇气雾剂	1.75（1.74，1.75）	1.34（1.14，1.44）
维生素 B_6 注射剂	无	0.11（0.07，0.13）

由表 7 可知，公立医院儿童基本药物原研药零售价格中位 MPR 大于 1.5 的药品有阿苯达唑片剂、倍氯米松气雾剂和沙丁胺醇气雾剂；最低价格仿制药零售价格中位 MPR 大于 1.5 的药品有阿苯达唑片剂、阿莫西林片剂、阿莫西林／克拉维酸片剂、氟康唑胶囊、口服补液盐，表明这些药品

的零售价格偏高。其中，阿苯达唑片剂原研药和氟康唑胶囊最低价格仿制药 MPR>5，表明零售价格过高。

2.4 儿童基本药物的可负担性

参照 WHO《标准治疗指南》及陕西省儿童用药的具体情况，确定了 8 种疾病 16 种药品（12 种为治疗急性病药物，4 种为治疗慢性病药物）的治疗方案。根据陕西省颁布的 2012 年政府部门非技术类工作人员的平均最低日薪标准[8]（29.58 元 /d），可以计算每种药品的可负担性。调查结果显示，可计算药品可负担性的原研药有 3 种，最低价格仿制药有 14 种。公立医院儿童基本药物可负担性详见表 8。

表 8　公立医院儿童基本药物可负担性

Tab 8　The affordabilily of medicine in public hospitals

药品类型	可负担性较好的药品数	占药品总数的比例，%
原研药（n = 3）	2	66.7
最低价格仿制药（n = 14）	14	100.0

3　讨论与建议

本研究利用 WHO/HAI 标准化法，对实施国家基本药物制度以来陕西省各类公立医院中儿童基本药物的价格和可获得性进行评估调查。结果显示，公立医院儿童基本药物的可获得性低，最低价格仿制药的采购价和零售价较为合理，而原研药的采购价和零售价均偏高。

3.1 儿童基本药物在公立医院的可获得性低

本次调查结果显示，儿童基本药物原研药在陕西省公立医院的可获得性低，最低价格仿制药的可获得性一般，其原因可能有以下 3 点。

3.1.1 我国还未出台儿童基本药物目录

WHO 已出版了三版《WHO 儿童基本药物示范目录》，以指导各国合理使用儿童药物，但在我国还没有根据本国用药实际情况出台相关目录。2012 年版《国家基本药物目录》中的化学药品部分明确标明儿童使用的具体品种过少，远远达不到儿童疾病治疗的要求，对儿童用药的指导性不足。因此，建议尽快出台我国的儿童基本药物目录，遴选出适宜儿童使用的药物，同时在政策层面鼓励医师使用儿童专用品种，促进儿童药物的合理使用。

3.1.2 药品中适宜儿童使用的剂型、规格及包装较少

目前，第 3 版《WHO 儿童基本药物示范目录》的药品在我国市场上原料药的可获得性较高，但成品剂型和规格明显不足且较为单一，重复生产严重[9]。药品生产企业因为研发、生产和流通等诸多方面的因素缺乏生产儿童药物的热情，因此儿童治疗过程中使用成人药品剂型、规格的情况比较普遍。

3.1.3 公立医院在药品采购中较少兼顾儿童用药

综合性医院在药品采购中，因为要考虑全院整体药品规格和数量，致使有时不能兼顾儿科专用药品规格或剂型，使得儿童药物可获得性较低。在调查中笔者发现，相同通用名的药品在调查的医疗卫生机构中是可获得的，但是由于剂型或规格的不一致，无法列入此次调查范围。此外，将成人药品剂量酌情减半使用等错误的治疗观念，也使得医疗卫生机构采购儿童药品的积极性不高。医疗卫生机构应充分重视儿科用药特点，加大对儿童专用剂型和规格的药品采购。

3.2　儿童基本药物原研药采购价格和零售价格远高于国际参考价

本次调查结果显示，陕西省公立医院儿童基本药物原研药的采购价格比国际参考价高出 2 倍，零售价格比国际参考价高出 1.5 倍。与原研药相比，仿制药的采购价和零售价相对较低，这可能得益于国内仿制药日益激烈的竞争，使得药品价格相对合理。

3.3　儿童基本药物可负担性较好

本次调查结果显示，3 种原研药中有 2 种的可负担性较好（占比 66.7%），14 种最低价格仿制药的可负担性均较好（占比 100.0%），说明儿童基本药物在陕西省公立医院的可负担性较好。

4　结语

儿童基本药物在陕西省公立医院的可获得性低；其原研药的采购价格和零售价格远高于国际参考价，而最低价格仿制药的采购价格和零售价格则较为合理；原研药和最低价格仿制药的可负担性均较好。建议加大儿童基本药物研发，尽快出台儿童基本药物目录，鼓励临床配备和合理使用儿童基本药物。

参考文献

[1] World Health Organization. *New children's medicine guide released by UNICEF and WHO*[EB/OL].（2010-04-29）[2013-04-20].http：//wwww.who.int/lnediacentre/news/notes/2010/en/.

[2] World Health Organization. *WHO Model Formulary for Children* 2010[EB/OL].（2010）[2013-04-20].http：//ap-ps.who.int/medicinedocs/en/m/abstract/Jsl7151e/

[3] 国家食品药品监督管理总局.2012 年版国家基本药物目录 [EB/OL].（2013-03-13）[2013-04-20].http：//wwwsda.gov.cn/WSO1/CL0053/79110.html.

[4] World Health Organization. *Better medicines for children: country implementation*[EB/OL].[2013-04-20].http：//wwwwho.int/childlnedicines/countries/en/index.html.

[5] World Health Organization and Health Action International. *Measuring medicine prices, availability, affordability and price components, 2nd edition*[EB/OL].（2008-03）[2013-04-20].http：//www.haiweb.org/medicineprices/ma-nual/documents.html.

[6] World Health Organization. *3rd WHO Model List of Essential Medicines for Children: March* 2011[EB/OL].（2011-03）[2013-04-20].http：//wwww.who.int/medicines/publicati-ons/essentiahnedicines/en/index.html.

[7] International Drug Price Indicator Guide. *International Drug Price Indicator Guide* （2011）[EB/OL].[2013-04-20].http：//erc.msh.org/dmpguide.

[8] 陕西省人社厅.关于调整陕西省最低工资标准的通知 [EB/OL].（2011-12-21）[2013-04-20].http：//www.shaan-xihrss.gov.cn/Html/2011-12-23/095336.Html.

[9] 刘伟,李恒,郭娟娟,等.WHO 儿童基本药物目录中的药品在我国上市情况分析 [J].中国药事,2012, 26（12）：1330.

《国家基本药物目录》儿童用药分析及思考

李友佳　杨世民

摘要　目的：分析《国家基本药物目录》中儿童用药的分布情况，为单独制定我国儿童基本药物目录提供建议。方法：统计《国家基本药物目录》中口服化学药物涉及儿童用药的说明，查阅《中国药典临床用药须知》（2010版）单个药品说明书中与儿童用药有关的内容，列表分析；在国家食品药品监督管理总局CFDA网站数据查询窗口，以2012年版《国家基本药物目录》中纳入的儿童用药为检索词检索相关信息，对药品的剂型、规格、生产企业等信息列表统计。结果：化学药物部分有288种口服药物，其中儿童专用药物1种，儿童可用药物207种（71.88%），含新生儿用药说明药物19种（6.60%）。中成药部分9种儿童用药，剂型以颗粒剂为主，共20种规格，其中9种为独家品种。结论：现版目录仍不能满足儿童用药需求，建议增加对儿童药物研发等环节的经济补偿；制定符合我国儿童疾病需求的儿童基本药物目录，完善儿童用药信息。

关键词　基本药物目录；儿童基本药物；儿童药物研发；经济补偿

Analysis and Evaluation of Medicines for Children in National Essential Medicine List
LI Youjia, YANG Shimin

ABSTRACT　Objective: To analyze the medicines for children in the National Essential Medicine List, so as to provide reference for making the National Essential Medicine List for Children. Methods: The children medication instructions of oral chemical medicines in the National Essential Medicine List (2012 edition) and the contents about children medication in drug instructions in the Chinese Pharmacopoeia Clinical Guide (2010 edition) were listed and analyzed. Related information of medicines for children on the website of China Food and Drug Administration was searched using the pediatric medications in the National Essential Medicine List (2012 edition) as index words, and then the formulations, specifications, production enterprises of drugs were listed and analyzed. Results: There are 288 kinds of oral drugs in chemical medicines including one kind of child specific drugs, 207 kinds of children available drugs and 19 kinds of drugs contained neonatus medication instructions. There are 9 kinds of Chinese patent drugs for children, and granules are the main dosage form. There are a total of 20 kinds of specifications, nine of which are exclusive varieties. Conclusion: Drugs in the current National Essential Medicine List cannot meet the demand of medication for children. We would increase economic subsidy for the development of medicines for children. The National Essential Medicine List for Children should be made to meet the demand of treating childhood diseases and perfect the information of medicines for children in our country.

KEY WORDS　National Essential Medicine List; medicine for children; National Essential Medicine List for Children; research and development of children's medicines; economic subsidy

　　2010年第六次全国人口普查数据显示，我国大陆现有0～14岁儿童约2.22亿，占全国总人口比重的16.60%[1]，从患病人数的总量看，每年患病儿童约占总患病人数的20%左右[2]，如此庞大的儿童人口基数决定了我国儿童用药总体需求[3]。儿童用药需求量巨大，但目前我国儿童可用的专用药品品种仅占药物总数的 2%，并且儿童用药大多缺少科学详细的用药信息[4]，患病儿童往往只能在成人用药的基础上"酌情减量"服用，容易造成用药剂量不足或过量，存在严重的安全隐患。为了解决我国儿童用药品种不足的现状，2011 年 8 月国务院印发的《中国儿童发展纲要（2011～2020 年）》中明确提出，要鼓励儿童专用药品研发和生产，扩大《国家基本药物目录》中儿科用药品种和剂型范围，完善儿童用药品种[5]。国家食品药品监督管理局在 2013 年 2 月 22 日发布"关于深化药品审评审批改革进一步鼓励药物创新的意见"[6]，提出鼓励研发儿童专用剂型和规格。本文旨在了解我国目前儿童用药情况，统计分析 2012 年版《国家基本药物目录》中儿童用药的分布情况，为制定我国儿童基本药物目录提供建议。文中所指的"儿童用药"包括两类：一是儿童专用药，二是既规定了成人的用法用量，也给出了儿童用法用量的儿童可用药物。

1 资料与方法

统计《国家基本药物目录》中口服化学药物涉及儿童用药的说明，按照"化学药品和生物制品"部分的类别分类，查阅《中国药典临床用药须知》（2010 版）单个药品说明书中与儿童用药有关的内容，列表分析。

在国家食品药品监督管理总局 CFDA 网站数据查询窗口，以 2012 年版《国家基本药物目录》中纳入的儿童用药为检索词检索相关信息，对药品的剂型、规格、生产企业等信息列表统计。

以陕西省药品集中采购平台网站[7]公布的 2012 年版《国家基本药物目录》信息作为补充，获取独家品种的信息。

2 结果

2.1 化学药品与生物制品

2.1.1 儿童专用药

该部分中"儿童专用药"仅收录 1 种，药品名为"小儿复方氨基酸注射液（18AA-I）"，规格：20 mL：1.384 g（总氨基酸），为独家产品。在国家食品药品监督管理总局网站数据查询窗口检索得知，该药品共有 9 个生产批号，3 种生产规格，共有 5 家生产企业。

2.1.2 儿童可用药

该部分共收录 288 种口服药，查阅各药在《中国药典临床用药须知》（2010 版）中的药品说明书可知，"儿童可用药"有 207 个品种，占 71.88%，含新生儿用药说明的有 19 个品种，占 6.60%。

"呼吸系统用药""抗变态反应药""免疫系统用药""维生素、矿物质类药""解毒药"五个一级类别的"儿童可用药"所占比例均为 100%，但是各类收录量均不超过 10 种，共 31 种药物。其他一级类别"儿童可用药"所占比例较高的有抗微生物药（97.67%），镇痛、解热、抗炎、抗风湿、抗痛风药（90.91%），消化系统用药（83.33%），生物制品（75.00%），泌尿系统用药（71.43%）。具体各类别分布情况见表 1。

部分药品安全信息较为全面，有 12 种药品含早产儿用药说明，有 5 种为早产儿禁用药品。

2.1.3 儿童禁用或慎用的《国家基本药物目录》药品

尽管"儿童可用药"有 207 个品种（71.88%），且明确使用剂量的有 198 种（68.75%），但仍非儿童普适，如奥美拉唑、开塞露等药品为婴幼儿禁用；柳氮磺吡啶、赛庚啶、长春新碱等药品对两岁以下儿童禁用；阿米替林、雷尼替丁、二甲双胍等药品分别为 5 岁、8 岁、10 岁以下的儿童禁用。部分药品对患病儿童的体重也有限定，这些限制因素导致儿童可用药物比例大幅下降。表 2 列举了不同年龄段儿童禁用或慎用的药品情况。表3为除去儿童禁用药,《国家基本药物目录》中有儿童用药剂量说明的药品数量,按降序排列。

2.2　中成药

由于中成药处方来源多样,对非儿童用药较难获取全面的儿童用药信息,因此,本文只对《国家基本药物目录》中"中成药"部分的"儿童专用药"进行统计分析。

2.2.1　药品功能范围

"中成药"部分的药物主要依据功能分类,9种儿科内科用药包括解表剂、清热剂、化痰止咳平喘剂、扶正剂、消导剂等;功能覆盖辛凉解表、清热解毒、清脏腑热、消积化痰、健脾止咳、健脾益气、消食导滞等。

表1　《国家基本药物目录》中儿童可用药分布情况

类别	收录药品数	有儿童用药说明的药品数		有新生儿用药说明的药品数	
		品种数	占比（%）	品种数	占比（%）
抗微生物药	43	42	97.67	13	30.23
抗寄生虫病药	7	5	71.43	0	0
麻醉药	8	6	75.00	1	12.50
镇痛、解热、抗炎、抗风湿、抗痛风药	11	10	90.91	0	0
神经系统用药	18	10	55.55	0	0
治疗精神障碍药	22	7	31.83	0	0
心血管系统用药	34	23	67.55	1	2.94
呼吸系统用药	10	10	100	0	0
消化系统用药	24	20	83.33	1	4.17
泌尿系统用药	7	5	1.43	0	0
血液系统用药	21	12	57.14	0	0
激素及影响内分泌药	24	15	62.50	0	0
抗变态反应药	5	5	100	3	60.00
免疫系统用药	3	3	100	0	0
抗肿瘤药	26	15	57.69	0	0
维生素、矿物质类药	6	6	100	0	0
调节水、电解质及酸碱平衡药	8	3	37.50	0	0
解毒药	7	7	100	0	0
生物制品	4	3	75.00	0	0

表2　《国家基本药物目录》中儿童禁用或慎用药物品种

儿童群体	禁用或慎用药品名称
儿童	诺氟沙星、环丙沙星、左氧氟沙星、倍他司汀、氯氮平、比索诺尔、枸橼酸铋钾、阿卡波糖、维A酸
新生儿	头孢唑林、磺胺嘧啶、呋喃妥因、利福平、氯苯那敏、苯海拉明、异丙嗪
早产儿	诺氟沙星、氯苯那敏、苯海拉明、异丙嗪、口服补液盐
婴幼儿	奥美拉唑、开塞露

表3　《国家基本药物目录》中儿童可用药物数量

类别	药品数	类别	药品数
抗微生物药	39	麻醉药	6
心血管系统用药	22	治疗精神障碍药	6
消化系统用药	19	维生素、矿物质类药	6
激素及影响内分泌药	14	抗寄生虫病药	5
抗肿瘤药	14	泌尿系统用药	5
血液系统用药	12	抗变态反应药	5
镇痛、解热、抗炎、抗风湿、抗痛风药	10	免疫系统用药	3
呼吸系统用药	10	调节水、电解质及酸碱平衡药	3
神经系统用药	9	生物制品	3
解毒药	7	合计	198

2.2.2 药品批准文号与企业数量

9种药品的批准文号数量与生产企业数基本一致,见表4。除"健儿消食口服液"的生产企业较多,另外8种药品平均生产企业为3.5家。

表4　药品批准文号数与企业

药物名称	批准文号数	生产企业数
小儿宝泰康颗粒	4	2
小儿热速清口服液（颗粒）	4	3
小儿化毒散（胶囊）	9	9
小儿泻速停颗粒	2	2
小儿消积止咳口服液	1	1
小儿肺咳颗粒	2	2

续表 4

药物名称	批准文号数	生产企业数
健儿消食口服液	68	＞10
醒脾养儿颗粒	1	1
小儿化食丸（口服液）	8	8

2.2.3 儿科专用药的剂型、规格与生产企业

《国家基本药物目录》中9种药品的剂型包括颗粒剂、散剂、胶囊剂、口服液、丸剂(大蜜丸)、合剂，入选规格有 20 种。小儿宝泰康颗粒、小儿热速清口服液、小儿化毒散、小儿泻速停颗粒、小儿肺咳颗粒 5 种药物的入选规格均为 3 种；小儿化食丸（口服液）入选规格为 2 种；小儿消积止咳口服液、健儿消食口服液、醒脾养儿颗粒 3 种药物入选规格均为 1 种。具体数据见表 5。

表 5 入选《国家基本药物目录》的儿童专用药物剂型、规格与生产企业数

药物名称	剂型	规格	生产企业
小儿宝泰康颗粒	颗粒剂	2.6 g/袋	2
	颗粒剂	4 g/袋	2
	颗粒剂	4 g/袋	2
小儿热速清口服液（颗、粒）	合剂	10 mL/支	1
	颗粒剂	2 g/袋	2
	颗粒剂	6 g/袋	1
小儿化毒散（胶囊）	散剂	0.6 g/瓶（袋）	4
	散剂	3 g/袋	1
	胶囊剂	0.3 g/粒	1
小儿泻速停颗粒	颗粒剂	3 g/袋	2
	颗粒剂	5 g/袋	1
	颗粒剂	10 g/袋	1
小儿消积止咳口服液	合剂	10 mL/支	1
小儿肺咳颗粒	颗粒剂	2 g/袋	2
	颗粒剂	3 g/袋	2
	颗粒剂	6 g/袋	2
健儿消食口服液	合剂	10 mL/支	>10
醒脾养儿颗粒	颗粒剂	1 g/袋	1

续表 5

药物名称	剂型	规格	生产企业
小儿化食丸（口服液）	丸剂	1.5 g/ 丸	7
	合剂	10 mL/ 支	1

由表 5 可知，入选的 20 种规格药品中，有 9 种为独家产品，8 种为两家企业生产，3 种为两家以上企业生产。除"健儿消食口服液"外，其余 19 种规格药品平均生产企业数为 1.9 家。

3　讨论

3.1　化学药品与生物制品

唯一的"儿童专用药"小儿复方氨基酸注射液（18AA-I）的入选规格为该药品 3 种规格中的最小规格，说明对于儿童用药的选择原则是小剂量、小规格药品，这不仅便于临床用药，也能在一定程度上减少药品的浪费。

通过对该部分的儿童用药情况进行分析可以看出，《国家基本药物目录》考虑了儿童用药需求，涵盖了大多数常见疾病系统，但并不能从根本上解决儿童用药不足问题[8]。近些年，我国住院儿童高发疾病为呼吸系统疾病、消化系统疾病、传染病和寄生虫病、泌尿生殖系统疾病[9-10]，但收录的这四类疾病的儿童用药难以满足实际需求。抗微生物类儿童用药信息较为全面，部分药物对新生儿、早产儿明确了用药剂量。由于儿童临床试验的参与性低、研制难度较大等多方面的原因，导致大多数药品缺乏儿童用药的安全性数据或附带诸多限制因素，致使临床用药选择范围窄，《国家基本药物目录》在儿科中推广有一定难度。

3.2　中成药

3.2.1　儿童专用药种类少，功能覆盖范围窄

"中成药"部分有 9 种儿童专用药，占该部分药品数量的 4.43%，儿童专用药种类较少，导致覆盖的功能范围较窄，即适用疾病范围窄。在 2009 年版《国家基本药物目录》基础上，29 省增补目录中有 23 个省份在中成药部分增加了儿童专用药物[11]，其中 6 个省份将儿童专用药作为一级类别单独列出。2012 年版在前版目录及各省增补目录的基础上，增加了 8 种儿童专用药。经统计，在"中成药"部分的 9 种儿童专用药中，除小儿肺咳颗粒外，其余 8 种均曾入选 2004 年版，该版共收录中成药 1026 种，儿童专用药 89 种，占比为 8.67%，并且将儿童专用药作为一级类别列出，再根据功能细化药物类别。

3.2.2　剂型规格限定，独家产品比例大

2012 年版《国家基本药物目录》明确了药物的剂型与规格，有利于基本药物的定价与流通，也使其更接近于世界卫生组织基本药物标准清单的格式。目前，我国儿童专用药物数量少，入选的药物剂型亦不广，以颗粒剂占比最大，20 种规格中颗粒剂占 12 种。便于儿童服用的剂型仍需拓宽，如糖浆剂在《中国药典》（2010 年版）和 2004 年版《国家基本药物目录》中儿童用药部分占比均较大，但 2012 年版《国家基本药物目录》却未收录。

对比表 4、表 5 可知，药品规格限定后独家产品比例明显增大。《国家基本药物目录管理办法（暂行）》第五条指出，除急救、抢救用药外，独家生产品种纳入《国家基本药物目录》应当经过单独论证[12]。独家药物比例增大，不仅增加了药物的遴选工作，在招标采购环节也存在问题，例如

不利于改善基层独家品种的可负担性，也可能导致部分基层医疗机构出现无药可用现象，使药物可及性降低。

4 建议

4.1 对儿童药物研制等环节增加经济补偿

政府部门应对儿童药物研制、生产、定价等环节增加经济补偿。儿童药物研发积极性低，专用剂型、规格少，直接原因在于企业在儿童药物上获取的利润低。如目前儿童药物定价主要以药物的有效成分含量为基准，儿童用药有效成分远低于成人量，企业在儿童药物的研制、生产方面投入高，在定价上却难以得到补偿。建议政府部门对儿童药物研制、生产等环节的企业增大经济补偿，从而提高企业的积极性。

4.2 制定我国儿童基本药物目录

应单独制定我国儿童基本药物目录。儿童用药按年龄分期，部分药物使用还受体重等因素限制，将儿童用药与成人用药归于同一目录，易导致某些重要儿童用药信息被忽略，限制儿童用药信息的完善。建议借鉴《WHO 儿童标准药物清单》和我国《国家基本药物目录》的制定经验，单独制定符合我国儿童疾病需求的儿童基本药物目录，从而提高儿童用药的安全性、有效性、合理性及可获得性。

4.2.1 儿童基本药物目录可沿用《国家基本药物目录》的格式

结合我国用药特色，将其分为化学药品和生物制品、中成药两部分，对应遴选相应的儿童基本药物。

2012 年版《国家基本药物目录》中"化药"部分收录的儿童用药信息较全的药品可入选儿童用药目录对应部分；同时，《WHO 儿童基本药物标准清单》中的药品在我国已上市的、符合我国儿童疾病需求的也可入选对应部分。

4.2.2 筛选符合儿童临床用药特点的药物剂型与规格

在剂型方面，以儿童便用为主要准则，颗粒剂、散剂、糖浆剂、口服液、混悬剂、含化片剂等可优先选择。儿童用药规格以小规格为主。

4.2.3 对儿童用药有年龄、体重等限制的药品使用特殊符号标识

借鉴《WHO 儿童基本药物标准清单》的标识原则，对有年龄、体重等限制使用的药物分别使用特殊符号加以强调，防止不同年龄儿童用药混乱，减少相同年龄儿童体重差异带来的用药风险，提高儿童用药安全性。

参考文献

[1] 国家统计局.2010 年第 6 次全国人口普查主要数据公报 [EB/OL].[2011-04-28].http://www.stats.gov.cn/tjgb/rkpcgb/.

[2] 王春婷，李玉基，夏东胜，等.儿童用药现状及对策 [J].中国药物警戒，2013，10（8）：492-496.

[3] 郭文娇，欧阳昭连，王艳斌，等.我国儿童用药安全问题分析及政策建议 [J].中国药房，2013，24（21）：1926.1929.

[4] 田春华，沈璐.儿科临床研究与儿童用药安全 [J].中国药物警戒，2009，6（9）：518-521.

[5] 卫生部.中国儿童发展纲要（2011-2020 年）[EB/OL].[2011-08-09].http://www.moh.gov.cn/mohfybjysqwss/s7900/201108/52575.shtml.

[6] 国家食品药品监督管理局 . 关于深化药品审评审批改革进一步鼓励药物创新的意见 [EB/OL].[2013-02-22].http：//www.sdagov.cn/WSO1/CL0844/78576.html.

[7] 国家基本药物目录 2012 年最新版 [EB/OL].[2013-0222].http://sb.sosoyy.com/jy/.

[8] 王晓玲，郭春彦 . 2012 年版《国家基本药物目录》中适宜儿童药物分析 [J]. 中国执业药师，2013，10（5-6）：15-19.

[9] 杨建南郭小林 . 四川省106648例5～14岁儿童住院疾病谱分析 [J]. 中国卫生信息管理杂志，2011，8（6）：52-55.

[10] 马丽霞，王广新，李楠，等 .1998～2009 年山东省住院儿童疾病谱变化规律的研究 [J]. 中华临床医师杂志，2011，5（15）：4446-4448.

[11] 杨洁心，杨世民 . 我国 29 省基本药物增补目录分析 [J]. 中国执业药师，2013，10（4）：9-16.

[12] 卫生部 . 关于印发《国家基本药物目录管理办法（暂行）》的通知 [Z]. 卫药政发 [2009]79 号，2009.

——刊于《中国药事》2014 年第 28 卷第 4 期

药事管理研究三十年 杨世民师生论文集（上册）

执业药师资格制度 ➡

我国执业药师考试"药事管理与法规"试题分析

我国医院实施执业药师资格制度的探讨

制定中国执业药师法的建议

我国实施执业药师制度的现状及其发展对策

执业药师职责与作用调查分析

药品零售连锁企业执业药师工作职责探讨

对制定中国执业药师法的建议

从《消费者权益保护法》的角度浅析零售药店执业药师咨询服务

我国执业药师人力资源开发探讨

我国药品经营企业执业药师人力资源开发研究

对我国执业药师资格考试的抽样调查

我国实施执业药师资格制度的现状及其立法研究

建立零售药店执业药师工作考评体系的探索

高等药学教育与执业药师（临床药师）功能衔接的研究

10个城市药品零售企业从业人员对执业药师考试制度的认知研究

我国执业药师立法的必要性和可行性研究

我国执业药师考试"药事管理与法规"试题分析

杨世民 冯变玲 潘欣萍 朱岩冰

摘要 运用 X^2 检验方法对 1995 年、1996 年、1997 年全国执业药师资格考试"药事管理与法规"试题进行了分析、讨论，表明 3 年掌握、熟悉、了解的内容符合考试大纲的要求，试题总体质量较高。针对试卷中存在的问题，提出了建议，旨在为提高试题质量和考生通过率提供参考。

关键词 药事管理与法规；试题；分析

药事管理与法规是执业药师资格考试内容之一，是执业药师必备知识的重要组成部分。为了了解药事管理与法规科目的命题质量，提高该科目的通过率，笔者对 1995 年、1996 年、1997 年 3 年来该科目的试题进行了分析、讨论。

1 3年来药事管理与法规科目试题概况

我国执业药师资格考试药事管理与法规试题 1995 年、1996 年、1997 年 3 年共计 420 道，涉及 51 个与药学相关的法律、法规和药事管理知识 8 个方面的内容。其中掌握内容 253 题（占总数的 60.2%），熟悉的内容 131 道（占 31.2%），了解内容 36 道（占 8.6%）。掌握、熟悉、了解三个层次出题比例符合考试大纲的要求。具体试题分布情况见表 1。

表 1 我国 1995 年、1996 年、1997 年 3 年执业药师考试
"药事管理与法规"试题分布统计表

年	题型	掌握		熟悉		了解		合计
		题型	比例	题型	比例	题型	比例	
1995	A	18	60%	9	30%	3	10%	30
	B	34	68%	11	22%	5	10%	50
	C	15	50%	15	50%	0	0%	30
	X	19	63.3%	7	23.3%	4	13.3%	30
	合计	86	61.4%	42	30%	12	8.57%	140
1996	A	20	66.7%	8	26.7%	2	6.6%	30
	B	29	58%	16	32%	5	10%	50
	C	17	56.7%	12	40%	1	3.4%	30
	X	18	60%	9	30%	3	10%	30
	合计	84	60%	45	32.1%	11	7.86%	140

续表1

年	题型	掌握		熟悉		了解		合计
		题型	比例	题型	比例	题型	比例	
1997	A	22	73.3%	5	16.7%	3	10%	30
	B	29	58%	16	32%	5	10%	50
	C	16	53.3%	14	46.7%	0	0%	30
	X	16	53.3%	9	30%	5	16.7%	30
	合计	83	59.3%	44	31.4%	13	9.29%	140
		253	60.2%	131	31.2%	36	8.6%	420

2. 试题分析

2.1 试题广度分析

药事管理与法规科目考试范围 1995 年有 34 个法规和 6 章药事管理知识。试题内容涵盖 24 个法规和 2 章药事管理知识，试卷内容占总内容的 65%。按掌握、熟悉、了解的比例划分。要求掌握和熟悉的 22 个法规，试卷中均涉及到；要求了解的 12 个法规，试卷涉及到 2 个，6 章药事管理知识涉及到 2 章，占 22.2% 的比例。1996 年 1997 年的考试大纲做了适当调整，考试范围包括 51 个法规和 8 章药事管理知识，1996 年试题涵盖了 39 个法规及 4 章药事管理知识，试卷内容覆盖率达 72.9%，1997 年的试题包括了 41 个法规及 4 章药事管理知识，试卷内容占总内容的 76.3%。按照掌握、熟悉、了解 3 个层次分类划分，1996 年要求掌握的法规 31 个，试卷涉及 25 个，占总数的 80.6%；熟悉的法规 10 个，试卷涉及到 9 个，另有药事管理知识 4 章均涉及到，占总数的 92.9%；了解部分的法规 10 个，试卷涉及 5 个，药事管理知识方面 4 章试卷中未涉及，占总数的 35.7%；1997 年大纲要求的内容与 1996 年一致，1997 年试卷涉及掌握的法规 27 个，占总数的 87.1%，熟悉部分涉及 9 个法规和 3 章药事管理知识，占总数的 85.7%，了解内容试卷涉及到 5 个法规和 1 章药事管理知识，占总数的 42.9%。由此可见，3 年来试卷中掌握和熟悉的内容均为考纲要求内容的 80% 以上，试题覆盖面较广，了解内容的比例不及一半，覆盖面偏少（见表 2）。

此外，除大纲规定的基本内容外，由于药事管理与法规的内容与国家药品管理工作紧密相关。近几年，我国为加强药品管理，整顿医药行业秩序，先后出台、颁布了一系列新的法规，根据《考试大纲》药事管理与法规的基本要求第 3 点的规定，"每年执业药师资格考试前，国家颁布了新的法律、法规，执业药师资格考试时，则以新法律、法规为据。"因此，执业药师要不断了解、熟悉、掌握国家颁布实行的管理药品的新法规，并能正确地运用新法规分析解决实际问题。

表 2 "药事管理与法规" 3 年试题覆盖率表

年度	掌握			熟悉			了解			总覆盖率
	大纲要求	试题数	覆盖率	大纲要求	试题数	覆盖率	大纲要求	试题数	覆盖率	
1995	16	16	100%	6	6	100%	12+6	2+2	22.2%	65%

续表 2

年度	掌握			熟悉			了解			总覆盖率
	大纲要求	试题数	覆盖率	大纲要求	试题数	覆盖率	大纲要求	试题数	覆盖率	
1996	31	25	80.6%	10+4	9+4	92.9%	10+4	5+0	35.7%	72.9%
1997	31	27	87.1%	10+4	9+3	85.7%	10+4	5+1	42.9%	76.3%

注：熟悉和了解部分，"+"号前数字指法规数，"+"号后数字为药事管理知识的章数。

2.2 试卷卷面的分析

我国执业药师考试药事管理与法规试题 3 年来涉及的法规逐年增多，但试题中要求掌握、熟悉、了解内容的比例基本趋于平衡，1995 年 3 者的比例为 61.4%、30%、8.57%；1996 年为 60%、32.1%、7.86%；1997 年为 59.3%、31.4%、9.29%（见表 1）。为了更进一步说明此问题，笔者采用 X^2 检验的方法，对 3 年试题进行了分析。结果见表 3、表 4、表 5。

表 3 试卷中要求掌握的内容 X^2 检验表

题型	A	B	C	X	Σ
1995 年	18（20.4）	34（31.3）	15（16.3）	19（18.0）	86
1996 年	20（19.9）	29（30.5）	17（15.9）	18（17.6）	84
1997 年	22（19.7）	29（30.2）	16（15.7）	16（17.4）	83
Σ	60	92	48	53	253

经计算 $X^2=1.24$

表 4 试卷中要求熟悉的内容 X^2 检验表

题型	A	B	C	X	Σ
1995 年	9（7.1）	11（13.8）	15（13.2）	7（8.0）	42
1996 年	8（7.6）	16（14.8）	12（14.1）	9（8.6）	45
1997 年	5（7.4）	16（14.4）	14（13.8）	9（8.4）	44
Σ	22	43	41	25	131

经计算 $X^2=2.91$

表 5 试卷中要求了解的内容 X^2 检验表

题型	A	B	C	X	Σ
1995 年	3（2.7）	5（5.0）	0（0.3）	4（4.0）	12
1996 年	2（2.4）	5（4.6）	1（0.3）	3（3.7）	11
1997 年	3（2.9）	5（5.4）	0（0.4）	5（4.3）	13
Σ	8	15	1	12	36

经计算 $X^2 = 2.63$

$u = (4-1)(3-1) = 6$

$a = 0.0l$，查表

$X^2_{-0.01} = 16.81 > X^2$ 计算值

表明3年来试题中要求掌握、熟悉、了解的内容在四种题型中分布均衡，试卷整体趋于平衡，与前面表1中的结果一致。

2.3 试题难度分析

3年药事管理与法规科目的试题，凭经验判断，大部分试题比较简单，难度不大，多属于对概念的记忆和领会，灵活运用的试题很少。如案例分析方面的试题几乎没有。大部分试题的内容涉及以下形式：

2.3.1 概念

要求考生一定要熟悉、掌握，不能记错。如麻醉药品、精神药品、毒性药品、戒毒药品的定义，新药的类别、含义等。

2.3.2 管理部门的职责范围

如卫生行政管理部门和药品生产经营主管部门的职责划分、卫生行政部门和工商行政管理部门的职责划分等。

2.3.3 数字类试题

涉及数字的试题较多，如药品卫生标准中某剂型含菌数量，100级、10000级、100 000级洁净厂房生产品种的区别等，极易混淆，需记清楚。

有的试题有一定的难度，如1997年的第115题，依法按假药论处的有：A. 擅自仿制中药保护品种的；B. 违反规定擅自审批的药品；C. 中药保健品；D. 达不到卫生标准的中药药膏；E. 医院擅自配制的制剂。本题要求考生熟悉除《中华人民共和国药品管理法》规定的假药和按假药处理的情形之外，依据有关药品管理的法规可按假药论处的情形。本题涉及《中药品种保护条例》、《关于认真贯彻 < 国务院办公厅关于继续整顿和规范药品生产经营秩序加强药品管理工作 > 的通知》等法规。

再如1995年第137题，当前医药经济发展面临的战略转移，A. 药品从以仿制为主到仿制创制结合以创制为主的转移；B. 从以原料药生产为主转移为以原料药与制剂生产并重；C. 从小型分散、内向型转移到规模化发展内外并重发展；D. 以社会效益为主转移到以经济效益为主；E. 生产化学药为主转移到生产化学药及生物技术产品并重。本题主要测试考生对国家医药事业宏观管理知识的了解程度。要求考生不仅了解考纲要求的内容，同时还应关注国家宏观管理和决策的有关知识。此题的正确答案应为A、B、C、E。

2.4 试题题型分析

执业药师考试采用了目前国际国内常用的较新型的多选题形式。它包括A、B、C、X 4 种题型。A型题属单选题，即每个命题只有1个正确答案，回答时若对命题的概念不十分清楚，可以采用排除法来做。B、C两种题型分别为配伍选择和比较选择，正确答案也只有一个，较容易判断。X型题是这几种题型中难度最大的一种，规定在备选答案中有2个或2个以上正确答案，多选或漏选均不得分，它要求考生必须概念清楚，条理清晰，否则无法选择。

2.5 考试通过率的分析

我国3年执业药师考试参考人数不一。1995年、1996年、1997年实际参考人数分别为17 799人、4 281人、3 430人，每年药事管理与法规科目及格率依次为45.78%、37%、42.31%。可见，尽管每年考试人数不一、考题也不同，但该科目的通过率差别不是很大，说明 3 年来该科目的试题难度趋于平衡，符合考纲要求。

3 进一步提高药事管理与法规试题质量和通过率的对策

通过对 3 年来药事管理与法规试题的分析，笔者认为试题符合考纲要求，掌握、熟悉、了解内容比例恰当，且试题覆盖率较广，难度适中，各年度试题间无显著性差异。然而其中也存在一些不足，如了解内容试题的比例偏低，X 型题难度偏大，以及灵活运用、案例分析的试题数目偏少等。针对这些问题，采取适当对策加以改进，一则为今后提高试题质量提供参考，其次为广大考生顺利通过该科目考试提供帮助。

3.1 适当增加灵活运用试题数量

从前 3 年试题分析看到，概念题、数字题及部门职责题多，而灵活运用知识的题偏少，如 1995 年的 134 题，×× 商店未经审查批准，在未取得《药品经营企业合格证》、《药品经营企业许可证》的情况下，擅自增设药品柜台经营药品。依据《药品管理法》的规定如何处理。A. 责令其立即停业；B . 给予警告；C. 没收全部药品和违法所得；D. 处以经营药品正品价格五倍以下罚款；E. 给直接责任人员记过处分。这道题就是灵活运用了《药品管理法》、《药品管理法实施办法》及国务院 53 号文的有关内容，要求考生根据法律依据判断无证经营药品的处理。参照法规中相关条款的规定，此题应选择 A、C、D。类似于此的题目太少，因此建议今后应增加这种类型试题的数量，适当减少单纯记忆性的试题，使试卷的内在质量更上一层楼。

3.2 改变试题题型

目前药事管理与法规试题采用 A、B、C、X 4 种题型，其中 X 型题为多选题，即每道题至少有两个或两个以上备选答案正确，应试者多选或漏选均不得分。这种题型要求应试者概念一定要清楚，不得有丝毫混淆之处，否则稍有疏忽便不能得分。可见 X 型题难度较大，对应试者的要求也较高。笔者认为，为提高执业药师考试的通过率，可适当改变试题的题型，将 X 型题改为 E 型题（即组合选择题），它将正确的答案列到一组，再制定几个干扰项，考生通过分析、判断，即可顺利找到正确答案。此外，也可采取适当改变题型间各题目数量的方法，将 A 型题量增加，减少 X 型题数。从而降低整个试卷的难度，使更多的应试者过关。

——刊于《中国药事》1998 年第 1 卷第 4 期

我国医院实施执业药师资格制度的探讨

杨世民　冯变玲　朱岩冰　李纪良　王盟

摘要　对我国医院实施执业药师制度进行了专题调研。从医院执业药师的内涵、职责、岗位设置、执业药师资格的取得办法、注册管理等 5 个方面进行了探讨,旨在为我国政府制定《药师法》《医院执业药师资格管理办法》,推行医院执业药师资格制度提供参考。

关键词　医院执业药师;资格制度;探讨

由于种种原因,我国在药品使用环节尚未推行执业药师资格制度。药品使用是药品管理的主要环节之一,医院药学技术人员是药师队伍的主体。因此,在医院实施执业药师制度是非常必要的。

1997 年 3 月至 1998 年 5 月对部分医院药师、药学管理人员进行了“医院实施执业药师制度”的问卷调查,并参照美国、日本、加拿大等国实施执业药师的做法,结合国内医院药学工作的实际,对我国医院实施执业药师资格制度进行了研讨。

1 医院执业药师的内涵

医院执业药师系指经过国家药品监督管理部门资格认证或参加全国医院执业药师资格考试合格,取得医院执业药师资格并到所在地省级药品监督管理部门注册,在医院从事中西药调剂、制剂、药检、临床药学、药学研究等工作的专业技术人员。

2 医院执业药师的职责

根据医院执业药师在医院药学工作中的特殊地位和作用,他们应具有以下职责:

2.1 认真执行国家对药品使用领域管理的政策法规和各项制度,对其职责范围内的药品质量负责。

2.2 对处方药的审核工作。判定处方药是否合理,对不合理的处方有权拒绝调配。对正确的处方能够熟练、准确地调配、发放,并指导患者合理用药。

2.3 负责分发、销售非处方药物,向消费者介绍、推荐最佳治疗药物和用药指导。

2.4 负责院内制剂的生产、检验工作,负责全院药品的抽检、检定工作。

2.5 开展用药咨询,向医师、护师、患者提供用药信息,指导合理用药;结合临床开展治疗药物监测、新药试验和药品疗效评价工作,开展药品不良反应监察。

2.6 组织和参与本院药品采购计划的制定以及各项规章制度、操作规范的制定和修改,依法实施药品监督,抵制违反《药品管理法》等法规的行为并及时向上级主管部门报告。

2.7 组织并参与医药知识和医药政策法规的宣传,参与对本单位职工的培训工作。

3 医院执业药师岗位的设置

根据医院执业药师的职责,在以下岗位配备执业药师,以保证使用环节药品的质量,并向医生、护士、患者提供咨询服务,正确指导其合理用药。

3.1 药剂科(药学部)主任(副主任)岗位;

3.2　药品质量主管岗位；

3.3　医院制剂主管岗位；

3.4　药品库房主管岗位；

3.5　门诊药房、住院药房药品调剂主管岗位；

3.6　临床药学岗位（用药咨询、治疗药物监测、不良反应监测、新药研制、药品评价）。

根据我国医院药学工作的现状，以上岗位在三级医院必须设置，二级医院逐步达标，现阶段要求必须在药剂科主任（副主任）岗位、药品质量主管岗位设置，以保证患者使用合格的药品。

4　医院执业药师资格的取得办法

4.1　资格评定（认定）办法

医院执业药师资格评定（认定）采取全国统一组织、统一领导、统一评定的方式，对符合评定条件的人员，根据其发表科研论文、科研成果、实际工作等情况进行综合评定，对合格者发给资格证书。

4.1.1　资格评定领导机构

建议由国家药品监督管理局和人事部共同组建医院执业药师资格评定领导小组，办公室设在国家药品监督管理局，省级药品监督管理机构和省级人事部门共同组建省级医院执业药师工作领导小组，办公室设在省级药品监督管理局，负责组织医院执业药师资格认定工作。

4.1.2　申请资格认定的条件资格认定条件

①坚持四项基本原则，遵纪守法，身体健康，热爱本职工作；

②在"医院执业药师资格制度管理办法"公布实施之前，从事医院药学工作并取得高级专业技术职务的人员，包括主任药师（主任中药师）、副主任药师（副主任中药师）；

③获得省部级以上科技成果奖（为前5名作者），或在省级以上刊物上发表过有代表性的药学学术论文5篇（第一作者不少于3篇），或有医院药学方面的专著（为前3名作者）；

④从事医院药学工作20年以上者。

4.1.3　资格认定的程序

凡符合上述资格认定条件的药学专业技术人员，可经所在医院药剂科讨论通过，医院人事部门审批同意，上报单位所在省、自治区、直辖市药品监督管理部门，统一组织审评；省级医院执业药师资格工作领导办公室对各地、各医院推荐的人员资格进行审查，并进行量化考核，组织《药事管理与法规》科目考试。在此基础上综合评审，确定合格人员名单，上报国家医院执业药师资格工作领导小组；国家医院执业药师资格工作领导小组进行复审，合格者名单在新闻媒介上公布。

4.2　医院执业药师资格考试办法

考试实行全国统一大纲、统一命题、统一组织。

4.2.1　报考者应具备的资格

凡中华人民共和国公民和获准在我国境内就业的其它国籍人员，身体健康，遵纪守法，并具备以下条件之一的，均可报名参加考试。

①药学（中药）类专业硕士研究生以上学历毕业，并从事医院药学工作者；

②药学（中药）类专业本科毕业后从事医院药学工作2年以上者；

③药学（中药）类专业大专毕业后从事医院药学工作4年以上者；

④药学（中药）类专业中专毕业后从事医院药学工作7年以上者；

⑤非药学（中药）类专业或自学成才的医院药学技术人员，连续从事医院药学工作15年以上且已取得初级专业技术职务（药师）者。

4.2.2 考试报名时间及考试时间

建议医院执业药师资格考试报名时间为每年的 3 月份, 考试时间定在每年 10 月份的第一个星期六、日两天进行。

4.2.3 考试科目

医院执业药师考试内容分三部分, 即药事管理与法规、药学专业知识和综合技能与实践。药事管理与法规部分满分 100 分, 时间为 2.5 h, 主要考核药事管理基本知识及相关的药事法规; 药学专业知识总分 150 分, 从事传统药业务的人员考核中药药剂学、中药学和中药鉴定学, 从事现代药业务的人员考核药剂学、药理学和药物分析, 每部分占 50 分, 考试时间共 4 h; 综合技能与实践部分满分 100 分, 时间为 2.5 h。其主要是测试医院执业药师的外语水平, 临床医疗知识, 临床药学知识, 掌握、利用信息的能力及基本技能操作。应把重点放在技能与实践方面, 必要时, 可采取面试的方式。三部分考试内容满分 350 分, 210 分以上为合格。考试可采用是非题、多选题的形式进行。计算机统一阅卷, 统一公布成绩。

5 注册管理

医院执业药师资格实行注册制度。国家及省级药品监督管理部门为注册管理机构。取得执业药师资格者应到省级注册管理部门登记注册。注册后可在医院药学岗位从事执业活动。医院执业药师注册有效期为三年。省级注册管理部门的职责为:

5.1 规定医院执业药师继续教育的内容及实施办法, 并进行公布。要求医院执业药师自觉参加继续教育(建议每年 20 学时, 一个注册周期不得少于 60 学时), 管理部门可委托指定的培训基地, 对参加继续教育培训者负责出具证明。

5.2 对执业者工作业绩进行考核, 要求每年提交一份履行岗位工作的报告; 对所在单位量化考核的结果进行复查, 必要时进行抽查、巡查。

5.3 对医院执业药师定期检查其道德行为, 受理公众的信访, 对公众的投诉进行调查、处理。

5.4 对违反《药品管理法》及《医院执业药师资格管理办法》的人员, 视情节轻重可给予警告、罚款、注销注册、吊销其医院执业药师资格证书等。

参考文献

[1] 胡廷熹.美国药房法规定的药师标准药学进展, 1991, 15 (1): 56

[2] 杨世民, 阎正华, 冯变玲.试论医院药师业务标准中国药房, 1997, 8 (2): 53

[3] 杨世民, 庞来祥, 朱卫.医院药师在医疗卫生事业中的作用研讨西北药学杂志, 1998, 13 (5): 233

[4] 吴伟斌, 周中原, 朱乐培.加拿大医师、护士、药剂师职业资格情况.执业资格制度文件资料汇编, 1998, 256

[5] 李秀山.日本、美国执业药师资格制度考察情况.执业资格制度文件资料汇编.1998, 270

制定中国执业药师法的建议

杨世民　李小强　冯变玲　王学卫

关键词　执业药师法; 执业药师; 执业助理药师

药品的质量及其使用的安全性、有效性、合理性是关系人民健康的两大问题, 而把住了药品生产、流通、使用等环节中人（即药师）的素质这一关, 产品质量、工作质量就有了保证、因此, 尽快制定一部适合国情的执业药师法有着重要的意义。笔者通过查阅国内外有关文献及调查研究, 对制定我国执业药师法提出以下建议, 并进行讨论。

1　执业药师法的整体框架

通过对有关国家《药师法》、《药房法》及我国《执业医师法》、《教师法》[1~4]等的研究, 笔者认为, 我国执业药师法的基本框架应由以下几部分组成:

1.1　总则　包括立法目的、法律的适用范围、确立执业药师资格制度、主管部门等内容

1.2　执业药师资格的取得办法　包括认定和考试。

1.3　实行注册制度

1.4　执业药师、执业助理药师的职责

1.5　继续教育

1.6　奖励

1.7　法律责任

1.8　附则　对用语及有关问题的界定和说明。

2　立法目的

制定执业药师法的目的是以法律的形式确定药师在社会中的地位, 加强药师队伍的建设, 提高药师的职业道德和业务素质, 保障药师的合法权益; 从而保证药品质量, 促进合理用药, 维护人民健康。

3　实行执业药师资格制度

执业药师是指经过全国统一考试合格（或认定）, 取得《执业药师资格证书》, 并经注册登记, 在药品生产、经营、使用单位中执业的药学技术人员。国家实行执业药师资格制度, 纳入全国专业技术人员资格制度统一的规划, 确定需由执业药师担任的岗位, 明确其职责范围, 对专业技术人员实行准入控制。

4　确立主管部门

1998 年 4 月 16 日, 组建了国家药品监督管理局, 负责对药品研究、生产、流通、使用进行行政监督和技术监督[5]。国家药品监督管理局的主要职责之一是制定执业药师资格认定制度, 指导执业药师资格考试和注册工作。因此, 执业药师法的执法主体应为国家药品监督管理部门。

5 设立药师节

药师的职业活动涉及人们的健康和生命,社会通用性强。所以,设立药师节,呼吁全社会尊重药师,提高药师的社会地位,增强药师的使命感、责任心。选取有纪念意义的日子如孙思邈、李时珍的诞辰或者《药品管理法》、《执业药师法》实施的时间作为药师节,全国药师可在节日这一天举行各种活动予以庆祝,如展示药师工作成就,表彰先进个人,宣传医药知识等。

6 实行执业助理药师资格制度

6.1 执业助理药师的概念。

执业助理药师是指经过全国统一考试合格,取得《执业助理药师资格证书》并经注册登记,在药品生产、经营、使用单位中执业的一般药学技术人员。

6.2 实行执业助理药师制度的必要性。

我国药学技术人员中有很大一分人员只有中专或相当于中专学历,为了提高这部分人员的业务素质,对其工作岗位实行准入控制,实行执业助理药师资格制度是很必要的。随着执业药师进一步参与病人治疗及宣传、咨询、指导合理用药任务的加重,应将技术性一般的具体工作交给执业助理药师担任。

6.3 在地处偏僻的农村以及基层药品经营、使用机构中工作的执业助理药师,根据实际情况的需要,可以独立从事有关工作。

6.4 执业助理药师在经过必要的实践锻炼并获取相应的学历后(大专以上学历),可参加执业药师资格考试,取得执业药师资格。

7 执业药师、执业助理药师资格取得办法

7.1 对在"执业药师法"颁布之前符合条件的人员采取认定的办法,"执法药师法"颁布以后,采取考试的办法取得资格。

颁布实施"执业药师法",关键的一点是保证全国具有相当数量的执业药师。因此,在"执业药师法"实施之前,建议国家对具有一定思想素质和技术水平的药师进行过渡认定,申请认定的条件为:

①具有大学本科学历,取得中级以上专业技术职称,连续从事药学工作满10年

②具有大专学历,取得中级以上专业技术职称,连续从事药学工作满12年

③具有中专学历,取得中级以上专业技术职称,连续从事药学工作满15年

④获得省厅(局)级以上科技成果奖(为前3名作者),或在省级以上刊物上发表过有代表性的药学学术论文5篇(第一作者不少于3篇),或有与执业类别相关的药学专著。

凡符合上述条件的药学技术人员,参加药事法规考试,合格者可认定为执业药师。

7.2 在"执业药师法"实施后执业药师、执业助理药师的资格通过考试来获得。资格考试实行全国统一大纲、统一命题、统一组织的制度。国家药品监督管理局负责组织拟定考试科目、大纲,编写培训教材,建立试题库及考试命题工作;国家人事部门确定合格标准,合格者由省级人事部门颁发相应的"执业药师资格证书"或"执业助理药师资格证书"。

8　对执业药师注册的建议

"执业药师法"应明确规定国家对执业药师和执业助理药师实行注册管理制度。由国家药品监督管理部门负责注册工作，由人事部门进行监督。凡考试合格，取得"执业药师资格证书"或"执业助理药师资格证书"者必须注册，注册后可在药品生产、经营、使用等机构中按照注册的执业地点、执业类别、执业范围，从事相应的药品生产、经营、调剂、制剂、药品检验、临床药学等工作。

9　继续教育

执业药师和执业助理药师必须接受继续教育，以不断更新知识，掌握最新的医药信息。继续教育的形式，除采取短期集中脱产学习外，还应结合自学、工作讨论会、到实践部门考察学习，参加学术研讨会、报告会等多种方式进行。继续教育的考核方式，可采取书面答卷，也可以调查报告、学术论文、著作、科研成果等形式来考评。

10　执业药师、执业助理药师的职责

执业药师和执业助理药师必须树立敬业精神，遵守职业道德，其主要职责有两条：①对药品质量负责；②指导患者合理用药。

10.1　执业药师的职责

10.1.1　贯彻执行药品管理的法规，遵守技术操作规范，负责药品质量。

10.1.2　负责处方的审核调配工作，对不合理的处方有权拒绝调配。

10.1.3　负责向医师、护师、患者正确提供用药咨询与信息，指导合理用药，开展治疗药物监测、新药试验和药品疗效评价，收集药品不良反应等临床药学工作。

10.1.4　对药品生产、流通、使用等环节进行有效的监督和管理，对违反《药品管理法》及有关法规的行为应提出劝告、制止、拒绝执行并向上级报告，并依法参与本单位的民主管理。

10.1.5　在注册的执业范围内，依法填写、签署有关业务证明文件。

10.1.6　学习、宣传医药知识与医药法规。

10.1.7　指导执业助理药师开展工作。

10.1.8　参加专业培训，接受继续教育，从事药学研究及学术交流，不断更新知识，提高专业水平。

10.2　执业助理药师的职责

执业助理药师应在其执业范围内配合执业药师工作，并独立完成一般技术性的工作。

10.2.1　在执业药师指导监督下进行药品调剂、制备、检验工作并提供合理用药咨询服务。

10.2.2　负责药品的预算、请领、采购、保管、分发、报销、登记、统计、检查等工作。

10.2.3　检查和保养调剂、制剂设备和检验仪器。

10.2.4　协助执业药师开展科研工作。

11　奖励

11.1　对在工作中成绩突出的药师给予表彰和奖励。

11.2　把药师的工作成绩与其享受的福利待遇、职称、职务的晋升等直接联系起来，鼓励药师多出成果。

11.3　在全国范围内，每年评出10名工作成绩突出、贡献巨大的"十佳药师"，予以表彰。

11.4 宣传先进人物的事迹,号召广大药师向其学习。

12 法律责任

"执业药师法"的法律责任应包括三个部分。一是对执业药师或执业助理药师不履行职责或弄虚作假行为进行处罚,如因失职、渎职而造成药品质量事故的行为,涂改、伪造各种证件的行为;二是对损害药师合法权益或侵害药师人身安全的行为进行处罚,如以暴力威逼药师,索要特殊管理药品的行为;三是对违反"执业药师法"的单位或其负责人进行处罚,如对未按规定配备执业药师的单位,应限期配备,逾期将追究单位负责人的责任。

参考文献

[1] 胡廷熹. 美国《药房法》简介 I. 药学进展, 1990, 14 (3): 181
[2] 胡廷熹. 美国《药房法》简介 II. 药学进展, 1990, 14 (3): 245
[3] 全国人民代表大会常务委员会. 中华人民共和国执业医师法 19980626
[4] 全国人民代表大会常务委员会. 中华人民共和国教师法. 19931031
[5] 国务院办公厅关于印发国家药品监督管理局职能配置内设机构和人员编制规定的通知. 国办发 [1998]35 号
[6] 杨世民, 闫正华, 冯变玲. 试论医院药师业务标准. 中国药房, 1997, 8 (2): 53

——刊于《中国药师》1999 年第 2 卷第 6 期

我国实施执业药师制度的现状及其发展对策

杨世民

摘要 目的：为我国执业药师主管部门制订政策时提供参考。方法：总结分析我国实施执业药师制度的现状与存在的问题。结果与结论：尽快制定《中华人民共和国执业药师法》，修改完善药品管理行政规章中有关执业药师的政策规定，提高执业药师的法律地位，扩大执业药师队伍，改变执业药师分布不合理现象，使其更好地发挥作用。

关键词 执业药师；现状；对策

The Present Situation and Developing Strategy of Implementation of Licensed Pharmacist system in China

YANG Shimin

ABSTRACT Objective: To provide suggestions for competent department for licensed pharmacist in implementing policics. Methods: To Summarize and analyse the present situation and existing problems in implementation of licensed pharmacist system in China. Results & Conclusion: We should formulate The Law of the People's Republic of China for Licensed Pharm acist, revise and improve the policies and regulations for licensed pharmacists in administrative regulations of drug management, raise their legal position, enlarge their rank and modify the irrational distribution of licensed pharmacists as soon as possible, so as to give scope to them

KEY WORDS liccnsed pharm acist presentsituation counterm casure

1994 年 3 月 15 日. 人事部与原国家医药管理局联合颁发了《执业药师资格制度暂行规定》。我国开始在药品生产、经营领域实施执业药师资格制度 [1]。1995 年 7 月 5 日，人事部与国家中医药管理局联合颁发了《执业中药师资格制度暂行规定》，在生产、流通领域实施执业中药师资格制度 [2]。1999 年 4 月 1 日，人事部与国家药品监督管理局联合颁发了重新修订的《执业药师资格制度暂行规定》，将原来的执业药师和执业中药师两个名称合并为执业药师，明确规定了执业药师的实施范围是在药品生产、经营、使用单位 [3]。6 年来，我国执业药师资格制度的建立和发展取得了显著的成绩，初步形成了执业药师资格制度的法规体系，有关部门编写出版了《执业药师考试大纲》和《应试指南》，在全国实施了培训、考试、注册，建立了一支执业药师队伍。但是，由于我国执业药师资格制度尚处于起步阶段，政策、法规还不够完善，执业药师的人数还不多，且分布不尽合理，执业药师工作与药学事业的发展相比还不适应，有着较大的差距，需要进行深入的研讨和在不断的实践中予以解决。对此，本文作了粗浅的探讨，提出一些管窥之见，供国家执业药师主管部门制订政策时参考。

1 实施执业药师制度存在的问题

1.1 执业药师的法律地位不高

我国实施执业药师制度，目前依据的法规是人事部和国家药品监督管理局联合颁发的《执业药师资格制度暂行规定》，该规定实际上为部局制定的行政规章，还未上升到国家法律的高度。1994 年 3 月 15 日两个部局颁发的行政规章是暂行规定，1999 年 4 月 1 日颁发的还是暂行规定。法律地位不高影响了该项工作的进展。

1.2 医院执业药师管理部门不明确

我国药师的主体在医院,需要配备执业药师的主要部门是医院。但目前医院执业药师的管理部门不明确,医院的药学人员无所适从,报名考试、注册登记时多有不便,影响了医院药学技术人员报名考试的积极性。

1.3 执业药师资格认定的范围过小

执业药师资格认定和执业医师资格认定相比,条件过严。《中华人民共和国执业医师法》第四十三条规定:"本法颁布之日前按照国家有关规定取得医学专业技术职称和医学专业技术职务的人员,由所在机构报请县级以上人民政府卫生行政部门认定,取得相应的医师资格。其中在医疗、预防、保健机构中从事医疗、预防、保健业务的医务人员,依照本法规定的条件,由所在机构集体核报县级以上人民政府卫生行政部门,予以注册并发给医师执业证书"[4]。执业医师资格采取过渡认定,区别对待,老人老办法,新人新办法的做法,将大批的医师通过认定吸收到了执业医师的队伍中。相比之下,执业药师的认定范围过小。医学和药学均属责任较大、关系公共利益的专业,国家政策、法规应该趋于一致,不能一个宽松、一个严格。再者,让理论、实践经验丰富而年龄较大不适宜考试的人再来参加考试、取得任职资格的作法必要性不大,反而极大地挫伤了这批人员的积极性。

1.4 国家的政策尚待完善

目前,国家药品监督管理局在有关药品分类管理制度、GSP 规范、换发药品经营许可证等工作中要求配备执业药师,这是一大进步,但要求还不够到位。如 2000 年 7 月 1 日起施行的《药品经营质量管理规范》第六十三条规定:药品零售中处方审核人员应是执业药师或有药师以上(含药师和中药师)的专业技术职称。1999 年 12 月 28 日颁布的《处方药与非处方药流通管理暂行规定》第九条第二款规定:"销售处方药和甲类非处方药的零售药店必须配备驻店执业药师或药师以上药学技术人员";第十三条规定:"甲类非处方药、乙类非处方药可不凭医师处方销售、购买和使用,但病患者可以要求在执业药师或药师的指导下进行购买和使用。执业药师或药师应对病患者选购非处方药提供用药指导或提出寻求医师治疗的建议。"换发《药品经营企业许可证》(批发、零售)验收标准对人员的要求也是配备执业药师或主管药师(主管中药师)。以上规定,在执业药师人数不足的情况下提出来是实际的,但从另一角度,即在推行执业药师制度和提高人员素质上来讲,又会带来些不利的影响。如企业领导人认为,国家政策法规都规定,配备执业药师可以,配备药师以上专业技术职称的人员也可以,现在条件不具备,工作忙,人员抽不开,何必让员工花时间、精力去考执业药师。因此,企业对配备执业药师可能不积极。此外,规章中执业药师或药学技术人员的提法不妥,把执业资格和技术职称并论不够严谨。

1.5 执业药师的责、权、利不够统一

国家对执业药师的职责作了明确的规定,但对其权利、利益规定不够完善,尤其是利益不落实,考上执业药师者和不参加考试的人在工作上没有多大区别,这也是影响积极性的因素之一。

2 发展对策

2.1 提高执业药师的法律地位

《执业药师资格制度暂行规定》法律地位太低。笔者认为,执业药师制度在我国已实行了 6 年,作为行政规章,不妨去掉"暂行"二字。此外,将行政规章上升为国家法律,制定、实施《中华人民共和国执业药师法》,以法律的形式确立执业药师在社会中的地位,保障药师的合法权益,建设具有良好职业道德和业务素质的药师队伍,从而保证药品质量,促进合理用药,进而保障人民健康 [5]。

2.2 明确医院执业药师的管理部门

请国家有关部门协调、解决好政府机构的职能配置，明确各自职责，不要造成政出多门及扯皮现象，不要让医院药学人员为难，使其能够顺利地报名、注册、发挥作用。

2.3 对扩大执业药师队伍的建议

目前，我国执业药师的人数较少。从 1995 年～1999 年，经过在生产、流通领域的认定和 5 年的考试，全国仅有 15 073 人取得了执业药师资格；至 1998 年，已注册登记的执业药师有近 7000 人，远远不适应药学事业发展的需求。解决执业药师人数不足的办法之一就是开展执业药师认定工作。参考执业医师认定办法，结合药学工作的特点，笔者认为在《中华人民共和国执业药师法》颁布实施之前，凡药学类大学本科以上学历，取得药学（中药学）中级以上技术职称，并在药品经营、使用部门工作的专业技术人员；或药学类大专毕业，取得药学（中药学）高级技术职称并在药品经营、使用部门工作的专业技术人员可以不参加考试，采取认定的办法取得执业药师证书。具体认定程序由国家主管部门制定。对相关专业本科以上毕业，现已取得药学类中级以上职称，并从事药品经营、使用的专业技术人员，可采取只考一门药学专业课（药理、药物分析）的办法认定。相关专业的类别由国家主管部门界定。

2.4 对改变执业药师分布不合理现象的建议

我国现有执业药师分布不尽合理，就行业来说，在生产企业的人数多，在商业企业的人数少。医院由于实施的时间短，缺口也较大。对此，国家应制定法规、政策，明确提出要求。比如，把配备执业药师作为开办零售企业的必备条件之一，促使企业想办法达到，企业既可鼓励员工报考，也可采取优惠政策吸引人才，使生产、科研、教育等部门取得资格的人员流动到商业企业去。执业药师分布不合理的另一表现是地理位置上的差异。目前，我国执业药师主要集中在东南沿海发达地区，约占总人数的 70%以上，西部地区、边远省区的人数只占少数。人数在 100 人以下的省区有西藏、青海、贵州、宁夏、海南、新疆。有个别省区至今仍无 1 名执业药师。如何改变这种局面，笔者认为可采取以下措施：（1）国家组织力量支持帮助这些省区，鼓励发达地区的执业药师到贫困地区工作一段时间，发挥传、帮、带的作用，促进当地药师的成长和药学事业的发展。（2）国家主管部门为经济落后地区培训人才，包括培训师资，为参加考试的人员提供考前培训及注册教育培训。

2.5 推行职业药师资格制度要限定期限

执业药师的职责是负责处方的审核及监督调配，提供用药咨询与信息，指导合理用药，开展治疗药物的监测及药品疗效的评价等临床药学工作。因此，对销售处方药和甲类非处方药的药品零售企业为城镇职工基本医疗保险参保人员提供处方外配服务的定点零售药店及医院药房调剂等岗位必须限期配备执业药师。如果不限定时间，不采取有力措施，单位不积极，实施起来就比较困难。笔者认为，到 2001 年 6 月，定点零售药店必须配备执业药师；到 2001 年 12 月，医院调剂室必须配备执业药师；至 2002 年 12 月，销售处方药和甲类非处方药的药品零售企业及大、中型药品批发企业，必须配备执业药师。如果到规定的期限还未配备执业药师，该单位将不具备开办的资格。对个人来说不是执业药师，就不能在相应的岗位工作，必须调离岗位。

2.6 实行执业助理药师资格制度

执业助理药师在其执业范围内配合执业药师工作，并独立完成一般技术性的工作。执业助理药师资格采取考试的办法取得，中专或相当于中专学历的人员可报名考试取得资格。执业助理药师的职责是在执业药师指导、监督下进行药品调剂、制备、检验工作，负责药品的预算、请领、采购、保管、分发、报销、登记、统计等工作，协助执业药师开展科研工作。

参考文献

[1] 人事部、国家医药管理局.执业药师资格制度暂行规定 [S].人职发 [1994]l3 号

[2] 人事部、国家中医药管理局执业中药师资格制度暂行规定 [S].人职发 [1995]69 号

[3] 人事部、国家药品监督管理局.执业药师资格制度暂行规定 [S].人发 [1999]34 号

[4] 中华人民共和国全国人民代表大会常务委员会.中华人民共和国执业医师法 [S].1998 年 6 月 26 日

[5] 杨世民,李小强,冯变玲,等.制定中国执业药师法的建议 [J].中国药师.1999,2(6):285

——刊于《中国药房》2001 年第 12 卷第 1 期

执业药师职责与作用调查分析

贡庆　杨世民　冯变玲

摘要　目的：了解执业药师职责、作用。方法：进行个人问卷调查，将个人问卷分为执业药师和一般药学技术人员对照组，对两组数据进行统计分析，找出异同点，并进行讨论。结论：只有尽早制定颁布《执业药师法》，将执业药师的责、权、利统一起来，同时加大其推进力度，执业药师才真正有用武之地。

关键词　执业药师；职责

为了解执业药师（药师）的职责、作用、待遇情况，作者对"执业药师职责与作用"进行了问卷调查，并对问卷情况作了详细分析。

1　问卷概况

个人问卷分为个人基本情况、工作现状及职责作用、待遇3部分。问卷对象为西安市药品生产企业、经营企业、医疗机构的部分药师。发出问卷52份，回收52份，回收率100％。这52名药师的基本情况为：①专业技术职称：正高职称5人，副高职称20人，中级职称15人，初级职称11人，未知1人。②最后学历：研究生1人，本科34人，大专16人，中专1人③年龄分布：25～30岁（10人），31～35岁（5人），36～40岁（14人），41～50岁（14人），51～60岁（7人），未知（2人）。④执业药师24人，一般药学技术人员28人。

2　问卷分析

我们将52份回收问卷分为两组：一组是执业药师填写的24份问卷，另一组是一般药学技术人员填写的28份问卷。将它们设为两个对照组，对问卷情况进行统计分析，以期找出异同点。具体分析过程如下：

2.1　执业药师应履行的职责　备选设9项职责（可以多选）[1]

①是依法开办或领办药品生产、经营、使用企业的必备条件

②对违反药品管理法规的行为或决定，有责任提出劝告，制止或拒绝执行

③负责药品生产、经营、使用单位药品质量的监督和管理

④参与制定、实施药品全面质量管理

⑤参与制定、修订药品标准、规章制度、操作规程等

⑥参与对本单位违反规定的处理

⑦负责处方的审核及监督调配

⑧提供用药咨询及信息，指导患者合理用药

⑨开展治疗药物的监测及药品疗效的评价等工作

答卷情况见表1。

表 1　执业药师与一般药学人员对于职责的选择（比例%）

选项	职责								
	1	2	3	4	5	6	7	8	9
执业药师	100	100	95.8	91.7	83.3	79.2	95.8	95.8	79.2
一般药学人员	89.3	92.9	92.9	89.3	78.6	78.6	85.7	89.3	75.0

利用"配伍组设计资料的方差分析"（a=0.05）来推断组间和组内差异，结果是：①执业药师与一般药学技术人员对于这几项职责的选择有显著差异。②9 项职责被选择的比例有显著差异。若将这 9 项职责被选择的比例从高到低排序，则有：

执业药师：（职责）1, 2, 3, 7, 8, 4, 5, 6, 9

一般药学技术人员：（职责）2, 3, 1, 4, 8, 7, 5, 6, 9

从整体比例来看，执业药师组对这几项职责的认同高于一般药学技术人员。

2.2　药师的作用

2.2.1　药师对于自己发挥作用状况的评价结果见表 2。

表 2　药师作用发挥状况

选项	充分发挥	有所发挥	发挥不足	合计
执业药师	1	15	8	24
一般药学人员	6	19	3	28
合计	7	34	11	52

利用等级资料的 Ridit 分析（a=0.05），得出结果：执业药师与一般药学人员对于自己的作用发挥情况的评价不同。24 名执业药师中仅有 1 人（4%）认为"充分发挥"了作用，对 33% 的人认为作用"发挥不足"；而一般药学技术人员中有 21% 的人认为"充分发挥"了作用，仅有 10% 的人认为作用"发挥不足"。

2.2.2　对于促进药师发挥作用的因素（多选），共设置了 5 个选项。

因素 1：领导支持　　因素 2：同事合作

因素 3：工作条件完备　　因素 4：政策完善

因素 5：自身能力强，精力充沛

答卷情况见表 3。

表 3　促进药师发挥作用的因素（比例%）

因素	1	2	3	4	5
执业药师	86.96	60.87	56.52	65.22	73.91
一般药学人员	92.31	76.92	50.00	34.62	42.31

利用方差分析（a=0.05），得出结果：①执业药师组与一般药学技术人员的选择情况有显著差异。②5 种因素被选择的比例有显著差异。

如果将这 5 种因素按被选比例从高到低排序，则有：

执业药师：　　　　　　　　（因素）1, 5, 4, 2, 3
一般药学人员：　　　　　　（因素）1, 2, 3, 5, 4

但对于这两组来说，"领导支持"都是促进他们发挥作用的最主要因素。

2.2.3 对于影响药师发挥作用的因素（多选），共设置了6个选项因素1: 领导支持不够　因素2: 工作条件差因素3: 政策不完善　因素4: 自身条件限制因素5: 缺乏进修机会　因素6: 人际关系紧张

答卷情况见表4。

表4　影响药师发挥作用的因素（比例%）

因素	1	2	3	4	5	6
执业药师	68.18	86.36	90.91	18.18	63.64	73.91
一般药学人员	30.43	82.61	56.52	13.04	43.48	0

利用方差分析（a=0.05），得出结论：①执业药师组与一般药学技术人员的选择情况有显著差异。②6种因素被选择的比例有显著差异。如果将这6种因素被选比例从高到低排序，则有：

执业药师：　　　　　　　　（因素）3, 2, 6, 1, 5, 4
一般药学人员：　　　　　　（因素）2, 3, 5, 1, 4, 6

但对于执业药师和一般药学技术人员来说，"工作条件差"和"政策不完善"都是影响药师发挥作用的主要因素。

2.3 执业药师对本单位业务工作的促进作用

结果见表5。

表5　执业药师对单位业务工作的促进作用

选项	重大	较大	一般	不大	合计
执业药师	10	6	2	6	24
一般药学技术人员	5	10	8	3	26
合计	15	16	10	9	50

利用"等级资料的Ridit分析"（a=0.05），得出结论：执业药师组与一般药学技术人员对于促进作用的认识无显著差异，可认为两组的认识是相同的，将两组合并，可知有62%的人认为执业药师对本单位业务工作的促进作用是"重大"或"较大"，20%的人认为执业药师对本单位业务工作促进作用"一般"，18%的人认为是"不大"，这说明虽然有不少人对执业药师的工作是认可的，但目前执业药师充分发挥作用仍受局限，所以尚不能获得普遍的认同。

2.4 本单位中执业药师的数量配备

见表6。

表6　本单位执业药师的数量配备

选项	越多越好	关键岗位配齐即可	只要有即可	无所谓	合计
执业药师	4	18	1	1	24
一般药学技术人员	4	19	2	1	26
合计	8	37	3	2	50

利用"等级资料的 Ridit 分析"（a=0.05），得出结论：执业药师组与一般药学技术人员对于单位中执业药师数量配备的看法无显著差异，两者的认识是一致的，将两组合并，有16%的人认为执业药师数量"越多越好"，74%的人认为"关键岗位配齐即可"，6%的认为"只要有即可"，4%的人抱"无所谓"态度。

2.5 对于影响执业药师制度推行的主要因素

备选有5项。因素1：法律地位不高　因素2：国家政策法规有待完善　因素3：责、权、利不够统一　因素4：与其他行业的政策不相一致　因素5：主管部门不明确

答卷情况见表7

表7　影响执业药师制度推行的主要因素（比例%）

因素	1	2	3	4	5
执业药师	95.8	91.7	95.8	41.7	50.0
一般药学技术人员	71.4	78.6	67.9	25.0	53.6

利用方差分析（a=0.05），得出结论：①执业药师与一般药学技术人员对于这几项因素的选择情况有显著差异。②5种因素被选比例有显著差异，如果将这五种因素被选比例从高到低排序，则有：

执业药师组：　　　　　（因素）1, 3, 2, 5, 4

一般药学技术人员：　　（因素）2, 1, 3, 5, 4

可以看出，对于这两组人来说，"法律地位不高"和"国家政策有待完善"都是被普遍认同的影响执业药师制度推行的主要因素。而对于执业药师来说，更能深刻体会到"责、权、利不够统一"所给自身开展工作带来的负面影响。

2.6 对于现行执业药师制度的改进措施（多选）

备选是4项。措施1：提高法律地位　措施2：完善配套法规政策　措施3：责、权、利统一　措施4：明确医院药师资格的主管部门

答卷情况见表8。

表8　对于现行执业药师制度的改进措施（比例%）

因素	1	2	3	4
执业药师	100	95.8	95.8	58.3
一般药学技术人员	77.8	88.9	70.4	55.6

利用方差分析（a=0.05），得出结论：①执业药师组与一般药学技术人员的选择有显著差异。②这4种措施被选比例有显著差异。如果将这4项措施被选比例从高到低排序，则有：

执业药师组：　　　　　（措施）1, 2, 3, 4

一般药学技术人员：　　（措施）2, 1, 3, 4

但对于这两组来说，"完善配套法规政策"和"提高药师法律地位"都将是现行执业药师制度的主要改进措施，这与2.5的分析结论是一致的。

2.7 执业药师的待遇

在执业药师的待遇一栏中，52名药师均认为执业药师应有必要的福利待遇；对于执业药师除了工资以外额外的津贴数额，14%的人认为合适的数目是"每月100元"，30%的人认为合适的数目是"每月200元"，44%的人认为合适的数目是"每月300元"，6%的人认为每月数额应为300元以上，4%

的人认为该数额应该"根据责、权范围或所起作用大小来定"。另外,有 96%的人认为执业药师在晋升职称时应予以优先考虑;有 96%的人认为对于自愿报考执业药师的人员,单位在时间或工作安排上应给予支持。

3 讨论

3.1 在 2.1 的分析中可看出,无论是执业药师还是一般药学技术人员,对于职责 2、职责 3 等都有很高的选择比例,这说明相当多的人都已经认同执业药师对于本单位药品质量的全面监督和管理负有的重大责任。但是对于职责 6"参与对本单位违反规定的处理"和职责 9"开展治疗药物的检测和药品疗效的评价等工作",两组的选择比例都是最低的,其中原因可能是:①一般对本单位违规处理的权力都属于领导的权职范围,执业药师虽然有责任提出意见,但是实际上并没有参与处理的权力,即责、权不相统一。因此笔者认为在制定执业药师各项职责的同时,应同时制定与之相对应的权利,譬如针对职责 6,执业药师应具有"参与对本单位违规行为处理的权力"。②由于治疗药物的监测和药品疗效的评价工作需要先进的仪器设备和比较大的资金投入,所以在许多医院中并没有真正展开,主要局限在一些大型综合医院中实施,因此这可能是影响药师选择比例相对较低的原因[2]。

3.2 在药师对于自己发挥作用的评价中,两组的选择相比悬殊。笔者认为,执业药师普遍希望自己能发挥比一般药学人员更大的作用,但由于法律地位不高,责、权、利不够统一,传统的岗位设置局限或是单位领导不重视等原因,使他们感到难以施展才华,因此要想使执业药师真正发挥作用,必须打破固有的束缚,并且为执业药师提供更有力的法律和制度保障。

对于促进药师发挥作用的因素,两组选择比例最高的都是"领导支持",这说明即使有完善的政策,单位领导对本人的重视程度仍占据重要地位。另外,执业药师组更强调自身能力的重要性,一般药学技术人员更强调工作条件和同事合作这样的环境因素。

在影响药师发挥作用的因素中,执业药师组选择比例最高的是"政策不完善",其次是"工作条件差";一般药学技术人员选择比例最高的是"工作条件差",其次是"政策不完善"。由此看来,只有将改进工作条件和完善配套政策有机结合起来,药师才会有施展能力的更大空间。

3.3 在对待执业药师的待遇问题上,执业药师组与一般药学技术人员的看法是一致的,基本上都希望通过提高执业药师的物质待遇和精神待遇来体现其价值。笔者认为,提高执业药师待遇,利用政策导向给报考人员以便利,是吸引更多的药学技术人员投身执业药师队伍,促使执业药师发挥更大作用的最有效手段之一。

4 小结

通过以上的分析讨论,可以看到要想使执业药师充分发挥作用,能够切实履行其在药品质量管理方面的责任,当务之急是制定和颁布《执业药师法》,提高执业药师的法律地位,明确其岗位和责权范围,保障其合法权益,从而调动起广大药学技术人员的报考积极性和执业药师的工作热情。另外,应该对各单位中需由执业药师负责的具体岗位配备执业药师的限期进行规定,并把配备情况与 GMP, GSP 达标考核和《药品生产许可证》《药品经营许可证》《医疗机构制剂许可证》等换证审查工作结合起来[3],加大执业药师制度的推进力度,以此来调动配备执业药师的积极性、主动性,提高对执业药师的重视度,使执业药师真正成为我国医药事业发展的中流抵住。

参考文献

[1] 人事部. 国家药品监督管理局执业药师资格制度暂行规定 [8]. 19990401

[2] 高远从医疗机构的药学专业现状看实行执业药师制度的意义及对策 [J]. 中国药师, 2000, 3 （2）: 82

[3] 杨世民我国实施执业药师制度的现状及其发展对策 [J]. 中国药房, 2001, 12（1）: 4

——刊于《中国药师》2002 年第 5 卷第 2 期

药品零售连锁企业执业药师工作职责探讨

宿凌　杨世民　贡庆

摘要　通过对我国药品零售连锁企业执业药师缺乏原因的分析以及对其工作特点的思索，初步探讨了药品零售连锁企业各部门执业药师的岗位配备，并试拟定了相应的执业药师的具体职责。

关键词　药品零售连锁企业；执业药师；职责

20 世纪 90 年代开始，我国药品零售业引入了连锁经营模式，一些企业率先走上连锁化经营的道路。到 2001 年，我国已有药品零售连锁企业 400 多家，连锁门店 7 800 多个[1]。药品零售连锁经营具有集约化、规范化、规模化等特点，是我国药品零售业发展的新趋势。我国已加入世界贸易组织，2003 年 1 月 1 日以后，将开放药品分销服务，国外企业的涉足必然会给我国药品零售业带来巨大冲击。而我国药品零售连锁企业与国外企业差距较大，尤其是在执业药师配备方面。目前，我国执业药师数量较少，且集中在药品生产、使用领域，而在药品流通领域尤其在药品零售领域分布更少，连锁企业内部执业药师的配备也远远不能满足需要。这就要求我国药品零售连锁企业应为不断提高管理水平，引入人才战略，合理配置执业药师，增强市场竞争力。

1　药品零售连锁企业缺乏执业药师的原因

1.1　我国有关执业药师配备的政策法规不完善

长期以来，我国政策法规没有对执业药师岗位配备提出强有力的要求。药品零售连锁企业也没有配备执业药师的紧迫感，对执业药师的重要性认识不够。而且从业人员整体素质较低，报考执业药师的积极性不高，通过率低。

1.2　执业药师社会地位不高

人们长期以来形成的习惯是有病到医院就医后，拿着医生开具的处方购药，对医生比较信任和尊敬，对医院药房尤其是零售药店调配处方的执业药师作用的重要性和必要性认识不够。执业药师社会地位不高，难以充分发挥作用。

1.3　执业药师职责和权益不相统一

现行执业药师制度只规定了执业药师的职责，却未规定相应的权利，在工作中执业药师很难真正履行其职责，影响了执业药师的工作积极性。另外，执业药师肩负有维护药品质量及保证用药安全有效的重要责任，但其待遇与一般从业人员没有拉开环节档次，不能充分体现其专业价值。

2　药品零售连锁企业执业药师具有的工作特点

2.1　岗位多样性

《药品零售连锁企业有关规定》中要求，零售连锁企业总部的质量管理人员及机构应符合药品批发同规模企业标准；配送中心的质量管理人员及机构应符合药品批发同规模企业标准；连锁门店的质量管理人员应符合同规模药店质量管理人员标准[2]。根据 GSP 对药品批发企业及零售企业人员与机构的相关规定，药品零售连锁企业在总部、配送中心及连锁门店都应设置执业药师岗位，以保证药品质量和消费者合理用药。

2.2 直接交流性

零售连锁企业的连锁药店是药品流通中的终端市场,直接面对广大消费人群。药品生产企业的执业药师负责药品生产、储存、养护过程的质量控制,保证出厂药品质量合格;药品批发企业或药品代理公司的执业药师负责保证进入医院和药品零售企业的药品质量;大多数医院药剂科的执业药师负责自制制剂和药房其他药品的质量,在调配处方中,患者一般处于被动接受地位。连锁药店的执业药师却能与消费者进行面对面的交流,调配处方,消费者也可以根据执业药师的建议自主选择非处方药。

2.3 咨询指导性

连锁药店的执业药师具有指导消费者正确购药的责任和义务。随着人们生活节奏的加快和自我医疗保健意识的提高,人们对于小病趋向于到药店直接选购非处方药。但药品种类繁多,药品的适应症、配伍禁忌和不良反应等问题较为复杂,需要执业药师提供正确的用药指导。

2.4 商业服务性

药品零售连锁企业执业药师的售药行为与其他商品的零售行为相似,具有服务性。而药品不同于一般商品,不能以有奖销售、降价处理、过季甩卖等形式销售。连锁企业又不同于医院药房,没有稳定忠实的购药人群。药品零售连锁企业的执业药师要用优质的服务争取市场销售份额,服务上要以方便消费者为原则、以专业技术为核心、以热情耐心为标准、以消费者满意为宗旨。

3 药品零售连锁企业执业药师的职资

《国家执业药师资格制度2001～2005年工作规划》中提出的目标要求跨地域连锁经营的药品零售连锁企业质量管理工作的负责人必须是执业药师;通过GSP认证的药品批发企业质量管理机构负责人必须是执业药师;实施药品分类管理、具有销售处方药资格的零售药店必须配备执业药师[3]。笔者认为,药品零售连锁企业应该根据连锁企业组织构成,在更多岗位上合理配备执业药师,并制定出各个岗位执业药师的具体职责。

3.1 药品零售连锁企业总部的执业药师职责

总部是连锁企业经营管理的核心。总部的执业药师具有协调和控制配送中心与连锁门店运行的作用,负责保证药品总的质量和进销计划的制定。

3.1.1 总部负责质量管理工作的执业药师职责

①组织并监督企业实施《中华人民共和国管理法》《药品经营质量管理规范》《零售药店设置暂行规定》《药品零售连锁企业有关规定》《处方药与非处方药流通管理暂行规定》等药品管理法规;②配合药品监督管理部门对企业进行监督检查,收集、整理、分析药品质量信息并及时向有关部门汇报;③负责制定、指导、监督实施企业总部、配送中心、门店的质量管理制度,并定期检查和考核,建立记录;④负责企业质量管理部门的设置,确定各部门质量管理职能;⑤负责制定企业所经营药品的采购配送计划;⑥负责首营企业和首营品种的审核;⑦负责药品质量的查询,药品质量事故或质量投诉的调查、处理及报告。

3.1.2 总部负责药品检验工作的执业药师职责

①负责检验和抽查企业所购进药品的质量;②负责建立企业所经营药品并包含质量标准等内容的质量档案。

3.2 药品零售连锁企业配送中心的执业药师职责

配送中心是连锁企业的物流机构。配送中心直接负责所经营药品的质量,应该具备执业药师在进、存、销各环节履行保证药品质量的职责:①负责入库药品的验收;②指导在库药品的贮存和养护,负责对麻醉药品、精神药品、医疗用毒性药品、危险品的管理;③根据各分店的药品缺货登记和配送中心库存情况,拟定购货计划,并报总部;④负责出库药品的复核;⑤负责保证药品在装载及运输过程中的质量。

3.3 药品零售连锁企业门店的执业药师职责

门店是连锁企业的基础,承担日常零售业务。门店的执业药师应履行相应职责,把好药品流通的最后一道关口:①负责陈列、储存的药品质量;②负责处方的审核和监督调配;③提供用药咨询,对药品的购买和使用进行指导;④进行药店处方药和非处方药的分类管理;⑤负责加强对药店麻醉药品、精神药品、医疗用毒性药品、危险品的管理;⑥宣传医药知识和药事法规;⑦开展药学服务,对药品不良反应进行跟踪调查和收集。

4 小结

我国已加人了世界贸易组织,药品零售连锁企业应加快与国际接轨的步伐,尤其是缩小与国外连锁药店人才配置的差距,为执业药师提供广阔的发展空间,增强我国药品零售业的国际市场竞争力。

参考文献

[1] 国家药品监督管理局 . 国药监市 [2001] 432 号 . 关于加强药品零售连锁经营监督管理工作的通知 [S].
[2] 国家药品监普管理局 . 国药监市 [2000] 16 号 . 药品零售连锁企业有关规定 [S].
[3] 国家药品监督管理局 . 国药监人 [2001] 383 号 . 国家执业药师资格制度 2001 年—2005 年工作规划 [S].

——刊于《中国药师》2002 年第 5 卷第 8 期

对制定中国执业药师法的建议

贡庆　杨世民

为了解决目前执业药师管理面临的问题,维护人民用药安全、有效、经济、合理,尽快制定出既符合我国国情和药学工作实际,又具有科学创见性的执业药师法是至关重要的。笔者通过对药师工作现况的调查分析,并结合对我国相关法律及国外有关药师管理的法律法规的比较研究,对制定中国执业药师法提出建议,以供同行交流及主管部门参考。

1　立法目的

执业药师法的立法目的: ①确立执业药师的合法地位,发挥执业药师在医药卫生事业中的作用。②加强执业药师队伍建设。③提高执业药师的职业道德和业务素质,维护其合法权益。④保证药品质量和人体用药安全有效。维护人民身体健康。

2　执业药师法的适用范围

《执业药师资格制度暂行规定》中只是提出"凡从事药品生产、经营、使用的单位均应配备相应的执业药师"。该适用范围的提法不够明确,加上该制度的法律地位较低,在实际中并未得到很好的贯彻执行,而且目前执业药师分布很不均匀,其中大多数集中在药品生产和使用单位,药品经营单位尤其是药品零售企业较少。考虑到法律政策的连续性和我国国情,建议执业药师法的适用范围包括在我国境内依法取得相应资格认定,经注册在药品生产、经营、使用单位中执业的药学技术人员,但侧重点还是应放在直接面向患者(或消费者),提供药品终端服务的药品零售经营单位和药品使用单位。

3　确立主管部门

国务院赋予国家药品监督管理局的十四项职能中第十一项明确规定:"制定执业药师(含执业中药师)资格认定制度,指导执业药师(含执业中药师)资格考试和注册工作。"根据国务院赋予的职能,国家药品监督管理局的职责范围之一是制定执业药师资格认定制度,指导执业药师资格考试、注册、继续教育等工作。因此,在执业药师法中应明确规定国务院药品监督管理部门主管全国的执业药师工作,执业药师法的执法主体是国务院药品监督管理部门,省、自治区、直辖市人民政府药品监督管理部门在各自行政区域内负责执业药师管理的具体工作。

4　成立执业药师协会

执业药师协会是由执业药师组成的团体。药师作为一个行业,除了行政管理外,还需要有行业自律性的管理,可由执业药师协会作为行业组织,对执业药师进行行业性管理,引导执业药师在执业活动中正确履行职责,完善执业药师队伍建设。我国现在尚未成立执业药师协会,对执业药师的管理主要以行政管理为主,而在国外,不少国家是药师协会主要管理药师[1],如美国在 1904 年成立了"国家药事管理委员会协会"(NABP),负责全国药师有关管理工作,其职责包括建立药师执业标准,组织考试、注册等工作,政府将许多日常管理事务都交由药师协会处理,只从法制角度进行宏观调控而较少干预具体操作。

我国社会主义经济体制的建立,也要求药师管理体制适应改革发展的需要,并进一步与国际接轨。建议在执业药师法中提出有关成立执业药师协会,执业药师可以依法组织和参加执业药师协会这样的原则性条款,待执业药师协会已初具规模后,可通过法律再对其具体业务活动做出明确规范。

5　设立药师节

药师的执业活动涉及人民健康和生命,社会通用性强,在国外尤其是发达国家具有很高的社会地位,为提高我国药师的地位,增强执业药师制度的影响力,建议在执业药师法立法中提出设立药师节,呼吁全社会尊重药师,并增强药师自身的使命感、责任心。

6　设立执业助理药师

6.1　设立执业助理药师的原因 [2]

6.1.1　许多国家的药师管理制度中都设立了类似执业助理药师的职位并有相应的管理制度。美国有"药房技术员"（pharmacy technician）,其职责是在执业药师的指导下接受处方,照方配药,将处方录入电脑等一些辅助性工作；英国有"配药技术员"（dispenser）,其职责是在注册药师的指导下,照方配药、发药及从事一般的药房和药店的辅助工作。设立这样的职位,可将药师从大量繁琐的事务中摆脱出来,集中精力从事技术性很强的药学服务及对药品质量的管理工作。

6.1.2　我国药学技术人员有一部分只具有中专或相当于中专学历,药学技术人员专业知识水平差别较大为了提高这一部分人的业务素质,又对关键业务岗位实行一定准入控制,同时更好地保证执业药师的工作效率和工作质量,有必要设立执业助理药师这一层次,执业助理药师可在执业药师的指导下从事一般技术性的工作,协助执业药师管理好日常事务。

6.2　实行执业助理药师资格制度、执业助理药师资格考试制度、执业助理药师注册制度

执业助理药师是从事药学专业技术工作的起点,其业务层次虽低于执业药师,但对维护药品质量和人民用药安全有效同样负有重要责任,因此同样有必要对其进行执业准入控制,通过考试、注册等手段保证执业助理药师符合应具备的素质要求,使之能更好地协助执业药师完成工作。

7　执业药师、执业助理药师的准入条件

7.1　参加执业药师资格考试的条件

7.1.1　专业要求

建议参加执业药师资格考试的人员均应是药学（中药学）专业。由于药学（中药学）是一门综合科学,包含了多方面专业知识,相关专业或多或少存在药学知识某些方面的欠缺,并不能完全代替药学专业,同时执业药师资格考试内容覆盖面有限,只能对执业药师知识的重点部分做考查,未经药学（中药学）系统学习,仅以执业药师资格考试来衡量执业药师应具备的知识和能力也不够全面。对执业药师的专业限制也能更好地体现药学的专业技术性和执业药师法的严肃规范性。

7.1.2　学历要求

建议参加执业药师资格考试的人员应具备大专以上学历。从国外来看,许多国家如日本、美国等

规定报考药师资格的人员,都必须是国家法律承认的药学专业大学毕业生[3]。我国台湾省药师法规定报考药师资格者必须毕业于专科以上学校,因为执业药师作为社会通用性强,责任重大,需要准入控制的一项职业,受过系统的高等教育从而具备较高层次的知识和能力是保证药师整体业务素质和执业水平的重要环节。随着我国药学高等教育的发展,大专以上药学类高级人才逐年增多,我国完全可以也有必要提高对执业药师准入条件的学历要求。

7.1.3 工作年限要求

根据报考人员的学历不同,年限有所区别,建议大专学历人员可通过三年左右的工作实践,大学本科以上学历人员可通过一年左右的工作实践。执业药师的工作具有很强的实践性,因此无论何种学历的人员,都必须通过一段时间的专业实习和工作经历,以培养其职业责任感,获得适当的药学工作经验。药学(中药学)大专与本科相比,主要专业课程设置基本一致,课程学时大专低于本科,基础理论知识的深度比本科浅,且缺乏系统的科研训练(如毕业设计环节),因此增加更长一些时间的实践经历对于提高这些人员的业务素质和执业水平是很有必要的。

根据以上分析,提出下列报考执业药师资格的条件:①具有高等学校药学类(中药学类)专业大学本科以上学历,在执业药师指导下,在药品生产、经营、使用单位工作满一年的。②具有高等学校药学类(中药学类)专业大专学历,在执业药师指导下,在药品生产、经营、使用单位工作满三年的。

7.2 参加执业助理药师资格考试的条件

建议参加执业助理药师资格考试的条件为具有中等专业学校药学类专业学历,在执业药师指导下,在药品生产、经营、使用单位中试用期满一年的,可以参加执业助理药师资格考试。

中专是第一线的高素质劳动者和初中级药学人才,符合执业助理药师的工作所需的知识和能力要求。由于药学技术工作的专业性和实践性很强,所以仍强调在执业药师监督指导下,在药品生产、经营、使用单位试用期满一年,可以参加执业助理药师资格考试。

8 对执业药师职责的规定

笔者参加了对全国部分药品经营、使用单位药师的调研及与一些药品生产、经营、使用单位的座谈,在参照《执业药师资格制度暂行规定》中对于职责规定的基础上,扩展了执业药师职责的内涵,并作了原则性的归纳:①贯彻执行《药品管理法》及有关药事管理的法律、法规和规定。②在执业范围内负责对药品质量的监督和管理,参与对本单位质量事故的处理[4]。③负责处方的审核调配,对有配伍禁忌或超剂量的处方应拒绝调配。④负责向医师、护士、患者(消费者)正确提供用药咨询和信息,指导合理用药,开展治疗药物监测、新药试验和药品疗效评价,收集药品不良反应等临床药学工作[5]。⑤对违反《药品管理法》及有关法律法规的行为或决定应提出劝告、制止、拒绝执行并向上级报告[5]。⑥在注册的执业范围内,依法填写、签署有关业务文书及证明文件。⑦宣传医药知识和药品法规。⑧指导助理执业药师开展工作。

9 对执业药师权利、义务的规定

任何法律规范的核心内容都是对于法律主体权利和义务的规定,如《执业医师法》《教师法》中对执业医师、教师的权利和义务都有具体规定,因此执业药师法也不例外,需要对此做出明确规定。笔者参加了对全国部分药品经营、使用单位药师的调研及与一些药品生产、经营、使用单位的座谈,并本着职责、权利、义务相统一的原则,提出对执业药师权利和义务的建议。

9.1 执业药师在执业活动中享有的权利 [5]

①对本单位药品质量管理工作有参与权、知情权。②对药品质量有否决权。③从事药学研究、学术交流，参加专业学术团体。④参加专业培训，接受继续教育。⑤获取相应的工资报酬和津贴，享受国家规定的福利待遇。⑥在执业活动中，人格尊严和人身安全不受侵犯。⑦依法参与所在单位的民主管理。

9.2 执业药师在执业活动中履行的义务 [5]

①遵守药品管理的法律法规，恪守药学职业道德。②制止违反药品法律、法规的行为或者有害于患者（消费者）的行为，抵制在药品质量问题上弄虚作假及侵犯患者合法权益的现象。③遵守执业活动中各项技术操作规范。④履行执业药师职责，负责药品质量，指导合理用药。⑤宣传医药知识，对患者（消费者）进行健康教育，解答用药疑难问题。

10　明确规定法律责任

执业药师法的法律责任从性质上来说可分为三种：行政责任（包括行政处分和行政处罚）、民事责任、刑事责任。规定违法行为所承担的法律责任，应遵循过罚相当的原则，即违法行为所承担的法律责任应与违法行为的事实、性质、情节和社会危害程度相当。

执业药师法的法律责任从内容上主要包括下列方面：

其一是对执业药师（执业助理药师）未能正确履行职责或有不正当行为进行的处罚。建议设立如下法律责任条款：①对涂改、伪造或以其他不正当手段获取《执业药师注册证》《执业助理药师注册证》的人员，由发证机关吊销其证书，注销注册，情节严重的，依法追究刑事责任。②在执业药师或执业助理药师资格考试中有不正当行为的，国家有关主管部门应令其停止考试或视其考试无效；根据情节轻重，在一定期限内取消其参加执业药师或执业助理药师考试的资格。③未取得《执业药师注册证》或《执业助理药师注册证》擅自从事执业活动的，由县级以上药品监督管理部门责令停止执业活动，没收违法所得可以并处违法所得五倍以下的罚款。情节严重构成犯罪的，依法追究刑事责任。④执业药师、执业助理药师违反本法和有关药品管理的法律、法规规定，有下列行为之一的，由县级以上药品监督管理部门给予警告、罚款，停止执业6至12个月，情节严重的，吊销执业注册证书，构成犯罪的，依法追究刑事责任：a. 未按注册的执业地点、类别、范围进行执业活动的。b. 未按规定程序调配药品，擅自更改医师处方或者代用处方所列药品，或调配有配伍禁忌或者超剂量处方造成严重后果的。c. 未按规定保存、擅自销毁药品处方或档案资料造成严重后果的。d. 出具虚假检验报告，提供虚假证明、文件资料、样品的。e. 销售、调配未经批准的药品或国家规定禁止使用的药品。f. 造成药品质量责任事故的。g. 未能正确指导用药造成严重后果的。h. 利用执业方便，非法收受他人财物或者牟取其他不正当利益的等。i. 执业药师、执业助理药师在未经批准开办的药品经营企业和使用单位执业的，由县级以上药品监督管理部门给予警告，可以并处一万元以上三万元以下罚款，情节严重的，吊销其执业注册证书；构成犯罪的，依法追究刑事责任。⑥违法《药品管理法》及相关法律、法规的规定，执业药师、执业助理药师没有提出劝告或制止的，应承担相应的法律责任。

其二是对损害执业药师的合法权益及侵犯执业药师人身安全的行为及处罚。建议设立如下法律责任条款：阻碍执业药师或执业助理药师执业，侵犯其人格尊严和人身安全，干扰其正常工作、生活的，依照治安管理处罚条例的规定处罚；构成犯罪的，依法追究刑事责任。

参考文献

[1] 何训贵,尤启冬.中、美、英执业药师制度的比较及对我国执业药师资格制度的思考 [J].中国药师,1998,1(2):62.

[2] 苏怀德.美国药房技术员资格制度的兴起和发展 [J].药学教育,1998,14(2):33.

[3] 潘广成,白慧良.借鉴日本、美国药剂师管理经验完善我国执业药师资格制度 [J].中国药师,1998,1(1):9.

[4] 中华人民共和国人事部,国家药品监督管理局.执业药师资格制度暂行规定 [Z].人发[1999]34 号.

[5] 全国人民代表大公常务委员会.中华人民共和国执业医师法 [Z].19980626

——刊于《中国药学杂志》2003 年 3 月第 38 卷第 3 期

从《消费者权益保护法》的角度浅析零售药店执业药师咨询服务

胡静　杨世民

摘要　目的：为规范我国执业药师的咨询服务提供参考。方法：从《消费者权益保护法》的角度分析了用药咨询服务法律关系中，执业药师与服务对象各自的属性、权利与义务，以及交易中的公平原则和诚实信用原则。结果与结论：在新的药学服务领域中，零售药店的执业药师应以公众的健康为工作中心，依法实施咨询服务，以促进社会卫生事业的发展。

关键词　零售药店；执业药师；咨询服务；消费者权益保护法

Discussion of Licensed Pharmacist's Consultation Service in Drugstore in Terms of the Law of Protecting Consumer's Rights and Interests

HU Jing, YANG Shimin

ABSNTRACT　Objective: To provide reference material for standardization of licensed pharmacist's consultation service Methods: From the angle of The Law of Protecting Consumer's Rights and Interests, the legal relation between pharmacist and customer, rights and duties of the two partics and fair-honest dealings were analysed. Results & Conclusion: In the new pharmaceutical service, the licensed pharmacists should take public health as the focus of work, carry out consultation service according to law, so as to promote the development of social health undertaking

KEY WORDS　retail drugstore; licensed pharmacist; consultation service; The Law of Protecting Consumer's Rights and Inerests

　　为药品使用者提供用药咨询服务，指导病人合理用药既是我国执业药师的重要职责[1]，也是执业药师在工作中的权利和义务。随着我国药品分类管理制度的实施和推进以及广大人民群众自我保健意识的不断增强，用药咨询服务的市场需求正日益扩大。而药品零售业在我国迅猛发展的同时，零售药店中从事用药咨询服务的执业药师人数也越来越多。这一特殊的药师群体成为"以病人为中心"的新兴药学服务模式中直接面对病人的"排头兵"。面对这一全新的工作领域，如何从法律角度正确认识零售药店中执业药师的用药咨询服务，明确用药咨询服务法律关系中主客体间的责、权、利，不仅有利于规范服务，保证服务有效实施，维护人民群众的合法权益，也有助于广大执业药师正确认识自身行为，合理规避职业风险，树立良好的社会形象。为此，笔者拟就《消费者权益保护法》[2]中所涉及到的部分条款加以讨论。

1　《消费者权益保护法》的适用问题

　　《消费者权益保护法》第2条规定："消费者为生活需要购买、使用商品或者接受服务，其权益受本法保护。"第3条规定："经营者为消费者提供其生产、销售的商品或者提供服务，应当遵守本法；本法未作规定的，应当遵守其他有关法律、法规。"在这里，"商品"包括了所有具有商品特质的劳动产品（即用于交换而生产的），"服务"则包括了所有具有一般性质的商业服务。

　　众所周知，药品是一种具有特殊性质的商品，即虽然特殊但仍为商品。依据法律精神，消费者是指为满足生活需要而购买、使用商品和接受服务的自然人；经营者是指以营利为目的从事生产、销售或者提供服务的自然人、法人及其他经济组织。在我国，药品零售企业是具有独立法人资格的商业企业，药品零售门店是药品流通的终端环节，在市场经济条件下要照章纳税，自负盈亏。来零售药店购买药品的人是为了治病、康复、保健等健康原因，因"生活消费的需要"而购买药品，是为了满足生存和发展的心理和生理需要，因此是一种必需的生存消费。所以，药店与买药者之间是经营者与消费者的关系。

零售药店中执业药师开展用药咨询服务，一方面是执业药师的社会职责所在，即保证人们安全、有效、经济、适当地使用药品，维护公众的健康和安全；另一方面也是药品零售企业应对激烈的市场竞争，迎接挑战，获得成功的重要手段，是企业的核心竞争力之和潜在的利润源泉。在市场经济条件下，这种服务虽然有其特殊的高科技性和高风险性，但并不能掩盖其作为服务的一般性质。从事咨询服务的执业药师是药店的工作人员，其个人的利益与药店直接相关，即由于他（她）为消费者提供了合理用药的指导服务，药店要支付其一定的工资报酬，执业药师与药店实际上是店员与顾主的关系。如果药师就是药店的所有者，那么由其提供的用药指导更是直接关系到药店的利益。在以上这两种情况中，执业药师的用药咨询服务都具有商业服务的性质。因为，虽然这种服务多以免费的形式表现，但是在买方市场下，由于能够为消费者提供专业的合理用药指导，使消费者在药物治疗上获得更安全、更有效的保障，满足了消费者追求高质量生活的愿望，相对于其他未开展此类业务的药店来说将具有明显的竞争优势。执业药师优质的咨询服务扩大了药店的消费群体，增强了药店的竞争力，在市场经济条件下成为企业利润的增长点。

可见，无偿的用药咨询服务是通过潜在的形式来实现其价值补偿的。执业药师因其提供的服务为药店创造了利润而获得相应的报酬，这种服务是具有商业性质的，是以营利为目的的零售药店为药品购买者提供的服务之一。因此，提供咨询服务的执业药师与接受服务的购药者之间也是经营与消费的关系，这种关系属于《消费者权益保护法》的调整范围。

2　消费者的权利

消费者权利，是指消费者在消费领域中，即在购买、使用或者接受服务过程中所享有的权利。《消费者权益保护法》在第 7、8 和 11 条中分别规定"消费者在购买、使用商品和接受服务时享有人身、财产安全不受损害的权利。消费者有权要求经营者提供的商品和服务，符合保障人身、财产安全的要求""消费者享有知悉其购买、使用的商品或者接受的服务的真实情况的权利"和"消费者因购买商品或者接受服务受到人身、财产损害的，享有依法获得赔偿的权利"。

药品是一种特殊的商品，使用得当可以帮助人们治愈疾病、增进健康、改善生活质量；使用不当就会给用药者造成生命和财产的损失，致伤、致残，甚至使人中毒、死亡，给家庭和社会带来严重的不利影响。因此，以合理使用药品为目标的用药指导和药学知识宣传，不仅是促进医药资源有效利用、确保社会经济财富不受损失的重要途径，更是一项珍视健康、尊重生命的神圣而严肃的社会工作。依据法律规定，接受用药指导的消费者具有获知该服务真实情况的权利，这包括药品的主要用途和预期的治疗效果、OTC 药品选择的依据（包括治疗性因素和经济性因素）、药品的使用方法、药品给药途径的说明和注意事项、药品说明书的正确解读、可能发生的不良反应和禁忌、如何避免药品不良反应及发生严重不良反应时所应采取的措施、联合用药的合理评价及注意事项、药品适宜的贮存方法、用药期间日常生活、工作和饮食中应注意的特殊问题以及其他与药品使用有关的信息。

用药咨询服务虽然一般发生在药店内，但其终止并不能简单地以消费者离开药店为标志，因为由该服务所造成的后果往往在消费者使用药品一段时间后才会产生。《消费者权益保护法》规定消费者不仅享有接受服务时自身、财产安全不受损害的权利,也享有因接受服务受到人身、财产损害,依法获得赔偿的权利。因此,药师不仅要对服务的过程负责,也要对服务的结果承担相应的责任。如果因执业药师主观上的"故意"或"过失"使接受服务的消费者的合法权益受到侵害,如因经营者为谋取暴利而采取欺诈行为,使消费者使用了明显不适当的 OTC 药品或 OTC 药品的用量超出了规定范围,或任意越权改动处方,换用明显不对症的处方药,或诱使消费者滥用药品等,致使消费者身体受到严重伤害或财产受到重大损失;或者因为经营者的主观过失使消费者销售使用药品(包括使用方法不当、使用剂量不当、药物配伍不当或违反用药禁忌等),使消费者的人身伤害或财产损失达到一定程度的,消费者均有权依据《消费者权益保护法》获得损害赔偿。

3　经营者的义务

《消费者权益保护法》第 18 条规定:"经营者应当保证其提供的商品或者服务符合保障人身、财产安全的要求,对可能危及人身、财产安全的商品和服务,应当向消费者做出真实的说明和明确的警示,并说明和标明正确使用商品或者接受服务的方法以及防止危害发生的方法。"第 19 条规定:"经营者应当向消费者提供有关商品或者服务的真实信息,不得作引人误解的虚假宣传。经营者对消费者就其提供的商品或者服务的质量和使用方法等问题提出的询问,应当做出真实、明确的答复。"

执业药师提供用药咨询服务应在科学、准确的原则下,依据安全、有效、经济的要求指导消费者合理使用药品,帮助消费者实现其消费目的。执业药师应该履行告知义务尽可能保证消费者获得有关药品使用的充分、真实的信息,尤其要注意告知消费者预期可能的药疗效果、药品较严重的不良反应、使用注意事项和禁忌等。执业药师不能只顾谋利而故意夸大药品的疗效或适应证,推荐不适当的使用剂量和治疗期限,鼓励或默许滥用、误用药品,隐匿药品的不良反应及向禁忌人群推荐使用等。

《消费者权益保护法》第 22 条规定:"经营者应当保证在正常使用商品或者接受服务的情况下其提供的商品或者服务应当具有的质量、性能、用途和有效期限。"据此,执业药师有法定的义务保证其所提供的服务质量。药店不得以格式合同、通知、声明、店堂告示等方式做出对消费者不公平、不合理的规定,或者减轻、免除其损害消费者合法权益时应当承担的民事责任。执业药师应该本着对消费者负责的态度,通过向消费者提供良好的专业服务以获取自己的酬劳,维护其在社会公众中的声誉。

4　服务交易中的公平原则和诚实信用原则

公平原则要求经营者和消费者进行交易时应本着公平的观念实施民事行为,在享有权利和承担义务时不能显失公平,更不能一方只享受权利,另一方只承担义务;司法机关应根据公平的观念处理经营者和消费者因交易活动所产生的纠纷[3]。《消费者权益保护法》在规定经营者应当保证其服务质量的同时,也规定"消费者在接受服务前已经知道其存在瑕疵的除外"。也就是说,当执业药师因缺乏相关的知识或相关的信息、情报和资料,不能充分指导消费者使用药品,并将这一情况告知消费者时,在消费者自由选择是否依据药师的指导使用药品的情况下,所产生的结果由消费者个人承担。毕竟指导合理用药是一种专业化、高风险的行为,理应赋予执业药师一定的合理风险的自由度,防止以牺牲执业药师及其执业单位的合法利益为代价片面保护消费者的利益。当然,有资格从事用药咨询服务的执业药师应努力完善和扩充专业知识,广泛搜集和整理各种医药信息,不断提高自己的专业技能,以维护和保护广大人民群众的利益为行为基础,在高尚的医德标准下,不断提高服务的质量。

《消费者权益保护法》强调诚实信用的原则，要求经营者和消费者应依诚实信用的方式履行义务。经营者一方在售出药品和提供服务时，应依法如实陈述有关事项，不得隐瞒事实真相，同时消费者也不得无理取闹[4]。提供咨询服务的执业药师和接受服务的消费者之间，无论是人身权利还是财产权利均应尊重国家、集体和他人的利益，遵守法律、尊重社会公德和维护社会公共利益，要以善意的方式行使自己的权利并获得利益。

总之，在药品零售业中执业药师的用药咨询服务既要合理，更要合法，要通过自己高尚而合法的服务来获得合理的收入。执业药师要以有效、合理地使用药品资源，保护公众不受与药品有关的伤害为己任，不断提高自我的服务意识和专业技能，为树立良好的职业形象和崇高的职业道德而不懈地努力。

参考文献

[1] 国家人事部、国家药品监督管理局.执业药师资格制度暂行规定[S].1999年4月1日起施行.

[2] 全国人民代表大会常务委员会.中华人民共和国消费者权益保护法[S].1994年1月1日起施行.

[3] 王俊业.中国消费者使用知识大全[M].北京：工商出版社，2001：153.

[4] 王俊业.中国消费者实用知识大全[M].北京：工商出版社，2001：154.

——刊于《中国药房》2003年第14卷第8期

我国执业药师人力资源开发探讨

方宇 杨世民

摘要 目的:探索提高执业药师培养开发的途径和方法。方法:运用人力资源理论,结合执业药师制度推行实践,剖析执业药师人力资源开发迫切需要解决的关键问题。结果与结论:加快人力资源开发、走素质型发展道路是执业药师培养开发的必然趋势。为此,必须从调整执业药师外部和内部因素入手,着力完善法规、优化管理、改革教育、加强自律,并制定合理的执业药师人力资源开发规划,培养满足实际需要的高素质执业药师。

关键词 执业药师;人力资源;开发;素质

我国执业药师制度实施以来,执业药师培养开发工作进一步完善,执业药师的地位和社会认同度明显提高。与此同时,随着我国社会经济体制、政府宏观管理体制和药品监管体制的深入变革,以及我国医药领域对执业药师数量、质量需求环境的变化,在原有执业药师数量不足、素质不高和分布不均的问题继续困绕执业药师制度深入发展的同时,许多执业药师制度迫切需要解决的关键问题进一步显露,如保障执业药师合法权益、完善执业药师执业行为监督体系等问题[1]。本文从人力资源的角度审视我国执业药师的培养开发,围绕执业药师制度建设的诸多核心问题,探讨执业药师人力资源开发的多种途径和方法。

1 执业药师人力资源开发的涵义

1.1 执业药师人力资源的内涵

执业药师人力资源是指一定社会范围内执业药师的总和,包括数量和质量两个方面,数量和质量是执业药师人力资源的最基本性质。

执业药师人力资源的数量是指拥有执业药师的人数总量是反映执业药师人力资源的重要特征,包括以下几个层面的含义:①现实的执业药师人力资源,指取得执业药师资格的药学技术人员,包括:登记注册并参与执业的人员,以及尚未注册执业的人员。这部分人员总数在 2003 年底已达到 9.8 万;②潜在的执业药师人力资源,指通常意义上的药学技术人员,作为执业药师后备人员,他们具有很大的发展潜力和培养前途,通过自身努力、专门培养,有可能进入执业药师队伍。截止到 2000 年底,全国有药学技术人员 54.6 万人,其中,有药学类中等专业以上学历的人员约 47.1 万人,有药学系列专业技术职务资格的人员约 51.7 万人[2];③未来的执业药师人力资源,主要指各级各类医药院校的毕业生,他们是执业药师的重要来源。据估算,今后每年全国约有 3 万名高等、中等医药院校药学专业毕业生充实到药学技术人员队伍。

执业药师人力资源的质量是构成人力资源总量的另一个重要指标,由于执业药师是关键药学业务领域负责保证药品质量和药学服务质量、保障人民用药安全有效的主要药学技术力量[3],这就要求执业药师必须具备充分体现德、智、体状况的良好职业道德、知识技能和身体心理素质。一个国家和地区执业药师人力资源优势主要不表现于数量而表现于质量上,因为在创造经济效益和社会效益方面。人力资源的质量远远优胜于它的数量。以往所采取的政策措施侧重于增加执业药师的数量,而执业药师素质良莠不齐的状况还没有得到有效改观,今后执业药师工作中突显的矛盾和问题将更多地集中在素质方面,因此,加快人力资源开发、走素质型发展道路成为执业药师培养开发工作的必然趋势。

1.2 执业药师人力资源开发的内涵

执业药师人力资源开发是指以发掘、培养、发展和利用执业药师人力资源为主要内容的一系列有计划的活动和过程。它以人力资本投资为前提,采用行政配置和市场配置两种方式,运用政策、法律、制度和科学方法等手段,提高执业药师的素质和能力,实现增加数量、提高质量和合理配置的目的,其内容涵盖执业药师的教育、培训、管理以及人才的发掘、培养、积累、配置、使用与转化等诸多环节[4]。开发的具体内容包括通过大力培育丰富的人力资源,扩大人力资本的积累;通过有效的人力资本运营,调整人才结构和分布,优化人才配置;通过完善政策,优化环境,科学经营人力资本,加快人力资本向社会财富转变。目前执业药师队伍存在的种种问题,其核心在于执业药师人力资源开发工作还远远不能适应形势的发展,故有必要从人力资源角度来探讨执业药师工作存在的众多问题。

2 执业药师人力资源开发的内容

2.1 执业药师精神因素的培养开发

执业药师精神因素的培养开发即对其自觉性和能动性的开发。这种开发虽不直接增加执业药师人力资源的知识和技能的存量,但它通过一定的途径和方法调动药师的自觉性和能动性,提高教育和培训的效果,从而有效地提高知识和技能的存量,发挥知识和技能的现实作用。增强执业药师的主观能动性,调动其自觉性、积极性和主动性,主要取决于以下三个因素:①价值观。宏观方面,通过立法来明确执业药师的法律地位及职责、权利和义务;微观方面,通过具体的规章制度来确保执业药师在单位的主人翁地位,尤其是明确必须由执业药师来执业的岗位,充分保障执业药师的岗位独占权,同时明确具体而细化的岗位职责,逐步形成执业药师特有的岗位价值观;②激励因素。合理运用物质奖励和精神奖励等多种激励形式,建立经济利益与社会价值双重承认的激励机制,坚持效率优先、兼顾公平的原则,倡导按贡献大小优先分配社会财富的价值取向,以此来不断激发执业药师的工作积极性;③群体动力。调整执业药师所在单位的人际关系,促使其更加和谐,执业药师所开展的各项工作得到领导和同事的支持与配合,同时得到其他同行的理解和支持,进而得到消费者或患者的理解和认同,在民主、开放、和谐的氛围中高质量地完成本职工作,更大程度地发挥执业药师的作用。

2.2 执业药师的知识技能开发

执业药师的知识技能开发是指通过系统的培养和训练,使取得执业药师资格的药学人员,掌握从事药学职业所必备的专业基础知识、实用知识、工作技巧,以及一定的社会职业规范和准则,从而形成或增强其参与药学工作的资格和能力。这种开发的主要目的是提高执业药师的文化、技术、业务水平,使他们成为能适应执业药师岗位所需要的熟练劳动者和专门人才。

目前,在执业药师知识技能开发方面有待逐步解决的问题有:①执业单位重物质资本投资,轻人力资源开发。执业药师所在单位缺乏完整的人力资源培养规划,重使用、轻培养。药学人员参加执业药师考前辅导、考试,以及执业药师的注册和继续教育等活动在很大程度上是个人行为,单位组织协调及支持配合的积极性不高,以上现状在一定程度上挫伤了药学人员包括执业药师的工作积极性。解决这一问题的关键除了国家进一步的政策引导以外,充分发挥执业药师的现实作用,切切实实让单位体会到执业药师带来的积极变化更显重要,执业药师只有真正做到以贡献求支持",才能实现从"有为"到"有位"的转变。②高度集中的管理体制和办学体制的束缚。为打破这种束缚,原国家药监局提出要将行业管理的职能逐步从政府职能中剥离,顺应这项改革,执业药师主管部门将更多的精力投入到加强宏观监督和调控,提供服务上,建立药监部门指导下的以各级执业药师协会为主体的新型执业药师继续教育培养体系。③教育培训内容和实际需求相脱节。由于生产、经营、使用单位的执业药师统一集中培训，故内容无侧重点，针对性不够。建议根据不同岗位执业药师的需求分领域进行培训，使培训内容有的放矢。同时，着力改变执业药师继续教育灌输内容多、使用内容少的现状，增加内容的实用性和新颖性，并尝试在执业药师继续教育中增加实践技能培训环节，从而提高执业药师的综合技能水平，以弥补单纯理论学习脱离实际的不足。

2.3 执业药师的身体素质开发

身体健康是执业药师必须具备的条件之一，包括生理健康和心理健康两个方面。生理健康要求执业药师具备从事具体工作所必须的体力和智力，从事直接接触药品工作的执业药师不得有传染性疾病；心理健康要求药师具备健康的工作态度、生活态度，以饱满的热情投入本职工作。为了提高执业药师的健康水平，执业单位应开展健康教育，并开展科学的药师健康状况测评活动。

3 执业药师人力资源开发的类型和途径

3.1 执业药师人力资源生成型开发

药学教育培养了大量药学专门人才，他们成为我国执业药师队伍的最主要来源。大力开发执业药师人力资源，就必须从教育源头着手，加大各级各类药学人才的培养力度，建议加强以下几方面工作：①进一步明确执业药师制度同药学教育的关系。药学教育应根据执业药师制度改革发展的需要不断作出调整，改革培养模式，更新培养内容，优化知识结构，使两者相辅相成，促进执业药师临床药学、药学服务等工作的顺利开展；与此同时，执业药师制度的改革进程也应当充分考虑我国药学教育的发展现状，在此基础上提出合理的执业药师人力资源开发规划，兼顾人员数量和质量这两个关键因素，实现协调发展。②注重执业药师人力资源开发的层次性。我国执业药师人力资源开发存在着很大的差异，地域上，中西部落后，东部沿海地区发达；行业方面，药品生产部门基础较好，而药品经营和使用部门较为落后。鉴于不同地区、不同部门对于执业药师的素质要求参差不齐，这就要求执业药师人力资源的生成性开发必须具有一定的层次性，即将一般药学人员培养同高精尖药学人才的培养相结合，从而满足社会对执业药师人才的全方位需求。

3.2 执业药师人力资源挖掘型开发

执业药师人力资源挖掘型开发的目的主要在于培养执业药师后备人才，为进一步扩大执业药师数量和提高执业药师素质做准备。此项开发的手段包括：组织执业药师考前培训辅导，提高广大药学技术人员的专业知识水平和应试能力；执业单位和药监部门根据自愿原则组织药学技术人员参加执业药师考试，在经费报销、工作安排、注册执业等方面予以政策倾斜和实际支持。通过以上方式不断挖掘潜在的执业药师人力资源。

3.3 执业药师人力资源使用型开发

根据不同领域的执业实践，有针对性地发展和完善单位内部的在职教育培训体系。单位应制定完备的执业药师培训提高计划，制定培训方式、培训内容、培训日程、培训的具体实施规划以及最终的考核评定制度，在单位内部建立以执业药师和业务骨干为核心的事业团队，建立学习型组织，形成以高质量的团队学习来促进单位事业发展的良好机制和氛围。

3.4 执业药师人力资源"充电"型开发

"充电"型开发的最主要形式就是国家强制要求的执业药师继续教育，另外还包括一系列的单位在职培训和脱产培训。这一开发的主要内容是定期组织现有执业药师人员，学习药学领域的最新专业知识与技能，学习掌握国家出台的最新药品监督管理的法规，目的在于使执业药师及时更新知识,掌握最新的药学进展动态和不断更新的药事法规,并不断提高自己的职业道德和法律意识,以适应快速发展的医药行业的各项要求。

3.5 执业药师人力资源激活型开发

通过合理使用,充分使用,发挥潜能,逐步盘活人数有限的执业药师队伍,达到执业药师人力资源激活型开发的目的。激活型开发包括:①现有执业药师的合理开发利用。其一,充分发挥药品经营单位执业药师的作用,切实解决经营单位药师在职不在岗的"挂靠"现象;其二,进一步明确执业药师在医院药剂科的职责和作用,建议国家通过执业药师立法,处理好医疗机构"临床药师制"和执业药师制度的关系,使药师真正围绕临床药学和药学服务开展工作,提高医院药学的整体地位;其三,充分考虑药品生产、经营、使用单位以外的执业药师资格考试通过人员的合理要求针对这部分人员专业素质高、精力有所富余、有执业愿望的现状,有条件地允许他们兼职执业,将这部分"储备能量"释放出来。②执业助理药师层次人员的开发利用。国家实行从业药师过渡政策期间,执业助理药师层次人员(从业药师)在药品经营领域发挥了阶段性重要性,在过渡期届满之际,应尽快出台调整政策,明确将从业药师定位为执业助理药师,通过开展从业药师培养再提高工作,使部分从业药师转变为执业药师。③其余药学技术人员的深入开发利用。客观地讲,执业药师占整个药学专业技术人员队伍的比例还比较小,各领域的药学工作还有赖于其他药学技术人员来完成,而执业药师作用发挥的好坏尤其需要其余药学技术人员的支持配合,只有在不同的层面上都制定行之有效的培养开发规划,才能提高执业药师队伍的总体素质,充分开发和利用执业药师的潜能。

3.6 执业药师人力资源流动性开发

流动性开发就是充分利用人才市场的自发调节功能,并附以必要的行政手段,引导执业药师人力资源流向最有利于其施展才能的地区、部门或岗位上去。做好流动性开发工作包含下列几项内容:一是加快执业药师信息网络建设,改变执业药师信息发布渠道闭塞的现状。建议国家食品药品监督管理局设立专门的执业药师供求信息网站,各地区设立区域性网站,定期发布执业药师供求信息,建立供需双方沟通联系的平台;二是建立执业药师人事代理机构。这一机构的建立有利于促进单位与执业药师间的沟通联系,有利于减少执业药师选择执业单位的盲目性,有利于杜绝商业利益给执业药师执业行为带来的负面影响,该项制度的具体操作和运行还有待同行的进一步商榷。

3.7 执业药师人力资源自我开发

执业药师人力资源应主动进行自我开发,敬德修业,不断提高自身素质,以适应社会经济发展的需要。在学习理念上,改过去一次性的"终结型"教育开发为"终身学习"开发;在学习方式上,将自学提高同培训教育相结合,重点放在自学上,学知识,长技能;在学习内容上,本着"缺什么补什么"的原则,重点学习临床药学、政策法规、外语电脑和沟通交流方面的最新进展和技能;在学习效果上,做到联系实际,学以致用,以改进本职工作为目的。

4 关于我国执业药师人力资源开发的建议

4.1 完善执业药师法律法规体系

为使执业药师法律法规体系更加完备,建议采取以下措施:一是尽快制定出台《中华人民共和国执业药师法》,确定执业药师的法律地位,规范执业药师执业行为,保障其依法开展业务,同时也维护执业药师的合法权益;二是在《药品管理法》以及《药品管理法实施条例》中进一步明确执业药师的岗位设置及其作用,将经营处方药和甲类非处方药的药品零售企业的人员条件由原来的"应当配备执业药师或其他依法经资格认定的药学技术人员"修改为"应当配备执业药师";三是在医疗机构药剂工作中明确规定执业药师从事的业务工作，从根本上提高医院执业药师的工作积极性；四是在其他涉及公民卫生健康的法规中，写入执业药师提供优良药疗服务的条款，进一步明确执业药师担负的社会职责。

4.2 完善政府、执业药师协会合理分工的组织管理体系

完善这一组织管理体系，根本目的在于由执业药师协会协助药品监督管理部门开展工作，对药师队伍的管理实现重"身份"管理到重"行为"管理。一方面，政府应重在宏观管理，主要是制定政策、规划和目标，并适时进行引导和监督。政府机关在职能转变中，应更多的强调服务功能，监管部门根据广大执业药师的普遍要求，推出便民服务措施，优化管理形象，拉近被管理者和管理者之间的距离，避免消极情绪带来的不良影响。另一方面，执业药师协会应更多地承担起执业药师管理的具体工作，通过制定行业规范，加强药师的行业自律，维护广大药师的合法权益。要规范药师的执业活动，制定行规、行约和行业服务规范，开展行业自律，用协会的章程和各种必要的制度来规范药师的执业行为。

4.3 构建执业药师执业行为监督体系

针对执业药师执业行为尚缺乏有效监督的现状，笔者建议逐步构建以下监督体系：一是建立执业药师个人信息上网公示制度，将执业药师注册单位、注册时间、所在岗位等基本信息录入到专门的信息公示系统中，随时更新，定期发布，供管理、查询和监督之用。还可对执业药师注册证实行网上查询，此举可有效防止证书的弄虚作假。为配合该制度的推行，药监部门可向社会公布监督举报电话，设立意见箱，指定专人收集整理信息上报，并定期公布处理情况，以树立公平、公正、公开的良好工作形象。二是执业药师信用档案制度。为了对执业药师在行业内的执业行为进行全程监督管理，对注册执业的执业药师建立信用档案十分必要。档案中详细载明该药师的执业经历，职业道德状况，工作差错事故情况，尤其是详细记载其提供药学服务的诚信情况，将执业药师的累积诚信度作为考核执业药师职业道德的重要指标，视考核情况分别给予奖惩，有效调动药师工作积极性。三是执业药师考核制度。制定执业药师不同岗位工作标准，定期进行考核，将考核结果同执业药师待遇挂钩，能者多得，多劳多得，以考核促进步。四是执业药师淘汰制度。在不断提高执业药师准入标准，严把门槛的同时，建立与之相对应的执业药师淘汰制度，做到有进有出。对考核不合格者，不予换发注册证；对违犯有关法律、法规的执业药师，给予警告，责令改正；情节严重的，暂停执业，吊销注册证书，直至吊销执业资格证书；构成犯罪的，追究刑事责任。

4.4 完善执业药师所在单位人力资源开发工作

目前，一些单位的执业药师形同虚设、有名无实，没有专门岗位，具体职责不清，切身利益无保障，加之工作风险较大，执业药师的执业环境还不理想。有些单位执业药师即使执业，也不在一线，执业药师不足与人才浪费的现象共存。这些问题除国家通过强制配备措施加以解决外，完善执业药师所在单位的人力资源开发工作也刻不容缓。执业单位应制定计划，分步实施，做到：将执业药师人才的引进与培养结合起来，将其使用与培养结合起来，将个人职业生涯发展同单位的长远发展结合起来，真正使执业药师责、权、利相统一。并解决好执业药师的后顾之忧，在事业留人的同时，还以感情留人，使之成为单位团队发展的生力军。

4.5 改革高等药学教育，适应执业药师制度的推行

我国高等药学教育必须加快改革步伐，努力适应执业药师制度实施的现实需要，把培养和输送高素质执业药师后备人才作为衡量高等药学教育质量的重要标准。建议高等教育做以下改革：①建立临床药师人才的培养机制。我国现有药学人才培养模式远不能满足社会对临床药师的需求，为了从根本上解决执业药师知识结构欠合理、开展药学服务等工作乏力的状况，建议国家在医药类院校设置临床药学本科专业，基础较好的院校，可以设置临床药学专业硕士及博士层次教育；为加快人

才培养,重点医药类院校可以实行本硕连读、贯通培养的六年制教育模式,培养三级医院急需的临床药学人才,达到药学和医学知识融会贯通,基础宽厚,专业精深,综合素质高,熟练掌握临床药学实践技能,兼备管理与创新能力[5]。②完善药学职业道德教育体系。具体做法有:其一,设立专门的药学职业道德课程。以往药学生在校道德教育不成体系,有的以医学生道德教育笼统代之,有的只是平时的零散教育。为此,建议各校根据实际情况,设立专门的药学职业道德课程,突出药学行业的特色和药师职业的神圣性。其二,建立药学生入学宣誓制度,以宣誓仪式来增强药学生的使命感和责任感,宣誓词应突出药学职业的特点。③改革课程结构。重点加大药事管理与法规、药学服务与咨询、公共卫生类课程的比重,开设药品商品学、合理用药、沟通与交流类课程,从而提高学生适应国际化、商业化和信息化的能力。

参考文献

[1] 杨世民. 我国实施执业药师制度的现状及其发挥对策 [J]. 中国药房, 2001, 12(1): 4

[2] 吴凯云. 全国药学技术人员现状分析 [J]. 中国执业药师论坛.2002.1: 26, 29

[3] 郑筱萸.WTO 与中国医药事业展望 [J]. 中国药师.2002.5(7): 391-394

[4] 梁裕楷, 高敬, 南兆旭主编. 人力资源开发与管理 [M]. 广州: 中山大学出版社 1999.228

[5] 方字. 杨世民. 日本 Kyoritsu 药学院临床药学硕士学位的培养计划及评说 [J]. 药学教育, 2003, 19(1): 5457

——刊于《中国药师》2004 年第 7 卷第 6 期

我国药品经营企业执业药师人力资源开发研究

方宇　杨世民

摘要　目的：研究我国药品经营企业执业药师人力资源的开发现状和途径。方法：结合问卷调查和实地访谈，探讨、分析药品经营企业执业药师人力资源开发中存在的问题。结果与结论：药品经营企业缺乏完善的执业药师配置使用规划，执业药师聘用、培养、考核、激励等机制尚未形成体系，且外在政策不到位，执业药师供需市场发育不健全，执业药师作用发挥十分有限。药品经营企业执业药师执业环境亟待优化，建议完善执业药师聘任制度和考核评定制度，建立全职和兼职并行的执业药师执业体系，搭建执业药师供求信息网络平台和人事代理制度，进一步发挥执业药师协会的行业管理和自律作用，完善继续教育体系，加快人力资源开发步伐。

关键词　药品经营企业；执业药师；人力资源开发；素质

Development and Research of Personnel Resources of Licensed Pharmacist of Drug Supply Enterprises in China

FANG Yu, YANG Shimin

ABSTRACT　Objective: To study the currrent situation of development in personnel resources of licensed pharmacists of drug suppply enterprises in China and the ways of development.Methods: The existing problems in the development of personnel ressources of licensed pharmacists were analyzed through the ways of questionnaires and interviews.Results & Conclusions: The drug supply enterpries lacked collocation and applcation rules of pharmacists and there lacked a system for employing, training, assessing and encouraging the licened pharmacists. Furthermore, because of the ineficient policy. the supply-demand market of licensed pharmacists was unsatisfactory and the functions of the pharmacists were incomplete. Therefore, the practicing environment for the licensed pharmacists must be optimized. It is ecommended that a perfect systemof employment and assessment should be established; the full-time practice and the part-time practice should be allowed to coexist; the information net work platform for supply-demand of the liecnsed pharmacists should be set up to improve the management as well as self-discipline function of licensed pharmacist association, better the further education system, and therefore promote the development of personnel resoures.

KEY WORDS　Drug supply enterprise; Licensed pharmacist; Development of personel resources; Diathesis

随着我国药品流通体制改革和药品分类管理制度的逐步实施，执业药师在药品经营企业中尤其是药品零售企业中的作用越发突显。因此，如何更好地发挥执业药师的作用，使之真正成为合格的药品推荐者与优良的药学服务提供者，已成为执业药师工作的出发点和最终目标[1]。笔者从人力资源角度重新审视执业药师制度，通过结合问卷调查和实地访谈的形式，分析了我国药品经营企业执业药师人力资源的开发现状，并提出了相应的改进措施与建议。

1 执业药师人力资源开发的内涵 [2~4]

人力资源是指一定领域内所拥有人员的劳动能力的总和,分为一般人力资源和专业人力资源。执业药师作为保证药学领域药品质量和药学服务质量、保障人民用药安全有效的主要力量,属于后者。具体来说,执业药师人力资源是指一定社会范围内执业药师的总和,包括数量与质量2个方面,数量和质量是执业药师人力资源的最基本性质。而执业药师人力资源开发,则主要是指以发掘、培养、发展和利用执业药师人力资源为主要内容的一系列有计划的活动与过程,包括执业药师的教育、培训、管理及人才的积累、配置、使用与转化等诸多环节。

2 执业药师人力资源开发调研分析

2.1 样本选择及数据来源

本研究系初探性研究(Pilot Study),考虑到人员、经费等实际条件,采用了便利抽样法。同时,为了体现样本的代表性,分别在执业药师数量差异较大及人力资源开发程度不同的若干省、市进行调研,包括陕西、海南、深圳、山东等。

2003年6月~2003年10月,笔者在上述省、市开展问卷调查,总共发放问卷400份,回收有效问卷253份,有效回收率为62.5%。问卷统计结果显示253名通过执业药师考试的人员中,注册执业的有101人,注册率为39.9%;在药品经营企业注册执业的有48人,占注册人数的47.5%。

2.2 统计学方法

应用SPSS11.5软件进行数据统计,采用频数分析、相关分析、交叉分析等方法处理数据。

2.3 结果与分析

2.3.1 药品经营企业执业药师的配置情况。

调研发现,虽然药品经营质量管理规范(GSP)认证对医药企业的人员配备提出了具体要求,各药品经营企业对此也做了很多工作,但仍然普遍缺乏系统的配置、使用计划,尚未真正将执业药师放到企业发展的举足轻重的位置上。究其原因,主要有2个方面:一是药品经营企业对配置执业药师的目的不明确,导致聘用执业药师的行为较被动,往往是为了满足国家要求"不得已而为之";二是国家对药品经营企业配备执业药师的要求力度还不够,企业仍有很大的回旋余地。虽然《药品管理法实施条例》首次通过法律层面提出了药品经营企业必须配备执业药师的要求,即"经营处方药、甲类非处方药的药品零售企业,应当配备执业药师或其他依法经资格认定的药学技术人员",《国家执业药师资格制度2001~2005年工作规划》中亦提出了8项配备目标,要求2004年6月30日后所有药品经营企业必须在相应岗位上配备执业药师,但其强制约束力仍不够,且内容相对宽泛,仅有配备要求,缺乏可具体操作的配置规范。加之从业药师过渡政策的实施,也使部分企业对配备执业药师持消极态度。在这种情况下,药品经营企业即使聘用了执业药师对其岗位职责设置也不甚明确。如调研中发现58.3%的执业药师认为其所在药品经营企业设置的岗位职责不明确。不同性质单位执业药师的配置、使用情况详见表1。

表 1　执业药师配置、使用情况（n）

Tab 1　Collocations and application of licened pharmacists rnln

注册执业总和的领域	所在单位有无执业药师配置使用计划			总和
	有	无	不清楚	
生产单位	3（8.3%）	25（69.4%）	8（22.2%）	36
经营单位	10（20.8%）	27（56.3%）	11（22.9%）	48
医疗机构	0（0.0%）	13（76.5%）	4（23.5%）	17
总和	13	65	23	101

2.3.2 药品经营企业执业药师数量分析。

目前，药品零售企业执业药师数量有限，这与我国执业药师总体数量严重不足有直接关系。在此前提下，笔者以 253 名通过了执业药师考试的人员为对象，考察了影响药店驻店执业药师数量的相关因素，结果详见图 1。

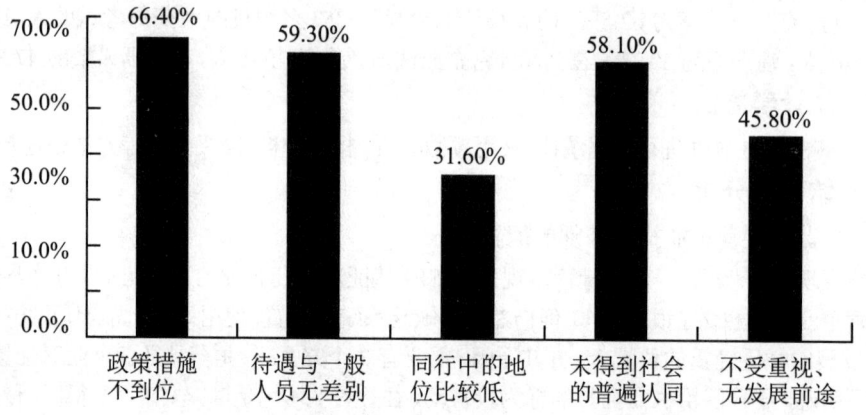

图 1　影响药店驻店执业药师数量的相关因素

Fig 1　Related factors to numbers of licensed pharmacists in drugstores

由图 1 可见，吸引执业药师到药店执业的政策环境和待遇条件尚不够成熟，亟需出台一些优惠政策，以提高执业药师到零售企业工作的积极性。同时，在待遇上也应予以适当反映。

2.3.3 执业药师素质状况分析。

对执业药师就综合素质和职业道德 2 个选项作自我评价，结果详见表 2。

表 2　执业药师素质状况调查（n）

Tab 2　Investigation on diathesis of licensed pharmacist（n）

选项	良好	较好	一般	较差
综合素质	25（9.9%）	84（33.2%）	133（52.6%）	11（4.3%）
职业道德	23（9.1%）	93（36.8%）	132（52.2%）	4（1.6%）

由表 2 可见，执业药师职业道德水平还有待提高。对数据进一步采用二元变量相关分析，得到 Kendall、Spearman 相关系数分别为 0.600 和 0.631。两种方法计算所得的等级相关系数均在显著

性水平 0.01 下,表明执业药师综合素质和职业道德之间存在显著的正相关关系,说明执业药师职业道德水平高低是其综合素质的重要反映。

2.3.4 执业药师的工作积极性分析。在有关执业药师工作积极性的调查选项上,药品经营企业注册执业的 48 名执业药师中,选择"积极"的为 11 人(22.9%),选择"比较积极"的 20 人(41.7%),选择"一般"的 17 人(35.4%)。进一步分析影响执业药师工作积极性的因素(多项选择),结果详见表 3。

表 3 影响执业药师工作积极性的因素调查(n)

Tab 3 Related factors to working activities of licensed pharmacists(n)

项目	药品生产企业	药品经营企业	医疗机构
岗位职责不明确	18(51.4%)	28(58.3%)	13(76.5%)
工资待遇偏低	23(65.7%)	41(85.4%)	14(82.4%)
领导不重视	24(68.6%)	34(70.8%)	13(76.5%)
同事不支持	5(14.3%)	9(18.8%)	8(47.1%)
没有培训进修机会	18(51.4%)	28(58.3%)	14(82.4%)
没有晋升机会	9(28.6%)	24(50.0%)	10(52.9%)

由表 3 可见,工资待遇偏低、领导不重视、岗位职责不明确、没有培训进修机会是影响执业药师工作积极性的主要因素。由于工资待遇偏低执业药师的工作付出未能得到相应的回报。

仍以药品经营企业 48 名执业药师为对象,考查"您认为执业药师目前的待遇与其工作付出或价值是否相符"、"对目前个人收入状况的满意程度" 2 项内容结果详见图 2、图 3。

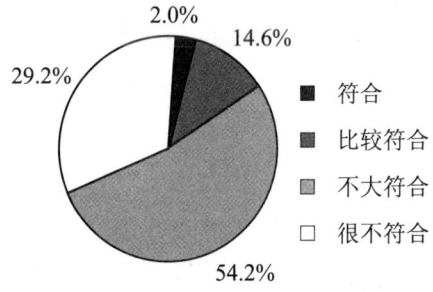

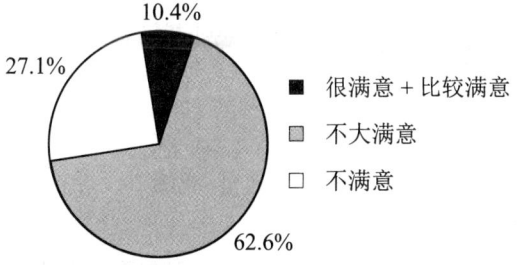

图 2 执业药师待遇和工作付出相符率调查

Fig 2 Invesigation on matching rates of in ccomes with works of licenesd pharmacists

图 3 执业药师收入满意度调查

Fig 3 Investigation on sat-isfactory rates of incomes of lcensed pharmacists

由图 2、图 3 可见执业药师对个人待遇状况的自我评价程度偏低直接影响到了其工作积极性的发挥。

2.3.5 执业药师执业环境分析。

仍以 48 名执业药师为对象考察其执业环境的优劣程度,认为执业环境"良好"、"一般"、"较差"和"很差"的分别为 1 人(2.1%)、26 人(54.1%)、15 人(31.3%)和 6 人(12.5%);对"执业药师遇到职业风险时，其权益受到保障的程度"的选择情况则为：选择"保障"和"有所保障"的为1人（2.1%），选择"没有保障"的40人（83.3%），选择"可能遭受侵害"的7人（14.6%）。执业药师执业环境的优劣与其执业风险的大小直接相关，进一步考察其职业风险的来源（多项选择），结果详见表4。

表4　执业药师职业风险状况调查（n）

Tab 4　Invetigation on occupational risks（n）

职业风险	药品生产企业	药品经营企业	医疗机构
药疗纠纷	10（27.8%）	24（50.0%）	15（88.2%）
质量差错	27（75.0%）	31（62.5%）	13（76.5%）
服务差错	5（13.9%）	23（48.9%）	7（41.2%）
人身伤害	5（13.9%）	8（16.7%）	4（23.5%）
名誉侵害	9（25.0%）	13（27.1%）	3（17.6%）

由表4可见，药品经营企业执业药师工作存在较大风险其正当权益很难得到保证。由此不难看出，我国执业药师制度还很不完善缺乏有力的执业药师风险保障机制执业药师执业环境相对恶劣。

2.3.6　药监部门执业药师管理职能分析。

考察253名通过了执业药师考试的人员对药品监督管理部门执业药师管理职能的选择认可情况，从管理对象的角度分析政府职能转变的趋势并进一步采用二元变量相关分析，研究不同单位对各项管理职能的选择比例的差异度结果分别见图4、表5。

由图4、表5可见除了"宏观指导"项外，不同单位执业药师对药监部门执业药师管理职能的选择结果并无显著性差异。可见执业药师普遍希望管理部门将工作重心放到政策引导和提供服务上，并应逐步淡化其行政监督和管理职能。

2.3.7　执业药师兼职状况分析。

考查253名通过了执业药师考试的人员对于执业药师兼职的态度（多项选择），认为"兼职有利于缓解执业药师不足的矛盾"的为137人（54.2%），认为

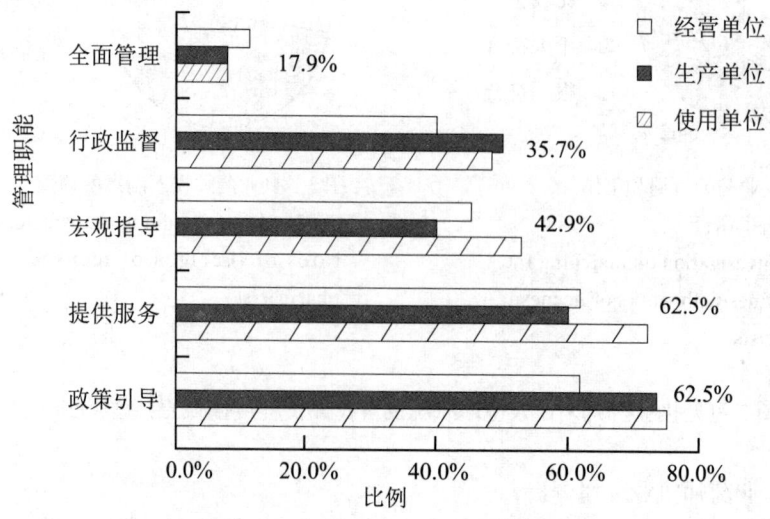

图4　对药监部门执业药师管理职能的选择

Fig 4　Choice of licensed pharmacists management funetion in departement of drug surveilance

表 5　二元变量相关分析结果

Tab 5　Results of related analysis on binary variable

管理职能	系数	
	K en dal l	S pearman
政策引导	− 0. 026	− 0. 028
提供服务	− 0. 041	− 0. 045
宏观指导	− 0. 177*	− 0. 193*
行政监督	− 0. 030	− 0. 033
全面管理	0. 019	0. 020

*　在 0.01 水平（双尾）下具有显著相天性

*　significan t correlation exist s below 0.01 level （ two - tailed ）

"兼职能进一步发挥执业药师才能"的为 143 人（56.5%），认为"兼职执业药师在岗率难以保证"的为 48 人（19.0%），认为"执业药师应在专一岗位工作"为 60 人（23.7%）。可见，大部分药师赞同兼职的做法，尤其是在目前药师匮乏的情况下，兼职有利于缓解供需矛盾，盘活现有的执业药师人力资源。

2.3.8　执业药师供求信息情况分析。

有关执业药师的供求信息，仍以 253 名通过了执业药师考试的人员为对象进行以下调查：（1）执业药师供求信息来源渠道（多项选择）；（2）执业药师供求信息发布渠道现状；（3）完善执业药师供求信息发布体系的必要性结果分别见图 5、图 6、图 7。

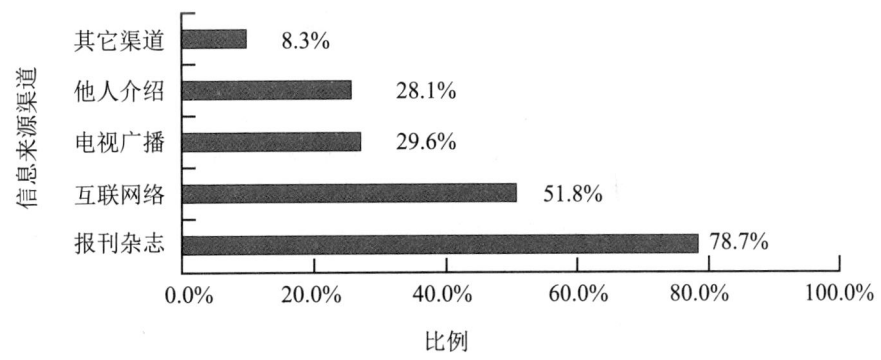

图 5　执业药师供求信息来源渠道调查

Fig 5　Investigation on information resource channels of supply-demand of certified pharmacists

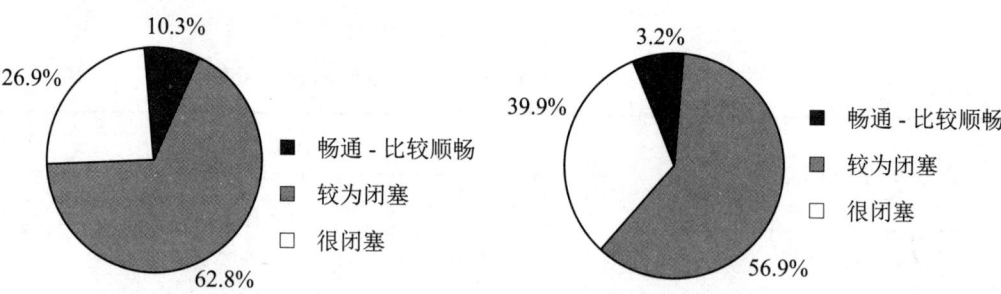

图 6　执业药师供求信息发布
渠道现状调查

Fig 6　Investigation on information
releasing channel of supply-demand
of certified pharmacists

图 7　完善供求信息发布体系的必要性调查

Fig 7　Investigation on necessity of
consummating releasing system of supply-
demand information

上述结果表明，执业药师市场供求信息渠道不畅，供、需双方缺乏沟通交流，执业药师择业盲目性较大，企业选择余地受限，亟需搭建畅通、及时的执业药师信息平台，以缩短执业药师的择业周期。

3　执业药师人力资源开发实地访谈分析

为进一步了解药品经营企业执业药师人力资源的开发现状，探究现存问题的深层次原因，笔者在西安地区开展了实地访谈，以作为对问卷调研结果的重要补充。

3.1　数据来源

选取西安地区 6 家连锁药店和 2 家单体药店进行实地访谈，个别或集中征询意见与建议。累计访谈驻店执业药师 10 人 / 次、部门经理 2 人 / 次，普通店员 5 人 / 次。并利用执业药师继续教育机会，集中召开座谈会 2 次，参会人员包括执业药师和从业药师，共计 30 余人 / 次。访谈的主要内容包括：（1）执业药师的执业情况（在岗与否、是否兼职、处方审核、用药咨询及药品质量监督管理等）；（2）执业药师的整体地位（有无明确的岗位安排和职责要求，工资待遇与般人员有无区别，是否受到领导重视、受顾客尊重和信赖，执业药师工作是否由从业药师、一般药师或店员替代等）；（3）对于执业药师制度的期望（国家执业药师政策需要如何完善，执业药师到底如何才能更好地发挥作用等）。

除此之外，对接受问卷调查和实地访谈的人员发放"意见征询单"，内容包括：（1）您对完善执业药师制度的建议或意见；（2）您对执业药师制度今后发展的期望。共回收有效征询单 146 份。

3.2　分析方法

撰写访谈笔记，进行集中阅读，分析编码并加以归纳总结，得出分析结果。

3.3　结果与分析

执业药师制度的推行对保障人民用药安全有效发挥了重要作用，但目前仍存在不少问题。笔者集中分析了现存的问题，以期找出解决办法。

3.3.1　药品经营企业执业药师关注的焦点。

根据访谈笔录，笔者总结、归纳了目前药品经营企业执业药师关注的焦点，主要包括：（1）普遍期望尽快出台《执业药师法》，完善执业药师相关政策，提高执业药师的法律地位，保障其合法权益。通过立法，明确药品经营企业执业药师岗位设置，从专业和学历方面提高执业药师准入门槛做到宁缺毋滥，尽快改变目前由一般药师和从业药师代行执业药师职责的状况。（2）呼吁解决执业药师待遇偏低的问题。访谈中,执业药师对待遇问题表现出了较大关注,认为这是影响其工作积极性的重要因素之一。甚至有执业药师提出,应在《执业药师法》中写入执业药师待遇的问题。(3)希望改革执业药师继续教育体系。问题主要集中在培训针对性差、培训形式单一、经济负担重、时间安排不灵活、培训流于形式等方面,这些问题直接影响着继续教育的实效。(4)执业药师素质偏低、执业水平有待提高。受访者认为执业药师亟需拓展视野,不断吸纳、更新专业知识,强化实践技能,提高业务水平,真正发挥执业药师在保证药品质量、维护人民身体健康中的作用。有执业药师认为,构建淘汰制度有利于提高执业药师的整体素质。(5)关注执业药师协会作用的发挥及行业内学术气氛不浓等状况。执业药师一致认为执业药师协会应加大宣传力度,真正发挥其职能,并加强行业内的学术交流以提高执业药师的学术水平和技术含量。

3.3.2 药品经营企业执业药师配置和使用现状堪忧。

调研结果显示,执业药师在药品经营企业的配置、使用现状不容乐观,主要体现在:(1)执业药师在职不在岗的现象普遍存在。执业药师"空挂"现象非常严重,药店中本应由执业药师负责的工作却由其他人员担当,效果很难保证。与此同时,许多在药检所、高校及科研院所工作的人员通过执业药师考试后不允许或没有注册执业,对于其中专业技能较强、精力富余的人员,目前国家还没有是否允许其兼职的明确规定,使其多少有些无所适从。(2)药店普遍缺乏执业药师的配置、使用规划。执业药师的引进、培养、激励和绩效考核等一系列工作缺乏科学规划,药店对配置执业药师的目的等不甚明确。(3)从业药师制度的冲击。实施从业药师制度以后,药店人员选择范围扩大,普通药师、从业药师与执业药师都有可能获得执业机会,药店经营者从人员成本的角度考虑,往往倾向于任用从业药师或普通药师,使得执业药师在双向选择中明显处于劣势,许多人处于"失业"或"待业"状态,却不得不负担每年的继续教育费用。调研中,众多执业药师将此现象形容为"从业药师冲击波",并对执业药师"门槛"问题、素质问题表现出较大关注。上述问题制约了执业药师在药品经营企业中作用的发挥,因此,有必要建立科学、合理的执业药师人力资源开发体系。

3.3.3 药品经营企业对执业药师的作用认识不足。

调研中发现,药品零售企业对执业药师作用的认识呈现 2 个极端。一是将执业药师与一般营业人员简单等同。部分执业药师反映,"经理将我们和普通店员同等对待,一样点名,一同出操,这种管理让我们觉得执业药师的价值无从体现";大部分执业药师认为,"企业领导更看重一线店员,他们对企业销售额的提高至关重要,而对我们的工作重视程度一般,待遇方面也未充分体现;个别企业经营者甚至认为,"我们并不看重执业药师,他们从事的工作完全可由本企业其他员工担当,只要对其进行一定培训提高就可以了"。这种看法无不折射出零售企业执业药师的尴尬处境。二是将执业药师作为无所不能的组织管理者,在其作用上认识模糊,还没有将他们真正推到直面消费者的一线前台。在执业药师匮乏的同时,存在着隐性的人才浪费。

3.3.4 药品经营企业尚未形成执业药师使用和培养并重的机制。

执业药师是企业生存和发展的关键,企业管理者虽已普遍认识到了这一重要性,但在具体经营过程中却存在众多误区:(1)没有将吸引和留住人才的重要性真正提高到关乎药店生存的高度给予足够关注,尤其是当企业发展到一定规模时,如果决策者不再重视对人力资源的投入,往往会造成执业药师存量不足。对待人才绝不能单靠提拔,然后任其自生自灭,必须主动给予关心和资源投入。(2)错误地认为只要单纯提高执业药师的工资待遇就可发挥其工作积极性,忽视其工作动机和自我发展需求,必然不可能取得应有的效果。(3)部分零售药店将配备和使用执业药师仅仅作为通过GSP 认证的砝码,只是在短期内重视,并未意识到今后执业药师在药店经营过程中的地位和作用,甚至逐渐忽视执业药师的关键作用。

4 我国药品经营企业执业药师人力资源开发对策

4.1 建立执业药师聘任制度和考核评定制度

药品经营企业有必要设置执业药师工作岗位，明确其职务、责任、权利和利益归属关系，从企业内部或企业外部选聘执业药师，聘任的依据主要是职位的具体要求和执业药师应具备的素质和能力。

建立考核评定制度，重在确立科学的考核标准，可主要考虑以下方面：(1)考察执业药师对提升企业经营水平的贡献，包括对药品质量管理水平、药学服务水平等，这是衡量执业药师工作绩效的最主要标志；(2)执业药师开展工作必然对企业经营额产生直接或间接的影响，因此可考察执业药师对增加企业经营业绩的付出大小指标包括处方审核率、药品质量合格率等。这种将企业人力资本投入与产出直接挂钩的方式，将有利于提高执业药师工作积极性；(3)设定若干业务工作考核标准，如事故差错率、出勤率等，从微观层次考核其工作；(4)收集客户对执业药师工作的反馈意见，并将其作为考核指标之一，督促执业药师全心全意为客户服务。

4.2 建立全职和兼职并行的执业药师执业体系

基于目前我国执业药师人员匮乏的现状，应该建立全职和兼职并行的执业药师执业体系。目前，应首先做好以下工作(1)政府出台相应政策，明确一定条件下准予兼职的规定。(2)由执业药师协会制订兼职执业药师工作规范，从行业角度来约束执业药师的执业行为。(3)药品经营企业制订对兼职执业药师的工作考核办法，督促其完成兼职工作。全职型执业药师作为企业的员工，只要把自身的发展同企业的进步连为一体，对企业的发展将会发挥重要作用。各企业可根据自身的实际情况来决定全职和兼职药师的使用。

4.3 建立执业药师供求信息网络平台和人事代理制度

建立执业药师供求信息网络平台，需要政府支持、协会宣传，以及执业药师使用单位配合，并需要广大执业药师的积极参与。为此，执业药师管理部门应定期提供其掌握的有关注册执业的权威信息，供"待业"人员参考，同时使已执业人员接受社会监督。协会有责任和义务沟通执业药师供、需双方，及时提供供求信息。作为需求方的执业单位，可将招聘信息发布到执业药师公知公认的网站或其它信息媒体上。而广大未注册执业人员应主动出击，进行双方互动式的选择。

人事代理制度将人事管理制度社会化，管理对象由"单位人"变为"社会人"，有利于人才的合理流动，是促进执业药师与单位联系沟通的桥梁。构建这项制度，既可设立有形的中介部门，又可通过信息网络来搭建无形的中介平台。中介性质的代理机构不仅能帮助执业药师和单位互相选择，还能根据单位需要，从事单位专业技术几员的测评工作，为单位选拔、任用人员提供客观依据。

4.4 进一步发挥执业药师协会的行业管理和自律作用

执业药师协会成立的时间还不长，社会对其了解不多，现有作用发挥有限，亟需扩大其管理和服务功能。一方面，应加大宣传力度，同时吸收广大执业药师加入，扩大协会的群众基础；另一方面，执业药师协会应更多地发挥其管理职能，特别是突出其服务功能。协会可在执业药师供需信息提供、继续教育、学术交流等方面开展工作，帮助执业药师充分就业，不断提高其学术水平。另外，执业药师协会还可通过制订行业规范，规范药师的执业活动，加强药师的行业自律，并维护广大药师的合法权益。

4.5 完善继续教育体系. 进一步提高药品经营企业执业药师的素质

执业药师继续教育应从目前的集中培训逐步向分领域培训过渡，将执业药师的培训与从业药师的培训分开进行，针对药品经营企业执业药师工作的具体特点，从药品质量管理、合理用药、优良药学服务等方面进行提高。除此之外，药品经营企业应在单位内部营造良好的学术气氛，鼓励包括执业药师在内的企业员工通过自学不断提高其各项知识和技能并提供形式多样的在职培训，邀请药学领域内的知名专家到企业开设讲座等，以提高企业人力资源的存量及企业经营的人才动力。

参考文献

[1] 杨世民.我国实施执业药师制度的现状及其发展对策 [J].中国药房,2001,12（1）：4

[2] 方宇,杨世民.我国执业药师人力资源开发探讨 [J] 中国药师,2004,7（6）：464

[3] 梁裕楷编著.人力资源开发与管理 [M].第 1 版.广州中山大学出版社,1999:228

[4] 王杰编著.哈佛模式 ——人力资源管理 [M].第 1 版北京：人民日报出版社,2002：537 ～ 540.

——刊于《中国药房》2005 年第 16 卷第 7 期

对我国执业药师资格考试的抽样调查

叶奎英　杨世民

摘要　目的：了解考生对执业药师资格考试的看法，对考试的改进提供建议。方法：采用抽样问卷调查法，对选定城市中参加过考试的药师进行调查。结果：被调查人员对考试结果基本满意，认为考试结果客观公正；认为考试内容过于偏离实用领域；公布考试试题和答案的做法得到了普遍认同；目前我国执业药师的执业水平令人担忧，通过考试的执业药师认为要提供基本的药学服务还存在相当困难。结论：建议取消报考工作年限的规定；建立考试监督评价机制，及时公布试题和答案；增加考试的人文关怀；允许国外药学毕业生参加我国执业药师资格考试并注册执业。

关键词　执业药师；资格考试；抽样调查

Sampling Survey on Licensed Pharmacist Examination in China

YE Kuiying, YANG Shimin

ABSTRACT　Objective: To understand the views and comments of the examinees on the Licensed Pharmacist Qualification Examination in China, and to propose suggestions on improvement of the examination. Methods: The method of sample questionnaire was adopted to survey the pharmacists in selected cities who had taken the examination. Results: Despite a general satisfaction with their results in the examination and a general recognition of it s fairness and objectivity, the respondents considered the tested subjects as being far diverted from the practical field. They all welcome the way of posting test papers and answers after the examination. They acknowledged the worrying academic level of licensed pharmacists in China, and thought that there would remain certain difficulties even for those licensed pharmacists who had passed the examination to provide basic pharmaceutical care. Conclusions: It is suggested that the barrier on candidates ' length of service be lifted, a supervision and evaluation mechanism be established for the examination, test papers and answers be made public in time after each examination session, a humanistic touch be added to the examination, and foreign students in pharmacy major be permitted to take the examination and be certified for practice in China

KEY WORDS　Licensed pharmacist; Qualification examination; Sampling survey

我国 1995 年 10 月开始举行全国执业药师资格统一考试以来，在国家和医药界各方的共同努力下，整个执业药师考试管理工作更加趋于成熟，考试的开展基本达到了预期的效果。考试举行 11 年以来，考试管理机构至今未曾就考试在局部或全国范围内对考生进行调查。考生是执业药师资格考试的主体和参与者，没有广大考生的参与和支持，执业药师资格考试也不会走到今天。只有通过掌握第一手资料，了解考生对考试的真实看法，听取考生的建议，有针对性地解决考试各环节中存在的问题，才能使执业药师资格考试工作取得进步。

1 调查目的

让参加过执业药师资格考试的人员对执业药师资格考试提出自己的意见,为我国执业药师资格考试管理工作的改进和完善提供建议。

2 调查对象

考虑到参加过执业药师资格考试的人员既包括已经参加或通过全部考试科目的人员,又包括只参加或通过部分考试科目的人员,定义过于宽泛不容易达到标准化,所以将调查对象确定为全国范围内已经通过考试并注册的执业药师,以便于界定并选择调查对象。

抽样时考虑的因素:(1)各个地区经济发展和药学教育水平的差异可能影响考生对执业药师资格考试的看法,将抽样重点选择在华北、华东、中南、西南、西北五大区域,选择有代表性的大中城市抽样。(2)根据各个省市执业药师分布情况的差异,在不同地区选择不同的抽样比例。

3 调查方法

调查方法为统计调查研究,采取邮寄问卷,要求被调查对象本人填写的方式。本调查采用非概率抽样法,在全国范围内对医院、药厂、零售药店、科研院所等单位的执业药师进行便利抽样调查。

本次问卷调查起始时间为 2004 年 7～11 月,对全国 14 个省级区划的 5 个超大城市(北京、上海、重庆、西安、成都)、4 个特大城市(杭州、淄博、乌鲁木齐、太原)、1 个大城市(西宁)、3 个中等城市(商丘、十堰、佛山)、3 个小城市(昌吉、河池、喀什)、1 个县(奇台)[1] 中的执业药师进行调查,共发放问卷 384 份,回收问卷 321 份,剔除无效问卷 2 份,获有效问卷 319 份,有效回收率为83.11%。样本省(自治区、直辖市)分布见表 1。

表 1 样本省(自治区、直辖市)分布

Tab 1 Distribution of samples by province(autonomous region, municipality city)

省区	人数	百分比 /%	省区	人数	百分比 /%
上海	69	21.6	广东	17	5.3
陕西	55	17.2	北京	16	5.0
新疆	48	15.0	浙江	15	4.7
重庆	26	8.2	河南	10	3.1
山西	21	6.6	山东	7	2.2
湖北	19	6.0	四川	6	1.9
青海	5	1.6	合计	319	100.0
广西	5	1.6			

4 结果分析

4.1 被调查对象基本资料分析

被调查人员以本科学历为主,占 45.15%;其次是大专和研究生学历者,分别占 26% 和 13.15%。

由此可见，被调查人员文化层次较高。从专业分布来看，被调查人员以药学和中药学专业居多，分别占总数的 59.19％和 24.18％，医学、生物学、化学、化工等其他专业共占 15.15％。另外，被调查人员参加考试时的工作年限情况见表 2。

表 2　参加考试时的工作年限
Tab 2　Examinees'length of service at examination enrolment

工作年限	人数	百分比 / %	有效百分比 / %	累计百分比 / %
15 年及以上	72	22.6	22.6	22.6
7 ～ 14 年	98	30.7	30.8	53.6
5 ～ 6 年	71	22.3	22.3	75.8
3 ～ 4 年	51	16.0	16.0	91.8
2 年	26	8.2	8.2	100.0
有效人数	318	99.7	100.0	
缺失人数	1	0.3		
合计	319	100.0		

4.2　对资格考试准入条件的看法

4.2.1　不同学历人员对资格考试最低学历要求的看法

由于硕士和博士人数较少，将这两项合并为本科以上学历，做卡方检验。不同学历人员对考试最低学历限制的看法描述性统计结果见表 3。

表 3　不同学历人员对考试最低学历限制的看法描述性统计结果
Tab 3　Views of examines with different educaticnal background on reauirement for minimum education background：results of descriptive statistics

被调查者学历		最低学历限制			
		中专	大专	本科	合计
中专及其他	人数	33	7	1	41
大专	学历的百分比	80.5%	17.1%	2.4%	100.0%
	人数	34	42	6	82
本科	学历的百分比	41.5%	51.2%	7.3%	100.0%
	人数	30	76	32	138
本科以上	学历的百分比	21.7%	55.1%	23.2%	100.0%
	人数	6	14	29	49
	学历的百分比	12.2%	28.6%	59.2%	100.0%
合计	人数	103	139	68	310
	学历的百分比	33.2%	44.8%	21.9%	100.0%

从表 3 中可以看出，有 33.12% 的人认为报考执业药师的最低学历应该为中专，44.18% 的人认为是大专，21.19% 的人认为是本科。其中，大专学历是大多数被调查人员认可的参加考试的最低学历。中专及其他学历人员选择中专作为报考最低学历的人数占全部中专及其他学历人员的 80.15%；有 51.12% 的大专学历人员选择大专学历作为最低报考学历，本科学历人员中有 55.11% 的人选择大专作为最低报考学历；本科以上学历人员中有 59.12% 的人选择本科学历作为最低报考学历。卡方检验结果显示，被调查人员的学历影响其对报考最低学历的看法：被调查人员自身学历越高，对报考最低学历的要求也就越高。目前，关于执业药师报考的最低学历问题是广大药学人员关心和争论的焦点，对此问题的讨论也一直徘徊在本科和大专学历之间。学历水平相对较低的中专及大专学历人员希望学历规定不要过高，这样他们才有机会参加考试并成为执业药师。

4.2.2　不同专业人员对报考专业的看法

问卷开始设计的被调查人员专业有 7 大类，分别是药学、中药学、医学、生物、化学、化工、其他。经统计发现，生物、化学、化工、其他专业的人数较少，不符合卡方检验的条件，因而对选项进行重新定义，将人数较少的生物、化学、化工及其他这几项合并为 / 其他一项。经过合并后的数据符合卡方检验条件（n>40，T>5）[2]。

54.13% 的被调查人员认为只有药学和中药学专业人员才能够参加执业药师资格考试。45.17% 的被调查人员认为与药学、中药学相关的人员都可以报考执业药师资格。调查结果显示，共有 163 人选择仅限于药学和中药学专业这一选项，其中有 71.18% 的人是药学专业人员，23.13% 的人是中药学专业人员，3.17% 的人是医学专业人员。对不同专业人员对于报考执业药师专业的看法做卡方检验，结果显示 P 值小于 0.05，说明被调查人员自身的专业会影响他们对执业药师报考专业的看法。这一结果间接反映出执业药师社会地位不高，还不能被其他专业人员所认可，相当一部分被调查人员认为药学、中药学专业人员对执业药师这一职业资格没有独占性和排他性，可以被任何相关人员所代替。医学专业的被调查人员对仅限于药学和中药学这一选项认可度最低，占选该选项人数的 3.7%。可以解释为我国许多医院的药学人员学历较低，专业素质较差，大部分药师在临床上不能够为医师合理用药提出可行性建议，以上这些大大削弱了药师在医师和广大消费者心目中的权威性地位。

4.2.3　不同学历人员对报考专业的看法

在调查中对学历一共设定了 6 个选项，分别是中专及其他、大专、本科、硕士研究生、博士研究生。硕士研究生和博士研究生两项人数较少，因此将其合并为本科以上学历进行分析。调查结果显示，中专及其他学历人员对执业药师报考专业仅限于药学和中药学专业的认同度最高，有 62.12% 的中专学历人员选择该项，53.12% 的大专学历人员和 56.15% 的本科学历人员对仅限于药学和中药学这一选项比较认同。本科以上学历人员对该选项的认同度不高，只占到 43.15%。这可以解释为中专及其他学历人员由于自身的认识能力和所处的地位，药师容易在其心目中形成某种专业性和权威性的地位。大专学历人员对药学专业知识结构比较了解，认为执业药师仅仅拥有目前所学习的药学专业知识还不足以提供药学服务。本科、硕士研究生和博士研究生学历的人员经历过本科教育，他们对自身的期望值很高，但是迫于现行的药学教育体制和行业现状，他们的知识结构难以完全胜任执业药师工作，处于进退两难的境地，因而对此选项的认同度不太高。

4.2.4　对执业药师考试报考年限的看法

有 6.14% 的人认为大专学历报考执业药师者需要有 1 年以上的工作经历，15.12% 的人认为需要 2 年以上的工作经历，68.16% 的人认为需要 3 年以上的工作经历，还有 9.18% 的人认为毕业即可报考。有 19.16% 的人认为本科毕业生参加考试的工作年限为 1 年，49% 的人认为应该是 2 年，15.12% 的人认为应该是 3 年, 16.12% 的人认为本科毕业即可报考执业药师资格。有 40.18% 的人认为本科以上学历人员需要 1 年的工作经历即可报考, 33% 的人认为毕业即可报考。

4.3 对考试题型的看法和考试应该增加的题目类型的看法

有 62.15% 的被调查人员表示对考试题型很满意, 有 37.15% 的人表示不太满意, 认为题目类型单一。73.10% 的人认为应该增加处方分析题, 评价处方中存在的问题; 55.16% 的人表示应该增加制订个体化给药方案题; 52.17% 的人表示应该增加案例分析题。说明在实际工作中, 分析评价处方是药师主要的工作内容之一, 许多药师希望加强这方面知识的学习。对于制订个体化给药方案和增加案例分析两个选项的认同度也比较高, 占到一半以上, 说明广大药师希望获得临床药学知识, 参与临床药物治疗。

4.4 对执业药师考试难度的看法

该题目为 / 您对于考试难度的看法给出了很难、难度适中、容易 3 个备选答案, 分别赋予 1 分、2 分和 3 分。笔者认为不同学历和不同工作年限的人员由于自身教育水平的差异和日常工作内容的差异, 对考试难度的看法将会存在一定差异。分析不同工作年限人员对考试难度看法有无差异是为了考察执业药师考试是否与实践联系紧密。下面将从这两个方面进行分析。

4.4.1 不同学历人员对考试难度的看法

对资料进行频次统计和方差分析, 结果显示 78.12% 的被调查人员认为考试难度适中, 12.10% 的人认为考试很难, 9.18% 的人认为考试容易。其中, 中专及其他学历人员和大专学历人员普遍认为考试较难, 本科及以上学历人员认为考试比较容易。不同学历人员对考试难度看法的 Scheffe 法多重比较见表 4。

表 4 不同学历人员对考试难度看法的 Scheffe 法多重比较

Tab 4   Views of examinees with different educational background on

degree of difficulty in examination: a Scheffe comparison

（Ⅰ）文化程度	（J）文化程度	平均数差异	标准误	P
本科以上	中专及其他	0.31	0.09	0.018
	大专	0.29	0.08	0.008

表示平均值之间有差异（A= 0. 05）

indicates existence of difference in mean value（A= 0. 05）

表 4 结果显示, 本科以上学历人员与大专学历人员、本科以上学历人员与中专及其他学历人员对考试难度的看法均具有显著性差异（A 取 0.05, P < 0.05 说明有显著性差异）。被调查人员学历越高, 认为考试越容易。这可以解释为学历高的被调查人员经过较为系统的学习, 对药学知识的融会贯通能力强, 执业药师考试对他们来说相对容易; 学历较低的人员对药学知识的学习不够系统和深入, 认为考试较难通过。

4.4.2 不同工作年限人员对考试难度的看法

不同工作年限人员对考试难度看法的单因子变异数分析摘要见表 5。

表 5   不同工作年限人员对考试难度看法的单因子变异数分析摘要

Tab 5   Views of examinees at different length of service on degree

of difficulty in examination：a single - factor variable analysis

	离均差平方和	自由度	均方	F	P
组间	0.737	4	0.184	0.842	0.500
组内	68.108	311	0.219		
合计	68.845	315			

A= 0.05

从表 5 可见，P = 0.5，说明不同工作年限的人员对考试难度的看法没有显著性差异。这可以解释为执业药师考试题比较偏重理论知识的考察，实践知识考察得相对较少，因此工作年限长、实践经验多的被调查人员在考试中不占优势。

4.4.3 不同专业人员对考试难度的看法

不同专业人员对考试难度看法的单因子变异数分析摘要见表 6。

表 6   不同专业人员对考试难度看法的单因子变异数分析摘要

Tab 6   Views of examinees in different specialty on degree of difficulty

in examination: a single - factor variable analysis

	离均差平方和	自由度	均方	F	P
组间	2.245	6	0.374	1.742	0.111
组内	66.600	310	0.215		
合计	68.845	316			

A= 0.05

由表 6 可见，不同专业人员对考试难度的看法没有显著性差异。可见，执业药师考试不具备区分度，没有专业背景的人员也可以比较容易地通过考试，进入执业药师队伍。

4.5 被调查人员对考试的满意度

72.16%的考生表示同意或者比较同意考试结果客观公正地评价了考生的专业知识和技能；80.14%的考生对/考试内容接近自己学到的知识这一看法比较认同；50.17%的考生认为考试注重考察解决实际问题的能力。将以上各个题项的得分汇总，得到考生对考试满意度认知的总分。结果表明考生对考试基本满意。

4.6 通过考试后执业药师的药学服务能力

4.6.1 药学技术人员的药房调剂能力

71.19%的被调查人员对于常用 OTC 药物的使用方法比较熟悉，67.14%的人认为能够准确理解开方者的意图，并按照要求调配处方；50.15%的人认为熟悉常用药物的配伍禁忌及药物间的相互作用；47.12%的人认为熟悉常用抗菌药物的治疗周期。可见，多数被调查者的工作还处于药师工作比较初始的阶段审核、调配处方。由于缺乏药物配伍禁忌及相互作用等知识，药师不易发现并指出医师处方中的错误之处，这在一定程度上增加了不合理用药的几率，影响了药师的工作质量。

4.6.2 为患者提供药学服务的能力

调查结果显示，70.16%的被调查人员认为能够帮助患者选择经济有效的 OTC 药；19.17%的人表示能够解释各项检查结果；31.13%的人表示具有常见疾病的判断能力，34.19%的人认为能够识别常见药物的中毒并解救；37.13%的人认为具有必备的急救知识；45.19%的人表示具有常见传染性疾病的传播及预防知识；44.19%的人比较熟悉常见中老年疾病的预防、治疗、保健知识；49%的人能够指导特殊人群合理用药；37.18%的人能够进行简单的诊断服务。从以上数据看出，目前我国执业药师的执业水平令人担忧，在提供药学服务方面还存在相当的困难，通过执业药师资格考试和成为一名合格的执业药师之间还有很长的路要走。

4.7 对考试公布试题和答案的看法

78.14%的被调查人员赞同考试结束后及时公布试题和答案。可见，及时公布试题和答案是广大考生的共同愿望。

4.8 考生的权利

70.14%的被调查人员认为应该具有对试题的客观、公正性作出评估的权利；57.12%的人认为应该具有对试题的公正、合理性提出质疑，要求命题委员会对质疑作出合理解释的权利；56.13%的人认为应该具备对试题中存在的问题提出异议并要求命题委员会作出解释或者改正的权力。可见，被调查人员最关心的问题是试题的客观性和公正性。

4.9 药师的日常工作内容

对药师的日常工作内容调查结果见表7。

该题根据药师的职责列出药师日常主要的工作内容，要求被调查人员选择哪些工作是每日必做的，哪些工作只是偶然行为，还有哪些工作从来没有做过，目的是统计出目前执业药师的主要工作内容，分析执业药师是否在第一线真正发挥应有的作用。由表7可看出，药师日常主要从事的工作有审查处方合理性，调配处方。开展较少的工作有：制订特别护理患者的临床用药方案，建立临床用药档案；协助医师为患者制订药物治疗方案；进行治疗药物监测及药品疗效评价。可见，目前我国执业药师利用率很低，药师资源浪费严重，其作用还远远没有发挥出来。如何在努力增加执业药师数量的基础上提高执业药师的利用率，使药师愿意也能够充分发挥自身的作用是一个值得深思的问题。

表 7　药师经常从事的工作内容

Tab 7　Routine work of a pharmacist

职责	常规工作 每日必做	偶然行为 时有时无	从未 做过
审查处方合理性，调配处方	41.5%	26.7%	31.8%
对患者进行用药咨询，指导合理用药	32.7%	48.7%	18.6%
帮助患者选择有效经济的非处方药	20.8%	53.5%	25.5%
为患者提供医药保健知识	17.9%	55.7%	26.4%
制定特别护理患者的临床用药方案，建立临床用药档案	10.4%	19.5%	70.1%
协助医师为患者制定药物治疗方案	10.1%	23.6%	66.4%
为医师和患者提供最新用药信息	14.2%	51.3%	34.6%
进行治疗药物监测及药品疗效评价	11.3%	29.9%	58.8%

续表7

职责	常规工作 每日必做	偶然行为 时有时无	从未 做过
进行药品不良反应监测，发现并上报不良反应信息	15.5%	35.0%	49.5%
负责所在单位的药品质量	39.9%	29.6%	30.5%
贮藏保管药品	27.4%	33.6%	39.9%
参与药物临床试验	10.1%	26.7%	63.2%
指导从业药师及实习生的工作	24.5%	36.5%	39.0%

5 结论

5.1 对考试准入条件的看法

大专学历是大多数被调查人员比较认可的执业药师报考的最低学历。方差分析显示，被调查人员自身的学历不同，对参加考试的最低学历看法也不相同，随着被调查人员自身学历的提高，所选择的报考最低学历水平也在提高。不同专业人员对报考专业限制问题的看法存在显著差异性。多数医学专业的被调查人员认为药学以及与药学相关专业的人员都可以报考执业药师资格考试，而药学和中药学专业的被调查人员大都认为只有药学或中药学专业才有资格报名参加考试。

5.2 对考试内容、试题难度和考试满意度的看法

被调查人员对目前考试的题目类型基本满意，但还希望能够在考试中增加分析、评价处方和个体化给药方案等试题类型；多数被调查人员认为考试难度适中；不同学历的人员对考试难度的看法具有显著性差异，学历越高认为考试越容易。分析还发现，不同工作年限的被调查人员对考试难度的看法没有显著性差异；大多数被调查人员对考试基本满意，认为考试结果客观公正地评价了考生的专业知识和技能，考试内容接近自己学到的知识；被调查人员认为考试内容理论性过强，与实践联系不够紧密；不同专业人员对考试难度的看法没有显著性差异，表明执业药师资格考试不具有区分度，考试命题水平还有待提高。

5.3 参加并通过考试后，考生的专业知识和技能水平

多数被调查人员对常用OTC药物的使用方法比较熟悉，但是对常用药物的配伍禁忌及药物间的相互作用知识了解甚少。

目前我国执业药师的执业水平令人担忧。调查结果显示，虽然已经通过执业药师考试，但执业药师还是缺乏与用药相关的知识，整体执业水平和执业能力较低，对提供药学服务和临床药学服务的信心不足。这从侧面反映了执业药师考试存在的问题：考察内容过于理论化，范围过于偏离实用领域导致考生即使通过考试也不能为广大患者提供优质的药学服务。从这种意义上来说现行执业药师资格考试还有许多需要改进的地方。

5.4 对考试的展望及其他

公布药师考试题和答案得到了被调查人员的普遍认同。在考生应该拥有的诸多权利中，被看好的是对试题的客观性、公正性作出评估这一权利。可见，考生最关心的问题还是考题的客观、公正性。

5.5 执业药师作用的发挥

执业药师在药店和医院药房的主要作用依然是审核、调配处方，临床药学方面的工作开展得较

少，这与我国目前医院临床药学工作的开展状况基本相符。由调查结果可以看出，我国执业药师的利用率低，资源严重浪费，执业药师的作用还远远没有发挥出来。

6 建议

6.1 取消报考工作年限的规定

调查结果显示，工作年限长的考生在考试中并不占优势，因此考试报名中关于参加考试需要一定工作年限的规定似乎失去了实际意义。借鉴美国、日本等国家关于执业药师报考的规定，建议将报考年限的规定改为参加实习的时间规定。(1)对实习具体事宜作出以下规定：本科生在校期间即可提出参加实习的申请，实习申请经批准后，可利用寒暑假时间进行实习；实习前向执业药师管理机构提出申请，经批准后发给实习证书，证书上要标明实习单位地址、指导老师联系方式等，便于实习期间的检查；实习单位必须为国家认可的医院药房或者药店，指导老师必须为执业药师，实习时可不少于 20 周；实习结束后，实习单位出具实习证明，并由指导老师在证明上签名，加盖单位公章。其他人员参加考试：提供工作 5 个月以上相关工作经历的证明。(2)实习单位必须具备以下条件：药品经营企业必须持有《药品经营许可证》《GSP 认证证书》和《营业执照》；必须是二级以上医院的药房；药品经营企业或医院药房必须有至少 2 名执业药师，执业药师必须具有在药房或药店 3 年以上的工作经历；药品经营企业或者医院药房必须在人口比较密集的地区，营业场所面积 50 平方米以上，年药品销售额在 300 万元以上[3]；必须是开展药学服务的药店或药房。

6.2 增加考察实践能力的考试内容

根据执业药师的职责和主要工作内容，修改考试的内容和形式。目前执业药师最主要的工作内容是审核处方用药是否合理，进行用药咨询服务，指导患者合理用药。故建议：(1)适当减少专业基础科目的考察比重，重点考察考生综合运用知识的能力。如分析、评价处方中存在的问题，以案例分析的方式提出与患者安全合理用药相关的问题，考察综合运用药学专业知识和基础知识的能力。(2)加强以下薄弱知识环节的考察：常用药物的配伍禁忌及药物间的相互作用，常用抗菌药物的治疗周期，对部分实验室检查单进行简单的解释，常见疾病的判断能力，常见药物的中毒与解救，必备的急救知识，常见传染疾病的预防与传播，常见中老年疾病的预防、治疗、保健知识，帮助患者选择经济有效的非处方药，指导特殊人群(老人、孕妇、儿童)合理用药。这部分知识可以简答题、问答题、配伍题等方式出题，使考生加强对这方面知识的记忆。

6.3 建立考试监督评价机制

研究认为，要保证考试的公平、公正性，必须加强考试的监督评价机制，提高考试透明度，具体措施如下：(1)在考试结束后 1 周内由主管部门在网上公布考试题和参考答案，同时开通"参考答案异议专区"自公布答案之日起 15 天内供考生对参考答案进行监督和评价，对参考答案有异议的，可上网提出异议并说明理由，考试机构对于可以立即作出解释的问题应立即给予答复。(2)对于不能立即作出答复的问题，考试机构将异议认真整理汇总，提交试题参考答案审查专家研究，并给予答复。(3)15 天的异议期结束后，试卷评判工作正式开始。考试命题人员与考生可以通过这种方式交流沟通，使命题水平进一步提高。

6.4 增加考试的人文关怀

增加报名点的数量，在偏远的城镇尽可能地设立报名处，方便当地考生报名。由报名处统一收集考生报名资料，并将其送至省级考试中心。对参加考试的残疾考生，尽量为他们安排离其住所最近的考场。

6.5 允许国外药学毕业生参加我国执业药师资格考试并注册执业

我国的医药市场如医院、连锁药店等逐步对外开放，国外的药学院校毕业生以及药师也连同外资医院、药店一同进入我国市场。如何对这部分人员进行有效管理，以确保其正确指导国内消费者和患者安全用药的问题已经不容忽视。我国目前关于这方面的法律法规仍然是空白，因此笔者建议主管部门应该制订法律法规，允许国外药学毕业生、药师参加我国的执业药师资格考试，以评价他们是否具备在我国执业所必需的专业知识和技能。参加考试者必须具备以下条件：(1)药学本科及以上学历，毕业于我国教育主管部门认可的国外高等院校，(2)具有3个月以上工作经历；(3)取得汉语水平考试八级证书。具备以上条件者可以向省级主管部门申请面试，经过主管部门面试，认定其具有良好的汉语沟通交流能力，能够胜任药师工作，符合我国执业药师资格考试报考条件者，方可参加考试(注：语言要求是针对母语为非汉语国家的考生而设定的)。

6.6 积极鼓励药学技术人员参加执业药师资格考试

在调查过程中，许多被调查人员反映所在单位将参加执业药师资格考试当作员工的个人行为不闻不问，甚至压制。国家主管部门应该制订政策，促使各单位鼓励员工参加执业药师资格考试。建议采取以下措施：(1)将执业药师是否达到一定数量作为遴选医疗保险定点医院和定点药店的优先条件之一，待到时机成熟，可以将其作为必要条件。(2)将是否开展用药咨询作为医疗保险机构每年评审定点医疗机构和药店服务质量的重要依据之一。(3)将是否开展用药咨询服务和临床药学服务作为评审三甲医院的主要指标之一。

6.7 充分发挥执业药师协会的作用

国家药品监督管理部门在执业药师管理方面的主要职责是制定政策，宏观管理。在考试的具体操作方面不宜管得过细。应将部分权力交给执业药师协会，发挥协会的优势：如利用执业药师协会中专家多、执业药师数量众多等特点，对考试大纲的制定以及考试内容等提出修改建议；协会负责安排布置考场，最大限度地为考生提供方便；考试结束后广泛收集考生的意见和建议，为考试的改进提供依据；作为考生的代言人，协助考生对考试环节中的不公正之处提出上诉，充分维护考生的权益；向考生提供复习材料，帮助其顺利通过考试。可以根据执业药师协会的发展状况，政府主管部门逐渐将考试的具体事宜交给协会办理，如考试命题等工作。

7 调查限制

由于资金和时间限制，此次调查的抽样范围还不够广泛，样本量没有涉及到东北等地区，由于问卷调查自身的限制，还有一些问题没有调查这些对调研结果会产生一定影响。

参考文献

[1] 国家统计局城市社会经济调查总队.中国城市统计年鉴(1997)[M].北京：中国统计出版社，1997：23-241

[2] 倪宗瓒.卫生统计学[M].第4版.北京：人民卫生出版社，2002：84～881

[3] 2005年中国连锁药店百强榜12(销售额)[EB/OL]1http://wwwlydzzlcom/teleplatelasp?id=1579120051

——刊于《中国药房》2007年第18卷第10期

我国实施执业药师资格制度的现状及其立法研究

杨世民

摘要 执业药师是指经全国统一考试合格，取得《执业药师资格证书》，并经注册登记，在药品生产、经营、使用单位中执业的药学技术人员。本文对我国执业药师资格制度的法规建设、考纲及应试指南的编写、资格考试合格情况、注册管理、继续教育、执业药师协会等方面的成绩进行了总结，并对存在的问题作了概述。在此基础上，对执业药师的立法工作提出了建议，供国家执业药师管理部门参考，以此促进我国执业药师工作的发展。

关键词 执业药师；组织和管理；立法，药学

Study on the current situation of Chinese licensed pharmacist qualification system and its legislation

YANG Shimin

ABSTRACT A licensed pharmcist is the pharmaceutical professional who has successfully passed the national qualification examination, got the certification of qualification, and has been registered and licensed to practise in the areas of drug manufacture, supply and use. In this article, the legislation of Chinese licensed pharmacist qualification system, the compilation of outline and guideline of the examination, the qualification situation, licensure management, continuing education in China and China Licensed Pharmaist Association are Summarized, and the main existing problems are reviewed Based on these problems, several suggestions on how to perfect the legslation of licensed pharmacilt qualification system are put forward, which maybe used as a reference for the policy makers to promote the development of the system in China.

KEY WORDS licensed pharmacists; organization and administration; legislation, pharmacy

1994 年，我国开始实施执业药师资格制度，14 年来，我国执业药师资格制度的建立和发展取得了显著的成绩。经过认证、培训、考试、注册，建立了一支执业药师队伍，他们在指导公众合理用药、保障用药安全有效、促进公众身体健康的职业使命中发挥了重要作用。与此同时，由于执业药师资格制度的政策、法规还不够完善，执业药师的责、权、利不尽统一，人数还不多，分布不尽合理，执业药师的作用发挥得还不够充分。因而，需要对此进行深入的研究和不断实践予以解决。本文对我国执业药师资格制度实施以来取得的成绩、存在的问题以及发展的对策进行研究，供国家执业药师管理部门制定政策时参考。

1 取得的成绩

1.1 制定了实施执业药师资格制度的法规

1994 年 3 月 5 日[1]国家人事部与原国家医药管理局联合颁发了《执业药师资格制度暂行规定》（人职发 [1994]3 号），我国开始在药品生产、经营领域实施执业药师资格制度。1995 年 7 月 5 日人事部与国家中医药管理局联合颁布了《执业中药师资格制度暂行规定》（人职发 [1995]69 号），在生产、流通领域实施执业中药师资格制度。1999 年 4 月 1 日人事部与原国家药品监督管理局联合颁

发了《执业药师资格制度暂行规定》(人发 [1999]34 号)[2], 明确规定了在药品生产、经营、使用领域实施执业药师资格制度, 将原来的执业药师和执业中药师合并为执业药师。

1.2 在有关法规、规章中明确了执业药师的地位和岗位

1.2.1 《处方药与非处方药流通管理暂行规定》的规定

1999 年 12 月 28 日原国家药品监督管理局第 26 号局令公布了《处方药与非处方药流通管理暂行规定》(国药管市 [1999]454 号), 自 2000 年 1 月 1 日起施行 [3]。该暂行规定第九条规定: 销售处方药和甲类非处方药的零售药店必须配备驻店执业药师或药师以上的药学技术人员。《药品经营企业许可证》和执业药师证书应悬挂在醒目、易见的地方。执业药师应佩戴标明其姓名、技术职称等内容的胸卡。第十条第二款规定: 执业药师或药师必须对医师处方进行审核、签字后依据处方正确调配、销售药品。

1.2.2 《药品经营质量管理规范》的规定

2000 年 4 月 30 日原国家药品监督管理局以第 20 号局令公布了《药品经营质量管理规范》, 自 2000 年 7 月 1 日起施行 [4]。该规范第六十三条规定: 药品零售中处方审核人员应是执业药师或有药师以上(含药师和中药师)的专业技术职称。

1.2.3 《药品经营质量管理规范实施细则》的规定

2000 年 11 月 16 日, 原国家药品监督管理局公布了《药品经营质量管理规范实施细则》(国药管市 [2000]526 号) [5], 自公布之日起施行。该实施细则第九条第二款规定: / 跨地域连锁经营的零售连锁企业质量管理工作负责人, 应是执业药师。第十条规定: / 药品批发和零售连锁企业质量管理机构的负责人, 应是执业药师或符合本细则第九条的相应条件。

1.2.4 《中华人民共和国药品管理法实施条例》的规定

2002 年 8 月 4 日中华人民共和国国务院令第 360 号发布了《中华人民共和国药品管理法实施条例》[6], 自 2002 年 9 月 15 日起施行。该条例第十五条第二款规定: 经营处方药、甲类非处方药的药品零售企业, 应当配备执业药师或者其他依法经资格认定的药学技术人员。

1.2.5 《药品流通监督管理办法》的规定

2007 年 1 月 31 日国家食品药品监督管理局(以后简称 SFDA)第 26 号局令公布了《药品流通监督管理办法》[7], 自 2007 年 5 月 1 日起施行。该办法第十八条第二款规定: 经营处方药和甲类非处方药的药品零售企业, 执业药师或者其他依法经资格认定的药学技术人员不在岗时, 应当挂牌告知, 并停止销售处方药和甲类非处方药。

1.3 组织编写了考试大纲及应试指南

考试大纲是确定执业药师资格考试的具体要求、内容范围及命题、组卷的法定依据。国家主管部门组织编写了执业药师资格考试大纲 1995 年版、2000 年版、2003 年版和 2007 年版。修订考试大纲不仅使其不断地适应药学实践工作的需要, 也加强了对准入人员的控制 [8]。根据考试大纲的要求, SFDA 执业药师资格认证中心组织编写了国家执业药师资格考试应试指南。

1.4 执业药师资格考试合格情况

自 1995 年到 2007 年底, 组织实施了 13 次国家考试, 3 次认定, 到 2007 年 12 月, 全国共有153153 人取得执业药师资格。其中注册在岗的有 75 061 人, 占 49%。注册人数中只有约 3 万人(40%)在药品经营企业中工作 [9]。2007 年参加全部科目(考四科)的考试人数为 85 484 人, 合格人数为9173 人, 合格率为 10.73%。参加免试部分科目(考两科)的考试人数为 1 092 人, 合格人数为 299 人,合格率为 27.38%。考试合格人员中, 药学类合格 5 474 人, 中药学类合格 3 998 人。2005—2007 年执业药师资格考试情况见表1。1995—2007 年各省取得执业药师资格的人数见表2。

表1 2005—2007年执业药师资格考试情况

Table 1 The data of licensed pharmacist qualification examination

in China during 2005-2007

年份	报考人数	参考人数（%）	合格人数	合格率（%）
2005	113 922	91 370（801 20）	16 610	181 18
2006	105 838	84 407（791 75）	14 174	161 79
2007	108 881	86 576（791 51）	9 472	101 94

表2 1995-2007年各省执业药师资格人数

Table 2 The number of qualified licensed pharmacists of various

provinces in China during 1995-2007

省份	执业药师人数	省份	执业药师人数	省份	执业药师人数
江苏	12 698	安徽	5 193	重庆	2 638
山东	11 179	福建	5 052	云南	2 621
河南	10 472	河北	5 022	甘肃	2 154
浙江	9 838	江西	4 402	新疆	1 847
广东	9 106	黑龙江	4 262	贵州	1 202
上海	7 227	内蒙古	4 251	宁夏	682
湖北	7 192	山西	4 069	海南	655
湖南	6 742	天津	3 776	青海	453
北京	6 694	吉林	3 724	西藏	64
四川	6 416	陕西	3 444	合计	153 153
辽宁	6 163	广西	3 402		

1.5 执业药师注册管理

1994年11月18日原国家医药管理局印发了《执业药师注册登记管理办法》，1996年6月12日印发了《执业药师注册登记管理实施细则》，2000年4月4日原国家药品监督管理局修订印发了《执业药师注册管理暂行办法》，对执业药师申请注册的条件、不予注册的情形、注册与管理等作了规定。2004年7月13日、2008年1月4日SFDA对执业药师注册管理暂行办法作了补充规定。

1.6 执业药师继续教育

1996年6月28日原国家医药管理局印发了《执业药师继续教育管理办法》，规定执业药师每年脱产参加继续教育的时间累计不得少于40学时，注册有效期3年内累计不得少于120学时。2000年8月4日原国家药品监督管理局印发了《执业药师继续教育管理暂行办法》，规定执业药师继续教育实行学分制, 具有执业药师资格的人员每年参加继续教育获取的学分不得少于 25 学分, 注册期 3 年内累计不少于 75 学分。其中指定和指导项目学习每年不得少于 10 学分, 自修项目学习可累计获取学分。2003 年 11 月 3 日 SFDA 印发的《执业药师继续教育管理办法》规定具有执业药师资格的人员每年参加继续教育获取的学分不得少于 15 学分, 注册期 3 年内累计不少于 45 学分。2006 年 10 月 12 日 SFDA 发布《2006-2010 年全国执业药师继续教育指导大纲》(国食药监人 [2006]532 号), 该指导大纲分为执业药师 (药学类) 课程教学大纲, 执业药师 (中药学类) 课程教学大纲和执业药师 (药学类、中药学类) 研讨课专题。在课程目录中, 增加了药物信息检索、医药伦理学、心理健康学、沟通技巧等课程。

以"沟通技巧"课程为例说明: 该课程包括了基本理论、基本知识、基本技能和研讨专题。基本理论与基本知识的主要内容有沟通的基本原理, 自我沟通、语言与非语言沟通的能力; 人际沟通应具备的能力; 群体沟通的要求和能力; 公众场合沟通的基本要求; 书面语言沟通的基本要求与形式。基本技能包括沟通技能训练的基本方法; 有效沟通的技巧; 说服的沟通技巧; 化解矛盾的沟通技巧。

研讨主题是针对执业药师队伍中的学术带头人增列的, 他们的继续教育应跟踪国际药学前沿, 提高和扩大知识面。如"沟通技巧"的研讨专题是: (1) 现代医疗体系中执业药师的地位及如何与医师、护士沟通, 建立协作的工作关系; (2) 执业药师在社区卫生保健体系中的地位、作用及如何与病人进行沟通, 开展药学服务; (3) 执业药师在药品零售企业中的地位、作用及如何与消费者进行沟通, 开展药学服务。

2007 年 4 月 4 日 SFDA 人事教育司下发了《关于 2006—2010 年全国执业药师继续教育指导大纲推荐教材的通知》(食药监人函 [2007]21 号文件), 公布了执业药师 (药学类、中药学类) 课程推荐教材。

1.7 开展执业药师立法基础调研

2000 年原国家药品监督管理局成立了执业药师立法基础调研组织机构, 自 2000 年 8 月至 2002 年 7 月, 开展了《执业药师法》起草前有关政策的研究。分为 3 个课题组进行调研, 为执业药师立法工作提供基础资料。2001 年 10 月, 课题组写出了《执业药师法》草案稿。2003 年 10 月向国务院法制办报送了《执业药师法》(送审稿)[10]。

1.8 成立执业药师协会

2002 年 12 月 20 日国家民政部以《关于中国执业药师协会筹备成立的批复》(民函 [2002]217 号) 正式批准筹备成立中国执业药师协会。2003 年 2 月 22 日中国执业药师协会成立。截止 2007 年 12 月, 全国已有湖北、上海、北京、浙江、陕西、重庆、广东、广西、甘肃、云南、山东、江西、内蒙古 13 个省、区、市成立了执业药师协会。

中国执业药师协会成立以来, 在维护执业药师的合法权益, 开展执业药师继续教育, 组织开展执业药师学术交流与合作, 加强执业药师执业行为规范和职业道德建设, 接受并开展法规授权和政府有关部门委托的执业药师管理, 建立了执业药师网站, 编辑、出版学术刊物和有关资料等方面做了大量的工作。编辑出版了《中国执业药师》, 建立了中国执业药师在线网站, 举办了多期中国执业药师论坛, 制定了中国执业药师职业道德准则及中国执业药师职业道德准则适用指导[11], 编写了全国执业药师继续教育教材, 制定了全国执业药师远程继续教育计划。

2 存在问题

我国实施执业药师资格制度的时间还不长, 执业药师管理制度还没有以法律的形式确立下来,因此,该项制度在实施过程中还存在一些问题:(1)执业药师立法相对滞后,政策、法规刚性不够;有些岗位人员准入规定过于笼统,执业药师或者其他依法经资格认定的药学技术人员均可上岗,造成执业药师资源闲置,不能有效发挥作用。(2)准入考试政策存在问题,执业药师资格制度准入条件中对学历、毕业年限、专业结构的要求比较宽泛。(3)执业药师的责、权、利不够统一,《执业药师资格制度暂行规定》对执业药师的职责作了规定,但对权利、义务缺乏明确规定。(4)数量不足、分布不尽合理、整体素质需要提高,医院执业药师形同虚设,注册在药品零售企业的执业药师数量较少。(5)继续教育的内容和形式有待改进,针对性和实用性不强。(6)执业药师执业行为的监管尚不到位,管理部门、执业药师协会对执业药师的日常工作情况的检查、工作业绩的考评还未形成制度,执业行为的监管流于形式。(7)执业助理药师层次设置不明确,近10万名从业药师的名份尚未正式认可,因而,作用发挥得不够,从业药师能否转为执业助理药师?

3 立法建议

3.1 提高执业药师的法律地位,制定执业药师法

为解决执业药师工作存在的问题,最主要的是制定执业药师法。根据前期的研究结果,作者等人提出执业药师法的法律框架建议。第一章总则,第二章考试与注册,第三章执业规则(职责、权利、义务),第四章继续教育(考核与培训),第五章用人单位的职责,第六章法律责任,第七章附则。

3.2 修订《药品管理法》

建议在《药品管理法》总则中规定国家实行执业药师资格准入制度,为公众提供药学服务,指导合理用药。建议在有关章节中,对配备执业药师的岗位做出规定。对药品生产、经营及使用单位配备执业药师的必要性、可行性进行进一步的研究,提出解决问题的有效途径。

3.3 修订《执业药师资格制度暂行规定》

3.3.1 报考条件的修改

(1)学历:具有本科及以上学历,毕业于国家教育行政部门认可的高等院校,取消大专、中专学历,(2)专业:药学、中药学、制药工程、药物制剂、临床药学等药学类专业,取消相关专业,(3)工作年限:在药学实践单位(零售药店、医院药房)工作1年以上者。药学实践单位应经过有关主管部门认定。

3.3.2 对职责的修改[12]

执业药师在执业活动中应履行的职责:(1)认真贯彻执行《药品管理法》及有关药事管理的法规,遵守技术操作规范,负责药品质量;(2)负责处方的审核调配,对有配伍禁忌或超剂量的处方应拒绝调配;(3)负责向医师、护师、病人正确提供用药咨询与信息,指导合理用药,开展治疗药物监测、新药试验和药品疗效评价,收集药品不良反应等临床药学工作;(4)在执业范围内负责对药品质量的监督和管理,参与对本单位质量事故的处理;(5)对违反《药品管理法》及有关法律法规的行为或决定应提出劝告、制止、拒绝执行并向上级报告;(6)在注册的执业范围内,依法填写、签署有关业务文书及证明文件;(7)宣传医药知识和药品法规;(8)指导执业助理药师开展工作。

3.3.3 增设执业药师的权利和义务

(1)执业药师在执业活动中享有下列权利:1 对本单位药品质量管理工作有参加权、知情权,对药品质量有否决权;依法参加所在机构的民主管理;对发现不符合事实或虚假的业务文书及证明,有权拒绝签字;参加相关协会和学会等团体,及其组织的专业培训、继续教育,可优先受聘所在单位各级质量管理负责人岗位;获取合理报酬,享受卫生保健服务的权利;在执业活动中,人格尊严和人身安全不受侵犯。(2)执业药师在执业活动中履行下列义务:1 遵守药品管理的法律、法规,恪守药

学伦理道德；遵守执业活动中各项技术操作规范；履行工作职责，负责药品质量，指导合理用药；制止违反药品法规的行为或者有害于病人的行为，抵制在药品质量问题上弄虚作假及侵犯病人合法权益的现象；宣传医药知识，对病人进行健康教育，解答用药疑难问题；尊重、关心、爱护病人，保护病人的隐私；遇到突发事件或紧急情况时，服从主管部门的安排。

3.3.4 用人单位的职责

（1）药品生产、经营、使用单位，应遵照法律、法规的规定配备相应数量的执业药师；（2）用人单位不得使用未经注册的人员从事应由执业药师负责的工作；（3）用人单位应当执行国家有关工资、福利待遇等规定，保障执业药师的合法权益；（4）用人单位应当制定、实施本机构执业药师培训计划，并保证执业药师接受管理部门指定的继续教育；（5）用人单位应当建立执业药师岗位责任制并进行监督检查，对不履行职责或者违反职业道德受到投诉的人员进行调查处理。

3.3.5 明确法律责任

（1）对执业药师未能正确履行职责或有不正当行为进行处罚的情况，包括：涂改、伪造或以其他不正当手段获取报考资格、《执业药师资格证书》《执业药师注册证》的人员；执业药师违反《药品管理法》及其他法律、法规，销售、使用假药、劣药的；未取得《执业药师注册证》擅自从事执业活动的；执业药师在执业活动中违反有关法规的规定，有下列行为之一的：未经注册，从事执业活动的，未按注册的执业地点、类别、范围进行执业活动的，发现医嘱、处方违反法律、法规、规章的规定，未提出改正意见，对执业单位违反法律、法规规定，没有提出劝告或制止的，出具虚假检验报告，提供虚假证明、文件资料、样品的，违反技术操作规范，擅自改变工艺流程，造成不良后果的；未按规定程序调配药品，擅自更改医师处方或者代用处方所列药品，或调配有配伍禁忌或者超剂量处方的；擅自配制和出售药品的；将医疗机构自制制剂在市场销售或者变相销售的；利用工作之便，骗取、滥用麻醉药品、精神药品的；泄露病人隐私，侵害其合法权益的。（2）用人单位违反法律、法规应承担责任的情况包括：未按规定配备执业药师的；允许未取得执业药师资格证书的人员从事应由执业药师负责的工作的；未执行国家有关工资、福利待遇等规定的；未制定、实施执业药师在职培训计划或者未保证执业药师接受规定的继续教育的。（3）主管部门工作人员违法应承担责任的情况包括：未按照规定履行职责，在执业药师监督管理工作中滥用职权，徇私舞弊，或者有其他失职、渎职行为的。（4）阻碍执业药师执业，侵犯其合法权益应承担责任的情况包括：阻碍执业药师依法开展执业活动，侮辱、威胁、殴打执业药师，侵犯其合法权益的。

4 其他

（1）建议去掉该规定名称中的"暂行"二字。（2）建议删除该规定第三十二条的内容，即/通过全国统一考试取得执业药师资格证书的人员，单位根据工作需要可聘任主管药师或主管中药师专业技术职务。

参考文献

[1] 执业药师资格制度暂行规定 [S].中华人民共和国人事部国家医药管理局人职发 [1994]3 号，1994

[2] 执业药师资格制度暂行规定 [S].中华人民共和国人事部国家药品监督管理局人发 [1999]34 号，1999

[3] 处方药与非处方药流通管理暂行规定 [S]. 国家药品监督管理局国药管市 [1999]454 号, 1999

[4] 药品经营质量管理规范 [S]. 国家药品监督管理局令第 20 号, 2000.

[5] 药品经营质量管理规范实施细则 [S]. 国家药品监督管理局国药管市 [2000]526 号, 2000.

[6] 中华人民共和国药品管理法实施条例 [S]. 国务院令第 360 号, 2002.

[7] 药品流通监督管理办法 [S]. 国家食品药品监督管理局令第 26 号, 2007.

[8] 邵明立 . 树立和实践科学监管理念加强执业药师资格制度建设 [J]. 中国执业药师, 2007,（2）: 629.

Shao Mingli.Establish and practise the scientific administration concept, improve the qualification system for licensed pharmacist[J].China Licensed Pharm, 2007,（2）: 629. Chinese.

[9] 中国执业药师协会关于 2007 年执业药师资格考试情况报告北京: 国家食品药品监督管理局执业药师资格认证中心, 2007[EB/OL][2008207204]http//:://clponline.cn/ilr2f0/infopageaspx?id=162&page=1.

China Licensed Pharmacist Associaion Report on China licemsed pharmacists'qualification alification examination in 2007 Beijing 9: State Food and Drug Admmistraion Centre for Qualification of Licensed Piarmacist, 2007[EB/OL][2008207204]http://clponlineell/mf0/infopageaspx?id=162&page=1.

[10] 李军 . 完善执业药师制度推进药品分类管理 [J] 中国执业药师, 2005,（9）: 1219, 22.

Li Jun.Improving licensed pharmacist system and promoting drug classified management[J]China Licensed Pharm, 2005,（9）: 1212, 22.Chinese.

[11] 中国执业药师协会 . 中国执业药师职业道德准则适用指导 [J]. 中国执业药师, 2007,（4）: 43244.

Chinese Licensed Pharmacist Association.Guideline on professional ethic principles of Chinese licensed pharmacists[J].China Licensed Pharm, 2007,（4）: 43244.Chinese.

[12] 杨世民, 李小强, 冯变玲, 等制定中国执业药师法的建议 [J] 中国药师, 1999, 2（6）: 2852286.

Yang Shimin, Li Xiaoqiang, Feng Bianling, et al.Advice on legislation of licensed pharmacists[J].China Pharmacist, 1999, 2（6）: 2852286.Chinese.

——刊于《药学服务与研究》2008 年第 8 卷第 6 期

建立零售药店执业药师工作考评体系的探索

吴婷婷　杨世民

摘要　目的：制定量化考评体系，规范零售药店执业药师的执业行为。方法：采用文献研究方法，通过分析归纳我国零售药店执业药师工作的现存问题，结合我国现有政策法规及国外相关做法，参考其它行业绩效考评体系的制定方法，初步探讨零售药店执业药师工作考评体系的建立。结果：结合我国零售药店执业药师工作实际，初拟出两套考核体系，并对相应奖惩体制的建立提出建议。结论：目前我国零售药店执业药师的管理工作存在诸多问题，缺乏考评体系对执业药师的作用发挥情况进行客观的考评。因此，执业药师量化考评体系的建立以及《药师法》的出台迫在眉睫。

关键词　零售药店；执业药师；作用发挥；考评体系

我国执业药师资格制度已实施 10 余年，执业药师分布于药品的生产、流通、使用各环节，为保证药品的安全使用和维护人民的身体健康起到了一定的促进作用。但受主客观因素影响，执业药师的作用尚未得到充分发挥。特别是作为药品终端服务环节的零售药店，执业药师在保证药品质量，指导安全用药方面的工作还存在不足。究其原因，主要是我国尚未出台执业药师法，同时缺乏对执业药师工作的考核。对此，本文就建立零售药店执业药师工作考评体系进行了研讨，以供在实践中参考。

1 考评体系制定

1.1 体系框架的确定

发达国家执业药师多集中于药品终端服务环节，这也是由保障人民用药安全有效的目的所决定的。根据这一实际情况，本次考评体系的制定就着重对零售药店的执业药师进行考察。

1.2 考评指标的设置

评价体系设有三级指标。首先对考察项目进行概括性划分，得到一级指标，并根据该考察项目在实际工作中重要性的差异赋予不同的权重系数；二是对一级指标的再次分解，细化考察项目，分别得出 2 个以上二级指标；三是对二级指标进行详细分解，分别得出 2 个以上三级指标，最终形成执业药师量化考评指标体系。

1.3 考察项目及标准的确定

在考察项目内容的确定上，参照我国现有法规对药师的要求，以此为合格标准，在此基础上确定其他级别的标准。

零售药店执业药师考评体系主要参考的法规有：《药品管理法》《药品管理法实施条例》《执业药师资格制度暂行规定》《处方管理办法》《处方药与非处方药分类管理办法》《药品经营质量管理规范实施细则》等。

初步设计了两套评价体系，即等级评价体系和最优评价体系，现分别予以说明。

1.3.1 等级评价体系

等级评价体系即把每个三级指标项目划分为 4 个等级：优秀、良好、合格、不合格。每个等级均有详细表述，并设有不同分值。其中合格一级的内容参考现有法规中的要求确定，其它等级均为在此基础上的延伸。

零售药店执业药师的工作主要涉及日常管理、调剂工作和咨询指导三个方面。因此，等级考评体系按照执业药师工作内容的不同分为日常管理、调剂工作和咨询指导三个方面，并结合零售药店中执业药师的实际工作情况赋予不同的权重系数，即日常管理工作占20%，调剂工作占40%，咨询服务工作占40%，对这三面工作的考核构成业务水平考核内容。同时，为考察执业药师的再学习能力和综合能力，促进其更好地发挥应有的作用，等级评价体系加入对学习与综合能力的考察。业务水平的考核和学习与综合能力的考核均为一级指标，共同构成等级评价体系。

业务水平考核内容如表1所示。学习与综合能力考核内容如表2所示。

表1　药品零售企业执业药师等级评价体系（业务水平）

一级指标	二级指标	三级指标	优秀（8.6～10分）	良好（7.6～8.5分）	合格（6～7.5分）	不合格（6分以下）
日常管理20	管理与记录20	分类管理	熟悉药品分类管理办法，严格按规定摆放药品，设置醒目标志；非处方药开架销售，摆放理记录理整齐，分类清晰处方药严格凭处方销售，并能正确引导顾客购买所需药品。	熟悉药品分类管理办法，严格按规定摆放药品，并设置醒目标志，方便顾客选购。	熟悉药品分类管理办法，并按规定将处方药与非处方药分柜摆放。	不熟悉药品分类管理办法，未按规定将处方药与非处方药分柜摆放，存在分类不清情况。
		销售记录	有完整的销售记录，定期进行统计分析，针对分析结果提出有益建议。	有完整的销售记录，并定期进行统计分析。	销售记录完整真实，记录药品品名、剂型、规格、有效期、生产厂商、购货单位、销售数量、销售日期等项内容。	销售记录不完整，项目不全或无销售记录。
药品调剂40	处方药30	处方有效性	销售记录不完整，项目不全或无销售记录。	熟悉《处方管理办法》规定，掌握处方书写基本规则并按规定严格审核其有效性，对问题处方拒绝调配。	熟悉《处方管理办法》的相关规定，掌握处方书写的基本规则，能审核其有效性。	对《处方管理办法》的相关规定不熟悉，未掌握处方书写基本规则，无法审核处方有效性。
		处方合理性	能根据病人个体差异判断所开药物是否合理。	能运用药动学知识判断并评价所用剂型及用药途径是否最适合。	能根据顾客病情判断处方是否对症，剂量、用法是否合理，所开药品间有无配伍禁忌。	不能根据顾客病情判断处方是否对症，剂量、用法的合理性及配伍禁忌。

续表1

一级指标	二级指标	三级指标	优秀 （8.6～10分）	良好 （7.6～8.5分）	合格 （6～7.5分）	不合格 （6分以下）
		处方安全性	对处方存在问题拒绝调剂，告知顾客，提出修改建议，并记录问题，待处方重新开具后进行核对，确认无误后方进行调剂。	对处方存在问题拒绝调剂，告知顾客，要求处方医师确认或重新开具处方，并提出修改建议。	认为处方存在用药安全问题时，拒绝调剂，并告知顾客，要求处方医师确认或重新开具处方。	对处方中存在的安全问题识别不清，或识别出却不能及时告知顾客，有延误情况。
	OTC 10	OTC	顾客购买OTC药品时主动提供指导，根据患者情况帮助选择最适合的药品，并告知药品用法用量和注意事项。	顾客购买OTC药品时能主动提供相关指导，动告知药品用法用量和注意事项。	顾客购买OTC药品进行相关咨询时能提供基本的用药指导	顾客购买药品时不提供指导，进行咨询时不回答或回答含糊。
咨询服务 40	工作态度 20	衣着	衣着整洁，符合身份，胸牌佩带明显，内容详尽。	衣着整洁，符合身份，胸牌佩带明显。	衣着整洁，佩带胸牌。	衣着不整，未佩带胸牌。
		交流	主动提供微笑服务，能根据顾客的人群特征进行针对性沟通与交流。	保持微笑，能主动提供咨询服务，沟通交流能力强。	微笑服务，耐心讲解，沟通交流能力较好。	服务时不能保持微笑，态度冷漠，讲解时缺乏耐心。
	业务情况 20	医药知识	掌握与临床用药相关的理论知识，熟悉常见疾病的诊断与治疗，熟悉临床用药的基本原则与特点；掌握50种以上常用药品的药理作用、适应症、药动学、不良反应、注意事项等相关知识与数据并能应用于实际工作中。	熟悉与临床用药相关的理论知识，了解常见疾病的诊断与治疗，了解临床用药的基本原则与特点；掌握40种以上常用药品的药理作用、适应症、药动学、不良反应、注意事项等相关知识与数据并能应用于实际工作中。	了解与临床用药相关的理论知识，了解临床用药的基本原则与特点；掌握30种以上常用药品的药理作用、适应症、药动学、不良反应、注意事项等相关知识与数据并能应用于实际工作中。	不了解临床用药相关的理论知识及临床用药的基本原则与特点；掌握20种以下常用药品的药理作用、适应症、药动学、不良反应、注意事项等相关知识与数据。

续表1

一级 指标	二级 指标	三级 指标	优秀 （8.6～10分）	良好 （7.6～8.5分）	合格 （6～7.5分）	不合格 （6分以下）
		咨询 服务	具有提供药物信息咨询和宣传合理用药知识的能力，能依据患者的病情提供用药建议，能准确的对患者进行合理用药的教育。	具有提供药物信息咨询和宣传合理用药知识的能力，能依据患者的病情提供用药建议。	具有提供药物信息咨询和宣传合理用药知识的能力。	不具备提供药物信息咨询和宣传合理用药知识的能力。

表2　药品零售企业执业药师等级评价体系（学习与综合能力）

一级 指标	二级 指标	三级 指标	优秀 （18～20分）	良好 （15～17分）	合格 （12～14分）	不合格 （12分以下）
学习与综合能力100	学习情况考核 40	继续教育及培训	除规定的继续教育培训外，主动参加其他相关技术培训并取得结业证明，且积极参与学术交流活动并有相关证明。	除规定的继续教育培训外，主动参加其他相关技术培训并取得结业证明。	参加规定的继续教育培训并取得应得学分。	未按规定参加继续教育培训，取得学分未达到规定要求。
		学术水平	能查阅相关文献，撰写专业论文，每年在专业期刊上发表文章篇以上，且能结合药店工作有所研究。	能查阅相关文献，撰写专业论文，每年在专业期刊发表文章1篇。	能查阅药学相关文献，具备撰写专业论文的能力。	不具备查阅药学相关文献、撰写专业论文的能力。
	综合能力考核 60	计算机水平	熟练掌握计算机技术，运用于药店各项管理工作，并有结合药店工作实际，提高效益的新做法。	对计算机技术有一定掌握，能熟练运用于药店各项管理工作。	了解计算机基本知识，能运用于基本统计管理。	了解少量计算机基本知识，在运用于统计管理存在困难。
		外语水平	对药学专业英语掌握熟练，能通读进口药品说明书各项内容，并进行书面翻译。	对药学专业英语掌握较好，能通读进口药品说明书各项内容。	对药学专业英语有基本掌握，能读懂进口药品说明书的主要内容。	对药学专业英语掌握程度不够，不能读懂进口药品说明书主要内容。
		培训能力	具备培训初级技术人员业务的能力，并定期对药店人员进行培训。	具备培训初级技术人员业务的能力。	具备指导初级技术人员业务的基本能力。	不具备指导初级技术人员的能力。

等级评价体系的优点是便于评价。由于体系中各指标均为硬性指标,评价时根据被评价人的实际表现对号入座,分数的给予也相对确定,避免了因评价人的主观因素带来的评价标准不一致,评价结果失实的现象。但由于设置不同等级内容时要体现等级间的差异,因此,评价体系过于繁琐,评价工作较为复杂。

1.3.2 最优评价体系

最优评价体系即对每个三级指标考核项目作最佳状态描述,并相应地赋予满分值,评价人根据被评价人的实际表现与最佳状态的差距给予适当的分值。

最优评价体系同样根据零售药店执业药师的工作内容分为日常管理、调剂工作和咨询指导三个方面,均为一级指标,权重系数分别为25%、40%、35%。各一级指标下设有二级、三级指标。除三级指标考察项目外,每个考评表中均设有4个附加分项目,即学习与综合能力的考察,目的在于鼓励执业药师主动参加继续教育,提高自身素质,更好的发挥应有的作用。

最优体系的优点在于其简洁性,降低了评价工作的工作量,较适应实际工作。但由于分数的给予由评价人自己的判断来决定,因而存在个体差异。

2 考评结果的确定

2.1 等级评价体系

将所选业务水平考核表中各三级指标得分相加,满分为100分;再将学术研究水平考核表中各三级指标得分相加,满分也为100分;最后将一级指标得分乘以相应的权重系数再求和,公式如下所示。

最后得分 = 业务水平考核得分 × 95% + 学术交流能力考核得分 × 5%

依据所得分数将评价结果划分为优秀(85分以上,不含85分)、良好(71~85分)、合格(60~70分)、不合格(60分以下,不含60分)4个级别。

2.2 最优评价体系

采用行业绩效考评较通用的办法,即项目得分与附加分相加。各三级指标均明确赋予了分值,所属的一级指标具不同的权重系数,因此项目得分应为各三级指标得分乘以对应的一级指标权重系数,再求和得到,公式如下所示。

最后得分 = $\sum$(三级指标得分 × 对应一级指标权重) + 附加分

项目得分满分为100分,附加分项目满分为10分,体系最高得分为110分。依据所得分数将评价结果划分为优秀(85分以上,不含85分)、良好(71~85分)、合格(60~70分)、不合格(60分以下,不含60分)4个级别。

3 奖惩体制的建立

量化的考评体系可用于全面评价在岗执业药师的作用发挥情况。要达到促进其作用有效发挥的目的,就要将考核的结果与相应的奖惩体制挂钩。对于奖惩体制的建立,需要一整套规范化的、行之有效的措施。笔者通过参考其他行业相关做法,结合执业药师工作实际,提出一些探讨性建议,仅供参考。

3.1 将考评结果与注册挂钩

我国执业药师的注册周期为三年,因此对执业药师进行的定期考评可三年一次,由当地负责执业药师注册工作的省级食品药品监督管理部门组织,具体考评可委托执业药师协会或药学会实施,并将考评结果记录在案。再次注册时，将注册周期内的考评结果作为是否予以注册的条件。如一次考核不合格者不予注册，保留执业药师资格，并提出整改的措施；两次考核不合格者则取消其执业药师资格。

3.2 将考评结果与劳动所得挂钩

执业药师注册的药店根据考评体系每年组织考评，考核结果与工资奖金制度相挂钩，对于表现优秀的考虑提高其工资级别或奖金水平，对于表现不好的扣除其工资或奖金。

3.3 树立行业典型，促进共同提高

可在本地区范围内每年根据考核结果评选出前 10 名优秀的执业药师，对其进行奖励。评选活动可由当地执业药师协会组织实施，食品药品监督管理部门负责提供其掌握的考评情况。在具体做法上，药品经营企业根据本企业的考评结果推选出优秀执业药师若干名，可以按本单位执业药师总数 10％的比例推荐，报送到本地区的评选委员会；并将执业药师的事迹材料在行业内部发放，将专家评议与行业内人员民主投票相结合，进一步筛选评定出本地区前 10 名优秀执业药师，将结果在行业内公布，保证评选过程和结果的公平、公开、公正。对评选出的优秀执业药师授予"年度优秀执业药师"称号，颁发奖状、奖杯、奖品，并佩戴绶带，充分发挥媒体的宣传作用，对评选过程及结果向公众发布，提高公众对执业药师的认知度。开通热线电话等反馈渠道，以便公众监督。评选结果公布后，组织行业交流活动，让典型传授工作经验，鼓励向优秀人员看齐，以促进执业药师整体水平的提高。

编者按：本文尚设计有《药品零售企业执业药师最优评价体系》表，其中列出评价指标、最佳状态描述及三级指标分值等，因限于篇幅，未予刊出，读者如有需要可与作者联系。

参考文献

[1] 贡庆，杨世民. 对制定中国执业药师法的建议 [J]. 中国药学杂志，2003.38（3）：227-229.

[2] 吴美霞，李玲. 浅谈执业药师在社会药房中的职责 [J]. 药学服务与交流，2005，5（1）：100-101.

[3] 中华人民共和国药品管理法 [S]. 2001.

[4] 人事部，国家食品药品监督管理局. 执业药师资格制度暂行规定 [S]. 人发 [1999]34 号.

[5] 卫生部. 处方管理办法 [S]. 卫生部令第 53 号，2007.

[6] 国家食品药品监督管理局. 处方药与非处方药分类管理办法 [S]. 药监局局令第 10 号，1999.

[7] 郭莹. 驻店药师监管问题分析及对策探析 [J]. 首都医药，2008. 1：14-15.

——刊于《中国药师》2009 年第 12 卷第 1 期

高等药学教育与执业药师（临床药师）功能衔接的研究

问媛媛　杨世民　方宇

摘要　就高等药学教育与执业药师（临床药师）功能衔接问题对我国 11 个省份的 208 名在医院、药品零售企业工作的执业药师、临床药师作问卷调查，运用统计学方法进行分析研究，找出执业药师、临床药师的工作需求与我国高等药学教育的培养模式之间的差距，提出解决这一问题的建议，为高等药学教育的改革调整提供参考。

关键词　高等药学教育；执业药师；临床药师；功能衔接

Research on the Reform of Higher Pharmaceutical Education to Link up Pharmacists Function

WEN Yuanyuan，YANG Shimin，FANG Yu

ABSTRACT　The authors made a questionnaire survey on the higher pharmaceutical education to meet the needs of practicing pharmacists who work in parts of the 11 provincial hospitals and drug shops in China，and 208 practicing pharmacists were investigated . This paper introduces and evaluates the results of the survey besides suggestion reform education system to meet the needs of practicing pharmacists work.

KEY WRODS　Higher aceutical education; Licensed Pharmacists; Clinical Pharmacists; Function Linkage

我国于 1994 年颁发《执业药师资格制度暂行规定》开始实施执业药师资格制度。15 年来，我国执业药师资格制度的建立和发展取得了显著的成绩[1]。随着医药事业的发展，人们对合理用药的要求逐步提高，如何使我国高等药学教育的培养模式更好地适应社会发展对执业药师（临床药师）的需求，笔者就高等药学教育与执业药师（临床药师）功能衔接问题做一调查，旨在运用科学的方法对药学教育体系进行比较全面的分析研究，找出解决问题的有效途径。

1　数据收集

本次问卷调查于 2009 年 7～11 月间进行，通过现场发放、邮寄、发送电子邮件等形式，对我国黑龙江、山东、北京、上海、江苏、福建、广西、四川、重庆、陕西、甘肃 11 个省份（自治区、直辖市）的医院和药品零售企业的药学工作人员进行了问卷调查。共发放问卷 250 份，回收问卷 217 份，剔除数据缺失问卷 9 份，共得到有效问卷 208 份，有效回收率为 80%。

本次调研的被调查对象中是执业药师或临床药师的人数为 163 人，占总人数的 75.37%；有近三分之一的人员工作年限在 10 年以上，这些人员在一线工作的时间较长，对执业药师或临床药师工作情况比较了解，对其中存在的问题体会较深。

2 数据分析

问卷共设计了26道题目,包括三部分内容:个人基本资料调查、对药师工作职能的认识、对我国高等药学教育的建议。现选取其中的部分题目进行分析介绍。

2.1 执业药师、临床药师履行其职责情况调查

《执业药师资格制度暂行规定》和《医疗机构药事管理暂行规定》中分别对执业药师、临床药师的职责作出了明确的规定,问卷对执业药师、临床药师履行其职责的情况进行了调查。从描述性统计的结果来看,被调查者对执业药师、临床药师整体工作能力的认同度普遍不高。除认为"负责处方的审核及监督调配"履行情况较好之外,其他各项职责的实际履行情况均与规定存在一定的差距,尤其是指导合理用药、制定药物治疗方案等,执行情况较差。

对于执业药师、临床药师不能充分履行其职责这一现象,超过半数的被调查者认为"执业药师、临床药师素质参差不齐,相关知识及技能欠缺,执业水平偏低"和"相关法律法规不够完善,影响了执业药师、临床药师的作用发挥"是其主要原因。对于执业药师、临床药师的知识结构,被调查者普遍认为其药学专业知识掌握情况较好;而医学专业知识、与医患的沟通技能和人文素质3个方面的知识技能相对较弱,其中,医学专业知识的掌握情况最差。

2.2 毕业生在校所学的知识与执业药师、临床药师工作需求的衔接程度

对于药学类专业本科毕业生在校所学的知识是否能很好地与执业药师工作需求相衔接,笔者设置了数轴,请被调查者对其衔接程度在数轴上选择相应的百分比数字。62.01%的被调查者认为其衔接度在50%以下(包括50%),显示出我国药学类专业本科毕业生在校所学的知识与执业药师工作的需求之间存在一定的差距。

2.3 理论课教学环节调查

笔者对我国十所大学药学专业的课程设置作了一个粗略统计,见表1。

表1　我国部分综合性大学药学专业的课程设置平均情况

课程类别	主要课程	学分/(%)	学时/(%)
公共基础课	政治思想、军事、体育、计算机、数学、物理、英语等	53/31.2	1098/34.0
专业基础课	化学类基础课、微免、组胚、解剖学等	59.5/35.0	1368/42.3
专业课(必修)	药剂、药理、药化、药分、药物动力学、药事管理等体内药物分析、新药开发	15.5/9.1	369/11.43
专业课(选修)	文献检索、医学概论、临床药物治疗学等	14/8.2	252/7.8

被调查者对其合理性进行评价,208名被调查者中认为课程设置不合理的有171人,其中认为专业课(必修)不合理的人数最多,占到了54.81%。

针对课程设置不太合理、在校所学的知识与执业药师、临床药师工作需求之间存在差距这一现状,笔者列出了一些课程名称,请被调查者在这些课程中选择其认为应该加强教学的课程。调查结果显示应加强教学的课程主要有:临床医学概论、临床药物治疗学、生物药剂学和药物动力学、医药心理学、沟通和交流学、法律与药事法规等。

2.4 实验教学环节调查

药学专业教学中实验教学占了较大的比重,有93.27%的被调查者认为实验课程对培养药师型人才有帮助,占到了绝大多数。但同时,实验课教学也存在比较多的问题。其中,认为实验内容陈旧

的占 57.21%，认为缺少综合性实验的占 51.92%，这 2 项是实验教学中存在的主要的问题。

2.5 实践教学环节调查

药学专业是一个实践性很强的专业，笔者列出了我国药学专业实践教学的主要模式，如表 2。

表 2　我国药学专业实践教学的主要模式

类别	学时	学分（%）	主要内容
专业实践	1 周	1（0.6）	药用植物学野外实习生产实习
生产实习	3～4 周	3（2.3）	医院、药厂、药检所等地实践实习
毕业实习（专题实习）	16～18 周	14（8.8）	科研单位、本校教研室、药厂等地参与科研，完成毕业论文

实践教学环节对培养药师型人才有较大的帮助。208 名被调查者中有 184 人认为目前实践教学的学时安排不合理，其中有 76.63% 的人认为生产实习的学时安排不合理。208 名被调查者中有 164 人认为实践教学的内容安排不合理，其中，认为专题实习的内容安排不合理的占到了 69.5%。

3　结论与建议

高等药学教育是为社会提供药学类人才的重要和主要途径，然而，目前我国高等药学教育与培养社会需要的药师型人才之间存在一定的差距。通过本次调查研究，笔者提出几点改革调整高等药学教育的建议，使其能在促进执业药师（临床药师）队伍人数较快增长，提高其整体执业水平方面更好地发挥作用。

3.1 培养目标方面

长期以来，我国高等药学教育以专业教育为主，围绕着"物（药物）"而不是"人（病人）"为中心，以提供药品和保证药品质量为培养目标，对药学服务和药学实践重视不够。世界主要发达国家以培养学生毕业后从事职业所需的知识和能力为主要目标，专业面较宽 [2]，而美国、日本等国则在 2004 年就已经全面实施 Pharm.D 的职业化教育或 6 年制的药学教育。高等教育应以社会需求为导向，面对社会对执业药师（临床药师）要求的不断提高和药师数量不足、知识结构不合理等问题，我国高等药学教育的目标应将培养能够提供高质量药学服务、指导合理用药的执业药师、临床药师作为一项重要任务，并且，把培养"七星药剂师"作为评估高等药学教育教学质量的指标之一。

建议在现有的培养模式下，增加临床药学专业的设置点数，鼓励有条件的学校开办临床药学专业或在药学专业下设临床药学方向，侧重于培养在医院、社区诊所从事为医生和患者提供合理用药信息、用药咨询服务和能够参与合理用药工作的药师型人才，开展以病人为中心的药学服务。

3.2 课程设置

药剂学、药理学、药物化学和药物分析等学科是药学专业的重点课程，教师和学生都比较重视，因此药学类专业本科毕业生对这几门课程的基本理论、基本知识掌握情况较好，而对新药的临床评价和临床合理用药能力的掌握情况相比之下较薄弱。

调查结果反映执业药师（临床药师）在医学相关知识、与医患的沟通交流技巧、综合知识与技能这三各方面的知识能力比较欠缺。因此，建议在理论课程设置方面，加强与执业药师（临床药师）工作需要联系比较紧密的课程体系建设：加强临床医学相关课程的教学，如临床药理学、临床药物治疗学等；加强执业规范相关课程的教学，如药事管理与法规等；加强社会与行为科学相关课程的教学，如医药心理学、沟通与交流学等。把药学服务理念、合理用药的理念贯穿到整个教学过程。并且，应注重多学科交叉，将生物工程、生物药剂与药动学等药学前沿知识反映到课程体系中。

3.3 实验教学方面

调查结果显示出实验内容陈旧、缺少综合性实验是实验教学环节的主要问题所在。因此，首先为实验课"减肥"，删减方法、内容陈旧及对实践工作指导意义不大的实验。建议整合交叉学科相关实验，逐步改变各门课程单独开设实验课的形式，将实验课分为基础化学类实验、生命科学类实验、药学专业课程类实验等模块，形成体系，避免不必要的重复，使实验课更多地以精简的综合性实验形式出现。鼓励、促进综合性实验教材的编写工作，提高实验课教学的整体水平。

建议增设模拟药房、用药咨询、处方分析、审核等社会药学类实验教学，在教学过程中，注重培养学生以患者为中心的药学服务理念：增加临床医学类实验，通过模型演示、参观学习等形式让学生了解一些基本的临床检验检查知识与技能。

3.4 实践教学

逐步改革以参与科研、完成毕业论文为主要内容的教学模式。药学院校可以设置两种实习模式供学生选择：参与科研，通过毕业设计（专题实习），以按要求完成科研论文为考核形式：在大型零售药店、医院药房、临床科室实习。实习时间应保证在 18 周以上，提高其参与性，让学生在实习中切实学到合理用药的相关知识，为以后从事执业药师（临床药师）工作、提供药学服务打下基础。在实习结束时进行以下项目的考核：①能阅读和分析本人参与的临床用药专业的病历，进行处方分析审核：②具有对 5 种常见疾病的相关生化和心电图、B 超、X 光片等影像学文件、报告的初步阅读与分析能力：③掌握 20～30 种常用药品的药理作用、适应证、药动学、不良反应、注意事项和药化、药效关系等相关知识与数据内容：④供药物信息咨询、宣传合理用药知识和对患者进行临床用药教育的能力：⑤收集、分析、评价药品不良反应报告信息资料的能力：⑥按照以上 5 点要求完成实习报告的撰写。

在此基础上，鼓励学生在寒暑假期间争取机会主动走进药房和临床见习，提前了解执业药师（临床药师）的工作性质、内容和要求，参与到实际工作中去，既可以缓解课内学时不足的问题，又可以锻炼学生的实际操作能力和发现问题、分析解决问题的能力。

参考文献

[1] 杨世民．我国实施执业药师资格制度的现状及其立法研究 [J]．药学服务与研究．2008，8（6）：404-408．

[2] 中共中央国务院关于深化医药卫生体制改革的意见．http：//www.gov.cn/test/2009-04/08/content.1280069.htm．

[3] 吴晓明等．高等药学教育人才培养模式改革研究与实践报告 [M]．北京高等教育出版社．2006.22．

——刊于《药学教育》2010 年第 26 卷第 3 期

10个城市药品零售企业从业人员对执业药师考试制度的认知研究

牛江　杨世民

摘要　目的：提出执业药师考试制度改革建议，为完善执业药师制度提供参考。方法：采用问卷调查法对全国10个城市药品零售企业从业人员对执业药师考试制度的认知情况进行调研。结果：目前药品零售企业从业人员整体文化层次偏低，被调查者整体认为现有的执业药师报考制度对工作年限的要求过长，多数被调查者认为应允许相关专业人员报考，需要延长执业药师成绩合格周期，课程设置应以实用为主，基本认可目前的考试题型。结论：应对执业药师考试制度做出相应调整，增加执业药师药事服务费，建立激励机制，制定执业药师法，促进执业药师制度的发展。

关键词　执业药师；药品零售企业；从业人员；资格考试制度

2009年3月17日发布的《中共中央、国务院关于深化医药卫生体制改革的意见》强调指出：规范药品临床使用，发挥执业药师指导合理用药与药品质量管理方面的作用。2009年3月18日国务院印发了《医药卫生体制改革近期重点实施方案（2009年～2011年）》进一步明确要求完善执业药师制度，零售药店必须按规定配备执业药师为患者提供购药咨询和指导。截至2009年底，全国共有零售连锁企业2149家，零售连锁企业门店135 762家；零售单体药店252 631家，共计390 542家。根据新医改方案对执业药师配备的要求，按每个药店平均配备1～2名执业药师计算，我国药店需要39万～78万执业药师。截止到2011年2月，全国累计有186 592人取得执业药师资格，但注册率较低。在过去17年中执业药师制度得到了一定的发展，但同时也暴露出一些问题，例如考试通过率低，药品零售企业药师整体学历较低，这些因素都影响执业药师队伍的发展与壮大，不能充分满足我国零售行业的需求[1-3]。美国等发达国家执业药师的作用早已被政府相关管理部门、医药企业、医疗机构，乃至全社会所认可。药品零售、使用领域的药学服务业务只能由执业药师承担，不得由他人代替[4-5]。

笔者从药品零售企业从业人员对执业药师考试制度的认知角度进行研究，为改进执业药师考试制度提供建议。

1　调查对象与方法

1.1　调查对象

根据国家统计局2009年337个城市GDP排名数据，因考虑到GDP较高发达城市对执业药师制度有较好的执行及推进，并有一定的指导意义，故选择前10%发达城市，并考虑将中西部城市郑州及西安列入调查对象，以兼顾全国城市地理布局，以药品零售企业600名从业人员作为调查对象，样本量分布见表1。

表1 药品零售企业从业人员对执业药师考试制度的认知研究城市样本分布

城市	GDP/亿元	排名	调研人数	有效问卷数	百分比/%
上海	14 900.93	1	60	50	10.50
北京	11 865.90	2	60	40	8.41
广州	9 112.76	3	60	50	10.50
深圳	8 201.24	4	60	44	9.25
苏州	7 400.00	6	60	43	9.04
重庆	6 527.00	7	60	50	10.50
杭州	5 098.66	8	60	49	10.30
沈阳	4 350.00	15	60	50	10.50
郑州	3 365.00	23	60	50	10.50
西安	2 719.10	30	60	50	10.50
合计			600	476	100

1.2 调查方法

通过查阅文献并结合零售企业的实际情况设计问卷,问卷由两部分构成,第一部分为个人及单位基本资料,第二部分为认知情况。调查采用邮寄发放问卷的方式,为保证问卷的有效性及真实性,问卷采用不记名方式进行。调查问卷共发放600份,回收问卷490份,对回收的问卷进行检查筛选,剔除雷同问卷14份,得到有效问卷476份,问卷有效回收率为79.33%。采用SPSS13.0对数据进行统计分析。

2 结果与分析

2.1 10个城市药品零售企业从业人员基本情况

被调查人员女性占78.15%,男性占21.85%,药品零售行业的人员性别构成具有统计学差异。从专业学历构成分析,学历构成以大专为主,占60.72%;其次是中专及以下,占31.85%;本科及以上仅占7.43%。从技术职称构成分析,40.63%为药士职称,51.37%为药师职称,仅有8%为主管药师。从职业角度分析,60.38%为一线店员,29.34%为店长,10.38%为连锁店管理人员。另外,被调查人员的工作年限主要集中在4～10年,占62.32%。

2.2 不同学历人员对执业药师考试报考年限的认知

对执业药师考试报考年限的认知分别以被调查人员的实际学历为基础进行统计分析,见表2。

表2 对参加执业药师考试报考年限的认知

是否为执业药师		报考年限/年							
		0	1	2	3	4	5	6	7
是	人数	4	4	8	16	12	45	25	36
	百分比/%	2.67	2.67	5.33	10.66	8.00	30.00	16.67	24.00

续表 2

是否为执业药师		报考年限 / 年							
		0	1	2	3	4	5	6	7
否	人数	14	11	11	76	73	102	11	28
	百分比 / %	4.29	3.37	3.37	23.32	22.40	31.29	3.37	8.59
总数	人数	18	15	19	92	85	147	36	64
	百分比 / %	3.78	3.15	3.99	19.33	17.86	30.88	7.56	13.45

中专学历的从业人员多数认为其参加执业药师报考条件应该为 5 年；大专学历的从业人员多数认为其参加执业药师报考条件应该为 3 年；本科学历的从业人员多数认为其参加执业药师报考条件应该为 1 年；在本次调研中硕士和博士样本量很小，同时硕士及博士由于学历层次较高，所以均认为其报考应该为无年限要求。

2.3 被调查人员对执业药师考试专业限制的认知

82.42% 的被调查者认为执业药师考试应允许相关专业报考（指化学、医学、生物学专业），7.42% 的被调查者表示不确定，结果见表 3。

表 3　被调查人员对是否允许相关专业人员报考执业药师的认知情况

是否为执业药师	是否允许相关人员专业报考		
	是　人数（%）	否　人数（%）	不确定　人数（%）
是	134（89.33）	9（6.00）	7（4.67）
否	25.5（79.19）	39（12.11）	28（8.70）
总数	389（82.41）	48（10.17）	35（7.42）

2.4 被调查人员对执业药师考试成绩合格周期的认知

82.84% 的被调查者认为执业药师考试成绩合格周期应设置为 3～4 年，仅有 10.17% 的被调查者认可现阶段设置的 2 年合格周期，结果见表 4。

表 4　被调查人员对执业药师考试成绩合格周期的认知情况

是否为执业药师	执业药师考试成绩合格周期			
	2 年人数（%）	3 年人数（%）	4 年人数（%）	5 年人数（%）
是	19（12.67）	59（39.33）	63（42.00）	9（6.00）
否	29（9.01）	130（40.37）	139（43.17）	24（7.45）
总数	48（10.17）	189（40.04）	202（42.80）	33（6.99）

2.5 被调查人员对执业药师考试科目的认知

笔者针对执业药师考试科目设置情况进行调查分析，采用 Likert 量表考察受访者的态度，设置 5 个选项，分别为非常同意、同意、一般、不同意和很不同意。通过汇总，考察被调查者对这些科目的认同度，每一题项最高为5分，即非常同意，最低为1分，即很不同意。结果见表5和表6。

表5 被调查人员对西药执业药师考试科目设置的认知情况

	科目	均数	标准差	最小值	最大值	极差
西药	药事管理与法规	4.7	0.631	1	5	4
	药物分析	3.5	0.892	1	5	4
	药理学	3.3	0.841	1	5	4
	药剂学	3.8	0.874	1	5	4
	药物化学	4.1	0.778	1	5	4
	综合知识与技能	4.0	0.654	1	5	4

表6 被调查人员对中药执业药师考试科目设置的认知情况

	科目	均数	标准差	最小值	最大值	极差
中药	药事管理与法规	4.4	0.776	1	5	4
	中药学	4.5	0.716	1	5	4
	中药药剂学	3.6	0.825	1	5	4
	中药鉴定学	3.9	0.798	1	5	4
	中药化学	3.1	0.842	1	5	4
	综合知识与技能	4.7	0.684	1	5	4

2.6 被调查人员对执业药师考试题型的认知

笔者针对执业药师考试的题型进行调查分析，结果见表7。

表7 被调查者对执业药师资格考试题型的认知情况

	考试题型				
	单项选择题 人数（%）	配伍选择题 人数（%）	多项选择题 人数（%）	判断正误题 人数（%）	填空题 人数（%）
同意	444（93.28）	259（54.41）	199（41.81）	327（68.69）	129（27.10）
不同意	32（6.72）	217（45.59）	277（58.19）	149（31.31）	347（72.90）

由表7可知，单项选择题判断正误题和配伍选择题均超过50%的认可度，其中填空题认可度最低，仅为26.64%。

2.7 结果分析

目前药品零售企业从业人员整体文化层次较医院等医疗机构人员学历教育相对偏低，所以在执业药师队伍人员缺口较大的现实情况下，在执业药师法尚未颁布之前，执业药师资格考试准入的最低学历要求仍应设定为中专学历，以满足社会对执业药师的需求，当随着药品零售企业行业从业人员的学历水平不断提高达到一定程度,可考虑将执业药师最低学历进行相应提升。

由表2可知,被调查者整体认为现有的执业药师考试制度对工作年限的要求过长,被调查者都希望缩短执业药师报考工作年限要求。

通过调查发现,多数被调查者认为,应允许相关专业人员报考,这反映出目前药品零售企业从业人员的专业多数为药学相关专业。

由表4可知,多数被调查者认为需要延长执业药师成绩合格周期,这也是执业药师考试通过率较低的一个原因,周期的延长必定可以促进执业药师队伍的快速壮大,以满足现阶段药品零售企业对执业药师的需求。

研究表明,被调查者对西药执业药师考试科目设置基本认同,其中对药事管理与法规认同度最高,对药理学认同度最低;对中药执业药师考试科目设置基本认同,其中对综合知识与技能认同度最高,对中药化学认同度最低。课程设置以实用为主,在加强理论学习的同时,应该考虑实际工作中的需求。

执业药师资格考试目前考试题型均为客观题,由于多项选择题难度较大,所以认可度较低。主观题目前未在执业药师考试中出现,其被认可度也较低。多项选择题和填空题可在将来的执业药师考试中调控考试难度系数,但鉴于执业药师队伍人数缺口较大,不建议在考试中引入主观题型,并可考虑适当加入判断题型和适当减少多项选择题所占的比例。

3 结论与建议

3.1 执业药师考试制度应做相应调整

3.1.1 应缩短参加执业药师考试报考年限

缩短执业药师报考年限,将有利于执业药师队伍的建设。建议将年限要求设置为:(1)取得药学、中药学或相关专业中专学历,从事药学或中药学专业工作满5年;(2)取得药学、中药学或相关专业大专学历,从事药学或中药学专业工作满3年;(3)取得药学、中药学或相关专业大学本科学历,从事药学或中药学专业工作满1年;(4)取得药学、中药学或相关专业第二学士学位、研究生班毕业或取得硕士博士学位当年即可报考。

3.1.2 执业药师考试合格周期应调整为4年

执业药师考试近几年合格率在12%左右,在一定程度上受到目前考试合格周期为2年的限制,由于执业药师的人员缺口较大,在执业药师法尚未颁布之前,建议仍然允许药学、中药学相关专业报考执业药师资格考试,并且将考试成绩合格周期设置为4年。

3.1.3 应增加执业药师实用性强的考试课程

国外的药师注册考试非常重视实用性课程的考核,因此根据执业药师的工作职能及国际对七星药剂师的定义[1],建议:(1)增加307种国家基本药物相关知识的考试比例,其中包括药品名称、适应证、用法用量、不良反应、注意事项及配伍使用,在参加执业药师考试的同时,也能够切实提高在药品零售企业的工作能力。(2)适当增加职业素养考试内容,合并入综合知识与技能,内容设计包括与患者沟通技巧、客户投诉处理等,考试分值占综合知识与技能的10%~20%。

3.1.4 应增加考试客观题型

目前,执业药师考试以客观题为主,形式上全部为选择题,建议可以适当增加判断题考试题型,适当减少多项选择题所占比例;当执业药师队伍建设到基本能够保证社会需求时,则可以考虑加入主观题等题型以提高执业药师考试难度,提升执业药师队伍素质。

3.2 应增加执业药师药事服务费，建立激励机制

执业药师考试的难度高，市场人才缺口大，但并没有带给执业药师队伍相应的高待遇，同时执业药师队伍整体学历较低，也是因为其待遇等方面无法吸引高学历人才，所以建议建立相应的激励机制，即增加执业药师服务费的收费政策，共分为两方面：（1）执业药师负责的处方调配及指导合理用药等收费项目，由国家将其纳入基本医疗保险报销范围；调剂费中不应仅局限于目前的处方调配及指导合理用药，还应承担药物不良反应的收集与反馈工作，最大程度发挥执业药师的作用。（2）增加部分药事服务收费项目，由消费者自行选择，自行支付，如为药品零售企业所覆盖的居民提供"家庭药师服务"和"预防疾病相关药学服务"，其中"家庭药师服务"将走出药店，走进社区，以专业的药学知识指导家庭在用药方面的需要，同社区医院共同承担起社区居民用药的指导工作；"预防疾病相关药学服务"针对患者进行健康检测、健康档案、健康评估、健康促进方案等服务，指导消费者进行预防疾病、养生保健等药事活动。因为具体的收费政策需要缜密的调研及可行性研究，所以笔者未就具体收费标准进行建议。

3.3 制定执业药师法，确立执业药师资格制度的法律地位

执业药师法的缺失使得执业药师在整个医药服务行业中处于无法可依的境地，缺乏相应的法律保障，得不到社会的认可。只有将执业药师资格制度同工作与岗位、职务、薪资水平等多方面紧密联系，才能迅速扩大执业药师队伍，提高药品零售行业从业人员素质，使执业药师成为对大处方、不合理用药处方的最后把关者，更好地为广大人民服务。

参考文献

[1] 刘东旭，杨悦.2007 年辽宁省执业药师现状调研 [J]. 中国药事 . 2009. 23（9），902-904.

[2] 焦利萍，黄锐. 湖北省执业药师职业现状抽样调研 [J] 药店与执业药师 . 2009. 20（4），318-320.

[3] 叶奎英，杨世民. 对我国执业药师资格考试的抽样调查 [J]. 中国药房 . 2007.18（10），796-800.

[4] Lee MA.Nonpreseiption medicines and the North American pharmacist licensure examination[J].AMJ Pharm Educat. 2006, 70（6），122-131.

[5] Shikamura, YoshiakiProblemsofOSCE（Objective structured clinical examination）from the point of courmunity pharmacist sview[J].ArehPract Pharm, 2008, 68（6），384-387.

[6] Kanke，Motoko.Pharmacist licensure and it sexamination: The United States of America[J]. Yakuzaigaku, 2007, 67（1），12-13.

——刊于《西北药学杂志》2011 年 6 月第 26 卷第 3 期

我国执业药师立法的必要性和可行性研究

杨世民

摘要 目的：为我国执业药师立法提供必要性与可行性支持。方法：通过对执业药师资格制度实施中存在的主要问题进行分析，论述其立法的必要性；通过对现行执业药师政策法规及现有工作基础的分析，研究其可行性。结果与结论：在我国要推行好执业药师制度仅靠现行的政策文件是不够的，执业药师制度必须立法，提升其法律地位，依靠国家的法律来保障该项资格制度的推行。

关键词 执业药师；立法；必要性；可行性

Study on Necessity and Feasibility of Legislation of Licensed Pharmacist in China
Yang Shimin

ABSTRACT Objective: To discuss the necessity and feasibility of the legislation of licensed pharmacist in China in support of the legislative process. Methods: The necessity of legislation and feasibility of licensed pharmacist were discussed and studied through the analysis of the main problems in the implementation of licensed pharmacist qualification system in China and the current staus of policies and regulations of licensed pharmacist as well as the basis of existing work. Results and Conclusion: The implementation of the licensed pharmcist system should not only rely on the existing policies, and the licensed pharmacist system must be legislated so that the licensed pharmacist legal status can be improved and the implementation of this qualification system be guaranteed.

KEY WORDS Licensed Pharmacist; Legislation; Necessity; Feasibility

1994 年 3 月 15 日，原国家人事部和原国家医药管理局联合发布了《执业药师资格制度暂行规定》，在我国开始推行执业药师资格制度。至 2011 年底，已有 17 年的历史。回顾走过的历程，经过认证、考试、注册和继续教育等工作，执业药师队伍已初具规模，他们在审核医师处方，指导合理用药与药品质量管理方面发挥了重要作用。但在零售药店和医院药房执业药师配备和用药指导方面还存在不足，不合理用药的现象还较为严重，执业药师的作用发挥得还不够充分。为了促进我国执业药师队伍的健康发展，保障患者和公众合理用药的需求，亟需完善执业药师法律建设，制订《中华人民共和国执业药师法》。

1 执业药师立法的必要性

1.1 执业药师立法是配备、发挥执业药师指导合理用药的法律保证

执业药师立法的目的是以法律的形式确定执业药师在社会中的地位，加强执业药师队伍建设，提高其职业道德和业务素质，保障执业药师的合法权益；从而保证执业药师负责药品质量，规范医师处方行为，指导合理用药，维护人民身体健康[1]。党中央、国务院对执业药师制度非常重视，10 余年来，在有关文件中多次提及执业药师制度和发挥执业药师作用的问题。如 1997 年 1 月 15 日颁布的《中共中央、国务院关于卫生改革与发展的决定》中明确规定："要建立医师、药师等专业技术

人员执业资格制度"。2009 年 3 月 17 日印发的《中共中央、国务院关于深化医药卫生体制改革的意见》规定："规范药品临床使用，发挥执业药师指导合理用药与药品质量管理方面的作用"。2009 年 3 月 18 日，国务院印发的《医药卫生体制改革近期重点实施方案（2009-2011 年）》规定："完善执业药师资格制度，零售药店必须按规定配备执业药师为患者提供购药咨询和指导"。但由于没有执业药师法，此项制度在实际执行时受到了影响，没有得到很好的贯彻落实。

实践证明，政策对一项工作、制度具有重要的促进、推动作用，而法律则是政策实施的强有力和带强制力的保障。执业药师资格制度也是如此，必须通过制定执业药师法来保证执业药师资格制度的推行。

1.2 法律缺失影响了执业药师资格制度的实施

执业药师立法相对滞后，"刚性"不够，对有些岗位人员准入规定不够明确，执业药师或者其他依法经资格认定的药学技术人员均可上岗，造成执业药师资源闲置，不能有效发挥作用。

1.2.1 执业药师数量还严重不足

截至 2012 年 2 月，我国取得执业药师资格的人数为 200 095 人 [2]，但注册的人数较少，据 2011 年 7 月统计，累计在有效期内的执业药师注册人数为 75 199 人 [3]，按 2011 年 2 月取得执业药师资格的 1 85 692 人计算，注册率为 40.50%。为什么取得资格的人员注册率低？主要原因是法律有缺失，执业药师的责、权、利不对应，待遇报酬低，法规刚性不够，执业药师可有可无。因此造成了一方面人员不够，另一方面人员闲置。

1.2.2 规定岗位执业药师的配备达不到要求，影响其作用的发挥

依据国家的政策规定，执业药师的主要岗位是零售药店和医院药房，据国家食品药品监督管理局 2011 年 11 月 2 日发布的统计年报，截至 2010 年，全国有零售连锁企业 2310 家，零售连锁企业门店 137 073 家，零售单体药店 261 996 家 [4]，总数为 401 379 家。按 1 个零售药店配备 1 名执业药师计算，需要 40 万人，按 1 个零售药店配备 2 名执业药师计算，需要 80 万人。而现实情况是，截至 2011 年 7 月，注册的 75 199 人中有 59% 在药品零售企业执业，大约有 44 367 人，这一数字与 40 万、80 万的实际需求相差甚远。据卫生部 2012 年 4 月 20 日发布的 2011 年我国卫生事业发展统计公报，2011 年末，全国医疗卫生机构总数达 954 389 个，其中：医院 21 979 个，基层医疗卫生机构 91 8 003 个，专业公共卫生机构 11 926 个 [5]。按照有关规定，医院药房要实现营业时间有执业药师指导合理用药，那么，全国 21 979 个医院，按每个医院以最少配备 3 人计算，也需要 65 937 人，而截至 2011 年 7 月，在医院注册的执业药师人数还不到总数的 5%，即大约有 3 760 人，配备严重不足。

因此，在零售药店和医院药房执业药师的配备使用上，注册比例偏低，总体作用发挥不够。

1.2.3 现有法律、法规对配备执业药师资格没有强制规定。在实际工作中难以贯彻执行

现行的《药品管理法》没有明确规定药品生产、经营、使用单位必须配备执业药师。《药品管理法实施条例》规定："经营处方药、甲类非处方药的药品零售企业，应当配备执业药师或者其他依法经资格认定的药学技术人员。"该条例没有强制要求经营处方药、甲类非处方药的药品零售企业应当配备执业药师，仅将配备执业药师作为一种可供选择的条件，但未明确其职责和权利，也没有规定法律责任。目前，实施执业药师资格制度依据的政策文件是原人事部和原国家药品监督管理局 1999 年 4 月 1 日发布的《执业药师资格制度暂行规定》。该暂行规定明确："凡从事药品生产、经营、使用的单位均应配备相应的执业药师，并以此作为开办药品生产、经营、使用单位的必备条件之一"[6]。由于上位法没有规定必须配备执业药师，而下位法要求配备，下位法的规定与上位法的规定存在一定的冲突。实践证明没有上位法依据，下位法的规定刚性不够，在实际工作中下位法难以贯彻执行。

1.2.4 医药、卫生两个管理部门没有达成共识，政策规定不一致，医疗机构及其药师难于参照执行

1994 年，制定执业药师资格制度时，卫生行政部门未参与。这些年来，医疗机构配备执业药师的规定未得到卫生行政部门认可。2007 年 2 月 14 日，卫生部以第 53 号令发布了《处方管理办法》，该办法第二条规定："本办法所称处方，是指由注册的执业医师和执业助理医师在诊疗活动中为患者开具的、由取得药学专业技术职务任职资格的药学专业技术人员审核、调配、核对，并作为患者用药凭证的医疗文书"。该办法第六十一条规定："本办法所称药学专业技术人员，是指按照卫生部《卫生技术人员职务试行条例》规定，取得药学专业技术职务任职资格人员，包括主任药师、副主任药师、主管药师、药师、药士"[7]。由于卫生行政部门政策规定明确，医疗机构实行的是专业技术职务任职资格，不实行执业药师资格准入制度。因而，执业药师在医疗卫生机构未被认可，医疗机构药学人员参加执业药师资格考试属于个人行为，取得资格后，注册也很难。

2011 年 1 月 30 日，卫生部、国家中医药管理局、总后勤部卫生部发布的《医疗机构药事管理规定》第十九条规定："医疗机构应当配备临床药师。临床药师应当全职参与临床药物治疗工作，对患者进行用药教育，指导患者安全用药。"该规定第三十四条要求："医疗机构应当根据本机构性质、任务、规模配备适当数量临床药师，三级医院临床药师不少于 5 名，二级医院临床药师不少于 3 名。临床药师应当具有高等学校临床药学专业或者药学专业本科毕业以上学历，并应当经过规范化培训"[8]。2010 年 12 月 3 日，卫生部印发了《二、三级综合医院药学部门基本标准（试行）》，该标准对药学人员的配备有专门的规定，要求医院应当按照有关规定培养、配备临床药师或专科临床药师。药学专业技术人员中具有副高级以上药学专业技术职务任职资格的人员，二级医院应当不低于 6%，三级医院应当不低于 13%，三级教学医院应当不低于 15%[9]。以上两个政策文件均未提及医疗机构配备执业药师的规定。

执业药师在实施过程中存在的这些问题，表明执业药师制度的实施仅靠现行的《执业药师资格制度暂行规定》是解决不了的，必须立法，依靠国家的法律来保障该项资格制度的推行。

2 执业药师制度立法的可行性

2.1 我国现行政策法规为立法奠定了基础

近年来，根据工作需要，国务院和有关部门在制定法规政策时，也涉及到执业药师配备、使用的问题，除《执业药师资格制度暂行规定》以外，有关的法规、规章、规范性文件对配备执业药师也作了明确的规定。如 1999 年 12 月 28 日，原国家药品监督管理局发布的《处方药与非处方药流通管理暂行规定》第九条规定："销售处方药和甲类非处方药的零售药店必须配备驻店执业药师或药师以上的药学技术人员"。"执业药师或药师必须对医师处方进行审核，签字后依据处方正确调配、销售药品"。2000 年 4 月 30 日，原国家药品监督管理局以第 20 号局令发布的《药品经营质量管理规范》第六十三条规定："药品零售中处方审核人员应是执业药师或有药师以上的专业技术职称"。《药品经营质量管理规范实施细则》第九条规定："跨地域连锁经营的零售连锁企业质量管理工作负责人，应是执业药师"。2002 年 8 月 4 日，国务院发布了《中华人民共和国药品管理法实施条例》，该条例第十五条规定："经营处方药、甲类非处方药的药品零售企业，应当配备执业药师或者其他依法经资格认定的药学技术人员"。2007 年 1 月 31 日，国家食品药品监督管理局发布的《药品流通监督管理办法》第十八条规定："经营处方药和甲类非处方药的药品零售企业，执业药师或者其他依法经资格认定的药学技术人员不在岗时，应当挂牌告知，并停止销售处方药和甲类非处方药"。此外，1997 年、2009 年中共中央、国务院发布的医改文件对建立执业药师资格制度，发挥执业药师的作用均有明确

的规定。2012 年 1 月 20 日,国务院以国发 [2012]5 号文件印发了《国家药品安全"十二五"规划》,该规划中 5 处提及执业药师。明确规定:"自 2012 年开始,新开办的零售药店必须配备执业药师:到'十二五'末,所有零售药店法人或主要管理者必须具备执业药师资格,所有零售药店和医院药房营业时有执业药师指导合理用药,逾期达不到要求的,取消售药资格"[10]。该规划还规定,要完善药品安全法律法规,推动制订执业药师法。以上法规文件的出台实施,为执业药师立法奠定了基础。

2.2 我国执业药师资格人数初具规模

自 1995 年到 2011 年,国家有关部门组织实施了 17 次考试,3 次认证。截至 2012 年 2 月,我国取得执业药师资格的人数已达到 200 095 人。2009-2011 年,每年参加考试的人数平均在 10 万人左右,具有一定的规模。2009 年,参考人数为 93 984 人:2010 年,参考人数为 100 569 人:2011 年,参考人数为 109 717 人。

2.3 开展了执业药师立法基础调研

2000 年,原国家药品监督管理局成立了"执业药师立法基础调研组织机构",开展了《执业药师法》起草前有关政策的研究。分为 3 个课题组进行调研,为执业药师立法工作提供了基础资料。2001 年 10 月,课题组写出了《执业药师法》草案稿[11],2003 年 10 月 15 日,原国家药品监督管理局局务会讨论通过,形成了《中华人民共和国执业药师法》（送审稿）并上报给国务院审议,2004 年 3 月 16 日,国务院法制办组织有关部门对送审稿涉及的相关部门职能进行了论证。由于多种原因,此项工作没有进行下去,但为执业药师立法积累了资料和经验。

2008、2009 年,国家食品药品监督管理局人事司等部门配合《药品管理法》修订研究课题——"药品生产、经营、使用单位配备执业药师必要性及可行性"又进行了调查研究,2009 年 11 月写出了研究报告。近年来,中国执业药师协会组织专家对执业药师立法工作进行了系统研究,写出了《执业药师法》初稿。

2.4 国外经验可以为我国立法提供参考和借鉴

国际上对药师管理均有严格的规定,制定有专门的法律文件[12]。如英国 1815 年颁布了《药房法》,规定只有经注册的执业药师才能执行药学服务业务,该法对执业药师的行为规范作出了明确规定。美国执业药师制度始建于 1869 年,美国各州颁布了《药房法》,明确只有通过国家统一资格考试合格并经注册的执业药师才能在药房相关岗位上执业,美国药房理事会全国联合会制定颁布了《标准州药房法》,提出了统一的标准。美国的药房法涉及到药师的行为规范,具有法律效应。它对药师资格的取得、药师的职责、药房开办要求、州药房理事会各项制度的确立以及对药师触犯法律的处罚均有明确的规定。日本于 1960 年颁布了《药剂师法》,1985 年修订时,明确规定了药剂师的资格、职责、权利和义务、法律责任等。2004 年修订《药剂师法》,规定药剂师的准入学历资格为六年制药学毕业生。以上国家的法律规定可为我国执业药师立法工作提供参考和借鉴。

3　对解决执业药师人数不足问题的思考和建议

按照国务院发布的《国家药品安全"十二五"规划》的要求,距离"十二五"末,只有 3 年半时间,要完成规划提出配备执业药师的要求,任务重、时间紧、责任大。执业药师立法按照法定程序需要一定时间,目前可以采取修改法规政策,以解决执业药师配备问题。对此,提出几点建议,供国家主管部门制订政策时参考。

3.1 加大执业药师政策的宣传力度,提高报名人数和参考率

建议各级药品监督管理部门和人力资源与社会保障部门组织人力,充分利用各种媒体,加大对

执业药师配备、使用的宣传，特别是国务院提出的"十二五"时期执业药师制度发展的目标和任务的宣讲，使药品零售药店和医院药房的领导和药师充分认识加强执业药师管理的重要意义，熟悉国家政策的新规定、新要求，提高执业药师报名人数和参考率。

3.2 认真组织、指导开展执业药师考前培训

以往的经验表明，执业药师的管理工作，包括考前辅导培训工作组织实施好的省区，执业药师通过率就高，执业药师队伍发展就快。建议各省药品监督管理部门、执业药师协会和执业药师培训中心充分抓住时机，精心组织师资，围绕考纲和国家食品药品监督管理局执业药师资格认证中心组织专家编写的应试指南，实施考前培训辅导，帮助考生通过考试。

3.3 修订现行政策，取消药学（中药学）本科以上毕业报考的年限规定，延长考试周期

建议国家药品监督管理部门和人力资源与社会保障部门共同研究，组织专家修订《执业药师资格制度暂行规定》，对报考执业药师资格考试的条件予以修改。建议可将该暂行规定第九条"（三）取得药学、中药学或相关专业大学本科学历，从事药学或中药学专业工作满三年；（四）取得药学、中药学或相关专业第二学士学位、研究生班毕业或取得硕士学位，从事药学或中药学专业工作满一年；（五）取得药学、中药学或相关专业博士学位"，修改为"具有高等学校药学类、中药学类专业本科以上学历并取得学士以上学位"。取消工作年限的限制，毕业当年即可报名参加考试。

另外，建议延长考试周期，参考国家其他资格考试的做法，适当延长考试周期。建议执业药师考试周期可由目前的2年调整为3年。

3.4 修改调整免试条件

建议主管部门组织专家研究修改现行政策规定，放宽免试条件。如获得药学、中药学高级专业技术职务任职资格的人员本身具有比较丰富的理论知识和药学实践经验，可以不要求参加综合知识与技能科目的考试，建议将获得药学、中药学高级专业技术职务任职资格的人员参加综合知识与技能、药事管理与法规两个专业科目考试修改为只参加药事管理与法规一个科目的考试。

另外，取得药学、中药学中级职称（即主管药师）专业技术职务任职资格的人员经过了职称考试和多年的工作实践锻炼，理论知识和工作经验比较扎实，不需要再参加药学（中药学）专业知识一、二的考试，建议只参加综合知识与技能、药事管理与法规两个科目的考试即可。

3.5 完善政策法规，吸引更多取得执业药师资格的人员注册，更好发挥其作用

现行政策法规对执业药师的责、权、利，尤其是权、利规定不明确，加之医疗机构执业药师的合法地位没有得到确认，现有岗位执业药师的合法权益得不到保障。因此，建议国务院组织协调人事、卫生、药监管理等部门，研究解决医疗机构执业药师岗位设置的问题，对医疗机构取得执业药师资格的人员予以合法注册；对现有执业药师岗位的人员在继续教育、执业权利以及节假日待遇等方面的基本权益予以保障，使其切实发挥执业药师指导合理用药的作用。

参考文献：

[1] 杨世民，李小强，冯变玲，等．制定中国执业药师法的建议 [J]．中国药师，1999，2（6）：285-286．

[2] 国家食品药品监督管理局执业药师资格认证中心．2011 年度国家执业药师资格考试合格情况 [EB/OL]．（2012-02-22）[2012-04-12]．http://www.cqlp.org/info/link.aspx?id=1228&page=1．

[3] 曹立亚，徐敢．高素质执业药师队伍的建设和培养 [J]．中国药师，2011，14（12）：1809-1812．

[4] 国家食品药品监督管理局 .2010 年度统计年报 [EB/OL]（2011-11-02）[2012-04-12]http：// www.sda.gov.cn/WS01/CL0108/66530.html.

[5] 卫生部统计信息中心 .2011 年我国卫生事业发展统计公报 [EB/OL].（2011-04-20） [2012-04-12].http：//www.moh.gov.cn/pub-licfiles/business/htnflfiles/mohwsbwstjxxzx/ s7967/201204/54532htm.

[6] 中华人民共和国人事部, 国家药品监督管理局执业药师资格制度暂行规定 [S].中华人民共 和国人事部、国家药品监督管理局人发 [1999]34 号, 1999-04-01.

[7] 中华人民共和国卫生部处方管理办法 [S].中华人民共和国卫生部令第 53 号, 2007-02-14.

[8] 卫生部、国家中医药管理局、总后勤部卫生部医疗机构药事管理规定 [S].卫医政发 [2011]11 号, 2011-01-30.

[9] 卫生部二、三级综合医院药学部门基本标准（试行）[S].卫医政发 [2010]99 号, 2010-12-03

[10] 国务院国家药品安全 "十二五" 规划 [S].国发 [2012]5 号, 2012-01-20.

[11] 杨世民 .我国实施执业药师资格制度的现状及其立法研究 [J].药学服务与研究,2008,8（6）: 404-408.

[12] 张淑芳. 世界主要国家和地区药师队伍现状及对我国的启示 [J]. 中国执业药师，2012， 9（5）：3-7.

——刊于《中国执业药师》2012 年 8 月第 9 卷第 8 期

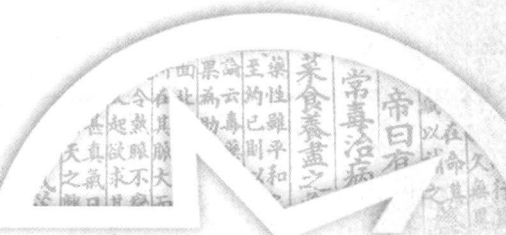

药事管理研究
三十年
——杨世民师生论文集

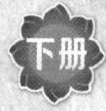

下册

杨世民 等著

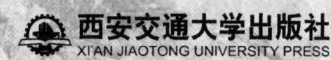

西安交通大学出版社
XI'AN JIAOTONG UNIVERSITY PRESS

图书在版编目（CIP）数据

药事管理研究三十年：杨世民师生论文集：全2册 / 杨世民等著.—西安：西安交通大学出版社，2015.7

ISBN 978-7-5605-7747-0

Ⅰ.①药… Ⅱ.①杨… Ⅲ.①药政管理—中国—文集 Ⅳ.①R951-53

中国版本图书馆 CIP 数据核字（2015）第 187414号

书　　名	药事管理研究三十年——杨世民师生论文集（上下册）	
著　　者	杨世民等	
责任编辑	问媛媛	

出版发行　西安交通大学出版社
　　　　　　（西安市兴庆南路10号　邮政编码710049）

网　　址 http://www.xjtupress.com

电　　话 （029）82668357　82667874（发行中心）
　　　　　　（029）82668315（总编办）

传　　真 （029）82668280

印　　刷　陕西宝石兰印务有限责任公司

开　　本　787mm×1092mm　1/16　印张 28.75　字数 699千字
版次印次　2015年9月第1版　2015年9月第1次印刷
书　　号　ISBN 978-7-5605-7747-0/R·986
定　　价　140.00元（上下册）

读者购书、书店添货，如发现印装质量问题，请与本社发行中心联系、调换。
订购热线：（029）82665248　（029）82665249
投稿热线：（029）82668803　（029）82668804
读者信箱：med_xjup@163.com

版权所有　侵权必究

编 委 会

著　者　（按姓氏笔画排序）

王　怡　王　盟　王　潇　王向荣　牛　江　牛莉莉　仇学宏

方　宇　左　燕　石　丽　叶奎英　田　云　付咏丽　冯变玲

曲丽丽　朱岩冰　刘　东　刘　均　刘　花　刘国一　刘宝军

闫抗抗　闫丹芬　问媛媛　许　伟　孙海胜　杨　勇　杨世民

杨会鸽　杨洁心　杨晓莉　杨乾婷　贡　庆　李　欣　李小强

李友佳　吴婷婷　张　琦　张华妮　张抗怀　张建怀　张绪跃

陈　君　陈　锋　陈娟娟　胡　静　赵　君　赵　超　赵丽芬

赵润年　侯鸿军　贺　雯　黄海燕　黄瀚博　宿　凌　梁晓燕

彭莉蓉　董卫华　蒋利林　曾雁冰　谢清华　雍佳松　颜芳妮

潘欣萍

我自1985年参与药事管理学教学、科研工作至2015年，正好30年了。1985年3月，药学系安排我给81级药学专业本科生开设"药政管理"专题讲座，这是我第一次参与药事管理活动，本着边学习，边实践，边工作的态度。当年9月，西北五省区首届药学学术会议在青海省西宁市召开，我撰写的药事管理领域的文章被会议录用，去西宁参加学术交流，开始了对药事管理的研究探讨。1988年3月，药学系领导把我从药剂教研室调出来，负责筹建我校药事管理学教研室，并派我去北京参加药政管理培训班。当年5月，学校批准我去华西医科大学参加国际麻醉品管制局（INCB）和卫生部药政管理局联合举办的执行国际麻醉品管制学习班，这两次短期的学习扩大了我的视野，使我对药事管理有了较全面的了解。1989年5月19日，经西安医科大学校长办公会第8次会议研究决定，同意成立药学系药事管理学教研室，我被任命为教研室副主任。1989年起我开始指导药学专业本科生从事药事管理方向的毕业设计，带领学生去陕北的延安市、黄陵县、宜川县、富县及陕南的汉中市、勉县、城固县、洋县、安康市和关中的部分区县药品管理机构、药检所、药品生产企业、药品经营企业、医疗机构药剂科调研，从1989—1991年共调查了100家涉药单位，其中：40家医院药剂科，30家社会药房，20家药政管理机构、药品检验所，10家制药企业。去基层调研的实践使我和学生对药学单位实际的管理情况加深了了解，掌握了第一手资料，为开展科研工作奠定了基础。1998年起招收药事管理方向的硕士研究生，指导学生对药事管理某些问题进行了探讨、研究。

从1988年开始，我专职从事药事管理教学和科研工作，在完成教学工作之余，承担了国家教育委员会、国家药品监督管理局、"十一五"国家科技支撑计划、教育部与财政部重点专项研究课题、陕西省教育厅、陕西省卫生厅、陕西省药品监督管理局、中国科学技术协会、中国药学会、全国高等药学教育研究会、WHO/HAI国际合作项目等科研课题以及一些药品生产、经营企业的横向课题，研究内容涉及药事法规建设，执业药师资格制度及药学技术人员管理，基本药物与药物政策，药学教育，药品生产、经营、使用领域的管理。由于承担了一些课题的研究任务，我们对药事管理某些领域进行了较为深入地研究。

1985—2015年期间，我指导了42名本科生的毕业设计，指导了55名药事管理硕士研究生，和同学们一起研究探讨，总结撰写发表了160余篇文章。值此从事学科工作30年之际，我们对以往的研究工作进行了梳理，选择出 155 篇论文编辑成册出版，其目的是总结工作，寻找差距，以促进今后本学科的创新发展。本论文集分为上、下两册，按照研究内容编排，上册包括药品监管研究（13 篇），药学教育研究（34 篇），基本药物制度研究（9 篇），执业药师资格制度研究（16 篇）；下册包括医疗机构药事管理研究（34 篇），药品生产、经营管理研究（24 篇），国外启示（13 篇）和其他研究（9 篇），另有 3 篇英文论文。

在论文选编过程中，得到了西安交通大学出版社领导和编辑的大力支持，深表感谢！研究生赵超、黄瀚博、李友佳、雍佳松同学为文章的编辑整理、校对等工作付出了艰辛的劳动，对此，表示衷心的感谢！同时，对与我一起探讨、研究药事管理工作的各届毕业学生致以诚挚的谢意！

杨世民
2015 年 7 月

C目　录
Contents

医疗机构药事管理

药品生产经营

医疗机构药事管理 ➡

对我国开展临床药学工作的意见

杨世民

临床药学是六十年代初期发展起来的一门综合性应用学科，是医药学的重要组成部分。它把药学知识和临床密切结合起来，以人体为对象，研究药物与人体之间的相互作用规律，要求药师走向临床与病人接触，配合医师合理用药，根据各个病人的病情，做到用药个体化，从而减少医源性、药源性疾病。

它的核心问题是确保病人用药安全、有效。

近二十年来，国外临床药学发展很快，1977 年在荷兰召开了有美国、英国、瑞士、西德、西班牙、意大利和荷兰等国学者参加的国际性临床药学会议，1978 年在德国召开了欧洲临床药学会议，促进了与会国家临床药学工作的开展。在亚州、日本的临床药学工作进展也较快。归纳他们的工作，我认为有两点值得借鉴：1. 重视临床药学教育，积极培养人才。表现在设置临床药学专业，不仅招收该专业的本科学生，还招收硕士博士研究生如美国在 1982 年底以前已培养了 400 名临床药学博士研究生。从他们的教学计划看，有两个特点：即医学基础课学时数加大，另外，重视临床药学医院实习。2. 药师走出药房，深入病房去，固定一个科室如内科心血管病房，专门负责该科室用药。药师还向医护人员讲解药物新动向及进展，解答病人疑问，书写病人用药记录——药历，为医药实习生讲药物治疗学、药物动力学课程。

我国的临床药学工作在 70 年代末已在有的大城市医院兴起，十多年来，各地程度不同的开展了工作。几年来，广大药学工作者在分析处方，调查合理用药，编写药品简讯，向医护人员介绍新药方面作了大量的工作，有的单位药师深入病房为医师用药当参谋。如上海市 1980 年调查了 14 所医院的用药情况，发现在 509 份病历中有配伍禁忌及不合理用药的有 116 份，占总数的 22.8％，1982 年又调查了 10 所医院，发现在 972 份病历中有配伍禁忌及不合理用药的有 142 份，占总数的 14.7％。这个事实说明经过调查、分析用药，不合理用药的情况有了明显下降，减少了不良反应的发生。又如湖南某县医院药师在调查用药时，发现农药中毒死亡率较高。分析原因，是医生用阿托品解救时，药物用法、剂量不合理，对一些中毒症状分辨不清。为了帮助医生科学用药，药师收集了大量资料编写出了药讯，介绍农药性质、中毒表现和解救方法，多次向医护人员讲解，使医生增长了用药知识，避免了不良反应的再现。再如武汉某医院药师深入临床查房时发现，医护人员用利多卡因抢救一些肥胖病人急性心肌梗塞时很难找到静脉，影响了及时用药。他们查阅了大量国外文献，发现把利多卡因注射在三角肌，很短时间内能达到有效血药浓度，把此方法介绍给了医生，为及时抢救肥胖病人提供了一种治疗手段。由此可见，临床药学的开展很有必要，药师在医疗中发挥了积极作用，提高了医疗质量。但是我国的现状和国外比还较落后，国内各地发展也不平衡，为了加快今后此项工作的开展，提出以下几点看法、建议：

1. 利用各种舆论工具、会议继续宣传临床药学，提高各级领导和医护药人员的认识。实践证明，哪里的领导提高了认识，哪里的临床药学就搞的好。如湖南省卫生厅领导把此工作列为省药政管理工作的一项重要内容，给药剂科配备人力、设备、图书资料等，临床药学工作开展得较好。各级领导应充分认识其重要性，给予支持；医护药人员也要提高认识，彼此配合，搞好工作。

2. 举办各种类型的学习班培训人才。我国目前主要问题是缺乏人力。现有的药师知识老化急待更新，应创造条件举办各种类型的学习班培训药师。四川医学院举办了五期全国临床药学班，为各省市培养了 200 多名骨干，各地药学会也相继举办了一些进修班。但近两年来，一些省市培训工作有所放松。总结以前办班工作，还存在一些问题，如时间安排太短，另外，课程设置不甚合理，教材内容差异较大。学员结业后虽然理论上有了一定的提高，但和临床接触不紧密，和医生、护士缺少共同的语言。分析原因，系医学基础课学的太少，缺乏医学知识. 为了提高进修班质量以适应临床药学工作，建议有关部门尽快组织专家、教授编写全国统一使用的临床药学教材，修订教学计划，增加医学基础课学时，加强操作技能训练，加强医院临床实习。学制以一年为宜。

3. 改革目前的药学教育。教育应面向现代化，面向世界，面向未来。从世界药学教育情况看，通过临床药学培养药师将是今后药学院校主要的培养方式。美国 1983 年已有 36 所药学院设置了临床药学专业，我国有 18 所药学院（系）但尚未有一所设置了该专业。为此，我们应作统筹安排，在几所重点药学院（系）首先开设此专业，条件成熟的院校，应招收临床药学硕士、博士研究生。其教学计划要反映出现代水平，课程设置应注重医学、药学两个方面，要注重实验课教学，加强基本技能训练，纠正毕业生动手能力差的偏向，要安排相当多的时间去医院实习，使学生熟悉业务职责，为独立工作奠定基础。

4. 药师要加强自身专业学习提高业务水平。参加各种培训班，听学术报告、讲座等固然必要，但不是更新知识、提高业务的唯一途经，主要靠平时坚持自学，要带着问题学，随时了解本专业的新动向、新知识，坚持阅读专业杂志，从事科学研究；要结合实际面向临床，边干边学，积累知识，增长才干。

5. 开展临床药学，除了编写药讯，分析处方探讨合理用药外，关键的问题是药师要深入病房，面向临床为病人服务。通过定期查看病人和监护药物治疗，才能了解病情变化，及时发现问题，加以改进。这样，药师的工作就主动，能给医生当好参谋。自己也增长了临床知识。

6. 加强情报资料工作和科学研究工作。各省市都应成立临床药学情报中心，有专人从事这项工作，收集报道国内外临床药学方面的新动向，新进展，给基层介绍用药知识。在大中城市医院及有条件的单位均应建立临床药学研究室，研制新剂型，为临床提供安全、有效、稳定的制剂，研究药物在机体内的吸收、分布、生物转化、生物利用度以及药物配伍变化，为医生用药提供科学依据，取代经验用药。

7. 应定期召开临床药学学术会议，总结经验教训，商讨合理用药，及时推广好的经验。省市药学会可每年组织召开一次，全国或大区范围二年举行一次，以推动临床药学事业的发展。

——刊于《陕西新医药》1986 年第 15 卷第 4 期

试论医院药剂科的目标管理

杨世民　牛莉莉

医院药剂工作是医院工作的重要组成部分。药剂科工作的好坏，管理水平的高低，不仅影响医疗质量，而且直接关系到病人的生命安危。所以，必须认真研讨医院药剂科的管理工作。为了搞清药剂科管理的现状，作者对陕西省四十所医院药剂科的工作进行了调查，根据国家对药剂管理工作的要求，结合陕西省的实际情况，作者提出用目标管理法对药剂科的工作进行管理，并就如何采用目标管理法进行了研讨。

一、目标管理的概念

目标管理（Management by Objectives 简称 MBO）是根据外部环境和内部条件的综合平衡，确立在一定时期内预期达到的成果，制订出目标，并为实现该目标而进行的组织、激励、控制和检查工作的管理方法。简单地说，就是根据上级要求和本单位情况，制订一定时期的总目标，并分级落实到各部门和每个职工，确定各部门和各人的目标，然后实行自我控制，严格按目标执行，并进行考核和结果评价。

二、医院药剂科实行目标管理的具体做法

目标管理能够适合并满足医院药剂科管理的需要。药剂科实行目标管理可分为三个阶段，即确立目标、目标的实施和目标成果的评价。

（一）确立目标

确立目标是目标管理中最为关键的步骤。药剂科的目标应是全体职工的奋斗方向，可分为总目标和具体目标。卫生部颁发的《医院药剂管理办法》对医院药剂科的任务作了明确的规定。根据任务来确定目标，提出科室年度主要工作项目以及它们应该达到的水平和程度。目标是任务的定量反映，是对科室人员提出的具体任务。

药剂科的年度总目标为：

时间：一年

目标：

1. **药品采购、供应、调剂、制剂目标**

药品采购合格率	100%
药品供应率	95%以上
处方划价准确率	98%以上
调剂合格率	100%
制剂合格率	98%以上
药品检验准确率	100%

2. **科研、教学目标**

配合临床进行药物制剂研究	×项
开展药物质量研究	×项

配伍禁忌研究　　　　　　　　　　×项

承担药学专业学生教学任务　　　　×项

培养基层药剂进修人员　　　　　　×名

3. 临床药学工作目标

编写临床用药简讯、开展咨询服务　×次

血药浓度监测　　　　　　　　　　×项

药动学、药效学研究　　　　　　　×项

配合医师合理用药　　　　　　　　×项

药品毒副反应报告工作　　　　　　×项

参加查房、会诊、分析典型病例　　×次

4. 科室管理、人员培养目标

建立工作人员职业道德规范　　　　×条

建立科主任、小组长工作职责　　　×条

建立药剂科各业务部门操作规程　　×条

举办药剂人员业务提高班　　　　　×期

选派业务人员外出进修　　　　　　×次

开展学术活动　　　　　　　　　　×次

完成学术论文　　　　　　　　　　×篇

购置仪器、设备　　　　　　　　　×台

5. 文明服务目标

衣帽整齐、环境整洁

礼貌用语、热情服务

不和病人争吵

不出现取药排长队现象

不发生严重差错事故

不违反国家政策、法令及财务规定

6. 经济目标

科室完成利润　　　　　　　　　　××万元

上缴医院纯利润　　　　　　　　　××万元

药剂科所属业务部门的子目标

总的目标确立后,再分级落实到各部门,制定出各部门的子目标。以制剂室的目标为例加以说明:

制剂室目标:

普通制剂合格率　　　　　　　　　98%以上

灭菌制剂合格率　　　　　　　　　96%以上

中药制剂合格率　　　　　　　　　95%以上

中间体含量合格率　　　　　　　　97%以上

成品入库完好率　　　　　　　　　98%以上

完成利润　　　　　　　　　　　　××万元

制剂室通过省级验收,保证合格

个人目标

各部门的目标＜即子目标＞确立后，再将其分解落实到各个人，制定出个人目标，以药品检验室药师个人目标为例说明：

如某药师负责灭菌制剂检验，根据该室子目标，他订的年度个人目标为：

承担化学检验	×项
热原检验	×次
无菌检验	×次
下小组抽样检验	×次
以上所有检验准确率	99%以上

（二）实施目标

目标确定后，要采用一整套管理控制方法去实施目标。作为药剂科各部门和个人，就是发挥各自的积极性，实行自我管理，独立自主地实现所承担的目标，严格按目标计划进行工作。如调剂人员，就要严格按调剂目标去做，而不受外界条件的影响。

在实施目标时，院方要将有关权力如一定范围的人权、财权下放给药剂科主任。药剂科主任在权限范围内要加强领导和管理,指定各子目标的负责人执行人,并将有关权力下放给子目标的执行者,以加强下属的责任心。同时,定期检查工作,与下属交流意见,为目标执行者提供反馈信息,及时指导,以保证目标实施的顺利进行。

（三）评价目标成果

年终时,上级组织按照年度既定目标对各部门工作进行评价。制订评价标准,分为优秀、良好、及格、不及格四级,根据考核评价情况给予奖惩。同时分析未达到目标的原因,使之在管理循环上产生反馈作用,作为下一次设立目标的参考资料。评价时要注意领导和实施者共同评价,奖惩要分明。按照社会主义按劳分配的原则,把"责、权、利"三者正确地结合起来,对完成目标者要给予奖励和荣誉,如评选先进工作者,发奖状,登光荣榜等精神奖励,同时和物质奖励相结合,对未完成目标者给予处罚,并以此评定结果作为调资、晋级的依据,来激发人们为完成更高的目标而努力。

三、实施目标管理有关问题讨论

1. 要根据各医院药剂科的实际情况来确立目标。目标值要合适,使人们"跳一跳够得着"。视情况,可实行局部目标管理和全面目标管理。

2. 目标必须由上、下级共同协商制订,具体目标执行者要参与制订目标。

3. 目标内容应尽量定量化、具体化,做到既明确又便于考核评价。另外,目标分解要客观,部门、个人目标不宜分解太多。

4. 在实施目标管理时,要注意实行责、权、利相结合,充分调动各级人员的积极性。

5. 要注重社会效益,提倡精神鼓励。强调全心全意为人民服务,提高工作人员的医德医风,不能一切向钱看。

6. 要重视定期检查,及时掌握反馈信息,改进工作。药剂科主任把检查获悉的准确信息及时转给各部门和个人,并及时处理解决在实施目标过程中出现的问题,以保证各部门及个人的目标能按期按量完成。

——刊于《中国药事》1991年第5卷第2期

试论我国临床药学的现状与对策

杨世民

提要 本文小结了我国开展临床药学工作以来所取得的主要成绩,阐述了目前尚存在的问题,并对其产生的原因作了简要的分析。在此基础上,笔者提出了今后发展的对策,尤其对建立规章制度、培养人才、药师下病房三个主要问题进行了较为详细的论述。

关键词 临床药学;现状;对策

Present Status of Clinical Pharmacy in China and the Way to Solve the Existing Problems

YANG Shimin

ABSTRACT This paper summarizes the main achievements and the existing problems of clinical pharmacy in China since establishing the discipline. The cause which accounts for the occurrence of these problems is briefly analysed. On the basis, we suggest the way to develope clinical pharmacy in the future. The following three topics are discussed in detail: establishing related rules and regulations, trainning qualified personnel, and encouraging pharmaceutists to contact clinical work.

KEY WORDS clinical pharmacy; present status; way to solve problem

一、我国临床药学工作的现状

(一)基本概况

六十年代初期,我国医院药学工作者已注意到结合临床实际合理使用药物才能发挥药物正确的疗效,七十年代末临床药学工作已在有的大城市医院兴起,八十年代在中国药学会的推动下,广大药学工作者已逐渐认识到临床药学是以病人为对象,医药结合,研究临床合理用药与安全用药并使药物发挥最佳疗效的综合性科学。与此同时,卫生部也颁发了文件,召开会议倡导并要求开展临床药学工作。如颁发的《医院药剂工作条例》和《全国医院工作条例》都对开展临床药学工作的具体要求作了明文规定。1989 年 3 月卫生部颁布的《医院药剂管理办法》规定在药剂科组织机构中设立临床药学室。并规定"积极开展临床药学研究,结合临床制定个体化给药方案,围绕合理用药开展药效学、药动学、生物利用度、监测药物在体内的作用以及药物不良反应等研究"。卫生部于 1980 年 12 月、1983 年 11 月两次在成都召开了全国临床药学工作座谈会,中国药学会、卫生部药政局于 1983 年 5 月、1988 年 10 月、1989 年 10 月、1990 年 10 月、1991 年 10 月分别在安徽、北京、上海、长沙、南京召开了全国临床药学学术会议。在此期间。一些省区也召开了专题学术会议,对我国开展临床药学工作起了很大的推动作用。卫生部还在全国指定了 12 个医疗单位作为临床药学试点单位,以点带面,开展工作。十余年来,临床药学普及教育工作也有了很大发展,培养了一大批专门人才。卫生部委托华西医科大学举办了六期全国临床药学进修班,委托北京协和医院举办了五期临床药学进修班,各省市也都举办培训班培养人才。从 1982 年起,汪国芬、陈兰英等主任药师开始招收临床药学硕士研究生,上海医科大学在 1985 年还招收了临床药学研究生班。1987 年,国家教委在全国普通高等学校医药本科专业中首次将临床药学列为试办专业。1989 年,华西医科大学开始招收临床药学专业本科生。十余年来,全国各地结合实际情况,在药学情报,调查分析本地区(单位)临床用药情况,药师参与临床制剂设计与研制，药物配伍与相互作用的实验研究，临床药物监测工作和合理用药方案制订等方面做了大量工作，推动了医院合理用药，提高了医疗质量和社会效益。

（二）存在问题

1. 有关领导对临床药学的重要意义认识不够，影响了此项工作的开展

某些医院领导认为药剂人员的职责就是调配药物，保证供应临床需要，合理用药是医生的事，不用药师操心；有的领导强调开展临床药学，本院不具备条件而一推了之。

2. 目前临床不合理用药的情况仍较普遍

近年来，一些医院实行经济承包，注重经济效益，诱发了科室和医生对药品不适当的使用。加之公费医疗、劳保医疗制度存在弊病，看病吃药靠国家，患者缺乏"费用意识"，致使重复用药、盲目用药、人情用药的现象极为普遍，增加了不合理用药问题的发生。

3. 药师的素质不高

多年以来，药师们从事具体工作，忙于日常事务，学术空气不浓，不能自觉地钻研业务，也没有机会进修学习，提高技能，导致素质下降，要开展临床药学工作深感力不从心。

4. 临床药学的业务范围还不广泛

以前，大部分医院开展临床药学局限于分析处方、药物咨询、介绍新药等工作。经济承包后，一些医院这些工作也不开展了。有条件的大医院进行了药物生物利用度、治疗药物浓度监测等工作，但大部分是在实验室研究的，相当一些是在动物体内进行的。如何将这些研究成果运用于人体，解决临床实际问题还需要进一步做工作。治疗药物浓度监测工作在地市级医院几乎都没有开展。另外，药师普遍没有走出药房下到病房去和医护讨论用药问题，没有发挥指导临床合理用药的作用。

5. 临床药师培训班教学计划不够全面

我国举办的临床药学班时间大多为 3～5 个月，为期 1 年的较少，总体说时间较短。各个班所学课程主要是药学类，而对医学基础课程则很少安排。药师学完后开展临床药学工作，和医护可说的共同语言太少，缺乏医学知识也是我国临床药师不愿意下病房的一个主要原因。此外，对开展临床药学一些必要的操作技能训练也不够。

6. 培养临床药师的工作有所放松

1986 年以后，临床药学培训班的数量大为下降，培养人才的工作有所放松。一个主要原因是人们的重视程度下降了，对社会效益讲得少了，而过多地考虑了经济效益。

7. 临床药学专业招生名额过少

目前，我国 52 所药学院系仅有华西医科大学一所院校招收临床药学专业学生，数目偏少。

二、对策

1. 提高各级领导对临床药学工作的认识

目前还应继续宣传开展临床药学工作的重要意义，提高各级行政领导主要是医院领导的认识，使其懂得开展临床药学工作对合理用药、提高医疗质量的重要性，从人、财、物三方面给以保证。

2. 建立制度保证临床药学工作顺利发展

（1）配备专门人员：应建立一支专门的临床药师队伍，人员数额可按照医院病床数来规定。如 100 张病床的医院可设 2 名临床药师，300 张病床者设置 5～6 名，500 张病床设置 8～10 名，1000 张病床者设置 16～18 名。

（2）制订临床药师的技术职称系列和职责范围：临床药师的技术职称可分为临床药师、

临床主管药师、临床副主任药师和临床主任药师四级，并详细规定出各自职责范围，以便更好地发挥各级人员的作用。

（3）制定各级医院开展临床药学工作的具体要求：如县级医院开展哪些工作，对地区、省级医院都应有具体要求，综合医院和专科医院也应区别对待，以便参照执行。

（4）保证经费来源：每年可从药剂科经济收入中提取一定比例金额专用于开展临床药学工作，如用于购置仪器设备、订阅专业书刊、编写情报资料、开展学术交流和人才培训等。

（5）建立必要的组织机构：如国家建立全国临床药学研究基地，各省、地、县都应建立中心。中心设临床药学研究室、情报资料室等部门，作为本地区开展临床药学的指导单位。中心不能徒有其名，要从人力、物力上重点加强。并制定出年度工作目标，定期检查、考评。

（6）临床药学工作必须列为评比医院级别的重要内容：临床药学是医院文明建设的主要内容，故应将医院开展临床药学的情况作为评比医院工作的一个方面。如评审"三级甲等医院"时应将临床药学工作列为一项内容。

（7）改革公费医疗制度：建议有关部门调查研究，对公费医疗、劳保医疗等制度所引起的不能坚持合理用药的问题给予足够重视，进而制订出改革公费医疗的办法。

3. 积极做好培养人才的工作

解决人才缺乏的途径有两条：一是办好各类药师培训班以提高在职药师的素质。对此，必须解决以下问题：(1)培养目标：培养具有初步临床药学知识，能与医师共同研讨合理用药，从事临床药学研究的临床药师。(2)课程设置：除学习最新药学知识外，还必须学习有关医学基础课如解剖、生理、病理、生化、微生物、临床医学概论等课。此外，要加强操作技能训练如体液的收集、处理、实验设计、常规仪器的操作、计算机(器)的使用等内容，增加医院实习，如结合某科室用药进行专题研究。(3)教材：应组织专家编写全国统一的教材。已出版的专著有的可用作教材如《临床医学概论》《药物动力学》等。(4)学制：以一年为宜。(5)加强教学环节管理：如采用课堂讨论、完成作业等方式来巩固所学内容并提高分析问题和解决问题的能力，每门功课学完后应考试(考核)，实验操作应占总成绩的一定比例。第二条途径是办好药学教育，解决人才缺乏的根本问题。如办好临床药学专业，首先要明确该专业的培养目标，主要是培养从事临床合理用药、治疗药物监测和临床药学研究的药师。应从四个方面培养学生的知识和能力：①基础医学、临床医学和药学的基本理论知识②临床合理用药与安全用药的基本理论知识③体液中药物浓度测定的原理、方法与实验技能。④新药及药物新剂型、新制剂的临床药理观察与评价的初步能力。其次，还需解决以下问题：①专业布点，国家应根据各院校具备的条件，先选择少数院系作为试点招生，总结经验，加以推广。上专业时不要一哄而起，也不要迟疑不决，等待观望。②组织专家制订教学计划，各校应参照执行。③加强师资队伍建设。④组织编写统一教材。⑤落实实习基地。此外，各院校应根据医院药学内容的变化，在药学专业教学计划中适当增加医学基础课的比例，调整化学课的比例，增加生物药剂学、药物动力学、临床药理学、体内药物分析等课时，使培养出来的学生能适应临床药学工作。

4. 进一步扩大临床药学的工作范围

（1）药师应走出药房，深入到病房去。药师下到病房去和临床医师密切配合，参与合理用药及监护药物治疗，当好医师用药的参谋。只有下到病房药师才能及时了解病情变化及用药情况，发现问题随时加以改进。药师下病房，不只是向医生推荐、介绍药品，提用药建议，还可通过测定用药后病人的体液，确定各个病人体内药物变化的过程，进而确定具体的给药方案，以解决大众化剂量在某些病人身上无效的问题和疑难病症的合理用药问题,使临床药物治疗由经验用药提高到科学用药的水平。

药师开始下临床会有很多困难,如与医护的共同语言不多而难以沟通,提出的用药建议能否真正解决实际问题以及医师是否接受等。这些问题都需要通过不断学习有关知识,在工作中实践锻炼来解决。此外,选择临床用药问题较多的科室如内科作为基地,参加该科的查房、会诊、病历讨论、教学等活动,逐步推广。

(2)积极创造条件开展临床药学研究工作。开展临床药学,依靠书本知识是远远不够的,还应不断进行科学研究,给临床用药提供科学依据。因此,药师要创造条件结合临床开展药物动力学、生物药剂学以及药物配伍禁忌的研究,开展监测药物体内作用的工作,配合临床研制新剂型,为临床提供安全、有效的新制剂。此外,还应开展药物不良反应监测工作。

——刊于《中国药房》1992 年第 3 卷第 3 期

陕西省 30 所医院药师工作现状调查分析

杨世民　张建怀

提要　本文对陕西省 30 所医院药剂科药师职称以上人员的工作现状作了调查，拟定了评分标准对药师发挥作用的情况进行量化考核，并对药师没有发挥应有作用的原因作了分析，提出了相应的对策。

关键词　医院药师；工作现状；调查分析；对策

Survey On Present Status of Pharmaceutists' Work in 30 Hospitals of Shanxi Province

YANG Shimin, ZHANG Jianhuai

ABSTRACT　A survey on the present status of work of all staffs with a title of pharmaceutist or higher rank in 30 hospitals of Shanxi Province was made. This paper puts forward a set of standards to quantitatively evaluate their achievements and to analyse the reason why some contributed less. The way to solve the problems in future is suggested.

KEY WORD　hospital pharmaceutist; present status of work; survey and analysis; way to solve problem

为了搞清药师目前在医疗卫生事业中的作用和地位，笔者对陕西省 30 所医院药剂科药师职称以上人员的工作现状作了调查分析，对存在的问题提出了改进的措施和建议，以便对今后药师更好地发挥应有的作用有所帮助。

一、药师工作现状调查

1989 年 4 月至 5 月，我们通过参观医院药剂科，和科主任、药师、药政干部座谈，填写调查表等方式对陕西省陕南、陕北、关中地区 30 所医院 443 名药师职称以上人员目前所从事的工作进行了调查，初步掌握了药师、主管药师、副主任药师、主任药师在各级医院的分布情况（表 1）以及他们所从事的具体业务工作（表 2）。

表 1　各级医院药师分布情况

医院类别	医院数	职称			
		主任医师	副主任医师	主管医师	药师
省级医院	2		2	7	19
医大附院	3	5	9	36	83
地市医院	7		8	23	65
县级医院	11			22	67
部队医院	1			6	12
职工医院	6		1	24	61
合计	30	5	20	118	300

表2　各级职称药师业务范围

职称	业务类别及人次数							
	调剂	制剂	药检	临床医学	科研	教学	药品管理	继续教育
主任药师				2	2	4		
副主任药师	7	17	8	25	12	20		6
主管药师	68	37	26	35	26	65	34	22
药　　师	252	117	40	39	16	95	107	136

二、调查结果与分析

（一）拟定评分标准考核药师工作

为了反映出各医院药师作用发挥情况，根据卫生部颁布的《医院药剂工作条例》有关药师职责的规定以及《医院药剂管理办法》有关规定，结合陕西省各级医院的实际情况，我们对县级医院和地市级以上医院分别拟定了评分标准（见表3），通过打分的形式对药师从事的工作进行量化考核。考核分为四个层次：优、良、可、差。成绩在 60 分以下者规定为差，认为在这些医院药师没有发挥好作用；成绩在 60～75 分之间者，规定为可，认为药师基本上发挥了作用；成绩在 76～89 分之间者，定为良，认为药师较好地发挥了作用；成绩在 90 分以上者为优，认为药师充分发挥了作用。

（二）结果分析

1. 县级医院的药师没有完全发挥作用

本次调查了 30 所医院，县级医院有 18 所，占调查总数的 60%。在 18 所县级医院中就有 9 所医院的药师没有发挥好作用，占县级医院总数的 50%，有 6 所医院的药师基本上发挥了作用，占总数的 33%，有 2 所医院的药师较好地发挥了作用，占总数的 11%，有 1 所医院的药师充分发挥了作用，仅占总数的 6%。

2. 地市以上医院的药师较好地发挥了作用

在本次调查的 30 所医院中地市以上医院有 12 所，占调查总数的 40%。在这 12 所医院中，有 2 所医院的药师充分发挥了作用，占总数的 16.7%，有 5 所医院的药师较好地发挥了作用，占总数的 41.6%，3 所医院的药师基本上发挥了作用，占总数的 25%，有 2 所医院的药师没有发挥好作用，占总数的 16.7%。

3. 药师发挥了作用的主要表现

药师较好地发挥了作用的主要表现是业务范围较广，除一般的调剂、制剂、药品检验、药品管理外，绝大多数都程度不同地开展了临床药学和科研工作。如我校第一、第二附属医院药剂科专门成立了临床药学、临床药理研究室，该研究室的副主任药师、主任药师积极配合临床医师开展合理用药。自 1984 年以来，他们先后开展了甲氨喋呤、消炎痛、庆大霉素、苯妥英钠、卡马西平等药物的血药浓度测定及体外释放度与生物利用度的实验研究，受试者达 100 多人次。经过反复试验证明了唾液中药物的浓度与血液中游离药物的浓度成比例，采用唾液来代替血液测定苯妥英钠等药物，计算出药物的特征参数，进而制订出具体的给药方案，做到了用药个体化，提高了医疗质量，他们对静脉注射的药物处方进行了分析、讨论，写出了静注 100 例处方分析的论文，对临床合理用药起到了指导作用。在配合临床科室进行新药研制方面也取得了可喜的成绩，如研制出的清热解毒注射液总有效率为 96 ～ 97％以上，该药通过鉴定后投入生产，几年来获经济效益 550 多万元，该项目获陕西省 1988 年科技进步三等奖。洛川县医院药剂科加强药品科学管理，制订了许多管理药品的办法和制度。每件工作都有文字记录，有据可查。他们成立了药品入库验收小组严格把关，杜绝质量低劣的药品进入医院，并对药库、药房、病房的药品定期检查质量，发现失效及劣质药品立即停用，保证了病人用药的安全与有效。

表 3 不同级别医院评分标准

从事职业	评分内容	地市级以上医院（分）	县级及职工医院（分）
调剂	调剂	5	10
	划价	5	10
制剂	普通制剂	8	10
	灭菌制剂	10	10
制剂	中药制剂	7	5
	化学分析	5	7
药品检验	仪器分析	5	4
	动物实验	5	4
	药物咨询，情报工作	3	2
	处方分析	3	2
临床药学	血药浓度监测	3	2
	配合医师合理用药	3	2
	药品毒副反应报告工作	3	2
	新药研制	3	1
科学研究	药剂质量研究	4	2
	配伍禁忌研究	3	2
教学	指导药剂人员业务	5	3
	带进修生、实习生	5	2
	毒麻药品管理	4	6
药品管理	药品库房管理	4	6
	采购帐目管理	2	3
	参加夜大、函大、干部专科进修班	2	2
继续教育	短期专业培训班	2	2
	半年以上专业进修班	1	1
	合计	100	100

4. 药师没有很好发挥作用的原因

（1）领导的重视程度不够　由于长期以来形成的重医轻药思想的影响，加之某些领导对药剂工作的内容和变化不甚了解，对药剂科工作研究较少，关心不够，帮助解决的问题少而影响了药剂工作的发展和药师应有作用的发挥。如某县级医院是八十年代中期建成的，在设计建筑布局时院领导就没有考虑制剂室。该院有4个主管药师，6个药师，他们的工作仅仅是照方发药。有的医院不设药剂科，只沿用药房名称，药剂工作不直接受院长领导而受医务科领导；有的医院由院长召开的院务会议，其它业务科室的主任都参加，唯独不让药剂科主任参加。由于领导不重视，药剂科用房得不到解决，基本仪器得不到装备，药师进修没希望。

（2）医院条件的限制　某县医院仅有50张病床，且经常有一些空闲着，药师无法开展制剂、药检和其它工作，只搞调剂；有些医院有制剂室但不设药检室，每批制剂都送到药检所检验；至于科研和临床药学工作根本就不开展。

（3）药师的素质不高　有些药师是由其它专业改行后从事药剂工作的，缺乏系统的理论知识和严格技能训练；有的是由药工晋升的，理论知识不足，有的虽受过系统的专业训练，但离开校门多年，没有机会外出进修学习，知识已老化，已不适应形势发展的要求，如开展临床药学工作力不从心。

（4）某些政策不完善　如晋升职称时，一些单位将医、药人员区别对待。医、药人员同是一年毕业，医院规定医师就能晋升高一级职称。药师则不能；有的单位在住房、升工资、外出进修学习以及退休等问题上将医药人员不一视同仁均影响了药师发挥应有作用的积极性。另外，国家对各级药剂人员的职责规定不够明确，使药剂人员在执行过程中责任不明，从而在一些单位出现了主管药师、药师、药士所干的工作几无区别的现象，影响了作用的发挥。

三、对发挥药师作用、提高药师地位的建议

（一）各级领导要重视药师工作

各级领导尤其是医院院长应进一步重视医院药剂工作，为药师充分发挥作用创造更多的条件，药剂工作是医院工作不可缺少的三大部分之一。医院药剂工作水平如何，直接关系到医疗质量，因此医、护、药三者不可偏废。医院院长应认真执行《药品管理法》和《医院药剂管理办法》，把药剂科建设放到医院现代化建设的重要位置上，直接领导药剂科的工作，正确发挥药事管理委员会的作用。院长要定期到药剂科了解情况，处理问题，逐步解决药剂科房屋、设备简陋、人员素质差的实际问题，从物力、财力、人力诸方面给以保证。

（二）各级政府部门应从政策上更进一步明确各级药师的职责和有关制度

1. 改进各级药剂人员职责不明的现状

《医院药剂工作条例》对各级药剂人员的职责规定得不尽明确和详细，如规定主管药师的主要职责是："在主任药师的领导下，履行药师的职责，并对药师的工作进行技术指导"。我们认为此规定太笼统，不利于主管药师进行工作，也不便对其工作进行监督检查。应该制订出几点具体的要求，把主管药师和药师二者职责区分开，主管药师在业务技术规定上除承担药师的职责外，要求比药师担负更高水平的工作。建议制定出适合于各级药师职责的规定。

2. 晋升职称、工资、住房、外出进修学习、延长退休年龄等问题应一视同仁

各级部门、各个单位的领导均应重视此问题，应制订出制度来加以保证。在晋级、晋职、住房、人员培训等问题上不能只重视临床医师而忽视药师，在延长退休年龄的待遇上应同样对待，从体制上保证药师的地位。

3. 卫生行政部门应对各级医院药剂科的工作有明文规定

如县级、地市级、省级医院药剂科应开展哪些工作？以什么工作为主？没有按规定做采取什么措施？可以和医院工作评定、医院分级评审结合起来，以便医院参照执行。

（三）药师要自觉钻研业务，更新知识，不断提高本身的素质，扩大业务范围

实践证明：药师只有不断进取，协助医护人员解决更多的合理用药问题，使人们认识到药师工作的重要性，这样，药师的地位才会相应地提高。各级医院应给药师创造学习环境和机会，建立技术资料室，订阅专业期刊，购买专业书籍，使药师有书可读，有地方读书。要克服困难尽可能让药师以上职称的骨干参加一些短期或半年以上的脱产学习班，从资金、时间上予以保证，各高等药学院校，各地药学会在培训药师工作方面应积极承担任务。对未取得学历的药师也可安排参加电大、函大、夜大等形式药学专业班的学习，对 35 岁以上未达到大专层次知识水平的药师可参加专业证书班以达到上岗所需要的大专层次的专业知识水平。当然，培训要有计划地进行。提高药师业务水平还要靠平时坚持自学，要带着问题学，随时了解本专业的新动向、新知识，从事科学研究，结合实际边干边学，积累知识，增长才干。

——刊于《中药药房》1992 年第 3 卷第 4 期

20 家医院使用中成药情况分析

杨世民　　冯变玲　　仇学宏

摘要　调查了西安、咸阳两市 20 家医院使用中成药的情况,对用量较大的 50 种药品进行分析;探讨了使用中存在的问题,并对药品的研制、生产、使用和管理提出了建议。

关键词　医院;中成药

为了开展药物利用评价的研究,为科研单位研制新药、生产厂家生产药品提供信息,我们于 1993 年 3 ～ 5 月间对西安、咸阳两市 20 家医院中成药使用情况进行了调查,分析。现报道如下。

1　调查内容

采用实地调查的方式。对 1991、1992 两年医院使用的中成药进行了调查。内容包括药品名称、规格、剂型、价格、年使用量、年购进中成药种类、适应症、生产厂家等。到各医院药房调剂室了解药品的使用情况。查阅财务和库房的有关账目,以填写表格的形式作记录。

2　调查结果及分析

所调查的 20 家医院有省级医院 5 家、市级医院 5 家、部队医院 3 家、高等医学院校附属医院 2 家,职工医院 4 家。医院病床数 250 ～ 1300 张不等,每年购进中成药的种类在 120 ～ 283 种之间。

我们对原始资料进行整理和归纳,找出 20 家医院使用量较大的 50 种药品,按用量大小排列,其次序为:六味地黄丸、追风透骨丸、银黄口服液、杞菊地黄丸、逍遥丸、三七片、黄连上清丸、金匮肾气丸、保和丸、强力银翘片、复方丹参片、补中益气丸、香砂养胃丸、板兰根冲剂、壮骨关节丸、麝香虎骨膏、龙牡壮骨冲剂、蛇胆川贝液、复方气管炎片、归脾丸、健脾丸、三九胃泰、草珊瑚含片、消渴丸、古汉养生精、木香顺气丸、银翘解毒片、乌鸡白凤丸、脑心舒口服液、霍香正气丸、肾宝口服液、三金片、天王补心丹、颈复康冲剂、牛黄解毒片、复方阿胶浆、华佗再造丸、结肠炎丸、红花油、三黄片、感冒清、安神糖浆、冠心苏合丸、速效救心丸、附子理中丸、消咳喘、中华跌打丸、麻仁丸、龙胆泻肝丸、小青龙糖浆。按其治疗疾病的种类进行归类,结果见附表。

2.1　治疗疾病种类

50 种药品主要用于治疗消化系统、呼吸系统及心血管疾病,如健脾胃、助消化、止咳平喘等药物;解热、抗感染类药物的品种较多。如治疗感冒、口腔咽喉症状的药品;滋补强壮药占有一定的比重;少数系治疗风湿、骨质增生、跌打损伤类疾病的药物。

2.2　药物剂型

调查表明,中成药常用剂型有丸剂、片剂、口服液、冲剂。50 种常用药品中丸剂有 25 种,占 50%;片剂 9 种,占 18%;口服液 9 种,占 18%;冲剂 4 种,占 8% 胶囊、硬膏剂、搽剂各 1 种,占 2%。

附表　50 种常用中成药分类简表

类别	药品名称	比例（%）
消化系统用药	健脾丸　附子理中丸　麻仁丸　香砂养胃丸　保和丸　补中益气丸　结肠炎丸　三九胃泰　木香顺气丸　归脾丸　龙胆泻肝丸　逍遥丸　龙牡壮骨冲剂　粗香正气丸	28
解热抗感染药	三黄片　板兰根冲剂　黄连上清丸　强力银翘片　感冒清胶囊　三金片　牛黄解毒片　草珊瑚含片　银翘解毒片　银黄口服液	20
心、脑血管用药	冠心苏合丸　安神糖浆　古汉养生精　天王补心丹　速效救心丸　复方丹参片　脑心舒口服液	14
滋补、强壮用药	补中益气丸　乌鸡白凤丸　复方阿胶浆　肾宝口服液　杞菊地黄丸　六味地黄丸　金匮肾气丸	14
呼吸系统用药	消咳喘　小青龙糖浆　蛇胆川贝液　复方气管炎片	8
抗风湿用药	华佗再造丸　追风透骨丸	4
治疗骨质增生药	颈复康冲剂　壮骨关节丸	4
止血、跌打损伤药	三七片　麝香虎骨膏　中华跌打丸　红花油	8

2.3 药品价格

被调查的 50 种常用中成药中，老药与新药之间存在着价格差异，老药比较便宜。如强力银翘片（18 片，0.77 元），感冒清胶囊（30 粒，2.35 元），三七片（20 片，1.56 元），牛黄解毒片（30 片，0.78 元）。近年上市的新药价格较高，如三九胃泰（6 包，6.44 元），颈复康（10 包，9.43 元），正天丸（10 包，12.10 元）。不同厂家的同一种药品价格也不一致，如六味地黄丸为 4.34 元、5.52 元（200 粒）。复方丹参片为 3.36 元、5.20 元（60 片）。

2.4 生产厂家

调查中发现，大多数医院是在西安市以及陕西省内的药厂就近购药，购自外省药厂的多为独家生产的药品以及信誉较高、产品质量好的药品。主要厂家有西安国药厂、西安更新制药厂、西安洪庆制药厂、西安碑林中药厂、兰州佛慈制药厂、广东罗定县制药厂、广州白云山制药厂、南方制药厂、湖北广水制药厂、广州敬修堂、河北承德制药厂、河南宛西制药厂。

3　存在问题

3.1 新药占的比重小

20 家医院所使用的中药多为老药，新的品种尚不多。尤其是 1985 年全国统一审批新药以来上市的新药。

3.2 剂型的种类少

目前医院使用的中成药仍以传统剂型为主（丸剂占 50%），片剂、口服液、冲剂的品种近年来有所增加。在 50 种用量较大的中药中无注射剂、散剂、栓剂、气雾剂、软膏剂、眼用制剂等剂型。

3.3 治疗疾病的范围窄

有些疾病还没有应用中成药治疗,如寄生虫病。用于镇静、催眠、抗惊厥、镇痛的药物,妇科用药,尤其是抗生育药物以及调节内分泌系统如降血糖调节甲状腺功能等药品不多,抗肿瘤药物屈指可数。

3.4 供儿童使用的药品较少

儿童尤其是小儿使用的中成药品较少。近年增加了龙牡壮骨冲剂、健儿冲剂、小儿清热口服液、小儿止泻散等还远远满足不了防病治病的需要。

3.5 医院对中药的利用评价研究尚未普遍开展

如药品的安全性和有效性,医师处方的合理性,药品滥用调研等工作做的还很少。

4　建议

4.1 加快新药研制

从医院使用中成药的情况看,临床急需一批新的中成药,建议研制单位加快中草药筛选研究,对确有疗效的古方、验方进行系统的研究,尤其对危害人类生命安全的抗肿瘤药物、心血管疾病的药物、病毒感染、乙肝疾病等药物重点研制,尽快研制出一批疗效高、毒性小、稳定性好、生物利用度较高、患者易接受的剂型,如口服液、片剂、胶囊剂、冲剂、微型胶囊、栓剂、膜剂、脂质体、靶向制剂、控释制剂、缓释制剂、泵制剂等,以满足防病治病的需要。

4.2 生产厂家应了解药品使用的信息,及时调整产品结构

除按常规生产外,药厂应生产临床上应用较多的药品及急需的药品,保证产品质量,保障供应。既能创造社会效益,又会取得可观的经济效益。

4.3 医院药剂科应重视药物利用评价研究

药剂科应组织人员进行临床用药调查,分析医师处方,了解药物消耗的规律性,筛选临床上应用量大的中成药,确定本院对中成药的需要品种和需求量,制定本院基本中药目录,为新药研制、老药淘汰、药品生产企业生产药品提供决策依据。

4.4 建议各级卫生行政管理部门定期召开

管辖范围内的医院、药厂、科研单位联席药品使用信息发布会及学术研讨会,以加强研制、生产、使用三者的联系,为药品研制、生产提供信息。国家有关单位应组织人员制定国家基本中成药目录,加强对中药的管理。

——刊于《西北药学杂志》1995 年第 10 卷第 6 期

试论医院药师的业务标准

杨世民　　阎正华　　冯变玲

摘要　作者依据医药卫生事业发展对药学人员的要求,在调查了80家综合医院药师工作现状的基础上,提出了药师在调剂、制剂、药品检验、药学科研、药品储存供应、药学综合知识与技能6个方面应具备的业务标准,为我国实行医院药师资格准入控制提供参考。
　关键词　医院药师;业务标准;综合医院

On the Professional Standards of Hospital Pharmacists

YANG Shimin, YAN Zhenghua, FENG Bianling

ABSTRACT　According to the demands of development of medical and pharmaceutical undertakings upon pharmacists. We investigated the present condition of pharmacists in 80 general hospitals. We propose the professional standards which a pharmacist should be provided with. The standards comprise 6 aspects, dispensing, preparation, drug control, pharmaceutical research, storage and supply of drugs and comprehensive knowledge of pharmacy. It is for reference in implementing system of prerequisites of hospital pharmacists in China.
　KEY WORDS　hospital pharmacist; professional standard; general hospital

医院药学属于责任较大、社会通用性较强、关系公共利益的专业,国家对其上岗人员应该有严格的要求。有的国家已实行了准入控制,制定了医院药师的业务标准,将其作为药师工作的准则,并以此标准命题,进行全国医院药师执照考试[1]。为了和国际接轨,进一步加强我国医院药师业务管理的规范化和法制化,作者结合我国药房工作的实际情况,对药师的业务标准进行了初步的探讨,旨在为主管部门组织医院执业药师资格考试和我国制定《药师法》提供参考。

1　研究的基本思想

医院药师的业务标准是以大学本科毕业生所具备的知识和能力作为基点,以卫生部颁布的《医院药剂管理办法》及有关法规文件的要求为指导,参照目前我国大、中型医院药师的业务工作范围和国外实行药师执照考试的内容,拟定我国医院药师的基本业务标准[2~6]。

2　医院药师的内涵

本研究所指医院药师是我国各级各类医院药学技术人员按照职称评定标准的评定,已取得药师、主管药师、副主任药师、主任药师的专业技术人员。

3　研究方法

作者采用实地走访、召开座谈会、个别交谈、问卷信函的方式调查了河北、山东、湖南、新疆、宁夏、青海、江苏、浙江、湖北、江西、安徽、河南、陕西、北京、上海、广东、四川、甘肃等18个省、直辖市、自治区80家综合医院药师工作的现状,和600多名药师以上的人员进行了座谈交流,了解医院药师的业务工作情况。在此基础上，作者对医院药师所应具备的基本业务标准进行了研探，提出了自己的见解。

4　基本业务标准探讨

4.1　调剂

4.1.1　熟悉处方制度，掌握调剂工作的整个流程，能熟练、准确地调配处方；

4.1.2　能把处方、病情、治疗方法结合起来进行解释、说明；

4.1.3　熟悉《医院基本药物目录》，能掌握300种常用药品的名称、化学结构、药理作用、毒副反应、理化性质、剂型、用法、用量；

4.1.4　能判定处方是否有效，处方中所列药品的剂量是否合适，药品之间有无配伍禁忌；

4.1.5　具备常用药品计算及不同年龄患者所用剂量换算的知识和技能，能正确使用天平进行称量；

4.1.6　能正确调配麻醉药品、精神药品和医疗用毒性药品，熟悉其管理方法并监督正确使用；

4.1.7　能正确回答医师、护师、病人的用药咨询，介绍正确的服用剂量、次数、方法和用药时间，向病人讲述用药注意事项及药品主要的不良反应，具有与医师、护师、患者沟通、交流的能力；

4.1.8　掌握常用药品的价格，能熟练地对处方药品进行划价。

4.2　制剂

4.2.1　根据药品的成分、性质、使用目的确定配制的剂型，拟定制剂处方，制定所配制剂的生产管理文件如生产工艺规程、岗位操作规则、注意事项等；

4.2.2　熟悉医院常用剂型（普通制剂、灭菌制剂）的特点、要求、制备原理、生产工艺，并能熟练地进行操作；

4.2.3　能正确计算处方中各种成分用量、容积、规格、浓度；

4.2.4　掌握药物剂型设计的基本理论知识，能正确地分析制剂处方，并用专业术语进行解释；

4.2.5　熟悉我国《药品生产质量管理规范》，掌握各种制剂房间或配制区洁净级别和卫生条件的要求，并根据配制剂型正确地选用；

4.2.6　熟悉制剂所用原料、辅料及包装材料的性质并能正确地选择、使用；

4.2.7　熟悉制剂所用制药机械、设备的性能、基本原理、使用方法、安全措施和维护保养常识；

4.2.8　能依法进行制剂的半成品检查；

4.2.9　熟悉医院制剂的正确贮存、保管条件。

4.3　药品检验

4.3.1　熟悉现行版国家药品标准和地方药品标准的内容；

4.3.2　掌握《中国药典》收载的原料、辅料、制剂分析的原理、方法，并能正确地应用；

4.3.3　掌握医院制剂常用的分析方法，如重量分析，容量分析，仪器分析，各种物理常数的测定（如旋光度、粘度、硬度、脆碎度、折光率等）；能熟练地使用紫外一可见分光光度仪、红外分光光度仪、荧光分析仪、薄层色谱仪和高效液相色谱仪；

4.3.4　能依法对原辅料、中药材、中药饮片、中成药、化学药品、生物制品进行准确的检验；

4.3.5　对医院配制的各种剂型能进行全面的检验，并能从理论上正确地加以解释；

4.3.6　对检验数据能进行正确的分析、计算和统计学处理；

4.3.7　具有对常用分析仪器校正、使用、维护的知识和技能；

4.3.8 具有制订检验用设备、仪器、试剂、试液、标准品、标准溶液、培养基、实验动物等管理文件的能力;

4.3.9 能准确、完整地记录检验过程和检验数据,并能正确书写检验报告。

4.4 医院药学科研

4.4.1 配合临床开展药品的性质、剂型、检验、质量标准、配伍禁忌等研究工作;

4.4.2 熟悉新药管理的知识及其研制、报批程序,能配合临床进行新药的研制、开发;

4.4.3 具有收集、评价、鉴别病人用药资料的能力,向医护人员正确介绍新药、老药新用及药品合理使用的知识;

4.4.4 能进行体外溶出试验及体内释药试验,开展治疗药物血液浓度的监测,能熟练地计算有关生物药剂学、药物动力学参数,结合个体生理、生化特点,以药物动力学理论为基础,制订个体化给药方案;

4.4.5 能确定和区分相对生物利用度和绝对生物利用度,解释血浆浓度一时间曲线下的面积,以评价生物利用度;

4.4.6 深入临床科室,参加查房、危重、急诊、中毒及疑难病人的会诊、讨论,制订药物治疗方案;

4.4.7 能进行临床使用药品疗效的评价及药物相互作用的研究,收集不良反应,开展药品不良反应的监测和报告工作,参与上市药品不良反应的流行病学研究,提出改进和淘汰药品品种的意见;

4.4.8 能进行处方药和非处方药分类的筛选、再评价,对某一药物能分辨出是处方药还是非处方药。

4.5 药品的储存与供应

4.5.1 根据临床需要,以《医院基本药物目录》为依据,制订药品的年度预算和采购计划,能签订采购合同,经批准后能准确、及时地予以实施;

4.5.2 收集以往用药资料、药品市场信息,能依据医院药品历年消耗情况,制订出每种药品最高和最低的库存量;

4.5.3 具有对出、入库的药品进行验收、登记、统计的能力;

4.5.4 具有科学储存、保管各类药品的知识和能力,能做到分类定位、整齐存放,对易燃、易爆、易腐蚀的危险性药品及特殊管理的药品能够正确地存放和管理,能对普通药品根据其性质选择适宜的贮藏条件;

4.5.5 能对库存药品定期进行检查,发现问题能及时、准确地予以处理;

4.5.6 能正确地记录药品收支的帐册或卡片。

4.6 药学综合知识、技能

4.6.1 了解药学文献、药学工具书的种类、内容、使用方法,能正确地运用文献,具有撰写医院药学科研论文的能力,具有进行学术交流的能力;

4.6.2 熟悉中文药品说明书的内容及撰写要点;

4.6.3 能查阅国外药学期刊,熟练、准确翻译一种外语的进口药品说明书和质量标准;

4.6.4 掌握医药用统计学的知识,并能正确地运用到医院药学工作中;

4.6.5 了解电子计算机方面的基本知识,并能熟练地运用于处方划价、帐目管理、药库管理;

4.6.6 制订和管理各种费用的预算和使用,进行自制制剂成本核算,制订奖金发放计划,监督价格的执行;

4.6.7 掌握药品管理方面的专业法律、法规(如《药品管理法》《医院药剂管理办法》《新药审批办法》《麻醉药品管理办法》《精神药品管理办法》《医疗用毒性药品管理办法》)的内容、特点、管理要求,并能正确的应用;

4.6.8 掌握现代医院药事管理的知识和科学方法，并能正确运用到实践工作去；

4.6.9 具有培养进修、实习人员及指导科室初级技术人员业务工作的能力。

参考文献

[1] 胡廷喜编译 . 美国药房法规定的药师标准 . 药学进展, 1991, 15（1）: 56

[2] 中华人民共和国卫生部药政管理局编 . 药品监督管理法规汇编 . 北京: 人民卫生出版社, 1994: 84

[3] 国家医药管理局编写 . 全国执业药师资格考试大纲 . 北京: 中国医药科技出版社, 1995: 1～30

[4] 日本第 80 回药剂师国家试验问题と详解 . 化学と药学の教室, 临时增刊, 平成 7 年 6 月 15 日初版发行, 广川书店

[5] 杨世民, 等 . 药师在医药卫生事业中作用与地位的研究 . 药学教育, 1991, 7（2）: 9

[6] 杨世民主编 . 药事管理学问答 . 西安: 陕西师范大学出版社, 1994: 193～259

——刊于《中国药房》1997 年第 8 卷第 2 期

医院药师在医疗卫生事业中的作用研讨

杨世民　庞来祥　朱卫

摘要　对医院药学工作的内涵进行了论述。将医院药师的职能分为供应保障职能、临床药学服务职能及监督管理职能;通过 30 家三级医院 500 名药师工作状况调查,拟定了医院药师业务评估表,用以量化药师工作及其发挥作用的程度;并对药师在医院的地位与发挥作用之间的关系进行了探讨。

关键词　医院药师;职能;作用;业务评估

随着医疗卫生事业的不断发展,医院药学工作的内容和药师的业务范围发生了很大的变化。药师如何适应形势的需求,更好地在医院发挥作用,是近年来药事管理工作者关注的问题。作者依据有关法规、政策,结合目前大、中型医院药师的业务内容,探讨医院药师在医疗卫生事业中的作用。

1　医院药学工作的内涵

10 余年来,国家颁布了《药品管理法》《医院药剂管理办法》[1]《医院分级管理办法》《综合医院分级管理标准》[2],更新了医院药学工作的任务及业务范围。国外临床药学、药学监护工作的兴起和发展亦对我国医院药学工作产生了很大的影响。医院药学工作内涵远远超出了传统的采购、配制、分发药品的界限。医院药学工作内容可归纳为下述 4 个方面。

1.1　基本任务

采购、供应药品,调配处方,制备医院制剂,中药材加工炮制,贮存、保管药品,对药品进行质量检验,保证临床使用药品品种数量和质量。

1.2　开展临床药学工作

包括合理用药为中心的各项工作诸如介绍药品知识,为医、护、患者提供用药咨询,进行生物利用度、药动学研究,监测血药浓度,汇集药品不良反应,参与查房、会诊,提出合理用药的方案。

1.3　科研教学

承担专题研究,从事新制剂,新剂型及新药开发的研究,承担药学院校学生实习、毕业专题指导,大课讲授等教学任务。

1.4　药品管理

履行药品监督管理的职责,负责对医院合理用药、药品质量监测,开展药物经济学评估,避免不合理使用药品和减少浪费。

2　医院药师职能的扩展

随着医院药学工作范围的扩大,医院药师要承担全方位的工作,不仅是保障药品供应,还应在合理用药、药品质量控制及管理中起主导作用。归纳起来,医院药师的职能可分为三个方面。

2.1　供应保障职能

包括采购药品、调剂、制剂、药品检验、药品贮存、保管等工作。此项职能是医疗卫生工作的基本保证。否则正常秩序就会受到影响。

2.2 临床服务职能

包括开展临床药学、药学监护等工作。药师通过参与制订给药方案,担当医师用药的参谋,指导合理用药,开展药学专题研究,筛选评价药品,研制药品,承担教学任务等提高自身的素质。此项职能是安全、有效、合理用药的保证,除药师外,该工作无其他人员可替代履行其职能。

2.3 监督管理职能

包括宣传、贯彻药品管理法规,监控全院药品质量,进行药物经济学评估,药品经济核算,特殊药品管理,药物基本目录遴选,药师与病人关系的探讨,药学科室内部管理等。此项工作是医院药品法制和科学管理的保证,以此调节医院使用药品过程中医、护、药、患者各方面的关系,规范行为,维护人民身心的健康。

3 医院药师在医疗卫生事业中的作用评估

3.1 评估内容和标准

作者调查了 30 家三级医院 500 名药师的业务情况,依据国家法规及有关政策,并考虑到新时期医疗卫生事业对药师职能的要求,拟定了医院药师业务评估表(见表1),可对药师工作进行量化考核,以反映药师作用发挥的程度。

3.2 评估方法

评估按优秀、良好、一般、较差分等,量化考核 70 分以下为较差,即药师发挥作用不够;71 ~ 80 分为一般,表示药师基本发挥了作用;81 ~ 90 分为良好,表示药师较好地发挥了作用;91分以上为优秀,显示药师充分发挥了作用。所调查的 30 家医院中,70 分以下有 10 家,71 ~ 80 分有9 家,81 ~ 90 分 6 家,90 分以上 5 家。

表 1 医院药师业务评估表

评估指标	分值	评估内容及权重		
		A 级 (1.0 ~ 0.9)	B 级 (0.8 ~ 0.7)	C 级 (0.6 ~ 0.5)
药品采购	6	按基本药物目录采购,合格率100%,采购数量西药90%以上,中成药70%以上	按基本药物目录采购,合格率100%,采购数量西药85%~90%,中成药65%~70%	按基本药物目录采购,合格率100%采购数量西药80%以上,中成药60%以上
调剂	10	处方划价准确率98%以上,调配处方差错率为1‰	处方划价准确率97%以上,调配处方差错率为1‰	处方划价准确率96%以上,调配处方差错率大于1‰
制剂	10	制备普通制剂、灭菌制剂、中药制剂,制剂含量符合法定标准,检验率达100%,制剂成品率不低于95%,不高于105%	制备普通制剂、灭菌制剂、中药制剂,制剂含量符合法定标准,检验率达98%以上,制剂成品率为95%	制备普通制剂、灭菌制剂;制剂含量符合法定标准、检验率达95%以上,制剂成品率低于95%

续表 1

评估指标	分值	评估内容及权重		
		A 级 （1.0～0.9）	B 级 （0.8～0.7）	C 级 （0.6～0.5）
库存保管	4	库存药品合格率达100％，有药品有效期显示牌或计算机管理系统	库存药品合格率达100％，无药品有效期显示牌或计算机管理系统	库存药品合格率达98％以上
药品检验	10	能开展化学检验、仪器分析、中药检验、微生物学检查及动物试验；检验仪器有专人管理，有使用操作规程和记录	开展化学检验，仪器分析，中药检验，微生物学检查及动物试验；检验仪器有专人管理	开展化学检验，仪器分析，中药检验
用药咨询 药品信息	5	有专职药师从事药物咨询，1～2个月编印药讯1期	有专职药师从事药物咨询，3～4个月编印药讯1期	药师兼职从事药物咨询，半年编印药讯1期
不良反应 监测及统计	4	有专职药师从事药品不良反应监测及统计；专人从事药物评价工作	有兼职药师从事药品不良反应监测，统计及药物评价工作	未开展药品不良反应监测及药物评价工作
血药浓度 监测	3	7 种以上药物	4 种以上药物	2 种以上药物
药动学及生物利用度研究	3	有专人开展药动学、生物利用度研究	开展生物利用度研究	未开展此项工作
参与临床查房、会诊	3	每周1次，参加5个以上科室查房、会诊	每周1次，参加3个以上科室查房、会诊	每两周1次，参加2个以上科室查房、会诊
给药方案设计	2	药师独立设计给药方案	药师参与给药方案设计	未参与给药方案设计
科学研究	10	有专人从事药物剂型及制剂、药品质量、配伍用药及新药开发研究；每年从事专题研究2项，并取得1项以上成果	有专人从事药物剂型及制剂、药品质量、配伍用药及新药开发研究；每年从事专题研究2项	有专人从事药物剂型及制剂、药品质量、配伍用药及新药开发研究；每年从事专题研究1项
教学工作	10	指导研究生，承担本科生大课讲授,有教学任务书；每年指导下级医院药学进修人员不于15人，指导学生药房实习不少于30人	指导2人以上本科生毕业设计，承担大学生大课讲授；每年指导下级医院药学进修人员不少于10人，指导学生药房实习不少于20人	指导1～2名本科生毕业设计，指导下级医院药学进修人员不少于5人，指导学生药房实习不少于10人

续表 1

评估指标	分值	评估内容及权重		
		A 级 （1.0～0.9）	B 级 （0.8～0.7）	C 级 （0.6～0.5）
药事管理	8	有健全的药事管理委员会，有章程，2～3 个月召开一次会议研究药品管理工作。管理人员具有很强的组织协调能力，及时处理各种问题，制度健全，对本院药学发展有系统的论证和规划，有书面报告	药事管理委员会每季度召开一次会议研究药品管理工作。管理人员具有较强的组织协调能力，制度基本健全，对本院药学发展有规划，有书面报告	药事管理委员会每半年召开一次会议研究药品管理工作。管理人员组织协调能力一般，制度不健全，对本院药学发展有设想，但没有书面材料
贯彻执行药事法规	4	贯彻《药品管理法》有制度，有措施；专人负责定期检查全院药品质量，并有记录及处理措施。特殊管理的药品符合规定	贯彻《药品管理法》有制度，有措施；专人负责检查全院药品质量，有记录，特殊管理的药品基本符合规定	能贯彻《药品管理法》，有专人负责检查全院药品质量
药品经济管理	5	经济管理制度健全，有专人负责，管理符合国家规定。有专人进行药物经济学评价研究	经济管理制度较健全，有专人负责，符合国家规定。兼职人员进行药物经济学评价研究	经济管理制度较健全，符合国家有关规定
微机管理	3	药学部门实现微机联网，实行信息网络化管理	药学子部门至少 3 个以上科室实施计算机管理	药学子部门至少 2 个以上科室实施计算机管理

4　讨论

根据上述医院药师作用评估标准与方法所调查 30 家医院中较好发挥了药师作用的有 20 家，突出表现在药师较充分地履行了供应保障职能，较好地履行了监督管理职能，特别是履行了临床服务职能，有的医院科研工作开展的好，承担了 2 项以上的专题研究，得到了省厅局级以上的基金资助和省级政府的科技进步奖励；有的配合临床研制、开发了数种新药；有的在教学方面搞的好，为本科生开设了临床药物治疗学课程，承担了毕业专题实习指导等教学任务；有的医院招收临床药学研究生。另外 10 家医院药师的职能履行的不够，主要是临床药学服务方面做的较差。其原因有两个方面。客观原因如国家有关法规、政策还不够完善，尚无《药师法》，医院未实施执业药师制度，药师管理制度不健全；医院领导对药学工作重视不够，对新时期医院药学工作内涵不甚了解，关心、支持药学工作较少，影响了医院药学工作的发展和药师作用的发挥。主观原因为药师素质有待提高，知识亟待更新，业务范围需要扩大。通过以上研究，可以得出以下结论：药师在医院的地位与其对医疗卫生事业贡献成正比；药师对医疗卫生事业的贡献与其作用发挥的大小成正比；药师发挥作用的大小取决于开展业务范围的宽窄；业务范围的宽窄与外界客观因素的影响和药师业务水平的高低直接相关；外界客观因素 = 国家法规、政策 + 医院领导支持 + 医、护、患者的相互配合；药师的业务水平 = 知识 + 能力 + 素质。

参考文献

[1] 卫生部药政管理局编 . 药品监督管理法规汇编 . 北京: 人民卫生出版社, 1994: 84

[2] 李洪珍, 马骏, 曹玉信, 等编著 . 医院药事管理学 . 哈尔滨: 黑龙江科学技术出版社, 1996: 21 ~ 26

[3] 杨世民, 阎正华, 冯变玲 . 试论医院药师的业务标准 . 中国药房, 1997, 8（2）: 53

——刊于《西北药学杂志》1998 年第 13 卷第 5 期

论我国《医院药剂管理办法》的修改

杨世民　冯变玲　刘宝军　陈　惠

摘要　从六个方面论证《医院药剂管理办法》修改的必要性：①《医院药剂管理办法》的名称须修改；②医院药学组织机构的改变；③制定并实施医院药学质量管理规范；④加强药学技术人员管理；⑤医院药品管理制度的改革；⑥有关业务管理的内容修改。

关键词　医院药剂管理；办法；修改

《医院药剂管理办法》自1989年卫生部以卫药字第10号文颁布，现已实行十余年了。作为医院药剂工作管理的行政规章，它对指导我国医院药学的健康发展对医院药学管理的法制化和规范化进程起到了极大的推动作用，已成为我国药品管理法规的重要组成部分。但是随着科学技术的进步，国家药品管理的法律法规不断健全，医院药学工作职能的转变，现行的《医院药剂管理办法》的部分条款已不适应当前医院药学的需要。笔者在进行大量的调查研究后，对我国《医院药剂管理办法》的修改进行初步探讨。

1　《医院药剂管理办法》名称应该修改

近廿年来，药学科学得到迅猛发展，医院药学学科出现许多新思想、新理论、新技术，医院药学业务范围不断扩大，不仅仅是药品调剂、供应、制剂、药品检验，已经从单一供应服务逐步过渡到科技服务。临床药学的发展，特别是药疗保健（Pharmaceutical Care）的提出并实施，使医院药学的工作性质、职责已超出了"药剂"词义的范畴我们建议将医院药剂改为医院药学，相应地《医院药剂管理办法》应改为《医院药学管理办法》。

2　医院药学组织机构的改变

根据医院分级管理的要求，三级医院的药剂科应将名称改为药学部，下设二级科如调剂科、制剂科、药品科、检验科、临床药学研究室等。二级以下（包括二级）医院设药剂科，下设调剂室，制剂室、药品室、临床药学研究室等。

在三级医院设立药学部以加快药学学科的发展，提高药学人员的地位；更好地发挥专业技术信息指导、行政职能、经济管理的职能。虽然医院分级管理实施几年了，但是医院药剂科的名称依然比较混乱。我们认为医院组织结构应按照医院分级管理办法的规定写入新的《医院药学管理办法》。

3　制定并实施《医院药学质量管理规范》

随着世界医药事业的飞速发展，医院药学管理方式和工作模式转变，一些国家先后制定《医院药学质量管理规范》（Guidelines For Good Pharmacy Practice，简称GPP）。为了进一步促进我国医院药学的发展，使我国医院药学的管理尽快与国际通用的管理模式接轨，制定并实施一个既能反映医院药学工作的新进展，又能体现医院药学工作的特色；既能借鉴国外成熟的先进经验，又能同我国具体国情相结合的《医院药学质量管理规范》已成为当务之急。笔者认为，我国的GPP应包括以下内容：医院药师伦理道德守则，药品采购工作准则，调剂工作准则，药品分装操作准则，医院制剂，药品质量控制及检验，药品供应管理，药学监护，药物信息和咨询服务，设备管理，药学人才培训等内容。

4 加强药学技术人员的管理

4.1 实施执业药师资格制度

自1999年4月1日，人事部和国家药品监督管理局联合下发《执业药师资格制度暂行规定》（人发[1999]34号），将执业药师资格制度扩展到药品使用部门。执业药师制度在医院药学部（科）的实施，不仅能促进执业药师队伍建设，也能极大促进医院药学事业的发展。医院药房和临床药学室成为最有利于执业药师发挥作用的岗位，在保证药品质量和指导患者合理用药方面将起到极大的推进作用。

4.2 明确药学技术人员的职责

明确药学技术人员的职责有利于药学技术人员的分工协作，对保证药学业务的有序进行，提高工作效率、保证药品质量和指导患者合理用药将起到很大的作用。药学技术人员级别不同其职责也不相同，各级人员应各司其责。归纳起来医院药学技术人员应履行以下6条职责。

①认真执行国家对药品使用领域管理的政策法规和各项制度，对其职责范围内的药品质量负责。

②审核处方药，判断处方药是否合理，拒绝调配不合理处方；能够熟练、准确地调配处方，并指导患者合理用药；负责分发、销售非处方药，向消费者介绍、推荐最佳治疗药物和用药指导。

③负责医院自制制剂的生产、检验工作，负责全院药品的抽验、检定工作。

④开展用药咨询，向医师、护师、患者提供用药信息，指导合理用药；结合临床开展治疗药物监测、新药试验和药品疗效评价工作，开展药品不良反应监测。

⑤指导、培养药学人员。如对科室中低年资药师的工作进行指导解答疑问；指导进修生、实习生的业务；有条件的高级职称人员可带研究生。

⑥组织和参与本院药品采购计划的制定以及各项规章制度、操作规范的制定和修改，依法实施药品监督抵制违反《药品管理法》等法规的行为并及时向上级主管部门报告。

4.3 加强毕业后医院药师规范化培训和继续药学教育

毕业后医院药师规范化培训是指对药学院校毕业后从事医院药师工作的人员规范化专业培训，使他们把学到的知识转变为实际工作能力，以适应医院药学工作的需要。培训的目的是使医院药师掌握调剂、制剂、药品检验、临床药学和临床药理的基础理论、基本知识、基本技能、《药品管理法》及有关规定，进一步巩固医院药学各专业知识，密切与临床结合，提高实际工作中的操作能力与应变能力，兼顾一般科研能力的培训。培训可分阶段进行，每阶段都有其需要完成的任务，而且应进行多种形式的考核，以督促其工作。

继续药学教育是继高等医药院校基本教育和毕业后规范化培训之后，以学习新理论、新知识、新技术、新方法为主的一种终生性药学教育，使药学技术人员在整个专业生涯中保持高尚的职业道德，不断提高专业工作能力和业务水平，跟上药学科学的发展。继续药学教育的形式有多种，如：学术会议、学术讲座、专题研讨会、专题讲习班等，培训可以是短期或长期的，自学是继续教育的主要形式。继续教育应有目标并经考核认可。

5 医院药品管理制度的改革

近年来，为方便人民用药，保证医药市场供应，提高人民的健康水平，国家相应推行了有关药品管理的多项举措。其由医药分开核算，分别管理制度，处方药与非处方药分类管理制度，药品集中招标采购制度三大改革措施，将使医院药学管理工作上一个新台阶。

①"医药分开核算，分别管理"制度旨在切断医疗机构，医务人员与营销之间的利益关系，减少假劣药品，药品采购、药品价格和公费医疗等方面存在的问题。

②处方药与非处方药分类管理制度是国际通行的对药品的管理办法。药品分类管理是根据药品的安全性、有效性原则，依其品种、规格、适应症，剂量及给药途径等的不同，将药品分为处方药和非处方药，并作出相应的管理规定；要求医院药学工作者对处方药层层把关。非处方药管理重点放在用药方法的指导和用药常识的宣传。

③药品集中招标采购是为了遵循公开、公正、公平及诚实信用原则。药品作为特殊商品也有其特殊原则，即：①价格、质量、服务综合评价原则；②招标采购与定点采购相结合原则；③促进医药经济健康发展的原则。医疗机构是招标采购的行为主体，可委托招标代理机构开展招标采购（招标代理机构经药品监督部门、卫生部门认定，与行政机关无关系），具有编制招标文件和组织招标活动的可自行组织招标采购招标采购药品的实际价格应报当地物价部门备案。

6　对有关业务管理内容的修订

6.1　调剂工作模式的转变

目前，医院药房由窗口式转变为柜台开放式，这也使医院药房的工作模式从供应型向技术服务型转变。药房由窗口式转变为柜台式有利于改变药师的形象，有利于药师同患者的交流，可以增加透明度，有益患者心理，增大服务的广度和深度；这样对药学人员提出更高的要求，并使患者能够获得深层次的服务。在调剂业务中，为增加患者用药的顺从性，减少差错，方便患者，保证患者用药安全，应实行单剂量包装系统；同时应加强药物信息咨询服务，及时准确向患者宣传药物信息和日常健康的信息，使患者多了解一些药物的知识，提高全民的自我诊疗和自我保健能力。

6.2　逐步缩小制剂规模

医院制剂的原则是生产市场无供应或供应不足的品种。由于上市品种增多、药品质量、价格等因素的影响，医院制剂在很多方面无法同现代化大生产相比，特别是无菌制剂，从生产环境到制剂室的净化系统和制剂人员的构成，制剂的质量，医院制剂远落后于制剂生产企业，故无菌制剂应取消。品种将主要是静脉输液中配伍药物的混合；肠道外营养液的配制；肿瘤化疗药物使用前的配制；临床需要的新制剂、新剂型。

6.3　结合临床直接为病人服务

6.3.1　明确临床药学的业务范围

临床药学（Clinical Pharmacy）是一门以患者为对象，研究安全、有效、合理地使用药品，提高医疗质量，促进患者健康的学科。

笔者认为临床药学工作应涉及以下内容：①药学情报资料的收集和咨询服务；②参与临床治疗实践，随同医师查房，协助制订治疗方案；③开展治疗药物血浓度监测（TDM），根据药动学原理调整给药方案；④进行药物配合和相互作用的研究，如静脉注射液的配伍研究，全静脉营养液（TPN）的处方设计及配制；⑤参与新药评价及药物不良反应的监测；⑥药物利用评估（DUE）及药物经济学研究。为使临床药学工作顺利开展应配备临床药师。临床药师工作成绩获得认可的指标应包括病人医疗质量的提高对降低医疗费用的影响，受临床医师采纳、支持及好评的程度。

6.3.2 开展药学保健列入医院药学

顺应当前医院药学的发展趋势,我们建议将药学保健列入《医院药学管理办法》。药学保健是提供直接的、负责的与药物有关的关心照顾,目的是获得改善病人生存质量的确定结果。其主要思想是:药师应当对每位病人的药物治疗结果。(包括防治疾病和改善生存质量)承担责任,强化"以病人为中心"的观念。

药学保健工作的开展将使医院药师的服务深化,由强调药学工作与临床相结合进而发展为药师直接服务于患者,向病人提供与药物治疗有关的知识和建议;药师对病人的药物治疗结果承担责任。笔者认为,开展药学保健必须做到:①转变思想观念,从"对保障药品质量和供应负责"向"对病人用药结果负责"转变。实施药学保健,强调药师对病人的责任。药师授权参与用药决策,不只是单纯向医师提建议。药师负责监控给药过程,观察病人的用药反应,实行必要的调整,追踪药物使用的最后结果,并进行必要的评价。②以病人健康为目标。药学保健强调对病人健康状况的关心照顾,保护病人不受药物毒副作用的伤害,通过提供药品和药学服务的手段改善病人的生存质量。③综合评价病人整体功能。评价药物治疗结果的指标不再只是一些观测数据,应增加药物治疗近期或远期对病人生存质量的影响等指标。④为社会群体病患者服务药师提供药学保健服务应包括住院、门诊、急诊、社区等病人,并且对病人在整个疾病治疗过程中应是持续不断的,要求药师加强与患者面对面的联系,了解患者疾病情况,主动提供有关的用药信息和资料。药师除对本院病人实施药学服务外,还可通过开通咨询热线,开辟报刊专栏等形式服务于社会。⑤全体药学技术人员共同承担责任。医院药学部门的所有药师,不管分担什么工作,都要为病人健康提供服务,通过药品和药学技术手段向病人提供旨在改善病人生存质量的保健服务。

6.4 科研教学工作作为医院药学的重要内容

现行的《医院药剂管理办法》提到了开展临床药学研究。我们认为还应增加药物经济学研究、药物利用度评价的研究,承担国家基本药物目录、OTC目录,城镇职工医疗保险用药目录的遴选工作以及专项科研工作;承担药学生、进修人员的教学任务,如生产实习、大课讲授、指导学生毕业设计,在有条件的医院培养医院药学方面的研究生。

6.5 引用新技术和新方法

新技术新方法推动着各门学科的发展。医院药学也应鼓励新技术、新方法的推广和应用。计算机联网技术在医院药学各个领域的应用,将会使医院药学的发展上升到一个新的水平。

参考文献

[1] 吴蓬,唐尧,曹晓天,等.美国、日本和我国医院药房管理的发展概论.中国药房,1998. 9(1):19

[2] 杨世民,冯变玲,朱岩冰.我国医院实行执业药师资格制度的探讨.中国药师.1999.2(2):64

[3] 胡晋红,蔡溱.美国的药学服务.中国药房,1998.9(6):283

[4] 周济中.21世纪我国医院药剂科的发展趋势.中国药房,1999,10(3):114

[5] 马珠,吴浈,汪汛,等.医疗单位药品采购招标初探.中国药房,2000,11(1):9

[6] 曹炳琨.医院管理中的药事工作.中国医院.2000.4(1):27

浅论医院药师与患者的沟通

张抗怀，杨世民

摘要　目的：促进我国医院药师与患者的沟通，充分发挥药师在药物治疗中的作用。方法：论述药师与患者沟通的意义、特点和模式，分析阻碍药师与患者沟通的因素。结果：针对我国医院药师与患者沟通的现状，提出了加强药患沟通的策略。结论：医院药师与患者进行沟通是药学监护的需要，具有重要意义，应予以加强。

关键词　医院药师；患者；沟通；药学监护

Discussion on Communication Between Hospital Pharmacist and Patient

ZHANG Kanghuai，YANG Shimin

ABSTRACT　Objective: To promote the pharmacist-patient communication and make full value added to health care by pharmacists. Methods: This article discussed the significance, characteristics and models of the communication, and analyzed the factors that obstacle the communication. Results: Several suggestions about the promotion of the communication between pharmacist and patient were put forward. Conclusion: The communication between pharmacist and patient is very important and should be promoted greatly.

KEY WORDS　hospital pharmacist; patient; communication; pharmaceutical care

沟通是人类社会中信息的传递、接收、交流和分享，目的是为了相互了解，达成共识[1]。新世纪医院药学工作的重点是以患者为中心，开展药学监护，为患者提供优质的药学服务。适应新形势的需要，加强药师与患者的联系，促进双方信息的沟通，显得尤为重要。本文讨论了医院药师与患者沟通的意义、特点和模式，分析我国药患沟通的现状和阻碍因素，提出了加强沟通的策略。

1 药师与患者沟通的意义

1.1 是指导患者合理用药的需要

随着药品种类的日益增多，药品不良反应也有增多的趋势，如何安全、有效、经济地应用药品已受到人们的极大关注。医师不可能掌握有关药物的所有信息，也无暇为患者详加说明。作为药学专家，药师在这方面具有优势。比如，药师可以向患者说明药品正确的用法用量；可以详细了解患者的用药史，以防止过敏反应的发生和药物相互作用；可以向患者提示药品可能的不良反应；还可以根据患者的经济情况，运用药物经济学知识向患者推荐疗效好、费用低的药品。

1.2 有利于提高患者的用药依从性

依从性如何在很大程度上决定于患者对药物的了解程度。国外研究表明[2]，与药师的交流可以增加患者的药物知识和提高其依从性。以结核病为例，该病的治疗用药时间长，且多为联合用药，药物的毒副作用大，患者容易产生不依从。对此，药师应向患者说明按时、足量、按疗程用药对治愈疾病的重要性，解释用药中可能出现的不良反应，以此增强患者战胜疾病的信心和用药的依从性。

1.3 是药师获得第一手资料的重要途径

药师通过与患者的交流可以积累丰富的用药实践经验，监测和发现药物新的不良反应。同时，药师作为药学专业人士,可以把人们有关药品的建议和意见反映到药品生产企业和药品管理部门,从而起到信息桥梁的作用。

2 药师与患者沟通的特点

2.1 专业性

从内容来看,药师与患者交流的信息主要与疾病和药物治疗有关,围绕患者合理用药而展开。因此,这种沟通具有医学和药学的专业性质。

2.2 服务性

从目的来看,药师通过与患者沟通,提供药品信息,指导其合理用药,实质上是药师向患者提供服务,即为患者的健康保健服务。

2.3 社会性

人际沟通是复杂的社会活动,在运行过程中会受到各种社会因素的影响,药患沟通也不例外。

3 药师与患者沟通的模式

在以患者为中心的工作模式下,药师与患者沟通的模式主要有以下3种。

3.1 用药指导模式

即药师在调剂窗口发药时就药物的用法用量、注意事项等对患者进行指导。该模式的特点是药师相对主动,患者被动接受指导。沟通的内容仅涉及处方中的药物,患者的用药依从性较差。

3.2 用药咨询模式

即患者在门诊咨询窗口或咨询室向药师咨询与用药有关的一些问题。该模式的特点是患者相对主动,药师根据患者的疑问进行解答。优点是针对性比较强,沟通围绕患者的提问进行。

3.3 互动沟通模式

即药师和患者在特定的场合下,以平等的地位进行的双向的信息交流和沟通。在这种模式下,药师本着为患者服务的思想,不仅关心患者的生理状况,同时关注其心理和精神状况,患者把药师视为可信赖的朋友,愿意向其倾诉自己的感受和与药有关的问题。沟通的内容不仅涉及药物的用法用量、不良反应、禁忌、药物相互作用、患者的用药史、过敏史、疾病史、生理状况等药学内容,还可能涉及患者的家庭、隐私、心理状况、经济情况等社会内容。该模式是药患沟通的理想模式。良好的互动沟通可提高患者的用药依从性,促进患者合理用药,从而改善患者的生活质量。

4 我国医院药师与患者沟通的现状及阻碍因素

《药品管理法》和《执业药师制度》的实施促进了我国医院药师与患者的交流。许多医院开设了药物咨询窗口,有些医院还让药师下临床,参与查房,加强了药师与患者的沟通。总的来看,我国医院药师与患者的沟通仍以用药指导和用药咨询模式为主,互动沟通模式很少,药师的专业知识未得到充分发挥。分析阻碍药患沟通的因素主要有以下一些:

4.1 药师精力有限

我国医院药房的药师没有进行专业细分,大多忙于取药、发药、领药等日常事务性工作,没有足够的时间和精力与患者进行沟通,同时也缺乏适宜的场所进行沟通。

4.2 服务意识不强

受传统药学工作模式的影响,许多药师缺乏为患者服务的意识,对患者态度冷淡,爱理不理,打击了患者主动交流的愿望。

4.3 药师能力有限

由于我国药学教育体制的原因,药师普遍缺乏医学和药物治疗学知识,面对患者时信心不足,从而影响了与患者沟通的主动性。

4.4 药师沟通的积极性不高

在目前的医疗体制下,药师对药品的治疗结果仅负很有限的责任,其主要任务是提供质量合格的药品。许多药师认为,药物治疗结果如何是医师的事,与自己无关,因而缺乏与患者沟通的动力。

4.5 患者对药师的专业地位认识不够

医师在患者心目中具有较高的威信,而患者对药师的认识仍停留在发药的层面上,认为与药师没有交流的必要。这也是许多医院药物咨询窗口冷冷清清的主要原因。

5 改善和加强药患沟通的策略

5.1 转变服务观念,由原来的"以药为本"转变为"以人为本"

药剂科应把事务性的工作和专业技术性工作区分开,按学历和职称对药学人员的岗位和职责进行细分,使药师有时间和精力与患者交流。

5.2 提供适宜的沟通场所

笔者认为,设立用药咨询室是一种可行的途径。咨询室的位置应靠近药房,便于患者询问。在咨询室内,外界干扰比较小,药师可与患者进行面对面的交谈,沟通的内容可以更广、更深。此外,门诊药房可采用柜台式调剂模式[3],这样可以拉近药师与患者的距离,促进相互信任,增进交流。

5.3 药师下临床,开展药学查房

药师在住院病房用药现场与患者随时联系和沟通,对指导患者合理用药最有意义。但由于缺乏法定依据,我国药师下临床开展工作阻力很大。笔者认为,可以采取以点带面,逐步推广的方法,先确定一、两个重点科室,药剂科选派 2 名药师(其中 1 名为有经验的资深药师,另 1 名为高学历的年轻药师,以求传、帮、带)每天早上去科室查房,具体时间与医师查房时间错开,主要目的是加强与患者交流,收集和分析患者药物治疗中的信息,积累实践经验。药师的意见可供医师参考。

5.4 提高药师的积极性

5.4.1 确定药师在药物治疗中的责任:建议从立法的高度,如制定《药师法》,确立药师的地位和职责,使药师对药物治疗结果负有一定的不可推卸的责任,责任感可促进药师主动与患者沟通。

5.4.2 建立激励制度,进行量化考核:由医院或药剂科组织评选每月或每季度的服务模范,在年度考核成绩中加分;对患者态度冷淡漠不关心者、与患者发生争执者、受到患者投诉者以及发生用药事故者,要按事件严重程度在考核成绩中扣分。

5.5 制定药师与患者沟通的基本用语

基本用语如"您好""请稍等""您的问题是不是这样?""还有不清楚的地方吗?""有疑问时请随时与我们联系""祝您早日康复"等。

5.6 规范药师的工作仪表,加强药师的道德修养

药师应着装整洁,佩带胸卡(胸卡的内容应清晰可见),言行举止得体,以增强与患者的亲和力。

应接受患者的监督。

5.7 药师应掌握一定的沟通技巧 [4]

沟通作为一种社会活动,仅有专业知识远不能满足实际工作的需要,因此,药师还应掌握一定的社会学、心理学、伦理学、交流学等知识。

5.7.1 相互尊重,平等交流:地位平等、相互尊重是良好沟通的基础。药师不能因为患者有病而歧视患者,也不能将患者的隐私随便告诉其他不相关的人,应为患者保密。

5.7.2 掌握聆听的艺术:由于药师和患者的信息不对称,因而患者需要药师的帮助。在沟通中如果药师能用复述问题或点头等表示自己在认真听取,使患者感到自己受到重视,可以激发患者进一步沟通的意愿;相反,如果药师在交谈中显得心不在焉或不耐烦,只会使谈话草草结束。

5.7.3 使用通俗易懂的语言:药师在交谈中应尽量使用大众化的语言,少用专业性术语,否则患者不知所云,沟通效果必然大打折扣。

5.7.4 善于利用语言的心理治疗作用:药师在交流中所表现的自信可以增强患者对药物治疗的信心。药师要尽量使用确定性的语言,少用不确定的语言。如果药师吞吞吐吐或频繁使用诸如"可能""大概""也许""应该有效"等不确定的言词,会使患者对药师的权威和治疗效果产生疑虑,其用药依从性就会大大降低。

5.8 充分利用各种途径加强与患者的交流

如针对患者的问题定期开展药物知识讲座;设立用药咨询电话;建立宣传栏,提供新药介绍、用药常识、药品价格等信息;对特殊疾病分发患者用药指导手册;建立网站进行在线咨询[5];对出院患者进行用药跟踪指导等。

5.9 建立评价沟通质量的指标

5.9.1 患者满意度调查[6]:满意度的测量方法主要有两种,一种是单一总体评估法;另一种是多要素总和评估法。

5.9.2 患者依从性调查:患者依从表现为按医嘱、按时、按用法用量、按疗程用药,不依从表现为自主停药、超过或低于正常剂量用药等。影响患者依从性的因素有很多,应结合各种因素综合评价。

5.9.3 患者药物知识调查:通过现场询问或问卷方式,调查患者对相关药品的用法、用量、不良反应等的知晓程度,考察沟通的效果。

5.9.4 设诉调查:患者投诉的原因可能有药师的服务态度、工作效率、等候时间等。

5.9.5 用药事故调查:如对青霉素过敏性休克等严重不良反应,分析其是否是由于缺乏有效的信息沟通而导致。

加强药师与患者的交流,既是新世纪医院药学发展的需要,更是药师提升自身形象、赢得尊重的需要。药师应充分发挥主动性,在沟通中学习和总结,不断提高自身素质和能力,同时要努力争取临床科室的支持和配合,为参与药物治疗创造便利条件,真正担负起药学监护的历史使命。

参考文献

[1] 廖为建主编.公共关系学[M].第1版.北京:高等教育出版社,2000:15.

[2] De Young M. Research on the effects of pharmacist patient communication in institutions and ambulatory caresites,1969-1994[J]. Am J Health Syst Pharm,1996,53(11):1277.

[3] 陈军,李晓龙,钱珊珊.医院门诊药房采用柜台式调剂模式的尝试[J].中国药房,2002,13(2):82.

[4]　王卓, 胡晋红, 蒋平珍. 临床药师与问诊 [J]. 中国药师, 1999, 2 (4)：201.

[5]　易涛, 张直, 汤韧. 建立药学网站, 开展网上药学服务和学术交流 [J]. 中国药师, 2000, 3 (2)：88.

[6]　王蕾主编. 组织行为学教程 [M]. 上海；上海财经大学出版社, 2001：68.

——刊于《中国药房》2003 年第 14 卷第 4 期

医院药师参与药物不良反应监测工作的思考

张抗怀　杨世民

摘要　目的：加强医疗机构药物不良反应（ADR）监测工作，拓展医院药师的职能。方法：分析我国医疗机构 ADR 监测工作开展的现状，介绍国外医院药师参与 ADR 监测工作的实践经验，探讨我国医院药师参与 ADR 监测工作的可能性，并提出相关建议。结果：医疗机构加强 ADR 监测工作刻不容缓，药师参与 ADR 监测工作有其有利条件。结论：医院药师应将 ADR 监测工作作为责无旁贷的己任。

关键词　医院药师；药物不良反应；监测

Discussion on the Adverse Drug Reaction Monitoring Conducted by Hospital Pharmacists
ZHANG Kanghuai, YANG Shimin

ABSTRACT　Objective: To strengthen the ADR monitoring in hospitals and enlarge the scope of pharmacists profession. Methods: This article analyzes the present situation and problems existing in ADR monitoring in hospitals and discusses the possibility of pharmacists participation referring to the practice in foreign countries. Results: It is critical to strengthen the ADR monitoring in hospitals. Pharmacists have advantage in conducting the monitoring. Several suggestions were put forward. Conclusion: It is an important responsibility for pharmacists to participate in the ADR monitoring and give its contribution to the cause.

KEY　WORDS　hospital pharmacist; adverse drug reaction: monitoring

自 20 世纪 60 年代震惊世界的"反应停事件"到 20 世纪末引人关注的"苯丙醇胺事件"，药物不良反应（ADR）的危害一再向人类敲响了警钟，加强 ADR 监测已成为各国药品监管部门的重要职责。医院是应用药品的主要场所，加强医疗机构的 ADR 监测无疑具有重大意义。本文借鉴国外药师参与 ADR 监测工作的实践经验，探讨了我国医院药师参与 ADR 监测工作的可能性和途径。

1　我国医院 ADR 监测工作开展的现状

自 1999 年 11 月原国家药品监督管理局与卫生部联合颁布《药品不良反应监测管理办法（试行）》以来，我国 ADR 监测工作进入了法制化管理的新阶段。2000 年 1 月～ 2001 年 10 月，全国 ADR 监测报告数量为 9202 例，是前 12 年总数的 2 倍多，尽管如此，仍有 9 个省（区、市）的报告数为零[1]。与发达国家相比，我国的 ADR 监测存在着报告数量少、报告质量参差不齐甚至"零报告"等问题，有的省份至今尚未成立监测中心。上海市 ADR 监测中心披露的 2001 年上海市不良反应报告显示，在上海的 31 家三级医院中，有 19 家三级医院未报告 1 起 ADR[2]。由此可见，我国医院 ADR 监测工作开展得还不够普遍，有待加强。

2　国外医院药师参与 ADR 监测工作的实践与启示

以"hospital pharmcist"和"adverse durg reaction reporting"为关键词，在互联网 PubMed 免费网络数据库上对近 10 年的国外期刊论文进行检索，共找到 50 余篇，其中一篇为全文，其余的为摘要。

选择比较典型的事例介绍如下：

2.1 一个美国医院的多学科 ADR 委员会 [3]

该委员会由药师、护士、医师组成，设计了 ADR 报告表，设立了 24 小时报告热线，并简化了全院的 ADR 报告程序，同时编发 ADR 通讯，提供广泛的教育计划。由药师对可疑的 ADR 进行调查研究并呈报委员会，然后将正式的报告送交委员会中的药学和治疗委员会以及各临床科室。

2.2 英国 Trent 地区的儿科病区监测中心（Pediatric Regional Monitoring Centre，PRMC）[4]

为了增强对儿童 ADR 的报告意识和增加报告数量，英国 Trent 地区于 1998 年成立该中心。该中心由 1 名儿科临床研究药师和 1 名兼职数据输入员组成，每月给辖区的 20 所医院的医师和药师邮寄提示函、修改函和备用黄卡。提示函用来促进对某些药物和反应进行报告。中心还通过与医务人员会面来促进对 ADR 的报告。报告者将填好的黄卡寄到 PRMC，然后被提交给药品管理局（MCA）。如果报告黄卡信息不全，监测中心会要求报告者补充其他可能有用的信息，然后进行文献检索，以发现被报告 ADR 的更多的信息。文献检索结果以及 MCA 所属的药物安全委员会（CSM）以前收到的详细报告情况将被寄给原报告者，表示确认。同时，PRMC 将对每份报告进行评估，看可疑药品是否是以许可的方法应用（主要通过查询药物手册或通过电话与制造商联系）。由于该中心的成立，该地区医院对儿童的 ADR 报告数量比以前大大增加了。

2.3 瑞典湖定医院的药物信息中心 [5]

湖定医院是斯德哥尔摩市 Karolinska 医学院的教学医院。为了协助临床医师解决难题，指导合理用药，防止不良反应的发生，1974 年，该院在市政府支持下成立该中心。该机构包括药物研究信息中心和 DRUGLINE 问答数据库两部分，编制 4 人，1 名高级临床药理学家、2 名药学人员和 1 名秘书。该机构基本工作方法是通过专线电话接受、登记药物应用问题，查看 DRUGLINE 数据库是否有类似问题和答复。若有，尽快以电话答复；若无，则需检索 MEDLINE 和查阅文献，必要时咨询有关专家，最后写出书面答复。每周三开会讨论答案，通过后才能签发给询问者并存入 DRUGLINE 数据库。发现严重 ADR 时向监察中心报告。

2.4 药师对 ADR 监测的态度

大多数的药师认同 ADR 监测和报告的必要性认为药品的严重和罕见的 ADR 以及新药的 ADR 最有必要进行监测 [6,7]。调查显示，有 50% 的药师认为 ADR 报告应是强制性的，有 75% 以上的人认为进行 ADR 报告是职业义务，但是有几乎一半的药师不清楚应该报告什么。在临床工作中抽出时间进行监测和填表被认为是报告的主要障碍，需要向同事咨询和经费缺乏并不是阻碍药师进行 ADR 报告的因素，对药师进行教育和培训对保持和增加 ADR 报告数量具有重要意义 [8]。另一份调查表明，工作忙、识别 ADR 时缺乏自信以及害怕泄露患者秘密等因素影响药师进行 ADR 报告，对促进 ADR 报告的建议大多为提供培训、召开会议和医院正式制度 [7]。

2.5 启示

有药师参与的辅助报告系统是对自愿报告系统（spontaneous reporting system）的重要补充，可以促进医务人员对 ADR 的报告；药学信息工作在 ADR 监测中具有重要地位；药师通过收集、分析报告以及与患者面谈等方式在 ADR 监测系统中发挥重要的作用；对药师进行教育和培训可以促进 ADR 的报告。

3 我国医院药师参与 ADR 监测工作的可能性

药师是医院的重要一员,发挥药师的专业特长,与医师、护士相互协作,对加强医院的 ADR 监测工作具有重要意义。医院药师参与 ADR 监测工作具有一定的优势:(1)医院药剂科是药品的供应者,掌握着医院用药的发展动态;(2)医院药剂科的药学信息室具有收集和整理 ADR 信息的有利条件;(3)药房是收集各种反馈信息的重要场所;(4)许多医院开展了治疗药物监测(TDM),具有结合 TDM 进行 ADR 监测的技术基础;(5)药师可以通过与患者的交流发现 ADR;(6)随着医疗保险制度和药品分类管理制度的进一步实施,患者自我诊疗的现象越来越多,药师可以在非处方药的应用和 ADR 监测中发挥重要作用。

4 对我国医院药师参与 ADR 监测工作的建议

4.1 成立医院 ADR 监测委员会

根据卫生部《医疗机构药事管理暂行规定》,医院药事管理委员会(组)的职责有:定期分析本机构药物应用情况,组织专家评价本机构所用药物的临床疗效与安全性,提出淘汰药品品种意见[9]。因此,医院药事管理委员会(组)应当是 ADR 监测的领导机构。建议在该委员会下设立 ADR 监测委员会(小组),委员会(小组)成员由医学、药学和护理等方面的专家组成,负责 ADR 监测的相关事宜。办公室设在药剂科药学信息室,配备计算机、热线电话等,由1名～2名药师负责日常工作。

4.2 建立医院 ADR 监测报告制度,制定 ADR 报告程序

规定医院所有的医师、护士、药师等人员均有报告 ADR 的义务,鼓励患者报告自身的 ADR。ADR 报告程序应为:①医师、护士、药师发现可疑 ADR;②填写 ADR 报告表的同时电话通知药学信息室;③药学信息室根据报告的 ADR 进行文献检索,有相同的报告时,将检索结果反馈给报告者。必要时应进行临床调查,排除用药不当的可能。疑难病例应提交给监测委员会专家讨论;④药学信息室将收集的 ADR 定期向上级监测机构报告。对于严重、罕见或新的不良反应病例和在外单位应用药物发生不良反应后来本单位就诊的病例,应先经医护人员诊治和处理,并在规定工作日内向所在省、自治区、直辖市药品不良反应监测专业机构报告。

4.3 对药师进行教育和培训

ADR 监测委员会(小组)负责教育和培训工作,培训的对象包括药师在内的所有医务人员。教育和培训的目的是使受培训者提高监测意识,认识监测的重要性,发挥监测的主动性,使药师掌握基本的报告方法。教育和培训的内容应包括国家有关法律法规、ADR 概念的界定、ADR 的分类、常用的 ADR 监测方法、与患者沟通的技巧、报告表的填写方法、ADR 因果关系分析方法、ADR 报告程序、药物流行病学知识、重大 ADR 事件分析等。教育和培训的形式可采取 ADR 培训班、会议、专题报告、学术讲座等。

4.4 加强医院药学信息工作,使药学信息室成为医院的药物信息中心

提供药学情报,消除医护人员和患者用药过程中的情报信息障碍,是药师义不容辞的责任,也是医院药学情报业务的安身立命之本[10]。我国医院药学信息工作已开展多年,各种药学信息和资料比较齐备,具备向全院提供药学情报信息的条件。通过开展药学信息工作进行 ADR 监测应做好以下工作:

4.4.1 广泛收集、整理 ADR 信息,建立医院 ADR 数据库。收集内容应包括国内、国外的,中药、化学药的,处方药、非处方药的各种 ADR 信息尤其是一些新的信息,信息来源应可靠、科学、具有权威性。药学信息室应配备可以上网的电脑,便于在 Internet 上查询有关文献,以及加强与其他医

院和监测机构的联系，实现信息共享。

4.4.2　编发《药学通讯》，实现全院的信息互动。一方面收集并报道本院的 ADR 报告情况；另一方面及时将一些老药新的 ADR、初次在本院应用的新药的 ADR 及国家有关法规文件（如对某药暂停使用）等信息向全院发布，以提醒医务人员，供其诊疗参考。

4.4.3　根据医院应用药品的状况，制定医院《重点监测药物目录》。《目录》应包括本院初次应用的药品和国家药监部门规定的药品，对于一些容易发生 ADR 的抗感染药品、生物制品、中药注射剂、心血管药品、神经系统药品等也应重点监测。《目录》内容随医院药品的应用情况随时调整。《目录》下发到临床各科室和药房，使每个医务人员都清楚其内容。药师应对涉及《目录》中药品的处方进行登记，并与患者和主管医师保持沟通。

4.5　结合治疗药物监测的实践，加强对特殊人群和特殊药品的 ADR 监测

特殊人群包括肝肾功能异常者、婴幼儿、老年人、孕期和哺乳期妇女等，由于生理功能的异常而需要重点监测；特殊药品包括庆大霉素、氨茶碱、地高辛、苯妥英钠、卡马西平、环孢霉素 A 等，由于其治疗窗比较窄，容易发生不良反应，亦应重点监测。药师应加强同儿科、妇产科、心内科、精神科等相关科室的联系，对重点患者进行跟踪监测。

4.6　加强对医院制剂的监测

医院制剂是 ADR 监测的一个薄弱环节。长期以来，人们对医院制剂的总体印象是疗效较好，副作用小，往往忽视了对其 ADR 的监测。随着新修订的《药品管理法》的实施，医院的灭菌制剂将逐渐减少，一些特色制剂如中药制剂将得到发展。医院药师有责任对医院制剂特别是一些特色制剂的不良反应进行监测。药剂科应根据发现的 ADR 对制剂说明书进行修订，对疑有严重不良反应的制剂应提交医院药事管理委员会讨论。

4.7　加强对临床试验药品的监测

药物的临床试验是考察药物安全性的重要阶段，药剂科应与临床加强合作，试验用药品应由指定药师进行管理，药师在临床试验的整个过程中对患者实施监护，收集试验用药品的所有 ADR 信息。

4.8　为患者建立药历，监测患者用药的全过程

通过药历，药师既能协助医护人员合理用药，减少用药差错，也有利于对患者进行 ADR 监测，最大限度地降低 ADR 及有害的药物相互作用的发生。药师应充分利用计算机技术为住院患者建立电子药历；对相对固定的门诊患者，在取得患者同意的情况下，药师可以为其建立个人药历，定期对患者进行电话访问，监测其应用药物的情况。

4.9　加强药师与患者的沟通

不论是为患者建立药历，还是进行 ADR 报告，药师与患者之间良好的沟通都是非常重要的。通过面对面的交谈和电话访问等方式，药师可以了解患者的用药情况和真实感受，发现可能被忽视的ADR。通过沟通，药师还能使患者正确认识药物的不良反应，促进患者进行自我监测和报告。需要强调的是，药师应注意交流的技巧和方法，在获得有关细节和减少报告偏差的同时，尊重患者，为患者保密。

4.10　鼓励药师撰写有关论文

通过对 ADR 的发现、处理、分析和报告等内容的撰写，可以提高药师的科学思维水平，增强对ADR 的识别能力。为了加强监测，提高报告的积极性，医院对《不良反应报告》应按论文对待，作为晋升职称的评定依据。

5 结语

新世纪的医院药学工作不仅是提供合格的药品更重要的是参与临床合理用药和进行ADR监测，提高患者的生命质量。在医院的 ADR 监测工作中，药师不但是药品不良反应信息的提供者，还应该是具体监测工作的参与者，唯此，药师才能发挥应有的作用。

参考文献

[1] 国家药品监督管理局 . 关于 2000 年至 2001 年各省、自治区、直辖市药品不良反应病例报告情况的通报 [R]. 国药监安 [2001]488 号 .

[2] 徐寿松 . 专家呼吁重视报告药品不良反应 [EB]. 新华网上海 2002 年 5 月 16 日电 .

[3] Etzel JV，Brocavich JM，RousseauM. Impact of the development of a multidisciplinary adverse drug reaction committe[J]. Hosp Pharm，1995，30：1083.

[4] A Clarkson，E Ingleby，I Choonara, et al. A novel scheme for the reporting of adverse drug reactions[J].Arch Dis Child, 2001，84：337.

[5] 彭敦仁 . 瑞典湖定医院的药物信息中心简介 [J]. 药物流行病学杂志，1996，5（3）：184.

[6] Lee KK，Chan TY，Raymond K. et al. Pharmacist attitudes toward adverse drug reaction reporting in Hong Kong[J]. Ann Pharmacother. 1994，28（12）：1400.

[7] Sweis D，Wong IC. A survey on factors that could affect adverse drug reaction reporting according to hospital pharmacists in Great Britain[J]. Drug Saf, 2000，23（2）：165.

——刊于《中国药房》2003 年第 14 卷第 8 期

3 种抗病毒药物治疗带状疱疹的成本 - 效果分析

董卫华　杨世民　董亚琳　马瑛

摘要　目的：比较 3 种抗病毒药物治疗带状疱疹的经济效果。方法：101 例带状疱疹患者分成 3 组，分别给予阿昔洛韦注射液、万乃洛韦片和病毒唑注射液，运用成本效果分析方法进行分析。结果：3 组的成本效果比分别为 1288.2 元、863.0 元、949.8 元。结论：万乃洛韦是治疗带状疱疹的较佳药物。

关键词　带状疱疹；阿昔洛韦；万乃洛韦；病毒唑；成本—效果分析

Cost-effectiveness Analysis of Three Antiviral Agents for Herpes Zoster

DONG Weihua，YANG Shimin DONG Yalin，MA Ying

ABSTRACT　Objective: To compare the pharmacoeconomic effectiveness of three antiviral agents for herpes zoster. Methods: 101 patients with herpes zoster were divided into three groups who received acylovir injection, valaciclovir tablet and ribavirin injection, respectively. Evaluation was carried out with cost-effectiveness analysis. Results: The cost-effectiveness ratios of three groups were ¥1 288.2, ¥863.0 and ¥949.8. Conclusion: Valaciclovir Was the best antiviral agents for herepes zoster.

KEY WORDS　herpes zoster acyclovir; valaciclovir; ribavirin; cost-effectiveness analysis

带状疱疹是由水痘—带状疱疹病毒（Varicella-Zoster virus，VZV）引起的急性疱疹性皮肤病，VZV 感染相当普遍，以老年患者多见。本文采用病历回顾性分析方法，比较了静脉滴注阿昔洛韦、口服万乃洛韦以及静脉滴注病毒唑治疗带状疱疹的经济学特征。

1　资料与方法

1.1　研究对象

通过病案室微机检索 1996 年 6 月～ 2001 年 7 月某医院皮肤科 VZV 感染的住院患者，共查阅病历 122 份。排除交叉应用多种抗病毒药物的患者、癌症化疗患者、肾移植患者、严重心脏损害患者、病程超过 7 天的患者和严重肝、肾功能不全的患者，有效病历 101 份。

1.2　分组及用药情况

按应用抗病毒药物的不同，将 101 份有效病历分为 3 组。阿昔洛韦组：39 例，静脉滴注阿昔洛韦注射液 250mg，tid；万乃洛韦组：33 例，口服万乃洛韦片 300mg，bid；病毒唑组：29 例，静脉滴注病毒唑注射液 0.6g ～ 1.0g，qd。

在应用上述抗病毒药物的同时，所有患者都应用了维生素类营养神经药（口服维生素 B_1、维生素 E、复合维生素 B 以及肌肉注射维生素 B_{12} 等），大部分患者应用了对症治疗药（外用汗疱泥膏、硫酸锌软膏、硼酸滑石粉等，重症大疱患者外用 0.1%雷夫奴尔湿敷），少部分有感染征象的患者应用了抗生素（环丙沙星注射液、头孢唑啉注射液等）。

1.3　疗效评定

患者症状、体征采用评分法衡量，评分标准 [1,2] 详见表 1。

表 1 带状疱疹患者症状、体征评分标准

Tab 1 Standard of scores of symptoms and signs in patients with herpes zoster

症状或体征	0 分	1 分	2 分	3 分
局部痛	无	轻度	中度，能忍受	重度，难忍受
局部痒	无	轻度	中度，能忍受	重度，难忍受
烧灼感	无	轻度	中度，能忍受	重度，难忍受
发热	无	低热	中度发热	高热
局部淋巴结肿大	无	<0.5cm	0.5cm～1cm	>1cm
皮损面积（起始为3分）	完全消失	减少60%	减少30%	无减少或增加
疱	痂脱落	结痂	水疱	脓疱或血疱
溃疡	无	糜烂	浅溃疡	深溃疡
红斑	无	淡红	红，无水肿	鲜红，水肿

由积分计算疗效指数和确定疗效等级。疗效等级分痊愈、显效、有效、无效 4 级。痊愈：皮疹完全消退，局部痛、痒感消失，疗效指数为 100%；显效：皮疹大部分消退，局部痛、痒感明显减轻，疗效指数 61%～99%；有效：皮疹部分消退. 局部痛、痒感减轻，疗效指数 20%～60%；无效：皮疹小部分消退，或加重，局部痛、痒感无减轻，疗效指数 <20%；疗效指数 =（1－治疗后积分/治疗前积分）×100%；总显效率 =（痊愈例数 + 显效例数）/ 总例数 ×100%。

1.4 成本的计算

因患者有儿童、农民、城镇居民，收入不一，限于病历资料，误工费较难统计，故间接成本忽略不计。隐性成本难以计算，亦忽略，故只计算直接成本。直接成本包括床位费、抗病毒药费、辅助药费、注射费、检验费以及湿敷费。其中，抗病毒药费指阿昔洛韦、万乃洛韦、病毒唑的药费以及需与其配伍的输液的药费之和；辅助药费指 "1.2" 项中所述营养神经药、对症治疗药、抗生素等药费；检验费为患者所作检查的花费，一般为血、尿、大便三大常规；湿敷费为重症患者湿敷 0.1% 雷夫奴尔所花费用。所有价格按该院 2002 年 1 月收费标准计算，各组成本构成结果详见表 2。

表 2 3 组带状疱疹患者人均治疗成本（元）

Tab 2 Average costs of three groups of patients with herpes zoster（yuan）

分组	抗病毒药费	辅助药费	检验费	床位费
阿昔洛韦组	399.28±86.58	64.68±47.24	121.20±15.9	100.26±39.97
万乃洛韦组	356.50±119.21	73.79±52.35	126.20±14.1	109.09±51.86
病毒唑组	93.93±18.93	75.68±43.57	126.60±13.2	119.66±41.62
统计学检验方法	秩和检验	方差分析	方差分析	方差分析
P	<0.01	>0.05	>0.05	>0.05

续表 2

分组	注射费	湿敷费	总成本
阿昔洛韦组	431.97±89.76	105.13±123.43	1222.52±283.05
万乃洛韦组	16.50±7.19	102.42±133.86	784.43±212.54
病毒唑组	196.10±48.43	108.97±139.75	720.94±194.30
统计学检验方法	秩和检验	方差分析	方差分析
P	<0.01	>0.05	<0.01

由表 2 可见，3 组总成本、抗病毒药费、注射费有显著性差异（$P<0.01$）．其它各种费用无显著性差异（$P>0.05$）。

2 结果

2.1 临床疗效

在皮肤科主治医师协助下，根据病历所述患者治疗前、后的体征，按"1.3"项疗效评定标准进行评分，3 组疗效结果详见表 3。

表 3 3 组带状疱疹患者的疗效比较

Tab 3 Comparison of the effects of three antiviral agents on

herpes zoster

分组	治愈（n）	显效（n）	有效（n）	无效（n）	总有效率（%）	后遗神经痛（n）	平均住院天数（天）
阿昔洛韦组	13	24	2	0	94.9	3	10.0±4.0
万乃洛韦组	9	21	3	0	90.9	2	10.9±5.2
病毒唑组	6	16	7	0	75.9	5	12.0±4.2

由表 3 可见，总显效率阿昔洛韦组与万乃洛韦组无显著性差异（$P>0.05$），病毒唑组与其他两组有显著性差异（$P<0.01$）；3 组住院天数间无显著性差异（$P>0.05$）。

2.2 成本-效果分析

以最低成本药物病毒唑为参照，其它两种药物与之相比，计算增量成本效果比，结果详见表 4。

表 4 成本-效果分析结果

Tab 4 Results of cost-effectiveness analysis of three groups

分组	总显效率（E，%）	平均成本（C，元）	成本-效果比（C/E）	增量成本-效果比（ΔC/ΔE）
阿昔洛韦组	94.9	1 222.52	1 288.2	26.4
万乃洛韦组	90.9	784.43	863.0	4.23
病毒唑组	75.9	720.94	949.8	/

2.3 敏感度分析

药价是一个变动因素，随着国家医疗体制改革的进一步深入，药价还将不断下降，故对药价的变化进行敏感度分析。

病毒唑由于疗效不如阿昔洛韦和万乃洛韦，不管其价格如何变动，它都不会成为最优的药物，故只对阿昔洛韦组和万乃洛韦组进行敏感度分析。由表2可知，3组抗病毒药费和注射费有显著性差异（P<0.01），而注射费的差异主要是由于抗病毒药物的给药方法（静脉滴注、口服）不同造成，故抗病毒药费的变化是各种费用组成中的重要因素，它的变化可能影响治疗总成本的比较结果。

按该院2002年1月收费标准计算，阿昔洛韦注射液0.25g，16.00元/支（丽珠利益药厂）；万乃洛韦片0.3g×6粒，128.67元/盒（丽珠科药厂）。假设阿昔洛韦注射液的价格下降一半，而万乃洛韦的价格不变，则阿昔洛韦组抗病毒药费为（236.43±50.69）元，该组治疗总费用为（1066.48±271.38）元，与万乃洛韦组总费用（784.43±212.54）元相比，经μ检验分析，仍有显著性差异（P<0.01）。假设阿昔洛韦的价格下降1倍，同时万乃洛韦的价格上升1倍时，万乃洛韦组抗病毒药费为（713.00±238.42）元，治疗总费用为（1140.93±305.64）元，两组治疗总费用经μ检验分析，无统计学差异（P>0.05），即万乃洛韦组总成本仍高不过阿昔洛韦组。由此说明，抗病毒药物价格在一定范围内浮动不影响药物经济学研究结果。

3 讨论

本文对药物毒副作用所产生的消极影响，如不良反应等，因病历上资料所限，未予评价，也未将其治疗计入成本，对于疾病所造成个别患者的后遗神经痛，亦未作评价和计入成本。

带状疱疹是皮肤科的常见病、多发病，其疼痛令人难以忍受，且后遗神经痛病程长，难治愈，患者十分痛苦，而抗病毒药物在止痛方面的疗效不能令人非常满意。所以，亟待药品研究机构研制出新的止痛效果好的治疗药物。

参考文献

[1] 余碧娥，方丽，乐嘉豫，等．伐昔洛韦与阿昔洛韦治疗带状疱疹152例的比较[J].中国新药与临床杂志，1999，18（4）：209.

[2] 季素珍，杨海珍，刘玲玲，等．泛昔洛韦（famciclovir）随机对照治疗带状疱疹多中心临床试验[J].中国临床药理学杂志．2000，16（4）：269.

——刊于《中国药房》2003年第14卷第7期

1997—2001 年我院门诊、住院抗感染药使用的比较分析

董卫华　杨世民　董亚琳

摘要　目的：分析掌握我院各类抗感染药物的使用情况。方法：根据我院"医院药品库存管理系统"的原始数据资料，采用限定日剂量法和消耗金额排序法进行分析。结果：住院用药金额约为门诊的3倍；头孢菌素类药物在住院使用频度最高，青霉素类和大环内酯类在门诊的使用频度较高；抗结核药在门诊和住院的使用频度均较高。结论：门诊、住院抗感染药物使用情况差异较大。

关键词　抗感染药；门诊；住院；金额排序分析；用药频度

Comparative Analysis of Anti infectious Agents Used in Inpatient Department and Outpatient Department of Our Hospital During 1997—2001

DONG Weihua, DONG Yalin, YANG Shimin

ABSTRACT　Objective: To analyse and grasp an using situation of anti-infectious agents used in our hospital. Methods: By using original date of "hospital's drug stock and management system" of our hospital, the drug consumption was analyzed by defined daily dose and price-arranged. Results: Sum of drug consumption for anti-infectious agents in inpatient department was about 3 times of that in outpatient department. The frequency of cephalosporins used in inpatient department was highest, but in outpatient departlnent, which of penicillins and macrolides was highest. The frequencies of anti-tuberculosis used in both department were larger. Conclusion: There was great difference in the situation of anti-infectious agents used between in patient department and outpatient department.

KEY WORDS　Anti-infectious agents; Outpatient department; Inpatient department; Price-arranged analysis; Frequency drug-use

抗感染药是医院应用最广泛的药物种类之一，本文对我院 1997 年～ 2001 年抗感染药物在门诊和住院使用的情况做一比较分析，以便详细掌握我院抗感染药的使用特点，促进临床合理用药。

1 资料与方法

1.1 资料

以我院"医院药品库存管理系统"1997—2001 年每日的药品出库记录为原始数据。

1.2 方法

1.2.1 数据处理

采用东软公司为本研究制作的软件（开发工具为 Power builder，数据库为 SQL anywhere），并运用 EXCEL 电子表格对数据进行分类、合并、排序。

1.2.2 抗感染药物的分类

依据《新编药物学》第 14 版中抗微生物药物分类方法进行分类。

1.2.3 用药频度分析

采用限定日剂量法[1]，限定日剂量值（DDD 值）的确定主要根据《新编药物学》第 14 版而定，未收载的参考《1999 维德临床用药年鉴》和《实用药物治疗手册》第 4 版，并参阅药品使用说明书综合确定。将同品种药物年消耗量折算成以克（g）为单位的药物消耗总量，计算用药频度（DDDs），DDDs= 年度药物消耗总量（g）/ DDD 值。

2　结果

2.1　抗感染药品种比较

门诊、住院抗感染药使用的品种总数相差不大，各年变动幅度不大，但住院注射剂的使用多于门诊。详见表 1。

2.2　抗感染药消耗金额比较

2.2.1　各年度抗感染药消耗金额构成

1997—2001 年门诊抗感染药的消耗金额占全院抗感染药消耗总金额的 18.4%，23.2%，28.3%，25.1%，21.9%，平均 23.4%；住院则分别占 81.6%，76.8%，71.7%，74.9%，78.1%，平均 76.5%。住院消耗是门诊的 3 倍多。

2.2.2　抗感染药消耗金额排名前 10 位比较

门诊与住院抗感染药消耗金额前 10 名的显著不同是：住院几乎全为注射剂，且头孢菌素占 6 ～ 8 种之多，而门诊则是口服制剂、注射剂约各半，品种变化无论在两个部门还是在部门内差异均较大。详见表 2。

表 1　1997—2001 年门诊、住院抗感染药品种比较（括号内为住院品种数）

分　类	1997 年 IJ	OR	1998 年 IJ	OR	1999 年 IJ	OR	2000 年 IJ	OR	2001 年 IJ	OR
头孢菌素类	9（11）	4（3）	8（11）	3（4）	12（12）	4（3）	10（11）	3（4）	9（10）	2（2）
复方 β-内酰胺酶抑制剂	3（3）	1（1）	3（3）	1（1）	3（3）	1（1）	4（4）	1（1）	3（4）	2（2）
青霉素类	3（2）	3（3）	2（4）	3（3）	3（3）	4（4）	3（4）	4（4）	3（3）	3（3）
大环内酯类	2（2）	5（4）	0（2）	5（5）	2（2）	4（5）	3（3）	5（5）	3（3）	5（5）
喹诺酮类	2（2）	4（4）	0（3）	4（4）	2（2）	4（4）	2（2）	4（3）	4（4）	4（4）
抗病毒药	2（2）	1（1）	2（1）	1（1）	3（3）	2（2）	3（3）	2（2）	3（3）	2（2）
其它 β-内酰胺类	2（2）	0（0）	2（2）	0（0）	2（2）	0（0）	2（2）	0（0）	2（2）	0（0）
抗真菌药	0（1）	3（2）	1（2）	2（2）	1（1）	2（2）	1（2）	3（2）	1（2）	3（2）
氨基苷类	6（6）	0（0）	4（5）	1（0）	5（5）	0（0）	6（5）	0（0）	4（5）	0（0）
硝咪唑类	1（1）	1（1）	1（1）	1（0）	1（1）	1（1）	0（0）	0（0）	1（0）	0（0）
其它	1（3）	2（1）	0（2）	2（2）	1（2）	2（2）	2（4）	2（2）	2（3）	2（2）

续表1

分类	1997年		1998年		1999年		2000年		2001年	
	IJ	OR	IJ	OR	IJ	OR	IJ	OR	IJ	OR
抗结核药	2(4)	3(1)	0(2)	4(4)	3(3)	4(4)	2(3)	5(5)	2(3)	5(5)
磺胺药	0(0)	1(0)	0(0)	1(1)	0(0)	1(1)	0(0)	1(0)	0(0)	1(1)
四环素类	0(0)	3(2)	0(0)	2(2)	0(0)	3(2)	0(0)	2(2)	0(0)	2(2)
硝基呋喃类	0(0)	2(2)	0(0)	0(0)	0(0)	2(2)	0(0)	1(0)	0(0)	2(1)
酰胺醇类	0(0)	0(0)	0(0)	0(0)	0(0)	0(0)	0(0)	0(0)	0(0)	1(0)
合计	33(40)	31(24)	21(37)	30(32)	39(39)	34(33)	38(43)	35(33)	35(43)	35(31)

注:"IJ"表示注射剂,"OR"表示口服制剂。

表2　门诊、住院抗感染药消耗金额排名前10位比较序

序号	1997年		1998年		1999年		2000年		2001年	
	门诊	住院	门诊	住院	门诊	住院	门诊	住院	门诊	住院
1	阿莫西林(OR)	头孢噻肟(IJ)	阿奇霉素(OR)	头孢哌酮(IJ)	阿奇霉素(OR)	头孢他啶(IJ)	头孢曲松(IJ)	头孢曲松(IJ)	奈替米星(IJ)	头孢哌酮-舒巴坦(IJ)
2	氨苄西林(OR)	头孢哌酮(IJ)	阿莫西林(OR)	头孢他啶(IJ)	阿莫西林(OR)	头孢曲松(IJ)	克林霉素(IJ)	头孢哌酮-舒巴坦(IJ)	头孢呋辛(OR)	头孢曲松(IJ)
3	琥乙红霉素(OR)	氨苄-舒巴坦(IJ)	克林霉素(IJ)	头孢曲松(IJ)	头孢噻肟(IJ)	头孢哌酮(IJ)	阿奇霉素(OR)	头孢哌酮(IJ)	阿奇霉素(IJ)	头孢吡肟(IJ)
4	阿奇霉素(OR)	头孢曲松(IJ)	氨苄-舒巴坦(IJ)	头孢哌酮-舒巴坦(IJ)	克林霉素(IJ)	头孢哌酮-舒巴坦(IJ)	环丙沙星(IJ)	头孢他啶(IJ)	克拉霉素(OR)	头孢他啶(IJ)
5	头孢哌酮(IJ)	头孢他啶(IJ)	氨苄西林(OR)	氨苄-舒巴坦(IJ)	氨苄-舒巴坦(IJ)	头孢噻肟(IJ)	罗红霉素(OR)	头孢噻肟(IJ)	左氧氟沙星(IJ)	哌拉西林-他唑巴坦(IJ)
6	阿昔洛韦(OR)	头孢呋辛(IJ)	氧氟沙星(OR)	环丙沙星(IJ)	罗红霉素(OR)	头孢呋辛(IJ)	阿莫西林(OR)	头孢地嗪(IJ)	依替米星(IJ)	氨苄-舒巴坦(IJ)

续表 2

序号	1997年 门诊	1997年 住院	1998年 门诊	1998年 住院	1999年 门诊	1999年 住院	2000年 门诊	2000年 住院	2001年 门诊	2001年 住院
7	氨苄-舒巴坦（IJ）	头孢拉定（IJ）	头孢曲松（IJ）	头孢呋辛（IJ）	头孢曲松（IJ）	氨苄-舒巴坦（IJ）	培氟沙星（OR）	依米配能-西司他丁（IJ）	头孢曲松（IJ）	氟康唑（IJ）
8	阿莫西林-棒酸（OR）	氨苄西林（IJ）	氨苄西林（IJ）	头孢拉定（OR）	头孢他啶（IJ）	头孢地嗪（IJ）	克拉霉素（OR）	氨苄-舒巴坦（IJ）	头孢克罗（OR）	头孢呋辛（IJ）
9	氨苄西林（IJ）	环丙沙星（IJ）	罗红霉素（OR）	克林霉素（IJ）	头孢哌酮（IJ）	环丙沙星（IJ）	阿莫西林（IJ）	头孢拉定（IJ）	阿奇霉素（OR）	更昔洛韦（IJ）
10	氨氯西林（IJ）	头孢哌酮-舒巴坦（IJ）	头孢哌酮（IJ）	头孢唑啉（IJ）	氧氟沙星（OR）	头孢拉定（IJ）	阿莫西林-棒酸（OR）	头孢呋辛（IJ）	培氟沙星（OR）	头孢拉定（IJ）

注："IJ"表示注射剂，"OR"表示口服制剂。

2.2.3 各类抗感染药消耗金额及排序比较

门诊消耗中，青霉素类、头孢菌素类、大环内酯类轮流位居前 3 名（青霉素类于 2001 年居第 6），而在住院，头孢菌素类始终名列首位，喹诺酮类消耗有递增趋势，因喹诺酮类药物疗效肯定，上市品种不断增多。门诊与住院排名差异较大的三类药分别是复方 β-内酰胺酶抑制剂、氨基糖苷类、其它 β-内酰胺类，这是由于它们的注射剂型较多，主要用于住院病人，见表 3。

2.3 用药频度分析

2.3.1 DDDs 排序前 10 位比较

门诊与住院的显著不同是：门诊前 10 名药物中，除青霉素外，其余都是口服制剂，而住院则是口服制剂、注射剂约各半。乙胺丁醇和利福平均进入了门诊和住院排名的前 10 位。2001 年，头孢呋辛口服制剂和克拉霉素口服制剂名列门诊用药的第 1、第 3 名，向我们提示：①这两种药品使用方便、疗效肯定；②这两种药品均价格昂贵，排名靠前不能排除促销因素，见表 4。

表 3 门诊、住院各类抗感染药消耗金额及排序比较

（单位：万元，括号内数字为序号）

类别	1997年 门诊	1997年 住院	1998年 门诊	1998年 住院	1999年 门诊	1999年 住院	2000年 门诊	2000年 住院	2001年 门诊	2001年 住院
青霉素类	135.49 (1)	133.71 (3)	131.09 (1)	109.49 (3)	146.09 (3)	115.02 (3)	97.88 (3)	83.89 (4)	30.87 (6)	58.75 (8)
头孢菌素类	81.09 (2)	1194.27 (1)	83.18 (3)	1299.35 (1)	276.01 (1)	1571.29 (1)	210.77 (1)	1621.94 (1)	149.16 (2)	1400.94 (1)

续表 3

类别	1997 年		1998 年		1999 年		2000 年		2001 年	
	门诊	住院	门诊	住院	门诊	住院	门诊	住院	门诊	住院
大环内酯类	73.97 (3)	40.00 (7)	129.55 (2)	43.99 (8)	175.19 (2)	75.47 (6)	161.27 (2)	68.06 (6)	170.19 (1)	125.04 (4)
复方β-内酰胺酶抑制剂	49.22 (4)	258.43 (2)	66.99 (5)	162.95 (2)	69.68 (5)	174.23 (2)	71.81 (6)	193.95 (2)	48.81 (5)	260.87 (2)
抗病毒药	21.37 (5)	42.08 (6)	21.51 (7)	43.84 (9)	37.32 (7)	36.96 (9)	10.28 (10)	33.93 (10)	27.76 (7)	88.84 (7)
喹诺酮类	16.45 (6)	56.75 (5)	49.78 (6)	88.84 (4)	71.29 (4)	108.53 (4)	90.50 (4)	83.80 (5)	110.84 (3)	158.42 (3)
氨基苷类	14.98 (7)	17.56 (9)	1.84 (13)	14.19 (11)	2.08 (13)	6.29 (11)	32.84 (7)	16.99 (11)	104.38 (4)	54.84 (9)
抗真菌药	13.08 (8)	28.83 (8)	15.43 (9)	57.64 (7)	34.00 (8)	55.28 (8)	23.39 (8)	57.72 (8)	21.08 (8)	101.75 (6)
其它	4.76 (9)	14.24 (11)	70.61 (4)	72.96 (5)	67.58 (6)	66.16 (7)	73.48 (5)	58.03 (7)	4.33 (10)	37.42 (10)
抗结核药	4.14 (10)	5.35 (12)	4.39 (11)	5.73 (12)	11.62 (10)	27.47 (10)	11.32 (9)	44.39 (9)	4.64 (9)	18.72 (11)
硝咪唑类	2.70 (11)	16.84 (10)	16.35 (8)	18.70 (10)	12.50 (9)	2.26 (12)	/	/	/	/
磺胺药	1.62 (12)	0.48 (13)	1.47 (14)	0.52 (14)	1.67 (14)	0.53 (13)	1.14 (14)	0.45 (12)	1.92 (12)	0.66 (12)
四环素类	0.99 (13)	0.08 (14)	6.37 (10)	2.25 (13)	3.49 (12)	0.16 (14)	2.06 (12)	0.17 (13)	1.50 (13)	0.02 (13)
其它β-内酰胺类	0.75 (14)	57.17 (4)	1.98 (12)	66.26 (6)	8.00 (11)	80.92 (5)	8.02 (11)	113.22 (3)	0.70 (14)	113.55 (5)
硝基呋喃类	0.08 (15)	0.06 (15)	/	0.03 (15)	0.05 (15)	0.02 (15)	0.02 (15)	0.04 (14)	0.02 (15)	0.00 (14)
酰胺醇类	/	/	/	/	/	0.00 (16)	1.75 (13)	/	3.14 (11)	/
合计	420.70	1865.84	600.56	1986.71	916.57	2320.58	796.53	2376.60	679.32	2419.82

表 4　门诊、住院抗感染药 DDDs 排序前 10 位比较

序号	1997 年		1998 年		1999 年		2000 年		2001 年	
	门诊	住院	门诊	住院	门诊	住院	门诊	住院	门诊	住院
1	琥乙红霉素（OR）	乙胺丁醇（OR）	阿莫西林（OR）	乙胺丁醇（OR）	异烟肼（OR）	阿莫西林（OR）	阿莫西林（OR）	头孢曲松（IJ）	头孢呋辛（OR）	头孢曲松（IJ）
2	利福平（OR）	利福平（OR）	氧氟沙星（OR）	阿莫西林（OR）	阿莫西林（OR）	青霉素（IJ）	罗红霉素（OR）	青霉素（IJ）	氧氟沙星（OR）	青霉素（IJ）
3	阿莫西林（OR）	琥乙红霉素（OR）	利福平（OR）	青霉素（IJ）	氧氟沙星（OR）	乙胺丁醇（OR）	琥乙红霉素（OR）	乙胺丁醇（OR）	克拉霉素（OR）	头孢唑啉（IJ）
4	乙胺丁醇（OR）	青霉素（IJ）	乙胺丁醇（OR）	利福平（OR）	罗红霉素（OR）	利福平（OR）	培氟沙星（OR）	琥乙红霉素（OR）	琥乙红霉素（OR）	头孢哌酮-舒巴坦（IJ）
5	氨苄西林（OR）	氨苄西林（IJ）	阿奇霉素（OR）	头孢唑啉（IJ）	乙胺丁醇（OR）	琥乙红霉素（OR）	利福平（OR）	利福平（OR）	交沙霉素（OR）	乙胺丁醇（OR）
6	异烟肼（OR）	异烟肼（OR）	罗红霉素（OR）	氨苄西林（IJ）	利福平（OR）	头孢曲松（IJ）	氧氟沙星（OR）	异烟肼（OR）	培氟沙星（OR）	琥乙红霉素（OR）
7	青霉素（IJ）	阿莫西林（OR）	青霉素（IJ）	头孢拉定（OR）	琥乙红霉素（OR）	头孢拉定（IJ）	阿奇霉素（OR）	头孢唑啉（IJ）	罗红霉素（OR）	利福平（OR）
8	黄连素（OR）	氨苄西林（OR）	氨苄西林（OR）	头孢曲松（IJ）	阿奇霉素（OR）	氨苄西林（IJ）	交沙霉素（OR）	环丙沙星（IJ）	异烟肼（OR）	头孢呋辛（OR）
9	土霉素（OR）	头孢曲松（IJ）	土霉素（OR）	头孢哌酮（IJ）	培氟沙星（OR）	头孢唑啉（IJ）	乙胺丁醇（OR）	氨苄西林（IJ）	利福平（OR）	环丙沙星（IJ）
10	吡哌酸（OR）	头孢唑啉（IJ）	替硝唑（OR）	氧氟沙星（OR）	阿昔洛韦（OR）	头孢他啶（IJ）	青霉素（IJ）	头孢哌酮（OR）	乙胺丁醇（OR）	氟康唑（IJ）

2.3.2 各类抗感染药 DDDs 排序比较

门诊与住院排名差别较大的是：头孢菌素类、复方 β-内酰胺酶抑制剂、氨基糖苷类、四环素类，原因仍是前三类以注射剂居多，门诊注射剂的用药量无法与住院相比；四环素类均为口服制剂且品种少，门诊相对应用较多。在住院，抗结核药、头孢菌素类、青霉素类、大环内酯类、喹诺酮类是最重

要的类别,各年用药频度都居前 5 名;在门诊,青霉素类、抗结核药、大环内酯类连续 4 年排名前 3,青霉素类于 2001 年退居第 11 名,原因有待考察。详见表 5。

表 5　1997 年 2001 年门诊、住院抗感染药 DDDs 排序比较

类别	1997 年		1998 年		1999 年		2000 年		2001 年	
	门诊	住院	门诊	住院	门诊	住院	门诊	住院	门诊	住院
抗结核药	2	1	2	3	1	3	3	2	4	2
头孢菌素类	10	2	8	1	5	1	5	1	2	1
青霉素类	1	3	1	2	2	2	2	3	11	3
大环内酯类	3	4	3	5	3	4	1	4	1	4
喹诺酮类	5	5	4	4	4	5	4	5	3	5
β-内酰胺酶抑制剂	11	6	1 3	8	11	8	7	8	9	6
氨基苷类	7	7	11	6	12	6	11	6	7	7
其它	6	8	5	7	6	7	6	7	10	10
硝基呋喃类	9	9	/	12	14	12	13	11	13	14
抗病毒药	8	10	9	10	7	9	8	9	5	9
抗真菌药	12	11	10	9	9	11	9	12	8	8
四环素类	4	12	6	11	8	10	10	10	6	13
磺胺类	13	13	12	13	13	14	12	14	12	11
硝咪唑娄	14	14	7	15	10	15	/	/	/	/
其它 β-内酰胺类	15	15	14	14	15	13	15	13	15	12
酰膝醇类	/	/	/	/	16	14	/	14	/

3　讨论

抗感染药在门诊和住院的使用差异较大,住院使用的特点是:注射剂用量大,高档抗感染药用量大;门诊的口服制剂多,注射剂相对少,价格昂贵的高档抗感染药与价格低廉的老药均有使用,故在药品供应上应注意两部门的不同特点。

头孢菌素类药物在住院除了 1997 年外,年年排名居首位,在门诊的使用频度也逐年上升,可见,尽管头孢菌素类药价较高,但目前它仍属较新的一类抗感染药,临床疗效佳,加上近两年药价的不断下调,头孢菌素类药物的临床使用频度仍将居高不下。大环内酯类和喹诺酮类药物口服制剂、注射制剂兼备,适合不同病人需求,疗效可靠,过敏反应发生相对少,且媒体宣传多,故其使用频度稳中有升,是势头强劲的两类抗感染药。

不论门诊还是住院,抗结核药的使用都无法令人忽视,它的高使用频度提示结核病的流行状况

仍然严峻,同时也说明抗结核药的疗效不能令人满意。近年来多维耐药结核杆菌的产生使多数患者对异烟肼和利福平耐药,临床迫切需要新型抗结核药的出现。

综上所述,本文对抗感染药的合理使用提出3点建议:①掌握全院抗感染药的利用情况是合理用药的基础;②加强对病原菌及其耐药性的监测,防止和减少药源性疾病的发生率与死亡率;③强化临床医师合理用药意识并进行指导。

参考文献

[1] Sarradall J. Drug utilization studies sources and methods[M]. In: Hartzma Ac, ed. Pharmacoenidemiology. Cincinnaro: Harvey Whitney Book Company. 1992. 103-119

——刊于《中国药师》2003年第6卷第6期

我院抗感染药物使用动态分析

董卫华　杨世民　董亚琳

摘要　目的：分析掌握我院各类抗感染药物的使用情况。方法：根据我院"医院药品库存管理系统"的原始数据资料，采用限定日剂量法和消耗金额排序法进行分析。结果：1997—2001年我院抗感染药物消耗金额平均占西药消耗总金额的 29.20%，后两年呈下降趋势；头孢菌素类品种数和消耗金额均遥遥领先，年消耗金额占抗感染药总消耗金额的 50% 以上；抗结核药、头孢菌素类、青霉素类药物是使用频度最高的三类药，提示结核病的流行状况不容乐观。结论：掌握医院抗感染药物利用状况，是促进抗感染药合理使用的基础。

关键词　抗感染药；药物利用；金额排序；用药频度

本文对我院 1997—2001 年 5 年的全院抗感染药物利用的情况进行动态分析评价，为临床合理用药、医疗水平的提高及药品的有效管理提供信息和依据。

1　材料与方法

1.1　数据处理

以我院"医院药品库存管理系统"1997—2001 年每日的药品出库记录为原始数据，记录完整准确。采用东软公司为本研究制作的软件（开发工具为 Power builder，数据库为 SQL anywhere），并运用 EXCEL 电子表格对数据进行分类、合并、排序。

1.2　抗感染药物的分类

依据陈新谦、金有豫主编的《新编药物学》第 14 版中抗微生物药物分类方法进行分类。

1.3　用药频度分析

分年度按类别统计 1997—2001 年各类抗感染药用药金额、构成比例、各类药 DDDs 及排序。

2　结果

2.1　抗感染药品种分析

5 年来口服制剂与注射剂品种数统计结果见表 1。

表 1　1997—2001 年抗感染药各类品种统计结果

Tab 1　The kinds of anti-infective agents from 1997 to 2001

分类	1997 年		1998 年		1999 年		2000 年		2001 年	
	IJ	OR	IJ	OR	IJ	OR	IJ	OR	IJ	OR
青霉素类	3	3	4	3	3	4	4	4	4	3
头孢菌素类	11	4	12	4	12	4	11	4	10	2

续表1

分 类	1997 年		1998 年		1999 年		2000 年		2001 年	
	IJ	OR	IJ	OR	IJ	OR	IJ	OR	IJ	OR
β-内酰胺酶抑制剂	3	1	3	1	3	1	4	1	4	2
其它 β-内酰胺类	1	0	2	0	2	0	2	0	2	0
氨基糖苷类	6	0	5	0	5	0	6	0	5	0
四环素类	0	3	0	3	0	3	0	3	0	3
酰胺醇类	0	0	0	0	1	0	0	1	0	1
大环内酯类	2	5	2	5	2	5	3	5	3	5
磺胺类	0	1	0	1	0	1	0	1	0	1
硝基呋喃类	0	2	0	2	0	2	0	2	0	2
喹诺酮类	2	3	3	4	2	4	2	4	4	4
硝咪唑类	1	1	1	1	1	1	0	0	0	0
抗结核药	2	4	2	4	3	4	3	4	3	5
抗真菌药	1	4	2	2	1	2	2	3	2	3
抗病毒药	2	1	2	1	3	2	3	2	3	2
其它	3	2	2	2	2	2	4	2	3	2
合计	37	34	40	33	40	35	44	36	46	35

注: IJ 代表注射制剂, OR 代表口服制剂; "β-内酰胺酶抑制剂"全部为其与青霉素类药物的复合制剂; "其它"包括盐酸小檗碱、盐酸克林霉素、万古霉素、洁霉素、磷霉素钠。

1997—2001 年我院抗感染药物共有 16 类, 品种数逐年增加, 但幅度不大。在各类抗感染药中, 头孢菌素类品种最多, 占总品种数的 15%～22%, 青霉素类、头孢菌素类、大环内酯类、喹诺酮类、抗结核药 5 类品种数之和, 5 年内占总品种数的 53%～59%。

2.2 消耗金额排序分析

消耗金额前 10 位抗感染药见表 2。排名前 10 位抗感染药中, 头孢菌素类品种数居首。其中头孢曲松注射液在前 4 年中每年排序上升一位, 2001 年下降一位。总体上看, 排名前 10 位药物无论金额还是使用频度 (见表 2), 每年的差异都较大, 显示出药品销售市场竞争的激烈, 也不难发现促销对药品消耗金额排名的影响。5 年中抗感染药物消耗金额占西药消耗总金额的比例分别为 30.31%, 29.56%, 33.73%, 27.65%, 24.74%, 平均为 29.20%。

2.3 用药频度分析

分别统计 DDDs 排名前 10 位抗感染药, 见表 3。利福平、盐酸乙胺丁醇、异烟肼 3 种抗结核药中除了口服异烟肼于 2001 年排名 13 外, 其余都在前 10 名以内。青霉素钠在金额排序中较靠后, 但在 DDDs 排序中，它处于 4～7 名之间。头孢菌素类、青霉素类、大环内酯类、抗结核药、喹诺酮类 5 类药连年占据前 5 名，是抗感染药中最为重要的类别；酰胺醇类由于品种少，不良反应大，使用频度最小。1999 年由于甲砜霉素的引进，DDDs 排序逐年上升。

3　讨论

抗结核药的 DDDs 排序于 1997 年、1999 年两年名列第一，提示结核病流行状况仍然严重。尤其是肺结核。这主要是因为近年来多维耐药结核杆菌的产生使多数患者对异烟肼和利福平耐药，而且没有出现好的新药治疗耐药菌。由 DDDs 排序反映出疾病流行状况，临床迫切需要新型抗结核药。

头孢菌素类药物的使用频度逐年上升，说明该类药物疗效肯定。头孢呋辛口服制剂和头孢曲松钠注射液的 DDDs 排序在 2001 年跃居第 1 和第 2，由此不难看出，在临床用药过程中求新以及厂家的促销对药品消耗排名的影响不容忽视。

β-内酰胺酶抑制剂在抗感染药应用中也占有较为重要的地位，5 年来消耗金额始终处于前 4 位。我院 β-内酰胺酶抑制剂类药全部为其复合制剂，氨苄西林-舒巴坦是其中较为重要的品种之一。目前，80% 的细菌性感染的病原菌对氨苄西林耐药，89% 的细菌产生 β-内酰胺酶，而舒巴坦对金葡球菌和多数革兰阴性杆菌产生的 β-内酰胺酶具有较强的不可逆非竞争性抑制作用。它与氨苄西林组成的复合制剂对耐药细菌有较好的治疗作用，进入人体后，可迅速分布于呼吸道各个部位，很快达有效浓度，提高治疗效果。

5 年来，我院全身抗感染药的消耗金额占西药总消耗金额的平均值是 29.20%，高于华西医科大学附属第一医院 1996—1999 年 4 年平均值 23.84% [1]，略低于北京地区 1996—1998 年 3 年的平均值 31% [2]，从 1999 年起抗感染药金额有下降趋势，这与我院连续几年限制抗感染新药的引进有重要关系。对抗感染药的合理使用提出 3 点建议：①掌握全院抗感染药物使用状况是其合理使用的基础。②加强对病原菌及其耐药性的监测，防止和减少药源性疾病的发病率与死亡率 [3]。③强化合理用药意识并进行用药咨询。

表 2　1997—2001 年抗感染药物金额排序前 10 位

Tab 2　The first ten anti-infective agents in the order of sum of money

from 1997 to 2001

排序	1997 年		1998 年		1999 年		2000 年		2001 年	
	药物名称	给药途径	药物名称	给药途径	药物名称	给药途径	药物名称	给药途径	药物名称	给药途径
1	头孢哌酮	IJ	头孢哌酮	IJ	头孢他啶	IJ	头孢曲松钠	IJ	头孢哌酮-舒巴坦	IJ
2	头孢噻肟钠	IJ	头孢他啶	IJ	头孢曲松钠	IJ	头孢哌酮-舒巴坦	IJ	头孢曲松钠	IJ
3	氨苄西林-舒巴坦	IJ	头孢曲松钠	IJ	头孢噻肟钠	IJ	头孢噻肟钠	IJ	头孢吡肟	IJ
4	头孢曲松钠	IJ	头孢哌酮-舒巴坦	IJ	头孢哌酮	IJ	头孢哌酮	IJ	阿奇霉素	IJ
5	头孢他啶	IJ	氨苄西林-舒巴坦	IJ	头孢哌酮-舒巴坦	IJ	头孢他啶	IJ	左氧氟沙星	IJ

续表2

排序	1997年 药物名称	给药途径	1998年 药物名称	给药途径	1999年 药物名称	给药途径	2000年 药物名称	给药途径	2001年 药物名称	给药途径
6	头孢呋辛	IJ	克林霉素	IJ	氨苄西林-舒巴坦	IJ	盐酸克林霉素	IJ	硫酸奈替米星	IJ
7	头孢拉定	IJ	阿莫西林	OR	头孢呋辛	IJ	环丙沙星	IJ	氨苄西林-舒巴坦	IJ
8	氨苄西林	IJ	阿奇霉素	OR	阿莫西林	OR	头孢地嗪	IJ	头孢地嗪	IJ
9	氨苄西林	OR	环丙沙星	IJ	克林霉素	IJ	头孢拉定	IJ	哌拉西林-他唑巴坦	IJ
10	阿莫西林	OR	头孢呋辛	IJ	阿奇霉素	OR	氨苄西林-舒巴坦	IJ	氟康唑	IJ

表3 1997—2001年DDDs排序前10位抗感染药

Tab 3 The first ten anti-infective agents in DDDs order from 1997 to 2001

排序	1997年 药物名称	给药途径	1998年 药物名称	给药途径	1999年 药物名称	给药途径	2000年 药物名称	给药途径	2001年 药物名称	给药途径
1	琥乙红霉素	OR	阿莫西林	OR	异烟肼	OR	阿莫西林	OR	头孢呋辛	OR
2	利福平	OR	盐酸乙胺丁醇	OR	阿莫西林	OR	罗红霉素	OR	头孢曲松钠	IJ
3	盐酸乙胺丁醇	OR	氧氟沙星	OR	盐酸乙胺丁醇	OR	琥乙红霉素	OR	氧氟沙星	OR
4	阿莫西林	OR	青霉素钠	IJ	氧氟沙星	OR	利福平	OR	琥乙红霉素	OR
5	青霉素钠	IJ	利福平	OR	利福平	OR	青霉素钠	IJ	克拉霉素	OR
6	氨苄西林	OR	罗红霉素	OR	青霉素钠	IJ	头孢曲松钠	IJ	盐酸乙胺丁醇	OR
7	异烟肼	OR	氨苄西林	IJ	琥乙红霉素	OR	盐酸乙胺丁醇	OR	青霉素钠	IJ
8	氨苄西林	IJ	阿奇霉素	OR	罗红霉素	OR	培氟沙星	OR	利福平	OR
9	盐酸小檗碱	OR	头孢唑啉	IJ	阿奇霉素	OR	异烟肼	OR	培氟沙星	OR
10	吡哌酸	OR	异烟肼	OR	氨苄西林	IJ	氧氟沙星	OR	罗红霉素	OR

参考文献：

[1] 张志勇, 郑明兰, 曹薇, 等 . 抗感染药物使用分析 [J]. 中国医院药学杂志, 2000, 20 (19)：550.

[2] 李玉珍, 王佩, 郑红毅 . 北京地区抗感染药物使用调查及评价 [J] 中国医院药学杂志, 1999, 19 (12)：751.

[3] Johnson JA, Bootman JL. Drug-related morbidity and mortality and the economic impact on pharmaceutical care[J]. Am J Health Syst Pharm, 1997, 54: 554.

——刊于《中国医院药学杂志》2003 年第 23 卷第 4 期

论临床药学服务中的职业风险控制

胡静 杨世民

摘要 目的：探讨临床药学服务中的职业风险，为我国医疗机构防范与控制风险提供参考。方法：通过对临床药学服务中风险因素的分析，用分类的方法，阐述了组织与与个人风险控制的策略。结果与结论：提高职业风险防范意识，加强风险管理是所有从事临床药学服务的工作人员须认真对待的问题。

关键词 临床药学；服务；职业风险；控制

Discussion of Professional Risk Minimization in Clinical Pharmacy Service

HU Jing, YANG Shimin

ABSTRACT Objective: To discuss the risk in clinical pharmacy service in order to provide reference for Chinese hospitals in both guarding against and reducing risk. Methods: This study adopted a classified method to set forth the tactics on reducing risk of both organization and individual person in clinical pharmacy practice after analyzing the risk factors. Results & Conclusion: It is important for the working personnel who engage in clinical pharmacy work to heighten their consciousness of risk and to strengthen managing it

KEY WORDS clinical pharmacy; service; professional risk; control

风险管理是现代管理科学的组成部分，是组织管理的重要一环，涉及到组织运作的方方面面。在风险无处不在的环境中，风险控制既是管理的手段，也是管理的目的。医院临床药学服务作为现代医院药学的主流业务，在我国，目前尚处于发展初期。国内医疗机构针对该项工作而建立的风险控制体系还十分薄弱，广大药学工作者在临床药学服务中风险意识和风险控制措施都比较缺乏。能否采取科学的管理方法控制风险、增加收益，既关系到医院临床药学服务的顺利发展，又关系到每个临床药学工作者的切身利益，然而，药学界对此方面的探讨尚未曾见到。为此，笔者拟就临床药学服务中的职业风险控制进行探讨，意图明确其中的风险因素，探究可行的风险控制措施，以期有助于广大药学工作者在提高职业风险意识的同时，加强风险的防范和管理，为临床药学事业和自身的发展创造更佳的条件。

1 临床药学服务中的职业风险

1.1 职业风险内容

鉴于临床药学服务的职业特点，涉及临床药学服务的职业风险主要为法律风险。一般而言，完整的临床药学服务应该从接到新的处方起就开始启动[1]，涉及所有在临床治疗过程中与用药有关的事宜，包括根据药物、疾病和医生的治疗观点提出用药方案，确定药物治疗目的和标准，向病人解说既定治疗方案并与其沟通，对其进行用药指导，实施治疗药物监测，药物利用评估，甚或对治疗进行干预等。目前，国内临床药学服务工作开展的内容主要包括实施治疗药物监测；对病人进行用药常识教育，解释、建议治疗方案；搜集和整理药物信息，依据已有的药物经济学研究成果，向医师提出建议，改善治疗结果，降低治疗方案的成本／效用比。由于在服务中药师需面对面地与病人进行全面、深入的接触,职责的要求使得临床药师在工作中会涉及病人的许多合法权利,如病人的安全保障权、知悉真情权、自主选择权、获得尊重权、监督批评权、接受教育权、依法求偿权和公平交易权等[2]。在"以病人为中心"的药学服务模式下,"实现病人利益最大化"将是最高服务准则,药师的临床药学工作必须更趋于人性化的服务特性。病人不仅仅作为需要救治的服务对象,在治疗过程中病人个体的合法权利也要予以尊重。任何因临床药师主观的"故意"或"过失"而对病人造成损害的侵权行为,都有可能激起纠纷,甚或导致对医疗机构的法律诉讼。大量的诉讼纠纷又会阻碍临床药学的发展,并对临床药学服务的管理造成危机。

1.2 职业风险特点

临床药学工作的特殊性决定了服务中职业风险的特殊性。临床药学服务的根本目的就是要通过药师参与治疗过程,提供直接或间接的、有责任的、与药物治疗有关的药学技术服务,以改变或提高病人的生存质量。从事服务的临床药师需从幕后走到台前,直接面对病人,对病人的药物治疗不仅要担负起相应的社会之责,还要承担起与药物治疗结果有关的法律责任。然而,深奥的生命科学和有限的人类认识使得医药学领域至今还存在着许多未知区域,加上病人个体间存在的差异性和其他的不确定因素,都决定了临床药学服务的职业风险与传统的基础医院药学相比,具有多样化、高频率、控制难、严重性强的特点。

2 临床药学服务中职业风险控制的分类

临床药学服务中的风险控制按行为主体的不同可分为组织风险控制和个人风险控制[3]。组织风险控制是指医院药事管理委员会和药剂科及相关临床科室在宏观环境上建立并维护的药学服务质量保障体系,从组织体系上为临床药师精确、高效的工作营造出良好而有利的环境。个人风险控制是指临床药师在实际工作中对个人风险的防范和规避。组织风险管理是个人风险管理的基础,个人风险管理是组织风险管理在日常工作中的具体体现。

3 临床药学服务风险控制策略

3.1 医院药事管理委员会风险控制策略

医院药事管理委员会作为医疗机构的重要部门,负责全院与药品有关的各项管理工作,担负着监督、指导本机构科学管理药品和合理用药的职能。其对临床药学服务的职业风险控制发挥着全局性的决定作用。

3.1.1 建立纠纷风险预警系统

危机管理是指对突发事件或可能突发事件的事前预防及事后处理的管理。建立危机预警机制是危机管理的关键所在[4]。同样,建立纠纷风险预警系统对临床药学服务中纠纷风险的识别和控制至关重要。药事管理委员会可成立专门小组,通过定期或不定期地临床巡查,负责对全院的药疗纠纷予以记录、汇总,然后上报医院药事管理委员会进行总结、分析,理清各种纠纷的性质,找出院方的责任因素,明确责任人,确定责任完成时间及指标,改进服务环境中的各种"软、硬件"缺陷,使临床药学服务趋于完善。

3.1.2 加强对药疗事故、差错和意外报告程序的建设

对药疗事故、差错和意外的报告是临床药学服务安全保障体系的重要组成部分,是控制风险的有效措施。整个临床药学服务体系是一个系统,该系统中的某个细微错误如不经过事后的反馈是很难被发现的。药事管理委员会应根据事故、差错或意外的发生随时召开报告会,召集责任人、药剂科

人员和有关专家参加,分析、讨论造成事故、差错或意外的原因是偶然的、不可预见的,还是临床药学服务的基础环境、设施或人员配置存在不足;如果存在不足,是否能够采取某种方法加以解决。报告会应充分发扬民主作风,既要畅所欲言,又要务实求效。同时,参加的人员应轮流安排,使每一个临床药学工作者都有机会参与到其中;并要保证每次会议的内容都能传达给所有的药学工作人员。

3.1.3 确保内外沟通渠道的畅通

保持医疗机构内部对话渠道的畅通,使各种临床工作人员能够充分表达自己的意见,及时获得各种相关信息是风险控制能够有效、顺利进行的关键。同时,还要注意与外部环境中的各种机构、媒体建立良好的互动、协作关系,改善社会生存环境。

3.2 药剂科和相关科室的风险控制策略

临床药学服务的顺利实施,需要药剂科及相关临床科室的团结协作。药疗事故、差错和意外不可能仅仅只由直接责任人来承担,药剂科和相关科室如果没有建立起有效的风险控制体系来减少差错或解决纠纷,也要承担相应的责任。

3.2.1 树立正确的风险管理意识

风险虽然不能完全被消除,但可以减少风险发生的次数,降低风险带来的损失。药剂科与相关的临床科室应联手对新进入临床药学服务领域的工作人员进行岗前风险教育;对在岗人员定期安排风险经验交流;组织各级医、药学管理人员学习风险管理理论,分析形势,明确任务,提高风险管理水平;同时,定期公布差错事故造成的经济损失,不但将本科室内部不同时期的结果进行纵向比较,还要与其他科室同一时期的结果进行横向比较;开辟临床药师风险控制小策略专栏,积极鼓励每一个临床药学工作人员参与交流。

3.2.2 定期评价临床药学工作人员

药剂科应积极推行风险控制责任制,将控制风险的责任落实到每一个临床药学工作者的身上。定期对临床药学工作者进行评价是从制度上防范风险的重要环节药剂科既要在内部统一强化纪律,也要有的放矢地针对个别人员开展工作对全年无差错或提出风险控制合理化建议的人员予以奖励,对药患纠纷发生次数多的人员采用谈心、培训等方法,通过积极的途径给予帮助,使其从错误中吸取教训,更快地成长和进步。

3.3 药师个人风险控制策略

被纠缠在药患纠纷中是每一个药师都不愿意面对的事情。因此,及时、有效地避免矛盾、解决纠纷,对临床药师顺利开展工作至关重要。

3.3.1 认真记录药历

药历具有法律意义,是药师临床工作的书面证明文件。药历应从药师首次接触病人时就开始建立。建立药历时,药师要注意询问并记录患者的疾病状况、以往病史、用药史和药物过敏史,尽可能了解病人长期的身体、家庭和经济状况。药历内容应力求详实、完备,药师所参与的查房、会诊、抢救、药物血药浓度监测、合理用药指导以及制订个体化给药方案等工作,均应依实际情况按规范格式做出描述、总结和抄录,同时签字并永久保存[5]。

3.3.2 注意临床服务中的言行

药师在对病人进行嘱托、提供保健知识教育、接受病人咨询以及与病人交流其他信息时,态度一定要诚恳、真挚,语言表达要明确、简洁,内容要完整,前后观点一致,谨慎而言。既不能任意夸大药物疗效,也不能随意淡化由药物治疗所引起的问题;避免绝对化的描述和主观臆断的保证;在未准确分析各种情况前不过早下结论;和医护人员积极交流意见和建议;不贬低或诋毁医疗团体中的任何成员;不越职随意更改治疗方案。

3.3.3 合理安排随访时间

病人在结束医院的治疗,离开医院后,药师要合理安排随访时间,有效追踪病人治疗后的状况,及时获取病人反馈的信息。针对已经出现或可能出现的问题(如药品不良反应等),尽可能地为病人提出可行的解决方法或途径,以便及时化解许多可以避免的药患纠纷。具体控制环节见图1。

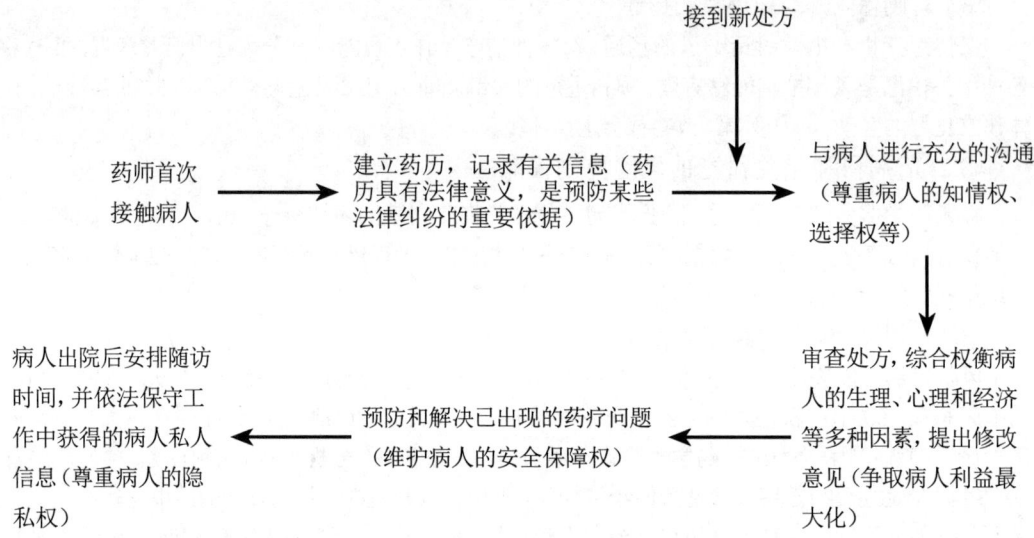

图1 临床药师的个人风险控制示意

Fig 1 Diagram of controlling links of individual risk of clinical pharmacists

总之,在新的药学服务环境下,临床药学工作者必须不断加强职业风险控制,提高风险防范意识,在合理使用职责权利的情况下,充分发挥自己的专业特长,适应新需求,迎接新挑战,为医院临床药学事业的发展做出更大的贡献。

参考文献

[1] 胡晋红,蔡溱.药学服务的实施[J].中国药师,2000,3(3):155.

[2] 王平荣.当前医患关系的定位——新《医疗事故处理条例》实施的思考[J].法律与医学杂志.2002,9(3):133.

[3] Abood RR, Brushwood DB. Pharmacy Practice and the Law[M]. ed2. Maryland: Aspen Publishers, Inc, 1997: 277-300.

[4] 孙继伟.危机管理[J].经理人杂志,2002,11:76.

[5] 彭程,罗朝利.药师书写医疗文书的重要性[J].中国药房.2002,13(5):311.

——刊于《中国药房》2003年第14卷第12期

对医院临床药学服务中有关法律问题的探究

胡静　杨世民

医院临床药学是医院药学服务的重要组成部分,也是医院药学发展的主要方向。从全球医药卫生工作的开展状况看,药师从事的临床药学服务与医师的诊疗服务、护士的护理服务一起组成了医疗机构卫生服务的核心,是各国医药卫生事业发展的重要方向。我国的临床药学正是在社会对"合理用药"的追求中发展起来的较为新兴的医院药学,其工作性质有别于单纯保证药品供应的基础性药学服务。由于目前我国的临床药学还处于发展初期,相关的管理法规尚不健全,许多临床药学工作者对职业风险的认识比较模糊,服务中缺乏风险意识和风险防范措施。为此,本文拟就临床药学服务中的有关法律问题进行探讨,以期对我国临床药学事业的顺利发展和广大临床药学工作者自身职业风险的降低有所帮助。

1　研究临床药学服务中法律问题的必要性和重要性

1.1　市场经济条件下,医药管理向法制化方向发展

运用法律的手段约束和规范人们在社会中的行为,调整彼此间的关系,是市场经济条件下管理工作的高端追求。以市场经济已趋成熟、法律体系较为健全的欧美国家为例,其在依法管理医药行业,规范医疗卫生服务行为,引导人们自觉遵守法律、法规方面所取得的成绩,早已成为"依法治医、治药"的有力依据。我国进入WTO后,卫生事业的发展更需要在管理上与国外接轨。加强医药管理的法制建设,健全各种法律监管措施已势在必行。

1.2　临床药学深入开展,使临床药师职业风险突增

目前,国内多家医院的临床药学工作在成功开展了"对医师处方和病历进行回顾性总结分析"的基础上,已开始向"医师开处方前与药师共同研讨,并决定用药方案"的阶段迈进[1]。在向较高层次的药学服务模式发展中,临床药学已直接成为了临床治疗的一部分。临床药师从幕后走到台前,直接面对病人,参与药物治疗决策,承担与药物治疗结果有关的法律和社会责任。众所周知,生命科学的复杂性和人类认识的有限性使得至今仍存在着许多未知的医药学领域,加上病人个体间存在的差异和其他的不确定因素,都会导致药物治疗结果出现这样或那样的与既定结果不一致的情况,由此而导致的药师职业风险较以往大为突增。高风险性的药疗行为迫切需要广大药师在工作中树立法律观念,提高职业风险意识,依法履行职责和义务,降低工作中的风险,为国家、社会医药卫生事业及自身的发展创造更好的条件。

1.3　临床药学服务面临的职业法律风险状况

当前,我国的医疗纠纷逐年呈上升趋势,根据中国消费者协会发布的信息表明,近年来医疗方面消费的投诉已成为热点问题。1996年,中消协受理的医疗投诉月平均数为2.64件,1997年为10.17件,1998年为11.75件,1999年前4个月升至22.25件,3年间增长近10倍。2000年,2001年,医疗纠纷更是成为消费者投诉的第一问题[2]。虽然目前直接涉及临床药学服务的医疗纠纷还不是很多,但随着临床药学工作在我国各级医疗机构中广泛深入的开展加上广大患者法律维权意识的不断增强,涉及临床药学服务的医疗纠纷必将增多,由此引发的诉讼案件也会大幅增长。法律诉讼一方面会给医院带来沉重的负担,使医院耗费掉不必要的人力、物力和财力,另一方面,诉讼中角色不同所引发的激烈对抗又使得双方互不信任,药患关系遭受严重破坏。因此,研究临床药学服务中的法律问题,

明确服务中药患双方在法律上的责、权、利，防止不必要的法律纠纷就显得极为重要。

2　临床药学与基础性医院药学服务中法律问题的区别

临床与基础性医院药学服务中，药师工作的性质与内容的不同决定了实践中法律问题的不同。药师从事临床药学工作的目的就是通过直接面对病人，以药品为手段，运用药学专业知识确保病人接受安全、经济、合理的药物治疗，并负责治疗中与药物有关的问题。在临床药学实践中药师需要维护病人的生命权、隐私权、尊重病人的知情权和选择权，为病人获得最大的健康、免除痛苦等利益而努力。因此，在临床药学服务中法律强调的是对药师职业行为的规范，对药师职责标准的明确。而基础性医院药学服务的目的主要是保障药品及时、准确的供给，满足临床对药品的需求，在这里法律更多的是强调药品质量、数量的合法性。即二者的区别主要在于前者是以相关人员之间的"特殊关系"为核心，对人的行为的规范，而后者则是以"物"为中心，对有关行为的调整。

3　临床药学服务中药师与病人的法律关系

目前，我国还没有专门针对临床药学服务进行调整的法律或法规，直接探讨临床药师与病人关系的文献笔者也未曾发现。但国内学界对相关医疗服务的研究已有很多。总结国内学者对医患关系法律属性的探讨，大致可概括为四种学说：即"公益学说"[3]、"医疗消费学说"[4]、"侵权行为学说"[5]和"医疗合同学说"[6]。笔者以此为鉴，并结合临床药学服务的特点，认为临床药学服务中药师与病人法律关系可从以下三种途径加以解说。一是"公益说"途径：在目前非营利性医疗服务机构在数量、规模和医疗服务市场所占份额中具有绝对优势的情况下，临床药学服务中药患双方并非完全意义上的契约关系，药师的服务具有公益和福利性质。医疗机构不是一般意义上的经营者，药师是向医院负责而不是对患者负责，故药患关系应由行政法予以调整；二是"合同说"途径：药师在进行临床药学服务中是与病人依合意（即双方意思表示一致）建立起了一对一的"契约"关系，药师未尽谨慎、注意义务等致使病人身体受到严重损害，应当承担契约责任；三是"侵权说"途径：患者到医院接受临床药学等医疗服务，是为了满足生存和发展的心理和生理需要，是一种"必需"的"生活消费"。在临床治疗过程中药患双方的关系不是平等主体之间的民事法律关系，药师所在医疗单位与患者之间也不存在平等的合同关系。药师的职责职权建立在有关规章的基础上，而不是当事人约定的结果，在发生医疗纠纷时，药师的责任不得依约定而免除。所以一旦出现因药师的主观过失造成患者身体的损害，即构成侵权行为。虽然药患之间也可能存在某种协议，但药患关系以及由这种关系所产生的相应义务并不完全取决于合同法原理，由此产生的纠纷应适用侵权行为法。

4　国内外相关法律简介

专门对临床药学服务进行调整的法律、法规针对的主要目标是药师在临床工作中的行为规范和职业准则，其性质属于《药师法》或《药房法》的范畴。

4.1　国外的相关法律

目前，国际上直接涉及药师在临床药学服务中的法律、法规已有一些。在这些法律、法规中，以临床药学服务发展相对完善的美、英两国较具代表性。美国的《标准州药房法》[7]中规定药师应从病人的最大利益出发，解释、评价医生开具的处方药处方，参与药品的选择、药物方案的评价及药品或与药品有关的研究，为病人提供咨询以及其他药学保健所需的服务等；并规定对违反州药房法或其他法律的药师予以处罚。美国《南科他州药师法》规定"药师应维护职业声誉，不得泄露从病人处得到的信任和有关信息"。1990年美国通过的《公共预算调节法》[8](OBRA)中要求"药师要开展药物利用评价,提供咨询服务","并要承担起使病人获得最大安全和效益的药物治疗的有关责任"。英国的《药房法指南》中也明确要求"建立一个程序使药师承担个人责任,这对提供良好的药学服务十分必要"、"给予开方者、病人和以及其他人忠告的药师必须证明能胜任此项工作,并有与治疗相关的药品知识"、"药师必须警惕潜在的药品不良反应以及药物相互作用,并据此采取行动"、"药师应对在他们职业活动中获得的任何病人的信息保密"等。

4.2 国内的相关法律

在我国目前现有的法律体系中,尚缺乏直接针对临床药学服务予以调整的法律和法规。现阶段已有的、含相关内容的行政规章主要有二:一是1999年国家人事部和国家药品监督管理局修订的《执业药师资格制度暂行规定》第21条"执业药师负责处方的审核及监督调配,提供用药咨询与信息,指导合理用药,开展治疗药物的监测及药品疗效的评价等临床药学工作。"二是2002年卫生部和国家中医药管理局制定并颁布的《医疗机构药事管理暂行规定》,其中明确要求"医疗机构的药学部门要建立以病人为中心的药学工作管理模式,开展以合理用药为核心的临床药学工作,参与临床疾病诊断、治疗,提供药学技术服务,提高医疗质量","临床药学专业技术人员应参与临床药物治疗方案的设计;对重点患者实施治疗药物监测,指导合理用药;收集药物安全性和疗效等信息,建立药学信息系统,提供用药咨询",并对临床药师的主要职责做出了规定。此外,对规范我国临床药学服务具有参比意义的法律、法规还有1998年国务院颁布的《中华人民共和国执业医师法》和2002年国务院颁布的《医疗事故处理条理》。

5 临床药学服务中法治化管理存在的问题

由于国内的临床药学工作尚处于发展初期,相关的管理法规存在较大的纰漏,法治化管理薄弱,影响了临床药学事业的发展,具体表现为:①直接针对临床药学服务予以规范的法律条款的缺位,使司法实践中对药患纠纷的调节缺乏统一的判定标准,法律适用无法统一,影响了药患纠纷快速、有效地解决;②药患之间的法律关系不明、权利义务不清,药患纠纷中的法律责任难以确定。一方面药师因责任确定缺乏法律依据,可能会产生畏惧心理,为规避风险不愿进一步深入临床开展工作。另一方面患者利益一旦受到损害,合法权益难以得到保护,药患矛盾会进一步加深;③由于没有正式出台临床药学工作规范,临床药师的工作无"据"可依,临床药学服务质量难以评价,判定标准不能统一;④广大药学工作者在高风险的临床领域工作时,法律风险意识薄弱,缺乏有效的职业风险防范措施。

6 建议

通过上述内容可以看出,我国临床药学服务中法治化管理还不健全,有待解决的问题也比较多,笔者建议在以下诸方面应加强建设:

6.1 国家权威机关应加强医事、药事法规建设,尽快出台针对临床药学服务的法律、法规和规章,理清药患间的法律关系,明确彼此的责、权、利,使药患纠纷的解决有法可依,同时也为临床药学服务的健康发展奠定基础。

6.2 建议有关主管部门在医药卫生工作者中加强相关的法律知识教育,如编制临床药学服务风险防范指南,进行法律知识培训、讲座等,以提高服务者的风险责任意识。并尽快推出临床药学工作规范,细化服务操作规程,在标准化、规范化的药学服务中使职业风险降到最低。

6.3 建议卫生行政管理部门在已有的医疗事故鉴定委员会等仲裁机构中设立临床药事专业小

组,本着公平、公正、合理的原则,在监督药师的同时,依法保护临床药师的合法权益。

6.4 大力开展临床药师的职业道德教育,建议明确规定临床药师的法律义务应包括遵守国家法律、法规,遵守技术操作规范;敬业爱岗,遵守职业道德,履行药师职责,尽职尽责改善病人药物治疗质量;在药物治疗前履行告知义务,尊重病人的知情权和选择权;关心、爱护病人,维护病人的隐私;与其他医护人员相互协作、积极配合以及刻苦钻研业务知识,提高专业技术水平等。

6.5 建议医疗机构加强风险管理,建立健全药疗事故、差错、意外报告制度。实行风险控制责任制,将控制风险的责任落实到每个工作人员身上,并积极探索风险管理措施,如将风险按严重程度分作不同的等级,通过对不同等级风险控制的评价,作为年终个人成绩考核的指标。

6.6 健全社会保险机制,成立有关赔偿基金会或保险机构,以职业责任保险方式降低临床药学工作的风险,合理分担药疗事故的赔偿责任。

6.7 建议在全国范围内加强临床药学信息资源网络建设,开辟临床药学服务信息交流平台,扩大临床药师的专业资讯面,缩短信息共享时间,为及时化解临床药学服务中的各种矛盾提供专业性的技术支持。

总之,加强医院临床药学管理的法制化建设,规范临床药学服务行为,不仅对目前解决医疗纠纷、改善卫生服务人员与患者关系具有积极的意义,也将为我国临床药学事业的健康发展奠定坚实的基础。

参考文献

[1] 杨樟卫,胡晋红,王卓.医院开展临床药学工作的思考和建议 [J].中国药师,2001,4(2):108-110.

[2] 范愉.非诉讼纠纷解决机制研究 [M].北京:中国人民大学出版社,2000.557-559.

[3] 刘鑫,孙东东.加入WTO对我国医疗服务业的挑战——兼论医疗纠纷处理的新趋势 [J].法律与医学杂志,2002,9(1):3-4.

[4] 孟咸美,何江汉.你所关心的消费者权益法律问题 [M].江苏:江苏人民出版社,2001.169-171.

[5] 王月霞.试析当前医疗侵权认识上的两个误区 [J].法律与医学杂志,2003,10(1):29-31.

[6] 刘劲松.医疗事故的民事责任 [M].北京:北京医科大学出版社,2000.5-8.

[7] 杨世民.药事管理学 [M].北京:中国医药科技出版社,2002.44-47.

[8] Abood RR. Brushwood DB. Pharmacy Practice And The Law[M]. ed2. Maryland: Aspen Publishers,Inc,1997.175-190.

——刊于《中国药师》2004 年第 7 卷第 1 期

我国临床药师的现状、存在问题及其发展建议

胡静 杨世民

临床药学是医药结合、探讨药物临床应用规律、实施合理用药的一门药学分支学科。它主要通过药师进入临床,运用药学专业知识,协助医师提出个体化给药方案,并监测患者的整个用药过程,从而提高药物治疗水平,最大限度地发挥药物的临床疗效。

我国的临床药学萌芽于 20 世纪 60 年代初期,在 1964 年全国药剂学研究工作经验交流会上,汪国芬、张楠森等药师首次提出在国内医院开展"临床药学"工作的建议,20 世纪 70 年代末至 80 年代初,一些大型综合性医院根据各自的条件,开展了不同程度的临床药学工作。20 多年来,我国在临床药学的理论研究和实践方面都取得了一定的成绩,为合理用药和提高医疗质量作出了应有的贡献。但与快速发展的医药事业的要求相比,还有很大的差距,特别是临床药师制度的建立和实施方面需要不断地改进和完善。

1 我国临床药师工作的现状及存在的问题

1.1 临床药师的称谓在法律、法规层面上尚无明确规定

我国 2001 年修订的《药品管理法》和 2002 年公布的《药品管理法实施条例》,都没有就"开展临床药学工作及临床药师的岗位、职责"提出要求,直到 2002 年 1 月 21 日,卫生部、国家中医药管理局以"卫医发 [2002]24 号文件"发布《医疗机构药事管理暂行规定》才对此做了相应的规定。该文件虽有一定权威性,但是暂行,且内容又不够明确、详细和完备,因此在实际工作中很难操作。例如具体哪一年、哪一级医院应开展哪些方面的临床药学工作?没有开展的应承担哪些责任?文件中并未明确规定,再如提出逐步建立临床药师制,但"逐步"应当怎样理解?临床药师到底如何配置?诸如此类的问题,该文件都无具体要求。

1.2 医院药师的知识、能力结构不尽合理,与临床药师的要求差别较大

长期以来,我国药学教育以化学模式设置课程,专业培养目标主要为提供药品、保证药品质量、从事药品检验等方面工作输送人才,仅仅具备初步的药品研发能力,从根本上忽略了药学服务和药学实践以及药物在临床中对人体的作用。而在这些人才中,无论是专业知识还是临床经验都相对缺乏和不足,加之多年来药师一直围绕着药房、药品转,知识更显得老化、陈旧,且与医护人员的共同语言不多,以致难以更大程度地进行沟通与交流,为民众提供药学咨询服务的能力自然也达不到应有的要求。更有甚者,某些医院的临床药学工作至今仍停留在实验室研究阶段,仅满足于发表一些论文,开展必要的信息咨询工作。正是由于专业知识和能力结构不合理,使得部分药师存在一定的畏难心理,不愿或不敢进入临床从事深层次的用药服务工作。

1.3 医疗机构无临床药师正式编制,临床药师的权利、义务与法律责任不明确

药剂科中从事临床药学工作的人数偏少,比例偏低,无临床药师正式编制,已有人员临床实践经验不足,专业服务水平低。临床药师参与临床药物治疗工作的介入途径模糊,所应承担的责任、享有的权利和必须履行的义务均不明确。导致临床药学工作发展缓慢,各类服务项目开展十分有限,技术含量高、专业知识性强的项目未能广泛、深入推行。

1.4 临床药师的工作尚未得到医院领导、医师、护师的普遍认可

多年来,由于受传统观念的影响,药师的工作主要局限在采购、供应、保管药品、调剂、制剂、药

品检验等方面。临床药师工作在医疗机构虽有不同程度的开展，但因业务的局限，总体上没有得到医院领导、医师、护士及病人的认可。医师对临床药师的工作认识相对模糊，态度比较审慎，虽然对临床药学服务有需求，但是对可能受到的权威挑战却较为担心；同时，他们对临床药师的服务能力也表现出一定的怀疑，故对临床药学服务项目只愿意有选择性地接受。

2　对策与建议

2.1　进一步切实有效地推行临床药师制度

为更好地推行临床药师制度，不仅要对制度的建立做出规定，还要对制度的实施进行监控和跟踪检查。为确保临床药师制度能够有效地贯彻落实，建议从以下几个方面着手：

2.1.1　主管部门要引起足够的重视：国家主管部门可以在《医疗机构药事管理暂行规定》的基础上，进一步出台相关的实施细则。如，医疗机构临床药学服务的开展项目、服务质量，临床药师的配备原则、比例，落实临床药师编制问题，在对《药品管理法》及其实施条例进行修订时，建议将医疗机构的药剂管理改为药学管理，并增加有关临床药学业务内容的规定。

2.1.2　按计划、有步骤地实施：针对全国医疗机构各自发展的特点，制订出分地区、分阶段、分级别、分类型建立临床药师制度的规划。建议 3 年内三级综合型医疗机构和拥有 300 张以上床位的专科医院和中医院，必须配备临床药师，5 年内临床药师的配备比例，必须达到药剂科专业技术人员比例的1/4～1/3。

2.1.3　建立相关的配套制度：建立跟踪监督检查制度，量化各项检查指标，加大临床药学服务在医疗机构等级评审及服务质量评估中的权重比例，对不能按时完成任务的医疗机构予以公示、警告或处罚。建议先以东部发达地区的医院为试点指派专门机构对临床药师制度的实施进行持续地考察和评估，反馈意见，不断完善，然后以此为基础，再向其他地区扩展。注意在具体推行过程中建立各级监督机构，认真履行监察义务，确保临床药师制度在全国既普遍开展，又充分发挥作用。

2.1.4　明确临床药师的具体职责：进一步明确临床药师的职责权限，制订临床药师工作规范和不同服务项目的工作标准，加强对临床药师工作的考核与评估。随着临床药师制度的建立，临床药师工作的考核与评估也应同步进行。要坚持考核临床药师药历记录、不良反应记录、TDM 监测记录的完整性与规范性，考核临床药师干预药物治疗的正确性，考核临床药师药物咨询服务的正确性与时效性，考核临床药师开展药物利用与评价研究的进展与成果等。

2.2　将临床药学服务纳入"医保"评审项目

现阶段，合理用药最重要的就是必须解决医疗卫生领域 2 个最突出的问题：一是控费问题，即"看病贵"，二是医患矛盾问题，即"看病难"。这涉及到医疗卫生系统内部的运行机制，其中竞争性不足、风险意识不强是问题形成的关键。药师普遍认可的临床药学服务，在医院得不到领导和医务人员重视正与此有关。医疗卫生服务是个市场，医疗保险(以下简称"医保")也是个市场，二者关系紧密相连。医疗机构不能以病人为中心、服务意识不强、服务质量不高，不能与"医保"市场充分竞争，这与我国基本医疗保险市场尚未完全开放有关。促进临床药学事业的发展，需要加大医疗机构彼此之间的竞争。因此，建议在"医保"制度的改革中，加入以下措施：

2.2.1　允许"医保"机构将"是否建立临床药师制度"作为选择定点医疗机构的优先条件之一；

2.2.2　鼓励"医保"机构将"是否开展临床药学服务"作为定点医院采取优惠服务的条件之一，如缩短或减免处方审核过程、及时快捷结算费用等；

2.2.3　规定将临床药师对院内用药的经济学评价、药物利用研究，以及处方的合理性分析作为医疗保险机构每年审评定点医疗机构服务质量的一条重要依据。

2.3 改革和加强临床药师的教育培养

针对临床药学的特点，应加强临床药师医药知识与实践技能的培养。通过调查，笔者认为培养临床药师应以药学专业本科学历为起点，以拥有常见疾病的诊断和药物治疗知识、药物治疗方案的设计与选择、药物治疗问题的解决及应急处理能力为目标，培养具有硕士或博士学位的职业临床药师。在培养过程中，应增加临床实践环节，经过 2 年～3 年各临床科室轮转实习，将药师定职于某一专科，进一步深入学习和细化服务，在通过考核和评估后，取得国家承认的临床药师执业资格。

当然，临床药师的培养还要充分利用已有的人力资源，对目前已具有一定工作经验和实践技能的医院药师进行培养。为此提出以下建议：

2.3.1 在全国范围内组建几个大的全国性临床药师培训中心或基地，以大学本科毕业、具有依法经过资格认定的中级职称为起点，选拔一些业务能力强、思想素质高的医院药师在培训中心集中培养。

2.3.2 以培训中心为依托，聘请国内、外知名专家来中心讲座，开展实地训练，选派人员到国外临床药学开展较好、临床药师制度比较完善的国家和地区去学习交流。培训中心临床药师的培养模式，可以成为国内其它医院学习和效仿的榜样，该中心的学员结业后回到各自的工作岗位，在原有机构的临床药学服务中可发挥骨干作用。

2.3.3 设立一个具有临床药师资格的药剂科主任（或副主任）岗位。医院药剂科主管临床药学工作的主任或副主任本身应是临床药师，其对临床药学工作应发挥领导和骨干作用。设立该岗位，有利于本机构临床药学工作的开展。

2.4 扩大临床药学及临床药师的社会影响

2.4.1 国家主管部门应加强对临床药学工作的宣传，通过各种传媒渠道，运用多种手段如报刊、杂志、电视、广播、专业网站及研讨会、专家座谈会等学术会议，对临床药师工作进行多角度的广泛宣传提高社会对临床药学和临床药师的认知。

2.4.2 各级医疗机构对此要加大工作力度，一方面安排临床药师长期扎根于临床一线与病人及医、护、技人员进行全面的接触和深入交流，通过切实有效的服务树立临床药师的形象；另一方面，医疗机构应经常组织临床药师深入城镇和农村去开展服务扩大与服务对象的接触。通过发放合理用药小册子、介绍医药知识等形式进行宣传扩大临床药师的影响。

2.4.3 临床药师的工作介入路径一定要慎重选择。各级医疗机构要结合本单位的特点，选择临床最急需、最迫切的科室和服务项目。临床药师可先从为医师提供最新的、具有病人针对性的药物信息出发，通过降低药品不良反应、改善药物治疗效果，使临床医师切实感受到临床药学工作的帮助，让其在心理上增加对临床药师的认可，进而再从其它方面逐步开展工作。建议病人住院必须由临床药师为其建立药历，药品不良反应的处理必须要有临床药师的评估意见。

2.5 明确临床药师的权利、义务与法律责任

在法律上，权利与义务是对等的，不能承担任何义务与责任也就不可能享受任何权利。临床药学服务使药师从幕后走到台前，直接面对病人，不仅要享有参与药物治疗决策的权利，也需要承担与药物治疗有关的法律和社会责任。然而，生命科学的复杂性和人类认识的有限性，以及病人的个体差异和其他不确定因素，都会导致药物治疗结果出现这样或那样的与既定结果不一致的情况，由此而导致的临床药师职业风险大大增加。法制社会中制度的建立需要法律先行，从法律层面上对临床药师的权利、义务和责任做出具体规定，进行明确划分，并对其加强监管，将有助于我国临床药师制度的实施。目前，国家应从规章制度及法律、法规上对临床药师及临床药学工作做出明确规定。因此，笔者提出 5 点建议：

2.5.1 出台临床药师的职业道德规范，对临床药师的执业行为予以引导和约束。

2.5.2 在相关药师法律、法规的"权利与义务"章节，加入对临床药师的具体规定。

2.5.3 国家主管部门要对临床药师与服务对象间的法律关系予以明确解释，并正确划分临床药师在工作中所应承担的法律责任。一方面，临床药师要对病人的治疗结果及自己的行为承担起相应的责任；另一方面，也要明确临床药师对治疗过程享有一定的发言权和参与权。

2.5.4 各级卫生行政主管部门要加强本辖区所属医疗机构临床药师的法律知识培训和岗位风险教育。如，编制临床药学服务风险防范指南，进行法律知识培训、讲座等，以提高临床药师的风险责任意识。

2.5.5 医疗机构应注意控制所在单位临床药师的职业风险，细化服务操作规程，加强监督，注意理顺医、药、护间的责任关系。

——刊于《中国药房》2004 年第 15 卷第 9 期

论我国建立临床药师制度的难点问题

胡静　杨世民

摘要　目的：为我国临床药师制度的建立和实施提供建议。方法：从现有的政策、机制、教育、社会心理及法律层面分析建立临床药师制度面临的困难。结果与结论：只有多方配合，不断完善各项管理机制并进一步深化改革，我国临床药师制度才能得以顺利建立并实施。

关键词　临床药学；临床药师；制度

Discussion of the Thorny Problems Existing in the Establishment of Clinical Pharmacist Institution in Our Country

HU Jing, YANG Shimin

ABSTRACT　Objective: To provide some suggestions for reference in establishment of clinical pharmacist institution in China. Methods: Through analysing the present policy, mechanism, education, social Psychology and law, the difficuties confronting us in establishment of clinical pharmacist institution were discussed. Results & Conclusion: It needs to improve the mechanism in many aspects and to intensify the reform continuously in the process of establishing clinical pharmacist institution.

KEY WORDS　clinical pharmacy; clinical pharmacist; institution

2002 年 1 月，国家卫生部会同中医药管理局联合颁布了《医疗机构药事管理暂行规定》，首次提出在我国现有医疗机构中将逐步建立临床药师制度。虽然此项制度在国外，尤其是欧、美发达国家已有几十年历史，但对于国内从事医疗服务、管理、教育等工作的医药技术人员以及接受服务的广大患者来说，仍是一个需要全面认识和深刻理解的事物。如何依据我国现有的国情使这一制度切实、有效地贯彻实施，促进"以服务病人为中心、合理用药为目标"的临床药学工作不断发展，关系到国内医院药学在当前的改革形势下，面对日益激烈的国际性竞争如何生存与发展的重大问题。为此，针对目前我国建立临床药师制度的一些问题，笔者提出几点看法，以期大家共同探讨。

1　我国临床药学与临床药师工作的发展现状

我国的临床药学工作于 20 世纪 60 年代开始萌芽，至 70 年代末 80 年代初，一些大型综合性医院在国家的支持下，依据各自的条件，逐步对临床药学工作进行了不同程度的开展。1963 年，在"国家科技 12 年规划"的药剂学研究课题中，临床药学内容被列入其中；1981 年，国家卫生部批准了 12 家重点医院作为全国临床药学工作的试点单位；1982 年，卫生部在颁布的《全国医院工作条例及医院药剂工作条例》中列入了临床药学内容；1989 年，国家教委批准原华西医科大学在国内率先试办临床药学本科专业，培养正规的临床药师；1991 年，卫生部在医院分级管理文件中规定三级医院一定要开展临床药学工作，并列出了治疗药物监测项目，将是否开展临床药学工作列为医院的等级考核指标之一；2002 年，国家卫生部会同中医药管理局出台的《医疗机构药事管理暂行规定》，又对临床药师的任职资格及主要职责做出了具体要求，即临床药师要参与临床药物治疗方案设计，对重点患者实施治疗药物监测、指导合理用药，收集药物安全性及疗效等信息，协助建立药学信息系统提供用药咨询服务等。

改革开放后的 20 余年,是我国临床药学理论研究百花齐放的时期。在参照国外理论与经验的基础上,国内广大医药工作者对医院临床药学、临床药学教育、临床药学实践及其更高级的服务模式——药学服务(pharmaceutical care, PC)的实施等进行了广泛而细致的研究,使得这方面的理论研究初具规模。然而与理论研究相比,临床药学实践工作仍处于摸索和尝试阶段,其多项指标在大多数医院的日常诊疗中并未形成常规的服务项目。据对陕西省多家医院的调查显示[1],一些有条件的大医院虽然开展了药物生物利用度、治疗药物浓度监测等工作,但大部分都是在实验室和在动物体内进行的,与用于人体、解决临床实际问题的目标还有很大的差距。另据一项对国内"55 所医院开展临床药学工作现状调查"报告[2]指出,作为临床药学工作核心内容的"药师下临床参加会诊与查房"项目,只有约 16% 的医院在开展,且其中约有一半仅是药师的"偶尔兼职行为",而治疗药物监测、药物不良反应监测、药物利用与评价研究等工作,开展者不超过 50%,而多数的临床药学服务指标在一、二级医院依旧为空白。再据一项以 258 所医院为研究对象、历时 3 年的调查结果显示[3],相当一部分医院的临床药学工作仍拘泥于实验室或信息资料收集,"专职"药师下临床参与药物治疗工作的仅占 18.85%,且基本属于起步阶段。结合大量的实际情况,不可否认目前我国多数医院,尤其是基层医疗机构的临床药学工作发展比较缓慢,开展程度也十分有限,基本上停滞于较低级的初级阶段。

2 建立临床药师制度所面临的问题

临床药师是临床药学服务的实施者,国家对临床药师制度的提出仅仅是从制度上为医疗机构临床药学的发展提供了保障。面对目前临床药学工作发展严重滞后的局面,我们必须对阻碍临床药师制度发展的原因进行探讨,从而有针对性地逐一解决。具体地说,建立临床药师制度到底面临着哪些问题和难点呢?

2.1 配套的行政法规缺位影响了临床药师制度的建立与实施

从经济学的角度讲,任何一项新制度的建立都是从法制层面对原有利益进行重新划分的一种确认。这种重新划分要是影响到了部分人的既得利益,那么在监督检查不力或落实跟进速度滞后的情况下,制度的健全必然会受损,实施过程必然会被扭曲。建立临床药师制度的目的,是为了促进以合理用药为核心的临床药学的发展,通过药师参与临床疾病的治疗,提供药学技术服务,提高医疗服务质量。合理用药不仅要合理地使用有限的医药卫生资源,减轻政府与百姓的经济重负,更要最大限度地维护患者的利益,使人民群众的健康和生命得到保护,免受各种药害事件的损伤。

临床药师在承担起减少药害、节约资源、保护用药者身心健康的社会责任时,势必会对现有的一些不良作风产生影响,对某些不当的既得利益予以制约或取消,因而其在实施中必定会遭到许多阻力。所以,国家在推行临床药师制度的同时,不仅要建立起该制度的具体内容,还需要确立对制度的建立与实施进行监控的跟踪、检查制度。从临床药师制度建立的基本原则到配套实施细则对计划、准备、执行、检查、反馈调整等各个方面具体落实,不仅可保证制度建立后的可操作性,也能够避免政策流于形式。为确保临床药师制度能够有效地贯彻落实,笔者认为目前应从以下几个方面做起:

2.1.1 有关部门应在《医疗机构药事管理暂行规定》的基础上,进一步出台相关的实施细则。如,医疗机构临床药师的配备原则和比例,明确不同级别及类型的医疗机构必须配备相应的临床药师,临床药师占医院药学技术人员总数的比例,同时要落实临床药师的编制问题。

2.1.2 制订临床药师的岗位工作规范和职责。

2.1.3 针对全国医疗机构各自发展的特点,制订出分地区、分级别、分阶段建立临床药师制度的发展规划。如,三级综合医院 5 年内临床药学服务项目的开展数、服务质量、临床药师的配备比例,二级医院 5 年内的发展规划,专科医院 5 年内的发展目标,以及 10 年内各级医疗机构在这些方面应该达到的标准都应有具体的要求。

2.1.4 建立起相关的跟踪监督检察制度,量化各项检查指标,加大临床药学服务在医疗机构等级评审及服务质量评估中的权重比例,对不能按时完成任务的医疗机构建立起公示、警告和处罚制度。建议先以东部发达地区的部分医院试点,指派专门机构对制度实施的有效性进行持续地考察和评估,及时反馈各方信息并加以调整,不断完善制度内容。然后以此为基础,向东部地区的其他医疗机构和西部地区扩展。在扩展的同时,注意建立起各级监督机构,认真履行检查义务,最终保证临床药师制度在全国医疗机构中普遍实施并充分、有效地发挥作用。

2.2 竞争机制的缺乏使发展临床药学、建立临床药师制度缺少足够动力

由于历史原因,国内大多数医疗机构作为国家事业单位,处于行业性的行政垄断保护中,使得医疗卫生体制改革目前仍存在着诸多不尽人意的地方。以医疗保险(简称"医保")制度为例,由于我国"医保"市场至今尚未完全开放,国家在基本"医保"领域仍处于垄断地位。但"医保"明显存在极强的市场化特征,并不具备完全的公共性质。市场经济条件下的社会"劳保"部门独家垄断基本"医保"基金的筹集和管理,使得保险机构与医院之间难以进行真正有效的双向选择,即不管保险机构制定的各项指标或标准是否公平、合理,是否能够及时付费等,医院都不能完全依据它来选择第三付费方,"医保"机构也不能完全以医院每日的病种消费、住院消费的最低值,或治疗相同病种所需费用的最低值来作为选择医院的标准。医疗机构之间也就不能形成真正有效的竞争,合理使用医药卫生资源、积极维护患者的利益也就不能成为医院生存与发展的唯一准则。在患者自主选择医院的权利没有得到充分实现的情况下,与病人的满意度密切相关的医疗质量和服务水平的提高就会趋向表面化和形式化。尤其是在财政补贴仅约占医院总收入的 7%[4]、医疗技术服务补偿严重不足、医院只能靠销售药品的批零差价来获得主要回报的现实情况下,药学部(科)承担的买药、储存和卖药之职就显得极为重要,成为事实上医院药学的工作中心。而面对"以促进合理用药"、"进一步维护病人利益"为目的的临床药师制度,医疗机构不愿也无法顾及。因此,建立临床药师制度对现有医疗体制是"牵一发而动全身",该项制度的建立需要来自医药卫生方方面面的支持和配合。仅以"医保"为例,如果能将是否建立了临床药师制度作为"医保"机构选择定点医疗机构的优先条件之一,或者作为保险机构选择是否为某定点医院采取优惠服务的条件之一,如缩短或减免处方审核过程、及时快捷结算费用等,或者将临床药师对院内用药的经济学评价、药物利用研究,以及处方的合理性分析作为"医保"机构每年审评定点医疗机构服务质量的一个重要依据,诸如此类措施都会有力地促进临床合理用药,增进医疗机构间的相互竞争,在实际工作中大大推进临床药师制度的建立。

2.3 药学教育模式陈旧制约着临床药师制度的发展

临床药师要参与个体化给药方案的设计,对患者药物治疗的合理性提出评价和建议,需要丰富的疾病诊疗和临床用药知识,并拥有各种交流、沟通和应急处理能力。然而,国内的药学教育长期偏重于药物研究、生产、检验及化学知识的积累,强调学生实验室技能的培养。而一些与临床相关的病理生理知识、药物使用知识、疾病基本判断与护理知识,以及对药物治疗结果预测、分析和评估能力、药物不良反应处理能力、与临床各专业人员沟通和协作能力却一直处于不被重视的地位,成为影响医院药师发挥药学技术性服务专长的重要因素。

药学教育的不完善使得医院药师失去了直接参与临床治疗的基础,由此造成的临床实践经验的匮乏又进一步削弱了药师提供临床药学服务的能力。所以,即使是具有药学专业本科以上学历并已取得中级专业技术资格的医院药师,也不大具备设计个体化给药方案,对药物治疗提出合理性、经济性建议的能力。因此,临床药师作用的发挥不仅需要从政策和制度上给予支持,更要在药学教育

上得到有力的支撑。临床药师的培养应以药学专业本科学历为起点，以拥有常见疾病的诊疗和药物治疗知识、药物治疗方案的选择与安排技能、药物治疗问题的解决及应急处理能力为目标，培养具有硕士或博士学位的专业临床药师，同时，增加临床实践环节，在经历1年～2年的各临床科室的实习与锻炼后，定职于某一专科，进一步深入实践和细化服务，从而在不断接受继续教育、强化知识更新的同时，成为专业化、专职化、专科化的临床药师。

当然，临床药师的培养还要充分利用已有的人力资源，对目前已具有一定工作经验和实践能力的医院药师进行有针对性的培养，是快速获得临床药学服务人才的有效途径。笔者建议：在全国范围内组建几个较大规模的全国性临床药师培训中心或基地，以大学本科毕业、具有依法经过资格认定的中级职称为起点，选拔一批业务能力强、思想素质过硬的医院药师在培训中心集中培养，再以培训中心为依托，聘请国内、外知名专家来中心讲座，开展实地训练，或选送一些人员到国外临床药学发展较好、临床药师制度较完备的国家和地区的医疗机构去学习、交流。这样，一方面，培训中心的临床药师服务模式可以成为国内其他医院学习和效仿的榜样，中心的经验也可予以推广；另一方面，培训中心的学员毕业后回到各自的工作岗位，在原有机构的临床药学服务中可发挥骨干作用。这里需要指出的是，医院药学部（科）主管临床药学工作的主任和副主任本身就应该是临床药师，其对本科室临床药学工作应发挥领导和骨干作用。因此，设立一个具有临床药师资格的药学部（科）副主任之职是医院建立临床药师制度的重要一环。

2.4　传统观念的束缚影响了临床药师制度的建立

在我国的医疗模式中，医师是主体，在医疗过程中医师是权威，支配和控制着整个治疗，而药师则仅处于辅助地位，其工作主要是按照医师的处方调配、发放药品，所以药师进入临床会受到一定的排斥和抵触。加之部分药师也因自身惰性等因素影响，以及对临床工作风险的畏惧，不愿主动接触临床。此外，还受我国特有的历史文化与传统观念的影响，人们总是习惯把药师与调剂、制剂、分发与储存保管药品联系在一起，认为他们的工作场所也不外乎药店、药房、制剂室和药库等地。因此，药师的历史定位不仅影响了医师与患者对"药师直接参与疾病治疗和监护"这一新观念的接受，也使药师自己产生了畏惧和不自信。

思想是行动的先导，观念左右着人们的行为。对医、药、护、技、患等人员的传统观念能否转变，对临床药师制度能否有效实施至关重要。因此，新制度的实施首先需要人们从思想上发生转变。药师作为服务的实施者应首先冲破旧观念的束缚，怀着诚挚的信念和执着的热情，以强烈的责任感和事业进取心来推动临床药师制度的发展，同时，国家有关部门要加强宣传和沟通，通过各种传媒渠道，运用多种手段如报刊、杂志、电视、广播、专业网站及研讨会、专家座谈会等对临床药师工作进行多角度的广泛宣传，提高社会对临床药师的认知，各级医疗机构对此也要加大工作力度，一方面安排临床药师长期扎根于临床一线，与患者及医、护、技人员进行全面的接触和深入交流，通过切实有效的服务来展示临床药师的形象；另一方面，医疗机构还要经常组织临床药师深入城镇社区和广大农村开展服务，扩大社会的接触面，通过发放临床药学服务小册子、介绍临床药学知识等形式宣传临床药师的工作和服务目的，通过参与基层医疗活动充分挥临床药师的作用，不断扩大临床药师的影响。

2.5　法律层面上责任划分的缺位将对临床药师制度的发展产生不利影响

医患纠纷一直都是困扰我国医疗机构维持正常医疗秩序的严重问题，且医患关系紧张已具有一定的普遍性。据中国医师协会调查[5]，北京71家二级以上大、中型医院近3年来共发生殴打医务人员的事件502起，其中被打伤致残的人员达90人，扰乱医院正常诊疗秩序的事件有1567起。造成如此局面的原因很多，但相关政策的不健全以及有关法律体系建设的相对滞后是一个重要的原因。

如今，临床药师作为一支新兴的医疗技术力量介入到现有的医疗服务体系中，如果不事先制订出准确、具体、标准的服务规范，不对临床药师的临床行为所应承担的经济和法律责任做出明确而恰当地划分，那么，一方面不仅可能加剧已有的医患矛盾，使医院的工作秩序更加混乱；另一方面，临床药师制度作用的发挥也会受到严重影响，医患之间的不信任有可能转化为药患之间的不信任。此外，法律责任的模糊性还会滋生医师与药师之间出现相互推诿的扯皮现象，更可能为个别医师和药师牟取私利留下空间，使其结成"攻守同盟"，相互串通，损害患者的利益。

法制社会中制度的建立需要法律先行，在矛盾、纠纷以及不良行为出现之前，从法律层面对临床药师的权利、义务和责任做出具体规定，并对其加强监管，这也是我国临床药师制度顺利开展、有效实施的重要保障。笔者建议国家出台临床药师的职业道德规范，以对临床药师的执业行为予以引导和约束，有关部门可在相关药师法律、法规的"权利与义务"章节加入对临床药师的具体规定，明确解释临床药师与服务对象间的法律关系，正确划分临床药师在工作中所应承担的法律责任。各级行政主管部门应加强本辖区所属医疗机构临床药师的法律知识培训和岗位风险教育，医疗机构也要加强对本单位临床药师的职业风险控制，并注意理顺医、药、护间的责任关系。

参考文献

[1] 杨世民. 试论我国临床药学的现状与对策 [J]. 中国药房，1992，3（3）：23.

[2] 杨樟卫，王卓，季卫荣. 55 所医院开展临床药学工作现状调查 [J]. 药学服务与研究，2002，2（1）：17.

[3] 颜青，吴永佩. 培养临床药师发展临床药学 [J]. 中国药房，2000，11（3）：107.

[4] 刘娟. 医院补偿如何补 [J]. 医药世界，2003，3：17.

[5] 刘娟. 医院维权怎么维 [J]. 医药世界，2003，3：9.

——刊于《中国药房》2004 年第 15 卷第 10 期

医院临床药学服务中医师行为调研

胡静　杨世民

摘要　目的：研究医师在医院临床药学服务中的行为特征。方法：采用统计调查研究方法，对全国范围内的在职医师进行典型性抽样问卷调查。结果与结论：医师对临床药学服务工作认识比较模糊，态度审慎。他们虽然对临床药学服务有需求，但对临床药师的服务能力表示怀疑，对临床药学服务项目仅愿意有选择地接受。

关键词　临床药学；服务；医师；行为

Investigation on Doctors'Behavior in Clinical Pharmaceutical service in Hospital
HU Jing, YANG Shimin

ABSTRACT　Objective: To study the characteristics of doctors'behavior in clinical pharmaceutical service in hospital. Methods: Using statistical method, the doctors at their posts in nationwide scope were sampled and investigated by questionnaires. Results & Conclusion: Hospital doctors have a relatively vague cognizance of clinical pharmacists'work and they are cautious about clinical pharmaceutical service.They admit that they have requirements of clinical pharmaceutical service, but at the same time they doubt of the pharmacists'capability, and they are just willing to accept the service selectively

KEY WORDS　Clinical pharmacy; Service; Doctor; Behavior

作为促进合理用药的一项政策选择，临床药学已经成为未来医院药学的工作方向和发展重点。临床药学的工作意义在于通过药师直接参与治疗过程，发挥药学专业技术优势，促进临床用药安全、有效、经济，促使临床治疗质量和服务质量不断提高。虽然药师是临床药学服务的主要实施者，但是要想真正实现服务目的，体现服务效果，仅靠临床药师是不够的，需要医护人员的积极支持与配合，需要医、药、护之间的团队协作。

在临床药学工作中，药师从专注"药"到专注"人"这一工作性质的改变必然会影响到临床已有的权利制衡关系。疾病的诊断、治疗与康复过程是一个有机的整体，着眼于治疗阶段的临床药学，其成败与前、后两个阶段的工作密切相关。医师作为介入所有阶段的主导力量，更是在其中发挥着关键的作用，其对临床药学工作的认识以及所持有的态度，对临床药学的实践产生着直接的影响。因此，从心理学和组织行为学的视角了解临床药学服务中医师的行为特征，有针对性地解决实践中的困难，应是研究临床药学管理工作的重点。

1　研究内容

本研究目的是为分析和了解临床药学服务中医师的行为特征。鉴于管理心理学中行为的分析多是通过研究态度、意愿的方式进行，且有关的研究早已表明态度是由认知、情感和行为倾向这3个成分组成[1-3]。故本次研究亦将通过分析医师在认知、情感和行为倾向上对临床药学的态度、反应，来对其行为进行评价，对未来作出预测。

2 调研对象与方法

本次调研对象为在职的医院医师。采用统计调查研究法[4]，通过邮寄问卷的形式，要求被调查对象对一些问题谈出主观感受（填写问卷），以便获取医院医师行为特征资料。本次调查采用了非概率的随机抽样方法，在全国范围内对医院医师进行了典型性抽样调查。设计调查抽样考虑的因素有：（1）地理地区——总体上讲，我国的经济发展状况是东部好于西部，南部优于北部，医疗服务水平由此也有相似情况。因此，本次调查有重点地在华北、华东、华南、西南、西北五大地理大区选择有代表性的城市抽样。（2）城市规模——城市规模与临床药学服务市场需求状况相关，分大城市（直辖市或省会城市）和中等城市（地级市）两类抽样。本次调查抽样以大城市为主。（3）医院级别——医院级别与医院规模、医疗技术水平、组成人员的素质状况密切相关，分三级甲等医院、三级乙等医院、二级甲等医院、二级乙等医院以及专科医院几类抽样。由于临床药学服务相对于传统的以保证药品供应为主的医院药学服务，属于技术含量高、人员专业素质要求高的医院药学工作，所以抽样以三级医院为主。（4）人员素质——要求是已取得国家承认的初级或初级以上专业技术职称并已取得执业医师或执业助理医师资格的医院医师。

3 有效样本量及分布

本次问卷调查于 2003 年 6 月～11 月间进行，对全国 8 个省级区划的 8 个大城市、4 个中等城市的 43 家医院药师进行了调查，共发放问卷 400 份回收问卷 351 份，剔除数据缺失问卷 17 份，得有效问卷 334 份，有效回收率为 83.50%。样本的省区（自治区、直辖市）与地理区域以及医院级别分布见表 1、表 2、表 3。

表 1 样本省（自治区、直辖市）分布

Tab 1 Distribution of provinces（autonomous，municipalities）for sampling

省区	人数	百分比（%）	省区	人数	百分比（%）
陕西	124	37.1	重庆	19	5.7
四川	46	13.8	甘肃	19	5.7
北京	26	7.8	新疆	35	10.5
上海	37	11.1	合计	334	100.0
广东	26	7.8			

表 2 样本地理区域分布

Tab 2 Distribution of geographical regions for sampling

地理区域	人数	百分比（%）
西部地区	245	73.4
东部地区	89	26.6
合计	334	100.0

表3　样本医院级别分布

Tab 3　Distribution of hospital grades for sampling

医院级别	医院数目	百分比（%）
三级甲等	20	46.5
三级乙等	9	20.9
二级甲等	8	18.6
二级乙等	3	7.0
专科医院	3	7.0
合计	43	100.0

本次调查属西部地区的有陕西省（西安市、宝鸡市、咸阳市）、四川省（成都市、遂宁市）、重庆市、甘肃省（兰州市）和新疆维吾尔自治区（乌鲁木齐市、昌吉州）；属东部地区的有北京市、上海市、广东省（广州市）。东、西部地区的样本量比例大致为1:2.8。

4　调查结果

4.1　医师个性特征

本次调查对医师个性特征设计了性别、最终学历、专业职称、工作年限、工作科室及所在医院级别这6个选项，具体结果见表4。

表4　医师个性特征统计

Tab 4　Data of doctors' individual character

项目	选项	样本数	百分比（%）
性别	男性	159	47.7
	女性	175	52.3
最终学历	博士研究生	35	10.5
	硕士研究生	63	18.9
	大学本科	181	54.2
	大学专科	55	16.4
专业职称	高级	13	3.9
	副高级	40	12.0
	中级	167	50.0
	初级	114	34.1
工作年限	10年及以上	102	30.5
	5年～10年（含5年）	127	38.1
	5年以下	105	31.4
工作科室	大外科	89	26.6
	大内科	178	53.3

续表4

项目	选项	样本数	百分比（%）
	妇产科	17	5.1
	儿科	11	3.3
	皮肤科	7	2.1
	五官科	13	3.9
	急诊科	8	2.4
	医技科室	6	1.8
	传染科	5	1.5
所在医院级别或类属	三级甲等	209	62.6
	三级乙等	71	21.3
	二级甲等	21	6.2
	二级乙等	18	5.4
	专科医院	15	4.5

4.2 医师对临床药学服务的认知

临床药学概念的提出已经有30多年历史，作为长期在一线从事医疗工作的医师对此如何理解及理解多少一直以来都是广大药学工作者希望了解的。在国内尚未发现有此类研究的情况下，本次调查依据国外已有的文献资料[5]，结合我国实际，设计了4个问题，具体调查结果见表5、表6、表7、表8。

表5　医师对临床药学的了解状况统计

Tab 5　Data of doctors'state of understanding to clinical pharmacy

选项	样本数	百分比（%）	累积百分比（%）
了解	19	5.7	5.7
比较了解	175	52.4	58.1
不太了解	138	41.3	99.4
不了解	2	0.6	100.0

表6　医师对"谁是临床药学服务实施者"的认知统计

Tab 6　Data of doctors'cognizance of "who is the executor for clinical pharmaceutical service"

选项	样本数	百分比（%）
医师	172	51.5
临床药师	111	33.2
一般的医院药师	9	2.7
执业药师	42	12.6

表7 医师对临床药学服务目标的认知统计

Tab 7 Data of doctors' cognizance of aim of clinical pharmaceutical service

选项	样本数	百分比（%）
促进临床合理用药	299	90.0
提高医疗服务质量	210	62.9
改善药物治疗结果	226	67.7
减轻临床医师工作负担	84	25.1
减轻病人经济负担	129	38.6
增加医院收入	48	14.4
改善医患关系	81	24.2

表8 医师对临床药学工作内容的认知统计

Tab 8 Data of doctors' cognizance of content of clinical pharmaceutical serivce

选项	样本数	百分比（%）
调剂	206	61.7
进行 TDM 监测	222	66.5
监测并收集 ADR 信息	253	75.7
参加查房	71	21.3
参加会诊	108	32.3
协助制定个体化给药方案	223	66.8
收集病人的用药史、药物过敏史等信息	146	43.7
为医师提供非病人针对性的常规用药信息	155	46.4
为医师提供病人针对性的用药信息	209	62.6
为医师提供最新的药物信息	262	78.4
指导护士做好药品请领、保管和正确使用	141	42.2
为病人提供医药保健知识帮助病人合理使用药品	141	42.2
进行药物经济学评价	143	42.8
对临床药物进行药效学和药动学的研究	169	50.6

4.3 医师对临床药学服务的情感反应

我国的医疗模式是以医师为主体，在治疗中医师具有绝对权威性。临床药学服务作为医疗服务的一部分，将直接受制于医师主导的整个医疗过程。医师对临床药学工作是欣赏抑或厌烦，是热情抑或冷淡,种种情绪反应都会直接或间接地影响其对临床药学工作的行为取向,影响到临床药学工作的顺利开展与有效进行。因此,了解医师对临床药学服务的情感反应有着重要的意义。

临床药学服务的目的不是要取代医师的治疗行为,而是通过临床药师发挥其药学专业知识和专业技能,协助医师不断提高治疗水平。本次调查通过设计一些问题,要求医师表达出对临床药学服务的看法以及对目前临床药学服务的体验,从而分析出医师对临床药学服务的情感反应,具体调查结果见表9、表10、表11、表12、表13。

表9 医师对临床药学服务的正向评价（%）

Tab 9 Doctor's positive evaluation of clinical pharmaceutical service（%）

选项	肯定	比较肯定	不好说	比较否定	否定
改善药物治疗结果	42.2	32.3	19.8	3.0	2.6
减少药物不良反应	45.5	33.5	17.7	3.0	0.3
缩短病人治疗时间	33.9	23.7	34.4	5.7	2.3
降低治疗成本	27.2	21.3	40.1	7.9	3.5
减轻医师工作负担	23.1	23.4	41.0	4.7	7.8
减轻病人经济负担	22.2	18.9	43.1	7.7	8.1
改善医患关系	19.2	21.9	38.0	9.8	11.1
增加医院经济收益	10.5	16.2	45.5	10.1	17.7

4.4 医师对临床药学服务的行为倾向

临床药学是以促进合理用药为目标,这种定位决定了其在临床医疗中必定处于相对次要的位置。占据着主导地位的医师,其行为将对临床药师的工作效率与结果产生重要的影响。本次调查设计了一些问题来了解医师最希望在哪些方面获得临床药师的帮助,以期对医师未来的行为取向作出预测,具体结果见表14。

表10 医师对临床药学服务的反向评价（%）

Tab 10 Doctor's negative evaluation of clinical pharmaceutical service（%）

选项	肯定	比较肯定	不好说	比较否定	否定
缩小医师的工作权限	7.4	15.3	48.2	11.4	17.7
减少医师工作收入	5.0	6.9	54.2	12.9	21.0
负面影响医师的工作效率	4.2	5.1	46.1	18.6	26.0
增加引发医患纠纷的矛盾	4.2	5.1	40.4	24.3	26.0

表 11 医师对已有临床药学服务所提供帮助的感受（%）

Tab 11 Doctors' feeling on the help provided by existing clinical pharmaceutical service（%）

选项	非常大	比较大	一部分	没有
在常规药学信息方面	29.0	40.4	23.4	7.2
在选择药物治疗方案方面	22.8	36.5	31.7	9.0
在监测药物治疗过程方面	20.4	31.7	30.8	17.1
在处理药物治疗问题方面	18.3	27.2	36.5	18.0
在降低医疗费用方面	10.8	18.6	42.2	28.4
在与患者沟通方面	9.3	17.7	42.2	30.8
在降低医疗纠纷方面	12.0	18.9	36.8	32.3
在提高医疗质量方面	17.1	27.8	37.7	17.4
在提高工作效率方面	19.2	25.1	35.6	20.1

表 12 医师对临床药师协助自己工作的意愿统计

Tab 12 Data of doctors' willing on clinical pharmacists'assistance in

their work

选项	样本数	百分比（%）	累积百分比（%）
很高兴，正需要帮助	214	64.1	64.1
不高兴，有些碍手碍脚	24	7.2	71.3
无所谓	96	28.7	100.0

表 13 医师对临床药师作用的感受统计

Tab 13 Data of doctors' feeling on clinical pharmacists'role

选项	样本数	百分比（%）	累积百分比（%）
非常重要	57	17.1	17.1
重要	145	43.4	60.5
一般	119	35.6	96.1
不重要	10	3.0	99.1
非常不重要	3	0.9	100.0

表 14　医师期望从临床药师那里获得的帮助统计
Tab 14　Data of doctors' expection for help from clinical pharmacists

项目	样本数	百分比（%）
定期为您提供最新的药物信息	284	85.0
在您工作的场所为您提供与治疗有关的病人个体信息	152	45.5
在您的工作场所为您提供针对病人的药物信息	184	55.1
参加查房	58	17.4
参与疾病的诊断	54	16.2
与您一起讨论并参与治疗方案的设计	141	42.2
对您选择的药物治疗方案提出建议	198	59.3
对您的病人进行全程化药物治疗监控	146	43.7
能够与您一起处理药物治疗中出现的各种问题	173	51.8
在您不在场的情况下能够处理药物治疗中出现的一些问题	60	18.0
为您的病人解释处方或治疗方案	119	35.6
为您的病人提供药品合理使用知识	186	55.7
及时与您交流病人的反馈意见	91	27.2
对临床使用的药物提出经济学评价和建议	124	37.1
进行药动学和药效学研究，并向您提供此类信息	172	51.5
参与新药上市后临床观察，收集、整理、分析药物安全信息	185	55.4

5　分析与讨论

从调查结果中不难看出，医师总体上对临床药师开展临床药学服务的态度并不积极。

5.1　认知方面

医师对临床药学服务的认知度比较差，大多数医师对临床药学服务某些方面的理解存在着较大的差异。其中，约52.4%的医师表示对临床药学"比较了解"，41.3%的医师表示对临床药学"不太了解"，只有6.3%的医师对临床药学服务的了解程度停留在"了解"和"不了解"这两个比较极端的立场上。超过半数（51.5%）的医师认为医师应该是临床药学服务的主要实施者，此项的选择比例明显超过了由临床药师、一般医院药师和执业药师组成的医院药学技术人员的总和。这表明大多数医师认为开展临床药学服务应是医师的工作。在这样的认知状态下，临床药师从事临床药学服务，可能会受到医师的排斥，其开展工作可能会遇到一定的困难。不过，医师对临床药学服务目标的选择结果是令人满意的，研究认为应该属于临床药学服务主要目的的选项"促进临床合理用药"、"改善药物治疗结果"、"提高医疗服务质量"和"减轻病人经济负担"，均获得了医师高比例的选择，尤其是最主要的"促进临床合理用药"一项，更是以90.0%的比例高居榜首。至于临床药学服务能否增加医院收入，多数医师认为并不重要。医师对临床药学服务认知的模糊在其对临床药师工作内容的选择中表现得最为明显。表8的结果显示，"调剂"获得了61.7%的高比例选择，而对最具职业特色、需要深入临床的"参加查房"和"参加会诊"则只有21.3%和32.3%的选择比例，排在了最后。"为医师提供最新的药物信息"获得了78.4%的选择比例，位居第一，显示出医师对此方面的迫切需求。此外，多数医师对临床药师"协助制定个体化给药方案"给予了肯定,该项目得到了66.8%的选择比例。研究还发现,对临床药师提供的用药信息医师更强调具有病人针对性,这与目前医院药师普遍感到自身提供非病人针对性的用药信息能力大于提供病人针对性的用药信息能力的情况正好相反。这种反差在一定程度上阻碍了临床药学的发展。

5.2 情感方面

从表9可知,医师对临床药学服务认识虽然模糊,但情感上并不十分冷淡和厌烦,应该说医师对临床药学服务还是愿意接受和比较欣赏的。医师对临床药学服务的作用最肯定的是"减少药物不良反应"、"改善药物治疗结果",持肯定态度的医师比例分别达到了79%和74.5%;其次是"缩短病人治疗时间";至于能否"降低治疗成本""减轻医师工作负担""减轻病人经济负担""改善医患关系"和"增加医院经济收益",多数医师表示不好说。值得欣慰的是,大部分医师并不认为临床药学服务的开展会缩小医师的工作权限、减少医师的工作收入或对医师的工作产生负面的影响,更有50.3%的医师对"临床药师的工作会增加引发医患纠纷的矛盾"这一观点予以了否定。在现阶段,医师认为临床药学服务对自己的日常诊疗工作帮助最大的是提供常规药学信息,其次是帮助自己选择药物治疗方案和监测药物治疗过程。医师的感受与目前多数的医院临床药学服务主要是提供药学信息、开展治疗药物血药浓度监测以及药师有时下临床会诊的现状有关。对于其它的几个选项,大部分医师感觉帮助不大,尤其是在与患者沟通和降低医疗纠纷方面更是认为没有多少帮助。虽然如此,64.1%的医师仍然对临床药师协助自己工作表示出欢迎和愿意接受;只有7.2%的医师对此提出了坚决的反对,认为这样会碍手碍脚。总之,超过60%的医师表示临床药师的工作对自己有重要的帮助,仅有3.9%的医师认为不重要。

5.3 行为倾向方面

虽然医师对临床药师参与临床治疗工作并不反对,并对临床药师所提供的帮助表示出积极的、欢迎的意愿,但并不是对所有临床药学服务项目都愿意支持和接受。尤其是当需要临床药师与其一起出现在临床一线,在病人面前共同进行工作时,大多数医师都表示出了强烈的排斥倾向。所以,"参与疾病的诊断"、"参加查房"、"在您不在场的情况下能够处理药物治疗中出现的一些问题"的选项只获得了不超过18.0%的选择比例,排在了最后的3位。这样的选择显示出医师对临床药师既欢迎又排斥的矛盾心理。一方面,他们感到面对错综复杂的疾病治疗过程,自己确实需要专业的药学技术人员给予积极有效的帮助;另一方面,他们又担心临床药师直接介入临床的行为会影响到自己在医疗领域的权威。一直以来,医师主导整个医疗过程早已得到了全社会的认可,医师不仅在病人面前是权威,在药师和护士面前也是权威,任何在他们看来有可能动摇这种权威的行为都会受到他们的抵触。当然,另一种可能存在的原因就是大部分医师对临床药师的工作能力表示怀疑。

从调查结果中可以看出,医师最希望获得的帮助是临床药师能够定期为自己提供最新的药物信息(选择比例85.0%)和其它的一些与药物治疗有关的信息。但也仅此而已多数医师表示不希望临床药师取代自己完成需要与病人直接交流的工作,因此"及时与您交流病人的反馈意见"、"为您的病人解释处方或治疗方案"以及"在您的工作场所为您提供与治疗有关的病人个体信息"都受到了大多数医师的反对。

临床药学服务的开展整体上虽然没有受到临床医师的排斥,但是开展哪些项目,如何开展、临床药师介入的方式等等都是需要认真思考和慎重选择的问题。

5.4 附加项目

为了能进一步了解医师的意愿,本次调查还设计了一些附加的问题要求接受调查的医师回答。结果50%以上的医师认为,无论从工作开展便利的角度还是从经济收入分配的角度来考虑,临床药师都最好将编制挂在药剂科名下,而不必和自己隶属于同一科室。70%以上的医师认为拥有大学本科学历是临床药师应具有的最低学历水平,至于是否取得初级或中级职称,在医师中并没有太大的选择倾向。对于是否应该让临床药师对病人的治疗结果承担责任,88.0%的医师坚决主张临床药师应承担责任这一比例占据了绝对的优势,仅有4.3%的医师表示临床药师可以不承担任何责任,另有7.2%的医师选择了"承担与否无所谓"。

6 结语

总之,医师对临床药学服务的态度可以概况为审慎的欢迎和有选择的接受。他们对临床药师的工作认识比较模糊,态度审慎,虽然对临床药学服务有需求但是对可能受到的权利挑战较为担心,同时他们对临床药师的服务能力表现出一定的怀疑,对临床药学服务项目仅愿意有选择地接受,对此,国家有关主管部门应予以高度重视,在制订和落实临床药学的政策目标与发展规划的同时,应该努力地设法提高医院医师对临床药学工作的积极性与配合性,注意并加强协调临床药学工作中各方的利益关系。

参考文献

[1] Stephen P. Robbins. Organizational Behavior: Controversies and Applications[M]. 7[th]ed. Prentice Hall Inc., 1996: 67-157.

[2] 任宝崇. 组织管理心理学 [M]. 北京: 华夏出版社, 1989: 92-177.

[3] 章志光主编. 心理学 [M]. 北京: 人民教育出版社, 1984: 270-287.

[4] 李怀祖. 管理研究方法论 [M]. 西安: 西安交通大学出版社, 2001: 122-158.

[5] William ES, Max DR, David MS. Physicians' expectations of pharmacists[J]. American Journal Health-System Pharmacy, 2002, 59: 50.

——刊于《中国药房》2005 年第 16 卷第 1 期

医院临床药学服务中护士（师）行为调研

胡静　杨世民

摘要　目的：研究护士（师）在医院临床药学服务中的行为特征。方法：采用统计调查研究方法，对全国范围内的在职医院护士（师）进行典型性抽样问卷调查。结果与结论：医院护士（师）对临床药学服务工作的态度比较积极，对临床药师的评价较高，在心理和行为上都十分认可临床药师，在药品使用方面对临床药学服务有较大的需求。

关键词　临床药学；服务；护士（师）；行为

Investigation on Nurse's（or Chief Nurses'）Behavior in Clinical Pharmacy Services
HU Jing, YANG Shimin
ABTRACT　Objective: To study the behavioral characteristics of nurses（or chief nurses）in the clinical pharmacy services. Methods: Statistical method like questionnaires was used to investigate the clinical nurses（or chief nurses）nationwide at random. Results & Conclusion: The nurses（or chief nurses）had positive attitudes towards clinical pharmacy services and thought highly of the clinical pharmacists work both inwardly and outwardly. There is a great need for the knowledge of the pharmacy administration method in the clinical pharmacy services.
KEY WORDS　Clinical pharmacy; Services; Nurse（or chief nurses）; Behavior

临床药学是以病人为对象研究药物及其剂型与病体相互作用和应用规律的综合性学科，旨在用客观科学指标来研究具体病人的合理用药。为适应病人复杂多变的病情的防治需要，药师应当深入临床，运用药剂学、药理学等专业知识，密切结合临床病人的状况，探索用药规律，监测用药过程，不断提高药物治疗水平，最大限度地发挥药物的临床疗效，确保用药安全、有效、经济。临床药学作为临床治疗工作的一部分，要想顺利开展和实施，离不开医师、药师和护士（师）之间的紧密协作和相互配合。其中护士（师）作为医嘱的执行者，与药物有着非常频繁的接触，日常工作中会遇到许多与药物有关的问题。因此，深入了解护士（师）对临床药学的认知、情感和行为倾向，明确其所持有的态度，将有助于国家制订适宜的政策来推动临床药学的发展。

1　调研对象与方法

本次调研对象为在职的医院护士（师）。采用统计调查研究法 [1]，通过邮寄问卷的形式，要求被调查对象对一些问题谈出主观感受（填写问卷），以便获取医院护士（师）的行为特征资料。本次调查采用了非概率的随机抽样方法，在全国范围内对医院护士（师）进行了典型性抽样调查。设计调查抽样考虑的因素有：（1）地理地区——总体上讲，我国的经济发展状况是东部好于西部，南部优于北部，医疗服务水平由此也有相似情况。因此，本次调查有重点地在华北、华东、华南、西南、西北五大地理大区选择有代表性的城市进行抽样。（2）城市规模——城市规模与临床药学服务市场需求状况相关，分大城市（直辖市或省会城市）和中等城市（地级市）两类进行抽样。本次调查抽样以大城市为主。（3）医院级别——医院级别与医院规模、医疗技术水平、组成人员的素质状况密切相关，分三级甲等医院、三级乙等医院、二级甲等医院、二级乙等医院以及专科医院几类抽样。由于临床药学服务相对于传统的以保证药品供应为主的医院药学服务而言，属于技术含量高、人员专业素质要求高的医院药学工作,所以抽样以三级医院为主。(4)人员素质——要求是已取得国家承认的、初级或初级以上专业技术职称的医院护士(师)。

2 有效样本量及分布

本次问卷调查于 2003 年 6 月~11 月间进行,对全国 8 个省级区划的 8 个大城市、4 个中等城市的 43 家医院护士(师)进行了调查,共发放问卷 300 份,回收问卷 290 份,剔除数据缺失问卷 11 份,有效问卷 279 份,有效回收率为 93.0%。样本的省(自治区、直辖市)与地理区域以及医院级别分布见表 1、表 2、表 3。

表 1 样本省(自治区、直辖市)分布

Tab 1 Distribution of sample provinces(autonomous region or municipality)

省区	人数	百分比(%)	省区	人数	百分比(%)
陕西	86	30.8	重庆	16	5.7
四川	30	10.8	甘肃	38	13.6
北京	27	9.7	新疆	15	5.4
上海	15	5.4	合计	279	100.0
广东	52	18.6			

表 2 样本地理区域分布

Tab 2 Geographical distribution of samples

地理区域	人数	百分比(%)
西部地区	185	66.3
东部地区	94	33.7
合计	279	100.0

表 3 样本医院级别分布

Tab 3 Rank order distributions of sample hospitals

医院级别	医院数目	百分比(%)
三级甲等	20	46.5
三级乙等	9	20.9
二级甲等	8	18.6
二级乙等	3	7.0
专科医院	3	7.0
合计	43	100.0

本次调查属西部地区的有陕西省（西安市、宝鸡市、咸阳市）、四川省（成都市、遂宁市）、重庆市、甘肃省（兰州市）和新疆维吾尔自治区（乌鲁木齐市、昌吉州）。属东部地区的有北京市、上海市、广东省（广州市）。东、西部地区的样本量比例大致为1∶2.0。

3 调查结果

3.1 护士（师）个性特征

本次调查对护士（师）个性特征设计了最终学历、专业职称、工作年限及工作科室这4个选项，具体结果见表4。

表4 护士（师）个性特征统计

Tab 4 Personal characteristics of the nurse（or chief nurses）

项目	选项	样本数	百分比（%）
最终学历	硕士研究生	9	3.2
	大学本科	69	24.7
	大学专科	127	45.6
	中专	74	26.5
专业职称	高级	2	0.7
	副高级	6	2.2
	中级	118	42.3
	初级	153	54.8
工作年限	20年及以上	21	7.5
	15年～20年（含15年）	31	11.1
	10年～15年（含10年）	55	19.7
	5年～10年（含5年）	81	29.0
	5年以下	91	32.7
工作科室	大外科	90	32.3
	大内科	127	45.5
	妇产科	7	2.5
	儿科	12	4.3
	皮肤科	2	0.7
	五官科	22	7.9
	急诊科	14	5.0
	医技科室	5	1.8
所在医院级别或类属	三级甲等	163	58.5
	三级乙等	64	22.9
	二级甲等	35	12.5
	二级乙等	10	3.6
	专科医院	7	2.5

3.2 护士（师）对临床药学服务的认知

本次调查设计了 3 个问题（①请问您了解临床药学吗? ②您认为临床药学服务是——③请问您认为在临床治疗药品的选择中需要药师的介入吗? ）来了解医院护士（师）对临床药学服务的认知状况，具体结果见表 5、表 6、表 7。

表 5　护士（师）对临床药学的了解状况统计

Tab 5　Statistical analysis of the nurses' knowledge to clinical Pharmacy

选项	样本数	百分比（%）	累积百分比（%）
了解	9	3.2	3.2
比较了解	65	23.3	26.5
一般	145	52.0	78.5
不太了解	56	20.1	98.6
不了解	4	1.4	100.0

表 6　护士（师）对临床药学服务主体的认知统计

Tab 6　Statistical analysis of nurses'（or chief nurses'）perceptions to the clinical pharmacy services

选项	样本数	百分比（%）
医师的工作	90	32.3
临床药师的工作	155	55.6
其他医院药师的工作	34	12.1

表 7　护士（师）对是否需要药师介入临床治疗的认知统计

Tab 7　Statistical analysis of nurses'（or chief nurse's）own perceptions with regard to "whether it is necessary for the pharmacists' involvement in the clinical pharmacy services？"

选项	样本数	百分比（%）
需要	226	81.0
不需要	53	19.0

3.3 护士（师）对临床药学服务的情感表现

鉴于国家卫生部和国家中医药管理局颁布的《医疗机构药事管理暂行规定》[2] 中，有关临床药师的职责只有一条是针对护士（师）的，因此，本次调查设计了 3 个问题，通过了解护士（师）曾经获得的临床药学帮助以及相关评价，来获知护士（师）对临床药学服务的情感表现，具体结果见表 8、表 9、表 10。

表 8　护士（师）曾经接受的临床药学服务统计

Tab 8　Statistical analysis of nurses'（or chief nurses'）background clinical pharmacy services knowledge

选项	样本数	百分比（%）
获知如何做好药品请领	105	37.6
获知如何保管药品	117	41.9
获知如何正确使用药品	145	52.0
获得合理用药信息	133	47.7
获得药品安全信息	103	36.9

表 9　护士（师）对临床药师参与治疗的作用认知统计

Tab 9　Statistical analysis of nurses'（or chief nurses）perceptions of pharmacists role in the clinical pharmacy services

选项	样本数	百分比（%）
有助于促进临床合理用药	212	76.0
有利于控制医师的"大处方"	110	39.4
可以使工作效率提高	122	43.7
可以提高医疗质量	159	57.0

表 10　护士（师）对已有临床药学服务的感受统计

Tab 10　Statistical analysis of nurses'（or chief nurses'）evaluation to the current clinic pharmacy services

选项	满意	比较满意	一般	不太满意	不满意
在协助如何做好药品请领方面	5	58	169	33	14
在协助如何做好药品保管方面	8	57	164	36	14
在指导药品正确使用方面	4	57	118	80	20
在传授合理用药知识方面	4	42	126	86	21
在传播药品信息方面	6	33	152	69	19

3.4 护士（师）对临床药学服务的行为倾向

药、护人员的相互协作是建立在知己知彼的基础上的。护士（师）在日常护理工作中对临床药学服务的依赖性有多大，对临床药师有哪些需求，具有哪些行为特征，都是临床药师在开展工作时需要认真考虑的问题。本次调查特别设计了 7 个问题（①当您在工作中遇到药品使用的问题时，您首先想到帮您解决问题的人是——②您认为在药品请领、保管和使用方面，谁的能力更值得信赖？③您认为在药品使用方面谁更值得信赖？④如果您的科室配有临床药师来指导您的工作您会觉得——

⑤如果您的科室配有临床药师,当主管某个病人的医师不在场,而该病人在药物治疗中又出现问题时,您会——⑥如果有临床药师负责病人的药物咨询工作,您认为——⑦未来您最希望在哪些方面得到临床药师的帮助?(可多选))来对此方面进行调查,具体结果见表11、表12、表13、表14、表15、表16、表17。

表11 护士(师)在药品使用中遇到困难时的行为倾向统计

Tab 11 Statistical analysis of nurses' (or chief nurses') behavioral tendencies in the face of difficulty in the clinical pharmacy administration

选项	样本数	百分比（%）
医师	150	53.8
药师	69	24.7
本科室其他护理人员	57	20.4
找首先碰到的那一位	3	1.1

表12 护士(师)对"药品请领、保管方面谁的能力更值得信赖"的倾向统计

Tab 12 Statistical analysis of nurses' (or chief nurse's) behavioral tendencies in respect to "Who are the most reliable in the taking and caring of medicine？"

选项	样本数	百分比（%）
医师	40	14.3
药师	164	58.8
护士(师)	75	26.9

表13 护士(师)对"药品使用方面谁的能力更值得信赖"的倾向统计

Tab 13 Statistical analysis of nurses' (or chief nurses') behavioral tendencies in respect of who is the most reliable in the pharmacy administration

选项	样本数	百分比（%）
医师	145	52.0
药师	121	43.4
护士(师)	13	4.6

表 14 护士（师）对临床药师协助自己工作的意愿统计

Tab 14 Statistical analysis of nurses' (or chief nurses') willingness

toward the cooperation of the pharmacists in their work

选项	样本数	百分比（%）
非常高兴，确实经常需要帮助	203	72.8
不太高兴，感觉帮不上忙	9	3.2
非常不高兴，觉得碍手碍脚	6	2.1
无所谓	61	21.9

表 15 当主管医师不在场时护士（师）在寻求帮助时的行为倾向统计

Tab 15 Statistical analysis of nurses' behavioral tendencies toward seeking

help when the chief doctors are not available

选项	样本数	百分比（%）
去问临床药师	169	60.7
去问别的医师	79	27.2
去问本科室其他护理人员	11	3.9
等负责的医师回来	23	8.2

表 16 护士（师）对临床药师咨询工作的反应统计

Tab 16 Statistical analysis nurses' (or chief nurses') attitudes toward the

consultancy work of clinic pharmacists

选项	样本数	百分比（%）
很好，有助于减轻工作负担，改善医患关系	212	76.0
不好说，对临床药师缺乏信心	20	7.2
很糟糕，自己份内的工作被别人抢去	7	2.5
无所谓	40	14.3

表 17 护士（师）对临床药师的需求统计

Tab 17 Statistical analysis of nurses'（or chief nurses'）needs for

clinical Pharmacists

选项	样本数	百分比（%）
药品请领方面	112	40.1
药品保管方面	132	47.3
药品使用方面	240	86.1
药品不良反应监测方面	193	69.2
药物信息方面	185	66.3

4 分析与讨论

以上调查结果表明，护士（师）总体上对临床药学服务的态度是比较积极的，在情感上也比较支持临床药师的工作。

从表 5～表 7 可知，护士（师）对临床药学的认知总体上比较清楚。虽然 52.0% 的护士（师）表示对临床药学只是一般了解，但一半以上（55.6%）的人认为临床药学服务是临床药师的工作，超过了对医师的选择（32.3%），显示出大部分护士（师）在心理上是认可临床药师的职业地位的。81.0% 的护士（师）认为临床治疗药品的选择需要临床药师的介入，这一比例占有绝对的优势，由此可以看出护士（师）对临床药师在药学方面所具有的专业优势有较大的信心，给予了较大的肯定。

从表 8～表 10 可知，如何正确使用药品（52.0%）是目前护士（师）从临床药师那里所获得的最多的帮助，其次是合理用药信息（47.7%）和如何保管药品（41.9%），而药品安全信息（36.9%）和如何请领药品（37.6%）则排在了最后。76.0% 的护士（师）认为临床药师直接参与治疗有助于促进临床合理用药，其次是认为可以提高医疗服务质量（57.0%）。大多数护士（师）对目前临床药学服务感受一般，既不很满意，也没有非常失望。但从细微之处我们仍能发现护士（师）对药师在传授合理用药知识、指导正确使用药品及传播药品信息方面有一定的不满。虽然这两项已是目前护士（师）从药师那里获得的最多的帮助，但这种不满的存在显示出提供药学知识和信息应是临床药师针对护士（师）提供的主要服务。

从表 11～表 17 可知，护士（师）在行为上对临床药师有较大的需求，对临床药学服务期望很大。虽然大多数护士（师）表示当遇到药品使用方面的问题时，她们会去请教医师，她们认为医师在这方面的能力更值得信赖，但同时她们也同意在药品请领、保管上药师的专业水平会更具有优势。70% 以上的护士（师）对科室配备临床药师表示出了极大的欢迎，她们认为确实经常需要临床药师的帮助。尤其是当病人的主管医师不在而病人又出现了药物反应问题时，60.7% 的护士（师）表示会向临床药师寻求帮助，而不是问别的医师、护士（师）或者等主管医师回来。76.0% 的护士（师）表示有临床药师负责病人的药物咨询工作非常好，这样有助于减轻其工作负担，改善医患关系。在医、药、护中，护士（师）与病人的接触最频繁，也最密切。护士（师）对临床药学服务表现出如此积极的态度，对临床药师如此信赖和支持，将有利于医院临床药学服务工作的开展。80% 以上的护士（师）希望未来在药品使用上，如药物配伍、禁忌、使用中的注意事项等方面，获得更大的帮助；其次是希望临床药师在指导药品不良反应监测和提供药物信息方面能给予更大的支持，但她们在药品保管和请领方面的选择都没有超过 50.0%。可见，药品的正确使用是护士（师）最关心的问题，应该成为未来临床药师针对护士（师）开展临床药学服务的核心内容。

5 结语

总之，护士（师）对临床药学服务的态度是积极的，对临床药学服务评价比较高，在心理和行动上都十分认可临床药师的工作，在如何正确使用药品方面对临床药学服务有较大需求。相信在临床药师加强药品信息服务之后，与护士（师）之间的配合与协作将会更加协调和紧密。

参考文献

[1] 李怀祖.管理研究方法论 [M].西安：西安交通大学出版社，2001：122-158.

[2] 中华人民共和国卫生部，国家中医药管理局.医疗机构药事管理暂行规定 [S].卫医发[2002]24 号.

——刊于《中国药房》2005 年第 16 卷第 2 期

消费者对医院药学服务认同度的实证研究

张抗怀　杨世民

摘要　目的:了解消费者对医院药学服务的认知状况,为医院开展药学服务提供参考。方法:设计问卷,对西安市 500 名普通消费者进行调查。通过描述性统计分析、探索性因子分析、t 检验和单因素变异数分析等方法,探讨消费者的认知结构和影响认知的因素归类。结果:回收有效问卷 345 份,有效回收率为 62.7%。消费者对医院药学服务具有较高的认同度。从消费者的角度可以将医院药学服务归结为临床药学服务、自我药疗服务、药物咨询服务和药品调配服务 4 个方面。消费者对 4 类服务的认同度存在显著性差异;不同性别和不同文化程度的消费者的认同度具有显著性差异。结论:医院开展药学服务具有一定的社会基础。消费者对药学服务的认同具有结构性差异,且性别和文化程度是影响消费者对药学服务认同度的重要因素。

关键词　消费者;医院;药学服务;认同度

Empirical Study on Consumers' Identification Degree of Hospital Pharmaceutical Care
ZHANG Kanghuai, YANG Shimin

ABSTRACT　Objective: To explore consumers' perceptions of pharmaceutical care in hospital and to provide useful information for implementation of pharmaceutical care. Methods: A questionnaire was developed and a convenience sample of 550 consumers located throughout Xi'an City was formed. The consumer's perception structures and related influencing factors were explored by methods of descriptive statistics, t - test, one- way ANOVA and factor analysis. Results: 345 copies of questionnaire were collected with the valid rate being 62.7%. Consumers highly valued the pharmacentical care in hospital. The hospital pharmaceutical care contained clinical pharmacentical care, self-medication services, pharmaceutical consultation services and pharmacy dispensing services in the perspective of the consumers. The consumers showed significantly different identification degrees for the four services. Furthermore, the identification degree differed significantly among the consumers of different sexes and educational backgrounds. Conclusion: It is socially necessary for hospitals to implement pharmaceutical care. There are structural differences in the services among the consumers. Sex and educational experience have great effect on patients'identification degree of pharmaceutical care.

KEY WORDS　Consumer; Hospital; Pharmaceutical care; Identification degree

1　前言

自从"药学服务"理念被提出以来,得到了药学界的广泛认同,开展药学服务已成为 21 世纪医院药学发展的方向。但实际工作中,仍存在一些制约药学服务发展的因素。Waleed M S 等人[1]指出,目前主要有以下因素阻碍着药师开展药学服务一是与体制有关的障碍,具体包括 3 个方面,一方面是健康保健体系的分离,即住院治疗和门诊治疗的分离,药师工作地点与医师工作地点的分离;另一方面是药师无法参与患者住院和出院计划的制订;再一方面是药师缺乏获取患者医疗信息的途径。二是与药师有关的障碍,包括药师缺乏足够的时间提供药学服务,或从观念上无法接受药学服务的理念。三是与管理有关的障碍,对药师的工作描述和业绩评估仅仅反映了药师的传统职能,缺乏评价药学服务质量和能力的标准，经济成功不以促进患者治疗结果降低整体保健费用为标准，而以药房部门的成本为标准。四是与需求有关的障碍，从患者、医师、护师(士)和管理者的角度看，他们不需要药师为适当的药物治疗结果负责。患者习惯于药师的传统角色，不知道药师还有除调配药品之外的其它功能。王开明等[2]在药房调剂工作中发现，由于患者对新生事物不了解，不愿意与药师进行交流，从而使药师无法提供药学服务。

药学服务的核心是"以病人为中心"。那么，作为药学服务的对象——广大消费者是如何评价医院药学服务的呢？在回答这一问题之前，有必要对其重要意义作一个全面了解。具体说来，其意义主要包括以下方面：(1)消费者对药学服务的正确认识和需求是实施药学服务的前提，没有消费者参与的药学服务是不可想象的；(2)消费者的评价和认识也是医疗机构改善服务质量、增强竞争力的重要依据，尤其在市场经济条件下，重视和了解消费者有助于建立稳定的消费群，提高消费者的忠诚度；(3)有助于了解在"药学服务"理念方面消费者与专业人员的认识是否一致；(4)有助于药师根据消费者的不同情况，有针对性地提供药学服务，提高服务效率和患者的满意度。

鉴于此，笔者此次对西安市的普通消费者进行一次问卷调查，旨在了解消费者对医院药学服务有怎样的认知，及有哪些因素影响消费者对医院药学服务的认知等。结果，笔者获得了详实的第一手资料，并通过描述性统计分析、探索性因子分析、t检验和单因素变异数分析等方法探讨了消费者的认知结构和影响认知的因素，希望能为医院实施药学服务提供参考。

2　研究方法

2.1　设计调查问卷

为便于研究，笔者引入了"认同度"的概念。所谓认同度，是指在消费者看来医院药学服务的重要程度。本次调查根据全面药学服务(Total Pharmaceutical Care, TPC)理念[3]，拟定了28条有关药学服务和药师能力要求的题项，要求被调查者表明对这些服务和能力要求的看法，用一个5点两极Likert量表来测量，1.00表示很不重要，2.00表示不重要，3.00表示无所谓，4.00表示重要，5.00表示很重要。

消费者的人口统计学变量包括性别、年龄、文化程度和职业等。

2.2　数据收集

以西安市的普通消费者为对象(不包括医师、药师和护师(士)等医务人员)，采取便利抽样法获得了一个包括550名消费者的样本。为了提高样本的代表性，在抽样时尽量使样本分布在不同年龄、不同职业、不同文化程度和不同区域的消费者中。2003年7月~9月向所有样本发放问卷，问卷中均附有感谢信，说明了调查目的和意义，以消除消费者的顾虑和提高问卷的回收率。

2.3　数据处理方法

对回收的问卷进行仔细检查，筛除无效问卷，对缺失值进行简单估计，以平均值代替[4]；通过计算Cronbach's alpha系数对量表进行内在一致性分析；对量表进行描述性统计分析，计算消费者在各个题项上的认同度得分的平均值和标准差，以28个题项的认同度得分之和与总项数的比值为每个被调查者的综合认同度；通过t检验和单因素变异数分析探讨不同性别、不同年龄和不同文化程度的消费者的认同度是否存在差异；通过探索性因子分析探讨消费者对这些服务的认同度是否存在结构性差异。采用社会学统计软件SPSS11.5进行上述所有的统计分析[5,6]。

3 结果与分析

3.1 被调查者的基本资料

共回收问卷 356 份，其中有 11 份因内容填写不全和有敷衍之嫌被视为无效问卷，故有效回收率为 62.7%。被调查者的基本资料详见表 1。

表 1　被调查者的基本资料

Tab 1　General information of the investigated subjects

项目	变量属性	人数及 %
性别	男性	168（48.8）
	女性	176（51.2）
	总人数（有 1 人未填）	344（100）
年龄	29 岁及以下（最小的 18 岁）	111（32.5）
	30 岁～39 岁	129（37.7）
	40 岁～49 岁	53（15.5）
	50 岁及以上（最大的 73 岁）	49（14.4）
	总人数（有 3 人未填）	342（100）
文化程度	初中及以下	36（10.5）
	高中 / 中技 / 中专	83（24.2）
	大专	125（36.4）
	本科及以上	99（28.9）
	总人数（有 2 人未填）	343（100）
职业	厂矿企业单位职工	55（16.1）
	党政、事业单位工作人员	75（21.9）
	各类专业人员	46（13.5）
	个体经营者	14（4.1）
	离、退休人员	26（7.6）
	商业、服务业人员	57（16.7）
	下岗、失业人员	28（8.2）
	其他（在校学生居多）	41（12.0）
	总人数（有 3 人未填）	342（100）

3.2 量表内在一致性分析结果

有关社会学学者认为，Cronbach's alpha 系数大于 0.9 时最好，至少应大于 0.6[5]。内在一致性分析结果显示，Cronbach's alpha 系数为 0.9423。由此可见，本研究的认同度量表具有较高的内在一致性。

3.3 统计分析结果

3.3.1 描述性统计结果详见表2。

由表2可见，总体认同度得分为3.98，说明消费者对这些服务内容均具有较高的认同度。所有题项得分的标准差均小于1，其中，"按处方要求准确地调配药品"的标准差最小(0.69)，说明消费者对该项的认同度比较一致；"具有解释各项检查结果的能力"的标准差最大(0.96)，说明消费者在该项的认识上存在较大的分歧。得分最高的是"按处方要求准确地调配药品"(4.47)，其次是"负责提供合格的药品"(4.45)、"具有鉴别药品真伪的能力"(4.35)和"向患者说明药品的使用方法和注意事项"(4.31)。另外，"对处方进行审查，确保用药合理"的得分为4.17，说明消费者对药师在处方审查和把关上具有很强的认同。得分较低的有"具有较高水平的人际沟通能力"(3.63)、"参与患者临床治疗的全过程"(3.61)和"与患者保持密切联系"(3.54)，表明药学服务的层次越高，消费者的认同度越低。

表2　药学服务认同度描述性统计结果

Tab 2　Statistical results of identification degree

题项	人数	平均值	标准差	最小值	最大值
负责提供合格的药品	341	4.45	0.70	1.00	5.00
负责药品的及时供应	339	4.12	0.76	2.00	5.00
按处方要求准确地调配药品	337	4.47	0.69	2.00	5.00
向患者说明药品的使用方法和注意事项	338	4.31	0.78	1.00	5.00
建立和保存药品管理档案	340	4.01	0.80	1.00	5.00
具有鉴别药品真伪的能力	340	4.35	0.83	1.00	5.00
向患者宣传基本用药知识	338	4.07	0.78	1.00	5.00
为门诊患者提供药物咨询服务	339	3.98	0.80	1.00	5.00
根据消费者的健康状况提出建议	339	3.90	0.83	1.00	5.00
评价消费者的健康需求，推荐安全有效的药品	337	3.97	0.80	2.00	5.00
帮助消费者选择经济、有效的非处方药	339	3.99	0.83	1.00	5.00
向患者解释处方中药物的作用或功能	337	4.01	0.82	1.00	5.00
设立非处方药药房，方便患者购药	337	3.84	0.89	1.00	5.00
向患者提供柜台式、面对面的药学服务	338	3.92	0.79	1.00	5.00
询问患者的用药史，建立患者用药档案	337	3.76	0.92	1.00	5.00
对处方进行审查，确保用药合理	335	4.17	0.82	1.00	5.00
协助医师为患者制定药物治疗方案	335	3.97	0.80	1.00	5.00
对药物治疗方案提出修改建议	339	3.90	0.79	1.00	5.00
发现患者药物治疗中的潜在问题	338	4.04	0.84	1.00	5.00

续表 2

题项	人数	平均值	标准差	最小值	最大值
在病房中观察患者的用药情况	339	3.82	0.92	1.00	5.00
在病房中为患者提供用药咨询服务	339	3.83	0.87	1.00	5.00
具有基本的疾病诊断能力	336	3.98	0.82	1.00	5.00
具有解释各项检查结果的能力	339	3.83	0.96	1.00	5.00
具有较高水平的人际沟通能力	337	3.63	0.92	1.00	5.00
具有评估药物治疗效果的能力	335	3.95	0.83	1.00	5.00
参与患者临床治疗的全过程	337	3.61	0.93	1.00	5.00
与患者保持密切联系	337	3.54	0.93	1.00	5.00
对患者的药物治疗结果负责	339	3.98	0.95	1.00	5.00
总分（平均值）	345	3.98	0.52	1.86	5.00

3.3.2 独立样本 t 检验结果详见表 3、表 4。

表 3　独立样本 t 检验描述性统计结果（性别：对药学服务的认同度）

Tab 3　Descriptive statistical results of t-test on single sample（sex：identification degree on pharmaceutical services）

	人数	平均值	标准差
男性	168	3.91	0.51
女性	176	4.05	0.52

表 4　独立样本 t 检验结果（性别：对药学服务的认同度）

Tab 4　Results of t-test on single sample（sex：identification degree on pharmaceutical services）

	变异数同质性检验		t 检验			
	F 值	显著性	T 值	自由度	显著性（双侧）	平均数差异
假设变异数相等	0.142	0.707	-2.565	342	0.011	-1 423*

* 表示平均值之间有显著性差异，$P<0.05$

* means the significant difference existing among the mean values，$P<0.05$

由表 3、表 4 可见，不同性别的消费者对药学服务的认同度存在显著差异（$P<0.05$），女性对药学服务的认同度高于男性。

3.3.3 单因子变异数分析结果详见表5、表6。

表5　单因子变异数分析描述性统计结果

Tab 5　Descriptive statistical results of single factor variable analysis

	人数	平均值	标准差	最小值	最大值
初中及以下	36	3.62	0.48	2.68	4.29
高中	83	3.91	0.50	2.57	5.00
大专	125	4.03	0.49	2.64	5.00
本科及以上	99	4.07	0.52	1.86	4.96
总计	343	3.97	0.52	1.86	5.00

表6　单因子变异数分析摘要表（文化程度：对药学服务的认同度）

Tab 6　Brief of single factor variable analysis（educational background: identification degree on pharmaceutical services）

	离均差平方和	自由度	均方	F	显著性
组间	6.108	3	2.036	8.134	.000
组内	84.848	339	0.250		
全体	90.956	342			

由表5、表6可见，不同文化程度的消费者对药学服务的认同度存在显著性差异（$P<0.01$），文化程度越高，认同度越高。事后多重比较分析结果显示，"初中及以下"组与其他3组之间存在显著性差异，在"高中"、"大专"和"本科及以上"3组之间无显著性差异，详见表7。

表7　多重比较分析结果（文化程度：对药学服务的认同度）

Tab 7　Results of multi-comparative study（educational background: identification degree on pharmaceutical services）

（I）文化程度	（J）文化程度	平均数差异（I-J）	显著性
初中及以下	高中	-0.2912*	.038
	大专	-0.4110*	.000
	本科及以上	-0.4478*	.000

* 表示平均值之间有显著性差异，$P<0.05$

*means the significant difference existing among the mean values，$P<0.05$

3.3.4 不同职业消费者的认同度统计结果详见表8、表9。

表8 单因子变异数分析描述性统计结果

Tab 8 Descriptive statistical results of single factor variable analysis

	人数	平均值	标准差	最小值	最大值
厂矿企业单位职工	55	3.99	0.46	2.64	5.00
党政、事业单位工作人员	75	4.03	0.54	1.86	5.00
各类专业人员	46	4.03	0.53	2.71	4.93
个体经营者	14	3.71	0.46	2.57	4.39
离、退休人员	26	4.11	0.47	2.93	4.82
商业、服务业人员	57	4.11	0.49	2.86	5.00
下岗、失业人员	28	3.64	0.56	2.90	4.82
其他（在校学生居多）	41	3.85	0.47	2.95	4.96
总计	342	3.97	0.52	1.86	5.00

表9 单因子变异数分析摘要表（职业：对药学服务的认同度）

Tab 9 Brief of single factor variable analysis（occupation：identification degree on pharmaceutical services）

	离均差平方和	自由度	均方	F	显著性
组间	6.565	7	0.938	3.684	.000
组内	85.027	334	0.255		
全体	91.592	341			

由表8、表9可见，不同职业的消费者对药学服务的认同度也存在显著性差异（P<0.01）；事后多重比较分析显示，"下岗失业人员"和"商业、服务业人员"之间存在显著性差异（P<0.05），下岗失业人员对药学服务的认同度低于商业、服务业人员的认同度，详见表10。

表10 Scheffe法多重比较（职业：对药学服务的认同度）

Tab 10 Multi comparison by Scheffe method（occupation：identification degree of pharmaceutical services）

（I）职业	（J）职业	平均数差异（I－J）	显著性
商业、服务业人员	下岗、失业人员	－0.4 642*	.029

* 表示平均值之间有显著性差异，P<0.05

*means the significant difference existing the mean values，P<0.05

3.3.5 探索性因子分析结果。

为了进一步了解消费者对医院药学服务的认知状况，对该28项服务项目进行探索性因子分析。

经过检验，量表的取样适当性量数（KMO）为 0.938，Bartlett's 球形检验达显著（见表 11）；并且，各题项之间具有很强的相关性（Cronbach's alpha 为 0.9423），表明适合进行因子分析。因子分析结果显示（见表 12），特征值大于 1 的有 4 个，第 1 个因子解释了 39.7% 的变异量，4 个因子累计解释了 57.6% 的变异量。因此确定有 4 个共同因子，按解释变异量的大小顺序分别命名为"临床药学服务"、"药物咨询服务"、"自我药疗服务"和"药品调配服务"，各包括 11、8、5 和 4 个题项（见表 12、表 13 和表 14）。临床药学服务包括药师参与临床治疗全过程、对患者的用药结果负责等；用药咨询服务包括宣传药物知识、提供建议和处方审查等；自我药疗服务包括药师提供面对面的服务、设立非处方药药房和推荐药品等；药品调配服务包括提供合格药品、准确调配药品和说明药品使用方法和注意事项等。消费者对"药品调配服务"的认同度最高（4.34），认同度最低的是"临床药学服务"（3.81）。配对 t 检验结果显示（见表 15），消费者对 4 类服务的认同度之间存在显著性差异（$P<0.01$）。

表 11　KMO 与 Bartlett's 球形检验

Tab 11　KMO and Bartlett's spherical test

Kaiser-Meyer-Olkin Measure of Sampling Adequacy （承样适当性量数）	Bartlett's Test of Sphericity Bartlett's （球形检验）		
	卡方值	自由度	显著性
.938	5 150.388	378	.000

表 12　因子分析结果与解释的变异量

Tab 12　Variables of factor alialvsis results and disellssJon

因子	特征值	解释变异量（%）	累计解释（%）
1	11.104	39.658	39.658
2	2.555	9.124	48.782
3	1.361	4.860	53.642
4	1.109	3.960	57.602

4　讨论

从本次调查的研究结果可见，被调查者对药师的传统职能表现出了很高程度的认同，认同度得分大多在 4 以上。相对而言，对于消费者不太熟悉的一些服务内容，如药师在病房中观察患者的用药情况、参与临床治疗全过程、与患者保持密切联系等，消费者的认同度较低。这一结果基本反映了医院药学的发展现状，许多医院的药学工作仍以药品供应为主，而以病人为中心、药师参与临床的药学服务工作模式仍处于宣传和摸索阶段，消费者对其认同不高也在情理之中。总的来看，被调查者对所列的服务项目均具有较高程度的认同，说明在思想认识上，医院开展药学服务具备了一定的群众基础，消费者对药学服务具有一定的需求，医院有必要积极开展这方面的工作。

性别是影响消费者对药学服务认同的一个重要因素。本研究结果显示，女性对药学服务的认同度显著高于男性。医学社会学研究发现 [7]，女性比男性的患病率要高，比男性更容易感到身体不适，在家庭中也比较关注其他家庭成员的身体状况，或更注意照顾老年人，因而是卫生资源的主要消费者。这也许可以解释为什么女性对药学服务的认同度比男性高。这个结果提示我们，在提供药学服务时须注意性别的影响,一方面要高度重视女性消费者的需求,提高其满意度;另一方面,也要加强对男性消费者的宣传,以促进男性消费者对药学服务的认同。

文化程度是影响消费者对药学服务认同度的又一个重要因素。本研究结果显示消费者的文化程度越高,对药学服务的认同度也越高。这一结果可以解释为文化程度高的消费者比文化程度低的消费者更了解预防保健的重要性,因而更容易接受一些有益于健康的医疗服务。但 Burin TS[8] 在对泰国消费者进行调查时发现,被调查者的文化程度越高,对药师药物咨询服务的认同度越低。两项研究结果正好相反,说明该问题有待于进一步研究。

不同职业的消费者对药学服务的认同度也不相同。下岗、失业人员的认同度显著低于商业、服务业人员,对此也可以用文化程度的不同来解释。商业、服务业人员的文化程度一般可能高于下岗、失业人员,因而更了解预防保健的重要性更愿意接受药学服务。

表 13　转轴后的因子矩阵

Tab 13　Rotated factor matrix

	因子			
	1	2	3	4
临床药学				
参与患者药物治疗的全过程	.811	.072	.121	−.093
与患者保持密切联系	.734	.102	.176	−.073
具有解释各项检查结果的能力	.674	.098	.272	.100
具有评估药物治疗效果的能力	.662	.311	.124	.156
对患者的药物治疗结果负责	.653	.291	−.036	.193
具有较高水平的人际沟通能力	.647	.099	.333	−.018
具有基本的疾病诊断能力	.614	.075	.265	.208
在病房中为患者提供用药咨询和指导	.591	.228	.336	.176
在病房中观察患者的用药情况	.574	.385	.258	.106
协助医师为患者制订药物治疗方案	.435	.340	.223	.355
询问患者的用药史,建立患者用药档案	.403	.360	.381	.195
药物咨询				
具有鉴别药品真伪的能力	.117	.670	.180	.443
向患者宣传基本用药知识	.114	.653	.407	.225
建立和保存药品管理档案	.213	.641	.138	.157
为门诊患者提供药物咨询服务	.106	.610	.505	.050
发现患者药物治疗中的潜在问题	.485	.541	.105	.170
根据消费者的健康状况提出建议	.258	.533	.524	−.030

续表 13

	因子			
	1	2	3	4
对药物治疗方案提出修改建议	.485	.504	.170	−.063
对处方进行审查，确保用药合理	.385	.494	.131	.198
自我药疗				
设立非处方药房，方便患者购药	.235	.058	.697	.258
向患者提供柜台式、面对面的药学服务	.340	.168	.624	.226
帮助消费者选择经济、有效的非处方药	.292	.329	.619	.091
评价消费者的健康需求，推荐安全有效的药品	.263	.405	.547	.077
向患者解释处方中药物的作用或功能	.301	.425	.443	.225
药品调配				
负责提供合格的药品	.038	.051	.139	.802
按处方要求准确地调配药品	.126	.456	−.027	.737
负责药品的及时供应	.050	.075	.253	.700
向患者说明药品的使用方法和注意事项	.076	.524	.113	.562

因子抽取方法为主成分分析法；转轴方法为 Kaiser 正规化最大变异法

take the main factors analysis as the factor- selecting analysis; take the Kaiser normalize maxium variable method as the kotated method

表 14　新命名因子的描述性统计结果

Tab 14　Descriptive statistical results of newly named factors

因子	名称	人数	题项数	Cronbach's	平均值	标准差
1	临床药学	345	11	0.8 988	3.81	0.63
2	药物咨询	345	8	0.8 705	4.05	0.58
3	自我药疗	345	5	0.8 179	3.95	0.62
4	药品调配	345	4	0.7 917	4.34	0.57

因子分析结果显示对于所列的 28 项服务，从消费者的角度可归结为 4 个方面药品调配服务、药物咨询服务、自我药疗服务和临床药学服务。消费者对药品调配服务的认同度最高，随着服务层次的提高，认同度逐渐降低，对临床药学服务的认同度最低。这一结果与马斯洛的需求层次理论具有某种程度的相似性。需求层次理论认为，只有较低层次的需求得到满足后，消费者才会产生更高层次的需求。药品调配服务是药师的传统工作职能，因此，医院开展药学服务应首先作好这部分工作，保证基本的药品供应。另外，不同的消费者会有不同的服务需求，医院应同时开展其它服务项目，以满足消费者不同层次的需求。

表 15　配对 t 检验

Tab 15　t - test of partnership

		平均数差异	t 值	显著性（双侧）
对子 1	临床药学—用药咨询	− 0.2 405	− 9.751	.000
对子 2	临床药学—药品调配	− 0.5 288	− 14.748	.000
对子 3	临床药学—自我药疗	− 0.1 367	− 5.312	.000
对子 4	用药咨询—药品调配	− 0.2 884	− 9.784	.000
对子 5	用药咨询—自我药疗	0.1 037	4.340	.000
对子 6	药品调配—自我药疗	0.3 921	11.893	.000

5　小结

本研究以西安市民为调查对象,探讨了普通消费者对医院药学服务的认知结构、认知状况及其影响因素。研究结果表明,消费者对医院药学服务具有较高的认同度,性别和文化程度是影响消费者对药学服务认同度的重要因素,从消费者的角度可将药学服务归结为药品调配服务、药物咨询服务、自我药疗服务、临床药学服务 4 个方面。消费者对这 4 种服务的认同度之间存在显著性差异。由于客观条件限制,本研究采用便利抽样法来获得样本,研究结果可能会受到一定影响。考虑到调查样本量较大,且涉及各个行业和各个年龄层次的人群,因此,研究结论应当能够反映一定的现实情况,可为医疗机构和有关部门实施药学服务提供参考。

参考文献

[1] Waleed MS, Al S, Mohamed Z. Pharmaceutical care management: a modern approach to providing seamless and integrated health care[J], Intelnational Journal of Health Care Quality Assurance, 2001, l4 (7): 282.

[2] 王开明, 姜蓉梅. 门诊药房更新调剂模式的实施体会 [J]. 同济大学学报（医学版）, 2003, 24 (2): 174.

[3] 储文功, 魏水易, 顾文华. 医院药学工作改革的改良模式——全面药学保健 [J]. 药学实践杂志, 2001, 19 (6): 363.

[4] 金勇进. 缺失数据的差补调整 [J]. 数理统计与管理, 2001, 20 (5): 48.

[5] 吴明隆. SPSS 统计应用实务 [M]. 北京: 中国铁道出版社, 2000: 1-27.

[6] 郭志刚. 社会统计分析方法—SPSS 软件应用 [M]. 北京: 中国人民大学出版社, 1999: 88.

[7] 威廉·科克汉姆（美）. 医学社会学 [M]. 北京: 华夏出版社, 2000: 35-43.

[8] Burin TS. Customers'perception of general pharmacy patronage and pharmacist consultation service activities of fered by demonstration pharmacies in Thailand[D].ProQuest.Digital dissertation.UMI number: 3060514. 2002.

——刊于《中国药学》2005 年第 16 卷第 4 期

我国医院药事管理研究的探讨

张抗怀　杨世民

　　摘要　目的：提高我国医院药事管理研究水平，促进医院药学服务的发展。方法：统计、分析 2002 年～2003 年有关医院药事管理文章 298 篇，比较中、美药事管理研究文章的差异。结果与结论：我国医院药事管理研究偏重于药品管理，主要包括药物利用、制剂管理和采购管理的研究，且研究方法欠科学。美国医院药学服务研究中的一些方法值得借鉴。

　　关键词　医院；药事管理；研究

Discussion on Hospital Pharmaceutical Management Research in China

ZHANG Kanghuai, YANG Shimin

ABSTRACT　Objective: To improve the research level of hospital pharmaceutical management in China in order to promote the pharmaceutical care in hospital. Methods: 298 published articles on pharmaceutical management between 2002 and 2003 were collected and analyzed.The differences were compared between Chinese and American research papers. Results & Conclusion: Chinese articles mainnly dealt with drug management, including drug use, preparation management and drug purchase, and the research methods used in these articles were less scientific, while the research methodology in U.S studies is worthy of learning.

KEY WORDS　Hospital; Pharmaceutical management; Research

　　医院药学是药学事业的重要组成部分，医院药事管理研究是药事管理研究的一个重要方面，制剂管理、调剂管理和临床药学一直是医院药事管理研究的主要内容。特别是药学服务（Pharmaceutical care, PC）理念自 1990 年由 Hepler 和 Strand 提出以来，受到全世界的关注，并在理论和实践上不断得到发展。我国的医院药学工作者在这方面也进行了不少研究，一些医院在实践方面还作了一些有益的探索。本文统计、分析了我国医院药事管理研究的现状，并与国外研究相比较，指出二者之间的差异，还针对我国医院药事管理研究中存在的问题提出了相应建议。

1　我国医院药事管理研究的现状

　　笔者统计了 2002 年 1 月～2003 年 10 月《中国药房》《中国药事》《中国药学杂志》《中国医院药学杂志》《中国药师》《医药导报》等 6 种杂志上发表的有关药事管理的文章，并对其进行分析。共有药事管理方面的文章 728 篇，其中涉及医院药事管理的 298 篇，具体详见表 1。

表 1　6 种杂志中医院药事管理研究文章分布状况

Tab 1　Statistics of the published articles on pharmaceu-tical management in 6 kinds of magazines between

研究内容	文章数	占总数的百分比（%）
药物利用研究	38	12.75
制剂管理	27	9.060

续表 1

研究内容	文章数	占总数的百分比（%）
采购管理	22	7.383
网络、计算机应用	22	7.383
综述	21	7.047
调剂业务管理	17	5.705
药物经济学	15	5.034
库存管理	15	5.034
合理用药	12	4.027
质量管理	11	3.691
不良反应	11	3.691
临床药学实践	9	3.020
执业药师作用	8	2.685
社会药学	8	2.685
有关说明书、标签的调查分析	8	2.685
咨询服务	7	2.349
药学信息	6	2.013
药学服务	6	2.013
特殊药品管理	4	1.342
药品经济管理	4	1.342
其他的调查分析	4	1.342
处方管理	3	1.007
国外管理介绍	3	1.007
人员管理	3	1.007
药事法规	3	1.007
药物临床研究	2	0.671
新药管理	2	0.671
其他	7	2.349
合 计	298	100

从表 1 可见，我国医院药事管理研究所涉及的内容较广泛，其中以药物利用研究最多，有 38 篇（12.750%），制剂管理 27 篇（9.060%），药品采购管理 22 篇（7.383%），网络和计算机应用 22

篇(7.383%),综述 21 篇(7.047%),调剂业务管理 17 篇(5.705%),药物经济学 15 篇(5.034%)等。药物利用研究主要是通过回顾性的统计分析,说明某类药物在医院的使用消耗状况和发展趋势,药房具有收集药品消耗数据的有利条件,可能是这方面研究最多的原因之一。在药品采购管理中涉及药品招标采购的最多,说明药品集中招标采购对医院的影响较大。进入 21 世纪,信息化、网络化已成为发展趋势,如何将信息技术应用于医院药事管理也已成为主要的研究方向之一。在目前医院制剂不断萎缩的情况下,仍有众多的研究涉及制剂管理,这一现象值得关注。关于药品说明书和标签的调查分析有 8 篇,可能与药房工作的便利性有关,其他方面的仅 4 篇。社会药学方面的有 8 篇,但大部分内容较浅。直接与药学服务有关的有 6 篇,仅占 2.013%。

2　我国医院药事管理研究存在的问题

研究对象以药品管理为主,在涉及药学服务和医、药、护、患的相互关系方面鲜有论述。说明我国医院药事管理研究还没有脱离"以药品为中心"的传统思路,"以病人为中心"的药学服务理念尚未形成。

现代管理科学的研究有 3 个要素:理论、观察和统计。其中理论是核心,根据理论和假设确定论证方法通过观察等方法收集数据,通过统计方法对收集的数据进行分析,进而对假设进行检验[1]。我国医院药事管理研究在这方面做得远远不够,在研究方法上,与其他社会学科(社会学、统计学、心理学等)结合较少,缺乏科学的研究设计和理论指导,论证过程较单薄。许多文章仅仅是观点的罗列,可信度不高。

研究内容以个案介绍、研究者本人工作体会以及回顾性文章居多,社会调查较少,研究的层次较低。从研究深度上看,低水平重复较严重,常常是同一个问题谈来谈去,内容却相差无几。研究结果的可借鉴程度不高,阻碍了整体研究水平的提高。

3　美国医院药学服务研究的特点

笔者在查阅美国有关药学服务文献时感觉到,他们的药事管理研究比较系统和科学。具体来说,有以下几个特点:研究问题较具体,往往就与药学服务密切相关的一些细节问题展开研究,很少有大而空的论述,与社会学、心理学、管理学等学科联系紧密,药事管理研究的理论基础往往来自于这些学科,有研究理论(假设)的指导,有科学的研究设计,大部分通过社会调查或观察法收集数据,对收集的数据运用各种统计方法进行分析,并进行假设检验,研究结果清楚可信,不同研究之间可相互借鉴和验证。下面以一篇美国药学服务研究论文为例予以介绍,该论文的题目为"药师、患者以及情境因素对药患沟通的影响"[2]。其具体研究过程如下:

3.1　假设的提出

作者首先指出,药、患沟通是药学服务的一部分,也是药学服务的前提;进而提出"药、患沟通模式"。在综述前人文献的基础上,根据"药、患沟通模式"提出研究假设:药师受询角色、患者咨询角色和情境因素影响药、患沟通的发生和沟通持续的时间。进一步将研究假设细化为工作假设,即在情境因素中又有 4 个子因素:缺乏时间、患者隐私、处方传递方式、沟通信息的重要性等。

3.2　研究设计

首先,根据研究假设给出研究变量可操作的定义(即工作定义),根据工作定义设计数据收集方法,对变量进行直接测量。如该文对变量"缺乏时间"有 4 个可直接观测的定义:(1)等待取药的其他病人数;(2)药师发药过程中被其他事件(如电话等)打断的次数;(3)病人体会到的时间紧迫感;(4)药师体会到的时间紧迫感。对"缺乏时间"的前两个定义作者采用了直接观察这一客观指标,对后两个定义通过问卷法中的主观量表来测量。其次确定抽样对象和方法。最后报据研究假设确定统计方法。

3.3 假设检验

根据研究设计进行抽样、数据收集、统计分析和假设检验。鉴别分析验证了最初的假设,即药师受询角色、患者咨询角色、处方传递方式、患者隐私、信息的重要性等与沟通的发生呈正相关,而时间缺乏与沟通呈负相关。通过多元回归分析验证了药物信息的重要性、处方传递方式、患者咨询角色等因素对沟通持续时间的影响,而缺乏时间的影响与原假设的方向相反,药师受询角色和患者隐私的假设没有得到验证。在进行统计分析之前,作者还对统计方法运用的前提条件进行检验,并对不符合条件的数据进行变量变换。由于作者采用了现场观察法收集数据,因此同时检验了是否存在观察效应。

3.4 讨论和建议

在这部分中,作者指出发现处方传递方式和信息的重要性对于药、患沟通的发生具有显著的影响是本文的重要贡献之一,因此建议以后同类研究中应包括这两个因素。作者还指出,本文的又一个重要贡献是确定了患者咨询角色是影响药、患沟通时间和沟通内容的重要因素。作者最后建议,在药房的实际工作中,处方应由药师(而不是技术员)直接交给患者,使患者了解药师的专业能力,激发患者与药师沟通的积极性。

从结果看,本研究的结论与国内一些文章的结论似乎没有多大的区别。但实际上,一个重要的区别在于:国内的文章只指出了应该怎么做,而该研究不仅说明了其"然",而且还论证了其"所以然",因而结论更加可信,更具有说服力。

4 对我国医院药事管理研究的建议

倡导管理研究方法论对研究过程的指导。科学的研究方法有利于提高研究工作的效率和质量,少走弯路,有利于促进研究者之间的交流和沟通,相互促进,有利于参与国际学术讨论 [3]。我国的医院药学工作者应加强对研究方法论的学习,以方法论为指导进行有关研究,不断提高自身的研究水平。

加强与管理学、社会学、心理学的结合,发挥这些学科在研究中的理论指导作用。作为一门边缘性学科,药事管理研究必须与其他社会学科相结合,吸取有益的成分,促进本学科的发展。

加强统计方法在医院药事管理中的应用。定性研究方法与定量研究方法相结合,是药事管理研究走向科学化的标志。研究者应尽可能获得第一手的统计资料,以增强文章的说服力。在利用他人的统计资料(即二手资料)时,应注意数据的可靠性和有效性。

目前,医院药学工作模式正在向药学服务转变,如何充分调动药师在药学服务中的积极性,如何加强药师与患者以及医师等人员的联系和相互了解等显得尤为重要。人、财、物、信息是管理的主要对象,其中人是最重要的管理对象,医院药事管理研究应以患者为中心,加强对药学服务中"人"的因素的研究,如有关药师与医师、护士、患者间的相互关系问题。

加强中、外医院药事管理研究人员的交流和沟通,向国外同行学习。国外特别是美国的医院药学服务开展得较早,积累了丰富的经验,在药学服务研究方面也处于领先地位。学习和借鉴国外先进的研究方法和研究理论,是快速提升我国医院药学服务研究水平的重要途径。

参考文献

[1] 郭志刚编. 社会统计分析方法-SPSS 软件应用 [M]. 第 1 版. 北京: 中国人民大学出版社, 1999: 1.

[2] Jon C Schommer. The roles of pharmacists, patients and contextual cues in pharmacist-patient communication[D]. UMI Dissertation Information Service, Order Number: 9306423.

[3] 李怀祖编. 管理研究方法论 [M]. 第 1 版. 西安: 西安交通大学出版社, 1999: 1.

——刊于《中国药房》2006 年第 17 卷第 10 期

解放军 323 医院 2005—2007 年抗菌药应用分析

刘东　杨世民　马金强　朱刘松

摘要　目的：评价解放军 323 医院抗菌药应用情况和趋势。方法：对解放军 323 医院 2005-2007 年抗菌药的销售金额、用药频度、药物利用指数和日治疗费用等数据进行回顾性分析。结果：3 年中抗菌药占全院药品销售总金额的平均比例为 38.81%，抗菌药物的使用主要以头孢菌素类、喹诺酮类和大环内酯类为主，有 3 种口服药和 4 种注射剂的用药频度排序始终居前列，分别是阿莫西林胶囊、阿奇霉素片、克拉霉素胶囊、注射用头孢哌酮/舒巴坦钠、注射用青霉素 G 钠、注射用头孢唑林钠和盐酸左氧氟沙星注射液。结论：本院抗菌药用药种类基本合理，但用药比例偏高。因此建议本院加强抗菌药物合理使用干预措施，建立健全抗菌药分级管理制度。

关键词　抗菌药；药物利用评审；用药频度；回顾性研究

Analysis of application of antibacterials in the 323rd Hospital of PLAduring 2005-2007

LIU Dong，YANG Shimin，MA Jinqiang，ZHU Liusong

ABSTRACT　Objective: To evaluate the status and tendency of application of antibacterials in 323rd Hospital of PLA. Methods: The consumption sum，DDDs，drug utilization index and defined daily cost of antibacterials in 323rd Hospital of PLA during 2005-2006 were retrospectively analyzed. Results: During the three years，the average rate of consumption sum of antibacterials was 38.81% of the total comsumption sum of drugs used in the hospital，Cephalosporins，quinolones and macrolides were the main antibacterials used. Three kinds of oral antibactorials and four kinds of injection antibacterials were used most frequently. They were amoxicillin capsules，azithromycin tablets，clarithromycin capsules，cefoperazone/sulbactam for injection，benzylpenicillin G injection，cefazolin sodium injection and levofloxacin hydrochloride injection. Conclusion: The varieties of the main antibacterials used are basically reasonable，but the utilization rate of antibacterials in this hospital is higher than the average rate all over the country. So the intervention measures and the management at different levels should be strengthened in order to standardize the rational use of antibacterials.

KEY WORDS　antibacterial agent; drug utilization review; DDDs; retrospective study

　　抗菌药是临床上应用比例最大的药物，主要用于治疗和控制感染性疾病以及预防术后感染，但随着新型抗菌药的不断问世及市场经济的影响，临床上滥用抗菌药现象已十分普遍，这不仅导致细菌耐药性的产生，影响疗效，而且也增加了院内感染的危险[1]。作者对解放军 323 医院 2005-2007 年抗菌药利用情况进行分析，评价其使用的合理性，以探讨其临床应用特点，为合理用药提供参考。

1　资料和方法

　　从本院药库管理系统获取 2005—2007 年抗菌药的出库数量，不包括抗菌中成药。抗菌药依据《新编药物学》第 16 版中抗菌药物分类方法[2]分类。采用 WHO 推荐的限定日剂量（defined daily dose，DDD）和药物利用指数（drug utilization index，DUI）法分析抗菌药用药情况。未收藏的参阅《新编药物学》第 16 版及药品说明书推荐的成人平均日剂量综合确定。用药频度（DDDs）= 药物消耗总量（g）/ DDD 值，DDDs 越大，说明该药的使用频度越高。DUI=DDDs / 总用药天数，DUI ≤ 1，说明药物使用合理。日治疗费用（DDC）= 总购药金额 / DDDs，以此来比较 3 年来的日治疗费用。

2　结果和分析

2005、2006、2007 年本院抗菌药物销售金额分别占西药销售总金额的 38.85%、36.90% 和 40.68% 均排在临床用药第一位从销售总额及抗菌药销售金额来看 2006 年与 2005 年相比为负增长，2007 年增长较大。本院 3 年中抗菌药物占西药销售金额的平均比例为 38.81%，超过全国医药经济信息网统计的我国医院抗菌药物销售金额占药品销售总金额 27.97% 的比例[3]，说明本院抗菌药物使用比例过高。抗菌药各亚类销售金额、DDDs 值及构成比见表 1。

表 1　抗菌药各亚类金额、用药频度（DDDs）及构成比

Table 1　The consumption sum the frequency of drug use（DDDs）and constitutiltg

percentage of sub-categories of antibacterials

药品类别	金额 [万元（%）]			DDDs（%）		
	2005 年	2006 年	2007 年	2005 年	2006 年	2007 年
头孢菌素类	956.55（71.45）	739.04（71.93）	1200.67（70.28）	9.87（25.22）	10.11（24.94）	13.20（33.57）
喹诺酮类	166.98（12.47）	157.99（15.38）	267.11（15.64）	3.79（9.69）	5.13（12.65）	9.56（24.31）
大环内酯类	90.35（6.75）	67.79（6.60）	56.49（3.31）	7.31（18.68）	7.82（19.29）	4.71（11.98）
林可霉素类	63.95（4.78）	29.14（2.84）	2.17（0.13）	0.81（2.07）	0.47（1.16）	0.04（0.10）
青霉素类	28.19（2.11）	56.07（5.46）	63.92（3.74）	9.59（24.51）	10.99（27.11）	6.80（17.29）
抗真菌药	19.44（1.45）	8.34（0.81）	11.94（0.70）	0.36（0.92）	0.33（0.81）	0.40（1.02）
硝基呋喃类	12.67（0.95）	1.35（0.13）	82.91（4.85）	2.47（6.31）	1.57（3.87）	1.81（4.60）
其他 β- 内酰胺类	11.35（0.85）	11.36（1.11）	79.32（4.64）	0.01（0.03）	0.03（0.07）	0.17（0.43）
其他抗菌药	4.77（0.36）	5.58（0.54）	2.59（0.15）	0.01（0.03）	0.01（0.02）	0.04（0.10）
抗病毒药	4.69（0.35）	2.45（0.24）	1.74（0.10）	0.32（0.82）	0.24（0.59）	0.19（0.48）
β- 内酰胺酶抑制剂	3.30（0.25）	2.61（0.25）	2.38（0.14）	3.92（10.02）	2.41（5.94）	1.76（4.48）
氨基糖苷类	3.15（0.24）	1.68（0.16）	0.82（0.05）	0.46（1.18）	0.57（1.41）	0.52（1.32）
磺胺类及其增效剂	1.60（0.12）	0.15（0.01）	0.19（0.01）	0.21（0.54）	0.15（0.37）	0.12（0.31）
四环素类					0.71（1.75）	
合计	1338.80（100）	1027.48（100）	1708.33（100）	39.13（100）	40.54（100）	39.32（100）

由表 1 可见，3 年内本院抗菌药物的使用主要以头孢菌素类、喹诺酮类和大环内酯类为主。其中头孢菌素类和喹诺酮类的销售金额和 DDDs 位居抗菌药的前两位，3 年来 DDDs 均大幅度增加。由于头孢菌素类抗菌谱广、抗菌作用强、毒性低，安全性和稳定性较好，适用于各年龄段患者，成为临

床应用的首选。喹诺酮类药由于其广谱，对 G⁺ 菌和 G⁻ 菌均有强大抗菌作用，对绿脓杆菌等多种耐药菌株有抗菌活性，吸收快、分布广，除脑组织外在其他各种组织和体液中均有良好分布，可与多种常用的抗菌药物配伍使用的特点，在临床占有一定的地位。β-内酰胺酶抑制剂的使用率逐年下降，β-内酰胺类在 2007 年销售金额和 DDDs 与前两年相比增长较快。大环内酯类的使用呈逐年降低趋势。

3 年间 DDDs 排序居前 13 位的抗菌药物的 DDDs、DUI 和 DDC 统计见表 2、3、4。由表 2、3、4 可见，各年 DDDs 排行前 13 位的抗菌药物中，有 3 种口服药和 4 种注射剂一直位于前列。其中口服药为阿莫西林胶囊、阿奇霉素片和克拉霉素胶囊。3 年中阿莫西林胶囊的 DUI>1，阿奇霉素片在 2005 年的 DUI>1，视为不合理用药。3 年间阿莫西林胶囊的 DDDs 和 DDC 变化不大，逐年增长的是克拉霉素胶囊，二者的 DDDs 排序在口服药中始终占第一、二位。阿莫西林胶囊以其抗菌力强、副作用小、对敏感细菌感染疗效满意、价格低等因素独具优势，但长期大量的不合理使用会造成耐药菌产生，这也是 2007 年其 DDDs 下降的原因。克拉霉素胶囊和阿奇霉素片是继琥乙红霉素之后广泛应用的两种大环内酯类抗生素。由于它们对胃酸稳定，组织分布快而广，浓度高，对流感杆菌的抗菌活性比红霉素强 2～4 倍，$t_{1/2}$ 为红霉素的 2～3 倍，尿排泄率比红霉素高 2 倍，因此在门诊用药占一定的地位。阿奇霉素片在 2005 年 DUI>1，与超剂量和超疗程使用产生耐药有关，其 2006 年 DDDs 有所降低，2007 年 DDDs 稍有回升。3 种口服药中阿奇霉素片的 DDC 有所下降，其他两种口服药的 DDC 变化不大。

从 DDDs 排序居前 10 位的 4 种注射剂的 DUI 来看，头孢哌酮 / 舒巴坦钠使用合理，左氧氟沙星注射液在 2005 年 DUI>1，青霉素 G 钠在 2006 年 DUI>1，头孢唑林钠在 2007 年 DUI>1，认为使用不合理。青霉素 G 钠作为治疗 G⁺ 菌感染首选药，价格低廉，一直是用于住院患者的一线药物。头孢哌酮 / 舒巴坦钠的 DDDs 在 3 年间始终居于前列，因其抗菌谱广、抗菌活性强、安全、不良反应少而轻等特点，成为治疗严重感染的首选用药，加上近年实行药品集中招标采购，药品价格降低，药品费用更趋于合理易被患者接受。但是未做抗生素药敏试验、无适应证用药、用药时间过长等现象以及喜用"好药"和贵药的心理同样会造成不合理用药，浪费医药资源，产生耐药菌。左氧氟沙星注射液临床应用较多，因其与许多常用的抗菌药物间无交叉耐药性，具有强大的抗菌活性和良好的生物利用度以及适中的价位，深得临床医生的青睐。但是喹诺酮类药物的耐药现象越来越严重，卫生部对喹诺酮类药物作为围手术期预防用药进行了规范，因此对于喹诺酮类药物的使用更应在临床合理用药原则的指导下进行。

由表 1～4 可见，DDC 较高的头孢呋辛、头孢哌酮 / 舒巴坦钠和头孢他啶，3 年间 DDDs、DDC 和 DDDs 排序逐渐降低，取而代之的是 DDDs 较高而 DDC 较低的药品，呈现良好的势态。2007 年氟罗沙星作为新药首次进入 DDDs 排序前列，加替沙星氯化钠和头孢米诺进入排序前 10 位，与医生大范围用药和院方政策干预少有关。虽然加替沙星抗菌谱广，可用于需氧菌、厌氧菌感染和混合感染，但是它易引起诸多不良反应，临床应注意监测。头孢米诺钠因其抗菌谱广，对 β-内酰胺酶稳定和对厌氧菌有较强作用的特点，在某些科室作为围手术期治疗用药和预防用药较多，但作为预防用药档次偏高，这也是造成本院抗菌药物占西药费用构成比居高不下的原因之一。

表2 2005 年排行前 13 位抗菌药物的限定日剂量（DDD），用药频度（DDDs）、
药物利用指数（DUI）和日治疗费用（DDC）

Table 2　Top 13 antibacterials in 2005 and their DDD，DDDs，DUI and DDC

药品名称	DDD（m/g）	DDDs	DDDs排序	用药总天数（t/d）	DUI	DDC（元）
阿莫西林胶囊	1.0	49 300	1	32 880	1.50	0.48
克拉霉素胶囊	0.5	29 985	2	30 011	1.00	5.98
注射用头孢哌酮/舒巴坦钠	4.0	25 516	3	25 680	0.99	115.69
注射用头孢呋辛钠	3.0	21 516	4	21 658	0.99	104.69
阿奇霉素片	0.3	20 737	5	115 709	1.32	5.62
注射用头孢唑林钠	3.0	15 508	6	11 631	1.00	7.49
注射用头孢他啶	4.0	15 106	7	15 432	0.98	120.74
注射用青霉素 G 钠	3.6	14 327	8	17 918	0.80	1.12
盐酸左氧氟沙星注射液	0.5	11 047	9	9 208	1.19	67.34
注射用氨苄西林钠/舒巴坦	2.0	9 788	10	2 739	0.90	21.82
注射用氨苄西林钠	2.0	9 750	11	5 218	0.50	2.20
诺氟沙星胶囊	0.8	9 330	12	3 137	0.49	0.05
注射用头孢哌酮钠	4.0	7 253	13	100	1.00	100.48

表3 2006 年排行前 13 位抗菌药物的限定日剂量（DDD），用药频度（DDDs）、药物利用指数（DUI）
和日治疗费用（DDC）

Table 3　Top 13 antibacterials in 2006 and their DDD，DDDs，DUI and DDC

药品名称	DDD（m/g）	DDDs	DDDs排序	用药总天数（t/d）	DUI	DDC（元）
阿莫西林胶囊	1.0	50 010	1	48 553	1.03	0.44
克拉霉素胶囊	0.5	37 722	2	38 103	0.99	5.21
注射用青霉素 G 钠	3.6	29 699	3	29 404	1.01	1.12
注射用头孢哌酮/舒巴坦钠	4.0	25 516	4	25 560	1.00	75.02
注射用头孢唑林钠	3.0	23 025	5	23 257	0.99	8.08
盐酸左氧氟沙星注射液	0.5	14 405	6	14 558	0.99	47.17
阿奇霉素片	0.3	14 180	7	15 043	0.98	4.99
注射用头孢呋辛钠	3.0	14 030	8	17 320	0.81	66.30

药品名称	DDD（m/g）	DDDs	DDDs 排序	用药总天数（t/d）	DUI	DDC（元）
注射用氯唑西林钠	2.0	11 924	9	15 287	0.78	20.15
罗红霉素胶囊	0.3	9 780	10	10 404	0.94	4.49
头孢羟氨苄片（欧意）	2.0	9 600	11	9 796	0.98	8.15
注射用头孢米诺钠	2.0	8 446	12	8 280	1.02	217.61
注射用头孢他啶	4.0	5 861	13	6 660	0.88	120.64

表 4　2007 年排行前 13 位抗菌药物的限定日剂量（DDD），
用药频度（DDDs）、药物利用指数（DUI）和日治疗费用（DDC）

Table 4　Top 13 antibacterials in 2007 and their DDD,
DDDs，DUI and DDC

药品名称	DDD（m/g）	DDDs	DDDs 排序	用药总天数（t/d）	DUI	DDC（元）
克拉霉素胶囊	0.5	44 100	1	44 021	1.00	5.56
阿莫西林胶囊	1.0	41 250	2	37 543	1.10	0.44
加替沙星氯化钠注射液	0.4	16 874	3	17 051	0.96	56.25
阿奇霉素片	0.3	15 387	4	17 485	0.88	3.10
注射用青霉素 G 钠	3.6	14 733	5	14 883	0.99	4.60
注射用头孢哌酮 / 舒巴坦钠	4.0	14 718	6	15 331	0.96	75.17
注射用头孢米诺钠	2.0	14 601	7	8 229	1.77	383.76
盐酸左氧氟沙星注射液	0.5	10 554	8	11 099	0.95	50.26
注射用头孢唑林钠	3.0	8 486	9	7 191	1.18	16.20
注射用氯唑西林钠	2.0	7 611	10	7 766	0.91	40.71
诺氟沙星胶囊	0.8	7 466	11	6 787	1.10	0.31
氟罗沙星注射液	0.4	6 380	12	6 444	0.99	75.72
罗红霉素胶囊	0.3	6 000	13	6 593	0.91	4.60

3　讨论

调查显示，本院 2005—2007 年抗菌药物的使用主要以头孢菌素类、喹诺酮类和大环内酯类为主，其用药结构基本合理，但在某些科室还存在用药起点高、无针对性的预防用药、疗程过长等问题。对此，本院加强了限制类抗菌药三级审批制度，采取了每季度开展合理用药研讨会，根据临床科室用药比例（药品费 / 住院费）进行了绩效考评，定期公布抗菌药用药排序等措施，但是对临床中抗菌药使用的具体情况的了解和干预尚不能做到准确和及时。因此本院应建立健全抗菌药物的分级管理制度，规范围手术期预防用药的管理，制定重点科室临床用药指南，进一步加强行政干预措施和临床药师制度，开办专题讲座，更新知识，用循证医学的方法指导医生用药。医生应根据抗菌药用药指征控制其使用时间和剂量，减少或避免经验用药，防止无指征用药，充分利用实验条件进行细菌培养和药敏试验提高诊疗水平，减少药物不良反应；临床药师应积极开展工作，仔细审核处方，定期进行医院用药情况分析，及时发现并纠正不合理用药，与医生共同选择和探讨正确的给药方案。除此以外，还要强化全院医务人员合理使用抗菌药物的意识，真正做到安全、有效、经济用药。

参考文献

[1] 葛绳德. 抗生素合理应用问题点滴 [J]. 药学服务与研究，2007，7（5）：321-324.
Ge Sheng-de，Bits of questions about reasonable use of anti-biotics[J]. Pharm Care Res，2007，7（5）：321-324. Chinese with abstract in English.

[2] 陈新谦，金有豫，汤光. 新编药物学 [M].16 版. 北京：人民卫生出版社，2007：44-48.
Chen Xin-qian，Jin You-yu，Tang Guang.New pharmacology[M].16th ed. Bejing: People's Health Press，2007: 44-48.Chinese.

[3] 王迎春，段丽芳，周学琴. 我院病区抗感染药物应用分析 [J]. 中国医院用药评价与分析，2006，6（4）：220-222.
Wang Ying-Chun，Duan Li-fang，Zhou Xue-qin.Analysis of anti-infectives used in the dispensary for inpatients of our hospital[J]. Eval Anal Drug-use Hosp China，2006，6（4）：220-222.Chinese with abstract in English.

——刊于《药学服务与研究》2009 年第 9 卷第 1 期

西安市8所医院门诊处方调查

刘东   杨世民   王霄伦

摘要   目的：了解医疗机构在《处方管理办法》实施后处方书写、开具的基本情况，为完善、健全处方管理和用药管理提供依据。方法：回顾性调查西安市8家医院2008年10月的门诊处方，对处方的逐个项目进行统计分析。结果：共调查门诊处方858张，注明临床诊断为789张处方，占92.0%，药品通用名使用率为92.8%，注明药品剂型为644张，占75.1%，注明规格单位和数量单位分别为552和676张，各占64.3%和78.8%，诊断与处方用药相符的处方为779张，占90.8%。结论：医疗机构应认真学习《处方管理办法》，采取有效措施加强处方管理，维护患者用药利益。

关键词   处方管理办法；门诊处方；药品通用名；临床诊断

处方是医师为预防和治疗疾病给病人用药的取药凭证，是药剂人员为病人调剂药品的依据，具有法律、技术、经济意义，是重要的医疗文书之一。《处方管理办法》[1]（以下简称《办法》）第一条中明确规定了其宗旨是"规范处方管理，提高处方质量，促进合理用药，保障医疗安全"。其最终目的是促进安全、有效、经济用药，保护患者的用药利益，充分合理的使用有限的医药卫生资源。为了解医疗机构对《办法》的执行情况，笔者对西安市8所医院的门诊处方进行了回顾性调查和分析。

1   资料和方法

1.1 资料来源

选择西安市8所医院，其中三甲医院5所，编号为1～5号，二甲医院3所，编号为6～8号。随机抽取各医院2008年10月某一天处方中的100余张，8所医院共计858张处方[2]。

1.2 方法

按照《办法》规定对处方格式、前记、正文和后记部分进行逐项统计，同时对处方用药适宜性审核的7项内容中的5项进行调查，用SPSS 15.0和Excel 2003进行描述性统计分析。

2   结果

三甲医院处方共计560张，占65.3%；二甲医院处方共计298张，占34.7%。性别分布为男402人，女454人，未填写性别2人。

2.1 处方纸张格式的要求

处方颜色与处方类型一致率为96.0%；处方右上角标注与处方类型一致率为94.9%。

2.2 处方前记和后记

填写完整情况各医院表现不一致，其中门诊号未填的集中表现在1号、2号、3号和8号医院，费别未填的集中表现在3号和8号医院，2项均填写完整的是4号和7号医院，见表1。

表1　处方前记和后记填写完整情况

项目	姓名	性别	年龄	年龄单位	门诊号	科别	费别	临床诊断	开具时间	医师签名	审核核对	调剂发药
百分率/%	100.0	99.8	99.0	90.1	62.7	96.6	78.4	92.0	99.9	100.0	86.4	95.7

其中对新生儿与婴幼儿(按实足年龄小于4岁算)体重项目的填写,需注明体重的共93人,未注明体重的56人(占60.2%)。

儿科处方前记中标注印有"体重"的共有2所医院,三甲和二甲医院各一所。

2.3 正文部分各项目统计结果

2.3.1 药品通用名使用　其平均使用率为92.8%,见表2。

2.3.2 药品剂型、规格和数量　剂型填写率稍低,见表3。

2.3.3 药品量与单位　不填或省略"g、片、粒和支",见表4。

2.3.4 剂量和数量单位　结果见表5。

表2　各医院药品通用名使用情况

医院编号	三甲医院					二甲医院		
	1号	2号	3号	4号	5号	1号	2号	3号
药品通用名使用率(%)	97.0	99.5	91.8	95.8	68.7	99.6	92.5	92.5

表3　药品剂型、规格和数量填写情况

项目	剂型		规格		数量	
	处方数	百分率/%	处方数	百分率/%	处方数	百分率/%
无	202	23.5	24	2.8	11	1.3
有	644	75.1	829	96.6	847	98.7
不规范*	12	1.4	5	0.6	—	—
合计	858	100	858	100	858	100

注:*"不规范"指剂型未按《办法》规定的要求书写

表4　药品规格单位和数量单位

项目	规格单位		数量单位	
	处方数	百分率/%	处方数	百分率/%
无	128	14.9	126	14.7
有	552	64.3	676	78.8
部分有	178	20.7	56	6.5
合计	858	100	858	100

表5 法定剂量单位和法定数量单位项目

项目	法定剂量单位		法定数量单位	
	处方数	百分率 /%	处方数	百分率 /%
否	128	14.9	204	23.8
是	730	85.1	630	73.4
部分是	—	—	24	2.8
合计	858	100	858	100

注：—表示未作"部分是"的统计

2.3.5 药品用法、用量用药　剂量单位和给药途径填写率偏低，结果见表6。

表6 药品用法、用量填写情况

项目	用药剂量 / %	单位有无 / %	给药途径 / %	给药时间 / %
有	90.8	67.6	63.4	94.1
部分有	—	10.1	4.3	0.8

注：—表示未作"部分有"的统计

2.4 处方字迹

字迹不清、涂改的处方 35 张，医师注明涂改理由和日期的 13 张，占 37.1%；急诊处方用量超过 3 日量，普通、儿科处方和医保处方用量超过 7 日量的共 186 张，医师注明超量理由的 17 张，占 9.1%。

2.5 药师对处方用药适应性审核

注明皮试及结果占 43.1%，诊断与用药相符率为 90.8%，用药与给药途径相符为 94.9%，无潜在药物作用和配伍禁忌占 98.0%，无重复用药占 99.1%。

3 分析

3.1 处方格式、前记和后记

处方纸张颜色和标注不一致性主要表现在选择处方时出错，用普通处方开具儿科或急诊处方，儿童到急诊科看病用急诊处方，但只是个别医师的疏忽行为。

前记中出现的某一项内容填写率偏低在一些医院中存在共性，说明某些医院在处方填写时要求不是很严格。

无临床诊断多为精神科处房，因此容易理解其原因是涉及患者隐私的情况下未填，也是人性化的一种表现。这与《办法》第六条"除特殊情况外，应当注明临床诊断"相符。

儿科处方中需注明体重项，只有两所医院处方中印有此项。

处方后记中，药师审核核对签字率稍低，也表现在同一所医院中。

3.2 处方正文部分

一所三甲医院药品通用名使用率偏低，原因可能是该医院规模大，病人多，医师人数多，普及药品通用名[3]的工作不如规模小的医院容易。未填剂型或不规范填写剂型的占 24.9%，省略规格单位 "g" 是集中表现，这也是由于长期以来的习惯所致。用法、用量中给药途径的填写率较低，原因与以往书写习惯有关，"口服"在处方中省略是普遍存在的现象。

有 2 所医院各个项目的填写规范、准确、完整，表明对《办法》的贯彻执行存在差异。

3.3 超量处方

186 张中注明超量原因和签字的只占 9.1%，集中表现在医保处方中。

3.4 皮试诊断结果

已注明的 65 张，占 43.1%，86 张处方均为口服青霉素类和头孢类药物，未注明皮试结果。目前使用头孢类抗菌药是否须做皮试尚无统一规定，有些药品说明书中也无明确要求，各个医院对口服头孢类和青霉素类均不注明皮试存在共性。

3.5 临床诊断与处方用药相符率

在存 10% 的差异，表现在用药与诊断部分相符的、诊断为"感冒"抗病毒和抗菌药联用的或只用抗菌药物的以及时间依赖型抗菌药用药频次不合理等，表现分散。给药途径不合理的百分率较低，表现在外用药的使用方法上未写明准确用药部位和方法而只是"外用"，静脉滴注用药分组不明确，如何给药不明等。

存在潜在或不明确的药物相互作用共有 17 张处方。重复用药 8 张处方，一般是在同一类药物中重复和不同剂型的同一种药重复。

4 讨论

调查中发现在执行《办法》过程中存在不便于操作的情况：(1) 儿科病人看急诊，是选用急诊处方还是选用儿科处方各个医院不一致，《办法》上也未具体提及。(2) 新生儿 / 婴幼儿是否必须注明体重而不是用不确定的"必要时"注明体重。(3) 需做皮试的抗菌药范围不明确，临床诊断是否应统一关键词或缩略语。(4) 具体何种特殊情况下可不注明诊断等，建议制定政策部门明确细化相关项目内容 [4]，以便于医师、药师在开具和审核处方时有章可循，规范医疗行为，维护患者用药安全。

通过对西安市 8 所医院的门诊处方的调查，分析落实《办法》不足的原因在于医疗机构和医务人员，特别是医院领导缺乏对法律、法规的严肃性认识，未制定相关措施，使得贯彻《办法》流于形式和口头。因此，医疗机构应加强宣传教育和监管力度，医务人员通过认真学习《办法》，提高认识，正确理解《办法》的意义和作用，采取必要有效的措施，加强处方管理，促进合理用药 [5]。

参考文献

[1] 处方管理办法 [S]. 卫医发，2007，53 号．

[2] 张淑萍，王睿芳，陈霞．门诊处方评价表分析 [J]. 西北药学杂志，2009，24（1）：70-71．

[3] 苏雪媚，蔡威黔．《处方管理办法》实施前后处方质量分析 [J]. 中国药房，2008，8（7）：546-548．

[4] 彭东洲．探讨《处方管理办法》施行中的问题及内容的完善 [J]. 中国医院药学杂志，2008，28（12）：1019-1020．

[5] 钟振辉，张美宋．我院门诊处方质量分析 [J]. 西北药学杂志，2009，24（1）：69-70．

——刊于《西北药学杂志》2009 年第 24 卷第 6 期

抗高血压药物的合理使用分析

李欣　杨世民

摘要　目的：通过对医院心血管内科住院病例调查，探讨临床治疗高血压病的用药特点和趋势，为临床用药提供参考依据。方法：对 2008 年 6 月 –2009 年 6 月心血管内科 672 例住院病例调查，分析其中 328 例高血压患者的降压药使用情况。结果：钙拮抗剂类药物的使用频率最高，血管紧张素转化酶抑制药（ACEI）与血管紧张素 II – 受体拮抗剂（ARB）分列其次。医保对抗高血压药物的使用有较大影响。抗高血压药物单一用药比例占 20.73%，联合用药比例达到 79.27%。结论：医院抗高血压药物的使用情况基本合理，基本达到《中国高血压防治指南》要求。

关键词　抗高血压药物；合理用药；用药频率；联合用药

高血压是临床常见病和多发病，是多种心、脑血管疾病的重要病因和危险因素。我国高血压的患病率已经由 1991 年的 11.8% 上升至 2002 年的 18.8%[1]，全球有高血压患者 18 亿[2]，我国已超过 1 亿，患者同时合并肥胖、血脂代谢异常、糖尿病、心绞痛和心率失常等。笔者对医院抗高血压药物的使用进行统计分析，为临床更加合理的用药提供参考依据。

1　资料来源

资料来源于 2008 年 6 月—2009 年 6 月心血管内科 672 例住院病例，其由高血压病人 328 例，统计患者的性别、年龄、医保情况及用药的品种、类别、用药数量。

2　方法

采用 DDDs 法计算各类降压药的使用频率，统计各年龄段和不同性别患者使用降压药的处方数，医保、非医保药物的使用情况及联合用药的处方数并进行分析。

3　结果

3.1　药物的使用频率及排序

抗高血压药物中钙拮抗剂类药物的使用频率最高，其次为血管紧张素转化酶抑制剂（ACEI），见表 1。

3.2　药物在不同性别、年龄患者中的使用

女性患者 186 例，占 57.71%，男性 142 例，占 43.29%。年龄大于 40 岁的高血压患者比例达到 94.82%，说明中老年是高血压的高发阶段，见表 2。

3.3　医保、非医保药物的使用

医保药品在抗高血压药物治疗中占有很高的比例，达到 98.42%，而非医保药物仅 1.67%，见表 3。

3.4　抗高血压药物单用及联合使用

单一用药 68 例，占总人数的 20.73%；二联用药 156 例，占 47.56%；三联用药 91 例，占 27.74%；四联用药 13 例，占 3.97%。见表 4-7。

表1　抗高血压药物使用频率情况

药品类别	DDDs	排序
钙拮抗剂	167 456	1
血管紧张素转化酶抑制剂（ACEI）	125 641	2
β-受体阻滞剂	113 278	3
血管紧张素Ⅱ-受体拮抗剂（ARB）	967 539	4
利尿剂	438 325	5
其它	8 742	6

表2　抗高血压药物在不同年龄段患者中使用比例

年龄	病例数	比例 / %
40 岁以下	17	5.18
41～50 岁	48	14.64
51～60 岁	64	19.50
61～70 岁	126	38.42
71 岁以上	73	22.26

表3　医保、非医保药物的使用情况

病人类别	病例数	医保药物		非医保药物	
		使用人数	比例 / %	使用人数	比例 / %
医保病人	253	249	98.42	4	1.67
非医保病人	75	35	46.67	40	53.33

表4　抗高血压药物单一用药情况

药物类别	病例数	比例 / %	效果		
			显效	改善	无效
钙拮抗剂	20	29.41	4	10	6
ACEI	14	20.59	3	7	4
ARB	12	17.65	1	7	4
β-受体阻滞剂	12	17.65	1	5	6
利尿剂	6	8.82	0	3	3
其它	4	5.88	0	2	2

表 5　抗高血压药物二联应用情况药物类别

药物类别	病例数	比例 / %	效果		
			显效	改善	无效
钙拮抗剂 + ACEI	38	24.36	15	19	4
ACEI +β-受体阻滞剂	29	18.59	5	20	4
钙拮抗剂 +β-受体阻滞剂	52	33.33	20	26	6
钙拮抗剂 + ARB	16	10.26	2	10	4
ACEI + 利尿剂	13	8.33	1	9	3
利尿剂 +β-受体阻滞剂	4	2.56	0	3	1
其它	4	2.56	0	2	2

表 6　抗高血压药物三联应用情况

药物类别	病例数	比例 / %	效果		
			显效	改善	无效
ACEI + 利尿剂 +β-受体阻滞剂	19	20.87	6	12	1
ACEI + 钙拮抗剂 +β-受体阻滞剂	43	47.25	16	25	2
ACEI + 钙拮抗剂 + 利尿剂	12	13.19	3	8	1
ACEI + 利尿剂 +ARB	4	4.40	1	1	2
钙拮抗剂 +ARB+β-受体阻滞剂	6	6.59	2	5	1
ACEI+ARB+β-受体阻滞剂	4	4.40	0	3	1
其它	3	3.30	0	2	1

表 7　抗高血压药物四联应用情况

药物类别	病例数	比例 / %	效果		
			显效	改善	无效
ACEI + 利尿剂 +β-受体阻滞剂 + 钙拮抗剂	6	46.15	2	3	1
钙拮抗剂 +ARB+β-受体阻滞剂 + 利尿剂	3	23.08	1	2	0
其它	4	30.77	1	2	1

4　分析与讨论

①由表1可知,该院使用频度居前的五类抗高血压药物,均为《中国高血压防治指南》提出的一线用药,符合心血管用药的趋势。钙拮抗剂、血管紧张素转化酶抑制剂、β-受体阻滞剂排在前 3

位,其中钙拮抗剂类降压药使用频度最高,以长效钙拮抗剂使用最为广泛。《中国高血压防治指南》建议使用具有 24 h 降压效果的长效制剂,使每天 24 h 血压稳定于目标范围内,有效防止靶器官的损害 [3-4]。在 2007 年欧洲高血压指南中,归纳了 6 类降压药物的禁忌证,其中二氢吡啶类钙拮抗剂(CCB)是禁忌证最少的药物,而且没有强制性禁忌证。ACEI 和 ARB 类药物均对肾脏有独特的保护作用,对代谢有益,均能延缓 2 型糖尿病发生的大量清蛋白尿,是治疗糖尿病高血压的首选药物。但 ARB 类药物上市时间相对较短且价格较高,其临床使用受到一定限制。β- 受体阻滞剂通常作为合并冠心病、心肌梗死或者慢性心力衰竭的高血压病首选基本药物。利尿剂价格低廉,是治疗单纯性收缩期高血压的首选药物。

②抗高血压药物单一用药有局限性,联合用药具有减少并发症、降低不良反应的发生、改善患者对药物的依从性等优点。钙拮抗剂加 β-受体阻滞剂、钙拮抗剂加 ACEI、ACEI 加利尿剂的组合均为指南中提出的有效组合。

③由表 6 可知,钙拮抗剂与 β-受体阻滞剂合用是使用最多的二联用药。钙拮抗剂可扩张小动脉降低血管阻力,可抵消 β-受体阻断剂引起的外周血管阻力增加,同时也有排钠减少血容量的作用;β-受体阻断剂则通过负性肌力和负性频率作用减少心输出量,降低心肌耗氧量,消除钙拮抗剂引起的反射性交感神经兴奋。这一组合是高血压伴冠心病心绞痛患者的较好选择。

④钙拮抗剂与 ACEI 或 ARB 合用无论在控制血压还是在逆转左心室肥厚和重构、抗动脉粥样硬化、保护血管内皮功能、减少蛋白尿等方面都比任何一种药物单用的效果更好 [5]。

⑤ACEI 与利尿剂合用,ACEI 通过抑制 RAAS 使外周阻力下降,而利尿剂可以使血容量减少,两者疗效互补。利尿剂可延长 ACEI 的作用时间,使降压更平稳。联合用药后利尿剂用量减少,有助于减弱其对机体代谢的不利影响。ACEI 阻断 RAAS 后,会减弱氢氯噻嗪单用可引起的低血钾,还有利于改善大剂量利尿剂带来的胰岛素抵抗的代谢异常 [6]。

⑥在高血压治疗中,应坚持个体化给药、联合用药、逐渐增量缓慢降压、1 日 1 次给药而持续 24h 作用等用药原则。通过对我院高血压病例治疗方案的调查分析,总体上符合我国高血压防治指南要求,药物使用基本合理,治疗有效。

参考文献

[1] 孙宁玲 .2004 年中国高血压防治指南修订版的解读 [J]. 高血压杂志,2005,13(6):378.

[2] 王文 . 第六届国际高血压及相关疾病学术研讨会纪要 [J]. 高血压杂志,2004,12(6):490-491.

[3] 张远慧 . 中国最新高血压防治指南解读 [J]. 新医学,2005,36(8):437-439.

[4] 李天德,田新利 . 加深对高血压防治指南的理解 [J]. 中国实用内科杂志,2005,25(1):87-88.

[5] Corea L,Cardoni O,Fogali R,et al. Valsartan,a new angiotensin II antagonist for the treatment of essential hypertension,a comparative study of the efficacy and safety against amlodipine[J]. Clin Pharmacol Ther,1996,60:341-346.

[6] Mcgill GB,Raylly PA. Telmisartan plus hydrochlorothiazide versus telmisartan or hydrochlorothiazide monotherapy in patients with mild to moderate hypertension:multicenter,randomized,double blind,placebo-controlled,parallel-grouptrial[J]. Clin Ther,2001,23:833-850.

——刊于《西北药学杂志》2010 年第 25 卷第 3 期

2008—2010 年二类精神药品应用分析

彭莉蓉　杨世民　杨敏

摘要　目的:了解医院二类精神药品的应用状况和发展趋势,为临床管理及合理用药提供参考。方法:采用金额排序和频度分析方法对医院 2008 ~ 2010 年二类精神药品的用药金额、用药频度等进行统计分析。结果:医院 2008 ~ 2010 年二类精神药品的用药金额和用药频度逐年攀升,阿普唑仑、艾司唑仑、氯硝西泮等苯二氮䓬类药物的用药频数均较高,以唑吡坦为代表的新一代非苯二氮䓬类药物用量也在逐渐增加。结论:该院二类精神药品中苯二氮䓬类药物占主导地位,用药基本合理。

关键词　精神药品;用药频度;用药分析

Analysis on the utilization of psychotropic drugs category Ⅱ from the year 2008 to 2010
PENG Lirong, YANG Shimin, YANG Min

ABSTRACT　Objective: To investigate the application and development trend of psychotropic drugs of category Ⅱ, and to provide reference for rational drug use in clinic. Methods: The utilization of psychotropic drugs of category Ⅱ was analyzed in respect of consumption volume and DDDs. Results: The consumption volume and DDDs of psychotropic drugs of category Ⅱ increased year by year in 2008-2010.The benzodiazepines such as Iprazolam, estazolam and clonazepam were still in the important position in terms of DDDs, while the consumption amount of non-benzodiazepines such as zol pidem increased year by year. Conclusion: Benzodiazepines still played an important role in the use of psychotropic drugs of category Ⅱ, and the application in the hospital was basically reasonable.

KEY WORDS　psychotropic drugs; DDDs; analysis of drug use

　　精神药品是指直接作用于中枢神经系统,使之兴奋或抑制,连续使用能产生依赖性的药品,依据精神药品对人体产生的依赖性和危害健康程度的不同,将其分为一类精神药品和二类精神药品。随着人们生活节奏的加快以及社会压力的不断增加,精神药品的使用量也在逐年增加,如何严格管理精神药品,最大限度地降低其依赖性,防止药物滥用,是每个医疗机构面临的问题。我院根据《麻醉药品和精神药品管理条例》对该类药品的保管、使用等环节都做了严格的规定与要求。为了解二类精神药品在我院使用的合理性,笔者对我院 2008 ~ 2010 年二类精神药品使用情况进行了统计分析,为药品的采购和临床合理用药提供参考。

1　资料与方法

1.1　资料来源

　　资料来源于我院药品西药库计算机管理系统提供的 2008 ~ 2010 年二类精神药品消耗数据,包括药品名称、剂型、规格、用量、金额等。

1.2　方法

　　统计我院 2008 ~ 2010 年二类精神药品消耗金额及排序,各年度用量、用药频度(DDDs)及排序。

采用 WHO 推荐的限定日剂量(defined daily dose, DDD)的分析方法。限定日剂量是指为达到主要治疗目的的用于成人的平均日剂量, DDD 值的确定主要参考《中华人民共和国药典临床用药须知》(2005 年版)[1]、《新编药物学》(第 16 版)[2] 和有关文献 [3], 以主要适应证为主并结合临床实际用药量, 新药根据药品说明书的用法用量。计算出各药的用药频度(DDDs), 并对结果进行排序分析。DDDs= 药品总用量／该药的 DDD 值, DDDs 值越大, 说明此类药物的使用频率越高。

2 结果

2008～2010 年, 我院使用二类精神药品有 2 种剂型 10 个品种, 其中口服剂型 7 种, 注射剂型 3 种。

2.1 2008～2010 年二类精神药品消耗金额及占药品总金额的比例

2008～2010 年二类精神药品用量和消耗金额都呈现出逐年递增趋势, 其中 2008 年为 94974.46 元, 2009 年为 128741.80 元, 2010 年为 211058.20 元, 二类精神药品金额及占药品总金额的比例逐年上升, 详见表 1。

2.2 2008～2010 年二类精神药品用药金额排序前 5 位及其构成比

我院二类精神药品用药金额排序居于前 5 位的药物, 咪达唑仑注射液呈几何倍数迅猛上升; 唑吡坦片、劳拉西泮片、阿普唑仑片的用药金额逐年稳步上升; 氯硝西泮片在 2009 年有少许的回落, 但 2010 年又回升, 详见表 2。

2.3 2008～2010 年二类精神药品用量、DDDs 及排序

2008～2010 年, 二类精神药品中阿普唑仑片的 DDDs 稳居于首位, 而位于前 3 位的均为苯二氮䓬类药物, 详见表 3。

表 1 2008～2010 年我院二类精神药品使用金额及占药品金额的比例

Tab 1 Consumption of the psychotropic drugs category Ⅱ

and its proportion in the total in the inpatient department from

the year 2008 to 2010

项目	2008 年	2009 年		2010 年	
	金额／元	金额／元	年增长率%	金额／元	年增长率%
二类精神药品	94974.46	128 741.80	35.6	211 058.20	63.9
所有药品	112 002 206.62	137 254 978.14	22.5	164 226 047.49	19.7
比例／%	0.085	0.094		0.129	

表 2 2008～2010 年我院二类精神药品用药金额排序前 5 位及其构成比

Tab 2 Top 5 of consumption sum and its proportion of the psychotropic drugs

category Ⅱ in inpatient department from the year 2008 to 2010

序号	2008 年			2009 年			2010 年		
	品名	金额／元	构成比/%	品名	金额／元	构成比/%	品名	金额／元	构成比/%
1	咪达唑仑注射液	33267.90	35.03	咪达唑仑注射液	63950.00	49.66	咪达唑仑注射液	122590.00	58.08

续表 2

序号	2008 年			2009 年			2010 年		
	品名	金额/元	构成比/%	品名	金额/元	构成比/%	品名	金额/元	构成比/%
2	唑吡坦片	21824.00	22.98	劳拉西泮片	26319.00	20.44	劳拉西泮片	30411.00	14.41
3	劳拉西泮片	19911.30	20.96	唑吡坦片	19871.00	15.43	唑吡坦片	21153.00	10.02
4	阿普唑仑片	7980.00	8.40	阿普唑仑片	10351.00	8.04	阿普唑仑片	10925.00	5.18
5	氯硝西泮片	5593.90	5.89	氯硝西泮片	5239.00	4.07	氯硝西泮片	6760.00	3.20
6	其他	6397.36	6.74		3031.80	2.35		19219.20	9.11
	合计	94974.46	100.00	合计	128741.80	100.00	合计	211058.20	100.00

3 讨论

3.1 3 年来用量变化

我院二类精神药品消耗金额逐年增加,年消耗药品金额由 2008 年的 94 974.46 元上升到 2010 年的 211 058.20 元。二类精神药品消耗金额增长迅速,2010 年增长率远高于全年药品金额增长率,差异显著,说明患失眠焦虑等症的患者在逐年增加。其中咪达唑仑注射液增长幅度较大,这可能与我院手术大楼改建,诊疗人次上升,手术患者增多及门诊无痛胃镜、肠镜等业务的开展有关。

3.2 苯二氮䓬类药物

2008～2010 年二类精神药品用药金额稳居前 5 位的有咪达唑仑注射液、劳拉西泮片、阿普唑仑片、氯硝西泮片,它们均属于苯二氮䓬类药物,说明苯二氮䓬类精神药品使用普遍。而阿普唑仑片和氯硝西泮片临床使用多年,虽然价格便宜,但用药金额却居于前 5 位,说明其疗效确切,临床用量大,占市场主导地位。在 DDDs 排序中,居于前 3 位的有阿普唑仑片、艾司唑仑片、氯硝西泮片,也均属于苯二氮䓬类药物。而 DDDs 越大,表明该药物的使用频率越高。苯二氮䓬类各个药物具有非常相似的作用,但各有特点。阿普唑仑片、艾司唑仑片作为高效镇静催眠药,具有选择性高、安全范围大、对呼吸抑制小、起效快、延长睡眠时间、不影响肝药酶活性等优点,在苯二氮䓬类药物中始终占主导地位。艾司唑仑不但用于焦虑症及各种神经官能症,而且对焦虑性失眠疗效极佳,但应注意即使小剂量的艾司唑仑长期使用也会产生依赖[4]。该药在临床使用多年,为广大患者所熟知,价格便宜,故目前为镇静催眠药物的首选[5]。从阿普唑仑片、艾司唑仑片的用法用量情况来看,它们的用量符合镇静、催眠的常用量。氯硝西泮的抗惊厥作用较地西泮强 5 倍,主要用于控制各种癫痫,较多用于治疗顽固性失眠症。因此,苯二氮䓬类精神药品使用频率高,它已经逐步取代不良反应较大的苯巴妥类药物,成为临床治疗镇静催眠的首选药物。

3.3 唑吡坦片

酒石酸唑吡坦属于咪唑吡啶类化合物,是新一代非苯二氮䓬类镇静催眠药,选择性作用于大脑 ω_1 苯二氮䓬受体亚型,具有剂量小、作用时间短、无反跳性、极少产生耐药性和成瘾性等特点,适用于各种类型的失眠,达峰时间及血浆消除半衰期短,是非常理想的镇静催眠药物。最近发展到治疗伴随睡眠障碍的精神分裂症、抑郁症等,几乎不改变睡眠结构[6]。自20世纪90年代以来,该类药物在发达国家已有逐步取代苯二氮䓬类药物的趋势。国内增长趋势也非常明显,但由于其价格偏高,DDDs还比较低。

3.4 苯巴比妥类

苯巴比妥类药物价格偏低,临床上主要用于镇静和抗癫痫的治疗,但由于该药即使短期使用,停药后也易形成依赖性,不良反应较大。又因苯巴比妥本身还是肝酶诱导剂,和其他药物合用会影响相互代谢,增加药物的毒性和不良反应,近年来临床使用中已逐步被苯二氮䓬类药物所取代。

3.5 咪达唑仑注射液

咪达唑仑注射液应用数量及用药金额逐年攀升。咪达唑仑具有苯二氮䓬类药物的镇静、抗焦虑、抗惊厥、顺行性遗忘、中枢性肌肉松弛等作用,对心血管、呼吸功能的影响小,无组胺释放作用,不抑制肾上腺皮质功能,对颅内压也无明显影响,无胚胎毒性,无致畸、突变作用,主要用于术前及重症监护患者的镇静以及全身麻醉诱导及维护。咪达唑仑、芬太尼组合用于局部麻醉,两者有协同作用,可减少单独用药量,同时咪达唑仑增强麻醉性镇痛药的效果,延长镇痛时间,是目前理想的药物组合。我院常将镇静剂咪达唑仑和芬太尼注射液组成镇痛泵,用于各种手术前、中、后的镇静与止痛,具有作用迅速、镇痛效果明显、不良反应少等特点,是手术止痛的首选组合。咪达唑仑注射液使用量逐年上升,间接反映了我院手术数量逐年增多的趋势。

在镇静、催眠、抗焦虑诊疗中,苯二氮䓬类药物仍占主导地位,近年来,以唑吡坦为代表的新一代非苯二氮䓬类药物由于其疗效确切、不良反应轻微、无反跳性、成瘾性小的特点,药物用量也在逐步增加。

4　结论

我院二类精神药品用量及消耗金额呈逐年攀升趋势,总体而言,执行《麻醉药品和精神药品管理条例》情况较好,用法用量较为规范。全面考察用药合理性,不但要通过DDD宏观上分析数据,还应在临床应用中根据联合用药等情况并结合患者的病情、生理情况等进行个体化考虑。建议在使用第二类精神药品时,一定要严格选择药物和控制用药剂量,避免药物不良反应发生。

参考文献

[1] 国家药典委员会.中华人民共和国药典临床用药须知[S].2005年版.北京:人民卫生出版社,2005: 4571.

[2] 陈新谦,金有豫,汤光.新编药物学[M].16版.北京:人民卫生出版社,2007: 44.

[3] 谢惠民.常用合理用药[M].北京:人民卫生出版社,2003: 254.

[4] 沈渔邨.精神病学[M].3版.北京:人民卫生出版社,1998: 248.

[5] 薛秀清,林桂鹏,黄光荣.住院患者第二类精神药品处方调查和分析[J].现代医药卫生,2008,24(21): 3180-3181.

[6] 黄朝红,罗诚,黄朝芬.酒石酸唑吡坦治疗精神分裂症的临床研究[J].现代中西医结合杂志,2009,18(9): 1003-1004.

——刊于《西北药学杂志》2011年第26卷第6期

门冬胰岛素强化治疗新诊断 2 型糖尿病的临床观察

赵润年　杨世民　刘莲叶

摘要　目的：观察门冬胰岛素与生物合成人胰岛素治疗 2 型糖尿病的临床疗效及安全性。方法：新诊断的 2 型糖尿病患者随机分为 2 组，应用每日 4 次胰岛素强化降糖治疗方案。治疗组三餐前 0～10min 皮下注射门冬胰岛素；对照组三餐前 15～30min 皮下注射生物合成人胰岛素，晚 10 时均用精蛋白生物合成人胰岛素皮下注射。对 2 组患者的血糖控制情况、低血糖发生率、胰岛素的使用量及住院天数进行比较。结果：门冬胰岛素组患者的低血糖发生率明显低于生物合成人胰岛素组（P<0.05）；治疗后 2 组患者空腹及餐后血糖均明显降低（P<0.05）；2 组患者的住院天数、胰岛素使用量无显著性差异（P>0.05）。结论：门冬胰岛素用于 2 型糖尿病的治疗，能更加安全有效地控制血糖。

关键词　胰岛素；糖尿病；血糖；胰岛素类似物

Clinical observation of intensive insulin aspart in the treatment of newly diagnosed type 2 diabetes

ZHAO Run nian，YANG Shimin，LIU Lianye

ABSTRACT　Objective: To observe the clinical effect and safety of insulin aspart and human insulin for type 2 diabetes. Methods The newly diagnosed type 2 diabetes patients were divided into two groups randomly and treated with intensive insulin therapy four times per day.Half of the patients were treated with thrice preprandial injection of insulin aspart. Correspondingly, others were treated with human insulin. All the patients were treated with isophane protamine biosynthetic human insulin injection at bedtime. The blood glucose lever, occurrence of hypoglycemia, dosage of insulin, and therapeutic time were investigated. Results: The incidence of hypoglycemia in the patients with insulin aspart therapy was lower remarkably than the control group. The dosage of insulin and therapeutic time were similar in two groups. Conclusion: Insulin aspart is more effective and safe for type 2 diabetic patients.

KEY WORDS　insulin; diabetes; blood glucose; insulin analogues

门冬胰岛素为速效胰岛素类似物，其结构较人胰岛素有所改变，即由门冬氨酸替代人胰岛素 B28 位的脯氨酸。与人胰岛素相比，门冬胰岛素注射后，可迅速解离为单体，迅速发挥降糖作用。这种药代动力上的改变，使其具有更快、更强、更方便的特点。本研究对新诊断的 2 型糖尿病患者分别应用门冬胰岛素及生物合成人胰岛素治疗以观察其疗效及安全性。

材料与方法

1 研究对象

诊断标准　按照 1999 年 WHO 糖尿病诊断标准：空腹静脉血浆葡萄糖 ≥ 7 mol·L^{-1}；或口服葡萄糖耐量试验时，餐后血糖 ≥ 11.1 mol·L^{-1}；或糖尿病症状加随机静脉血浆葡萄糖 ≥ 11.1 mol·L^{-1}。

纳入标准 患者空腹血糖 >11 mol·L^{-1}；餐后 2h 或随机血糖 >20mol·L^{-1}；糖化血红蛋白≥ 9%；患者肝、肾功能正常，无严重感染、无严重心、肺功能不全；患者均行糖尿病知识宣教，标准热卡饮食，活动量相对固定。

排除标准 既往有糖尿病史；口服降糖药物或应用胰岛素；合并严重糖尿病慢性并发症；肝、肾功能异常；围手术期；严重感染；心、肺功能不全；1 型糖尿病；年龄小于 30 岁或大于 65 岁；糖化血红蛋白 <9% 的患者。

2 药品与仪器

门冬胰岛素，规格：3 mL / 300 U；生物合成人胰岛素，规格：3 mL / 300 U；精蛋白生物合成人胰岛素，规格：3 mL / 300 U，均为丹麦诺和诺德公司生产。

稳豪倍优血糖仪（CNBLPN9D），强生中国医疗器材有限公司产品；LOGIQ 5 超声机，美国 GE 公司产品；7180 生化分析仪，日本日立公司产品。

3 分组与治疗方案

新诊断的 2 型糖尿病患者共 60 例，随机分为 2 组，进行为期 2 周的胰岛素强化治疗。治疗组，用门冬胰岛素三餐前 0 ～ 10 min 皮下注射；对照组，用生物合成人胰岛素三餐前 15 ～ 30 min 皮下注射。晚 10 时，均用精蛋白生物合成人胰岛素皮下注射。

胰岛素起始剂量为 0.4 U·kg^{-1} 左右。每 2 ～ 3 d 调整一次剂量，每次增加 2 ～ 8 U。

4 观察与评价指标

血糖目标值：空腹 4.4 ～ 6.1 mol·L^{-1}；非空腹 4.4 ～ 8.0 mol·L^{-1}。

患者血糖低于 3.9 mol·L^{-1} 或有低血糖症状时，为低血糖，血糖达标后出院。观察空腹及餐后 2 h 血糖变化、低血糖发生状况、三餐前胰岛素总量，并对患者的住院天数进行比较。

同时观察患者的眼底、血脂及脂肪肝状况。依据《中国成人血脂异常防治指南（2007 年）》，总胆固醇≥ 5.18 mol·L^{-1} 为升高，甘油三酯≥ 1.7 mol·L^{-1} 为升高，高密度脂蛋白 <1.04 mol·L^{-1} 为减低，低密度脂蛋白≥ 3.37 mol·L^{-1} 为升高。

5 统计学分析

数据用 SPSS 13.0 软件处理，计量资料用 t 检验，计数资料采用 x^2 检验。

结果

1 一般情况

新诊断的 2 型糖尿病患者共 60 例，年龄在 33 ～ 63 岁。其中，治疗组年龄（47.5±6.02）岁，对照组年龄（52.7±12.84）岁；糖化血红蛋白：治疗组为（15.57±5.79）%，对照组为（14.37±2.09）%；体质量指数：治疗组为（22.45±3.58）kg·m^{-2}，对照组为（24.08±2.46）kg·m^{-2}。

2 比较 2 组血糖改变

60 例患者中，有 4 例（6.67%）合并糖尿病视网膜病变，14 例（23.3%）患者合并脂肪肝。

60 例患者中，总胆固醇升高者有 13 例（21.7%），甘油三酯升高者有 34 例（56.7%），其中 13 例总胆固醇升高患者均合并甘油三酯升高。

2 组患者的住院天数、胰岛素使用量无显著性差异（P>0.05）。其中，住院天数为：治疗组（13.6±2.22）d，对照组（14.2±3.49）d；胰岛素用量：治疗组（27.33±5.12）U，对照组（30.88±6.92）U。门冬胰岛素组患者的低血糖发生率 3%，明显低于生物合成人胰岛素组（26.7%），有显著性差异（P<0.05）。

胰岛素治疗后，2 组患者空腹及餐后血糖明显降低，较治疗前有显著性差异（P<0.05），2 组患

者治疗后血糖比较无显著性差异（P>0.05），见表1。

表1　治疗前后患者血糖（BG，mol·L^{-1}）改变

Table 1　Comparison of blood glucose（BG，mol·L^{-1}）before and

after treatment in two goups

Item	Treatment group*		Control group#	
	Before treatment	After treatment	Before treatment	After treatment
Fasting BG	16.24±3.97	5.74±0.23	15.49±3.59	6.12±0.39
Postprandial BG[a]	21.38±3.79	7.2±1.01	16.25±3.27	7.86±0.7
Postprandial BG[b]	17.7±2.95	6.2±1.51	15.15±1.74	8.72±2.94
Postprandial BG[c]	20.04±3.99	6.1±1.06	16.75±3.39	7.93±1.68

*Were treated with insulin aspart; #Were treated with hunan insulin; pose in two groups was 0.4 u·kg^{-1} or so; a. After breakfast; b. After lunch; c. After supper

讨　论

2型糖尿病是以β细胞功能的逐渐衰竭为特征。当临床诊断2型糖尿病时，仅仅剩余50%正常的β细胞功能。理想的胰岛素治疗，应该模拟生理的胰岛素分泌曲线，提供适量的基础和餐时胰岛素。传统胰岛素必须在进餐前30 min注射，以控制餐后血糖的快速升高。门冬胰岛素由于结构的改变，使药物的吸收速度改变，并且形成更加可靠的吸收方式。注射门冬胰岛素后15 min内起效，约1 h达峰，持续时间3～5 h。其模拟正常的餐时胰岛素释放，可更加良好地控制餐后血糖。Bi等[1]观察了21例糖尿病患者，对比应用胰岛素泵持续皮下注射门冬胰岛素或生物合成人胰岛素的血糖控制情况及低血糖发生率。结果显示，门冬胰岛素组能更有效地控制糖尿病患者的空腹、餐后及夜间血糖，而2组低血糖的发生率没有显著性差异。Marouf等[2]对于老年糖尿病患者进行研究发现，门冬胰岛素可以改善糖尿病患者餐后血糖的控制，改善代谢，降低夜间低血糖发生的危险性，增加患者的满意度。Pettitt等[3]为了观察门冬胰岛素的安全性和有效性，对27例妊娠糖尿病患者应用门冬胰岛素或生物合成人胰岛素进行治疗，治疗时间从妊娠18～28周开始，到产后6周结束。结果显示：门冬胰岛素组比生物合成人胰岛素组能更有效地控制餐后血糖，门冬胰岛素组（餐前5 min皮下注射）较生物合成人胰岛素（餐前30 min皮下注射）为妊娠糖尿病患者提供了更加方便的治疗。门冬胰岛素对于妊娠糖尿病患者的安全性和有效性和生物合成人胰岛素相当。"Fordan"等[4]研究认为：由于速效胰岛素更快的起效及更有效的控制餐后血糖，所以速效胰岛素更优于生物合成人胰岛素，而且更有效降低糖尿病患者的心血管事件。Mathiesen等[5]为了评估门冬胰岛素和生物合成人胰岛素相比的安全性和有效性，对322例1型糖尿病合并妊娠的患者进行研究，结果显示，门冬胰岛素组的低血糖发生率，低于生物合成人胰岛素组。

本次临床观察显示，门冬胰岛素组低血糖发生率较生物合成人胰岛素组显著降低，提示应用门冬胰岛素能更加安全有效地控制血糖。在对患者的随访过程中发现，新诊断2型糖尿病患者，经过早期胰岛素治疗后，患者应用的外源性胰岛素剂量逐渐减少，甚至停用胰岛素，有的患者仅仅饮食控制及运动即能使血糖良好达标，提示患者的胰岛功能有所恢复。同时研究发现，2型糖尿病患者合并脂肪肝、高脂血症的发病率很高，在临床治疗过程中需要关注。

参考文献

[1] Bi YF, Zhao LB, Li XY, et al. A 2-way cross-over, open-labeled trial to compare efficacy and safety of insulin Aspart and Novolin R delivered with CSII in 21 Chinese diabetic patients[J]. *Chin Med J*, 2007; 120: 1700-1703.

[2] Mmouf E, Sinclair AJ. Use of short-acting insulin aspart in managing older people with diabetes[J]. *Clin Interv Aging*, 2009; 4: 187-190.

[3] Pemn DJ, Ospina P, Howard C, et al. Efficacy, safety and lack of immunogenicity of insulin aspart compared with regular human insulin for women with gestational diabetes mellims[J]. *Diabet Med*, 2007; 24: 1129-1135.

[4] Fordan S, Raskin P. Vascular effects of rapid-acting insulin analogs in the diabetic patient: a review[J]. *Vasc Health Risk Manag*, 2009; 5: 225-231.

[5] Mathiesen ER, Kinsley B, Amiel SA, et al. Insulin Aspart Pregnancy Study Group. Maternal glycemic control and hypoglycemia in type 1 diabetic pregnancy: a randomized trial of insulin aspart versus human insulin in 322 pregnant women[J]. *Control Care*, 2007; 30: 771-776.

——刊于《中国临床药理学杂志》2011 年第 27 卷第 8 期

门诊药房开放式药学服务模式的探索

张华妮　杨世民

摘要　目的：提高门诊药房的药学服务质量。方法：改变药房的传统服务模式，以人为本，服务真诚，采用开放式药房；制定药品调剂操作规程，落实药品调剂双人复核制度，尝试目标管理。结果：效益提高，服务水平和专业素质提升。结论：改进服务模式能促进合理用药，提高医疗质量。

关键词　开放药房；药品调剂；服务质量

面向社会，拓展服务，已经成为 21 世纪医院门诊药房改革的方向 [1]。门诊药房是医院的窗口，更是医院的形象，药品调剂由传统的封闭式窗口发药转变为全透明、敞开式服务模式。药剂人员直接面对的是患者、患者亲属，为患者提供优质服务，让患者在离开医院的最后时刻，同样感受到优质的服务，同时有利于加强和完善医院自身的药学服务水平 [2]。

1　医院门诊药房开放式药学服务的具体做法

1.1　为了体现医院对患者的人文关怀，提高工作透明度，门诊药房应改造成敞开式、柜台式服务，窗口大厅内有悬挂式电视全天播放。患者只需要将处方交给收方药师，即可坐在座位上欣赏音乐或观看候药大厅两旁的用药知识宣传栏 [3]。避免了窗口拥挤，长时间排队问题，同时也极大地方便了年老、体弱、残疾等患者。

1.2　由于柜台敞开，药房内部要保持清洁干净，药品摆放整齐。工作时需要安静有序，柜台外部的环境也要干净，便于患者取药。工作人员注重微笑服务，使用文明用语等。

处方调配严格执行"四查十对"，并确切落实双人核对制度，每两个人为一个发药单元。收方药师负责接待患者并收取患者缴费后的处方。收方后首先需认真审核处方的完整性：如药品的名称及用法用量书写是否正确、处方中是否存在配伍禁忌或超剂量用药、是否写清楚临床诊断、需做"皮试"药品是否已做皮试并标有明显的"阴性或阳性"标志、医师是否签名和是否已收费并加盖收费专用章等，并负责调配处方。核发药师核对各自发药单元已调配的处方，核对处方、药品以及电脑信息三者相符后，叫患者姓名，将药品送到患者手中，与患者面对面交代服用方法及注意事项，患者有问题可当场咨询，药师现场给予解答。

1.3　面向广大患者，拓展药学服务坚持"取药人自我检查，发药人认真复核"的原则，确切落实双人复核、双人签字制度，有利于及时发现医师处方、收费人员及处方调配人员可能发生的错误。工作中分工合理、责任明确、重重把关，可减少差错的发生 [4]。

2　开放式药学服务取得的效果与作用

2.1　药学服务内容不断拓展，咨询人数不断增加实现开放式服务后六个月，我们调查了所有门诊处方，总数量 21674 张，病人咨询比例为 98.3%，比此前的比例高出两倍多，仅有 1.7% 的取药人不需要增加交待处方标示外的内容。对照统计结果见附表 1。

从附表 1 也可看出，药学服务的内容，已经不局限于传统的"一天几次，一次几片"等简单问题，病人最关心的问题就是怎样才能最科学地使用药品，其次就是安全性问题；次数与用量问题因近年医院管理要求,医生已经交代过,所以有近半数的人不再询问,但我们仍然要求必须100%交待清楚;老人、幼儿、孕妇和乳母等特殊群体用药咨询量占总处方量的30.8%,原因是我们是综合医院,此类病人总量约占三分之一,所以,如果按这部分病人量计算,咨询率就是100%,所以也是要做为重点交待;随着病人科学保健意识的提高,有了对药学常识的需求,所以,还有近三分之一的人要求告知储存保管方法、甚至批准文号和效期识别等知识,而且这部分咨询的比例和数量仍在继续上升;因为药房的开放增加了药学人员与病人接触的机会,所以一些与本部门无直接关系的咨询也会出现,这就对药学人员提出了一个新的服务要求。

2.2 促进了管理目标的实施 实施开放式药学服务,促使管理者改变传统粗放的"货物金额"管理模式,尝试目标管理,因此对门诊药房提出了5条质量管理目标并进行考核。半年的统计考核结果见附表2。从表2可知,管理目标均得到实现,结果高于原计划,服务质量不断提升,而且,我们的经济效益也比实现开放式药房前的六个月有大幅增长,处方数量增加30.6%,金额净增679824.91元。

2.3 改变了药学人员的工作观念 加强药品调配前的处方审核,可确保调配中的准确无误及调配后的主动服务意识,顺应了医院药学发展的潮流。药师与患者面对面的交流,注意用语简洁明了、通俗易懂,可使患者感受到药师丰富的专业知识及优质的服务,增强患者的信任感,提高患者的用药依从性,大大缩短医务人员与患者之间的心理距离,改善医患关系,使群众满意度逐步提高。

由于公众自我保健意识的不断增强,非常需要药师从专业角度提供帮助,而不仅仅局限于传统的核对价钱、取药发药的"售货员模式"。

2.4 增强药师学习的方向性,注入学习动力实行敞开式服务模式,使药师与患者面对面交流的机会增多,这就对药师提出了更高的要求,从实践中不断总结经验。

附表1 敞开与封闭药学服务咨询内容统计比较表

资询内容 及比例	用法 用量	注意 事项	联合 用药	ADR 及预防	特殊人群 用药	储存 保管	就医 流程	总咨询 比例
封闭式(%)	62.2	53.7	51.2	47.5	16.9	17.8	34.8	30.0
开发式(%)	85.7	81.2	72.7	69.5	29.1	28.8	17.4	98.3

附表2 开放式药学服务后管理目标实施结果统计表

管理目标	调配差错率	顾客满意率	账物相符率	药品质量合格率	特殊药品管理合格率
具体要求	≤3‰	≥90%	≥95%	100%	100%
实施结果	≤1‰	≥98%	≥97%	100%	100%

3 存在问题与对策

3.1 药师队伍的整体结构有待改善 从目前的情况看,我院门诊药师总体年龄偏大,知识老化倾向明显,专业水平有待继续提高;药师数量相对不足,需要及时补充年轻人员,以免造成人才断层;应适当、定期选派副高级以上人员到柜台参与用药咨询,抓紧学科带头人的培养,加强科室业务学习,提升药师队伍素质。

3.2 药学服务的深度和广度有待进一步加强 现代药学服务模式的中心是临床药学工作,充分利用药学领域知识为临床诊断、预防和治疗服务,使病人得到更确切、更快捷和更方便的治疗,最终目的也就是提高医院的医疗技术水平。要通过不断的改革创新,改变门诊药房工作利于调剂工作的现状,将工作的中心向开展临床药学工作转移,从而更好地为患者服务。

3.3 硬件设施仍需完善 虽然目前已经实行了开放式服务,但候药厅还未达到理想效果;对由于大量患者近距离接近药品而有可能引起的不良后果,如类似于超市的交叉感染等还缺乏足够的防范措施,有待进一步改进;电脑设备与网络设备老化,影响工作效率,有待更新。

3.4 需要相关应急措施 一旦发生大面积传播的传染性疾病,开放式药房将面临增加医务人员感染机会的问题,需要有相应应急预案来解决。

总之,门诊药房开放式服务模式在不断的探索和发展中[5],这一模式逐步得到社会、患者、医务工作者的普遍认可和好评。在现在的医疗模式下,国家医疗保障不断提高,更多的病人会走进医院,现行的医疗流程应该在满足越来越多的病患就诊的同时,在更多方面采取贴近,公开透明,沟通便捷的服务模式,使患者满意,获得病患的信任,促进医患和谐。

参考文献

[1] 孙健姿,吴诚,高文静.门诊药房工作模式的探讨[J].医院药事,2011,15(9):74-75.

[2] 姜攀,黄枝优.基层医院门诊药师开展主动药学服务的实践与体会[J].中国药房,2011,22(44):4219-4220.

[4] 陈湘川,杨玉清,潘梁军.医院文化建设与医院和谐发展[J].甘肃医药,2010,29(5):582-585.

[4] 徐立芬.药师在用药咨询服务中发现不合理用药现象探讨[J].中国药物警戒,2011,8(4):233-234.

[5] 吴佳滨,庄淑娴.门诊药房零距离服务模式探讨[J].中国医院用药评价与分析,2006,6(5):15.

——刊于《首都医药》2012年第6期

西安市医疗机构医务人员药品不良反应报告的质量分析

刘均　杨世民　冯变玲　赵君　刘花　黄海燕

摘要　目的:评价2008年至2010年西安市医疗机构上报的药品不良反应(adverse drug reaction,ADR)报告表的质量。方法:根据《"药品不良反应/事件报告表"规范分级标准》和《WHO药品不良反应病例报告分级标准》对报告表的完整性进行评价;对报告表的基本信息缺项进行统计;评估新的和严重的ADR病例报告比例以及报告表提交的时效性等。结果:护士填报的报告表完整性3或4级的占72.29%,显著低于医生和药师(分别为95.01%和98.52%);报告表基本信息的缺失主要存在于患者病历号/门诊号(30.55%)、联系方式(23.55%)以及药品商品名(8.19%);药师报告的新的和严重的ADR病例构成比显著高于医生和护士;护士在ADR发生后超过3个月才上报的比例最低(2.29%),其次是医生和药师(分别为4.16%和8.30%)。结论:不同专业医务人员对ADR的关注角度以及对报告过程的掌握程度并不一致,应该采取各种措施有针对性地提高药品不良反应报告表的质量。

关键词　药品不良反应报告;分级标准;质量评价;医疗机构

Quality of adverse drug reaction reports submitted by health care professionals inXi'an

LIU Jun, YANG Shimin, FENG Bianling, ZHAO Jun, LIU Hua, HUANG Haiyan

ABSTRACT　Objective: To evaluate the quality of adverse drug reaction(ADR)reports submitted by health care professionals in Xi'an from January 2008 to December 2010.Methods: The documentation grade of the ADR reports, the missing essential information elements in reports, the seriousness of the ADRs reported, and the time taken to report an ADR were analyzed and compared between physicians, pharmacists and nurses. Results: According to "The Specification Ranking Standard of ADR / ADE" issued by the SFDA, significantly lower proportion of reports from nurses was received in documentation grade 3 or 4 than that from physicians and pharmacists. There were still some missies of essential information elements in the reports, such as medical records(miss rate=30.55%), contact number(23.55%), brand name(8.19%). The proportion of new and serious ADR in the reports of pharmacists was significantly higher than that of physicians and nurses. Pharmacist reporters took a significantly longer time than physicians and nurses to report their reactions. Conclusion: The quality of ADR reports submitted by health care professionals is diverse due to the professional backgrounds. Positive measures should be adopted to improve the efficiency of ADR reporting.

KEY WORDS　adverse drug reaction reporting; grading criteria; quality evaluation; health care facility

　　药品不良反应(ADR)报告表是上市药品安全监测工作的重要资料,其填报质量直接影响到药物警戒信号的获取。在我国,医疗卫生机构是药品不良反应报告的主体[1],其报告质量是保证整个药品不良反应监测体系质量的关键;笔者对2008年至2010年西安市医疗机构上报的ADR报告表进行分析,并对医生、药师和护士填写的报表质量进行比较,提出目前西安市医疗机构ADR报告表填写中存在的若干问题,以期引起报告人员和监测人员的重视,为药品不良反应监测工作提供科学依据。

1 资料和方法

收集全国药品不良反应监测网络(www.adr.gov.cn)陕西省数据库中2008年1月至2010年12月西安市医疗机构上报的报告表,评价比较各专业医务人员ADR报告的质量,包括报告表的完整性分级,报告表缺项统计,新的、严重的病例报告比例,报告表提交的时效性等。

1.1 完整性分级标准

根据《"药品不良反应/事件报告表"规范分级标准》[2]和《WHO药品不良反应病例报告分级标准》[3]评价报告表的完整性。

1.2 统计学处理

采用ACCESS软件建立数据库,采用SAS9.1.3统计软件进行数据分析。用频数或百分比描述;组间比较用Pearson卡方检验(等级资料的组间比较用Wilcoxon秩和检验或Kruskal Wallis检验),$P<0.05$为有统计学意义。为了减少因多重比较引起第一类错误的概率,根据Bonferroni法,多组资料间(本研究为3组)两两比较的检验水准P调整为0.0167。

2 结果

共收集到2917份报告表,其中1683份来自医生(占57.70%),675份来自药师(占23.14%),480份来自护士(占16.46%),来自其他医务人员的为79份(2.71%)。

2.1 药品不良反应报告表的完整性分级 [2-3]

不同专业医务人员药品不良反应报告表的完整性分级见表1和表2。经Kruskal-Wallis检验,$H=3.8485$,$P>0.05$,可以认为根据WHO的分级标准,医生、药师和护士所提交报告表的完整性差异无统计学意义,详见表1。

表1　医务人员上报药品不良反应报告表完整性分级(WHO标准)

Tab 1　Documentation grading of ADR reports submitted by health professionals

(WHO's criteria)

职业	0级		1级		2级		3级	
	份数	构成比	份数	构成比	份数	构成比	份数	构成比
医生	0	0	15	0.89	1482	92.16	116	6.95
药师	0	0	17	2.52	575	86.22	76	11.26
护士	0	0	5	1.25	313	90.83	38	7.92

注:依据WHO分级标准,缺少ADR名称和药品名称的报告表,不符合0级要求,故有70份医生报告,7份药师报告,124份护士报告未在本表中列出。

表 2　医务人员上报药品不良反应报告表完整性分级（我国标准）

Tab 2　Documentation grading of ADR reports submitted by health professionals

（China's criteria）

职业	0 级		1 级		2 级		3 级		4 级	
	份数	构成比 /%	份数	构成比 /%	份数	构成比 /%	份数	构成比 /%	份数	构成比 /%
医生	72	4.28	0	0	12	0.71	1158	68.81	441	26.20
药师	7	1.04	0	0	3	0.44	563	83.41	102	15.11
护士	124	25.83	0	0	9	1.88	280	58.33	67	13.96

表 2 数据表明，医生、药师所提交报告表的完整性等级分布差异无统计学意义（P>0.0167），护士分别与医生、药师比较，差异均具有统计学意义（P<0.0001）；由此可知，按照我国的分级标准，护士所提交 ADR 报告表的完整性显著低于医生和药师。

2.2 药品不良反应报告表的缺项统计

对 2917 份报告表的基本信息（人口统计学、药品、不良反应）缺项情况进行了统计（见表 3）。患者的基本信息缺失主要存在于患者病历号/门诊号和联系方式，可疑药品的信息缺项主要为商品名称和批号。对医生、药师、护士所提交报告表的缺项情况进行两两比较可发现：关于患者基本信息（体质量、联系方式和病历号/门诊号），护士所提交报告表的缺失比例显著高于医生和药师的（P<0.0167）；而关于可疑药品的信息，护士报告表缺失商品名称的比例显著高于医生和药师（P<0.0001），医生缺失批号项的比例显著高于药师和护士（P<0.0167）。

表 3　医务人员上报药品不良反应报告表基本信息缺项统计

Tab 3　Missing essential elements in ADR reports submitted

by health professionals

缺项 名称	医生报表 （n = 1 683）		药师报表 （n = 675）		护士报表 （n = 480）	
	份数	比例 / %	份数	比例 / %	份数	比例 / %
体质量	50	2.97	14	2.07	32	6.67
联系方式	292	17.35	168	24.89	194	40.42
病历号 / 门诊号	409	24.30	193	28.59	269	56.04
原患疾病	14	0.83	17	2.52	5	1.04
药品商品名称	82	4.87	28	4.15	125	26.04
药品通用名称	3	0.18	2	0.30	0	0
生产厂家	19	1.13	4	0.59	0	0
批号	52	3.09	11	1.63	5	1.04
用药次数	7	0.42	1	0.15	9	1.88
用药原因	5	0.30	3	0.44	3	0.63
不良反应名称	1	0.06	1	0.15	0	0

不良反应信息缺项极少，但有 1 844 例药品不良反应没有按照搜索名称库（即 WHO 药品不良反应术语集 [4]）规范填写，占总数的 51.89%（1 844/3 554，一份报告表可能报告多例 ADR，故 ADR 术语例数多于报告表数），各专业医务人员 ADR 术语使用不规范的构成比见表 4。经检验可得知，

医生、药师、护士所提交报告表 ADR 术语的规范性差异无统计学意义（P>0.0167）。

表4　医务人员上报药品不良反应术语使用不规范的构成比

Tab 4　Percentages of nonstandard ADR terminology used by health professionals

年份	医生		药师		护士	
	份数	比例 / %	份数	比例 / %	份数	比例 / %
2008 年	160	45.07	57	41.30	47	47.47
2009 年	448	51.91	203	49.63	151	51.36
2010 年	450	55.21	172	54.43	156	58.87

2.3 新的和严重的药品不良反应病例报告比例

不同专业医务人员上报新的和严重的 ADR 的情况见表5。药师上报的新的和严重的 ADR 病例构成比显著高于医生和护士（P < 0.0167），而医生和护士之间的差异无统计学意义（P > 0.0167）。

表5　医务人员上报新的和严重的药品不良反应的情况

Tab 5　Percentages of serious and unexpected ADR reports

submitted by health professionals

职业	新的严重的 ADR		新的一般的 ADR		已知严重的 ADR		已知一般的 ADR	
	例数	构成比 / %	例数	构成比 / %	例数	构成比 / %	例数	构成比 / %
医生	5	0.31	41	2.44	21	1.25	1616	96.02
药师	1	0.15	34	5.04	17	2.52	623	92.30
护士	0	0	0	1.88	0	0	471	98.13

2.4 药品不良反应报告的时效性

报告的时效性以不良反应发生日期至报告日期的时间间隔来评价（见表6）。对医生、药师、护士所提交报告的时效性进行两两比较发现，差异均具有统计学意义（P<0.0001）。护士报告 ADR 的时效性最高，其次是医生，药师的时效性最低。

新的和严重的 ADR 病例报告的时效性见表7。药师报告的时间间隔显著长于医生和护士（P<0.0167），而医生和护士之间的差异无统计学意义（P>0.0167）。

表6　医务人员上报药品不良反应报告的时间间隔分布

Tab 6　The distriution of the time lag between suspected ADR and its reporting

职业	1 ～ 15 d	16 ～ 30 d	31 ～ 45 d	46 ～ 60 d	61 ～ 75 d	76 ～ 90 d	> 90 d
	构成比 / %	构成比 / %	构成比 / %	构成比 / %	构成比 / %	构成比 / %	构成比 / %
医生	81.76	5.35	3.27	2.26	2.14	1.07	4.16
药师	70.07	6.67	4.15	4.89	4.00	1.93	8.30
护士	92.29	2.71	0.63	0.21	0.83	1.04	2.29

表 7 医务人员上报新的和严重的药品不良反应报告的时间间隔分布

Tab 7 The distribution of the time lag between suspected serious ／ unexpected

ADR and its reporting

职业	1 d	2～3 d	4～7 d	8～15 d	16～30 d	31～90 d	＞90 d
	构成比 / %	构成比 / %	构成比 / %	构成比 / %	构成比 / %	构成比 / %	构成比 / %
医生	55.22	8.96	4.48	5.97	8.96	13.43	2.99
药师	23.08	15.38	9.62	9.62	3.85	26.92	11.54
护士	66.67	11.11	22.22	0	0	0	0

3 讨论

3.1 药品不良反应报告表的完整性

报告表填写的完整性体现了药品不良反应病例报告的真实性和可追溯性，有利于监测人员评价和分析。在本研究中，根据 WHO 分级标准，检测到医疗机构中医生、药师和护士所提交报告表的完整性等级差异无统计学意义。但是，WHO 分级标准规定缺失 ADR 名称和药品名称的报告表不符合 0 级要求，由此不属于 0, 1, 2 和 3 级中的任何一类。201 份报告表因为缺失 ADR 名称或药品名称而被排除出了完整性分级（见表 1 注），其中护士报告表被排除的占 25.83%。因此，根据我国的分级标准进行完整性分级更具适用性。根据我国标准，护士所提交 ADR 报告表的完整性等级显著低于医生和药师，说明西安市医疗机构中护士提交的 ADR 报告质量亟待提高。

3.2 药品不良反应报告表的缺项情况

护士所提交报告表缺失患者基本信息和商品名称的比例都显著高于医生和药师，进一步验证了完整性分级评价的结果。在英国的一项不良反应报告研究中，也发现护士填写报告表的完整性略差于医生 [5]。医生缺失批号项的比例显著高于药师和护士，反映出医生对药品批号项信息的认识和重视程度不够。

医生、药师和护士所提交报告表中，没有按照 WHO 药品不良反应术语集填写术语的比例都很高（见表 4），远高于在上海市进行的同类型研究 [6-7]。这些不规范的术语或使用习惯用语，如荨麻疹填写为"风团"；或使用外语缩略语，如"ALG 过敏"；或用词过于笼统，如"一般不良反应"。录入专业术语的不规范将影响软件分析系统对数据库内数据的识别能力，从而影响有效 ADR 信号的发现。此外，本组资料中，从 2008 到 2010 年，医生、药师和护士未按 WHO 药品不良反应术语集填写术语的比例在逐年上升（见表 4）。综上表明，各专业医务人员对 ADR 术语掌握程度还不够高，需针对上述问题进一步加强培训。

3.3 新的、严重的药品不良反应病例报告构成比

药品不良反应报告和监测制度的主要功能是尽早提供未知的药品不良反应信号，而新的和严重的药品不良反应病例报告正是发现药物警戒信号的基础。本组资料中，新的和严重的 ADR 病例报告仅占报告总量的 4.50%，与 WHO 标准（大于 30%）差距很大。可能一方面是医务人员对 ADR 的基础知识掌握不够，未能及时发现或辨别；另一方面是医务人员害怕会对同事、自己或单位带来负面影响。由此说明，加强宣传 ADR 报告的重要性，消除医务人员的顾虑，并对其进行 ADR 报告相关知识的培训很有必要。在本研究中药师报告新的和严重的 ADR 所占比例显著高于医生和护士，这是由

于药师对新的和严重的病例报告更加重视。一项英国的研究支持了这种见解 [6]。

3.4 药品不良反应报告的时效性

根据规定,一般病例应在发现之日起 3 个月内完成上报工作,新的或严重的药品不良反应 / 事件应于发现之日起 15 d 内报告,其中死亡病例须及时上报 [2]。报告时间距离 ADR 发生时间越长,报告表所反映的 ADR 信息可能存在回忆偏倚,不利于尽早获得药品风险信号。本研究中,有 4.77% 的 ADR 报告时间超过了 3 个月,药师滞后报告的比例最高(见表 6)。有 30.47% 的新的和严重的 ADR 报告时间超过了 15 d,药师滞后报告的比例也最高(参考表 7)。药师的时效性最低,这可能是因为大部分药师不参与临床一线工作,对患者的观察和与患者的沟通不如护士和医生及时,或者有的医护人员在临床发现可疑药品不良反应没有及时通知药师填写报告。

4 建议

4.1 规范专(兼)职人员呈报不良反应报告的过程

医疗机构专(兼)职人员向不良反应监测网络呈报报告时,应按照报告表要求规范录入,如需对原填写内容进行修改,应及时与填表人员沟通、确认后再呈报。监测部门应改善不良反应监测网络中电子呈报页面的约束功能,以规范呈报人的录入过程。例如编写程序,设定在线录入时出现逻辑错误、缺项、特殊符号等问题时,自动弹出对话框给予警示,请呈报人修改或确认后再提交。

4.2 督促医务人员及时填写药品不良反应报告表

2011 年修订的《药品不良反应报告和监测管理办法》规定医疗机构获知可疑的 ADR 应当在 30 d 内报告。医疗机构应制定医院内部的不良反应报告促进措施,例如在病房或护士站放置纸质 ADR 报告表以方便取用;建立常见的按严重性排序的药品不良反应清单以供医务人员参考;或建立 "友好型" 报告表,填表人只需要填写表格的第一部分(不良反应 / 事件过程描述等核心信息),剩余部分可由专职临床药师填写。这些措施可能能够减少本身已经承担临床工作的医务人员的负担,以促使其及时填写 ADR 报告表。

4.3 加强医生、护士、临床药师在不良反应监测中的协同作用

医生和护士在第一时间发现并记录药品不良反应具有很强的优势。可是,医生和护士对 ADR 报告的重要性认识还不够,对报告严重的 ADR 病例心存疑虑。临床药师是医院开展 ADR 监测的中坚力量,而西安市医疗机构临床药师的人员配备和药师在临床的工作时间都还不够充足。因此,鼓励临床药师协助医生、护士合理用药,着重做好 ADR 知识和相关法规的宣传,督促医生和护士报告新的和严重的 ADR,帮助其正确填写报告表,提高 ADR 报告表的质量。

参考文献

[1] 国家食品药品监督管理局 .2010 年国家药品不良反应监测年度报告 [EB/OL].2011-04[2012-01].http://www.cdr.gov.cn/tzgg/ywgz/201104/t20110429-3197.

[2] 国家药品不良反应监测中心《药品不良反应报告和监测工作手册》[EB/OL].2005-09[2012-01].http://www.cdr.gov.cn/xgzl/list.

[3] The Uppsala Monitoring Centre. The WHO Adverse Reactions Database-On-line Searches, User's Mannal. Uppsala, Sweden 1997.

[4] WHO Centre for International Drug Monitoring. WHO Adverse Drug Reaction Dictionary. Uppsala, Sweden1995.

[5] Sally Morrison-Griffiths，Thomas J Walley，B Kevin Park，et al. Reporting of adverse drug reactions by nurses[J]. Lancet，2003，361：1347-48.

[6] 沈剑文，王大猷，张亮，等．上海市不同专业医务人员药品不良反应报告质量分析 [J]. 中国药物警戒，2009，6（5）：285-290.

[7] 陈文，李永昌，傅政，等.2003-2007 年上海市药品不良反应报告表质量分析 [J]. 药学服务与研究，2008，8（4）：276-280.

[8] Christopher F Green，David R Mottram，Philip H Rowe，et al. Attitudes and knowledge of hospital pharmacists to adverse drug reaction reporting[J]. Br J Clin Pharmacol，2001，51：81-86.

——刊于《西北药学杂志》2012 年第 27 卷第 3 期

2006—2011 年陕西省医疗机构抗抑郁药利用分析

彭莉蓉　杨世民　闫抗抗

摘要　目的：了解陕西省医疗机构 2006—2011 年抗抑郁药的使用情况和患者的用药负担比。方法：利用医药经营企业提供的陕西省 2006—2011 年 21 种常用抗抑郁药的用量，计算药品的销售金额、用药频度（DDDs）、药品经济负担比等，并进行统计、分析。结果：各年度抗抑郁药销售金额、DDDs 呈逐年上升趋势，DDDs 年均增长率达 12.84%；5- 羟色胺再摄取抑制剂的 DDDs 始终列第 1 位，所占的比例最高达 51.99%，成为一线抗抑郁药；5- 羟色胺再摄取抑制剂和其他类药的经济负担比过高，最高为 62.38%。结论：5- 羟色胺再摄取抑制剂为首选抗抑郁药，三环类药使用逐年减少，抑郁症患者承受着巨大的经济负担。

关键词　抗抑郁药；陕西省；药物利用分析

Analysis of the Utilization of Antidepressants Drugs in Medical Institutions from Shaanxi Province during 2006—2011

PENG Lirong, YANG Shimin, YAN Kangkang

ABSTRACT　Objective: To investigate the utilization of antidepressant drugs and medication burden ratio of patient in medical institutions from Shaanxi province during 2006-2011. Methods: The amount of 21 commonly used antidepressant drugs provided by pharmaceutical enterprises in Shaanxi province during 2006-2011 were adopted to calculate and analyze consumption Sum.DDDs and economic burden ratio statistically. Results: The consumption sum and DDDs of antidepressant drugs was increasing year by year, and annual increase rate of DDDs was 12.84%. 5-HT reuptake inhibitor took up the first place in the list of DDDs, accounting for 51.99%, as first-line antidepressant drugs. The economic burden ratio of 5-HT reuptake inhibitor and other kinds of anti-depressants drugs were too high, with maximal value of 62.38. Concluslons: 5-HT reuptake inhibitor has been the first choice for depression, and the utilization of TCAs is decreasing year by year.The depression patients suffer from heavy economic burden.

KEY WORDS　Antidepressant drugs; Shannxi province; Analysis of drug use

　　随着生物—心理—社会医学模式的研究，精神健康已越来越引起全社会的重视[1]。2001 年，世界卫生组织（WHO）将"精神卫生"作为新世纪第一个世界卫生日的主题[2]。根据 2012 年 WHO 的统计，全球约有 3.5 亿抑郁症患者，每年约有 100 万人因此而自杀，约占全球疾病负担的 11%[3]。我国现约有 6100 万抑郁症患者。抑郁症不仅带给患者精神负担，更带来沉重的经济负担[4]。据哈佛大学学者预计，到 2020 年抑郁症将成为仅次于心脏病的第二大经济负担疾病[5]。鉴于陕西省尚缺乏较全面的抗抑郁药用量和销售金额的研究，因此了解该地区医院抗抑郁药的用量、销售金额和患者的经济负担，对于获得抗抑郁药使用资料、促进医疗机构抗抑郁药的合理使用具有重要意义。

1 资料与方法

1.1 资料来源

由于陕西省实行药品集中招标采购，单个品规的抗抑郁药均由医药经营企业负责集中配送，因此通过医药经营企业可准确地获得该地区各种抗抑郁药的用量和销售金额。结果 2006—2011 年共得到 21 种常用抗抑郁药的用量和销售金额。

1.2 方法

参考《新编药物学》（17 版）和《中国国家处方集》，将该地区 2006—2011 年使用的 21 种抗抑郁药分为 5- 羟色胺再提取抑制剂（SSRIs）、三环类抗抑郁药（TCAs）、其他类 3 大类。采用 Excel 建立数据库，进行统计分析。以限定日剂量（DDD）为标准计算用药频度（DDDs）。DDD 值是指为达到主要治疗目的用于成人的平均日剂量，本文所涉及的药品的 DDD 以 WHO 官方网站 2012 年公布的为准 [6]。DDDs= 某药的年消耗量 / 该药的 DDD 值。DDDs 可客观地反映某药的使用频率及临床使用情况，DDDs 越大说明该药的使用频率越高。年均增长率指造成几年内增长幅度的每年平均的增长幅度，年均增长率 =[（止年费用或用量 / 始年费用或用量）$^{1/（止年－始年）}$ － 1]×100%。

本研究以标准治疗方案所需花费的最低日工资数评价抗抑郁药的可支付性。抑郁症属于慢性疾病，将每月的治疗时间设定为 30 日，以日用药金额乘以 30 计算每月治疗需要花费的金额即月用药金额。用该金额除以陕西省非技术类最低政府工作人员日工资（以下简称"最低日工资"）。以每月治疗所需花费的最低日工资数评价可支付性。本研究将花费的最低日工资数定义为经济负担比。其中，日用药金额 = 购药总金额 / DDDs；经济负担比 = 日用药金额 ×30 / 最低日工资。国际评价标准认为，标准治疗方案花费少于 1 日工资时，可支付性好，否则可支付性差 [7]。

2 结果

各年度各类抗抑郁药销售金额、DDDs 及年均增长率统计见表 1；各年度各种抗抑郁药的 DDDs 及排序统计见表 2；各年度各种抗抑郁药的用药经济负担统计见表 3。

表 1 各年度各类抗抑郁药的销售金额、DDDs 及年均增长率统计

Tab 1　Consumption sam. DDDs and annualincrease rate ofantidepressant drugs

during 2006-2011

年份	SSRIs			TCAs			其他类			合计	
	金额 /万元	DDDs	DDDs 所占比例%	金额 /万元	DDDs	DDDs 所占比例%	金额 /万元	DDDs	DDDs 所占比例%	金额 /万元	DDDs
2006	1 248.64	1 728 154	43.30	131.74	1 461 043	36.60	709.54	802 273	20.10	2 089.93	3 991 470
2007	1 400.46	2 028 452	44.52	146.14	1 623 769	35.64	818.05	903 952	19.84	2 364.66	4 556 173
2008	1 681.75	2 434 408	45.35	162.94	1 803 610	33.60	1 042.74	1 129 462	21.04	2 887.51	5 367 480
2009	2 045.69	2 849 354	45.74	124.02	2 007 625	32.23	1 322.01	1 372 061	22.03	3 491.72	6 229 040
2010	2 478.13	3 399 466	47.58	138.09	2 236 250	31.30	1 510.59	1 508 889	21.12	4126.81	7 144 605
2011	2 979.59	4 282 796	51.99	168.84	2 265 376	27.50	1 817.54	1 689 558	20.51	4 965.97	8 237 730
年均增长率%	15.59	16.32		4.22	7.58		16.97	13.22		15.51	12.84

表 2　各年度各种抗抑郁药的 DDDs 及排序统计

Tab 2　DDDs of antidepressant drugs and their order during 2006-2011

药品名称	2006 年		2007 年		2008 年		2009 年		2010 年		2011 年	
	DDDs	排序	DDDs	排序	DDDs	排序	DDDs	排序	DDDs	排序	DDDs	排序
多赛平	1 017 100	1	1 130 125	1	1 255 700	1	1 395 225	1	1 550 250	1	1 688 076	1
氟西汀（开克）	672 000	2	840 000	2	1 008 000	2	1 008 000	2	1 260 000	2	1 460 550	2
氟哌噻吨美利曲辛（黛力新）	600 000	3	650 000	3	700 000	3	700 000	3	700 000	3	782 584	3
氯米帕明	417 276	4	463 644	4	515 160	4	572 400	4	636 000	5	518 977	6
帕罗西汀（赛乐特）	300 000	5	340 000	5	400 000	6	455 000	6	520 000	6	559 177	5
帕罗西汀（乐友）	280 000	6	280 000	7	420 000	5	560 000	5	700 000	3	741 396	4
舍曲林（津得斯）	273 000	7	301 000	6	331 380	7	364 000	7	387 520	7	413 534	7
舍曲林（左洛复）	87 262	8	118 692	8	139 328	10	268 562	8	286 622	9	247 956	11
文拉法辛（怡诺斯）	80 273	9	97 052	10	164 462	9	256 295	9	322 256	8	355 046	8
米氯平（派迪生）	80 000	10	100 000	9	200 000	8	250 000	10	280 000	10	322 919	10
氟西汀（百忧解）	63 000	11	70 000	11	28 000	14	29 400	17	33 600	17	38 717	19
西酞普兰（喜普妙）	51 212	12	63 490	12	71 750	11	89 292	11	105 364	11	327 038	9
文拉法辛（博乐欣）	32 000	13	33 600	13	36 000	12	38 400	16	43 200	16	90 615	16
阿米替林	26 667	14	30 000	14	30 000	13	40 000	15	50 000	15	57 664	17
圣约翰草提取物（路优泰）	10 000	15	10 000	17	15 000	16	15 000	18	14 500	20	49 426	18
草酸艾司西酞普兰（来士普）	1 680	16	2 520	18	4 200	19	11 200	21	25 200	18	111 209	15
艾司西酞普兰（百洛特）					17 500	15	52 500	12	70 000	13	197 706	12

续表 2

药品名称	2006 年		2007 年		2008 年		2009 年		2010 年		2011 年	
	DDDs	排序	DDDs	排序	DDDs	排序	DDDs	排序	DDDs	排序	DDDs	排序
氟伏沙明（兰释）			12 750	16	14 250	17	11 400	20	11 160	21	13 180	21
度洛西汀（奥斯平）							46 667	14	73 333	12	117 800	14
曲唑酮（美抒玉）							51 000	13	56 000	14	121 918	13
度洛西汀（欣百达）			13 300	15	14 000	18	14 700	19	19 600	19	22 242	20

3 讨论

3.1 抗抑郁药的用量和销售金额

由表 1 可知，陕西省医疗机构 2006—2011 年抗抑郁药的总 DDDs 大幅增长，年均增长率达 12.84%；销售金额也大幅增长，年均增长率达 15.51%。该省医疗机构抗抑郁药的用量大幅增长，一方面说明，随着社会节奏的加快及人们工作压力的增大，抑郁症的发病率在逐年增高；另一方面，社会的发展使得人们的健康意识在不断提升，抑郁症患者的就诊率大大提高，其确诊率和服药率提高。同时，近年来抗抑郁药价格虽不断降低，但其品种数不断增加，导致抗抑郁药的销售金额不断增长。顾之光等 [5] 对上海地区 1999—2001 年抗抑郁药的研究发现，销售金额增长超过 DDDs 的增长，与本研究的结果一致。

3.2 SSRIs 类药的用量及销售金额

由表 1、表 2 可知，陕西省医疗机构 2006—2011 年 SSRIs 类药的 DDDs 和销售金额始终列第 1 位，并且所占的比例逐渐提高，2011 年的 DDDs 占 51.99%。SSRIs 类药通过特异性地抑制 5-羟色胺的再摄取，增加突触间隙的 5-羟色胺的浓度从而起到抗抑郁作用。同时，该类药具有抗抑郁和抗焦虑的双重作用，其不良反应发生率远低于 TCAs 类药。氟西汀的 DDDs 在 2006—2011 年均排第 2 位，其通过抑制神经突触细胞对神经递质血清素的再吸收，增加细胞外与突触后受体结合的血清素水平。但对其他受体，如 α 肾上腺素、β 肾上腺素、多巴胺受体等，氟西汀几乎没有结合力，导致其具有较少的不良反应。同时，氟西汀经口服后从胃肠道吸收良好，进食不影响其生物利用度。氟西汀吸收后与血浆蛋白大量结合，分布广泛，在临床应用中具有优势 [8]。另外，2011 年其经济负担比在 21 种抗抑郁药中列第 18 位，显示相对于其他药品具有更低廉的价格，这也是氟西汀的用量始终处在第 2 位的原因。

顾之光等 [5] 对上海地区 1999—2001 年抗抑郁药的研究发现，SSRIs 类药的 DDDs 和销售金额始终列首位，TCAs 类药的 DDDs 和销售金额始终处在最后一位，与本研究结果一致。同时，本研究在抗抑郁药用量、销售金额及各类抗抑郁药使用排名上的变化趋势，与 Lebre AT 等 [9] 在 1995 年对 8 个发达国家抗抑郁药的使用情况进行的研究结果比较相似。

3.3 TCAs 类药的 DDDs 所占比例逐渐降低

由表 1、表 2 可知，TCAs 类药的 DDDs 始终列第 2 位，但所占比例逐年下降。TCAs 类药被公认为第 1 代抗抑郁药,曾一度作为首选抗抑郁药。其作用机制为阻滞单胺递质(主要为肾上腺素和 5-羟色胺)再摄取,使突触间隙单胺含量升高而产生抗抑郁、抗焦虑和镇静作用。但 TCAs 类药可同时阻滞多种递质受体,也是产生诸多不良反应的主要原因,如阻滞乙酰胆碱 M 受体,可能出现口干、视物模糊、窦性心动过速、便秘、尿潴留;阻滞肾上腺素 α_1 受体,可出现体位性低血压、头昏;阻滞多巴胺 D_2 受体,可出现锥体外系症状、内分泌改变 [8]。这限制了其在临床上的使用,正逐步被不良反应少、安全性更高的新型抗抑郁药替代。

尽管 TCAs 类药的用量和销售金额处在最后一位,但多赛平的用量却始终保持在第 1 位。多赛平价格低廉,特别适用于经济承受能力低且并发症较少的患者,是其多年来用量高居首位的主要原因。

3.4 其他类药的 DDDs 及所占比例

由表 1、表 2 可知,其他类药的 DDDs 始终居第 3 位,但所占比例逐年上升。氟哌噻吨美利曲辛属于其他类抗抑郁药,其 DDDs 2006—2011 年均排在第 3 位。氟哌噻吨美利曲辛为复方制剂,其中美利曲辛为 TCAs 类药,是一种双相抗抑郁药,低剂量应用时具有兴奋特性;氟哌噻吨是一种神经阻滞剂,小剂量具有抗焦虑和抗抑郁作用。两药联用在临床上表现为在治疗作用方面的协同效应和不良反应方面的拮抗效应,具有抗抑郁、抗焦虑和兴奋特性,既可提高脑内突触间隙多巴胺、去甲肾上腺素及 5-羟色胺等多种神经递质的含量,从而调节中枢神经系统的功能,又可利用美利曲辛对抗大剂量用氟哌噻吨时可能产生的锥体外系反应,具有较好的临床使用前景 [10]。

由表 2 可知,文拉法辛(怡诺斯)的 DDDs 从 2006 年的第 9 位上升到 2011 年的第 8 位,其作为选择性 5-羟色胺和去甲肾上腺素再摄取抑制剂的代表,具有双重阻滞作用,抗抑郁疗效强,与组胺、胆碱、肾上腺素受体几乎无亲和力,不良反应较轻。

表 3 各年度各种抗抑郁药的用药经济负担统计

Tab 3 The economic burden of antidepressant drugs during 2006-2011

药品名杯	2006 年			2007 年			2008 年		
	月用药金额/元	日人均收入/元	经济负担比	月用药金额/元	日人均收入/元	经济负担比	月用药金额/元	日人均收入/元	经济负担比
草酸艾司西酞普兰(来士普)	1122.90	18.00	62.38	1122.90	18.00	62.38	1122.90	20.00	56.15
文拉法辛(博乐欣)	460.50	18.00	25.58	448.50	18.00	24.92	448.50	20.00	22.43
文拉法辛(怡诺斯)	401.10	18.00	22.28	393.00	18.00	21.83	393.00	20.00	19.65
帕罗西汀(赛乐特)	377.10	18.00	20.95	368.70	18.00	20.48	363.00	20.00	18.15
西酞普兰(喜普妙)	366.60	18.00	20.37	359.10	18.00	19.95	347.10	20.00	17.36
氟西汀(百忧解)	341.70	18.00	18.98	334.80	18.00	18.60	334.20	20.00	16.71
米氯平(派迪生)	333.00	18.00	18.50	333.00	18.00	18.50	293.40	20.00	14.67
圣约翰草提取物(路优泰)	282.60	18.00	15.70	282.60	18.00	15.70	282.60	20.00	14.13

续表 3

药品名杯	2009 年			2010 年			2010 年		
	月用药金额/元	日人均收人/元	经济负担比	月用药金额/元	日人均收人/元	经济负担比	月用药金额/元	日人均收人/元	经济负担比
舍曲林（左洛复）	276.30	18.00	15.35	233.70	18.00	12.98	231.30	20.00	11.57
氟哌噻吨美利曲辛（黛力新）	227.40	18.00	12.63	227.40	18.00	12.63	229.20	20.00	11.46
帕罗西汀（乐友）	175.20	18.00	9.73	175.20	18.00	9.73	175.20	20.00	8.76
氟西汀（开克）	172.50	18.00	9.58	157.80	18.00	8.77	157.80	20.00	7.89
舍曲林（津得斯）	111.00	18.00	6.17	111.00	18.00	6.17	111.00	20.00	5.55
氯米帕明	72.60	18.00	4.03	72.60	18.00	4.03	73.20	20.00	3.66
阿米替林	15.90	18.00	0.88	15.00	18.00	0.83	15.00	20.00	0.75
多赛平	8.70	18.00	0.48	8.70	18.00	0.48	8.40	20.00	0.42
度洛西汀（欣百达）				619.20	18.00	34.40	619.20	20.00	30.96
氟伏沙明（兰释）				242.10	18.00	13.45	242.10	20.00	12.11
艾司曲酞普兰(百洛特)							877.80	20.00	43.89
度洛曲汀（奥斯平）									
曲唑酮（美抒玉）									
平均	157.20	18.00	8.73	155.70	18.00	8.65	161.40	20.00	8.07
草酸艾司西酞普兰（来士普）	1 122.90	20.00	56.15	1122.90	25.33	44.33	1 122.90	28.67	39.17
文拉法辛（博乐欣）	345.00	20.00	17.25	345.00	25.33	13.62	345.00	28.67	12.03
文拉法辛（怡诺斯）	394.20	20.00	19.71	394.20	25.33	15.56	394.20	28.67	13.75
帕罗西汀（赛乐特）	354.00	20.00	17.70	354.00	25.33	13.98	354.00	28.67	12.35

续表 3

药品名称	2009 年			2010 年			2010 年		
	月用药金额 / 元	日人均收入 / 元	经济负担比	月用药金额 / 元	日人均收入 / 元	经济负担比	月用药金额 / 元	日人均收入 / 元	经济负担比
西酞普兰（喜普妙）	347.10	20.00	17.36	347.10	25.33	13.70	347.10	28.67	12.11
氟西汀（百忧解）	311.10	20.00	15.56	311.10	25.33	12.28	311.10	28.67	10.85
米氯平（派迪生）	293.40	20.00	14.67	293.40	25.33	11.58	293.40	28.67	10.23
圣约翰草提取物（路优泰）	282.60	20.00	14.13	282.60	25.33	11.16	282.60	28.67	9.86
舍曲林（左洛复）	233.70	20.00	11.69	233.70	25.33	9.23	233.70	28.67	8.15
氟哌噻吨美利曲辛（黛力新）	201.90	20.00	10.10	201.90	25.33	7.97	201.90	28.67	7.04
帕罗西汀（乐友）	175.20	20.00	8.76	175.20	25.33	6.92	175.20	28.67	6.11
氟西汀（开克）	148.80	20.00	7.44	148.80	25.33	5.87	148.80	28.67	5.19
舍曲林（津得斯）	111.00	20.00	5.55	111.00	25.33	4.38	111.00	28.67	3.87
氯米帕明	50.70	20.00	2.54	50.70	25.33	2.00	50.70	28.67	1.77
阿米替林	15.60	20.00	0.78	15.60	25.33	0.62	15.60	28.67	0.54
多赛平	5.40	20.00	0.27	5.40	25.33	0.21	5.40	28.67	0.19
度洛西汀（欣百达）	557.10	20.00	27.86	621.30	25.33	24.53	621.30	28.67	21.67
氟伏沙明（兰释）	242.10	20.00	12.11	242.10	25.33	9.56	242.10	28.67	8.44
艾司曲酞普兰（百洛特）	877.80	20.00	43.89	877.80	25.33	34.65	877.80	28.67	30.62
度洛曲汀（奥斯平）	490.50	20.00	24.53	490.50	25.33	19.36	490.50	28.67	17.11
曲唑酮（美抒玉）	633.60	20.00	31.68	633.60	25.33	25.01	633.60	28.67	22.10
平均	168.30	20.00	8.42	173.40	25.33	6.85	173.40	28.67	6.05

3.5 抗抑郁药使患者承受着较大的经济负担

由表 3 可知，陕西省医疗机构 2006—2011 年抗抑郁药的经济负担比较高，平均值均 >5。其中，仅多赛平和阿米替林的经济负担比 <1，表示可承受；其余药品的经济负担比均 >1，表示不可承受。最高值经济负担比接近 40，意味着服用该药进行治疗每月需要花费 40 日的工资，患者几乎无法承受。

陕西省医疗机构 2006—2011 年抗抑郁药的日平均销售金额呈缓慢递增趋势。由于药品的单价 6 年中并未上升，患者的经济负担随着月平均工资的升高在逐年降低。但抑郁症患者每月的治疗费用平均在 6.05 日平均工资。根据 WHO 的评价标准，属于不可承受的经济负担。新型抗抑郁药草酸艾司西酞普兰的月花费可达到 39.17 日工资，抑郁症者承受着巨大的经济压力。巨大的经济负担可能成为抑郁症患者用药依从性较差的原因。

综上所述，陕西省医疗机构抗抑郁药的用量、销售金额及各类抗抑郁药使用排名上的变化趋势与 Lebre AT 等在 1995 年对 8 个发达国家的研究相类似 [9]。SSRIs 和其他类药的价格昂贵，对患者造成较重的经济负担。医师在用药选择上，不仅要考虑到药物之间的相互作用，还要考虑到患者的经济状况，从而提高患者的就诊率和依从性，提高患者的用药合理性。

参考文献

[1] 李凌江，杨海晨. 抗抑郁药物与临床痊愈 [J]. 中华医学杂志，2012，92（25）：1787.

[2] Lee S. Tsang A. Huang YQ. *et al.* The epidemiology of depression in metropolitan China[J]. Psychol Med，2008，20（1）：1.

[3] 世界卫生组织. 抑郁症是常见病,患者需要获得协助和治疗 [EB/OL]（2012-10-09）[2012-11-18]. http://www.who.int/mediacentre/news/notes/2012/mental-health-day_20121009/zh/index.html.

[4] 陈琛，王小平. 抗抑郁药的快速起效 [J]. 中华精神科杂志，2012，45（2）：111.

[5] 顾之光,季闽春,耿晓芳,等.1999—2001 年上海市抗抑郁药用量分析 [J].中国临床药学杂志，2003，12（6）：352.

[6] 世界卫生组织. 国际标准 DDD 值检索指南 [EB/OL]. （2010-12-10）[2011-08-18].http://www.whoce.no/ateddd/use and misuse.

[7] WHO/HAI. Measuring medicine price，availability，affordability and pricec omponents[M]. 2nded.Geneva: World Health Organization，2008：5.

[8] 刘秀平. 北京地区 70 家医院 2004—2006 年抗抑郁药应用分析 [J]. 中国药房，2008，19（26）：2010.

[9] Lebre AT，Prado PP，Yonamine ES，*et al.* Severe bradyarrythmia induced by tricyclic antidepressants in an elderly patient[J]. *Rev Assoc Med Bras*，1995，41（4）：271.

[10] 国家食品药品监督管理局药品审评中心，四川美康医药软件研究开发有限公司. 药物临床信息参考 [M]. 成都: 四川科学技术出版社，2006: 799.

——刊于《中国药房》2013 年第 24 卷第 34 期

我院 2012 年不合格处方分析

陈娟娟　杨世民

摘要 目的：了解门诊不合格处方情况并分析原因，提出解决不合格处方的措施。方法：选取我院 2012 年门诊处方 28500 张（每周随机抽取 600 张），根据《处方管理办法》《医院处方点评管理规范（试行）》《新编药物学》、药品说明书及文献资料，查出不合格处方进行分类、分析。结果：我院门诊处方合格率为 94.32%，不合格处方主要为不规范处方，占 3.41%，用药不合理处方占 2.27%。结论：针对以上情况，医院应持续开展处方点评，采取多方面的、科学的干预措施，以提高门诊处方书写质量和合理用药水平，保障用药安全、有效、经济。

关键词 处方分析；合理用药；处方点评；门诊药房

Analysis of unqualified prescription in our hospital in 2012

CHEN Juanjuan, YANG Shimin

ABSTRACT Objective: To understand the unqualified outpatient prescription situation and to put forward suggestions. Method The28 500（randomly selected 600 copies a week, a total of 28 500）outpatient prescriptions in our hospital from January to December in 2012 were selected according to the Prescription Management Method, the Hospital Prescription Reviews Management Standard（Trial）, the New Pharmacology, and the instructions and documents of materials, to find out the unqualified prescriptions for classification and analysis. Results: The hospital outpatient service prescription qualified rate was 94.32% . Among which non-standard prescription occupied 3.41% and the unreasonable prescriptions accounted for 2.27% . Conclusion: According to the results, the hospital should continue to carry out the prescription reviews, and intervention measures to improve the quality of outpatient prescription.

KEY WORDS prescription analysis; rational use of drugs; comments on prescription; outpatient pharmacy

处方是医生对病人用药的书面文件，是药剂人员调配药品的依据，具有法律、技术、经济责任[1]。随着医疗事业的发展，药物的安全使用问题日益突出。为了解药物的使用情况，通过对处方分析，为合理用药提供科学依据，在提高药师业务水平的同时，促进医师更为合理地使用药品，达到用药安全、有效、经济的目的[2]。

1 资料与方法

针对我院 2012 年门诊处方（不包括特殊管理药品处方），每周随机抽取 600 张，共计 28 500 张处方。根据《处方管理办法》《医院处方点评管理规范（试行）》《新编药物学》、药品说明书及文献资料，对我院门诊处方进行分析。设计不合格处方统计表，内容包括处方书写、用法及用量、药品配伍、药品适应证、重复给药、医师处方权限等内容[3]。

2　结果

我院 2012 年门诊处方合格率为 94.32%，总体书写规范，用药合理。不合格处方共 1 619 张。其中不规范处方 972 张，占 3.41%，见表 1；用药不合理处方 647 张，占 2.27%，见表 2。

表 1　我院门诊不规范处方分类及占比例

Tab 1　Classification and proportion of non-standard prescription in outpatients of our hospital

分类	处方数 / 张	比例 / %	典型不规范处方
前记缺项或不详	280	28.8	无科别、费别、诊断
字迹潦草或修改无签字	77	7.9	阿司匹林字迹疑似阿托伐他汀
药名书写不规范	265	27.3	非洛地平缓释片写成波依定
剂型规格错误或缺失	210	21.6	甲钴胺胶囊写成 0.5×1 盒
超量处方	101	10.4	醋氯芬酸肠溶片 100 d 用量
用法用量模糊	23	2.4	遵医嘱、适量外用、按体质量服用
签名不规范	16	1.6	签名难以辨认或者与留样不符
合计	972	1 00.0	

表 2　我院门诊用药不合理处方分析

Tab 2　Analysis of unreasonable prescriptions in Outpatients of our hospital

分类	处方数 / 张	比例 / %	典型不规范处方
用法用量不当	208	39.1	奥硝唑氯化钠注射液外科冲洗
配伍不当	64	9.9	注射用泮托拉唑钠人 50 $g·L^{-1}$ 葡萄糖 250 mL 静脉滴注
重复给药	144	22.2	痛舒胶囊 + 跌打七厘片 + 洛芬待因缓释片治疗手臂挫伤
联合用药不合理	127	19.6	注射用阿莫西林钠和乳糖酸阿奇霉素联合用药
超适应证使用	105	16.2	右足外伤静滴吡拉西坦氯化钠注射液
合计	647	100	

3　点评分析

3.1　不规范处方分析 [1]

3.1.1　前记缺项或不详

处方前记中未填写科别、费别、姓名、性别或临床诊断，年龄仅有数字未写岁，或者婴幼儿未写明日龄、月龄。

3.1.2 字迹潦草或修改无签字

连笔书写字迹不清，收费调剂不易辨认，引发各种矛盾和纠纷。医生涂改无签名，正文后空白处未划斜线，不能保证处方的法律责任。

3.1.3 药名书写不规范

未按规定使用通用名称、专利名或复方制剂名称，出现商品名、简化缩写名或加注厂家名称。例如非洛地平缓释片写为波依定，单硝酸异山梨酯缓释胶囊写成异乐定，丹参酮II_A磺酸钠注射液写成丹参酮针，生物合成人胰岛素写成诺和胰岛素等。

3.1.4 剂型、规格错误或缺失

①药品剂型不写或错误：主要集中在注射剂不写"注射用"或者"注射液"，如注射用阿奇霉素只写阿奇霉素；口服药不写或写错片、胶囊、颗粒等，缓控释剂不写缓释或控释，如非洛地平缓释片只写非洛地平。

②规格不全或错误：甲钴胺胶囊 0.5 mg×50 粒 ×1 盒写成 0.5×1 盒，脑得生颗粒 3g×12 袋 ×2 盒写成 3mg×2 盒。

3.1.5 超量处方

如：醋氯芬酸肠溶片 0.1g×10 片 ×20 盒（100 d 用量），瑞格列奈片 2mg×30 片 ×3 盒（45 d 用量），骨愈灵胶囊 0.4g×60 粒 ×5 盒（20 d 用量），复方酚咖伪麻胶囊 0.15g×24 粒 ×2 盒（16 d 用量）。

3.1.6 用法用量模糊

使用遵医嘱、适量外用等含糊不清词语。

3.1.7 签名不规范包括

医生处方签名与留样不符，签名字迹不清；药房调剂、复核人员签字或盖章不清甚至未见。

3.2 不合理处方分析 [4]

3.2.1 用法用量不当

①用法不当：外伤使用奥硝唑氯化钠注射液 0.5g×100 mL×2 瓶冲洗，抗感染药物尽量减少局部外用，以免局部浓度过大诱发严重变态反应，并且增加细菌耐药性。

②用药频次不当 [5]：注射用头孢噻肟钠 1g×3 支加入 9g·L^{-1} 氯化钠注射液 250ml 中，1 日 1 次，头孢噻肟钠等头孢菌素类药物属于时间依赖型抗生素，其杀菌疗效主要取决于血药浓度的高低，应采取多次给药，调整为加入 9g·L^{-1} 氯化钠注射液 100ml 中，0.5～1 h 内静滴完，1 日 2 次。注射用克林霉素磷酸酯成人血消除半衰期约为 3 h，说明书中明确指出日剂量应分等剂量每 12，8 和 6 h 使用 1 次，但在门诊处方中多见 1 日 1 次。

③用量不当：患者，男，77 岁，静脉曲张，注射用七叶皂苷钠 20mg+9g·L^{-1} 氯化钠 250mL 静脉滴注 5 d。马丁代尔大药典推荐成人静脉使用七叶皂苷钠最大日剂量为 20 mg，剂量大会引起肾功能受损，鉴于说明书中老年用药尚不明确，考虑将七叶皂苷钠调整为 10 mg，并检查肾功能。

3.2.2 配伍不当

①溶媒选用不当：注射用泮托拉唑钠 40 mg 加入 50 g·L^{-1} 葡萄糖注射液 250 mL 中静脉滴注，应选用 9 g·L^{-1} 氯化钠注射液 100 mL 1h 内滴完。灯盏细辛注射液在酸性条件下，其酚酸类成分可能游离析出，不应该选用 50 g·L^{-1} 葡萄糖注射液。

②药物治疗作用减弱：奥硝唑分散片（或硝呋太尔片）+ 阴道用乳杆菌活菌胶囊，抗菌药会杀灭活菌，不宜同时使用，确需使用应间隔 2 h 以上。

3.2.3 重复给药

某胸壁软组织挫伤病人，处方：①痛舒胶囊 6 d 量，②跌打七厘片 6 d 量，③洛芬待因缓释片 7d

量。①和②同属活血散瘀类中成药,消肿止痛用于跌打损伤,③是复方非甾体抗炎药,主要用于多种原因引起的中等疼痛,此处方应酌情选用一种药品即可。

3.2.4 联合用药不合理

①某宫颈炎患者,处方:静滴奥硝唑注射液 0.5 g 和注射用头孢西丁 2.0 g 两组液体,1 日 1 次,连用 5 d。2 种抗生素均为针对厌氧菌引起的感染,治疗作用加强的同时,造成菌群失调的不良反应也会增加,混合感染可以考虑用盐酸左氧氟沙星注射液取代头孢西丁。

②某脑梗后遗症患者,丹红注射液 30 mL、注射用血栓通 0.25 g 分别加入 9 g·L^{-1} 氯化钠注射液 250 mL 中成两组输液,静脉滴注 7 d。中药注射剂成分复杂,有文献报道中药注射液静脉输注引起的不良反应较多,临床应用避免与西药或其他中药注射液配伍,必须配伍的可采取间隔分别用药的方法[6]。

③某胃溃疡患者,处方:注射用奥美拉唑钠 40 mg 加入 9 gL^{-1} 氯化钠注射液 100 mL 中,1 日 1 次,并口服拉呋替丁胶囊 10 mg。奥美拉唑是质子泵抑制剂,可迅速抑制胃酸分泌,不宜同时再服用其他抗酸药;拉呋替丁为 H$_2$ 受体阻滞剂,持续抑制胃酸分泌,两药不宜配伍使用。

④注射用阿莫西林钠克拉维酸钾和注射用乳糖酸阿奇霉素联用。前者是细菌繁殖期杀菌剂,对静止期作用弱或者无效,后者是快速抑菌剂,使细菌进入静止期,联用可使前者干扰细胞壁合成的作用不能充分发挥而降低抗菌作用。

⑤合并用药品种过多,可见单人次处方开具 7 种、8 种药品。有资料表明,合并用药品种数量与不良反应的发生率呈正比[7]。

3.2.5 超适应证使用

①某右足外伤患者,吡拉西坦氯化钠注射液 100 mL 静滴。虽然属于神经营养剂,但适应证中主要用于改善脑代谢及降颅内压。

②某胃炎患者,注射用二丁酰环磷腺苷钙 40 mg 入液静滴,属无适应证给药。

③抗菌药物使用指证不足[8]:主要多见上呼吸道疾病缺少病原检查。

④其他:我院门诊离退休老干部患者较多,此类处方药品品种多,覆盖面广,难以判断患者病情。还有便民门诊开具患者指定药品,也易出现无适应证现象。

4　小结

针对我院目前现状,建议:①医院加强硬件投资建设,门诊处方电子化将会减轻医师书写处方的负担,使不规范处方问题得到有效解决;②药学人员加强药学理论知识学习,普及临床医学基础知识,主动与医师沟通协作,发现并及时解决问题;③医师增强责任心,掌握临床药物知识,加强合理用药意识,杜绝在利益驱动下违规滥用药物;④医院管理部门重视、督导持续开展处方点评,发布药品信息,采取多方面的、科学的干预措施,保证我院药品使用的安全、有效、经济、合理。

参考文献

[1] 卫生部,处方管理办法(卫医发 2007 第 53 号)[s].

[2] 赵东玲,李瑞林,张仁汉,等.我院门诊不合格处方分析[J].西北药学杂志,2012,27(2):183-184.

[3] 卫生部,医院处方点评管理规范(卫医发 2010 第 28 号)(试行).

[4] 陈新谦,金有豫,汤光.新编药物学[M].17 版.北京:人民卫生出版社.

[5] 冯娟, 蒋昆, 王婧雯, 等. 我院静脉药物配置中心不合理用药分析与干预 [J]. 西北药学杂志, 2012, 27 (1): 77-78.

[6] 王凤华, 高柏青, 周武杰. 医院部分中药注射液使用情况的调查分析 [J]. 中国医院药学杂志, 2009, 29 (16): 1416-1417.

[7] 戴淑萍, 陈赛贞. 对 344 例药品不良反应报告的分析 [J]. 中国药业, 2005, 14 (7): 61-62.

[8] 卫生部. 抗菌药物临床应用指导原则 (卫医发 2004 第 285 号) [s].

——刊于《西北药学杂志》2013 年第 28 卷第 5 期

2010—2012年我院抗糖尿病药物应用分析

陈娟娟　杨世民　薛京会

摘要　目的:分析我院2010-2012年抗糖尿病药物的应用情况,为其合理用药提供依据。方法:对我院2010-2012年抗糖尿病药物的使用数据用Excel2003软件进行销售金额、用药频度(DDDs)、构成比、日均费用(DDC)等统计分析。结果:我院抗糖尿病药物的用药金额逐年稳定上升,DDDs排在前3位的为甘精胰岛素、瑞格列奈、精蛋白生物合成人胰岛素(预混30R);DDC排名前3位的为依帕司他、甘精胰岛素、精蛋白锌重组赖脯胰岛素混合注射液(25R)。结论:我院2010—2012年抗糖尿病药物的使用状况较为合理,非磺脲类促胰岛素分泌剂的选用倾向较大,口服新贵药和胰岛素制剂将会占据更大份额,临床应引起足够重视。

关键词　抗糖尿病药物;合理用药;用药频度;统计分析

Use of anti-diabetic drugs of 2010-2012 in our hospital

Chen Juanjuan, Yang Shimin, Xue Jinghui

ABSTRACT　Objective: To analyze use of anti-diabetic drugs in our hospital from 2010 through 2012 in order to provide some references for guiding and managing clinical use of anti-diabetic drugs. Methods: We analyzed consumption sum, defined daily dose(DDD), DDDs, DDC and constituent ratio for anti-diabetic drugs use. Results: The sales amount of anti-diabetic drugs was increasing steadily. The top 3 DDDs were insulin glargine injection, repaglinide tablets and isophane protamine biosynthetic human insulin injection(pre-mixed 30R).The top 3 DDC were epalrestat tablets, insulin glargine injection and mixed protamine zine recombinant human insulin lispro injection(25R).Conclusion: The use of anti-diabetic drugs was most rational in our hospital from 2010 to 2012. Non-sulfonylureas insulin secretagogues were often used in the clinic. The new, expensive oral drug and insulin preparations will occupy a larger market, and we should pay close attention to this in clinic.

KEY WORDS　anti-diabetes drugs; rational use of drug; DDDs; statistical analysis

我国糖尿病患者总数达9240万,占全球糖尿病患者总数的1/3,其中95%为2型糖尿病患者,糖尿病的防治工作备受关注[1]。依据《中国2型糖尿病防治指南(2010年版)》,现对我院2010—2012年抗糖尿病药物的使用情况进行统计分析,以便了解抗糖尿病药物的使用情况是否符合指南要求,为临床有效、安全、经济地合理用药提供参考。

1　资料和方法

1.1　资料

从我院药剂科库房微机管理系统中获取2010—2012年全部抗糖尿病药物的入库记录包括药名、规格、剂型、数量、金额等。

1.2　方法

将2010—2012年应用的抗糖尿病药物按照《新编药物学》(第17版)分类,运用Excel 2003软件进行数据统计分析。限定日剂量(defined daily dose, DDD)参照《新编药物学》(第17版)与药品说明书规定的成人平均日剂量,并参考临床用药习惯确定。用药频度(DDDs)=药物使用总量/该药的 DDD 值,DDDs 值越大说明该药品的使用频度越高[2]。日均费用(DDC)=药品的销售金额/该药 DDDs 值,表示患者应用该药的平均日费用。通过金额序号/DDDs 序号得出序号比,反映药品的消耗金额和用药次数是否同步,序号比接近 1.00,表示同步良好,越低则每日药费越高,反之则低。

2 结果

2.1 各类抗糖尿病药物用药金额排序

从 2010 年销售金额 101 万元增长至 2012 年 162 万元,占同期全院药品销售金额构成比从 1.76% 增长到 2.01%,见表 1。

表 1 2010 — 2012 年各类抗糖尿病药物销售金额(×10⁴ 元)排序

药物类别	2010 年			2011 年			2012 年		
	总金额	构成比 / %	排序	总金额	构成比 / %	排序	总金额	构成比 / %	排序
磺酰脲类	6.6919	6.61	4	7.8220	6.23	4	5.4936	3.39	6
双胍类	1.6035	1.59	7	4.1009	3.27	7	3.0259	1.86	7
α-糖苷酶抑制药	12.1787	12.03	2	10.7515	8.56	3	17.3099	10.67	3
非磺脲类胰岛素促泌剂	8.0690	7.97	3	11.2190	8.94	2	15.5340	9.57	4
糖还原酶抑制剂	0.9200	0.91	8	5.9800	4.76	6	22.8160	14.06	2
胰岛素增敏剂	2.0358	2.01	6	2.4570	1.96	8	-	-	-
中成药	5.4108	5.35	5	6.6132	5.27	5	6.0120	3.70	5
胰岛素及类似物	64.3003	63.53	1	76.5971	61.01	1	92.1250	56.76	1
合计	101.2100	100		125.5407	100		162.3119	100	

2.2 各类抗糖尿病药物 DDDs 及排序

磺酰脲类 DDDs 构成比下降明显,糖还原酶抑制剂增长幅度较大,见表 2。

表 2 2010 — 2012 年各类抗糖尿病药物 DDDs 与排序

药物类别	2010 年			2011 年			2012 年		
	DDDs	构成比 / %	排序	DDDs	构成比 / %	排序	DDDs	构成比 / %	排序
磺酰脲类	23150	13.53	2	17200	8.66	3	10667	4.52	5
双胍类	8000	4.67	7	11667	5.88	5	8933	3.79	7
α-糖苷酶抑制药	17900	10.46	4	15500	7.81	4	24300	10.31	3
非磺脲类胰岛素促泌剂	18700	10.93	3	26000	13.10	2	36000	15.27	2
糖还原酶抑制剂	667	0.39	8	4333	2.18	8	16533	7.01	4
胰岛素增敏剂	8120	4.75	5	9800	4.94	7	——		
中成药	8100	4.73	6	9900	4.99	6	9000	3.82	6
胰岛素及类似物	86487	50.54	1	104100	52.44	1	130333	55.28	1

注 "—" 表示该药在当年没有在医院使用

2.3 各种抗糖尿病药物的总消耗金额、DDDs 排序

将所有相同化学名和剂型的药物视为同种药物进行统计，超长效及预混胰岛素和新型口服降糖药物占据前 5 位，序号比范围在 0.6 ～ 2.17，见表 3。

表 3 2010 － 2012 年各类抗糖尿病药物销售金额（×10⁴ 元）排序

药品	总金额 / 元	排序	DDD S	排序	DDC / 元	排序	序号比
甘精胰岛素	1167150	1	93000	1	12.55	2	1
精蛋白生物合成人胰岛素（预混 30R）	488010	2	79800	3	6.12	7	0.67
阿卡波糖	402401	3	57700	5	6.97	5	0.6
瑞格列奈	348221	4	80700	2	4.32	10	2
生物合成人胰岛素 [R]	300391	5	64600	4	4.65	9	1.25
依帕司他	297160	6	21533	10	13.80	1	0.6
参芪降糖	180360	7	27000	9	6.68	6	0.78
门冬胰岛素 30	158200	8	17500	12	9.04	4	0.67
门冬胰岛素	135600	9	15000	13	9.04	4	0.69
格列美脲	112659	10	30150	7	3.74	11	0.7
二甲双胍	87303	11	28600	8	3.05	12	1.38
格列齐特	71980	12	11800	14	6.10	8	0.86
普通胰岛素	44958	13	47200	6	0.95	15	2.17
吡格列酮	44928	14	17920	11	2.51	14	1.27
精蛋白锌重组赖脯胰岛素混合注射液（25R）	35870	15	3820	16	9.39	3	0.94
格列吡嗪	15436	16	9067	15	1.70	13	1.07

3　讨论

由表 1 可知，我院三年间的抗糖尿病药物类型齐全，销售金额呈上升趋势，胰岛素及类似物以 56% 以上的比例占据销售首位。目前糖尿病用胰岛素的必要性已经形成共识，胰岛素不仅是最有效，而且是成本效益最高的治疗药物。Houlden 等 [3] 认为，早期胰岛素治疗可以提高 2 型糖尿病患者的治疗满意率和生活质量同时胰岛素及类似物多样和灵活应用的特点可以增加患者依从性，是目前及未来治疗糖尿病的主要药物之一。非磺脲类胰岛素促泌剂销售增长约 2 倍，其作用较磺酰脲类快，降餐后血糖亦较快，不良反应轻微，现被更多的患者所接受 [4]。糖还原酶抑制剂销售金额在 20 倍以上，可以反映糖尿病人末梢神经病变的预防、改善和治疗在增加。噻唑烷二酮类胰岛素增敏剂因为近年观察到有明确的心脏病风险，需权衡利弊使用，销售量下降明显，本院 2012 年暂停使用。

由表 2 可知，胰岛素及类似物的 DDDs 值 3 年排名第一，始终保持 50% 以上比例，与发达国家情况一致。中华医学会糖尿病学分会在指南中指出，2 型糖尿病随着病程进展，控制血糖的治疗强度

逐步加强,在口服药物从单品种到联合用药仍不能有效控制或者出现并发症的情况下,应尽早使用胰岛素治疗;另外包括 1 型糖尿病、初诊糖尿病患者的高血糖、围手术期、感染、妊娠等特殊情况均需要给予胰岛素类药物[1],可以预见未来胰岛素的使用仍会增长。从表 1、表 2 中可见胰岛素的销售金额构成比 3 年由 63.53% 下降至 56.76%,DDDs 构成比由 50.54% 上升至 55.28%,可能与糖还原酶抑制剂的大幅增长和国产胰岛素品种用量增加有关。磺酰脲类 DDDs 由 2010 年的第 2 位下降到2012 年的第 5 位,与张美玲等[5] 报道的一致,可能一方面是由于患者长期稳定使用,可在院外其他途径购买,另一方面相对于糖还原酶抑制剂、非磺脲类胰岛素促泌剂和 α-糖苷酶抑制药的使用增长,显示患者对新贵药、不良反应小的药物有更多选择。

由表 3 可知,常用的 16 种药物中有 14 种药物的序号比接近 0.6 ~ 1.38,证明我院抗糖尿病药物临床使用频率与价格同步性好。甘精胰岛素序号比为 1.00,同步性最好。该药物是利用重组 DNA技术,通过对人胰岛素的氨基酸序列进行修饰生成的、可模拟正常胰岛素分泌和作用的物质,作为超长效制剂,1 日只需注射 1 次,使用方便,剂量准确,患者安全性、有效性和依从性均可提高。Rosenstock 等[6] 研究提出,作为基础胰岛素替代治疗,对于口服降糖药控制不佳且既往未启用胰岛素的 2 型糖尿病患者,可显著升高上述患者糖化血红蛋白(HbA$_{1C}$)达标率,且夜间低血糖风险更小,不足的是 DDC 较高(12.55 元),临床可考虑选择国产制剂;普通胰岛素序号比为 2.17,表明使用频度较高,价格低廉,仍将是临床必备药品;阿卡波糖 3 年销售额居口服降糖药第 1 位,α-糖苷酶抑制药适用于各型糖尿病患者,尤其是餐后血糖增高者,但其 DDC 排名口服第 2 位,治疗费用偏高,与赵玮[7] 报道一致;瑞格列奈为新型短效非磺脲类胰岛素促泌剂,在体内与胰岛细胞膜上的受体特异性结合,模拟生理性的胰岛素分泌,吸收快、消除快,发生低血糖的风险极小,尤其适用于老年、肥胖和肾功能不全的 2 型糖尿病患者[8]。DDDs 排名第 2 位(口服降糖药里排名第 1 位),DDC 排名第 10 位(口服降糖药里排名第 5 位),性价比较高,有更高的推荐使用价值;依帕司他(0.6)作为我院唯一应用的糖还原酶抑制剂用于预防、改善和治疗糖尿病并发的末梢神经病变,并阻抑早期糖尿病肾病的病情发展[9]。但 DDC 值为 13.80 元,患者承受较大的经济负担,建议医生根据患者经济情况权衡使用;预混胰岛素使用方便,注射次数相对少,短效加中效的混合同时具备快速和缓慢吸收两种特征,为患者制定个体化用药方案更方便,预混胰岛素(30R)销售金额和 DDDs 在胰岛素类药物中均排名第 2 位,考虑患者自主外购因素,也说明预混胰岛素的使用占主要地位,与张延敏等[10] 相关研究结果一致;磺酰脲类降糖药作为临床应用最早、最广泛的口服降糖药之一,在我院DDDs 排名均在 10 位以后,可能与其不良反应有关。值得关注的是,黄李等[11] 认为中国成人 2 型糖尿病的病理生理特点更适合使用胰岛素促泌剂,强调其一线药物的重要性,我院在此类药物的使用方面尚待考量。

综上所述,我院三年来抗糖尿病药物使用基本合理,随着糖尿病治疗趋于规范化、科学化,糖尿病治疗药物不断更新,安全、有效、依从性好的新型高代药物在经济水平较高的城市里将得到更为广泛的认知和使用。

参考文献

[1] 中华医学会糖尿病学分会.2010 版中国 2 型糖尿病防治指南 [M].北京:北京大学医学出版社,2010:1-3.

[2] 邹豪,邵元福,朱才娟.医院药品 DDD 数排序分析的原理及应用 [J].中国药房,1996,7(5):215-217.

[3] Houlden R,Ross S,Harris S,et al.Treatment satisfaction and quality of life using an

earlyinsulinization strategy with insulin glargine compared to an adjusted oral therapy in the management of type 2 diabetes: The Canadian INSIGHT study[J]. Diabetes Res Clin Pract，2007，78（2）：254-258.

[4] 陈新谦，金有豫，汤光 . 新编药物学（17 版）[M]. 北京：人民卫生出版社，2011.

[5] 张美玲，叶佐武 . 我院降糖药应用现状与趋势分析 [J]. 中国药房，2009，20（14）：1054-1056.

[6] Rosen stock J，Vico M，Wei L，et al. Effects of Dapagliflozin, an SGLT 2 inhibitor, on HbA1c, body weight, and hypoglycemia risk in patients with type 2 diabetes inadequately controlled on Pioglitazone monotherapy[J]. Diabetes Care，2012，35（7）：1473-1478.

[7] 赵玮 . 北京地区 40 余家医院 2007 ～ 2009 年口服降糖药利用分析 [J]. 中国药房，2010，21（42）：3951-3953.

[8] 汤磊，杨玉社，嵇汝运 . 抗糖尿病药物研究进展 [J]. 药学学报，2001，36（9）：711-715.

[9] 万青松，欧继红，谢红萍，等 . 依帕司他对早期 2 型糖尿病肾病的保护作用 [J]. 广东药学院学报，2009，25（1）：94-96.

[10] 张延敏，李新强 . 抗糖尿病药物用药分析 [J]. 现代医药卫生，2008，24（6）：841-843.

[11] 黄李，童南伟 . 评中国成人 2 型糖尿病胰岛素促泌剂应用专家共识 [J]. 临床药物治疗杂志，2013，11（1）：42-44.

——刊于《临床药物治疗杂志》2013 年第 11 卷第 5 期

某院 2011—2013 年麻醉药品用量分析

左燕　杨世民　王晓雯　李静　拓田

摘要 目的：对 2011—2013 年某院麻醉药品临床应用情况及用药趋势进行分析,为临床合理应用麻醉药品提供参考。方法：利用医院信息系统,统计 2011-2013 年该院麻醉药品名称、规格、用量、销售金额等数据,计算药品用药频度(DDDs)、日均费用(DDC)等相关指标并进行分析。结果：该院麻醉性镇痛药用量逐年增加。在过去的 3 年中,芬太尼透皮贴剂及注射液 DDDs 均排在首位,吗啡制剂用量缓中有升,哌替啶用量呈下降趋势。结论：该院麻醉药品应用基本合理,癌症疼痛患者镇痛以使用吗啡制剂和芬太尼制剂为主,对麻醉药品的使用符合《癌症三阶梯止痛指导原则》。

关键词 麻醉药品；癌症止痛；用药频度；合理用药

Analysis of the Amount of Narcotic Drugs in a Hospital during 2011-2013

ZUO Yan, YANG Shimin, WANG Xiaowen, LI Jing, TUO Tian

ABSTRACT Objective: To analyze the application and tendency of narcotic drugs in a hospital during 2011-2013 so as to provide reference for clinical rational use of narcotic drugs. Methods: By using HIS system, the utilization of narcotic drugs in the hospital during 2011-2013 were analyzed statistically in respects of drug names, specifications, consumption amount, consumption sum, DDC and DDDs, etc. Results: Consumption amount of narcotic drugs in the hospital increased year by year. Over the 3 years, Fentanyl transdermal patch and injection took up the lead in the list of DDDs; the amount of morphine preparations increased slowly and steadily but that of pethidine decreased. Conclusions: The utilization of narcotic drugs is rational in the hospital on the whole. Fentanyl preparations and morphine preparations are the predominant analgesic drugs for patients with cancer pain.The utilization of narcotics drugs in the hospital is in line with the Three Ladder Analgesic Treatment Programs of Cancer Pain Recommened by WHO.

KEY WORDS narcotics drugs; cancer pain relief; DDDs: rational use of drugs

为进一步加强我国肿瘤规范化诊疗管理,原卫生部于 2011-2013 年在全国范围内开展"癌痛规范化治疗示范病房"创建活动[1],并组织专家制定了《癌症疼痛诊疗规范》[(2011 年版)以下简称《规范》],以确保此项工作顺利展开。因此,笔者对某院创建"癌痛规范化治疗示范病房"前后麻醉药品的应用情况进行统计,结合《美国国立综合癌症网络(NCCN)临床实践指南: 成人癌痛》(2013 年版)与 2012 年欧洲姑息治疗学会(EAPC)指南分析其使用合理性,旨在提高医院麻醉药品合理应用水平,提升医务人员癌症规范化治疗水平。

1 资料与方法

1.1 资料来源

利用医院信息系统,收集 2011—2013 年陕西省某医院使用麻醉药品用药信息,包括名称、规格、用量、金额等。

1.2 方法

采用世界卫生组织（WHO）推荐的限定日剂量（DDD）分析方法,参考《中国药典》（2010 年版）、《新编药物学》（17 版）以及药品说明书用法用量综合确定各药品的 DDD 值,并计算其用药频度（DDDs）。DDDs= 该药年销售总量 / 该药的 DDD 值,以此来衡量药物的使用频率,DDDs 值越大,说明该药使用频率越高。日均费用（DDC）= 该药年销售总金额 / 该药的 DDDs 值。DDC 代表药物的总价格水平,表示患者应用该药的平均日费用。排序比 = 药品销售金额排序 / DDDs 排序。排序比反映药品销售金额与用药次数是否同步,排序比接近 1,说明同步较好,用药合理性高。

2 结果

2.1 医院麻醉药品销售金额及排序

医院共涉及麻醉药品 15 个品种、4 种剂型。销售金额居于前 3 位的分别是盐酸瑞芬太尼（3 mg）、芬太尼透皮贴（8.4mg）、硫酸吗啡缓释片（30mg）。盐酸瑞芬太尼（3 mg）的销售金额逐年递增。芬太尼透皮贴（8.4mg）在 2011 年的销售金额位于第 2 位,但在 2012 年销售金额下降,在 2013 年又重新上升到一个较高的金额。硫酸吗啡缓释片（30 mg）的销售金额比起往年有所下降,但总体依然是上升的趋势。麻醉药品中变化最快最大的是枸橼酸舒芬太尼注射液（0.05 mg）,在 2011 年排序较后,排第 13 位,仅高于哌替啶注射液,但在 2012 年就上升到了第 4 位,2013 年居于麻醉药品销售金额排序首位。盐酸哌替啶注射液销售金额排序则逐年降低。各年度麻醉药品用量（片 / 支 / 贴）、销售金额（元）及其排序见表 1。总体来说,医院麻醉药品销售金额呈逐年递增趋势。

表 1 各年度麻醉药品用量（片 / 支 / 贴）、销售金额（元）及其排序

Tab 1 The amount（tablet/piece/patch）, consumption sum（yuan）

and sorting of narcotics drugs during 2011—2013

药品名称	规格 /mg	2011 年			2012 年			2013 年		
		用量	金额	排序	用量	金额	排序	用量	金额	排序
注射用盐酸瑞芬太尼	1	2 000	72160	1	1 800	87 678	1	2 000	111 840	3
芬太尼透皮贴	8.4	1 370	38 223	2	1 050	31 248	4	3 680	182 528	2
硫酸吗啡缓释片	30	1 200	31 344	3	2 040	73 970	2	1 400	38 850	5
枸橼酸芬太尼注射液	0.5	1 500	20 685	4	1 250	16 625	6	800	4 104	9
盐酸吗啡片	30	1 020	14 525	5	1 200	23 651	5	1 980	43 778	4
盐酸吗啡缓释片	30	740	13 601	6				1 470	32 664	6
硫酸吗啡缓释片	10	900	6 795	7	610	4 185	8	600	3 018	10
枸橼酸芬太尼注射液	0.1	600	4 044	8	900	5 310	7	300	633	11
芬太尼透皮贴	2.5	437	3 759	9	280	2 285	9	623	6 753	8
盐酸吗啡片	10	797	1 873	10	690	1 960	10	1 300	8 957	7
盐酸吗啡注射液	10	200	256	11	300	480	11	180	205	12

续表1

药品名称	规格/mg	2011年			2012年			2013年		
		用量	金额	排序	用量	金额	排序	用量	金额	排序
盐酸布桂嗪注射液	100	260	190	12	100	22	13	200	132	13
枸橼酸舒芬太尼注射液	0.05	100	151	13	1 600	32 128	3	11 200	1 040 144	1
盐酸哌替啶注射液	100	100	88	14	100	88	12	100	88	14
磷酸可待因片	30	30	1	15	65	8	14	100	12	15

2.2 医院麻醉药品 DDDs 及排序

枸橼酸舒芬太尼注射液、芬太尼透皮贴（8.4mg）与盐酸瑞芬太尼在各年度DDDs均居于前几位。枸橼酸舒芬太尼注射液排序上升明显，2013年已居于第2位，而枸橼酸芬太尼注射液（0.1 mg）却下降明显。其他药品的排序位置基本稳定，变化不大，见表2。

表2　各年度麻醉药品用量（片，支，贴）、DDDs及其排序

Tab 2　The amount（tablet/piece/patch），DDDs and sorting of narcotics drugs

during 2011—2013

药品名称	规格/mg	DDD/mg	2011年			2012年			2013年		
			用量	DDDs	排序	用量	DDDs	排序	用量	DDDs	排序
枸橼酸芬太尼注射液	0.5	0.1	1 500	7 500	1	1 250	6 250	1	800	4 000	3
芬太尼透皮贴	8.4	2.5	1 370	4 603	2	1 050	3 528	2	3 680	12 364	1
注射用盐酸瑞芬太尼	1	1	2 000	2 000	3	1 800	1 800	3	2 000	2 000	4
枸橼酸芬太尼注射液	0.1	0.1	600	600	4	900	900	5	300	300	10
硫酸吗啡缓释片	30	60	1 200	600	5	2 040	1 020	4	1 400	700	6
芬太尼透皮贴	2.5	2.5	437	437	6	280	280	8	623	623	8
盐酸吗啡缓释片	30	60	740	370	7				1 470	735	5
盐酸吗啡片	30	90	1 020	340	8	1 200	400	7	1 980	660	7
硫酸吗啡缓释片	10	30	900	300	9	610	203	10	600	200	11
盐酸吗啡片	10	30	797	266	10	690	230	9	1 300	433	9
盐酸布桂嗪注射液	100	100	260	260	11	100	100	11	200	200	12
盐酸吗啡注射液	10	30	200	67	12	300	100	12	180	60	13
枸橼酸舒芬太尼注射液	0.05	0.1	100	50	13	1 600	800	6	11 200	5 600	2
盐酸哌替啶注射液	100	400	100	25	14	100	25	13	100	25	15
磷酸可待因片	30	90	30	10	15	65	22	14	100	33	14

2.3 医院麻醉药品 DDC 及排序比

DDC 越大，表示患者的经济负担越重。排序比接近 1（0.8～1.2），说明该药品的购药金额与使用频率同步性较好；排序比 <1，反映药品价格较高或使用频率较低；排序比 >1，则反映药品价格较低或使用频率较高。硫酸吗啡缓释片、枸橼酸舒芬太尼注射液、注射用盐酸瑞芬太尼的 DDC 较高，盐酸哌替啶注射液、盐酸布桂嗪注射液的 DDC 较低，见表 3。

表 3　各年度麻醉药品 DDC（元）及其排序比

Tab 3　The DDC（yuan）and sorting of narcotics drugs during 2011—2013

药品名称	规格 /mg	2011 年			2012 年			2013 年		
		DDDs	排序	排序比	DDDs	排序	排序比	DDDs	排序	排序比
枸橼酸舒芬太尼注射液	0.05	3.0	12	1.00	40.2	4	0.67	186.0	1	0.50
盐酸吗啡片	30	42.6	2	0.63	59.1	2	0.71	66.3	2	0.43
注射用盐酸瑞芬太尼	1	36.1	4	0.33	48.7	3	0.33	55.9	3	0.75
硫酸吗啡缓释片	30	52.2	1	0.60	72.5	1	0.50	55.5	4	0.66
盐酸吗啡缓释片	30	36.8	3	0.85				44.4	5	1.00
盐酸吗啡片	10	7.1	8	1.00	8.5	7	1.11	20.7	6	0.67
硫酸吗啡缓释片	10	22.7	5	0.78	20.6	5	0.80	15.1	7	0.82
芬太尼透皮贴	8.4	8.3	7	1.00	8.9	6	1.50	14.8	8	2.00
芬太尼透皮贴	2.5	8.6	6	1.50	8.2	8	1.13	10.8	9	0.87
盐酸吗啡注射液	10	3.8	10	0.92	4.8	10	0.92	3.4	10	0.85
枸橼酸芬太尼注射液	0.1	6.7	9	2.00	5.9	9	1.40	2.1	11	1.00
盐酸哌替啶注射液	100	3.5	11	0.93	1.8	12	0.86	1.8	12	0.81
枸橼酸芬太尼注射液	0.5	2.8	13	4.00	2.7	11	6.00	1.0	1.3	2.67
盐酸布桂嗪注射液	100	0.7	14	1.09	0.2	14	1.18	0.6	14	1.00
磷酸可待因片	30	0.1	15	1.00	0.4	13	0.93	0.4	15	0.93

3　讨论

3.1 研究背景

20 世纪 80 年代以来，WHO 推出的《癌症三阶梯止痛指导原则》在我国已推行几十年。它是根据患者的疼痛程度和原因，按三个阶梯适当地选择止痛药品，即：对轻度疼痛患者主要选用解热镇痛药；对中度疼痛患者主要选用弱阿片类药；对重度疼痛患者使用强阿片类药。不提倡使用盐酸哌替啶。第一阶梯代表药为阿司匹林、对乙酰氨基酚等非甾体抗炎药（NSAIDs），同时可联合辅助用药。第二阶梯代表药为曲马多、可待因等（见表 4），一般用于中度癌痛的治疗；对于轻至中度疼痛患者以及规律口服对乙酰氨基酚或其他 NSAIDs 疼痛仍控制不佳的患者，若联合第二阶梯药（如可待因或曲马多），可在不增加副作用的基础上提高镇痛效果。第三阶梯代表药为强阿片类药吗啡，吗啡价格低廉,易于获得,医师也比较熟悉。在过去的25年里,口服吗啡一直是中重度癌痛治疗的首选药。

表 4　第二阶梯药
Tab 4　The second ladder drugs

药物	特点和评论
可待因	仅属第二阶梯药;单用或与对乙酰氨基酚联合使用;每日剂量不超过 360 mg
曲马多	仅属第二阶梯药;单用或与对乙酰氨基酚联合使用;每日剂量不超过 400 mg
氢可酮	仅属第二阶梯药;在某些国家可作为可待因的替代品
羟考酮	低剂量(每日剂量 <20 mg)时属于第二阶梯药可单用,也可与对乙酰氨基酚联合使用
吗啡	低剂量(每日剂量 <30 mg)时属于第二阶梯药

3.2 麻醉药品用量和金额逐年上升

2011-2013 年,麻醉药品销售金额及用量逐年上升,与相关文献报道[2-4]一致,这是麻醉药品使用的必然趋势。2013 年麻醉药品销售金额大幅度增长。这一方面说明医院收治疼痛患者逐年增多;另一方面,由于医院在"癌痛规范化治疗示范病房"创建活动中通过临床药师进入临床检查、督促和指导,提高了医务人员对《癌症三阶梯止痛指导原则》和《规范》等相关法规的理解,使其对癌痛有了新的认识,麻醉药品临床应用逐步规范。临床医师按照《规范》执行,对 WHO 提出的"让恶性肿瘤患者无疼痛"的观念不断加深,根据患者的疼痛程度进行个体化给药,足量按需应用麻醉药品镇痛。

3.3 枸橼酸舒芬太尼注射液和芬太尼透皮贴使用呈上升趋势

舒芬太尼属于一种芬太尼 N-4 噻吩基衍生物,是脂溶性较强、镇痛效果最好的阿片类制剂,有较宽的安全阈范围。该药物在体内有限的积蓄和迅速的清除使患者能迅速地苏醒。医院自引进该药以来,其用量在 2013 年急速上升,其金额逐年大幅度增长,DDDs 也从 2011 年的第 13 位迅速上升至 2012 年的第 6 位,且在 2013 年上升至第 2 位。但其价格较为昂贵,排序比 <1,提示临床用药可能存在不合理现象。

芬太尼为阿片受体激动药,属于强效麻醉性镇痛药,镇痛作用产生快,但持续时间较短。而芬太尼透皮贴是一种以稳定释放速度持续 72 h 释放芬太尼的给药装置。Miyazaki T 等[5]研究发现,芬太尼透皮贴剂能够充分控制癌性疼痛;与口服阿片类药止痛比较,芬太尼透皮贴剂并未增加其他阿片类药常见不良反应的发生率,而且患者能够耐受这种给药方式;每隔 72 h 更换一次同样大小的剂量,可维持稳定血药浓度,使用方便,适宜居家使用。

3.4 吗啡缓释片为癌症患者长期镇痛的主要药

吗啡缓释片具有镇痛疗效好、成瘾性低、毒副反应轻、使用方便、释放恒定、可维持稳定的血药浓度等优点,并且药物易被机体吸收,可减少对胃黏膜的刺激和损伤。对于中重度癌痛患者,长期口服吗啡制剂被认为最佳治疗方案。WHO 也以吗啡的消耗量作为评价一个国家改善癌痛状态的标志[6]。且吗啡制剂无"天花板效应",患者可根据病情增加剂量,直至达到满意的止痛效果。

3.5 布桂嗪和可待因用药趋势平

布桂嗪为中等强度的镇痛药,属弱阿片类药,是一种速效镇痛药。3 年来,其用量和金额排序平稳且居中,其 DDDs 排序也较平稳。预计今后盐酸布桂嗪注射液的总用量和销售金额将变化不大,排序平稳。

磷酸可待因对延髓的咳嗽中枢有选择性地抑制,镇咳作用强而迅速,也有镇痛作用,其镇痛作用约为吗啡的 1/12～1/7，但强于一般解热镇痛药。磷酸可待因在医院的剂型主要为片剂，在医院用量较少，但一直在使用，且用量和 DDDs 排序平稳。

3.6 盐酸哌替啶注射液的使用呈下降趋势

3 年来，医院盐酸哌替啶注射液的用量均为 100 支，用量较少，且大多用在术后的急性镇痛中。但因为哌替啶注射液价格相对便宜，且一些医师处方习惯不合理，有部分医师为癌症患者用镇痛药时选择哌替啶注射液。哌替啶注射液 DDDs 排序呈逐年下降趋势，说明哌替啶注射液的用药频度逐年减少。随着药师对《癌症三阶梯止痛指导原则》的不断宣传，医院哌替啶注射液的用法将更趋合理。

4 结论

通过分析比较该院 3 年来麻醉药品使用的种类、频度及其变化趋势，表明麻醉药品使用基本能严格遵循国家的相关规定以及《癌症三阶梯止痛指导原则》，但仍存在一些问题，有待逐步改善。为使癌痛患者都能得到合理、有效的止痛治疗，医务人员应继续加强学习，强化贯彻执行癌痛三阶梯治疗"首选无创途径给药，按阶梯给药，按时给药，个体化给药，注意具体细节"的基本原则，让癌痛患者足量按需使用麻醉药品，真正达到"让癌痛患者无疼痛"的目标。临床药师应进一步发挥在药物治疗中的作用，加大麻醉药品使用的宣传和教育力度，使麻醉药品的应用更加合理。

WHO 已把控制癌痛和癌痛姑息治疗问题作为衡量一个国家医疗水平的标志。我国实行《癌症三阶梯止痛指导原则》已经多年，然而癌症疼痛患者未得到充分治疗的问题依然存在。WHO 提出的 2000 年全世界范围内"使癌症患者不痛"的目标给了癌痛患者接受镇痛治疗的权利，也给了医务人员帮助癌症患者止痛的义务。WHO 预测 2015 年全世界每年新发生癌症的患者约为 1500 万，其中 70% 将分布在发展中国家。我国是最大的发展中国家，癌痛的治疗对我们而言任重而道远。继续大力推行《癌症三阶梯止痛指导原则》，强化指导，以早日使癌症患者拥有更好的生活质量，具有重要意义。

参考文献

[1] 卫生部.卫生部办公厅关于开展"癌痛规范化治疗示范病房"创建活动的通知 [S].2011-03-30.
[2] 陈世新，徐雪荣，王军.我院实施《麻醉药品、精神药品管理（暂行）规定》前后药品应用分析 [J].中国药房，2011，22（14）：1268.
[3] 夏晴，王慧，王素薇.我院 2006-2010 年麻醉药品应用分析 [J].西北药学杂志，2012，27（1）：75.
[4] 贺尔.2008-2010 年住院患者麻醉药品应用分析 [J].海峡药学，2012，24（1）：215.
[5] Miyazaki T, Hanaoka K, Namiki A. Efficacy, safety and pharmacokinetic study of a novel fentanyl-containing matrix transdermal patch system in Japanese patients with cancer pain[J]. Cline Drug Investig, 2008, 28（5）：313.
[6] 刘金虹.2006-2010 年我院麻醉药品应用情况分析 [J].天津药学，2011，23（6）：51.

——刊于《中国药房》2014 年第 25 卷第 34 期

基于慕课式的医院药师培训
与考核网络系统的设计与开发

贺雯　姚鸿萍　吕军　董卫华　董亚琳　杨世民

摘要　通过医院药师培训与考核网络系统的应用使医院药师的培训更便捷、高效,同时最大效能提高药师的专业水平。满足临床上患者安全、有效、经济用药需求,减少药源性疾病和药患纠纷的发生。针对三级甲等综合医院药师日益增长的专业知识培训考核需求,借鉴慕课式教学的优点,设计和开发出医院药师培训考核网络系统。医院药师培训与考核网络系统能高效率、高质量、且操作便捷地进行分级培训和考核,完善药师再教育管理,提升药师专业水平。该系统的应用提高了药师学习的积极性,简化了药师培训考核的程序,使医院药学服务的满意度也得到提升。

关键词　药师;培训;考核;网络系统

Design and Development of the Training and Examination of Network System for Hospital Pharmacist Based on MOOC

HE Wen, YAO HongPing, LV Jun, DONG Weihua, DONG Yalin, YANG Shimin

ABSTRACT　The education and examination system for pharmacist were more convenient, efficient, and efficiency, which improve the professional skills of pharmacists. The educated pharmacists met the safe, reasonable, economic use of drugs to reduce the incidence of drug-induced diseases and accidents. With growing professional knowledge in need, hospital pharmacist education assessment system was designed and developed in the top three hospitals. The hospital pharmacist education assessment system was more effectiveness, high quality. The operation is convenient to classify the education and examination of pharmacists, to improve education management of pharmacists, to enhance professional level of pharmacists. Application of curtain course of hospital pharmacist training and assessment system encouraged the enthusiasm of pharmacists, simplified the procedure of the training program and improved the satisfaction of pharmacy care.

KEY WORDS　pharmacist; training; examination; network system

慕课即 MOOC(massive open on line course),是大型开放式网络课程,是一种崭新的教学模式,与现代高等教育相比有大规模、在线、开放等优点[1]。取得高等教育学历和学位的药学专业人员进入医院药学工作岗位后,尤其是三级甲等综合医院,因医院规模的扩大和药品种类的增多,迫切需要对药学在职人员进行专业领域的培训考核以提高业务素质和技能,保证患者安全、有效、经济地使用药物和医院诊疗水平的提升[2]。我院药学部随着退休人员的增多和医院新楼的搬迁近五年来每年招聘录用 10 ~ 20 名药学人员,招聘人员人数已占全科人员的 75%,医院要求对招聘药师进行一年一度的考核以及聘期满后相应续签合同的考核,并将药师的培训和考核工作安排至科室;科室根据近五年来培训过程中发现和需解决的实际问题,结合医院药学发展的实际情况和慕课式的网络课程优点开发研制出《医院药学人员培训考核网络系统》(以下简称《培训考核网络系统》),实现了药学人员网上培训、答疑、分享、考试、考核等功能,简化了培训程序,有效解决了受训人员多、时间、场地难于协调等瓶颈问题,降低了培训成本,填充了药学人员从学校向工作岗位转型适应的知识空缺,提高了培训效率和质量,提升了医院药师的专业水平。

1　设计原则与目标

1.1　设计原则

实用性。根据目前的培训现状分为新进员工培训、合理用药培训、临床药师培训、调剂系统培训及药事法规文件培训等,将这些培训及考核分模块嵌入系统,同时具备查阅、分享、测试、考核管理等功能。

规范性。培训内容的每一个模块均经过多年实践,并开展相关问卷调查等方式不断规范。

可操作性。利用先进的数据库管理系统建立药师登陆、阅览课件、题目测试、考核管理、个人档案等模块,均可方便操作。

扩充性。该培训考核系统不仅包含了每位药师应参与的培训考核,还包含了药师因工作时间、工作小组等影响无法参与的培训,该系统具有强大的扩充完善功能。

容错性。系统具有强大的容错能力,系统出错时,会有提示和处理建议弹出,每一个模块之间都有高度的可靠性、保密性及安全性。

易维护性。不同模块有固定人员维护,特定模块根据药师职称不同设置了分级阅览功能。

开放性。借鉴慕课式的网络课程优点,争取以我院为试点并扩大为省内医院药学培训平台,为药师在岗位中探索学习提供开放的平台。

1.2　开发目标

利用先进的数据库管理系统及网络技术的各种功能,把培训考核系统建设成一个单机结构的系统,全面实现培训与考核过程的电子化、网络化、自动化;创造出药师方便灵活的学习环境,提高药师的专业水平和技能[3]。

按照培训要求和需求,保证培训系统的客观性,使培训考核系统覆盖药学部专业领域的方方面面,可灵活选择不同难度、不同类型的培训内容,具备完善的评估、考核、成绩管理功能。

根据医院实际情况完成培训考核系统的设计、开发、编程、维护等工作,使培训考核系统具有较强的实用性、规范性、可操作性等功能。

2　医院药师培训与考核系统的结构和功能

2.1　培训与考核系统的结构

见图1。

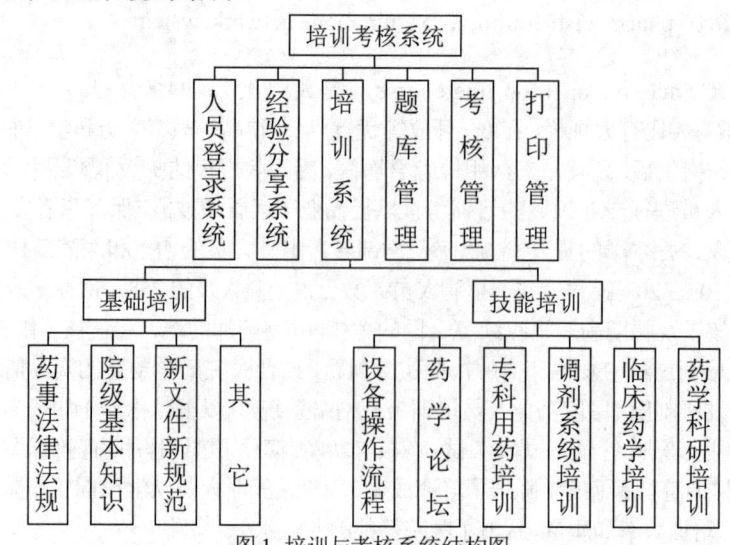

图1　培训与考核系统结构图

2.2 各模块功能

人员信息及登陆系统。嵌入科室人员信息并实时维护（含照片、姓名、职称、各小组轮转情况、学习情况等），生成个人档案表，授予登录权限[4]。

培训系统。分为基础培训和技能培训两部分，培训师跟据培训内容进行命题，纳入题库；可自动生成考核或考试试卷；非主观阅卷部分自动生成分数，归入成绩管理，同时在个人档案表学习情况栏显示[5]。

基础培训。主要为日常工作需进行的全科培训，包含：①药事法律法规。主要为《中华人民共和国药品管理法》《处方管理办法》《国家基本药物目录管理办法（暂行）》《医疗机构药品监督管理办法（试行）》《医疗机构药事管理规定》《医院处方点评管理规范（试行）》《中华人民共和国药品管理法实施条例》《麻醉药品和精神药品管理条例》《医疗用毒性药品管理办法》等 26 条。②院级基本知识。主要为十三项核心制度，院级抗菌药物应用与管理规范，糖皮质激素类药物、抗肿瘤药物、血液制品等临床应用原则及实施细则，易混淆药品、高危药品、自备药品等管理制度。③颁布的新文件、新规范。国家级、省级、市级新颁布的法律法规等文件。④其它。职业道德教育、医院药学学科简介和发展趋势等。

技能培训。①仪器设备操作流程：主要包括全自动摆药机操作流程、快送自动发药机操作流程、智能存取药柜操作流程、冷链系统操作流程、静配中心扫描系统操作流程、血药浓度监测仪操作流程等。②药学论坛：每月由科室定期举办的学术讲座，介绍新药知识，新理念、新举措等。③专科用药培训：重点培养审方药师，由专科临床药师对专科常用药物进行介绍。④临床药学培训：临床药师每两周举行的培训，包含临床查房典型案例分享、学术前沿探讨、参加会议心得交流等。⑤调剂系统培训：各调剂室根据工作开展情况和工作中的差错进行分析开展的学习。⑥药学科研培训：如何发表 SCI 文章、撰写基金标书、科研思路的获得等。

经验分享系统：药师审核处方调剂药品、解决用药咨询、化解窗口纠纷等系列工作中会有一些心得、经验；药学人员参加卫生资格考试和医院组织的年度考试均关系到个人的绩效，备考学习过程也会有一些经验，经验分享系统将大家的积累心得总结后上传培训考核系统中，由培训师审核通过后显示，成功分享的经验会转化为分享者的学分，在个人档案表学习情况栏显示。

题库管理：题库管理由培训讲师题库、高级职称题库和自由题库三部分组成。自由题库遵循"三人行、必有我师"的理念，对出题者不做任何限制，但题目需逐步自动分配至主任药师或主任药师授予权限的副主任药师审核后才能成为题库题目。

考核管理：分为培训考核管理、考试管理、日常考核管理等。每一项目中又分为统一和区别职称（分级）的考核考试管理。

打印管理：有考试成绩单、考核情况表、个人档案表等打印模式。

3　效果评估

采用柯克帕特里克模型从反应层、学习层、行为层和结果层四方面进行培训效果评估[6]，见表1。

表1　柯克帕特里克模型培训效果评估

评估层次	问题	方法	结果与比较
反应层	药师参与率是多少；培训课程有用吗；药师喜欢吗等	统计问卷调查	药师参与培训人数达86%，比之前提高了56%
学习层	药师参加培训后，药学知识和技能的掌握方面有多大程度提高	网上考核	系统阅卷，平均成绩与之前笔试卷相近；工作效率大幅提高

续表1

评估层次	问题	方法	结果与比较
行为层	药师参加培训后药学服务的满意度是多少；药师调剂、审方、咨询过程中差错率是多少	问卷调查统计	患者、医师、护师对药学服务满意度升高了5％；药品调剂差错率大幅降低
结果层	药学部团队协作、学习氛围是否更好	工作量工作效率	药学服务、药事管理工作更加精细；团队科研产出明显增加

4 总结

医院药师规范化培训是医院药师开展以病人为中心的药学服务工作的保证，是医院药学学科发展和医院药学人才成长的必然要求，医院药师培训与考核系统的设计与开发规范了培训内容，巩固了医院药师的规范化培训，解决了培训需求与难以集中的人员、场地、时间之间的矛盾；降低了培训成本；该系统的开发使培训体系更完善，药师考核管理更规范，药师学习专业知识，提高专业水平的积极性也大大提高。但也存在一些需要改进的地方，如培训内容偏基础、中药学的内容较少；登录系统学习的药师考核时身份难以确认等。这些缺陷将在《培训与考核系统》进一步运行时不断完善。

参考文献

[1] 郭英剑."慕课"在全球的现状、困境与未来 [J]. 高校教育管理, 2014, 8（4）：41-48.

[2] 卫生部科教司. 关于实施《医院药师规范化培训大纲》的通知 [J]. 药学实践杂志, 2000, 18（2）：128.

[3] 杨林绪, 周勇, 郭琦. 电网调度运行人员培训考核系统的设计与开发 [J]. 内蒙古电力技术, 2006, 24（6）：56-59.

[4] 德斯勒, 曾湘泉. 人力资源管理 [M]. 中国人民大学出版社, 2007.

[5] 姚鸿萍, 董亚琳, 魏友霞, 等. 药剂科新进员工培训考核问题的探讨 [J]. 中国医院药学杂志, 2011, 31（5）：409-412.

[6] 姜真, 张福玲. 企业员工培训效果评估指标体系的构建 [J]. 青岛科技大学学报, 2013, 29（4）：69-73.

——刊于《西北医学教育》2014 年第 22 卷第 5 期

2010—2012 年安康市中心医院抗结核病药物应用分析

陈君　杨世民

摘要　目的：对安康市中心医院 2010—2012 年度抗结核药物临床应用情况进行回顾性统计分析，评价使用抗结核药物的特点和趋势，为合理用药提供参考依据。方法：利用医院数据库，统计 2010—2012 年抗结核药物使用数据，对用药金额、用药频度（DDDs）、日均费用（DDC）等情况进行统计、分析。结果：抗结核药销售金额和用药频度均呈上升趋势。主要以一线抗结核药物异烟肼、乙胺丁醇、利福平和吡嗪酰胺为主。结论：我院治疗结核病药应用基本合理，在个别品种停药后可考虑引入适当品种填补空缺，以满足临床需要。

关键词　抗结核药物；销售金额；用药频度；调查分析

Utilization analysis of antituberculosis drugs during 2010—2012 period in the center hospital of Ankang city

CHEN Jun, YANG Shimin

ABSTRACT　Objective：To conduct a statistical analysis on the antituberculosis drugs application, specifically to analyze the characteristics and tendency of the antituberculosis drugs during 2010—2012 period in the center hospital of Ankang city so as to provide references for rational drugs use. Methods：By using the hospital database, the utilization data of antituberculosis drugs between 2010 to 2012 were analyzed in respect of the consumption sum, DDDs and the average daily cost（DDC）. Results：Both the consumption sum and the DDDs of antituberculosis drugs assumed an upward tendency. Isoniazid（INH）, ethambutol（EMB）, rifampicin（RFP）and pyrazinamide（PZA） were dominantly used for antituberculosis. Conclusion：The use of antituberculosis drugs in our hospital was rational on the whole. To meet the clinical demands, some other kind of drugs should be introduced appropriately to fill the vacancy lf certain kind of drugs have been discontinued in clinical use.

KEY WORDS　antituberculosis drugs；consumption sum；DDDs；investigation and analysis

结核病（tuberculosis，TB）是除 AIDS 外引起死亡率最高的感染性疾病，是严重的全球性健康问题。我国每年结核病发病人数为 130 万，占全球的 15%，其中耐多药结核患者有 11.2 万，仅次于印度，居世界第 2[1]。近年来 TB 回升形势严峻，本文对我院 2010～2012 年抗结核病药的使用情况进行了调研，以期更好地配合临床抗结核药物的使用，掌握现阶段用药的现状和未来用药发展趋势，为医院临床合理使用抗结核药物提供参考，也为科学管理提供借鉴。

1　资料与方法

1.1　资料

通过我院信息科计算机管理系统提取药品信息,包括药品名称、规格、剂型、销售数量、销售金额等。销售金额以万元为单位,精确到 10 元。同种药品不同剂型和规格的按照 1 种药合并计算。

1.2 方法

通过 Microsoft Excel 软件，对药物信息按照规律分析，然后进行统计处理。对比分析医院抗结核药物使用中销售金额、用药频度（DDDs）、日均费用（DDC）、排序比等数据。限定日剂量（DDD）参照《中国药典》（2010 年版）、《新编药物学》（第 17 版）[2] 设定 DDD 值 [3]，未收载药品的 DDD 值根据药品说明书以及我院临床用药习惯确定。抗结核药物合理使用参照《中国结核病防治规划实施指南》。

2 结果

2.1 抗结核病药用药数量、销售金额及排序

见表 1。

在 3 年间，抗结核病药物用药数量大幅增加。在用药数量和金额上，利福喷丁、左氧氟沙星、利福平、乙胺丁醇和吡嗪酰胺居前 5 位。2012 年医院由于配送原因，利福喷丁停药了一段时间，影响了其销售和使用数量，而链霉素在 2010 年和 2011 年均未在医院使用。抗结核药销售金额构成比可见，在 11 种治疗药物中，一半以上的药品构成比例在 3 年间呈明显增长趋势，其中利福喷丁所占比例最大。

表 1　2010～2012 年抗结核药用药数量（片）、销售金额（万元）、排序及构成比（%）

Tab 1　Consumption quanity（tablets），consumption sum（10 000 Yuan），its order and constituent ratio（%）of antituberculosis drugs from 2010 to 2012

药名	2010 年				2011 年				2012 年			
	数量	金额	排序	构成比	数量	金额	排序	构成比	数量	金额	排序	构成比
利福喷丁	110 400	11.868	1	31.23	105 800	11.374	1	25.97	33 600	3.612	5	9.11
左氧氟沙星	18 900	6.174	2	16.24	22 512	7.354	2	16.79	25 686	8.390	1	21.15
利福平	330 000	4.884	3	12.85	420 000	6.216	3	14.19	525 400	7.776	2	19.60
乙胺丁醇	262 000	3.930	4	10.30	324 000	4.813	5	10.99	379 000	5.609	4	14.14
吡嗪酰胺	253 000	3.831	5	6.004	395 000	6.004	4	13.71	416 000	6.323	3	15.94
对氨基水杨酸钠	13 650	2.048	6	5.39	19 025	2.854	6	6.52	14 600	2.190	7	5.52
阿米卡星	34 700	1.810	7	4.76	33 790	1.757	7	4.01	59 230	2.447	6	6.24
阿莫西林克拉维酸	9 432	1.446	8	3.81	10 602	1.626	8	3.71	11 358	1.742	8	4.39
异烟肼	359 000	1.113	9	2.93	334 000	0.902	9	2.06	418 000	1.129	9	2.85
丙硫异烟胺	40 000	0.896	10	2.36	40 000	0.896	10	2.05	20 000	0.448	10	1.113
链霉素	-	-	-	-	-	-	-	-	50	0.004	11	0.001

2.2 抗结核病药用药频度（DDDs）及排序

见表 2。

DDDs 值位列前 5 的是异烟肼、乙胺丁醇、利福平、吡嗪酰胺和利福喷丁。

2.3 抗结核病药 DDC 及排序比

见表 3。

其中阿莫西林克拉维酸钾的日均费用最大。利福喷丁、左氧氟沙星和阿莫西林克拉维酸钾排序比偏小。

表 2　2010—2012 年我院抗结核药用药频度（DDDs）及排序

Tab 2　DDDs and ordering of antituberculosis drugs in our hospital

from 2010 to 2012

药名	规格 /mg	DDD/mg	2010 年		2011 年		2012 年	
			DDDs	排序	DDDs	排序	DDDs	排序
利福喷丁	150	450	368 000	5	35 267	5	11 200	7
左氧氟沙星	500	500	18 900	6	22 512	6	25 686	6
利福平	100	600	55 000	3	70 000	3	87 567	3
乙胺丁醇	250	750	87 333	2	108 000	1	126 333	1
吡嗪酰胺	250	1 500	42 167	4	65 833	4	69 333	4
对氨基水杨酸钠	2 000	8 000	3 413	9	4 756	9	3 650	8
阿米卡星	200	400	17 350	7	16 895	7	29 615	5
阿莫西林克拉维酸	156	936	1 572	10	1 767	10	1 893	10
异烟肼	100	400	89 750	1	83 500	2	104 500	2
丙硫异烟胺	100	750	5 333	8	5 333	8	2 667	9
链霉素	1 000	750	—	—	—	—	67	11

表 3　2010—2012 年我院抗结核药 DDC 及排序比

Tab 3　DDC and sequential ratio of antituberculosis drugs in

our hospital from 2010 to 2012

药名	2010 年		2011 年		2012 年	
	DDC	排序比	DDC	排序比	DDC	排序比
利福喷丁	3.23	0.25	3.23	0.25	3.23	0.71
左氧氟沙星	3.27	0.33	3.27	0.33	3.27	0.17
利福平	0.89	1.00	0.89	1.00	0.89	0.67
乙胺丁醇	0.45	2.00	0.45	5.00	0.44	4.00
吡嗪酰胺	0.91	1.25	0.91	1.00	0.91	0.75
对氨基水杨酸钠	6.00	0.67	6.00	0.67	6.00	0.88
阿米卡星	1.04	1.00	1.04	1.00	0.84	1.20
阿莫西林克拉维酸	9.20	0.80	9.20	0.80	9.20	0.80
异烟肼	0.12	9.00	0.11	4.50	0.11	4.50
丙硫异烟胺	1.68	1.25	1.68	1.25	1.68	1.11
链霉素	—	—	—	—	0.60	1.00

3　讨论

3.1　抗结核药物销售额逐年上升

我院 2009 年被评为三级甲等综合医院，2012 年单独成立结核病专科医院后，病源增加。由表 1 可见，我院抗结核药物的销售额呈现逐年增长的趋势，而且增加的幅度也比较大。利福喷丁的用量和销售金额所占比例最大（排除 2012 年配送问题的影响）。利福喷丁是利福霉素的衍生物，是一种半合成长效利福霉素药物，其体外抗菌活性是利福平的 2～10 倍。其 3 年随访复发率很低，可以适用于短程、间歇化疗，并且逐渐被临床接受，用药量不断提高。

3.2　左氧氟沙星利用较不合理

治疗结核的一线药物主要是异烟肼、利福平、乙胺丁醇、吡嗪酰胺等。氟喹诺酮类在 20 世纪 90 年代末被 WHO 正式推荐用于耐多药结核的治疗，在治疗过程中也发挥了重要的作用，但是对于初治而不是耐药结核病患者并不推荐使用。我院在抗结核治疗中氟喹诺酮类药物的使用情况较为普遍，由表 1 可见，左氧氟沙星的使用占抗结核药物使用比例 16% 以上，提示使用过程中可能存在过度或不合理使用现象。医院在今后的工作中应相应的加强对氟喹诺酮类药物在结核治疗中的应用的监管，避免造成结核分枝杆菌以及其他病原菌对此类药物耐药现象的产生。

3.3　我院抗结核药的应用特点

《中国结核病防治规划实施工作指南》（2008 年版）对于初次治疗的患者化疗方案首选推荐口服 HRZE 化疗方案 [4]。由表 2 数据可知，异烟肼、乙胺丁醇、利福平、吡嗪酰胺的 DDDs 值比较大，而且相对接近，说明这 4 种抗结核病一线用药的临床选择性高，使用的频度大。相比之下链霉素的 DDDs 值较小，主要是由于链霉素口服不吸收，只能肌注，其不良反应较多且易出现耐药性。最常见的不良反应为变态反应和耳毒性，多发于婴幼儿和 40 岁以上的患者，可造成不可逆的神经性耳聋。

表 2 中 DDDs 值位列前 5 的是异烟肼、乙胺丁醇、利福平、吡嗪酰胺和利福喷丁。表 3 中，日均费用 DDC 显示用药频度最高的一线抗结核药物价格较低。初治结核患者日费用较低，切实减轻了患者的负担。而耐药结核患者的药品日费用 DDC 仍较高，例如阿莫西林克拉维酸钾。

通过表 3 中的排序比可以看出，异烟肼和乙胺丁醇这两种药品价格低，利用频度高，用药金额与用药人次同步良好。

异烟肼是特异性抗结核分枝杆菌药物，价格低，疗效明确且显著，深受医生和患者的好评。在全国的 14 大城市典型医院的购药数量比例中占了 1/4 强，是目前临床应用最为广泛的药物，也是治疗结核病的首选和基本药品。

乙胺丁醇对异烟肼和链霉素产生耐药性的结核杆菌具有显著疗效。在应用多种抗结核药时，无交叉耐药性 [5]，口服吸收达 80%，体内分布广泛，是近年用于治疗结核病的基础药物之一。研究表明，异烟肼和乙胺丁醇可以破坏细胞壁，能够增强二线药物对抗结核菌的疗效。二线抗结核药物作为耐多药肺结核治疗的主药，结核菌对其敏感性提高，但是因为毒性较大、疗效不是很高而且价格偏贵，一般不建议使用于治疗普通的肺结核患者。

3.4　抗结核药物使用基本合理

从我院抗结核药使用情况来看，排序比 ≥1 或者接近 1 的情况占大多数，总体用药情况基本合理，但仍然存在一些问题。如价格较贵的二线药物利福喷丁、左氧氟沙星等使用频度偏高，患者负担加重。建议对初治结核病应该尽量使用一线常规用药，选择高效、低廉的联合用药，控制药费增长，减少耐药菌群的出现 [6]。在出现药品配送问题时，尽早制定并调整购药计划，选择适当品种填补空缺。今后应加大对结核病诊治工作的监管和培训力度，加强对医务人员结核病规范化治疗的培训及管理，合理整合利用医药资源，实现更好为患者服务的目的。

参考文献

[1] World Health Organization. Global tuberculosis control: a short update to the 2009 report[EB/OL]. WHO Library Cataloguing-in-Publication Data, 2009: http//whqlibdoc.who.int/publications/2009/9789241598866-eng.pdf.

[2] 陈新谦, 金有豫, 汤光. 新编药物学 [M].17 版. 北京: 人民卫生出版社, 2010.

[3] 世界卫生组织药物统计方法合作中心. 药品的解剖学治疗学化学分类索引及规定日剂量 [M]. 北京: 中国协和医科大学出版社, 2003: 105.

[4] 肖东楼, 赵明刚, 王字. 中国结核病防治规划实施工作指南（2008 年版）[M]. 北京: 中国协和大学出版社, 2009: 67-68.

[5] 冯晋兰, 陈文胜, 高如珍, 等. 复治肺结核耐药性危险因素分析 [J]. 中国防痨杂志, 2010, 32（3）: 177-178.

[6] 赵卫国, 石夏莹. 某院 2002 ～ 2004 住院结核病人药物应用分析 [J]. 西北药学杂志, 2006, 15（3）: 96-97.

——刊于《西北药学杂志》2014 年第 29 卷第 3 期

药事管理研究三十年 杨世民师生论文集（下册）

药品生产经营➡

论我国零售药店药物咨询服务的规范化管理

侯鸿军　杨世民　宿凌

摘要　目的：探讨我国零售药店药物咨询服务规范化管理的实施对策。方法：对我国零售药店药物咨询服务存在的问题进行分析。结果与结论：我国零售药店药物咨询服务工作必须由专人负责，导入企业形象工程，充分利用计算机网络功能。并建立规范化管理实施体系。唯此，才能提高药物咨询服务的质虽保证人民用药安全、有效。

关键词　零售药店；药物咨询服务；规范化管理

On the Standardized Administration of Medical Consultation Service in the Retail Pharmacy in China

HOU Hongjun，YANG Shimin，SU Ling

ABSERACT　Objective: To seek for the counte counter measures to standardize the administration of medical consultation service in the retail pharmacy. Methods: To analyse the existing problems of the consultation service in the retail pharmacy. Results & Conclusion: We suggest that the consultations service should be carried out by specially assigned persons，CIS should be introduced. Computer network should be manipulated and a standardized administration system should be established. Only in this way can the quality of service be raised and the security of medication of the public be consured.

KEY WORDS　retail pharmacy；medical consultation；standardized administration

随着我国医疗体制改革的不断深入和药品分类管理制度的实施，零售药店在今后的医疗实践中将扮演重要的角色。目前，临床用药的品种及数量日益增加，合理用药已成为现代社会对零售药店提出的更高要求。本文就我国零售药店药物咨询服务的规范化管理进行探讨，供业内人士参考。

1　药物咨询服务存在的问题

1.1　尚无专人负责药物咨询服务工作

药物咨询的科学性直接关系到用药者的生命和健康，对咨询服务人员的专业知识和职业道德有较高要求。由于目前大多零售药店咨询服务人员的不确定性,使药物咨询服务工作具有很大的随意性，而咨询服务质量不高，将直接影响到人民群众用药安全、有效。

1.2　药物咨询服务人员的整体素质有待提高

目前，零售药店由专业人员负责药物咨询服务工作的寥寥无几，基本上系由销售人员为顾客作用药指导。而我国零售药店的销售人员基本是经过短期培训即上岗工作，其专业知识及医学相关知识相对薄弱，无法保证药物咨询的科学性。

1.3　缺乏先进的信息服务手段

随着药学事业的发展，人们对药学信息的需求不断增长。众所周知，现有药品品种达万余种，即使同一药物不同剂型、规格，其用途、代谢特征、用法、用量也各不相同,加之新药、新剂型不断涌现，单一药物涵盖的知识面和信息量不断扩增，临床用药越来越依赖于药学信息服务[1]。因此，正确获取和合理利用药学信息对保证零售药店的药物咨询服务质量至关重要。

1.4 国家对药物咨询服务尚无规范化管理的实施细则

我国于2000年7月1日开始实施《药品经营质量管理规范》，其中第84条明确指出：药品零售企业应在零售场所内提供咨询服务，指导顾客安全、合理用药[2]。该条文仅对药物咨询服务作出了原则性要求而对于如何具体实施未作规定，使得零售药店药物咨询服务缺乏可参照的标准，且不利于药品监管部门进行有效的监督和指导。

2 药物咨询服务规范化管理实施对策

2.1 指定专人负责药物咨询服务工作

从事药物咨询服务工作的人员应该具有良好的专业教育背景、广泛的科学知识、高超的交流能力以及丰富的实践经验。咨询服务提供者以其知识和技巧保证咨询者获得满意的答复，并对用药者的安全与健康负责。笔者通过对零售药店的现状和大量文献资料的分析研究认为，从事零售药店药物咨询服务工作的人员应具备以下几个条件：（1）具有良好的职业道德，爱岗敬业；（2）具备药学或中药学大专以上学历；（3）为执业药师，尚无执业药师的药店应配备取得药学中级以上（包括中级）专业技术职称的人员；（4）身心健康，无传染性疾病；（5）年龄在30岁以上，且具有5年以上药品零售工作实践经验；（6）熟悉国家的药事法规和药品应用管理中的各项规定；（7）年度业务考核合格。

2.2 对药物咨询服务人员进行专门培训

鉴于我国药学专业人员知识结构单一，临床知识缺乏，提供高质量药物咨询服务的能力不足的情况，主管部门可有针对性地对药物咨询服务人员进行专门的培训，强化其有关专业知识和医学基础知识。另外，还应组织计算机知识的培训，使他们能够熟练地使用计算机利用计算机进行有关数据处理、情报检索以及各种药学应用软件的使用。零售药店管理人员可定期对药物咨询服务人员培训情况进行考核，建立培训质量档案。

2.3 设立药物咨询服务台，导入企业形象工程（CIS）

CIS工程即企业识别系统，它是现代企业通过对企业形象的设计和宣传，树立企业形象，增强企业公众（包括企业员工）归属意识的完整体系[3]。零售药店对药物咨询服务可进行系统策划，全面设计，导入CIS工程，如在药店醒目位置设立药物咨询服务台，统一设计其外观、颜色、标志等，为药物咨询服务人员和咨询者的交流创造一个良好的环境，让药物咨询服务人员顺利实施药物咨询服务。药店应将从事药物咨询服务人员的照片及有关证书如执业药师注册证悬挂于店堂醒目的位置。药物咨询服务人员还应统着装，服装整洁，佩带胸卡，站立迎客。行为举止应文明礼貌，说话态度应亲切诚恳，用语应谦逊文雅，提倡使用文明用语，如"您好""请""谢谢""对不起""再见"等。这样可以充分显示药物咨询服务在零售药店的重要性和给受众以温馨感，提高用药者的用药依从性，进一步保证人民群众用药安全、有效。

2.4 充分利用计算机网络功能，提供及时、准确的药学信息服务

药学信息服务能帮助用药者正确地认识药物，了解药物的作用，掌握用药技巧，并能帮助用药者对药物的不良反应有所认知，预防或避免不必要的困扰和危险，从而保证药物发挥最佳的疗效。

2.4.1 建议采用临床合理用药监测软件系统 [4]

临床合理用药监测软件系统是美国First Data Bank InC开发的英文软件Preseription Automatie Sereening System（简称PASS）的中文版。PASS可面向广大用药者开展药物咨询服务，指导合理用药，提供有关药物的适应证、用法、用量、注意事项以及可能发生的不良反应等方面的信息，更科学、权威、全面。采用该系统可大大提高零售药店药物咨询服务的质量，形成服务优势，扩大社会效益。

2.4.2　建立用药咨询者登记备案制度

可将用药咨询者详细资料输入计算机备案，主管部门可定期检查，及时发现药物咨询服务工作中出现的问题，并迅速予以解决。另外，也可对用药者实行药学跟踪服务，对于实际用药过程中出现的问题进行具体指导，这样可吸引慢性病患者（如哮喘患者）、有多种疾病的患者（高血压伴高血脂及肾衰患者）等需长期或联合用药的固定消费群，有助于提高零售药店的社会效益和经济效益。

2.5　建立药物咨询服务规范化管理体系

规范药物咨询服务，有利于保证药物咨询服务的质量，保证用药者得到连续、统一、规范的服务，有利于用药者理解和掌握药物咨询服务人员提供的信息。

2.5.1　确定药物咨询服务的目标

通过药物咨询服务，帮助用药者合理的应用药物，保证药物发挥应有的作用。应明确本次药物咨询服务是排除用药者疑难，提高用药者服药技巧，还是提高用药者依从性等。回答问题要突，出重点，注意咨询的个体化，切忌面面俱到。

2.5.2　提供具体的药物咨询服务

为用药咨询者建立档案，掌握其病史和用药情况。对用药者的咨询内容按药物的作用（适应证）、不良反应的识别和避免、服药指导（药物的用法、用量）、药物安全性等进行分类，合理分析，有针对性地为用药者提供科学、准确的咨询服务，提高咨询服务的质量和效率。对一些特殊群体，如老人、孕妇、文盲等，药物咨询服务人员还应了解用药者日常生活内容，与用药者共同制定合理、有效的用药计划，并要求用药者复述用药计划，确保用药者掌握应用该药物的知识和技巧，提高用药者的用药依从性。

2.5.3　药物咨询服务效果评价

在用药者实际用药过程中定期回访，了解其用药情况。如药物咨询服务人员和用药者可建立联系电话，在用药 3 ～ 7d 内，通过电话询问用药者的用药情况，持续提供咨询服务。咨询服务人员针对用药过程中出现的各种问题可以考虑建议减量或停药等。咨询服务人员要从用药者的心理、身体、精神的健康几方面评价用药者对药物咨询服务的满意程度。在零售药店内应设立药物咨询服务意见卡或反馈热线，药店管理者可根据反馈意见对药物咨询服务质量进行考评，从而进一步提高药物咨询服务的质量。

2.5.4　定期开展药物咨询服务宣传教育活动

根据用药者经常提出的问题和用药中的常见问题，零售药店可改被动咨询为主动宣传，有针对性地通过印发药物手册和活页材料、制作 VCD、播放宣教片等多种方式进行用药宣传教育，普及健康知识，充分发挥药物咨询服务的作用。

零售药店药物咨询服务的规范化管理将随着我国经济的发展及人民生活水平的提高而不断充实和完善，必将对保证我国人民群众的身体健康发挥更重要的作用。

参考文献

[1] 胡晋红主编 . 全程化药学服务 [M]. 上海：第二军医大学出版社，2001：98.

[2] 国家药品监督管理局 . 药品经营质量管理规范 [S].1999.

[3] 罗锐韧主编 . 哈佛管理全集 [M].2 版 . 北京：企业管理出版社，1998：1067.

[4] 宋雪英，戴小慧 . 建议推广应用临床合理用药监测软件系统 [J]. 中国药业，2001，10（6）：56.

——刊于《中国药房》2002 年第 13 卷第 1 期

我国零售药店驻店药师的工作内容和技巧探讨

宿凌　杨世民

随着医疗体制的改革和人们生活节奏的加快,零售药店逐渐成为药品终端市场。零售药店的驻店药师是药店开展经营和服务的主体,国家药品监督管理局(SDA)制定的《处方药和非处方药流通管理暂行规定》中要求,销售处方药和甲类非处方药的零售药店必须配备驻店执业药师或药师以上药学技术人员 [1]。驻店药师的工作质量和服务技巧将直接影响药店的效益、信誉度以及消费者用药的效果,因此,有必要对零售药店驻店药师的工作内容和技巧加以探讨和研究。

1 熟悉药店所销售药品的情况

消费者选择在药店购药,大多是因为在零售药店购药方便、快捷。零售药店的驻店药师应保证消费者在最短的时间内选购到所需的药品,这要求驻店药师必须熟悉药店所销售药品的品种、存货、分类、货架位置、零售价格等情况,以提高工作的效率。

2 根据消费者的类型有针对性地进行药品销售 [2]

走进零售药店的消费者可以分为许多种类型,驻店药师应通过细致观察分析定位有针对性地开展工作。

2.1 按消费者对购买目标的确定程度分类

2.1.1 全确定型

这类消费者在走进药店前,就已经确定要购买药品的种类、数量、生产厂家及价格等情况,一般进入药店后,就直接向驻店药师询问是否有其所需要的药品,价格合意后立即购买。

对于这类消费者,驻店药师无须花费太多的时间进行咨询指导,服务应重点放在取药的准确和快速上,药品的适应证和用法应简单地加以介绍。

2.1.2 半确定型

这类消费者在走进药店前,已大致确定所要购买药品的类型,但并不十分明确药品的具体名称和生产厂家,进入药店后,大多先向驻店药师询问具有某种治疗作用的药品的种类、疗效和价格等情况,进行比较后才决定购买。

对于这类消费者,驻店药师应仔细询问患者病情和用药史,推荐针对性强和疗效好的药品,详细介绍药品的用法、用量和注意事项,并承诺在消费者用药过程中,随时提供用药咨询服务。

2.1.3 不确定型

这类消费者在走进药店前,并不知道所要购买药品的有关信息,进入药店后,一般先向驻店药师描述病情症状,在听取驻店药师的意见后,即在驻店药师的指导下购药。这类消费者并不多见,一般基本上不懂医疗和药疗保健知识。

对于这类消费者,驻店药师应多花点精力,详细询问患者症状,准确判断患病类型,选择合理、有效的药品,并耐心讲解药品的用法、用量、注意事项和用药疗程,叮嘱消费者在用药过程中随时与药店保持联系。如果驻店药师根据经验和知识不能断定消费者的患病类型,应建议消费者到医院确诊,决不能为追求药店片面的经济效益而随便推荐药品,贻误消费者的治疗。

2.2 按消费者购买态度和要求分类

2.2.1 习惯型

这类消费者习惯购买某一特定厂家生产的特定药品。有的相信广告，购买广告宣传的药品；有的根据过去的用药经验购买疗效较好的药品。

对于这类消费者，驻店药师应先询问其病情，如果与所要购买的药品适应证相符合，可迅速成交；如果所要购买的药品对病情没有太大的作用则应耐心地向消费者说明，建议其选择其它有效的药品。如消费者坚持己见，且其选购的药品可能延误病情或严重威胁健康，驻店药师可根据情况婉言拒绝销售药品。决不能为追求药店的经济效益，或怕得罪消费者，而满足其不合理的购药要求。

2.2.2 慎重型

这类消费者喜欢多方面收集药品的有关信息，在经过分析和比较，了解清楚药品的治疗效果、适应证、规格和价格后方才购药。在购买过程中，其主观性较强，不愿别人介入，很少受广告宣传和驻店药师指导的影响。

对于这类消费者，驻店药师应注意不能将自己的想法强加给他们。一般情况下，这类消费者的购买行为比较成熟，选择药品的适应证符合病情，疗效也比较理想。驻店药师在解答这类消费者的问题时，应全面和准确，并应特别注意语言表达的严谨。

2.2.3 经济型

这类消费者购买药品多从经济角度考虑，对药品的零售价格非常敏感。有的消费者认为价高的药品疗效显著故而选购高价药品，有的消费者认为价格低的药品经济实惠故而选购低价药品。

对于这类消费者，驻店药师应首先判断其类型，对偏爱高价药品的消费者，推荐同类药品中价格较高的，并说明价格偏高的原因，或是因新剂型，或是因疗效好，或是因合资、进口药品，或是因进药渠道不同，或是因广告宣传效应；对偏爱低价药品的消费者，可推荐同类药品中价格较低的，并说明价格偏低药品与价格偏高药品的差别。对于有些药品，驻店药师还应从药物经济学的角度出发，推荐消费者购买经济、有效的药品，让消费者明白不一定价高的药品疗效就强于价低的药品，不一定价低的药品治疗总费用就少于价高的药品。

2.2.4 冲动型

这类消费者易受药品包装和广告宣传的影响，往往以直观感觉为主。新上市的药品和新剂型药品对其吸引力较大，一般能迅速作出购买决定。

对于这类消费者，驻店药师应确定其选购的药品对疾病的治疗是否有效，以免因为其盲从广告或一时冲动而购买没有针对性治疗效果的药品。

2.2.5 感情型

这类消费者情感体验深刻而细腻，具有丰富的想象力和联想力以及敏锐的审美感觉，在购买行为上容易受感情和心理的影响，也容易受销售宣传的引诱，往往以药品的疗效和驻店药师的服务是否符合其感情的需要来确定购买的决策。

对于这类消费者，驻店药师应细心揣摩其内心感情的波动，注意纠正其购药的错误倾向，推荐安全、有效的药品，尤其应加强用药的咨询服务，尽量满足其感情上受重视的需要和购买药品疗效相对完美性的需要。

2.2.6 疑虑型

这类消费者性格内向，谨慎稳重，善于观察细微事物，凡事注重体验而疑心较重，从不仓促地作出购买药品的决定，在听从驻店药师介绍药品时，往往小心谨慎和疑虑重重，且挑选药品时动作缓慢，反复思索，费时较多，还可能因犹豫不决而中断购买，甚至在购买后仍放心不下。

对于这类消费者，驻店药师应在服务上多下功夫，应尽可能详细地介绍药品适应证、疗效、规格、用法、用量、注意事项以及与同类药品的比较情况；在帮助挑选药品时，要耐心和热情，主动拿出说明书进行讲解；解答问题时应全面而详细，必要时应重复讲解；购药结束后，应再次对有关问题进行强调，让消费者确定所选购药品的正确无误和安全有效。

2.3 按消费者在购买现场的情感反应分类

2.3.1 沉稳型

这类消费者往往灵活性较低反应比较缓慢、沉着，一般不为无谓的动因而分心，在购买药品过程中往往沉默寡言，情感不外露，举动不明显，购买态度明确，不愿与驻店药师谈离开药品内容的话题。

对于这类消费者，驻店药师应开门见山，根据其对购买目标的选定程度，有针对性地进行服务，准确、中肯地提供其需要的药品信息，而不需对药品的疗效和质量进行过多的宣传，以免引起反感。

2.3.2 温顺型

这类消费者由于在生理上不能忍受或大或小的神经紧张，故在选购药品时往往尊重驻店药师的意见，作出购买决定较快，对驻店药师比较信任和放心，很少重复查看药品的包装和说明，即购买药品更注重驻店药师的服务态度与服务质量。

对于这类消费者，驻店药师应善于抓住其性格特点，回报其对驻店药师的信任，为其提供满意的购药服务，即详细介绍药品的有关信息，耐心解答疑问，使其成为药店的忠实顾客。

2.3.3 健谈型

这类消费者灵活性较高，能很快适应新的环境，但情感易变，兴趣广泛，在购买药品时，能很快与人接近，愿意与驻店药师交换意见，并富有幽默感，非常健谈。

对于这类消费者，驻店药师可以努力使其成为好朋友，适当地与其谈一些与药品无关的事情，并善于从谈话中获取有用的信息，如了解其病情、用药情况、生活习惯、经济状况等根据这些信息推荐药品，纠正其不正确的用药行为。

2.3.4 反抗型

这类消费者具有高度的情绪敏感性，对外界环境的细小变化都能有所警觉，显得性情怪癖，多愁善感，在选购药品时往往不能接受驻店药师的意见和推荐，对驻店药师的介绍异常警觉，抱有不信任的态度。

对于这类消费者，驻店药师应注意与其交流的方式和技巧，态度要诚恳，介绍应科学、准确，服务要周到，努力使其感觉驻店药师是全心全意为患者的健康着想，而不是为了单纯的商业利润，驻店药师还应承诺为其病情保密，并且绝不能留露出同情或歧视的情绪，以免伤害其自尊心，导致其对驻店药师甚至药店产生反感。

2.3.5 激动型

这类消费者爱你情绪易于激动，脾气暴躁，在言谈、举止和表情中都有狂热的表现，在选购药品时言语、表情显得傲气十足，甚至用命令口气提出要求，对药品质量和驻店药师的服务要求极高，稍不如意就可能发脾气。

这类消费者为数不多，但驻店药师对其应用更多的注意力和精力进行服务，尽量满足其各种要求，言谈举止应小心谨慎解答可题应详细周到，遇到其发脾气时，应保持冷静的头脑和平和的心态，面带微笑地介绍或解释，用真诚和耐心感染他们努力使其成为药店忠实的顾客。

3　根据需要建立消费者药历档案

药品销售完成后，驻店药师应询问消费者是否需要建立药历档案，并向消费者说明建立药历档案的方法、意义和益处。方法是将消费者的姓名、电话、地址、所购买药品的名称和日期以及用药史等情况输入电脑的档案库；意义是更加有利于保障消费者用药的安全、有效；益处是驻店药师可根据建立的药历档案，定期以电话方式或访可方式对消费者进行用药咨询指导还可以在药店举办药品知识讲座和宣传活动时及时通知消费者，也可以作为消费者用药出现可题时取证的凭据。

驻店药师不可强求消费者建立药历档案，首次建立药历档案时应操作迅速，并承诺绝对为消费者保密，保证消费者确实能享受到应有的益处。

4　提供售后服务和进行消费者用药跟踪调查

驻店药师应根据建立的消费者药历档案，定期进行用药跟踪调查，了解消费者的药品用法、在用药过程中出现的问题、治疗效果以及是否出现不良反应，及时纠正消费者的不良用药习惯确定消费者的治疗周期，防止用药不当引发药源性疾病。

参考文献

[1] 国家药品监督管理局．国药管市 [1999]454 号．处方药与非处方药流通管理暂行规定 [S].1999.
[2] 罗锐韧主编．哈佛管理全集 [M]．第 2 版．北京：企业管理出版社，1998：1061-1062.

——刊于《中国药房》2002 年第 13 卷第 2 期

论我国药品零售连锁企业的市场营销战略

宿凌　杨世民　侯鸿军

摘要　目的：为我国药品零售连锁企业制订市场营销战略提供参考。方法：通过对我国药品零售连锁企业组织机构及经营模式的分析，探讨其市场营销战略的可应用性。结果与结论：我国药品零售连锁企业应根据自身情况，制订行之有效的市场营销战略，提高市场竞争力。

关键词　药品零售连锁企业；市场营销战略

On the Marketing Strategy of Chinese Pharmaceutical Retail Chain Enterprises
SU Ling, YANG Shimin, HOU Hongjun

ABSTRACT　Objective：To provide reference for Chinese pharmaceutical retail Chain enterprises in making marketing strategy. Methods：According to the organization and operational model of Chinese pharmaccutical retail chain enterprises, their pratticable marketing strategy was discussed. Results ＆ Conclusion：Chinese pharmaceutical retail chain enterprises should make practicable and feasible marketing strategy to promote market competition ability basing on self-condition

KEY WORDS　pharmaceutical retail chain enterprise；marketing strategy

　　我国药品零售业从 20 世纪 90 年代中期开始引入连锁经营模式，目前已有药品零售连锁企业400 多家，连锁门店 7 800 多个 [1]。采用连锁经营模式能够方便药品企业监督和认证，有利于规范药品购销渠道和保证药品质量，还能有效地提高企业的管理水平和市场竞争力，因而连锁经营将成为我国药品零售业发展的趋势。随着我国加入世界贸易组织，2003 年将开放药品分销服务行业，我国药品零售市场将由药品零售连锁企业主宰，我国的企业欲与进入我国市场的国外企业相抗衡，要想扩大经营规模，争取市场份额，提高盈利水平，就必须制订出适合自身发展的市场营销战略。

1　市场营销战略的概念和分类 [2,3]

1.1　市场营销战略的概念

　　市场营销战略是企业成长、发展的总设计和总规划，由相互联系的两部分组成：第一部分是目标市场的选择和营销目标的确定；第二部分是达成目标的营销策略的制订。市场营销战略不是一种目标，而是一种具有一致性的市场营销方向，一旦建立，不可轻易改变，且应贯穿于企业一切市场营销活动中。

　　市场营销战略的目的在于动员企业资源在营销战术上先声夺人，并把企业的全部资源纳入统一的战略轨道，这有助于企业营销战术的效能在不受既定目标约束的情况下得以最大限度地发挥。

1.2　市场营销战略的分类

　　市场营销战略可分为 4 类。第一类为侧翼战略，指企业采取的避开行业领导者的领先市场，从侧翼发动"奇袭战"，占领市场空隙的策略；第二类为游击战略，指规模较小的企业采取的在市场上选择一块足以防御，而其他企业难以进攻或不愿进攻的市场部分的策略；第三类为防御战略，指行业领导者为捍卫自己的市场领先地位采取的不断完善自我和阻止其他企业进攻，以保持其市场占有率的策略；第四类为进攻战略，指规模较大的企业通过分析行业领导者的力量状况，采取的选择行业领导者力量薄弱之处或在一条较短的战线上发动进攻的策略。

2 市场营销战略的制订和实施

2.1 市场营销战略的制订

2.1.1 选定市场营销目标

企业根据自身的能力，结合对营销环境的分析，去发现能充分发挥企业优势的有利机会。营销环境包括微观和宏观两部分，微观环境参与者包括企业本身、供应商、顾客、竞争者和公众，宏观环境包括人口环境、经济环境、自然环境、技术因素、政治法律因素和社会文化因素。企业通过对营销环境的分析、评价，拟定对策，选定营销目标。

2.1.2 确定市场营销战术

战术即为创意，是一种竞争性的心理上的进攻角度[2]。选择的营销战术必须在整个市场竞争中具有某种独到之处或优势，还必须针对消费者的心理攻击点，即在消费者心目中保持一种能使企业的市场营销计划得以有效实施的进攻位置。

2.1.3 制订市场营销战略

将具有竞争优势的营销战术转化为营销战略，努力使营销战术与企业组织机构融为一体，成为企业的主要营销战略观念，并保证这种活动的持续性。此外，制订战略的重点在于改变企业内部因素，而不是企图改变企业外部环境。

制订战略时应遵循一致性原则和单一性原则，即在营销战术转化为营销战略过程中，必须保证有一个一致性的市场营销方针，并从对手最薄弱的地方着手，集中精力于一个单一有力的销售行动，并淘汰难以施行和效果不佳的营销战略。

2.2 市场营销战略的实施

企业的营销战略一旦确定，就应该着手制订营销计划，选择行之有效的方法实施。但市场不是一成不变的，企业应分析潜伏于人们头脑中的想法和观念，并积极而巧妙地加以利用，对营销战略进行适当的调整。

3 药品零售连锁企业的市场营销战略

药品零售连锁企业是指经营同类药品，使用统一商号的若干个门店，在同一总部的管理下，采取统一配送、统一质量标准、采购同销售分离、规模化管理组织形式的零售企业[4]。药品零售连锁企业可以根据自身的规模、实力，采取相应的市场营销战略。

3.1 侧翼战略的应用

药品零售连锁企业最大的竞争对手是医院药房。长期以来，人们形成了"到医院就医，在医院药房取药"的思维模式，而不习惯到零售药店进行处方外配，只有在患小病时优先选择直接到零售药店购药。药品零售连锁企业作为具有先进经营模式的零售药店，可以充分发挥自身优势，采取侧翼战略，吸引医院药房的潜在消费者到连锁药店购药，以提高药品终端市场的份额。

3.1.1 低价侧翼战略

我国医院药房的药品一般采用最高零售价，这是由医院进药数量有限和行业垄断地位决定的。而药品零售连锁企业具有规模化经营的特点，能以较低价批量进购药品，在保证盈利的前提下，可运用成本导向法和需求导向法，制定出低于医院药房的药品销售价格。

3.1.2 老顾客档案侧翼战略

据了解,我国一些小型药品批发站点也为人们提供小批量批发药品服务。由于医院药房有凭处方取药的限制,而处方的药量般仅为几天,故一些患慢性病或治疗周期长的患者出于经济考虑,趋向于到批发站点购买所需药品。但我国《药品流通监督管理办法》第12条规定:未经批准,药品批发企业不得从事药品零售业务;药品零售单位不得从事药品批发业务。显然,这些药品批发站点的行为不合法,迟早会被取缔。药品零售连锁经营企业可以通过开展建立老顾客档案业务,对连续购买同种药品的老顾客给予价格优惠,并制订优惠数量级别和价格标准。

3.1.3 多元化经营侧翼战略

医院药房只供应药品和部分保健品。药品零售连锁企业则可以不受限制,经营药品以外的物品,如食品、健康护理用品、美容化妆品、休闲娱乐用品、家庭日用小商品等,而且还可以开展其他业务,如深圳海王星辰连锁药店就开办了兼营彩扩业务的药店。开展多元化经营不仅可以满足消费者的多种需求还可以找到新的经济增长点,维持企业的生存和发展。

3.2 游击战略的应用

我国医院药房具有固定的消费群体,而大型药品零售连锁企业则具有资金的优势,因此,中、小型药品零售连锁企业可以采用游击战略,避开激烈的竞争,开拓自己的市场空间。

3.2.1 地域游击战略

我国医院一般都设在城镇,大型药品零售连锁企业的连锁门店也大多集中在城市繁华地段,而乡村尤其是边远山区几乎没有医院,有的只有卫生站,大型药品零售连锁企业也很少涉足。中、小型药品零售连锁企业由于资金有限,可以避开经营费用较高的城镇地区,发挥自身小巧灵活的经营优势,在农村开设连锁药店。例如,2000年9月成立的民营企业广东柏康连锁药店就将农村作为根据地,所开设的40多个门店全部深入村一级农村腹地,取得了可喜的销售业绩[5]。

3.2.2 建立同盟军战略

中、小型药品零售连锁企业可以相互结成地区游击同盟军,进行优势互补。通过联合招标采购,降低药品购进价格,制定统一的药品零售价;通过配送中心药品资源共享,保证药品经营种类的齐全。如此一来,即可提高中、小型药品零售连锁企业的市场占有率和盈利水平。

3.3 防御战略的应用

规模大的药品零售连锁企业要想保持领先地位,必须不断扩大经营规模,运用先进技术完善经营管理,并采取有效的手段阻止其他竞争者威胁性的进攻。

3.3.1 一体化发展防御战略

大型药品零售连锁企业可以采取后向一体化战略。"后向"指企业的药品供应系统;"后向一体化"指兼并药品批发企业,使其成为自己的配送中心,缩短药品分销渠道,有效控制药品的购销成本。尤其是实施跨地区经营的大型药品零售连锁企业,可以跨地区兼并市、县级药品批发企业,将其改组为其区域性药品配送中心。

企业也可以采取前向一体化战略。"前向"指企业的药品销售系统;"前向一体化"指以收购兼并、加盟经营、特许经营的方式,将规模小的独立药店纳入自己的连锁体系,对其进行统一管理,包括药品配送、人员培训、财务控制,以提高企业连锁规模,实现品牌无形资产的迅速扩张。

企业还可以采取水平一体化战略。"水平"指同类型企业;"水平一体化"指以控股、合作的方式与其他具有特殊优势的药品连锁企业合并,提高市场占有率和经营利润。如以经营西药为主的大型药品零售连锁企业,可以与具有经营中药或保健品优势的连锁企业联手,提高市场竞争力。

3.3.2 物流信息化管理防御战略

物流是指商品实物的流通，包括运输、装卸、储存、保管、配送等活动，反映商品时间和空间位置的变换，是企业扩大销售、降低成本、取得竞争优势的关键因素。对药品零售连锁企业来说，适时适量的药品储存，可以为企业创造批量采购的条件；及时准确的药品配送，可以为企业维持正常的经营秩序。随着信息技术的发展，大型药品零售连锁企业可以对物流进行信息化管理。可以采用药品条形码微机管理，对药品的进购、配送、销售进行微机控制，将分店销售药品的数据自动转为供货信息，由配送中心根据分店供货信息制订配送方案，再由总部根据配送中心的药品储存情况拟订药品进购计划。物流信息化管理可以有效提高企业的经营效率和资金利用水平。

3.3.3 品牌防御战略

大型药品零售连锁企业可以利用规模经营优势和已有的企业声誉，将所销售的药品赋予自己特有的品牌，在药品包装上贴附具有企业标志的防伪标识，并对消费者承诺所销售药品的质量。企业员工还应佩带印有企业标志和技术职称的胸卡上岗。品牌防御战略不仅有利于企业的广告宣传，可以提高企业的知名度，巩固企业的领先地位还能够有效地增强消费者对企业的信任度和忠实度。

3.3.4 宣传广告防御战略

医院药房附属于医院，很难单独进行广告宣传，而大型药品零售连锁企业可利用自身的资金优势，开展各种企业形象的宣传活动，提高企业的知名度进而提高经济效益。企业可开展各种公益活动，如开展各种名义的募捐、下乡送药等公益活动，并以新闻报道的形式在广播、报纸上对活动进行宣传企业可选择电视、电台、报刊、路牌、霓虹灯、灯箱、橱窗、公交车身等各种媒体相互协调宣传企业形象。通过广告宣传，可有效巩固企业的行业领先优势，提高企业的市场竞争实力。

3.4 进攻战略的应用

3.4.1 单一战线进攻战略

一些经营品种具有特色的药品零售连锁企业，可以充分发挥自身的独特优势，在特定领域占据领地。以经营传统中药为主的老字号药店，可利用在民族药业中的优势，集中精力开拓国内、国际市场，努力提高经济效益。如北京同仁堂、杭州胡庆余堂和李宝赢堂在杭州商场设立中药材专柜，取得了良好宣传效果；吉林大药房在开拓国际市场上跨出历史性的第一步，与美国世界博爱药业集团协商签订了在美国开设吉林大药房连锁店的合同，计划在美国加州开设两个连锁店，主要经营吉林长白山名贵中药材和符合美国 FDA 标准的中国药品、保健品。

3.4.2 薄弱环节进攻策略

药品零售连锁企业可以利用商业经营特点，发挥可提供多种特色服务的优势，开展医院药房不便开展的服务业务。第一，采取多种售药方式，最大限度方便消费者，开展预订药品、电话购药、免费送药上门的速递服务和邮递药品业务；第二，设立咨询服务台，由执业药师为消费者提供咨询服务，另外，执业药师还应在门店内巡视，主动为消费者购药进行指导；第三设立咨询服务电话，定期与消费者进行交流，询问用药效果，收集不良反应资料，纠正不良用药习惯，以提高消费者的忠诚度；第四，定期开展安全用药宣传活动，分期介绍各种常见病的用药知识，并印发宣传手册；第五，设立医药书刊阅览区，设置饮水机和按摩器等设施；第六，实行缺货登记制度，邀请消费者任监督员，设立意见箱和投诉电话；第七，购置一些设备，如中药电子调配柜和中药煎药机，为消费者快速准确调配中药，并免费煎药，以保证销售药品的质量，还可设立灯检箱，对针剂药品实行出店前全检，确保针剂质量。

4 小结

药品零售连锁企业在制订自己的市场营销战略过程中，要认真全面地分析企业自身和外部环境的状况,选择可行有效的营销战略。营销战略在具体实施时,应根据环境的变化,及时做出适当的调整。市场是一个没有硝烟的"战场",药品零售连锁企业要想取得成功,争取更大的中国药品终端市场的份额,必须拥有正确的市场营销战略。

参考文献

[1] 国家药品监督管理局.关于加强药品零售连锁经营监督管理工作的通知 [S]. 国药监市 [2001]432 号 .2001.

[2] 罗锐韧主编 . 哈佛管理全集 [M]. 第 2 版 . 北京: 企业管理出版社 . 1998: 948-977.

[3] 许绍李, 张庚淼, 刘胜梁 . 市场营销学 [M]. 西安: 西安交通大学出版社, 1998: 159.

[4] 国家药品监督管理局 . 药品零售连锁企业有关规定 [S]. 国药管市 [2000]166 号 .2000.

[5] 钟玉明, 苏婉波 . 广州药店掀起"下乡"热 [N]. 中国医药报, 2001 年 7 月 7 日第 5 版 .

——刊于《中国药房》2002 年第 13 卷第 3 期

我国药品零售连锁企业的商品管理探索

宿凌　杨世民

摘要　目的：为我国药品零售连锁企业进行多元化经营提供参考。方法：通过引入商品管理的有关概念，分析如何在药品零售连锁企业中有效地进行商品管理。结果与结论：我国药品零售连锁企业应运用商品管理的理论探索多元化经营模式，以提高企业的销售利润和市场竞争力。

关键词　药品零售连锁企业；商品管理；探索

Investigation of Commodity Management of Chinese Pharmaceutical retail Chain Enterprises

SU Ling, YANG Shimin

ABSTRACT　Objective: To provide information for diversified operation of Chinese pharmaceutical retail chain enterpriscs. Methods: By means of introducing the concept of commodity mangement its effective application in Chinese pharmaceutical retail chain enterprises was analysed. Results & Conclusion: Chinese pharmaceutical retail chain enterprises should apply commodity management theory to searching the mode of diversified operation, for improving net sales and market competition ability.

KEY WORDS　pharmaceutical retail chain enterprises; conmmodity management; investigation

　　药品零售连锁企业是我国药品零售业发展的主力军，具有规范化、集约化、规模化的经营优势。国家在政策上支持连锁企业增设连锁门店以扩大经营规模，并鼓励连锁企业跨地区经营以提高市场占有率和树立自身品牌。连锁企业不仅可以采取连锁规模扩张的策略，还可以通过开展多元化经营来提高企业销售利润和市场竞争力。药品零售连锁企业成功地开展多元化经营，很大程度上取决于对所经营的药品和其它商品实施有效的管理。因此，本文对药品零售连锁企业的商品管理做了初步的探索，以供参考。

1　商品管理的内涵

1.1　商品的整体概念和分类

　　商品的整体概念包括核心商品、有形商品和附加商品3个层次。核心商品是指消费者所购买某种商品的效用或利益，是商品整体概念中最基本、最主要的部分，对于药品即为药品的具体疗效。有形商品是核心商品借以实现的形式，即向市场提供实体和服务的形象，通常表现为商品质量、品牌名称和外观包装，商品的基本效用必须通过这些具体的形式才能得以实现，对于药品即包括药品的质量、名称、剂型、包装等。附加商品是指顾客购买有形商品时所获得的全部附加服务和利益，对于药品即包括获得用药咨询、用药跟踪指导等服务。

　　商品根据销售关系分为3类：独立品、互补品和替代品。独立品是指一种商品的销售状况不受其它产品销售变化的影响，如药品和其它商品。互补品是指两种商品的销售互为补充，即一种商品销售的增加必然会引起另一种商品销售的增加，反之亦然，如需要联合应用的药品。替代品是指两种商品存在相互竞争的销售关系，如具有同一治疗作用的不同种类、剂型、厂家的药品。

1.2 商品管理的概念

商品管理是药品连锁企业将商品大类作为战略管理单元,对商品大类的组合结构、进购销售、物流管理、财务管理、信息管理等活动实施的统一管理以提高企业的投资效益和管理水平。商品管理成功的关键在于药品连锁企业根据销售信息,分析研究影响商品大类销售业绩的确切因素,协调资源,调整商品组合结构,提高商品大类的销售额及利润。

商品管理可分为商品定位、商品经营分析和商品经营策划3大步骤。商品定位是指商品经营定位,即经营商品的范围,包括药品和其它商品。商品经营分析包括商品组合分析、定价分析、陈列分析。商品经营策划是指根据经营分析的结果制定商品管理全面的调整计划,包括商品组合计划、商品定价计划、商品陈列计划。

2 商品组合计划的制订

2.1 商品组合的内涵

商品组合是指连锁企业经营的所有商品的结构组合,即经营哪些品种的商品,哪些类型的商品,以及各商品大类的结构比例和大类中各商品项目的比例。商品组合具有自然属性和社会属性。

2.1.1 商品组合的自然属性

包括商品组合的宽度、长度、深度、高度与关联性。

商品组合的宽度是指一个连锁企业经营多少商品大类。如药品中可包括处方药、非处方药,其它商品可包括保健品、健康护理品、美容化妆品、休闲娱乐用品、家庭日用小商品、食品和饮料、书籍报刊杂志等。

商品组合的长度是指一个连锁企业的商品组合中包含的各商品项目的总数。如药品中各种处方药和非处方药种类以及其它各大类商品分别包含种类的总数。连锁企业经营的商品项目的总数除以商品大类数,即为商品大类的平均长度。

商品组合的深度是指一个连锁企业所经营的各商品大类中每种商品有多少品种、规格。如药品大类中某一种药品所有不同剂型和含量规格的数量。用连锁企业经营的各项商品大类中商品的品种、规格总数除以商品大类数,即为商品大类的平均深度。

商品组合的高度是指一个连锁企业的商品组合中包含各商品项目的库存总数,如药品和其它商品项目的库存总数。用连锁企业经营的各商品大类的库存总数除以商品大类数,即为商品大类的平均高度。

商品组合的关联性是指一个连锁企业所经营的各商品大类在进购条件、配送渠道、最终应用等方面的密切相关程度。如药品和其它商品在应用、进购、销售等方面的相互关联性,其中处方药、非处方药、保健品的关联性较大,药品、健康护理品、休闲娱乐用品、家庭日用小商品、食品饮料和书籍报刊杂志之间的关联性不大。

2.1.2 商品组合的社会属性

包括商品组合中各商品的采购日期、用途、价格(包括进价和销价)、生产厂家、供应商、市场需求状况、销售情况和物流管理情况。

2.2 商品组合的分析

2.2.1 分析商品组合的宽度

连锁企业应分析商品组合的宽度,即商品大类。一是掌握商品大类中不同项目的销售和赢利情况,并采取相应的措施;二是确定本企业现有商品大类如何与同一市场上的竞争者经营的商品大类相抗衡。增加商品大类、扩大经营范围、实行多元化经营,可以充分发挥连锁企业的资金、资源、技术、管理等方面的优势,以提高经营效益,减少经营风险。但药品连锁企业如将注意力过多放在经营药品以外的其它商品上,会降低其资金周转和物流管理的效率。

2.2.2 分析商品组合的长度

连锁企业应分析商品的长度,即商品项目的总数。如果商品大类过短,可通过增加商品项目的方式增加企业利润;如果商品大类过长,可通过剔除某些项目的方式增加企业利润。

2.2.3 分析商品组合深度

连锁企业应分析商品组合的深度,即商品的品种规格数量。在现有商品大类范围内增加新的商品项目,增加商品组合的深度,可以迎合广大消费者的不同需要,以吸引更多的消费者成为企业的忠实顾客,增加企业利润,提高企业市场竞争力。

2.2.4 分析商品组合的高度

连锁企业应分析商品大类的高度,即商品项目的库存总量。连锁企业在资金投入总量不变的情况下,增加某一商品大类的库存,必然要减少其它商品大类的库存。企业应增加主要盈利商品的库存,压缩滞销商品的库存。当然,某一具体商品的库存应结合顾客需求和销售总量综合考虑。

2.2.5 分析商品组合的关联性

连锁企业应努力使各个商品大类在进购条件、配送渠道、最终应用等各方面密切关联,不仅可以提高企业在某一地区、行业的声誉,还可以刺激各商品大类的销售量。在最终应用力面,药品连锁企业应主要经营与人们健康有关的商品大类,如药品、保健品、天然营养品、健康护理品等;在进购条件方面,企业应尽量从规范、知名、统一的厂商、批发商处采购,保持商品进购条件的一致;在配送渠道方面,企业应主要通过统一的配送中心配送,但家庭日用小商品、休闲娱乐用品、食品、饮料及书籍报刊杂志等商品大类可以委托供应商直接向连锁门店供货。

2.2.6 分析商品组合的社会属性

连锁企业的管理人员应根据自身资金实力,结合消费者需求、供应商情况、竞争者情况和商品销售利润等社会因素综合考虑合理的商品组合结构。

2.3 商品组合计划制定的程序

商品组合计划的制定关键在于:(1)准确、全面、及时地把握所经营每一商品的销售业绩的细节,优化商品物流作业,合理调整商品结构;(2)根据销售业绩的排名,确定实施重点管理的商品;(3)根据销售业绩,合理压缩库存,排除滞销商品,加快商品的库存周转率,提高资金的运用效率;(4)根据前期销售信息预测后期商品销售变化趋势,及早组织采购提高库存的保障力度,避免商品脱销。商品组合计划的制定程序具体分为以下7个步骤。

2.3.1 商品信息管理

连锁企业应首先确定和规范适于商品组合中所有商品的信息项目,为建立数据库做准备。其中,名称、类别、规格、进价、销售价、包装容量、生产日期、购进日期、有效期、生产厂家等能唯一区分各商品的项目,这些项目的内容自商品进购时就能准确地确定,是不变或变化很小的信息。管理这些信息的关键是将这些信息项目准确地归类,以确保一致性和可比性。

2.3.2 编制商品代码

连锁企业应根据一个商品一个编码的原则给商品编号,确保以商品代码的唯一性实现商品的唯一性。

2.3.3 建立数据库

连锁企业应建立数据库,存放消费者交款时前台扫描录入的商品数据,其数据结构主要包括以下字段：商品代码、交易时间、商品名称、类别、规格、数量、销售价、营业员、今日销售量、门店剩余存量等。

2.3.4 商品获利大小排队

计算商品获利大小的公式为：商品的获利大小＝商品的销售价－进价－配送成本－库存成本。连锁企业将当日销售的所有商品按以上公式计算后，再按获利大小排队。连锁企业通过排队的结果可以得知何种商品利润最高。

2.3.5 商品销售量排队

连锁企业应对当日所有商品的销售量进行统计，并按销售量大小排队。

2.3.6 商品归类、分析和趋势预测

连锁企业应对上述两个排队结果进行比较，进一步归纳出哪些商品获利大且销售量也大（A），哪些商品获利大但销售量不大或很小（B），哪些商品获利小且销售量也小（C），哪些商品获利小但销售量很大（D）（图1）。

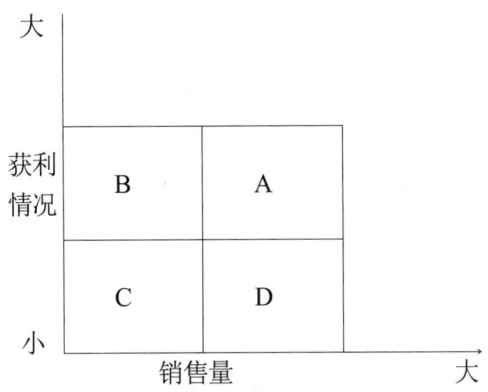

图1　商品销售量及获利情况分析示意

连锁企业应根据影响销售量和获利的各种因素，重点分析A类、B类、C类和D类商品形成的原因。影响商品销售量的因素有：①连锁门店的增加造成销售量增加；②忠实顾客增加造成销售量增加；③降价促销、广告宣传活动刺激销售量增加；④互补品的引入刺激形成互补的商品销售量增加；⑤竞争者增加造成销售量减少；⑥商品脱销造成销售量减少；⑦替代品的引入造成被替代的商品销售量减少；⑧季节性因素造成销售量增加或减少；⑨商品的陈列方式造成销售量增加或减少。

影响商品获利的因素有：①商品进价的变化造成获利的增加或减少；②物流运作效率造成获利的增加或减少；③商品销售价的变化造成获利的增加或减少。

连锁企业通过商品的归类和分析，可制定出具体措施，使C类商品向B类和D类商品转变，B类和D类商品向A类商品转变。此外，还应对这4类商品的销售趋势做出科学的预测。

2.3.7 实施具体的商品管理

商品组合计划的主要内容就是根据商品销售业绩的分类对各类商品有针对性地进行管理。那些获利大且销售量也大的A类商品是真正的管理重点，应提高其商品组合的长度、深度和高度，实施重点进购和重点销售；对有些获利小但销售量大的D类商品也应重点管理，提高其商品组合的高度；对获利大但销售量不大或很小的B类商品，应把握其商品组合的高度，尽量保持能够满足销售的最小库存，以节约资金；对获利小销售量也小的C类商品，应考虑降低其商品组合的高度，减少进购和库存，甚至停止该类商品的经营。

3　商品定价计划的制订

连锁企业应根据商品的进购价格、库存成本、配送成本、销售成本和市场上竞争者的商品价格制定企业所经营商品的零售价。总体上，对于 A 类和 D 类商品可采取低价策略，对于 B 类商品可采取高价策略。

药品的价格比较固定，一般根据生产厂家的建议零售价统一定价，但在两种情况下可以考虑降低药品售价：第一，为提高企业的知名度和市场影响力进行短期让利促销活动，在一定时期内，全面降低药品的零售价，但应注意降价的幅度和降价的期限，以消除消费者的疑虑和竞争企业的压力；第二，为提高企业库存周转率，减少企业损失，对临近失效期的药品种类进行适当的降价销售，但应向消费者讲明降价的原因，并建议消费者购买可在药品失效前服用完的合适剂量。

药品以外的其它商品大类的定价，可参考同规模商场、超市相应商品的价格。如果企业连锁门店周围商场、超市分布密集，同类商品应考虑适当低于商场、超市的定价；如果企业连锁门店周围分布的商场、超市较少，由于连锁药店的特殊性，可考虑适当提高特有商品大类的定价。

4　商品陈列计划的制订

药品连锁企业的商品陈列一般可分为药品销售区和其它商品销售区。其中，药品销售区宜采用柜台陈列方式，应注意把握几个原则：第一，处方药和非处方药分开陈列；第二，不同治疗作用的药品分开陈列，同一治疗作用药品中的同一系列药品在柜台上应集中陈列；第三，药品中的 A 类和 D 类应尽量陈列在柜台最上一层或中央位置；第四，药品的的名称要永远面向消费者的视线；第五，药品的价格标签应放在药品的附近且不宜与周围药品相互混淆；第六，药品陈列应保持整齐、规范、有序。

其它商品大类销售区可采用自选货架陈列和柜台陈列两种方式。对此，连锁企业可根据连锁门店布局、人员配备情况以及所经营的具体商品大类的结构组成综合分析制订。

参考文献

[1] 朱丹. 商品营销之品类管理 [N]. 5 版. 中国医药报. 2000 年 5 月 6 日.

[2] 罗锐韧主编. 哈佛管理全集 [M]. 2 版. 北京：企业管理出版社. 1998：1085-1099.

[3] 宋力刚主编. 国际化企业现代物流管理 [M]. 北京：中国石化出版社. 2001：230-235.

——刊于《中国药房》2002 年第 13 卷第 5 期

我国药品零售业的管理对策探讨

宿凌　杨世民

摘要　目的：探讨我国药品零售业的管理对策。方法：通过对我国药品零售业经营模式及其存在的问题进行分析，提出具体的管理对策。结果与结论：政府和药品零售企业应采取行之有效的管理对策，促进我国药品零售业的健康发展。

关键词　药品零售业；管理；对策

Discussion on the Management of Chinese Pharmaceutical Retail Commerce

SU Ling, YANG Shimin

ABSTRACT　Obiective: To discuss about the managemement of Chinese pharmaceutical retail commerence. Methods: According to the analysis of the operation models and existing problems of Chinese pharmaceutical retail commerence, this paper brings forward concrete management strategy. Results & Conclitsion: Chinese goverment and pharmaceutical retail enterprises should adopt effective managment strategy to promote development of Chinese pharmaceutical retail commerce.

KEY WORDS　pharmaceutical retail commere; management; strategy

药品零售业是药品流通领域的一个重要环节，是药品终端市场的主要组成部分，直接面对着广大药品消费者，在丰富医药市场、方便人民用药、促进药品销售方面起着重要作用。我国颁布了新修订的《药品管理法》和出台了《城镇职工基本医疗保险定点零售药店管理暂行办法》、《零售药店设置暂行规定》、《药品零售连锁企业有关规定》、《处方药与非处方药管理办法》等法律、法规，对规范药品零售业的发展做出了相应的规定。我国已加入世界贸易组织（WTO），2003年将开放药品分销服务，药品零售业将面临着前所未有的机遇和挑战。为此，本文对我国药品零售业的管理对策进行了初步的探讨。

1　我国药品零售业的经营模式

我国现有药品零售企业及网点14万个。随着医疗体制的改革和药品分类管理制度的实施，为在激烈的市场竞争中求得生存和发展，药品零售业不断进行经营机制改革，推出了各具特色的市场运行模式，在服务人民群众与完善自身建设上取得了"双赢"的成绩。目前，我国药品零售业主要有8种经营模式：（1）独立药店，即独立经营、专营药品的药店；（2）定点零售药店，即为"城镇基本医疗保险"参保人员提供处方外配服务的药店；（3）连锁药店，即使用统一商号、经营同类药品，由同一总部进行规模化管理，统一采购配送和统一质量标准的药店，其采购同销售相分离；（4）药品超市，即专营药品的大型药店，其中非处方药（OTC）开架自选，药品价格相对低廉，购药方便；（5）普通超市，即在超市内设立OTC专柜，主要经营OTC和保健品；（6）综合商场，即在商场内设立药品专柜或"店中堂"，经营OTC、保健品和传统中药材；（7）特定商业场所，如在宾馆、机场设立药品专柜，经营乙类OTC；（8）网上售药，即借助电子商务，在网上销售OTC。

2　我国药品零售业存在的问题

2.1　药店分布不合理

我国零售药店大多集中在城镇繁华地段,而郊区和乡村分布稀少。由于消费者往往都是在其自身或家人患病的特殊情况下才购买药品,因此,与其它商品相比,药品更具有时间性和针对性,故药店的设置应以方便消费者及时购药为原则,根据人口居住密度,合理布局。

2.2　低水平重复建设问题严重

我国药品零售业存在低水平重复建设问题,一方面连锁药店近年来过度扩张,另一方面一些经营面积过小、品种不全、缺乏特色和市场竞争能力的零售药店建设过多,造成了资源的大量浪费。这种低水平重复建设不利于我国药品零售业进行 GSP 认证和实行规范化管理。

2.3　同一药品价格差异较大

我国零售药店的药品零售价存在不统一的现象,同一药品不同经销商推出的价格差异较大。一方面由于进货渠道不同,造成药品进价上存在差异;另一方面由于药店销售规模与销售地段的不同导致销售成本不同,造成药品销售加价有高有低。

2.4　药店人员素质不高

《零售药店设置暂行规定》[1]对我国零售药店的人员设置提出了具体的要求,但我国许多零售药店都还达不到该《规定》提出的要求。有些药店的驻店药师平时并不上岗,而是雇用一些非药学专业人员售药,这些人员缺乏基本的药学知识,不但不能有效地帮助消费者选购所需药品,而且在调配处方时还有可能出现差错。目前,我国零售药店的驻店执业药师严重缺乏,人员素质亟待提高。

2.5　门店管理不规范

我国零售药店存在着门店管理不规范的现象。有的药店未实行药品分类管理,没有设立专门的OTC 柜台;卫生状况较差,店面内光线昏暗;柜台货架破旧,仓储条件落后;营业人员着装不整洁,服务质量差;没有药品的购销记录,账目混乱。这些都应为管理者所重视,采取有效手段对其进行规范。

2.6　农村药品零售管理混乱

农村药品零售大致有供销社内设柜台售药、个体药店售药、杂货店售药、地摊售药和流动药贩售药等几种形式。由于绝大多数售药者或购药者均缺乏医药常识,致使我国广大农村地区尤其是边远山区成为了不法分子倾销假药和劣药的主要场所;另外,药品仓储条件差和药品养护不规范也是药品质量难以保证的重要原因。

3　我国药品零售业的管理对策

3.1　加强对药品零售业的监督管理

目前,由于一些药品零售企业经营不善,管理混乱,影响了药品零售业的规范化管理和市场经济的健康发展。为了加强对药品零售业的监督管理,促进零售药店合理化布局,以方便群众购药,我国于 2001 年 2 月 9 日开始实施《零售药店设置暂行规定》[1],对零售药店的设置条件和审批秩序均做出了具体的规定;2000 年 4 月 23 日颁布的《药品零售连锁企业有关规定》[2]对药品零售连锁企业的开办和连锁分店的设立条件也做出了相应规定;而《国家执业药师资格制度 2001 年~2005 年规划》[3]则从执业药师的配备上对药品零售业提出了要求。在新修订的《药品管理法》[4]中更是明确规定,药品零售业经营药品必须持有药品经营许可证,并且药品经营许可证应当标明有效期和经营范围,到期后应重新审查发证;当药品零售企业出现情节严重的药品经营违法行为时,则会被吊销药品经营许可证。这些规定均有利于控制零售药店的低水平重复和分布不合理现象。

此外,笔者认为,还可以从以下几个方面进一步加强对零售药店的监督管理:①应增加有关药品零售企业淘汰制度的法规条文,使一些分布不合理、经营规模小、盈利状况差的药品零售企业逐步退出市场;②药品监督管理部门在审核换证时,应加大审核力度,对不符合要求的企业强制其退出;③对资源重新分配,通过发挥药品连锁企业规模经济的实力,对企业进行重组、兼并、联合等形式的改造达到资源合理化利用。

3.2 加快企业 GSP 认证,对企业定期进行审评

目前,我国通过 GSP 认证的药品零售企业为数不多。《药品零售连锁企业有关规定》[2] 对跨地域开办连锁药店的药品零售连锁企业提出必须达到 GSP 认证的要求。《关于加快 GSP 认证步伐和推进监督实施 GSP 工作进程的通知》[5] 也规定,必须在 2004 年 12 月 31 日以前对我国药品零售企业全面完成 GSP 改造和认证。进行 GSP 认证是我国药品零售企业发展的必然趋势,也是减缓加入WTO 后国外药品经营企业对我国药品零售企业冲击的有效途径,因此,药品零售企业应积极进行自身改造,争取早日通过 GSP 认证。同时,药品监督管理部门还可根据 GSP 要求,对药品零售企业进行定期检查和评比,对达到标准、合法经营的模范企业给予荣誉称号,对不符合要求、违法经营的企业及时按照有关规定处理。

3.3 用政策手段和市场规律统一药品零售价格

目前,我国大多药品包装上没有标示建议零售价格,这给一些零售药店对药品进行擅自加价提供了可乘之机。而外商独资、合资企业生产的药品大多都在包装上标示了建议零售价,统一的药品价格使市场流通规范、高效,且有利于树立品牌和信誉。新修订的《药品管理法》[4] 规定,药品经营企业必须执行政府定价、政府指导价、市场调节价。但这些药品价格并不向外界公布,因此,我国应加快药品零售价格公开标示的步伐,要求政府价格主管部门向外界公布药品零售价,并在药品包装上标示,药品零售企业只能以低于公开标示的价格销售,对违反规定的药品零售企业应严肃查处。企业也可以结合市场运行规律,进行联合招标采购,统一药品零售价。一个地区的企业之间可以签订合作协议,联合召开药品招标大会,以统一的价格采购药品。通过联合招标采购,不仅可以降低药品的采购成本,还可以降低药品的采购价格。

3.4 注重人才因素,提高人员素质

我国《药品经营质量管理规范》对药品零售企业的质量负责人、药品零售中处方审核人员、企业的质量管理人员、药品检验人员和营业人员都提出了相应的要求 [5]。人才因素是企业发展的关键,药品零售企业应善于引进人才、挖掘人才和培养人才。笔者认为,可采取以下措施提高人员素质:①药品零售企业应根据自身情况制订人员培训计划,对各个岗位的人员进行定期培训;②派送关键岗位的人员到高校深造或到其他先进企业学习;③推动企业内部各岗位技术人员的流动,提高人才的配置效率;④鼓励、支持符合条件的人员报考执业药师,并在物质上给予奖励;⑤高薪招聘具有药学专业技术职称的人员和执业药师;⑥通过与国外企业合资、合作,或到国外直接投资的方式引进技术和管理人才。

3.5 加快零售药品连锁经营步伐

药品连锁经营具有采购成本低、经济效益好和管理规范化等优点。《药品零售连锁企业有关规定》[2] 中提出了药品零售连锁企业跨地区经营的策略。自 2000 年下半年始,国家药品监督管理局分 3 批认定了 58 家跨省连锁的药品零售试点企业。2001 年 4 月 6 日,国家药品监督管理局郑筱萸局长提出:"运用政策引导药品零售连锁企业由中心城市向周边地区以及县以下乡村发展,对交通不方便的边远山村要根据需要允许适当增加药品零售网点,方便农民购药,保证农村药品质量,净化农村市场。"

有了政策的保驾护航，药品连锁企业应该充分利用政策上的优势和自身资金的规模优势，采取重组、兼并、合作等方式，扩大经营规模，积极开拓各地区市场，尤其是发展薄弱的农村市场，规范农村药品供应体系。药品连锁企业还应加强物流配送、质量检验、经营管理的统一建设，通过统一采购批量药品获得价格优势；通过统一配送降低门店药品库存养护成本；通过统一管理保证药品质量和服务水平；通过统一核算使物流管理和财务管理规范高效。

3.6 开展特色经营，提高服务质量

我国药品零售企业之间的竞争十分激烈，要想在市场大潮中立于不败之地，药品零售企业应以优质服务和特色经营取胜。

第一，规范药店营业员的服务行为。药店营业员直接面对广大消费者，代表着药店的形象，应具有良好的职业道德树立"让顾客满意"的服务宗旨，严格执行《医药商品零售服务规范》和《医药商品质量管理规范（零售）》。营业员的服务态度应热情、耐心，服务用语应规范、文明。且驻店药师还应对处方进行审核，并给予消费者用药指导。

第二，采取多种售药方式，最大限度方便消费者。药店应保证 24 小时营业，开展预订药品、电话购药、免费送药上门的速递服务和邮递药品业务。

第三，建立健康咨询中心，开展药学知识宣传活动。药店应配备执业药师，在药店进行现场咨询服务，还可开通咨询热线，解答消费者的疑问。有条件的药店还可设立医药书刊阅览室、医药知识宣传栏，并设置饮水机和按摩器等便利设施。此外，药店还可定期开展安全用药宣传活动，分期介绍各种常见病的用药知识，并印发宣传品。

第四，开展药店宣传活动，增加药店知名度。药店可以采取对经济特别困难和特殊罕见疾病的患者免费提供一定药品的献爱心活动，也可开展为希望工程、残疾人的募捐活动。

第五，实行缺货登记制度，邀请消费者当监督员，如设立意见箱和投诉电话。药店应具有齐全的药品种类，使顾客能够一次购到所需药品。如有缺货，应根据缺货记录及时进货。另外，还可以请热心消费者监督药店的质量管理和药师配备情况。药店只有不断提高顾客的满意度，才能获得更高的信誉度和销售额。

第六，成立健康俱乐部，建立俱乐部成员用药档案。药店可根据其用药档案对各成员用药进行跟踪指导，对慢性病患者购药还可给予一定优惠。

第七，配置各种设备，保证销售药品的质量。在中药店配备中药电子调配柜和中药煎药机，为消费者陕速、准确地调配中药，并开展免费煎药服务。还可在药店设立灯检箱，对针剂药品实行出店前全检，确保针剂质量。

第八，设置防伪标志、推行条码、电脑销售管理。药店可以在药品包装上贴具有特殊标记的防伪标志或商标，保证其所销售药品的质量。有能力的药店还可推行电脑销售管理，在其所销售的药品包装上贴条形码，把药品销售数据自动转化为供货信息。根据供货信息制定药店购货方案，将有利于对药品进行规范化管理。

第九，发展多元化经营，提高竞争能力。我国药品零售药店大多采取专营药品的经营模式，而在美国、澳大利亚等国药店除经营药品外，还经营各种日用品。零售药店可发展多元化经营，在力便消费者购买所需物品的同时，增加其销售利润。

参考文献

[1] 国家药品监督管理局.国药监市 [2001]43 号.零售药店设置暂行规定 [S].2001.

[2] 国家药品监督管理局.国药监市 [2000]166 号.药品零售连锁企业有关规定 [S].2000.

[3] 国家药品监督管理局 . 国药监人 [2001]388 号 . 国家执业药师资格制度 2001 年—2005 年工作规划 [S].2001.

[4] 中华人民共和国第九届全国人民代表大会常务委员会、中华人民共和国药品管理法 [S]. 中国药房，2000，12（3）：132.

[5] 国家药品监督管理局 . 国药监市 [2001]499 号 . 关于加快 GSP 认证步伐和推进监督实施 GSP 工作进程的通知 [S].2001.

——刊于《中国药房》2002 年第 13 卷第 7 期

论我国药品零售连锁企业的物流管理

宿凌　杨世民

摘要　目的：为我国药品零售连锁企业进行物流管理提供参考。方法：通过引入物流管理的概念，分析物流管理在药品零售连锁企业中的应用。结果与结论：我国药品零售连锁企业应探索出适合自身发展的物流管理模式，提高企业的市场竞争力。

关键词　药品零售连锁企业；物流管理；市场竞争力

On the Management of Circulation of Commodities in Chinese Pharmaceutical Retail Chain Enterprises

SU Ling, YANG Shimin

ABSTRACT　Objective: To provide the concept of management of circulation of commodities for Chinese pharmaceutical retail chain enterprises. Methods: According to the concept of management of circulation of commodities, to analyze its application in Chinese pharmaceutical retail chain enterprises. Results & Conclusion: Chinese pharmaceutical retail chain enterprises should search a mode of management of circulation of commodities which is appropriate for self-devlopment to promote market competition ability.

KEY WORDS　pharmaceutical retail chain enterprises; management of circulation of commodities; market competition ability

药品零售连锁企业具有规模化、集约化、规范化的经营管理优势，是我国药品零售业发展的趋势。我国在政策上积极鼓励和支持药品零售连锁企业的发展，于 2000 年 4 月 23 日制定、下发了《药品零售连锁企业有关规定》，规定了药品零售连锁企业跨地区经营的条件[1]，并从 2000 年下半年开始，分 3 批认定批准了 58 家跨省连锁试点的药品零售连锁企业。随着我国加入世界贸易组织，2003 年 1 月 1 日起，我国医药市场将开放药品分销服务。因此，药品零售连锁企业应充分认识到政策扶持的优势和市场竞争的威胁，积极采用先进技术手段努力提高经营管理水平。而物流管理是药品零售连锁企业经营管理的关键，物流在降低成本、增强企业赢利、提高企业市场竞争力方面具有重要作用，故药品零售连锁企业更应重视并加强企业的物流管理。物流管理的概念物流是从流通过程中分化出来的与商品交易活动相对应的一个概念，指商品实物流通，包括包装、运输、装卸、储存、保管等活动，反映商品时间和空间位置的变化。物流系统的目标是尽可能高的服务水平和尽可能低的实体分配成本，其宗旨是以最低的成本，提供顾客最满意的服务[2]。物流管理是通过物流管理组织对整个物流活动进行的计划、组织和控制的工作，可分为物流业务管理和物流技术管理两方面。其中，物流业务管理包括物流的计划管理、调整物流关系、物流经济活动管理、物流的系统管理和物流的人才管理 5 方面；物流技术管理包括物流硬技术和软技术管理两方面[3]。

2　药品零售连锁企业的物流管理 [2]

药品零售连锁企业的物流管理主要是对药品实物流通的管理，主要包括配送中心和连锁门店的设置、药品在时间和空间变化过程中的管理以及物流信息系统的管理。

2.1 药品零售连锁企业物流战略的制订

连锁企业在设计物流系统时,需要选择具体的物流战略,主要有 3 种战略可供选择:(1)单一配送中心,单一地区市场。配送中心通常设在地区连锁门店的中央,可以节约配送运费。一般在单一地区市场经营、连锁规模不大的企业采取这一战略。(2)单一配送中心,多个地区市场。配送中心只有 1 个,一般和总部设在一起,对跨地区的连锁门店进行统一配送。一般在所跨地区没有条件设立配送中心的连锁企业采取这一战略,优点是便于总部统一管理,节约建设投资成本,缺点是运费成本较高,配送效率较低。(3)多个配送中心,多个地区市场。总部跨地区设置配送中心,分别对各地区的连锁门店进行配送,由总部统一协调管理。一般资金实力雄厚的连锁企业采取这一战略,优点是配送能力较强,缺点是投资建设成本较高,总部协调管理较为复杂。

2.2 药品零售连锁企业配送中心网点的决策

2.2.1 配送中心的设立原则

①规模的经济性。药品零售连锁企业具有规模经营的特点,批量进购药品,储存在配送中心,配送中心大规模物流营运手段可以有效降低药品成本,但规模会受到药品流量和交通运输等方面的限制。药品零售连锁企业应根据连锁门店数量和销售量确定配送中心的规模,以达到最佳的经济效益。②数量的经济性。一方面须考察配送中心的规模:配送中心数量少,规模相对则较大,单位投资较低,物流成本也较低,反之亦然;另一方面须考察物流成本:配送中心数量越多,建设运行成本则越高,但配送运输成本因距离缩短会有所降低,反之亦然。③最佳的配送能力。连锁门店的数量、分布和销售量要求配送中心具备相适应的配送能力,一般配送中心数量越多,规模越大,效率越高,配送能力相应越强。④先进技术的应用。配送中心可以应用信息网络技术、标准化管理技术,但需从营运的经济性及与总部和连锁门店的适应性等多方面考虑。⑤设计的弹性化。配送中心对连锁门店的数量变化和药品销售量及波动应具有一定的容纳能力,需在设计时对配送中心的药品进出能力、存储能力和配送能力等作一定的弹性安排。

2.2.2 配送中心规模的确定

药品零售连锁企业应首先进行市场调研,收集有关数据资料,测定药品储存量和储存空间,进而确定配送中心的规模。药品的品种结构、储存时间和保管要求,配送中心的设施、设备、管理水平直接影响药品储存量和储存空间,而药品的储存量和储存空间与配送中心的规模成正比。药品储存量与储存空间应具有合理的比例关系,药品零售连锁企业应对影响配送中心储存量和储存空间两者比例的主要因素做大量调查分析,准确确定配送中心的规模。

2.2.3 配送中心设置位置的确定

一方面考虑综合因素的考察:①连锁门店的设置情况:包括现有连锁门店的分布情况以及未来连锁门店设置的趋势,配送中心应尽量与连锁门店形成短距离优化。②供应商的分布情况:包括大型制药厂、药品批发企业等药品供应企业的地理分布情况,配送中心应尽量与供应商形成短距离优化。③交通运输情况:设置地域和交通是否便利,可采用的运输方式是否能满足配送需要。④用地情况:理想地域内的旧建筑是否可以拆除或利用,地段售价或租金是否可以承受。另一方面,应根据配送中心布局的模式进一步考虑:①辐射型。配送中心位于各个连锁门店的一个居中位置,药品从该配送中心向各个方向的连锁门店配送,形成辐射。配送中心所处的位置与连锁门店距离之和,应为各待选位置与连锁门店距离之和中的最小值。大多数在单一地区市场经营的连锁企业都采取这一布局模式,其优点是配送成本较低,配送效率较高。②吸收型。配送中心位于许多药品供应企业的某一居中位置,药品从各个药厂或批发企业向该配送中心运送,形成吸收。配送中心所处的位置与药品供应企业距离之和,应为各待选与药品供应企业距离之和的最小值。连锁企业一般不采取这一布局模式，应根据配送中心所在地区制药厂和药品批发企业的分布情况以及连锁门店的分布情况综合考虑。这一布局模式的优点是药品的进购效率较高，缺点是较难平衡与连锁门店距离之和最小化之间的关系，即进购效率和配送效率之间的关系。③聚集型。配送中心分散于某一主要药品供应企业的四周，药品从该药品供应企业向各个方向的配送中心供应，形成聚集。配送中心的分散位置和数量应根据连锁门店的位置和药品销售量决定。跨地区经营的连锁企业在所跨地区设立配送中心时可采取这一布局模式，但并不常见，因为现有的药品供应企业的规模都不大，不足以垄断连锁企业所有配送中心的药品供应，而且药品供应费用过高。这一模式的优点是便于总部进行进购药品的统一管理，缺点是进购效率不高，但可通过从各地区其它药品供应企业进购药品来弥补。

2.2.4 配送中心的存货控制

存货控制中应注意 3 个问题。①配送中心应科学地确定订货点。订货点是指需要发出新的补充订单时的剩货水平，订货点是由平衡缺货的风险和存货过多的成本而决定的。具体地讲，订货点决定于定购前置时间、使用率、服务水平等 3 个主要因素。定购前置时间是指自定购单发出到接到货物所需要的平均时间，这段时间越长，订货点就应越高；使用率是指在某一段时间内连锁门店的平均需货数量，使用率越高，订货点就应越高；服务水平是指配送中心希望从存货中直接完成连锁门店需货单的百分比或满意度，服务水平越高，订货点就应越高。这 3 个主要因素之间也存在一定的关系，在使用率越高、订购前置时间越长以及在使用率及订购前置时间有变动的情况下，服务水平越高，所需的订货点也越高。④配送中心应科学的确定订货量（Q）。企业订货量的决策直接影响订购频率，订货量与订购频率成反比。订货点受两个主要因素的影响：一是订货成本，包括进购药品成本和检验药品成本；二是占用成本，包括为维持存货而发生的占用成本可分为药品储存空间费用、资金机会成本（指资本投资于其它方面所能获得的收益率）、各种库存税金（包括国家税、财产税、保险税）和药物失效损失等 4 种。单位订购成本随订货量的增加而降低，单位占用成本随订货量的增加而提高。企业应制定出最佳订货量（Q），最佳订货量可根据福特·W·哈里斯的经典经济批量模型推导出的公式求出[4]。$Q^* (2KD/h)^{1/2}$（Q^*：最佳订货量，K：每次定货成本，D：单位时间需货量，h：单位时间单位产品的占用成本）。企业可根据市场具体情况分析和经验性的推断，得出公式中变量的赋值。③存货在配送中心的管理办法。连锁企业应制订配送中心药品进购、药品储存、药品出库、药品配送等各环节的具体管理办法及规章制度。

2.3 药品零售连锁企业连锁门店网点的决策

2.3.1 连锁门店地区的选择

评估地区市场利润潜量。设 Z_i 为 I 地区的预期利润潜量，x_i 为企业为开发该地区所建议的投资金额，则有 $Z_i=f(x_i)$。利润是地区成本与地区需求性质的复合函数，与地区有关的成本性质包括门店租赁成本、广告宣传费、人力资源成本、药品配送成本和门店管理费用，地区需求性质应综合分析与销售量有密切关系的变数，推测新地区的市场潜量。如，连锁企业在开发农村地区市场时应综合考虑利润潜量，以及投资与回报之间短期和长期的比例关系。

2.3.2 连锁门店地点的选择

确定地区后，应进步决定建立多少家连锁门店，以及应设在哪些特定地点。应了解药品种类、消费者情况、门店形象、销售速度、服务水平、促销方式、人口密度、竞争企业的地点、是否交通要道、交通流量并制订考核表，综合分析，确定出合适的地点。

一般情况下，连锁门店设定的地点应考虑以下几个方面：①选择居民居住密集地带，包括现有的住宅建筑群地带和将来可能成为住宅建筑群的地带；②选择交通便利地带，包括公交车线路较多的地带和客流量较大的地带；③选择人口和收入都具有成长潜力的地带；④避开竞争企业已占领的地带，尤其是竞争企业已具有较好的药品零售业绩的地带，或药品销售量已趋于饱和的地带。

2.4 药品零售连锁企业物流信息系统的管理

2.4.1 物流信息的种类 [5]

①需货信息。这是一切物流活动的基本信息。②库存信息。结合连锁门店需货信息，作出进购决策。③进购信息。配送中心药品库存量不足时根据进购信息安排进购。④配送信息。根据配送信息做好配送准备工作。⑤物流管理信息，包括各种表单，以及物流成本、物流设施等资料。

2.4.2 物流信息系统的种类

①综合系统。包括物流费用管理信息系统和进、存、销综合信息系统等。物流费用管理信息系统是从横向掌握各个项目物流费用的系统，负责运费率、物流方式、物流数量等，能自动计算运费，自动分析和优化运费，输出运费支出或计算表等；进、存、销综合信息系统是从纵向掌握药品进购、储存、销售各个环节物流协调的系统，负责根据门店的需货情况制订配送计划，根据药品的门店销售情况和配送中心的库存情况制订进购计划，能自动将销售信息转化为配送信息，进而转化为进购信息。②运输信息系统负责处理各种运输问题，包括药品进购运输信息和配送运输工具、数量、频率。③库存信息系统。负责掌握各个配送中心和连锁门店的药品库存量，进行具体的各个配送中心的库存管理，建立各个配送中心库存信息分析系统。④配送信息系统。负责向各个连锁门店提供可供配送的药品种类和数量的信息，根据需货信息查询库存及配送能力，发出配送指示，反馈配送信息，提供进购信息。可以通过在总部配置中央计算机，在各个配送中心配置分支计算机，在连锁门店配置终端计算机，建立计算机信息网，由总部统一进行物流信息化管理。⑤进购信息系统。是指与商流信息系统交叉的物流信息系统主要是根据商业交易的结果，按物流要求制订最优的药品种类数量进购计划和选择最佳的药品进购企业。

2.4.3 建立物流信息系统的基础条件

建立物流信息网是使物流信息系统化的首要条件，现代连锁企业应建立企业内部的自动化计算机网络，并创造相应的基础条件：①标准化。包括药品分类及编码的标准化，单据、卡片的标准化和信息传递的标准化。②数据的选择和积累。在建立信息系统之前确定数据的选择和积累方式可以通过收集少量数据达到掌握全系统运行状况的目的。③进行系统的设计。即确定计算机信息网络系统的设计，包括计算机的配置方式、信息应用软件系统、信息交换手段、信息工作程序以及管理、使用方法等。④培训或招聘信息人才。企业应具有信息处理能力的专门技术人才和经过专门培训的操作人员。

物流信息系统具有收集、加工、存储、传输、检索和运输等功能，企业应利用计算机信息管理的优势，统一药品销售、物流指标、分类标准和品类编码，建立企业内部的统计、计划、财务和业务等核算体系。

药品零售连锁企业应制订出适合自身运行的物流战略，确定配送中心和连锁门店网点的设立，建立先进的物流信息系统，提高企业的物流管理水平和效率，进而增强企业的生存和竞争能力。

参考文献

[1] 国家药品监督管理局. 国药监市 [2000]166 号. 药品零售连锁企业有关规定 [S].2000.
[2] 罗锐韧主编. 哈佛管理全集 [M]. 2 版. 北京：企业管理出版社, 1998：1263—1338.
[3] 宋力刚主编. 国际化企业现代物流管理 [M]. 北京：中国石化出版社, 2001：9—11.
[4] 宋力刚主编. 国际化企业现代物流管理 [M]. 北京：中国石化出版社, 2001：393—305.

[5] 黄福华著.现代企业物流运作与管理[M].长沙：湖南人民出版社，2001：165.

——刊于《中国药房》2002 年第 13 卷第 8 期

加入 WTO 后我国药品零售连锁企业的发展探索

宿凌　杨世民

摘要　目的：探索加入 WTO 后我国药品零售连锁企业的发展对策。方法：通过对我国药品零售连锁企业存在问题的分析，提出具体的发展对策。结果与结论：我国药品零售连锁企业应完善药品零售连锁经营的法规建设；确定合理的组织机构和明确的岗位职责；发展壮大连锁企业的经营规模；加强连锁经营优秀人才的引入和员工的培训；加强配送中心的管理；加强连锁门店的经营管理。

关键词　WTO；药品零售连锁企业；发展对策

Discussion on the Development of Pharmaceutical Retail Chain Enterprises in China After Access to WTO

SU Ling, YANG Shimin

ABSTRACT　Objective: To discuss the measures for development of pharmaceutical retail chain enterprises in China after access to WTO. Methods: Practical developing measures were put forward by way of analysing the existing problems in pharmaceutical retail chain enterprises in China. Results & Conclusion: China's pharmaceutical retail chain enterprises should take the following measures: perfecting relevent laws and regulations, deciding rational organization and clarifying the post responsibility, extending the business scale of chain stores, bringing in qualified personnel and training staff members, enhencing the management of storage and delivery centre and intensifying the management of chain drugstores.

KEY WORDS　WTO; pharmaceutical retail chain enterprises: developing measure

加入 WTO 后，我国药品零售市场竞争将不断加剧，药品零售业将面临微利化趋势。由于药品直接关系到人们的身体健康和生命安全，其经营模式应朝着规范化、高效化、集约化、规模化、多元化的方向发展。20 世纪 90 年代中期，我国药品零售业开始引入连锁经营模式。药品连锁经营不仅能够方便政府对药品企业的监督和认证，有利于规范药品购销渠道和保证药品质量，还能有效地提高连锁企业的管理水平和市场竞争力，这也是运用现代化经营手段与国际接轨的有效途径。

1　药品零售连锁经营发展的现状分析

近两年，我国药品零售连锁经营蓬勃发展，药品零售连锁企业数量迅速增长，并涌现出一批连锁门店超过百家的大规模连锁企业和跨地域连锁企业。连锁企业纷纷积极探索连锁经营的发展策略，寻找扩张规模数量、提高经济效益、规范经营管理的有效途径。但是，由于药品零售连锁经营是新兴的经营模式，发展的过程中也遇到了一些困难，存在着一些问题。

1.1　药品零售连锁企业整体上存在的问题

1.1.1　有关药品零售连锁经营的法规建设不完善

我国现行的适用于药品零售连锁企业的法律法规包括：《中华人民共和国药品管理法》及《中华人民共和国药品管理法实施条例》《药品流通监督管理办法》（暂行）《处方药与非处方药分类管理

办法》(试行)《处方药与非处方药流通管理暂行规定》《药品经营质量管理规范》及《药品经营质量管理规范实施细则》《药品经营质量管理规范认证管理办法》(试行)《零售药店设置暂行规定》《药品零售连锁企业有关规定》《城镇职工基本医疗保险定点零售药店管理暂行办法》《国家执业药师资格制度 2001 年—2005 年规划》《药品电子商务试点监督管理办法》。这些法规基本上通用于整个药品流通企业，缺乏专门针对药品零售连锁企业具体、全面的规定，连锁企业需要从各个法规中比较选出适用于本企业总部、配送中心、连锁门店的相关规定。这不仅增加了政府部门监督管理的难度，而且可能导致连锁企业在经营管理过程中无所适从。

1.1.2 管理制度不健全，岗位职责不明确

药品零售连锁企业一般都依据国家的有关法规，结合企业自身情况制定企业内部的管理制度和各个岗位职责。由于没有参照标准，企业制定的管理制度和岗位职责存在不同程度的问题。主要包括：①不能完全涵盖所有部门和岗位，空泛简单、流于形式，应用性不强；②具体规定不尽合理，存在责、权、利不相统一的现象；③缺乏对违规行为进行合理、严明处罚的规定，管理制度和岗位职责实施的约束力不强；④缺乏行之有效的人员激励措施，员工遵守管理制度和履行岗位职责积极性不高。

1.1.3 人才储备不充足，人员配置不合理

药品零售连锁企业大多缺乏管理型人才和技术型人才，某些关键岗位人员配置不尽合理，有些连锁企业的管理者缺乏连锁经营的管理经验，在开拓创新、项目策划、资金运作、组织实施、协调沟通、员工管理等方面能力欠缺。大多连锁企业缺乏网络维护、物流管理、商品管理、客户服务的高级专业技术人才。同时，连锁企业一般不够重视定期对员工的考核，缺乏各个岗位员工的考核标准和奖惩制度。

1.1.4 员工培训欠缺，培训质量不高

很多药品零售连锁企业不重视员工的培训。药品知识培训多采取药厂免费提供的新药专题讲座的形式，广告宣传气氛浓厚，不能形成系统、全面的药品知识培训体系。培训负责人大多为企业内部推选出的代表，个人能力和精力有限，培训的质量也难以保证。

1.2 企业总部存在的问题

近年来，有的药品零售连锁企业在忙于规模、数量扩张的同时，忽略了企业总部自身组织机构的调整，组织机构、人员配置、岗位职责逐渐不适应现有的经营规模。主要表现在：(1)总部不能有效履行采购配送、财务管理、质量管理、教育培训等职能；(2)总部的采购配送部门与配送中心的职能划分不清；(3)质量管理制度不健全，质量管理工作不能有效开展；(4)财务部门权利过大或过小，不能正常履行财务管理职能。

1.3 配送中心存在的问题

有的药品零售连锁企业配送中心的建设不适应企业连锁门店发展的需要，组织机构不健全，岗位职责不明确，仓库面积与库存品种不适应，设施设备不完备，商品组合不合理，网络系统适应性较差，配送效率低下，配送方式单一。

1.3.1 网络系统不健全

目前，适用于药品零售连锁企业的完善的网络系统不多，针对连锁企业的网络系统开发费用较高。有的连锁企业购进的网络系统适应性较差，出错率较高，程序缺乏数据统计、分析的功能，网络信息交互不通畅、不及时。门店、配送中心、财务部门仍然无法摆脱手工记帐的繁琐程序。手工帐和电脑帐常常存在不相吻合的现象。

1.3.2 配送效率不高

有的药品零售连锁企业的仓库管理较为混乱，商品摆放不科学，缺乏合理的计划和分工，配货

差错率较高, 配送效率低下, 不能满足门店的日常配送, 特殊情况下的紧急配送更难以保证。

1.3.3 商品组合不合理

目前, 大多药品零售连锁企业经营的品种包括有西药、中药材、中药饮片、中成药、医疗器械、保健品, 非药品种类较少甚至没有。商品组合的宽度、长度、深度、高度与关联性不合理, 具体表现在: 各大类商品品种不齐全; 不同商品大类品种的比例不合理; 药品大类中不同厂家的重复品种太多; 商品库存量不科学。

1.3.4 配送方式不科学

目前, 药品零售连锁企业大多采用的是拉动式配送方式, 即由配送中心根据门店要货单进行配货的配送方式, 配送操作简单、容易实现。但这种方式往往致使门店经理的工作任务繁重, 不能全心致力于销售和服务, 不利于连锁经营系统的核算、考核和管理, 导致门店库存增加, 产生商品积压的倾向。

1.4 连锁门店存在的问题

1.4.1 门店选址缺乏特色, 营业面积不尽合理

有的门店地处既非繁华街道、又非居民居住较为集中的地带, 周围存在药店竞争, 营业面积与商品组合、实际客流量不相适应。

1.4.2 门店日常工作的监督检查力度不够

门店的监督检查不到位, 导致有的门店自行采购药品, 药品价格不相统一, 广告宣传形式各异, 尤其是加盟店经营管理不规范。

1.4.3 缺乏经营特色, 服务质量不高

大多门店以销售药品为主, 缺乏经营品种和形式上的特色。营业员专业知识、服务技巧方面较为欠缺, 没有能力和意识为顾客提供用药咨询服务。

2 药品零售连锁企业发展对策

2.1 完善药品零售连锁经营的法规建设

我国应在政策法规上扶持药品零售连锁企业的健康发展, 完善现有的与连锁经营不相适应的法规, 出台新的有利于连锁经营发展的法规。主要应包括: (1) 具体针对药品零售连锁企业管理的法规, 加强对连锁经营的制度管理; (2) 具体针对药品零售连锁企业的 GSP 达标和 GSP 认证规范, 保障连锁企业 GSP 认证顺利进行; (3) 有关连锁加盟的法规, 保障加盟双方的利益; (4) 药品零售连锁企业进行重组、兼并、联合的法规, 维护药品市场的秩序; (5) 跨地域连锁经营的法规, 保障连锁企业跨地域的规模扩张; (6) 完善连锁企业开展药品电子商务的法规, 包括采购方式、送货方式、付款方式、投诉处理、法律责任等方面的具体规定, 保证药品电子商务的健康发展。

2.2 确定合理的组织机构和明确的岗位职责

2.2.1 总部的组织机构和岗位职责

总部的组织机构详见图1。

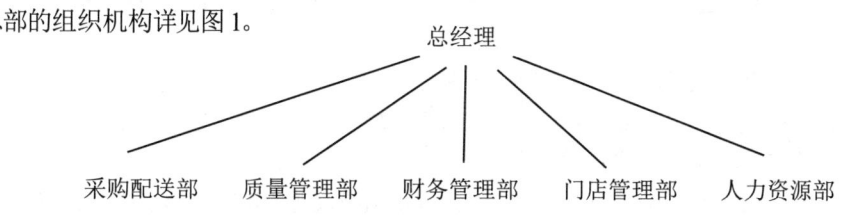

图1 总部组织机构

总部各部门主要职责如下：

①总经理：组织并监督企业实施《药品管理法》等药品管理的法律、法规和行政规章；制订、组织实施连锁企业总的发展规划；确定企业的质量管理体系；审定企业质量管理制度；组织并监督实施企业质量方针；确定企业质量奖惩制度；研究和确定企业质量管理工作的重大问题；监督、指导、协调采购配送部、质量管理部、财务管理部、门店管理部和人力资源部的工作。

②采购配送部：收集、分析市场信息和销售信息，结合仓库商品结构信息，制订商品组合计划；分析、调整配送中心拟订的采购计划，制订最终商品采购计划；制定采购管理制度和程序，考核确定供应商，洽谈采购业务。

③质量管理部：贯彻实施《药品管理法》等药品管理的法律、法规和行政规章；配合药品监督管理部门对企业进行监督检查，收集、整理、分析药品质量信息并及时向有关部门汇报；负责制定、指导、监督实施企业总部、配送中心、门店的质量管理制度，并定期检查和考核，建立记录；负责首营企业和首营品种的审核；负责药品质量的查询，药品质量事故或质量投诉的调查、处理及报告；负责复查和抽查企业所购进药品的质量；负责建立企业所经营药品并包含质量标准等内容的质量档案；负责质量不合格药品、退货药品的审核，监督不合格药品、退货药品的处理过程；组织实施每年对进货情况进行的质量评审；协助人力资源部开展企业员工药品质量管理方面的教育或培训。

④财务管理部：企业财务管理；企业财务核算、财务分析；汇总统计各门店销售额和利润；核发企业员工的工资、奖金；处理企业应收、应付帐款。

⑤门店管理部：门店日常销售的管理、监督和检查；消费者非药品质量问题的投诉处理；门店销售业绩、人员素质的考核评估；新门店的选址、装修、办证等工作；门店商品柜台分类、摆放标准的制定；门店商品组合的最终决策；门店商品广告的形式、品种、数量的审核；协调门店与配送中心的工作衔接。

⑥人力资源部：员工的配置、培训、考核工作；员工工资、奖金的评定；人事档案管理。

 2.2.2 配送中心的组织机构和岗位职责

配送中心的组织机构详见图2。

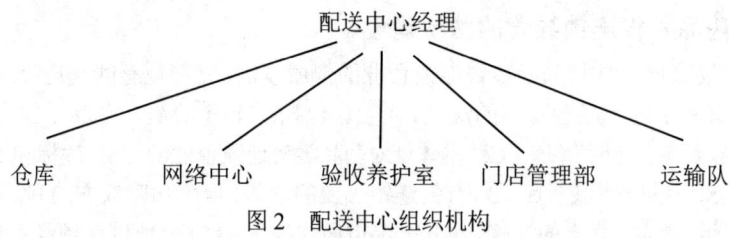

图2　配送中心组织机构

配送中心各部门主要职责如下：

①配送中心经理：仓库、网络中心、验收养护室、运输队工作的监督管理；根据配送中心商品的库存量和门店要货单拟订采购计划，上报总部采购配送部；根据配送中心商品库存、门店要货单、商品组合结构，制订门店配送计划；定期收集、整理仓库商品组合信息、各商品库存信息，上报总部采购配送部；向门店传达购进新品信息和退、换货信息。

②仓库：根据每周的配送计划，进行配货、复核工作；每月进行仓库商品盘点工作。

③网络中心：网络系统的日常维护；收集、统计商品销售信息；汇总、统计商品库存信息；门店要货单与仓库库存的核对、确认，配送单的打印。

④验收养护中心：接受总部质管部的监督指导，发现问题及时上报；进购药品的检验和验收，在库药品的储存和养护；负责对仓库麻醉药品、精神药品、医疗用毒性药品、危险品的管理；验收养护

室仪器的维护保养;退货药品、不合格药品的接收、汇总和上报。

⑤运输队:配送路线的制定和完善;及时准确地按照配送路线完成配送。

2.2.3 连锁门店人员配备和岗位职责

连锁门店的人员配备详见图3。

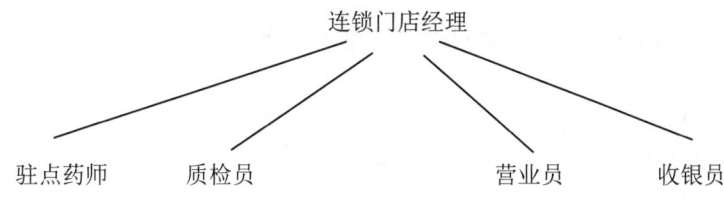

图3 连锁门店人员配备

连锁门店人员主要职责如下:

①连锁门店经理:门店驻店药师、质检员、营业员、收银员工作的监督管理;门店要货计划的拟订和上传;门店经营商品组合的拟定和上报;门店销售信息的收集、整理和上报;门店商品广告形式、品种的遴选和上报;门店商品价格的管理;消费者投诉的处理。

②驻店药师:处方的审核和监督调配;提供用药咨询,对药品的购买和使用进行指导;进行处方药和非处方药的分类管理;门店经营的麻醉药品、精神药品、医疗用毒性药品、危险品的管理;宣传医药知识,开展药学服务,对药品不良反应进行跟踪调查和收集。

③质检员:门店接收配送药品的验收;门店陈列药品的养护;门店药品的效期管理;发现药品质量问题及时上报。

④营业员:门店商品的销售;门店缺货的记录;顾客档案的建立和整理。

⑤收银员:门店商品销售的收银和记账;门店商品销售款的银行人账;门店网络系统的维护和应用。

2.3 发展壮大连锁企业的经营规模

药品连锁企业可采取多种方式扩大经营规模:(1)兼并、联合地区药品批发企业成为自己的配送中心;(2)跨地区开办连锁药店,开拓农村市场;(3)或增设新的直营连锁门店;或以特许加盟经营、自愿加盟经营的方式兼并其它单体药店;或吸引社会闲置资金,以合作的方式开设连锁门店;或在综合商场、超市、宾馆、机场、车站等商业企业开设药品专柜;(4)利用企业完善的网络资源开展网上售药,吸引潜在的顾客,并划分门店负责范围,由距网上购药的消费者最近的连锁门店负责送药;(5)在连锁门店进行多元化经营,主营药品,兼营其它商品;(6)药品零售连锁企业之间及与其它企业进行的兼并、联合、合作;(7)国内药品零售连锁企业与国外企业合作开店。

2.4 加强连锁经营优秀人才的引进和员工的培训

积极引入或培养具有经验、能力的管理型人才,担任部门经理和项目负责人;积极引入并合理配置具有专业知识的技术型人才,从事网络维护、物流管理、商品管理、客户服务、门店管理等关键岗位的工作。建立各个岗位人员的具体考核标准和奖惩制度。加强员工企业文化、药品法规、岗前培训、药品知识、微机操作、服务技巧等方面培训,建立企业不同岗位、不同层次的全面的培训体系和培训质量考核评估体系。采取多种培训手段和培训方式,如聘请各个领域的专家到企业参观学习,选派优秀管理人才到国外考察学习;编写培训教材,制作教学录像并运用多媒体授课,提高培训的效率。

2.5 加强配送中心的管理

2.5.1 完善网络系统的建设

药品零售连锁企业应引入符合企业实际的网络信息系统,随着企业的发展及时更新、改造系统,充分发挥信息技术的优势,统一药品销售、物流指标、分类标准和品类编码,建立企业内部的统计、计划、财务和业务等核算体系。

完善的网络系统具备的条件:①标准化:包括商品分类及编码的标准化,单据、记录卡片的标准化和信息传递的标准化;②唯一化:商品分类及代码的唯一化;③规范化:专业人员系统操作的规范化;④一体化:人、财、物的信息一体化,财务、采购、库存、配送、销售的信息一体化;⑤及时性:配送中心、仓库数据库数据信息交换的及时性;⑥交互性:配送中心、仓库、门店、财务管理部信息的交互性;⑦统计性:门店销售数据、商品库存数据的统计性;⑧分析性:门店销售统计数据、商品组合信息的分析性;⑨警报性:误操作、库存量和效期上下限警报性。

2.5.2 提高配送效率

药品零售连锁企业的配送中心是物流的关键,配送效率直接关系到门店的销售业绩和整个连锁企业的利润高低。仓库的工作十分繁琐,只有科学的管理才能有效保证较高的配送效率和较低的出错率。具体措施如下:①根据配送计划,合理制订每天的配货计划;②配货、复核分工明确,责任到人;③科学分类、摆放货架商品,方便捡货进行;④配货按捡货单顺序,按货架摆放顺序依次有序进行;⑤及时进行商品入库和出库的信息输入和传递;⑥制定合理有效的奖惩制度,提高员工责任感和警惕性。

2.5.3 注重商品组合分析 [1]

配送中心应重视商品组合自然属性和社会属性的分析,制订出具有合理的商品组合宽度、长度、深度、高度和关联性的商品组合计划。制订商品组合计划关键要把握的内容:①准确、全面、及时地把握所经营每一商品的销售业绩的细节,优化商品物流作业、合理调整商品结构;②根据销售业绩的排名,确定实施重点管理的商品;③根据销售业绩,合理压缩库存,排除滞销商品,加快商品的库存周转率,提高资金的运用效率;④根据前期销售信息预测后期商品销售变化趋势,及早组织采购,提高库存的保障程度,避免商品的脱销损失。

2.5.4 运用多种配送方式 [2]

在网络系统健全的基础上,采用推动式或推动式与拉动式相结合的配送方式。推动式配送方式是由配送中心按照计划向门店配货,要求配送中心周密地编制配送计划。主要有3种方式:①定期、定量计划配送的方法;②根据库存变化的配送方法;③参照前一时段的药品销售量进行配送的方法。连锁企业可以根据网络情况、人员情况、商品组合情况,选择多种配送方法,如药品、非药品、常用药、季节性用药等可采取不同的方法配送。

2.6 加强连锁门店的经营管理

2.6.1 科学进行门店选址和销售分析 [3]

门店的选址应由专业人员根据企业的商品组合、资金状况、服务水平、发展方向、经营特色,结合地区人口密度、竞争企业的分布、是否是交通要道、交通流量,综合分析制订考核表,遴选出最佳地点和最佳面积门店选址应具有特色,如深入居民小区的便利微型药房、深入乡村以经营普药为主的药房。门店开业后应定期进行评估考核,制定出科学、合理的销售指标。

门店选址一般应遵循的原则:①选择居民居住密集地带,包括现有的住宅建筑群地带和将来可能成为住宅建筑群的地带;②选择交通便利地带,包括公交车站牌较多的地带和客流量较大的地带;③选择人口和收入都具有成长潜力的地带;④避开竞争企业已占领的地带,尤其是竞争企业已具有较好的药品零售业绩的地带，或药品销售量已趋于饱和的地带。

　　2.6.2 加强门店的日常监督检查

　　①门店是否在明显位置悬挂药品经营许可证、营业执照、驻店药师的照片；②门店员工服装是否统一，是否佩戴胸卡，门店经理和驻店药师是否在岗；③门店商品柜台分类、摆放是否符合规定，尤其是处方药与非处方药是否分类摆放；④商品广告的形式、品种、数量是否超出总部审核范围，一般允许的形式有灯箱、展示盒、旋转展示台、立式广告牌、宣传画等，品种局限于疗效确切并符合国家药品广告管理规定的药品，数量上不能影响门店柜台的商品陈列摆放；⑤商品价格是否统一，药品调价是否及时；⑥门店销售的商品是否全部来自配送中心；⑦门店的卫生状况是否符合规定；⑧是否积极建立缺货记录、顾客档案。

　　2.6.3 开展特色经营，提高服务质量

　　门店应根据选址的特点，开展差异化营销，如设立心脑血管、胃肠道、妇科用药、儿科用药、外用药等某一个专科病药品专柜，较为全面地供应该类药品及相关商品，吸引特定消费人群长期购药。设在社区的门店可以开展社区药学服务，建立社区消费者用药档案，定期进行用药跟踪指导和不良反应监测。提高营业员用药知识、服务技巧、服务意识，配备驻店药师向消费者提供用药咨询服务。

参考文献

[1] 宋力刚主编 . 国际化企业现代物流管理 [M]. 1 版 . 北京：中国石化出版社，2001：231.

[2] 王文莲 . 连锁药店配送方案解析 [J]. 中国药店，2002，3：50.

[3] 宿凌，杨世民 . 论我国药品零售连锁企业的物流管理 [J]. 中国药房，2002，13（8）：508.

——刊于《中国药房》2002 年第 13 卷第 11 期

抗结核病药物包装、标签及说明书的调查分析

赵丽芬 杨世民 党汇丽

摘要 目的：促进防治结核病用药包装、标签及说明书的规范，保障抗结核药品质量并为患者用药提供科学指导依据。方法：参照国家药品监督管理局令（第23号）《药品包装、标签和说明书管理规定》并结合工作实践，对16个厂家、3种剂型、26个品种共32个药品进行对照分析。结果：32个药品中有13个药品包装存在问题，占总数4%，标签有28个不符合规定，占总数百分率为87.5%，说明书项目均不完整。结论：重视包装环节、改进药品包装以保障药品质量；规范标签，说明书的内容，正确、全面指导患者用药。

关键词 结核病；药品；标签；说明书

根据第四次全国结核病流行病学抽样调查结果显示，全国感染结核菌人数已超过4亿，传染性肺结核患病率为152.8/10万，死亡率为9.8/10万，未来10年内可能有3000万人感染结核病。我国结核病疫情还相当严重，部分地区有蔓延趋势[1]。因此加强结核病的防治工作已刻不容缓。药品的质量及其正确使用在该项工作中起着关键的作用。为更好更方便的服务于患者，笔者就目前结核病防治用药的包装标签及说明书进行调查分析。

结核病防治用药现状：种类集中、用药方案规律、新药空白、不正确用药及其引起的不良后果常见。本文收集到16个生产厂家、3种剂型、26个品种共32个药品。现分别对其包装标签及说明书进行调查，分析如下。

1 包装

32个药品中不合格的有13个，占总数的4%。问题主要集中在：①无详细的说明书，只有包装外面简单的说明，这不仅给患者用药带来不便，还容易造成错误用药，贻误患者诊治；②遮光、密闭、阴暗保存措施不够；③安瓿玻璃药瓶破碎；④标签粘贴不牢而脱落。讨论：包装的目的在于对产品从装卸、运输储存直至使用为止的全过程保护。其包装材料及成形都直接影响到药物使用的安全性[2]。笔者根据工作经验有下述建议：①对须遮光阴暗处保存的药液可在内包装外加一层黑色避光纸，以避免光线对药物稳定性的影响；②有些厂家为避免玻璃瓶在装药物时破碎，采用泡沫模型，先将药瓶固定其中，再进行大包装。这样避免了在运输、装卸过程中因碰撞而使药瓶破碎造成浪费这一方法值得推广；③板式药物可减少服药过程中的交叉感染且服用方便，造价低廉笔者认为可取代部分瓶装药物。

2 标签

《药品包装、标签及说明书管理规定》（以下简称《管理规定》）中包装标签应有14项具体内容：即药品名称主要成分性状、适应症或者功能主治，用法用量不良反应、禁忌症、规格、贮藏、生产日期、生产批号、有效期、批号文件、生产企业等[3]。所调查的32个药品，其中大包装及小包装标签均符合规定，中包装标签有28个不符合规定，占总调查数87.5%，问题表现在：

①项目不全，调查结果见表1。

表1　32个药品标签项目完整情况调查结果

药品个数	药品个数/总药品数×100%	标签项目数	实际项目数/规定项目数×100%
4	12%	14	100%
22	69%	10～13	86%～93%
6	19%	<10	57%～64%

②项目内容书写不规范,主要表现有:不良反应和禁忌症混淆,生产日期与生产批号混淆,28个药品均只有生产批号而无生产日期,按照规定这两组概念应分别注明;批号位数不规范,有6位至9位不等,甚至有10位及汉字和英文字母;有6个性质稳定的药品(占到总数的18%)无有效期,亦无厂方负责期,药品是一种特殊的商品,一旦积压,病人服用过期药品,很难保证不发生不良反应。

3　说明书

《管理规定》中指出说明书的项目有:药品名称(通用名、商品名、英文名、汉语拼音、主要成分及化学名称、结构式分子式分子量)性状,药理毒理药代动力学、适应症、用法用量,不良反应、禁忌症、注意事项、孕妇及哺乳期妇女用药、儿童用药、老年患者用药、药物相互作用、药物过量(症状,急救措施、解毒药)规格、有效期、贮藏、批准文号、生产企业(地址、联系电话)32个药品中有说明书的为20份,占总数的62.5%。20份说明书调查结果见表2。

表2　20份说明书项目完整情况调查结果

药品数量	药品数量/总数量×100%	实际项目数	实际项目数/规定项目数×100%
6	30%	18～19	70%～100%
10	50%	15～17	50%～70%
4	20%	11～14	40%～50%

规定项目的覆盖情况:①在所查药品中都具有的项目有:通用名、适应症、用法用量、规格、贮藏、批准文号、生产企业地址;②20%的说明书没有英文名、性状、禁忌症、注意事项;③20%～50%的说明书没有主要成分、化学名称、药理毒理、药代动力学不良反应、儿童用药、生产企业联系电话;④50%～80%的说明书无商品名、结构式、分子式分子量、孕妇及哺乳期妇女用药;⑤90%的说明书无汉语拼音及老年患者用药。

4　小结与讨论

①说明书的目的是让使用者对药物的性能、特点有一个全面的了解,并指导其正确用药。据统计,3.5%的结核病药物无说明书,如果仅仅靠简单的标签内容,尚不能全面了解药物其次,一旦标签脱落,很容易埋下错误用药的隐患。②不良反应、禁忌症及注意事项直接关系患者是否正确、安全用药。例如:抗结核类药物对肝脏有毒性,肝脏正常的人在服用抗结核药时必须服保肝药并定期检查肝功。本身有肝病的人应根据其病情禁用或慎用。如果患者在服用药物时不清楚这一情况,则很容易酿成严重的后果。③儿童、孕妇、哺乳期妇女、老人,其生理特点等与普通正常人不同。按《管理规定》中要求应对其标明符合其特点的恰当的服药方法。④说明书应用通俗易懂的文字清楚叙述。此外笔者

认为还应该详细说明饭前、饭后、间隔时间、空腹以及烟酒对药物吸收的影响等。⑤联系电话既是防止假冒伪劣药品的一个重要途径，又是企业信誉的标志，不应遗漏。⑥《管理规定》贯彻还很不够，其中的问题：说明书＞标签＞包装；小中型国营企业＞大型国营企业及合资企业。结核病是慢性传染性疾病，在结核病疫情还相当严重的今天，科学合理的包装、规范的标签说明书是药师及医护人员指导患者安全用药的重要依据和保障，从而使正在实施的结核病控制策略 DOTS 计划（人人面视下的服药计划）行之无误。因此建议厂家重视包装环节，规范标签及说明书的内容，严格实施《管理规定》。此外建议有关部门加强监督管理，使《管理规定》依法得以实施。

参考文献

[1] 卫生部新闻通报会 . 第四次全国结核病流行病学抽样调查 [R].

[2] 杨文展 . 王恕药品包装与安全性的思考 [J] 中国药房，2000，11（6）：246.

[3] 国家药品监督管理局第 23 号局令 . 药品包装、标签和说明书管理规定 [S].

——刊于《西北药学杂志》2002 年第 17 卷第 5 期

我国药品流通领域发展代理配送的探讨

胡静　杨世民

摘要　目的：探讨我国药品流通领域中物流发展的新模式－代理配送。方法：用比较分析的方法，分析我国发展药品代理配送的原因、代理配送体系的运作框架以及现时的发展策略。结果与结论：发展代理配送有助于降低药品流通成本、增强企业竞争力、优化社会资源配置，是国内药品流通市场与国际接轨的必然趋势。

关键词　药品流通；物流；代理配送

Discussion of Developing Pharmaceutical Acting Ddivery in China

HU Jing, YANG Shimin

ABSTRACT　Object ive: This article discusses the development of a new commodity flow pattern, acting delivery, in Chinese pharmaceutical circulation. Methods: Using comparative method to analyze the reasons, the operating framework and the present strategies on developing acting delivery. Results & Conclusion: The new pattern of acting delivery is conducive to reduce pharmaceutical circulation cost, to strengthen enterprises' competitiveness and to use social resources morerationally. That is an inevitable development tendency for Chinese pharmaceutical circulation market and for following international practice.

KEY WORDS　pharmaceutical circulation; commodity flow; acting delivery

21世纪的医药经济是社会生产能力和药品过剩的经济，药品使用者存在着极大的选择空间和余地，在买方市场下药品的"个性化"需求特征愈发凸现。随着全球经济一体化进程的加快，加入世界贸易组织后的中国医药经济也将不可避免地被烙上时代的特征。在这种背景下，中国医药企业能否对市场的个性化需求变化做出快速响应，决定了企业在激烈竞争的市场中能否生存和发展。目前继"降低资源消耗"和"降低劳动消耗"之后被誉为"第三利润源泉"的物流领域已开始受到中国医药界越来越多的关注。作为现代物流的重要发展模式——代理配送，凭借其特有的专业化、规模化、信息化优势，早已被西方发达国家竞相采用。对于加入世界贸易组织后竞争日趋激烈的中国医药市场，药品采用现代化的代理配送模式，将有利于降低流通成本，提高流通服务水平，实现医药资源的合理配置，这对我国医药经济的发展有着重要的战略意义，是未来国内医药企业赢得竞争优势的有力武器。

1　现代物流与代理配送

1.1　现代物流

国际上权威的物流研究机构——美国物流管理协会对物流定义为物流是为了满足消费者需求，实现对原材料、中间库存、最终产品及相关信息从起始地到消费地的有效流动和存储而进行的计划、实施和控制过程。而现代物流是在现代IT技术、管理技术以及先进制造模式广泛应用基础上，将物流环节中的各个子系统，如运输、配送、存储、装卸、流通加工、信息处理等集成一体，使物流系统的管理在不断适应市场环境的同时，紧跟市场需求变化不断挖掘和抓住新的机遇，灵活地协调和控制各项物流活动，最终使物流符合客户的需求[1]。

在当今后工业经济时代,物质资料消耗降低的有限性以及社会科技水平对降低劳动消耗的制约,使人们发现来自于资源领域和人力领域的"第一、第二"利润源泉的潜力已逐渐减小,挖掘的难度正日益增大。在开拓其他利润源泉的时候,人们开始关注"第三利润源泉"——物流。据统计,目前美国物流业规模已达 9000 亿美元,几乎为高技术产业的 2 倍,占美国国内生产总值的 10%以上;而日本近 20 年内物流业每增加 2.6 个百分点,经济总量就会增加 1%[1]。

1.2 代理配送

配送是物流体系的重要组成部分,是以现代送货形式实现资源配置的经济活动。配送从狭义上讲是指按客户的订货要求,在配送中心配备货物后以最合理的方式送交客户;在广义上,除狭义所述部分之外还包括了为满足客户的送货要求所进行的储存、运输和包装等活动。代理配送是指货物配送的具体运作是由供货力和需求方之外的第三方物流服务商去完成,是商流（即商业性交易）和物流（即商品实体的流动）相分离的一种模式[2]。从事代理配送的社会第三方物流服务商在广泛采用自动化、智能化、信息化技术,应用现代管理手段和管理方式的基础之上,统筹多个用户和多个供应者的物流,以较大的规模优势创造条件,使客户得到最大的满足,使物流资源得到最有效的利用。代理配送是物流专业化的重要形式,是物流业社会化发展的必然产物。

1.3 药品的代理配送

药品是一种特殊的商品,药品实行代理配送是药品交易双方将药品实物的流动进行外包,由第三方物流服务企业承担药品的运输、仓储和配送。社会物流服务企业依靠自身的专业优势、规模优势和信息优势为药品供需双方提供及时、准确、快速的"门到门""门到库""门到点"的送药服务,并附加包装加工等增值服务,为企业快速响应市场变化创造有利的条件。目前,药品实行代理配送在国内基本上还是空白,而国外在此方面已有了很大发展。例如,美国联合包裹运送服务公司（LTPS）和美国 USCO 物流公司就是北美目前较大的两家专业物流公司,公司内部有专门的医疗药品供应链,负责代理许多大型医药批发商向包括医院、诊所、研究所、公司、政府机构、各家独立的及连锁药店等在内的客户提供配送药品的服务。

2 我国发展药品代理配送的主要原因

2.1 加入世界贸易组织的需求

中国加入世界贸易组织时已经承诺于 2003 年 1 月 1 日起放开药品分销市场,许多跨国药品分销企业都在等待着这一时刻的到来,大多数国际物流供应商也声称,他们正在寻找代理药品配送领域的中国合作伙伴,以获得迅速进入中国市场的机会。面对外资的虎视眈眈,国内医药生产企业和批发企业却仍然采取计划经济时期形成的"小而全、大而全"的模式参与市场竞争,药品流通领域中"渠道多、规模小、水平低、形式散、秩序乱"的矛盾日益突出。据统计,目前我国药品流通费用十分庞大,占了销售成本的 12%;而美国拥有先进的连锁经营和配送管理系统,销售成本仅占销售额的 3%[3]。因无效率运输、装卸、仓储、分检药品而花费的大量资金已成为制约中国医药企业发展的瓶颈。将药品配送外包于以配送为核心业务的社会物流服务企业,一方面可做到用配送企业的专业库存取代社会上众多企业的零散库存,或者说使库存相对集中,解决药品供应链上的企业为满足快速响应市场需求而必需积压储备药品的矛盾,降低设备闲置的风险,使社会资源得到合理分配和利用;另一方面可通过集中运力,设置合理运输路线,减少车辆空载率和重复运输,提高设备、设施的利用率,在发挥规模效应的基础上,使药品流通成本大大降低。药品流通费用的降低促使企业生产成本下降,所售药品更具有竞争力。同时,也使药品价格的下调空间进一步扩大。

2.2 生产企业的需求

在药品过剩的买方市场中，药品生产企业最激烈的竞争之一就是争夺销售终端。销售终端是指与药品消费者购买行为直接发生关系的经营场所，即各级医疗机构和零售药房[4]。改革开放后国内兴起的药品由生产厂商直接到医院和药品零售商的流通方式，就是生产企业迫于竞争压力，以减少流通环节和降低流通成本，自己参与药品销售，并亲自组织药品运输配送。但厂家直接涉足药品配送本是无奈之举，多数企业已感到此方面人力、财力和经验不足，加上加入世界贸易组织以后，国内许多生产企业又面临国际竞争内陆化的严峻考验，更是无暇顾及药品配送。因此，面对拥有雄厚资金、人力、技术和管理经验的国外医药企业，国内的众多厂商应当退出非核心领域，将此类业务外包给专业公司去做，让自己全身心投入药品创新、技术开发和管理等生产暨核心业务的发展。企业将药品配送外包，不仅可以强化核心生产力，提高核心竞争力，同时，依靠社会物流公司运用专业的装卸、拣选、包装设备及现代化的信息管理系统和高效快捷的运力，还可以降低物流成本，实现随时监控药品流动情况，改善和提高物流服务水平的质量。例如，美国的著名制药企业 Astrazencca 为强化优势地位，提高药品研发和生产能力，就一直将本企业药品的运输配送委托给美国专业的物流公司去做。

2.3 批发企业的需求

中国现有药品批发企业 1.7 万家，年营业额超过 2 000 万元人民币的只有 800 余家，不到总数的 5%。前十大批发商的年销售额之和也仅占批发行业总销售额的 20% 左右。我国药品批发企业的平均流通费用率为 12.56%，销售利润率小于 1%，而美国医药批发商的销售利润率为 1.5%，流通费用率仅为 2.9%[5]。面对这种局面，我国药品批发企业需要寻求新的途径来改变现状。计划经济体制下形成的药品从生产厂家到批发商（包括一级批发商或总代理商、二级批发商甚至边远地区的三级批发商），再到零售商和医疗机构的流通模式，已远远不能适应当前经济发展的要求。作为联系生产与销售的药品批发企业，为适应市场，满足上下游客户缩短药品流通环节、一站式送达的愿望，就应当改革原有的组织结构和运营机制，整合已有的地域、设施设备、专业技术及组织网络信息等优势，依靠先进的科学技术和信息技术，一方面向集采购、加工、运输、销售为一体的药品分销中心发展；另一方面向集商流、物流、信息流于一体的专业化社会物流服务商发展，为药品生产企业、零售商和医院提供代理配送和存货服务。显然，第三方物流事业的特点决定了药品批发企业可以通过发挥自己的信息优势、渠道优势以及所具有的物流功能向第三方物流事业渗透并以此促进物流业的进一步发展。例如，著名的瑞士裕利集团下属的裕利医药就是亚太地区最大的药品分销商和第三方物流服务商，其致力于推行的代理配送业务已成为公司发展的核心强项。再如，美国排名第 2 的药品批发商 Cardinal Health 经过 30 多年的发展，现在不仅承担着为大型制药企业服务的销售职能，还承担着包括为医院和零售商提供药品储存、存货控制的职能，并提供药品由生产企业直接到零售终端配送运输的中介服务。

2.4 零售企业和医疗机构的需求

药品零售企业和医疗机构是药品流通的销售终端，需要直接适应"多品种、小批量、快节奏"的市场需求。市场环境和药品的特殊性，使得零售企业和医疗机构需要储备大于或略大于需求量的药品以便占领和开拓市场、确保医药卫生服务顺利进行。但过剩的药品储备又会使药品销售终端负担加重，增添不必要的人力和物力，占据过多的资金，增加药品成本。尤其是有相当一部分的药品消费具有季节性（如消化系统药品、呼吸系统药品等），这些药品的种类和数量会随季节有较大的改变。此外，药品零售业向连锁化进军也进一步加大了对药品基础物流系统的依赖。如果不能发展社会化的药品配送服务，连锁店要发展就必需斥巨资自建物流配送中心，且不敢采取能够加快开店速度的特许加盟方式。因为如不能使配送达到 100%，就会影响连锁店的发展[6]。若将本企业所需的药品委托专业化的物流公司配送,依靠其及时、快速、准确、优质的服务,不仅可以在最大程度上缩小本企业的库存量,配备更少的保管和养护人员,降低淡季时库房和人员的闲置率,还可以使终端企业或机构有更大的空间专注发展核心业务,更好地适应市场变化。

3 药品代理配送体系的运作框架

配送中心是代理配送企业的核心部分,在药品供应链中是连接上游生产、批发商和下游销售终端的关键环节,承担着汇集药品、仓储养护、配送服务、信息管理、包装加工等业务职能。例如,成立于 1972 年的英国伯克舍布鲁内卢配送中心就是一家以药品和干鲜果品为主的综合性配送中心,中心所属企业是一家社会性的专业物流公司,中心占地 1800m² 其高层自动化的医药仓库面积达3000m²,库容量 18000m³,可接受委托配送 10 000 托盘的药品。

社会物流服务企业以配送中心为基础,通过物流、商流和信息流等渠道与上游的生产、批发企业和下游的零售企业、医疗机构建立起网状的运作框架,在强大的物流体系中展现专业优势,发挥规模效应,从而促使国内药品流通模式加快与国际接轨。药品代理配送体系运作框架见图1。

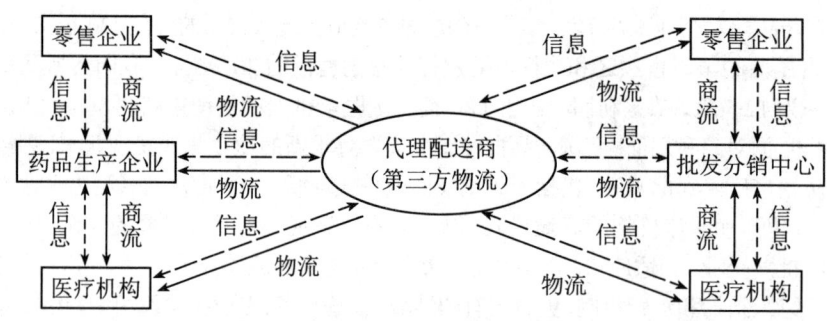

图 1 药品代理配送体系运作框架

Fig1 The operational chart of pharmaccutical acting delivery

4 现时发展药品代理配送的主要策略

目前,我国药品第三方代理配送尚处于萌芽、起步阶段,发展道路上还会遇到许多困难。一般来讲,吸引药品代理配送需求客户存在四大障碍:一是药品生产与批发企业有较大的物流能力,药品配送外包意味着裁员和资产出售;二是许多客户对第三方代理配送缺乏认识;三是物流外包从形式上可能削弱客户对药品流动的直接控制力;四是对现有的社会物流公司能否降低成本、提供优质服务缺乏信心。但是,第三方配送药品毕竟有其特有的优势,尤其是第三方配送企业在药品供应链中处于一个特殊位置,有着搜集、网罗上下游客户信息的优势地位,在药品流通市场中具有信息源的作用,是药品生产、经营、使用企业又一新的信息门户。然而,从目前实际来看,国内药品代理配送市场在发展初期,要想获取利润并快速成长是一件比较难的事。流通领域电子信息网络建设的滞后、相关专业人才的匮乏以及基础物流设施的不配套都会成为药品代理配送发展的制约因素。因此,发展药品代理配送首先需要国家在政策上给予支持,加大对相关基础设施建设的投入,鼓励民营资本介入市场。此外,第三方物流供应商应结合实际,先从提供基础的配送服务做起,展示自己有能力把这些服务做得最好,随后再开展有利于客户药品流动合理化的综合物流服务,提供为客户开发和创新物流技术、信息系统等高附加值的服务,以稳妥、扎实的步骤来提高自身的信誉度。

参考文献

[1] 刘慧．电子商务系列教材之供应链管理 [M]．北京：中国人民大学出版社，2002：120．

[2] 黄福华．现代物流运作管理精要 [M]．广州：广东旅游出版社，2002：225．

[3] 郑筱萸．2002 年是我国医药流通业的关键一年 [J]．中国药业，2002，11（2）：7．

[4] 陈文玲．"入世"：我国市场竞争将发生十大变化（中）[J]．医药电子商务，2002，7：7．

[5] 湖北九州通医药有限公司市场监督办．"入世"后我国医药企业图谋营销变脸 [N]．粤港信息日报，2002 年 1 月 8 日．

[6] 白杨．零售药市群雄逐鹿 [J]．中国药业，2002，11（4）：29．

——刊于《中国药房》2003 年第 14 期第 6 期

论我国药品零售业连锁经营管理的法规建设

宿凌　杨世民

摘要　对药品零售业连锁经营现行的法律法规进行汇总和分析。提出完善我国药品零售业连锁经营管理法律法规的建议。我们应完善现行的法规,增加有关跨地域连锁经营、药品电子商务等方面的法规,形成药品零售业连锁经营管理的法规体系。

关键词　药品零售业;连锁经营;法规建设

Discussion on the Laws and Regulations Construction in the Management of Retail Pharmacy Cham

Su Ling, Yang Shimin

ABSTRACT　This paper provides suggestions of laws and regulations construction in the management of retail phamacy chain on the basis of collection and analysis of the current chain management lay and rules of Chinese pharmaccutical retail commerence. It is important to perfect the current law and rules. add rules of chain trans-management,chain affliation merger association, cooperation, drug electronic commere, etc, and to form the syetem of chain management rules for Chinese phamaccutical retail commerce.

KEY WORDS　retail pharmacy; chain; construction of lays and regulations.

20 世纪 90 年代中期,我国药品零售业开始引入连锁经营模式。近两年来,我国药品零售连锁经营蓬勃发展,药品零售连锁企业数量迅速增长,并涌现出一批连锁门店超过百家的大规模连锁企业和跨地域连锁企业。

1　适用于药品零售连锁企业管理的法律法规剖析

1.1 适用于药品零售连锁企业管理的法律法规

我国现行的适用于药品零售连锁企业的法律法规包括:

(1)《中华人民共和国药品管理法》和《中华人民共和国药品管理法实施条例》第三章药品经营企业的管理、第七章药品价格和广告的管理、第九章法律责任;

(2)《药品流通监督管理办法》(暂行)第三章药品经营的监督管理、第四章药品采购的监督管理、第五章药品销售人员的监督管理、第六章罚则;

(3)《处方药与非处方药分类管理办法》(试行)第八条、第九条;

(4)《处方药与非处方药流通管理暂行规定》第三章 药店零售,第五章 普通商业企业零售;

(5)《药品经营质量管理规范》和《药品经营质量管理规范实施细则》第二章药品批发和零售连锁企业的质量管理、第三章药品零售的质量管理;

(6)《药品经营质量管理规范认证管理办法》(试行);

(7)《零售药店设置暂行规定》;

(8)《药品零售连锁企业有关规定》;

(9)《城镇职工基本医疗保险定点零售药店管理暂行办法》;

(10)《国家执业药师资格制度 2001～2005 年规划》;

(11)《药品电子商务试点监督管理办法》第三章 对上网从事药品交易的经营企业监督管理。

药品零售连锁经营兼有药品批发、药品零售经营管理的形式. 涉及到药品流通领域几乎所有的法律法规。其中仅有一个专门针对连锁经营的法规《药品零售连锁企业有关规定》,对药品零售连锁企业的定义、机构设置、审批程序和要求、设立化验室的要求、商业企业设立药品专柜、经营品种的要求、跨地域开办连锁分部或门店的要求做出了规定 [1]。

1.2 适用于药品零售连锁企业法律法规的欠缺

现行的法律法规存在不足之处。

(1)没有形成专门针对药品零售连锁企业管理的法规体系,总部和配送中心须参照同规模批发企业的规定,连锁门店须参照同规模零售企业的规定,经营和管理较为困难;

(2)缺乏针对药品零售连锁企业的 GSP 规定和 GSP 认证管理办法,以保证连锁企业实施 GSP 和 GSP 认证的顺利进行。

(3)缺乏跨地域连锁经营管理的法规,以保障连锁企业跨地域的规模扩张;

(4)缺乏连锁企业开展药品电子商务的法规,包括采购方式、送货方式、付款方式、投诉处理、法律责任等方面的具体规定,以保证连锁企业药品电子商务的健康发展。

2 完善药品零售连锁企业管理的法律法规建设

2.1《中华人民共和国药品管理法》和《中华人民共和国药品管理法实施条例》中应增加相应的条款 [2, 3]

第三章 药品经营企业的管理中应增加开办药品零售连锁企业的审批程序、部门、原则和经营许可证管理的内容。

2.2 《药品经营质量管理规范》和《药品经营质量管理规范实施细则》中应增加相应的章节和条款 [4, 5]

增加第四章"药品零售连锁企业的质量管理"框架包括第一节"总部的质量管理",第二节"配送中心的质量管理",第三节"门店的质量管理"。

第一节 总部的质量管理包括:

(1)机构与职责:总部的组织机构设置的规定,企业主要负责人的质量责任与职责,质量管理部门的职能及其下设质量验收组、养护组的职责,质量管理制度内容、考核和记录要求,采购配送部、门店管理部、财务管理部、人力资源部的职能与职责,实施本规范的内部审评的规定。

(2)人员管理:药品零售连锁企业主要负责人、质量管理机构的负责人及其下设组织人员的资格和数量要求,对人员定期进行健康检查、培训并建立健康档案和培训档案的要求。

(3)采购管理:采购程序的规定,采购药品的条件,供应商资格的审核要求,采购合同的质量条款,编制采购计划、建立采购记录的要求,购进特殊管理药品的规定,首营企业和首营品种的质量审核规定,定期对进货情况进行质量评审的规定。

第二节 配送中心的质量管理包括:

(1)机构与职责,配送中心的组织机构设置的规定,质量负责人的责任与职责,仓库、验收养护室、网络中心、运输队的职能与职责。

(2)人员管理:质量负责人、仓库配货员、验收养护员、驾驶员的资格和数量要求,对人员定期进行健康检查、培训并建立健康档案和培训档案的要求。

（3）硬件管理：仓库总的要求，特殊管理药品的仓储要求，验收养护室的仪器设备配置、检查、保养规定，经营中药材及中药饮片的设施要求，配货场所的规定，运输车的装备要求。

（4）验收管理：药品质量验收的内容，药品抽样检验批数的规定，验收检验记录的要求，销后退回药品的验收要求，特殊管理药品的验收制度，质量不合格药品的处理规定。

（5）储存管理：库存药品实行色标管理的规定，按温湿度储存的要求、药品分类分库储存的规定，药品搬运和堆垛的规定，特殊管理药品的储存要求。

（6）配送管理：配送程序的规定，药品出库的原则和复核、质量检查、跟踪记录制度，有温度要求的药品、特殊管理药品的运输要求，药品调拨的管理规定，药品装卸、运输的规定。

第三节　连锁门店的质量管理包括：

（1）岗位与职责：连锁门店岗位设置的规定，门店负责人、驻店药师、营业员、质检员和收银员的职责。

（2）人员管理：门店负责人，药品零售中处方审核人员，验收员、养护员、营业员的资格和数量要求，对人员定期进行健康检查、培训并建立健康档案和培训档案的要求。

（3）硬件管理：营业场所的总的要求，销售特殊管理的药品、中药材和中药饮片、拆零药品的设施设备要求。

（4）质量管理：接受配送中心配送药品的验收程序、检验内容、送货凭证保存、验收记录的规定，零售药品的质量和包装要求，药品分类陈列、检查养护的要求，发现药品质量问题的处理规定，实施不良反应报告制度的规定。

（5）销售管理：销售处方药品、拆零药品、特殊管理药品、中药饮片的规定，营业人员介绍药品的要求，销售票据、销售记录的规定，门店之间调拨药品记录的规定，进行广告宣传的规定，开展用药咨询服务、及时解决顾客投诉的要求。

2.3　增设有关跨地域连锁经营管理的法规

主要包括两个部分：一是跨地域开办连锁分部的规定；二是跨地域设立连锁门店的规定。

主要内容包括：（1）跨地域连锁经营企业的资格规定；（2）跨地域开办连锁分部的总部、配送中心要求和管理的规定；（3）跨地域设立连锁门店管理的规定；（4）跨地域药品配送的规定；（5）跨地域经营药品种类的规定；（6）跨地域经营网络系统要求的规定。

2.4　增设有关药品零售连锁企业电子商务管理的法规

主要包括两个方面：一是药品零售连锁企业网上进行药品采购的规定；二是药品零售连锁企业网上进行药品销售的规定。

具体内容包括：（1）通过互联网从事药品交易的药品零售连锁企业资格的规定；（2）药品零售连锁企业的电子商务平台要求的规定；（3）网上采购和销售药品的种类的规定；（4）网上公布的企业信息内容的规定；（5）药品采购程序与付款方式规定；（6）药品销售程序、包装标识、送货方式与付款方式的规定；（7）客户投诉处理的规定；（8）违反电子商务规范的法律责任规定。

参考文献

[1] 国家药品监督管理局.国药监市[2000]166号[Z].药品零售连锁企业有关规定
[2] 中华人民共和国主席令第45号[Z].中华人民共和国药品管理法
[3] 中华人民共和国国务院令第360号[Z].中华人民共和国药品管理法实施条例
[4] 国家药品监督管理局令第20号[Z].药品经营质量管理规范

[5] 国家药品监督管理局.国药管市 [2000]166 号 [Z].药品经营质量管理规范实施细则

——刊于《中国药事》2003 年第 17 卷第 7 期

药品生产企业实施企业物流管理的探讨

叶奎英　杨世民

摘要　通过对我国药品生产企业物流发展的现状进行研究，剖析药品生产企业实施企业物流的必要性以及实施中存在的困难，探讨如何加快药品生产企业企业物流的推广及实施，对我国药品生产企业实施企业物流管理提出对策建议。

关键词　药品生产企业；企业物流管理；困难；对策

中国已经加入WTO，在享有WTO基本权利的同时，也必须履行相应的义务。加入世贸组织后，尽管我国政府将充分利用世贸组织给予发展中国家幼稚工业的优惠权利，为医药产业赢得一定时期的保护机会，但药品生产企业面临跨国公司的挑战和冲击，传统的生产经营模式将使企业无法立足，只有努力提高自身素质，加强管理，降低成本，提高客户服务水平，才能在竞争中取胜。

1　企业物流概述

1.1　企业物流的概念

我国国家标准中对企业物流的定义为：企业内部的物品实体流动。美国后勤管理协会认为，企业物流是对原材料、半成品、产成品、服务以及相关信息从供应始点到消费终点的流动与存储进行有效计划、实施和控制，以满足客户的需要。企业物流的根本任务就是企业在物流活动中适时适地地采用先进的物流技术，与其生产和经营活动达到最优的结合，通过有效的物流管理使企业达到最高的经济效益。而这并不能通过某一部门的单独努力来实现，需要的是企业内部通过采购、生产到配送的不同职能部门之间的协同，更需要将上下游企业之间的竞争和合作等关系整合起来，通过有效的物流管理使企业达到最高的经济效益[1]。

1.2　企业物流的特征

主要有以下两方面：1) 企业生产物流的连续性。企业生产物流活动不但充实、完善了企业生产过程中的作业活动，而且把整个生产企业的所有孤立的作业点、作业区域有机地联系在一起，构成了一个连续不断的企业内部生产物流。2) 物料流转是企业生产物流的关键特征。物料流转的手段是物料搬运。在企业生产中，物料流转贯穿于生产过程的始终。生产过程物流的目标就是提供畅通无阻的物料转运，以保证生产过程顺利、高效率地进行[1]。

2　药品生产企业实施企业物流管理的必要性

2.1　有利于药品生产企业降低成本，提高竞争力

我国药品生产企业物流配置的突出问题是物资流通渠道的单一性，大量的仓储、运输和功能体系被分割成相对孤立的环节。企业自行设置仓库、车辆和物流人员，占用大量原材料、库存产品、资金，大大增加了生产企业的成本负担。通过企业物流管理，上下游企业与药品生产企业之间可以信息共享、相互合作，以减少上下游企业的原材料和成品库存量，减少资金占用量，削减库存管理费用，从而降低成本。

此外，药品生产企业可以选择对某项技术或某种产品具有核心竞争力的企业作为业务伙伴，实

现强强联合,优势互补,使药品质量和市场竞争力大幅提高。

2.2 有利于药品生产企业增强抵抗风险,应对危机的能力

企业物流管理强调合作和竞争意识,要求企业之间必须加强合作、协同经营,共同营造竞争优势,并要共担责任、风险和成本,同时共享成果与收益。因此,实施企业物流管理在药品生产企业与其上下游企业间建立了这种合作关系,供应链的运作效率得到保证和提高,使药品生产企业增强了抵抗风险、应对危机的能力,赢得了竞争优势。

2.3 有利于推动我国医药物流业的发展

药品生产企业物流所涉及到的主要物流活动即供应物流、生产物流、销售物流,使药品生产企业扮演了一种供需双重的角色,成为医药物流活动的主要需求者以及发展的原动力,因而药品生产企业物流的快速发展将有利于推动我国医药物流业的发展。

3 我国药品生产企业实施企业物流管理存在的问题

企业物流的概念正式引入我国的时间不长,目前多数药品生产企业对于企业物流管理还不太了解,因而缺乏对企业内部物流的重视,而将物流活动置于被动的附属地位。从管理机构设置上,多数药品生产企业没有专门的物流管理组织,缺乏对物流成本的宏观分析,企业间缺乏合作竞争的意识,与其上下游企业之间不能建立稳定的合作关系。由于药品生产企业信息化发展滞后,企业从原料药的采购到产成品的销售过程中,订单的处理都还没有形成网络系统,因而很难及时准确地收集信息,去把握稍纵即逝的商机[2]。

4 对策建议

4.1 充分重视药品生产企业内部物流一体化的建设

药品生产企业要充分重视企业内部物流的管理,从以下几点加强企业内部物流一体化的建设:1)将企业内部的运输、采购、仓储部门划归到物流部门进行统一管理,由物流部门进行统一规划和协调,使其运作效率达到最佳。企业物流管理的目标是通过所有功能之间的平衡来降低整个企业物流系统的总成本,或者在一定服务水平上使物流成本合理化。2)物流部门、生产部门和销售部门之间要加强协作和信息交流。销售部门要及时准确地将市场信息反馈给生产和物流部门,同时销售部门要加强与生产部门的协调,保证供货的及时性和准确性。3)加强生产现场的管理。在生产开始之前从物流部门领取生产所需的原料药及辅料,严格按照生产计划进行生产,不能随意更改。一批药品生产完毕后,要及时对现场残留的原辅料进行清理,最大限度地保证生产现场各种通道的整洁、有序和畅通,使后续生产过程中的物料能够顺利流转。

4.2 加强药品生产企业的信息技术工程建设

药品生产企业应当充分重视信息技术工程的建设,并可以从以下几方面做起:1)企业根据自己的实际经济状况和需要,先建立公司内部网络或局域网,并将使用过程中遇到的问题及时反馈给IT公司,促使局部网络系统不断趋于完善。2)内部网或局域网建设比较成熟时,再帮助上下游企业实现网络的对接,这样有利于企业之间的信息共享,从整体上提高企业的运作效率。3)在进行网络建设的同时更要注重信息技术人员的培训工作。

4.3 强化药品生产企业与上下游企业之间的合作和竞争意识

市场竞争无国界,随着我国入世及医药市场的逐步开放,药企的竞争优势已不完全来自其自身,而来自药企与上下游企业通过相互协作而产生的整体优势。因此,药品生产企业与其上下游企业要

建立起稳定的合作关系，达到共赢。上下游企业之间可以采取互相参股的方式来加强合作，可以举行各种形式的联谊、参观活动来加强交流、沟通和相互了解。对上下游企业整体重大利益的决策，应当聘请专业的评估公司对决策结果进行评估，使决策更加合理化。

4.4 药品生产企业要注重合作伙伴的选择

选择合适的原料药供应商和药品销售商作为长期的合作伙伴，是加强企业物流管理最为重要的基础。合作伙伴选择不当，不仅会侵蚀企业的利润，还会损害企业的形象。如果选择不合格的或是产品质量差的原料药供应商，药品的质量将会受到直接的影响；如果销售商选择不当，则会影响药品的市场占有率等。在选择合作企业时，不仅要看合作企业是否拥有核心竞争力，还要看合作企业和本企业是否拥有相同的价值观，等等。

参考文献

[1] 崔介何，企业物流 [M]. 北京：中国物资出版社，2002：1，15-16.

[2] 王淑云. 关于中国企业物流发展战略的思考 [J]. 公路交通科技，2003，（2）：161-164.

——刊于《中国药业》2004 年第 13 卷第 11 期

论医药企业质量与环境管理的一体化

王怡　杨世民

摘要　总结分析我国医药企业在环境管理方面的不足,探讨我国医药企业质量与环境管理一体化的必要性,指出我国药企必须充分认识质量和环境管理一体化的现实意义,增强环境意识,走良性发展之路。

关键词　质量管理;环境管理;一体化;绿色认证低

质量及高污染是劳动生产率低下的两大特征,它们又表现为企业的高消耗和低效率。实施GMP 和重视环境管理是药品生产企业全面质量管理中的两个重要环节,因为质量和环境系同一事物的两个特征,因此,制药企业应该将质量管理和环境管理并重,统一规划,实行一体化管理。

1 医药企业为什么必须实行质量与环境管理的一体化

1.1 国际国内大环境的要求

当今世界已经进入"环保时代",国际贸易中环境贸易壁垒的推行,已经给我国医药企业的国际化经营造成了严重影响。据有关资料显示,医药保健是出口受到的技术壁垒限制最严重的六大行业之一[1]。而世界贸易组织对正当的"绿色贸易壁垒"持肯定的态度。我国加入世贸组织后,医药行业需要从原料的出口逐步转向成品出口,制药企业在质量及环境方面要做的事很多,获得公平贸易权力的关键在于提高自身水平,实现产品质量和环境管理都逐渐向国际先进水平靠拢。

早在 2002 年,国家环保总局已发出通知。要求对 12 个污染严重的行业进行重点治理,医药行业赫然列其中。2003 年,国家有关部门又制定了《绿色中药出口生产企业行业标准》,对中药生产企业提出了更高的要求,植物类中药产品必须有 70%通过标准的认证,取得绿色中药的授牌,出口药品生产企业在取得 GMP 认证证书的基础上,必须通过 ISO14001 环境管理体系认证。

就目前国内制药企业而言,自从中美上海施贵宝公司拿到中国制药行业第一张 ISO14001 认证证书以后,国内制药企业才逐步对绿色认证有所了解。随后,西安杨森、上海强生、沈阳山之内、无锡华瑞等合资或外资企业纷纷拿到了证书,国内一些有实力的企业,如山东新华、鲁抗、东阿阿胶、上海信谊、华药维尔康等也先后成功获得了这一通往国际市场的绿色通行证。但目前全国数千家制药企业中,已获得 ISO14001 绿色通行证的企业仅寥寥数十家,总体情况不容乐观。

1.2 医药企业自身可持续发展的需要

医药企业环境管理不是停留在企业运用各种手段控制其污染源并对环境质量施加影响的传统管理上,而是更多地要求企业环境管理有助于其运营消耗的降低,有助于促进资源的合理配置,有利于推进企业尽快实现从粗放式经营向集约式经营的根本性转变。此外,随着消费者环境消费意识的增强,环境管理使企业可避免恶化公众关系,有利于占领市场,扩大市场占有率。而且环境管理可使企业减少罚款、环境诉讼和承担或有责任的可能;增强了企业的长期竞争力。环境管理是一项综合管理,涉及到社会、企业的方方面面。环境管理水平的提高,必然促进和带动企业整体管理水平的提高。

1.3 塑造医药企业社会形象的必要条件

随着全社会生态意识的觉醒并不断加强,消费者不仅关心个人的、目前的需求与利益的满足,而且关心社会整体的长远需求与发展。环保要求也已成为新的非关税贸易壁垒，"环保标志产品"成为企业进入国际市场的绿色通行证，在这种市场条件下，那些造成环境污染及破坏的企业，绝不会被认为是优秀企业，现代公众也逐渐意识到"只有优秀企业才能生产出高品质产品"，因此，企业在形象塑造中，就不得不树立环境意识，注重良好的"环境形象"。

1.4 医药企业必须肩负的社会伦理责任

制药业通常被人们称为健康产业，从伦理道德上来说，生产药品是为了治病救人，改善人类的生存质量，因此，在提供质量合格、安全有效的产品以造福人类的同时，企业没有理由忽视自己在生产过程中可能造成的不良的环境因素。当前我国面临的资源和环境问题日益突出，企业作为社会经济活动的基本单位，必须在节约资源和保护环境方面承担社会责任。

2　如何实现我国医药企业质量和环境管理的一体化

2.1 意识先行，树立企业环境形象

当前我国制药企业对环境污染问题的重视很多时候仍被远远地抛在对经济利益的重视之后，因此，当前应尽快树立企业领导及员工的环境意识，把忽视环境、单一追求经济效益的发展模式转变为追求"经济、社会、环境"相互有机结合的发展模式。对制药企业来说，重要的是将高标准的环保要求贯穿于生产的全过程。此外，企业在致力于环保的同时，也应注重对自身的宣传，要注重其在公众中的环境形象，提高消费者对企业的认同度。

2.2 改进技术工艺、实施清洁生产

制药企业实施 GMP，其中一个重要内容就是清洁生产[2]。GMP 的卫生规程（GHP, Good Hygiene Practice）与实施 ISO14000 环境系列标准的目标是一致的。

清洁生产就是通过对工艺技术、设备和管理等进行改造，把药品生产过程中产生的污染物降到最低限度。如 Vc 的生产工艺从莱氏法改成我国独创的二步发酵法后，生产过程中不再用丙酮，从而实现了清洁生产，同时随着膜技术的应用，收率也由原来的 50% 提高到现在的 60% 多，减少了废物的排放。中美史克公司新康泰克的生产工艺由原来用二氯乙烷作溶剂改为用水，不但降低了成本，也减少了二氯乙烷对大气臭氧层的破坏。由此可见，实施清洁生产在降低药品生产成本和提高药品质量的同时，减少了污染物的排放和对环境的危害，使企业在降低环境风险的同时提高了经济效益。

2.3 设立环境事务部门，负责履行环保职责

制药企业应设立专门的环境事务部门，把企业环境管理视为直线职能管理，而不是辅助参谋职能管理。环境事务部门的职责主要应该包括：1）制定企业的环境方针及环境风险管理方案；2）维持和监督企业环境管理系统的正常运行；3）配合生产等部门进行环保技术和清洁生产工艺、设备的改进；4）对企业环境管理状况、环境成本进行审核，坚持持续改进；5）环境事故的预防和处理；6）分析来自企业相关方及公众的环境要求；7）会同人力资源部门对员工进行环境风险培训。

2.4 投入必要的资金用于环境管理

环境管理必然要求企业投入一定的资金，制药企业应该认识到环境管理对企业自身以及对全社会的深远意义，把环境管理作为一项有长远利益的事业来投资。首先，药品生产企业在进行新建或改建时，项目投资中必须保证一定比例的环保投资。在发达国家，这个比例通常达到 15%～20%，而我国平均不到 5%。其次，环保资金应该列入企业每年的资金预算，专项用于企业每年的环境管理所用。有能力的企业亦可设立专门的环保基金，用于需要大笔投资的环境改造项目。鉴于我国医药企业普遍规模较小、资金缺乏的现状，亦可借鉴美国、日本等发达国家的做法，由中央政府和地方政

府激励和帮助企业进行环境治理的投资, 同时, 公共金融和信贷机构的专项基金、优惠贷款也应对企业进行有效的环境管理提供必要的资金支持。

2.5 积极开展绿色认证, 打破国际贸易绿色壁垒

现实情况是, 我国企业的环境管理还有很多不完善的地方, 甚至存在严重的缺陷。ISO14000 系列标准为企业提供了一套建立并逐步改进环境管理体系的方法, 而且, 该标准并不要求企业完全撇开现行的管理体系而另搞一套,可以对现行管理体系加以修改,使之达到 ISO14000 系列标准的要求,这一特点很符合我国建立企业环境管理体系的需要。

在当前, 我国对 GMP 的认证与对 ISO14000 的认证分属于不同的管理部门, 制药企业要审时度势, 自主选择同时或先后取得 GMP 认证和 ISO14000 认证。因为, ISO14000 标准以"污染预防、持续改进"为指导思想, 以其对国际贸易施加影响为手段, 强化环境管理, 保护人类正在恶化的生存环境。如果说 GMP 标准是走向国际市场的第一张通行证, 那么节省资源、保护环境的 ISO14000 系列标准将会是走向世界市场的第二张绿色通行证。

当然, 开展"绿色认证"是一个循序渐进的过程。开展 ISO14000 体系认证, 以目前国内制药企业的现状来看, 短期内可能会遇到资金投入和人员素质两大瓶颈。但这些暂时的困难不应成为我们搁置国际标准的理由。从长远来看, 企业为开展"绿色认证"所付出的成本, 必然会产生环境效益。而环境效益是符合时代发展趋势的效益, 它应当也必然是经济效益得以实现的前提。

参考文献

[1] 高志前. 马涛. 技术壁垒 71%中国出口企业"很受伤" [J].WTO 经济导刊, 2004 (4) : 19.

[2] 邓海根. 制药企业 GMP 管理实用指南 [M]. 北京: 中国计量出版社, 2000: 12.

——刊于《中国药业》2004 年第 13 卷第 12 期

对我国零售药店凭处方销售抗菌药物的
认识与建议

杨世民

　　2003 年 10 月 24 日，国家食品药品监督管理局发布了《关于加强零售药店抗菌药物销售监管促进合理用药的通知》（国食药监安 [2003]289 号文）。该通知规定，自 2004 年 7 月 1 日起，未列入《非处方药药品目录》的各种抗菌药物（包括抗生素、磺胺类、喹诺酮类、抗结核、抗真菌药物），在全国范围内所有零售药店必须凭执业医师处方才能销售。这一举措，不仅是制止抗菌药物滥用的重要手段，也是我国在处方药与非处方药分类管理方面迈出的关键一步。对此，医药界人士广泛地予以关注。

1　抗菌药物凭处方销售是保障人民群众用药安全、有效的有力措施

　　在公众治疗疾病的过程中，抗菌药物的应用率居各类药物之首。但是，抗菌药物的滥用，不仅没有起到应有的治疗作用，还造成了药品的极大浪费，导致病菌耐药性的增加，甚至引起药品不良反应和药源性疾病。抗菌药物的不良反应主要有肝脏、肾脏损害和神经系统损害、血液系统损害、消化道出血、二重感染或菌群失调、过敏反应等。如氨基糖苷类药物对听力的损害：我国每年新增聋哑儿童 3 万名左右，50％与药物有关，而由氨基糖苷类药物引起者高达 83％。环丙沙星为第三代喹诺酮类抗菌药物，用于感染性疾病的治疗，它的不合理应用导致的不良反应不能忽视：据国家药品不良反应监测中心统计，截止至 2003 年第 1 季度，有关环丙沙星注射液的不良反应病例报告共 780 例，其中皮肤损害 426 例，占 55％；静脉炎 164 例，占 21％；消化系统症状 62 例，占 8％；呼吸困难 7 例；白细胞减少 5 例；过敏性休克 5 例；神经、精神异常 11 例。抗菌药物不合理应用的因素有多种，但有一点与药品管理有关，即如抗菌药物这一类药品应列为处方药管理，在零售药店销售时必须凭执业医师的处方才能调配，并且在医师的指导下应用，而不应由顾客随意购买和应用。这一做法，在国外早已实施。因此，从政府主管部门的角度，应该制订出相关的法律、法规，以加强对抗菌药物的监管力度，即将此类药品列为处方用药，消费者在零售药店购买时必须出具医师处方，并应在医师的指导下应用。只有这样，才能发挥药物的疗效，减少不良反应的发生，降低耐药性的产生。从根本上讲，此项规定的实施，保障了公众健康的利益，维护了人民身体健康和用药者的合法权益，是关爱生命、呵护健康、利国利民的大好事。

2　在我国如何做好零售药店凭处方销售抗菌药物的工作

2.1　做好各方的宣传教育工作

　　在零售药店实施凭处方销售抗菌药物这一做法，公众可能一时不习惯，会感到不方便，甚至还可能抱怨；零售药店也会因为影响到工作效率和药店的效益而有不满情绪。对此，各级药品监督管理部门、药学会、执业药师协会、高等院校、科研院所等单位应组织开展形式多样的宣传活动，如组织药师走上街头，深入社区、药店，开展咨询服务；编印抗菌药物合理应用的小册子散发给群众，或张贴宣传画、宣传标语、口号等；也可邀请专家举办健康大课堂，以专题讲座的形式普及合理用药的知识，或利用电视、广播、报纸等媒体广泛宣传，讲解药品分类管理、凭处方销售药品的好处，讲解

不合理应用抗菌药物产生不良反应、造成细菌耐药性的严重性和危害性，使公众对此问题有深刻的理解和明确的认识，从而提高人们合理应用抗菌药物的意识；在理解和认识的基础上，逐步改变公众自我购买、应用抗菌药物的习惯，引导公众在医师的指导下应用抗菌药物，从而积极、主动地配合政府做好抗菌药物的监管工作，实质性地推动我国药品分类工作的进程。

2.2 做好零售药店的管理工作

凭处方销售抗菌药物，零售药店是具体的执行部门。据了解，抗菌药物的销售额约占零售药店销售总额的 24%～30%。由于处方流向零售药店较少，此政策执行后，将会使零售药店减少一部分抗菌药的销售份额。对此，药店不能只计较小团体利益，要从大局出发，以保障公众健康为己任，积极配合政府实施此项规定，并将此事做好。零售药店的负责人要组织全体员工认真学习，统一认识，贯彻执行好政府的管理决定。此外，凭处方销售抗菌药物也给零售药店提出了更高的要求，零售药店要靠降低成本、提高服务质量来求生存、求发展，要配备执业药师或其他药学技术人员，还要加大现有职工的培训力度，不断提高业务水平。配备执业药师不是挂名，不是为了装饰门店、应付检查，而是要实质性地发挥其作用：认真审核医师处方，拒绝调配不合理处方，对审查合格的处方准确地进行调配；并为公众提供专业的药学咨询服务，正确介绍药品的作用机理、使用方法及用药注意事项；认真解答顾客的用药问题；交待清楚药物的贮存方法等，零售药店应建立顾客联系制度，主动为顾客设立"健康档案"，保持对顾客的售后服务追踪，如询问用药结果、解答用药过程的疑惑等，并在药袋（瓶）上提供药店的电话，主动接受顾客咨询。今后，零售药店只能靠提供专业服务来形成品牌，建成群众信赖的放心药店，这样才能吸引更多的顾客，才可能把医院的处方也吸引过来。

2.3 政府主管部门要做好监督管理工作，促进药品分类管理工作的实质进展

药品监督管理部门要加强对零售药店抗菌药物销售的监督检查工作，对按规定认真实施的药店，要及时表扬；对工作突出的典范，可采取召开现场会的形式介绍经验，并加以推广；对不按规定、不凭处方、任意销售抗菌药物的药店，应依据国家药品管理的法律法规进行严肃查处，并在一定的范围内公告批评、记录在案。还可与换发《药品经营许可证》、GSP 认证工作挂钩，营造一种"遵守法规光荣，违法销售可耻"的社会氛围，以杜绝在零售药店不凭处方销售抗菌药物现象的发生。此外，药品监督管理部门还应加强对抗菌药物不良反应的监测；零售药店应随时收集本单位经营药品发生的不良反应情况，及时向所在省、区、市药品不良反应监测专业机构报告；药品不良反应监测中心要密切监测抗菌药物不良反应的发生情况，并进行不良反应信息资料的统计以及发展趋势的分析和研究；国家药品监督管理部门应定期印发抗菌药物不良反应信息通报，并向社会发布，以提醒零售药店和广大公众注意该类药品存在的安全性隐患，尽量避免严重的药品不良反应的重复发生，为保障公众应用抗菌药物的安全筑起坚固的屏障。

零售药店凭处方销售抗菌药物，医师处方的合理性不容忽视。对乱开处方的行为如何约束，仅靠执业药师在药店审核把关还不够，建议卫生部、国家中医药管理局、国家食品药品监督管理局联合出台一项规定，以规范医师开写处方的行为。在实践中，还应建立一个监督检查机构，采用经常检查和随机抽查的方式评价医师的处方，并将检查评价的结果向社会公布，以接受更大范围的监督；对滥开处方的医师除批评教育外，还应给予处罚，如警告、罚款；情节严重的，可取消其执业资格。

——刊于《中国药房》2004 年第 15 卷第 4 期

中药材 GAP 调研及种植基地发展思路探讨

杨勇　杨世民

摘要　目的：为中药材生产管理规范化提供参考。方法：采用非概率的计划抽样法研究了我国首批通过中药材 GAP 认证的 7 家药材基地及陕西省发展较快的 5 家药源基地的技术人员对现行 GAP 规范和基地建设的看法，运用 SPSS11.0 进行统计分析，提出中药材生产管理规范化的发展思路。结果与结论：推动 GAP 发展及规范化基地建设应开展以下四方面工作促进药源基地建设主体多元化；大力支持中药材基地稳步发展，推进 GAP 实施强制认证；加快实施中药材 GAP 分类认证；中药材 GAP 基地应建立 SMP（标准管理规程）。

关键词　中药材；药材基地；GAP 规范

截至 2004 年 12 月 29 日，国内已有 18 个中药村生产基地的 18 种药村通过了国家的 GAP 认证。目前全国正在积极准备中药村 GAP 认证的企业或药村基地已达 40 多家，涉及的药村 40 多种[1]，配套的药村基地面积已达 6.7 万 hm^2，占到了全国药村种植基地面积的六分之一。这些药村基地的 GAP 认证过程，将有效地促进药村生产步入规范化的轨道。

为了探讨处在药源基地的一线技术人员对现行 GAP 规范有怎样的认知，基地建设如何有效管理以及 GAP 规范的发展思路，本研究结合有关文献资料，通过问卷发放和实地调研的方法，研究了我国首批通过中药村 GAP 认证的 7 家企业及陕西省发展较陕的 5 家药源基地的技术人员对现行 GAP 规范和基地建设的看法，并根据研究结论提出部分建议，以期政府部门修订规范和药源基地提高管理效率作以参考。

1　研究方法

根据研究目标，本研究共设计以下变量：基地人员对目前中药村 GAP 实施的总体认知；基地人员对基地建设和 GAP 发展的看法。

抽样方法采取非概率的计划抽样法（计划抽样法即判断抽样，按照研究主题事先确定最能反映此主题内容的样本。如最有发言权的人或最能反映问题的部门）[2]。

本研究选择了国内首批通过中药村 GAP 认证的 7 家种植单位和陕西省内正在申请 GAP 认证，以及发展较陕的 5 家基地，见表 1。

本研究发放问卷 190 份，回收 164 份，回收率 86.3%；对所有问卷进行检查，其中 18 份问卷因填写不全、问卷雷同或有敷衍之嫌等原因被认为是无效问卷，加以剔除。最终，有效问卷 146 份，有效回收率 76.8%。

表 1　问卷发放基地分布情况

单位名称	是否认证	发放份数
四川雅安三九角腥草基地	是	15
上海华宇集团西红花基地	是	10
河南西峡宛西山茱萸基地	是	30

续表1

单位名称	是否认证	发放份数
云南文山特安呐三七基地	是	15
吉林西洋参集团靖宇西洋参基地	是	20
北京同仁堂集团靖宇人参基地	是	15
天士力集团商洛丹参基地	是	20
汉江佛坪山茱萸基地	否	10
安康北大绞股蓝基地	否	10
安康正大平利绞股蓝基地	否	15
汉中黄芪基地	否	15
汉中板蓝根基地	否	15
总计		190

2 统计与分析

2.1 被调查人员基本情况分析

在被调查的人员当中，男性共93人，占总人数的63.7%，女性共53人，占总人数的36.3%，总人数为146人。

文化程度调查的情况为：高中及以下文化程度的人员有18人，占被调查总人数的12.3%；大专文化程度的共有51人，占被调查总人数的34.9%；文化程度达到本科的有52人，占到被调查总人数的35.6%；硕士以上文化程度的有25人，占到被调查总人数的17.1%。

所学专业分布情况为（高中以下文化程度无专业）：药学专业毕业的共47人，占总样本人数的36.7%；农学专业毕业的共42人，占总样本人数的32.8%；化学专业毕业的共10人，占总样本人数的7.8%；生物学专业的有17人，占总样本人数的13.3%；其他专业的工作人员有12人，占总样本人数的7.4%。各种植基地技术人员数目最少的有3人，最多的有36人，被调查的基地中技术人员平均数目为18人。在有关种植基地面积题项调研中，面积最大的为13334hm^2，面积最小的为4667hm^2，平均拥有面积2967hm^2。被访人员中，所在基地通过GAP认证的有91人，占总样本人数的62.3%，所在基地未通过GAP认证的有55人，占总样本人数的37.7%。被访人员工作方向分布情况见表2。

表2　被访人员工作方向分布状况

工作方向	人数	个案百分比（%）	累计百分比（%）
科研协作	33	22.6	22.6
生产管理	49	33.6	56.2
技术开发	14	9.6	65.8
成果转化	2	1.4	67.1
质量监督	10	6.8	74.0

续表2

工作方向	人数	个案百分比（%）	累计百分比（%）
质量检测	13	8.9	82.9
综合管理	9	6.2	89.0
其他	16	11.0	100.0
总计	146	100.0	

2.2 量表因子分析及信度分析

经过检验，各量表都具备了因子分析的条件，所以为了降低问卷的考察度，同时考察因子选择的正确性，对量表进行了验证性的因子分析。从碎石图可以看出，各个量表用一个共同因子来代表是合适的。对各量表进行的信度分析结果表明：所有量表的 Cronbach's Alpha 系数均高于 0.6，说明量表中各个题项具有较好的相关性。在对 6 名被调查者重新测试之后，用 Pearson 相关分析法计算稳定系数，结果表明全部量表稳定系数都高于 0.3，均具有一定的稳定性。

2.3 对 GAP 的总体认知

2.3.1 对中药材 GAP 的了解程度

在有效人数中仅有 11.0% 的被访人员选择 40% 以下，50.3% 的基地人员选择了解 GAP 达 80% 以上，对 GAP 了解程度超过 50% 的人员占到总有效人数的 89%。平均值为 2.82（1 表示"40% 及以下"，5 表示"80% 及以上"），接近中间值 3，说明中药材 GAP 在药材基地得到了大多数人的重视。

2.3.2 实施中药材 GAP 的难易程度

71.3% 的被访人员选择"非常困难"或"比较困难"，平均值为 2.24（1 表示非常困难，4 表示比较容易），说明发展规范化的中药材 GAP 种植基地，基地人员对实施难度都有比较充分的认识。目前体现出的困难主要在于自然环境的可变性、参与药材种植过程人员的复杂性等，都不同程度影响了中药材 GAP 的顺利实施。

2.3.3 现行中药材 GAP 规范的适用程度

83.6% 的被访人员对"完全适用"或"基本适用"表示赞同，这其中有 73.3% 的人员选择了"基本适用"，平均值为 2.08（1 表示完全适用，4 表示不适用），说明大多数基地人员对现阶段试行的 GAP 规范是认可的，但同时大家都清楚还有一些现实问题是现行 GAP 规范不能解决的或解决不好的，还需要进一步修订或完善才能更好地适用于大面积规范化生产。

2.3.4 种植户遵守 GAP 规范程度的评价

被访人员的看法不够集中，相互之间有一定差异，标准差为 1.522，平均值为 3.57（1 表示 30% 及以下，5 表示 70% 及以上），说明总体上种植户的遵守程度可达近 60%。说明在基地技术人员眼里，种植户遵守 GAP 规范的情况是比较好的。其中 18.6% 的人选择"30% 及以下"，可能是因为种植公司的个别大田较偏远，公司的培训和宣传较难到位，加上农户的低素质，最终影响了规范化操作。

2.3.5 经济利益对种植户规范化种植积极性影响的评价

84.9% 的被访人员表示"完全同意"或者"同意"，也就是说，"种植户只有在经济上获益，才能更好地按照中药材 GAP 要求进行种植"。平均值为 1.77（1 表示完全同意，5 表示完全不同意）。说明只有在政府和企业在实施 GAP 过程中，让农户的经济收入有所改善，生活质量有所提高，他们才会全身心遵守 GAP 规范。

2.3.6 生产标准越多，种植效果越好的评价

59.6%的被访者选择"无所谓"，平均值为2.82（1表示完全同意，5表示完全不同意），说明大家不认为生产标准多，就能促进种植效果，或者说明生产标准的多与少当前不是主要问题，大家不关注。

2.4 基地人员对基地建设与GAP认证的看法

2.4.1 GAP是否需要采取强制认证的评价

91.1%的被访者表示"非常需要"或"需要"。平均值为1.80（1表示非常需要，5表示完全不需要），说明绝大多数基地人员希望GAP能成为今后建立规范化药材基地的准入条件，像GMP、GSP一样在加强标准化管理的同时，不断提高中药材的质量。

2.4.2 采取强制性认证所需期限的看法

选择在10年以内强制认证的占有效人数的92.4%，平均值为2.13（1表示5年，2表示7年，3表示10年，4表示15年，5表示15年以后），比较接近"7年"的选项。说明基地人员都对GAP的尽快强制实施有很高期望。

2.4.3 建立SMP（标准管理规程）的看法

97.3%的人员选择"非常有必要"或"有必要"，平均值为1.68（1表示非常有必要，4表示没必要）。说明在SOP（标准操作规程）基础上实施SMP更有利于企业或种植单位提高效率，在基地人员看来是认可的。

2.4.4 就GAP认证周期的看法

统计结果分歧较大，选出的结果主要集中在"5年"（39.7%）和"视品种不同特定"（38.4%），标准差为1.488，表示被访人员的看法不够一致。一部分人赞同现行的5年一个周期；另一部分则认为对于不同品种，生长周期不同，不适合短期重复认证。

2.4.5 关于是否应当把GAP认证定为分类认证的评价

有62.8%的人表示"完全同意"或"同意"，平均值为2.67，低于中间值，说明很多基地人员认为"一刀切"认证是有弊端的，应当针对不同的入药部位对基地进行分类认证，如花类药材、茎类药材、果实入药、种子入药等不同形式入药的中药材，应当区别对待。从生长条件、生长周期、采收加工等阶段，如酸枣仁和丹参，前者适宜没有污染的前提下恶劣的自然环境，而且一个植株可以成活10年以上；后者却只有2年一个生长周期，而且对土地的肥力要求较高，需要采取轮作。

3 讨论和建议

3.1 促进药源基地建设主体多元化

目前我国规范化药源基地主要采取政府提供政策支持，企业提供资金、人力、物力的方式进行建设，已经形成一定的规模效应。经过近两年的发展，建设主体单一化所导致的问题逐步显露出来，大部分药品生产企业在开展GAP基地建设后出现负担过重的问题，而且在与种植户的合作中也出现了一些企业受损的情况。依据本研究所得结论，建议促进药源基地建设主体多元化。

3.1.1 企业建设小面积的药源基地，实行GAP规范管理，邀请地方政府和行政村加盟，以村为主建设相对大面积的药材基地，在运行过程中购买企业优良药材品种，依托企业先进技术指导和企业制定的SOP、SMP，由村民实施种植、栽培，企业将农户的原药材收购后，承担药材产品初加工工作，最终将药材出售给上级企业或外界，经过几年的过渡，逐步形成村里自主生产、经营。

3.1.2 由当地县、乡镇、村政府与高校等技术科研单位进行合作，提供技术和部分资金，由农村

的药材协会组织或药材经纪人组织实施具体运作。科研单位负责定期质量监测、技术指导、制定 SOP 和人员培训,农户负责按照规范生产并及时报告异常情况,政府和药材经纪人负责药材产品的销售或市场推广。

3.1.3 药品生产企业根据原料需求,与地道药材产地政府、药材协会或农户联合体进行共建,由协会充当建设主体,政府提供一定优惠政策,企业负责技术人员交流、培训和原药材的收购。如此以来,药品生产企业大幅度减轻经济负担,同时农户的自主生产、经营积极性和主体意识不断增强,政策、资金、技术有机融合,有利于中药材规模化、规范化生产。

3.2 大力支持中药材基地稳步发展，推进 GAP 实施强制认证

借助 GMP 实施的经验,明确 GAP 规范对中药材标准化、中药现代化、中药国际化的重要程度,我国应在加大支持力度的同时稳步推进 GAP 实施强制认证。GAP 规范颁布以来,我国中药材规范化种植发展势头迅猛,目前已有 40 多家药源基地通过或准备申请 GAP 认证。本研究调查显示,10 年以内实施 GAP 强制认证是大家认可的。2002 年 4 月到现在已有近 3 年时间,加上未来的 10 年,共 13 年发展空间。对 GAP 实施强制认证拟分 4 个阶段:

3.2.1 SFDA、国家中医药管理局与商务部合作进一步加大对中药原料在国内外的质量宣传,确保中药原料市场合理有序地扩展壮大。

3.2.2 2005～2007 年,在 3 年的发展基础上,继续进行中药材 GAP 规范的宣传和推广,正确引导更多的企业、经济组织、团体参与药源基地建设,使中药材规范化生产在 5 年里形成气候。同时鼓励科研机构研制更多可以用于大面积人工栽培的优良品种（在目前 200 多种人工栽培中药材中,只有 1 0 个优良品种）。

3.2.3 2007～2011 年,在早期通过 GAP 认证的基地进行重新认证期间,对 GAP 相关规范进行修订,同时国家出台中药材实施批准文号管理的政策。加强对规范化基地的监督管理,逐步实施优良品种药材高定价,以 GAP 药材为原料的中药产品高定价,鼓励中药生产企业采用 GAP 药材进行生产。这一阶段,GAP 将逐渐走向成熟。

3.2.4 2011～2015 年,全面实施中药材生产基地规范化生产,截至 2015 年凡是超过规定面积、产量的药源基地必须通过 GAP 认证,实现规范化生产。所有中药生产企业必须采用 GAP 药材进行批量生产。通过以上几个阶段的有序发展,中药现代化、国际化的步伐就会更加稳健,也会更加迅速。

3.3 加快实施中药材 GAP 分类认证

结合本研究调研结果、访谈结果,建议我国 GAP 认证改为对入药部位不同的药材进行分类认证。目前我国对不同类别的药材认证形式统一、认证周期统一,给部分企业带来额外的损失,也给管理部门的分类、归档、审查带来不便。可以按照花类、茎类、果实类、皮类、种子类、根类等类别不同在认证周期等环节设置不同的要求或按照地上部分入药、地下部分入药进行分类认证。

3.3.1 花类、果实类、种子类药材认证周期仍按照现行标准定为 5 年,茎类、皮类、根类药材因为生长期较长,认证周期可定为 7 年。

3.3.2 地上部分入药的药材大田轮作周期定为生长周期的 3 倍,地下部分入药的药材因为对土地肥力侵蚀较重,所以轮作周期定为生长周期的 2 倍。

3.3.3 认证过程中除自然干燥情况外,应根据药材的药用部位,如根、叶、花以及他们的活性成分特征设定合适的干燥要求。

3.4 中药材 GAP 基地应建立 SMP

中药材基地 SOP 的实施已经证明对生产过程规范化非常有利,可是在 SOP 的现实执行、操作中因为管理的松懈使生产不能达到预定目标。结合本研究结论,建议规范化药源基地在 SOP 的基

础上建立适用于基地的 SMP。基地 SMP 主要涉及以下内容:

3.4.1　科研生产方面 建立实验室管理、试验田管理、大田管理、种子种苗管理、肥料管理、农药安全管理、人员培训管理、记录管理等规程。

3.4.2　质量管理方面 建立质量检验及标准管理、计量管理、卫生管理、培训管理、包装材料管理、质量否决权管理等规程。

3.4.3　市场营销方面 建立购销管理、仓储管理(药材入库验收管理、在库养护管务管理等规程)。

3.4.4　文件管理方面 建立文件的编制与管理、文件执行的监督与检查管理、档案管理、保管管理等规程。

3.4.5　机构与人员方面 建立部门职能管理、岗位职责管理、人员聘用考核管理、职工健康管理等规程。

3.4.6　种植户方面 建立农户组织管理、农户培训管理、农户信息反馈管理、农户宣传管理、农户奖惩制度管理等规程。标准化的管理和健全的制度有助于基地建设中的责、权、利更加明确,有助于管理透明化、措施实施的可依据性,提高基地运作的效率。

参考文献

[1]　魏建和,陈士林,郭巧生.中国实施 GAP 现状及发展探析 [J].中药研究与信息,2004,6(9):4-8.

[2]　李怀祖.管理研究方法论 [M].西安:西安交通大学出版社,2000.

——刊于《中药研究与信息》2005 年第 7 卷第 5 期

我国药材经纪人发展的现状

杨勇　杨世民

摘要　通过对从事药材经纪活动的药材经纪人研究,结果发现药材经纪人是带领农户种植中药材的中坚力量,要使中药材产业发展加快,尤其在生产基地通过 GAP 认证方面长期有效发挥作用,应当严格药材经纪人准入制度;规范经纪活动;加强药材经纪人组织化建设;完善立法并合理加大对药材经纪人的扶持力度。
关键词　药材经纪人;中药材;发展

药材经纪人主要是指在中药材经济活动中,从事居间、行纪、代理等药材经济业务的公民、法人和其他经济组织。在我国,随着近几年中药材生产规模的不断扩大,药材经纪人的数量快速增加,并且在各地的药材经济活动中所发挥的作用日趋明显。药材经纪人队伍的壮大,提高了农户种植中药材的积极性,推动了中药材的规范化种植。但我国药材经纪人的活动基本属于自发行为,在实际的经纪活动中,由于约束机制和规范化制度的缺乏而暴露出较多问题。为了合理地利用药材经纪人资源,促进中药现代化产业发展,笔者在查阅文献和调查研究的基础上,对此问题进行了多方面思考。

1　药材经纪人在药材产销过程中的地位和作用

1.1　药材市场化的动力

中药材规范化种植的前提是种植生产的规模化,而我国现阶段中药材生产有相当一部分农户在旧观念和旧体制的影响下实行分散种植、经营。在此种模式下,《中药材生产质量管理规范(试行)》(即中药材 GAP)的标准是不可能达到的。如何把众多分散经营的小农户与瞬息万变的大市场、大规模的中药企业联结起来,这是关系到中药材原料规模化、规范化生产的一大难题[1]。药材经纪人队伍的发展出人意料。①药材的市场化程度决定了药材经纪人的出现。在我国,大多数从事中药材生产的农户市场意识落后,商品观念薄弱,所以在没有中药企业主动投资发展的情况下大面积的药材种植对农户缺乏吸引力,即使参与种植也是盲目跟风,缺乏正确的市场导向。药材经纪人在摆脱传统农业经营体制的过程中,主动走向市场,成为药材市场化的带头人。②药材经纪人是农村药材中介组织和药材种植协会产生和发展的条件和基础。在药材市场化程度不高的情况下,各地的药材经纪人通过制定一定保护价格,收购当地药材产品,完成市场消化,在很大程度上不仅起到吸引农户种植的作用,而且在队伍发展过程中为形成中介组织并最终与中药企业建立固定联系打下了基础。

1.2　给药材供需双方提供信息沟通和咨询服务

药材市场化的前提就是药材的信息化。据了解,目前多数药材产地的产销主要依靠药材经纪人提供市场信息,农户通过药材经纪人来把握市场上药材价格波动的影响因素。药材经纪人可直接把市场供求信息反馈给农户,克服药材生产的盲目性,稳定市场,提高生产效率,这样既弥补了农户的信息不对称、交易的复杂化以及农户的一些非理性因素可能导致的不足,又有效避免了农户受到交易对象的盘剥而遭受利益损失。

1.3　有助于农业产业结构调整

药材经纪人常年活跃在各地的中药材专业市场,对药材市场发展趋势的分析能力较强,信息反馈及时,有利于地方药材主导产业的形成,并且逐步实现农户经营的专业化、企业化和商品化,改进农村经营制度和改造中药材产业的微观基础。如江苏射阳县洋马镇全镇农村劳力11600人,经纪人队伍已发展到2 300人,平均每3户人家"产出"一个经纪人。在他们带动下,2000年,洋马镇被国家科技部确定为全国五大中药材生产基地之一,现在全镇药材种植面积6万亩,占可耕地(7.8万亩)的76%,年产药材2万余吨,有力地促进了农业产业结构调整。

2 药材经纪人发展中存在的问题

2.1 市场准入混乱,非法经营较多

据统计,在农村各行业的经纪人>60%没有取得工商行政部门颁发的经纪人资格证书,直接进入市场[2]。如目前贵州省农村药材经纪人已发展到约5万,其中500人获得了工商部门发放的农村经纪人资格证书[3]。现阶段,药材经纪人尚处于发育的初级阶段,大部分药材经纪人在经纪人市场准入控制门槛较低的环境下偶然进入药材经纪人行列,从事药材经纪活动。这就无法避免经纪人质量参差不齐,整体规模难以形成,造成相关部门在管理上难以统一。大多数药材经纪人不懂得依法开展中介业务和利用法律手段保护自己。

2.2 整体素质低,药材经纪活动不规范

药材经纪人多数来自药材种植专业户,他们能够积极协助农民销售中药材,在药材从产品到商品的转变过程中做出了贡献,但是从生产领域走向流通领域,他们缺乏专业培训,专业技能和文化素质均与规范化经营的要求有较大差距。而中药材销售本身需要具备一定的专业知识和经验,如对于药材初加工和包装,中药材GAP及相关配套法规中均有要求,这些工序可能直接影响中药材质量。加之经济知识的缺乏,造成药材经纪人把握交易机会、提供交易信息的能力有限,使经纪活动缺乏规范性和合理性。

2.3 组织化程度低,抵御风险能力弱

大多数药材经纪人采用的是传统的农产品营销方式,经纪人与农户的联接较为松散,难以与农户按照股份合作制形式形成风险共担、利益共享的经济共同体,所以在药材产品流通过程中,多数处于分散、独立、小规模经营,相互争夺市场,造成价格失真,最终由于抵御风险能力不强而缺乏市场带动力。

2.4 社会观念滞后,缺乏政策性制度管理

药材经纪人是适应中药材产业化市场化需求而产生的,但现实中受传统观念影响,仍有不少药材经纪人被视为"投机倒把"、"二道贩子"等,这对药材经纪人的发展是不利的。我国的《经纪人法》尚未出台,同时作为特殊的中药行业经纪人规范制度也没有形成,工商管理部门及药品监督管理部门对药材经纪人的制度化规范化管理存在较大难度。

3 对药材经纪人发展的建议和对策

3.1 严格药材经纪人准入资格控制

严格制定药材经纪人主体资格,加强药材经纪人队伍的建设和管理,提高其素质,这对提高市场运行效率具有重要意义。药材经纪人主体应具有以下条件:①具有民事权利能力和完全民事行为能力;②具有高中以上学历和>5年的药材营销经验;③具备药材优劣的识别能力,掌握中药材GAP规范;④具有一定的业务谈判技巧、经济法知识等;⑤具有相应的经营场所和资金,能够独立承担民事责任;⑥主体信誉良好,恪守职业道德,任何具有不诚实或欺诈行为的人均不得担任药材经纪人;⑦取得工商管理部门颁发的资格证书。

3.2 规范药材经纪活动

药材经纪人应当承担以下职责：①向药材供需双方提供完全产品信息，包括市场分布，供需双方信息，短期和长期市场走势等；②准确提供交易机会，促成产品成交；③除促成交易外，药材经纪人还要参与担保监督行为，保证双方履行合约的同时，在一定程度上降低合约风险；④经营活动必须在国家法律允许范围内，不得倒买倒卖。

3.3 加强药材经纪人的组织化建设

当前，有少数中药企业直接参与中药材种植基地建设并获成功，但多数中药企业由于资金问题或对长期投入的风险承担能力有限，而仍然从专业市场获取原料，需要尝试"药材市场，企业＋药材经纪人合作组织＋农户"模式来进行经营组织创新，建立新的经济利益共同体，同时实施药材品牌化战略，促进区域性名优中药材的宣传，以药材经纪人为桥梁，解决多个终端的问题。既可增强农户种植中药材的信心，又降低了中药企业的风险投资和交易成本。目前个体经纪人、合伙经纪人并不能满足农户和市场的需要，所以就需要由经纪人共同组成经济机构，或者与农户建立共同参股合作的中药材种植公司，发挥整体优势，增强市场竞争能力，获取规模效益，从而使药材经纪人以生产和销售双重身份进入市场运作。

3.4 加强地方立法，实施统一管理

各地方管理部门应对药材经纪人在准入条件、经纪组织、职业经纪人的权利和义务、职业经纪人协会及法律责任等方面进行立法。在填补法律空白，降低管理难度的同时，规定经纪人的合法活动范围、原则、权利和义务。

3.5 加大政府扶持力度，促进中药材的产业化和现代化

①鼓励舆论、媒体对药材经纪人加大宣传力度，表扬和奖励成功的典型，创造有利于药材经纪人发展的环境。在政府引导下，全社会应当尊重药材经纪人的劳动，让广大药材经纪人具有职业光荣感和使命感。②工商管理部门和药品监督部门，定期对药材经纪人进行考核的同时，加大对经纪人的专业培训力度，使其不断在药材专业知识、经纪基础知识和法律法规的掌握上有所提高，并且工商部门在税收政策上予以支持和优惠，鼓励药材经纪人队伍在短时间内发展壮大。③掌握信息是降低市场风险的有效手段。有关部门应当重视网络信息服务工作的开展，帮助药材经纪人掌握药材市场信息，灵活掌握政策，制定营销策略，提高抵御风险的能力，发挥本地优势，实现药材增收，有效推动中药材产业化、现代化进程。

参考文献

[1] 徐元明. 农业市场化与农民经纪人队伍建设 [J]. 现代经济探讨, 2002,（11）：38-40.

[2] 张德化. 论我国农产品经纪人制度建设 [J]. 市场周刊财经论坛, 2003,（10）：7-8.

[3] 蔡滔. 朱桂祥.5 万农村经纪人奔走贵州乡镇 [EB/OL]www.aweb.cn.2003-08-27.

——刊于《医药导报》2005 年第 24 卷第 4 期

建立一种零售连锁药店服务质量评价模型

蒋利林　杨世民

摘要　目的：构建一种适合我国国情的零售连锁药店服务质量评价模型。方法：运用 SERVQUAL 服务质量评价方法。结果：根据国内零售连锁药店的实际状况提出了影响零售连锁药店服务质量的 24 项指标，并建立了零售连锁药店服务质量评价模型。结论：该评价模型可为零售连锁药店改进服务水平提供指导。

关键词　零售诈锁药店；服务质量；评价模型

Establishment of Evaluation Model for Service Quality of Retail Chain Pharmacy

JIANG Lilin，YANG Shimin

ABSTRACT　Objective: To construct retail chain Pharmacy service quality evaluation model suitable for our country. Methods: Servqual service quality evaluation method was adopted. Results: Based on the practical condition of domestic retail chain Pharmacy. 24 influencing indexes of which were presented and a service quality evaluation mlodel was established. Conclusion: This evaluation model serves as guidance for the improvement of service level of retail chain Pharnmcy.

KEY WORDS　Retail chain pharmacy；Service quality；Evaluation model

20 世纪 90 年代中期，我国药品零售业开始引入连锁经营模式。目前，连锁经营已经成为药品零售业中最具活力的经营方式，零售连锁药店也已成为我国药品零售业发展的主力军。按照加入世界贸易组织（WTO）时的承诺，我国的医药流通领域包括药品分销服务自 2004 年 12 月 11 日起完全对外资开放，国内药品零售业面临的压力也由预期转为现实，药品零售业现在正面临无法回避的挑战。面对日益激烈的市场竞争，零售连锁药店必须将工作重点转移到改善和提高服务质量上来，挖掘服务内涵，让顾客在买到质量合格的药品的同时，也能获得优质、满意的服务。笔者提出了影响连锁药店服务质量的 24 项指标，并运用 SERVQUAL 服务质量评价方法构建了零售连锁药店服务质量的评价模型，对连锁药店的服务质量进行评价，以便找到改善服务质量的突破口，实现药品零售连锁企业的持续发展。

1　建立服务质量评价模型的必要性

目前，国内零售连锁药店的服务质量评价体系还没有形成。因此，建立一套通用的服务质量评价体系对零售连锁药店的服务质量作出客观、公正、科学的评价，并能进行动态持续的改进，从而为管理者提供切实可行的评价工具，同时对连锁药店进行服务质量成本分析，并以此来督促、引导各药店加强管理，强化服务意识，规范服务行为，让企业、顾客和社会满意，是当前迫切要做的工作。本文以服务质量模型 SERVQUAL[1] 为基础，参照其它行业服务质量评价的有关做法，建立了适合测量我国零售连锁药店服务质量的感知模型。

2　零售连锁药店服务质量评价模型的建立

服务质量不能与有形产品质量相比，后者可通过建立技术指标体系来进行检测和描绘，也不能通过服务提供者来断定服务质量的好坏，而是消费者的一种主观体验，是消费者通过对比认为服务提供者应该提供的服务与他们实际感知到的服务而产生的。因此，为了对服务质量进行评价就必须建立服务质量模型。服务质量模型是将一些影响服务质量的因素作为评价指标去间接测评服务质量，将对服务质量的测量转化为对某些指标的测量，而这些指标相对来说是比较容易测量的。具体做法是就这些评价指标对消费者进行调查，以采集消费者对该服务质量的实际感知值和期望值，并对其进行比较，从而判定服务质量的好坏。

2.1 服务质量评价指标的选取和说明

影响消费者对连锁药店服务质量感知的因素可归纳为 5 方面，即服务的实体性、可靠性、关怀性、反应性和问题解决。

实体性是指服务过程中的"有形性部分"，如实体的服务设施、店员的仪表及提供服务的工具设备等。由于服务的本质是一种过程而不是一种实物，所以消费者只能借助这些有形的、可视的部分来把握服务的实质。

可靠性是指服务的可靠度，即能准确无误地完成所承诺的服务。可靠性实际上是要求药店避免在服务过程中出现差错。服务差错给药店带来的不仅是直接的经济损失，而且可能使许多忠诚客户选择别的药店。

关怀性是指药店能特别注意与关心消费者个别性的需求。关怀性指标主要反映公司、员工是否设身处地地为消费者着想，是否能为消费者提供个性化的需求服务。

反应性是指店员对消费者的要求与问题能快速服务及处理，包括为消费者服务的意愿和敏捷感。对消费者的各种要求，店员能否给予及时的满足，表明了药店是否以服务为导向。同时，服务效率也反映了药店的服务质量。当消费者同一位友好、和善且专业知识丰富的店员接触时，他会认为自己选对了药店，从而获得信心和安全感。

问题解决主要包括对退货、换货和投诉等的处理。这些方面的处理会影响消费者对药店的评价。

以上 5 个方面各自包含不同的分项指标，基本包括了零售连锁药店在为消费者提供服务的全过程中，可能影响到消费者感知服务质量的各个方面。分项指标的具体情况见表 1。

表 1　影响零售连锁药店服务质量感知的 24 个指标

Tab 1　24 apperceptive indexes affecting service quality ofretail

chain pharmacy

因素	分项指标
实体性	1.有舒适的店内环境与和谐的营业气氛（室内整洁、空气清新、空间宽敞、照明充足、音乐优美） 2.有便民的服务设施（如休闲椅、饮水机、洗手间、体重计、血压计等） 3.店员有整洁的服装和外表使顾客产生信任感（统一工装、工牌端正；发型大方得体；女店员应淡妆，举止文明） 4.对消费者提供详尽的提示和指示性说明，如区域标识（咨询区、收银区、洗手间指向标识等）、商品提示性标识（"特别推荐"、"新药品"、"抱歉，暂缺货"等小标识） 5.商品分区，使消费者容易找到所需商品（分药品区和非药品区，药品区按处方药、非处方药摆放，有拆零专柜，且按常用药（如感冒药、胃肠药、消炎药、止痛药）、高血压药、心血管药、糖尿病药等分类）

续表1

因素	分项指标
	6. 商品摆放便于顾客选取（如摆放老年类药品的货架不宜太低（不低于 60 厘米）或太高（不高于 170 厘米），药品按价格高低顺序进行陈列且药品之间横向应留出 2cm 的空间）
	7. 排队等候付款时间（不应超过 10 分钟）
	8. 提供便利的停车场所
	9. 药店接受多数主流银行卡及信用卡
可靠性	10. 提供质量合格的药品（必须是合法企业生产或经营的药品，必须是经过本企业验收合格的药品，没有效期在 1 个月以内的准过效期药品）
	11. 有执业药师驻店提供专业服务（热情招呼、微笑待客、礼貌谢别，咨询回答专业、耐心、细致，使顾客满意）
	12. 药品陈列种类与数量充足（遵循满陈列的原则）
	13. 药店能 24 小时供药
	14. 能兑现对顾客的承诺（如优惠活动、换货、帮助顾客调货等）
关怀性	15. 公司会给予消费者个别性的注意（如发放关爱健康卡、邮寄针对性的用药指南、定期进行电话回访）
	16. 店员会给予消费者个别性的关怀，如根据消费者具体情况（病情、病史、用药情况、过敏史、经济状况等）推荐适合的药品
	17. 公司以消费者的利益为先（如免费送药上门）
	18. 店员会主动探知消费者的需求，认识经常交易的消费者（熟悉常见病情的健康保健知识，主动了解顾客病情，能为顾客提供合理指导，并为顾客建立健康档案，及时为其提供健康信息）
反应性	19. 店员总能保持对消费者的礼貌（热情招呼，微笑待客，礼貌谢别）
	20. 店员有充分的药品知识（熟知店内药品的适应证或功效、不良反应、配伍禁忌、使用注意事项、同类药品的不同特点和适用人群）来回答消费者提出的问题
	21. 在消费者选定所需药品后，店员能给予其正确的用药指导（确认患者知道如何用药，避免不良反应的发生等）
	22. 店员不能因忙而疏于解答消费者的询问（能在 30 秒内回答）
问题解决	23. 店员能直接、迅速地处理消费者的投诉（30 分钟内告知公司售后服务部门）
	24. 公司能迅速处理消费者用药后出现的不良反应（完整记录顾客投诉的药品不良反应，24 小时内跟踪处理并对顾客的投诉予以反馈）

2.2 零售连锁药店服务质量评价指标重要度系数的计算

由于每个指标对不同的消费者来说，重要程度各不相同，因此，需要对各项指标的重要程度进行调查，从而得到各指标的权重。

在对指标权重进行计算时，首先请消费者对各指标的重要度打分，分值为1分～5分，其中1分表示没有必要，2分表示不太重要，3分表示一般重要，4分表示比较重要，5分表示非常重要。在得到调查结果后，利用乘积方根或其它方法对多份调查问卷进行处理，使每项指标的得分唯一。最后进行归一化处理计算出指标权重，即设单个指标的重要度为C_1，所有指标24的重要度之和为$\sum_{i=1}^{24}$，则指标权重$ai=C_1/\sum_{i=1}^{24}C_1$。

2.3 零售连锁药店服务质量的总体评价模型

根据指标权重和各指标的调查得分，构建零售连锁药店服务质量的评价模型。利用模型可以评价零售连锁药店的服务质量，并找出在哪些指标方面存在较大的问题，从而加以改进。建模过程如下：

第1步，构建指标的实际得分矩阵P_0和指标的期望得分矩阵E_0：

$$P_0=(P_1\ P_2\ P_3\ P_4\ \cdots\cdots P_{22}\ P_{23}\ P_{24})$$
$$E_0=(E_1\ E_2\ E_3\ E_4\ \cdots\cdots E_{22}\ E_{23}\ E_{24})$$

其中，P_i和E_i（i=1,2,……,24）为用户对各项指标的实际体验得分和期望得分，分值为1分～7分：1分表示非常差，2分表示较差，3分表示有点差，4分表示一般，5分表示比预期的稍好，6分表示较好，7分表示非常好。 第2步，列出指标权重向量W：

$$W=[a_1\ a_2\ a_3\ a_4\ a_5\cdots\cdots a_{22}\ a_{23}\ a_{24}]。$$

第3步计算指标的实际总体得分和期望总体得分：

$$P = P_0 W \qquad E=E_0 W$$

第4步，计算各指标的实际得分与期望得分之间的差值SQ_i和实际总体得分与期望总体得分之间的差值SQ。SQ的大小代表了服务质量的好坏：

$$SQ_i = a_i(E_i - P_i)$$
$$SQ = E - P \ 即\ SQ=E_0W - P_0W$$

SQ值越大，说明消费者对服务的实际感知与消费者对服务的期望相差越远，消费者满意度越低。正值的SQ表明服务期望值大于服务感知值，消费者实际感受到的服务没有达到消费者期望的水平，而负值的SQ表明服务期望值小于服务感知值，消费者实际感受到的服务超过消费者期望的水平。

3　讨论

笔者在服务质量模型SERVQUAL的基础上建立了一种适合我国国情的零售连锁药店服务质量评价模型，此模型可应用于以下3个方面。

3.1 用于测评零售连锁药店的总体服务质量

3.1.1 利用本文所提出的服务质量评价模型，管理者可以了解到消费者对药店服务质量的感知和期望，从而为质量管理决策提供服务。

3.1.2 利用此模型对自身服务质量进行调查，管理者可以知道连锁药店是否需要改进。

3.1.3 通过以药品零售连锁企业的一家分店为基准，比较不同分店的服务质量得分，可以比较不同分店经营的好坏，并以此作为衡量分店经理业绩的一个标准。

3.1.4 如果以自身某一时期的服务质量水平为基准，管理者还可以纵向比较自身服务质量的变化情况，跟踪药店服务质量变化趋势，衡量药店服务管理改革的成效，为改革提供依据和指导。例如，在一项政策发布之后一段时间内,某个指标的得分明显升高,说明此政策在提升此指标方面具有正效应,值得推广,而如果指标得分明显降低,说明此政策的有效性值得商榷。

3.2 用于评价各项指标的服务水平(即 SQi 值)

通过计算各项指标的 SQ 值可以直观地了解到企业在哪些指标方面存在差距以及差距的大小,为企业寻找到改善和提高服务质量的突破口。从某种角度上看这一点比评价,总体服务质量的意义更为重大。

3.3 提供有针对性的服务

对消费者进行细分,根据消费者对药店的服务质量感知值,可以将消费者分为高、中、低 3 类。在此基础之上,可以进一步结合消费者的其他一些人文或者心理特征,对不同类型的消费者的感知值进行分析,为不同类别的消费者提供有针对性的服务,以提高其对服务质量的感知程度。例如,如果在高龄的消费者中,感知值为"中"的消费者占多数,可能说明此药店在为高龄消费者服务方面做的工作不够,需要加强。

参考文献

[1] ParasuranlanA,ZeithamlVA,BerryLL.RefinenientandreassessmenttotheSERVQUALscale [J].JournalofRetailin9,1991,67(4):420.

——刊于《中国药房》2006 年第 17 卷第 9 期

低价位中药生产成本与销售价格比较

付咏丽   杨世民   田云

摘要   目的：通过对低价位中药生产成本与销售价格的比较，了解低价位中药的质量现状。方法：利用回顾性调查和现状调查相结合的方法，调查所选中药品在市场上的销售价格；利用成本会计学的理论和方法计算其生产成本；利用统计学的理论和方法对生产成本和销售价格进行比较，并进行相关性分析。结果：调查的 30 种中药品种中，有 17 种的生产成本显著高于销售价格。结论：目前市场上低价位中药的质量问题令人担忧。国家药监部门应将低价位药品作为抽验对象，对处方药和 OTC 药实行不同的管理政策。

关键词   中药；生产成本；销售价格；比较

Production Costs vs. Sale Prices of Low Price Traditional Chinese Drugs

FU Yongli, YANG Shimin, TIAN Yun

ABSTRACT   Objective: To investigate the quality status of the low price traditional Chinese drugs by comparing the production costs and sale prices. Methods: The sale prices of some drugs on the market were surveyed by a combination of retrospective reviewing and surveying of status quo; their production costs were computed using the cost accounting theory and methods.The production costs and sales prices were compared using statistical theory and methods, and their correlations we reanalyzed as well. Results: Among the 30 varieties investigated, 17 had their production costs significant higher than their respective sale price. Conclusion: The quality of low price drugs currently on the market was far from satisfactory. It is advisable for drug administration department to take the low price pharmaceuticals as the target for sampling test, and the management policy adopted for non-prescription drugs should be different from that for prescription drugs.

KEY WORDS   Traditional Chinese drug; Production costs; Sale prices; Comparison

由于我国对药品实施知识产权保护滞后，造成中药低水平重复生产现象严重，如牛黄解毒片全国有 150 余家企业在生产，复方川贝精片有近 80 家企业在生产，复方丹参片有 40 余家企业生产。很少有企业愿意投入资金进行技术革新和工艺改进，故为了争夺市场，有些企业开始低价竞销，而低价竞销可能会导致"柠檬现象"。"柠檬现象"是信息经济学的一个名词，指由于买卖双方信息不对称而导致劣质低价商品充斥市场的局面。激烈的价格竞争，大大降低了企业利润，甚至让企业无利可图。为了获得利润，企业就可能采取偷工减料、降低质量的方式来获取利润。如果信息不对称，消费者对产品质量无法正确辨认，片面追求便宜，企业的这种行为就有可能得逞，发展下去，市场就会出现劣质低价商品驱逐优质高价商品的情况。本研究希望通过分析低价位中药成本与价格的相关性，了解低价位药品的质量现状，从而引起国家相关主管部门对低价位药品的重视。

1   研究过程

1.1 研究内容和方法

本研究主要针对目前市场上流通的低价位中药 30 种（每种市场价格不超过 10 元），利用回顾性调查和现况调查相结合的力法,调查所选药品在市场上的销售价格;利用成本会计学理论和方法计算其生产成本;利用统计学的理论和方法对生产成本和销售价格进行统计比较,通过成本与价格的相关性分析,了解低价位中药的质量现状。

1.2 药品基本信息

调研样本基本资料包括药品的剂型、药品分类管理类型、药品标准来源,具体数据见详表1、表2、图1。

表1　药品的剂型统计

Tab 1　Dosage forms of drugs

剂型	数量	有效百分比 / %
胶囊	4	13.33
颗粒	5	16.67
片	21	70.00
合计	30	100.00

表2　药品的分类管理类型统计

Tab 2　Categories of drugs undergoing classified management

分类管理类型	数量	有效百分比 / %
处方药	8	26.67
非处方药（OTC）	22	73.33
合计	30	100.00

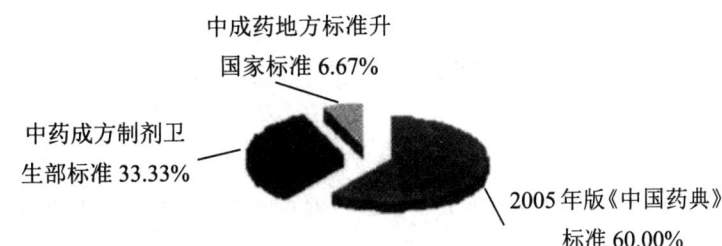

图1　药品标准来源分布

Fig 1　Pharmaceutical standard source distribution

1.3 成本计算

本文主要采用品种法[1]和标准成本法[2]相结合的方法来进行研究。

与药品制造成本有关的因素有药品种类、药品剂型、生产工艺、企业规模、企业所在地、原料价格,等等。下面就主要影响因素进行分析。

1.3.1 剂型的选择

本调研选择了中药的颗粒剂、片剂、胶囊剂进行研究。

1.3.2 企业规模的选择

企业规模是影响单位成本的主要因素之一，为了使本研究计算的成本具有代表性，消除企业规模对成本计算结果的影响，选择陕西某中型企业为标准，学习效率曲线率设为80%单位产品变动制造费用标准不变，固定制造费用标准设为产量增加1倍，单位产品固定制造费减少20%[2]。通过利用不同规模产量与单位成本进行曲线拟合，从图2～图4可以看出片剂和胶囊剂的规模批产量在100万片（粒）时曲线趋平，从图5、图6可以看出颗粒剂批产量在1 000kg时曲线趋平，故在成本计算时，片剂和胶囊剂理论批产量为100万片（粒），颗粒剂理论批产量为1 000kg。

1.3.3 原辅料价格

原辅料是从全国各地购进，考察的是全国的水平。资料来源主要是通过查阅中国期刊网中《农村百事通》《中药研究与信息》《特种经济动植拗》《中国现代中药》《新农业》《化学技术经济》等期刊中报道的全国中药材专业市场中的中药材价格进行记录和分析。考查的中药材专业市场主要在：哈尔滨三棵树、河北安国、安徽亳州、山东舜王城、江西樟树、湖南廉桥、广州清平、广西玉林、成都荷花池、河南禹州。对原药材考察2004年初到2006年4月之间价格波动情况，价格标准计算按照考察期内加权平均价格制定标准"。

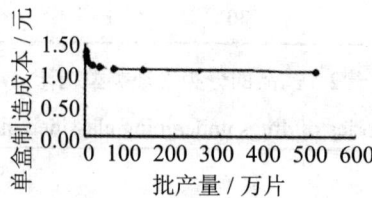

图2 维c银翘片批产量与单盒制造成本的关系

Fig 2 Relations between batch production and single box manufacturing costs of VC Yinqiao tablets

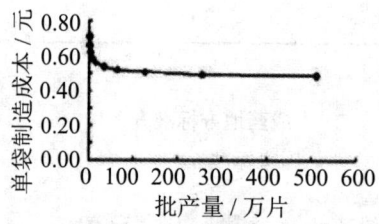

图3 牛黄解毒片批产量与单袋制造成本的关系

Fig 3 Relations between batch production and single-bag manufacturing costs of Niuhuangjiedu tablets

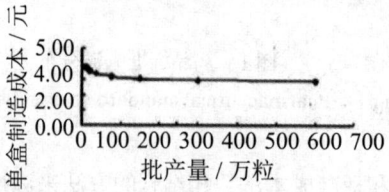

图4 某胶囊批产量与单盒制造成本的关系

Fig 4 Relations hetween batch production and single box manufacturing costs of a kind of capsules

1.3.4 企业所处经济地区

企业所在地区不同，固定制造费用和直接工人费用也不同。本研究以陕西某企业为例进行计算，该企业属于中型企业（依据国家统计局统计设计管理司《统计上大中小型企业划分办法（暂行）》分类），而目前我国中药企业多是中小企业，可以认为选择该企业为标准计算成本具有代表性。片剂和胶囊剂按 100 片（粒）、颗粒按 1 000。计算单价。

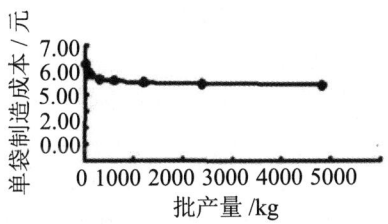

图 5 夏桑菊颗粒批产量与单袋制造成本的关系

Fig 5 Relations between batch production and single-bag manufacturing costs of Xiasangju granula

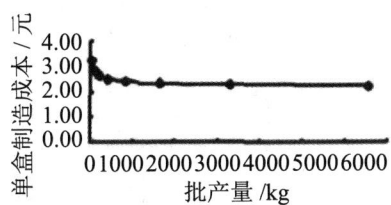

图 6 维 C 银翘颗粒批产量与单盒制造成本的关系

Fig 6 Relations between batch roduction and single box manufacturing costs of VC Yinqiao granula

1.4 销售价格调研

本次调研的药品销售价格信息来源于西安市几家医药超市在售药品和政府、医药公司在网上公布的价格信息，如：安阳市医疗单位第 9 期联合招标采购政府定价药品零售价格、常熟市药品价格通知单、怡康药价播报、药品商务网等。由于同一生产厂家同一品种具有不同的规格，故将不同剂型折算成统一标准进行比较计算。按胶囊剂每 100 粒单价、片剂每 100 片单价、颗粒剂每 1 000g 单价折算。

2 结果

2.1 成本与销售价格比较

利用 Excel 软件处理，采用单样本 t 检验的方法[3]，每个品种的生产成本作为总体均数，销售价格作为样本数值，$\alpha=0.01$ 水准，进行统计分析，结果详见表 3 。

表 3 药品生产成本与销售价格 t 检验结果

Tab 3 t-test on drug production costs and the sale prices

	数量	有效百分比 / %
生产成本显著低于销售价格	13	43.33
生产成本显著高于销售价格	17	56.67
合计	30	100.00

由表 3 可知，调研的 30 个品种中，有 17 个生产成本显著高于销售价格。企业经营的目的是赚取

利润,当然不排除企业为了分摊固定费用,以不盈利甚至亏本生产某产品的个别情况。但是,当这种现象普遍存在时,就需要引起我们注意了。

2.2 不同剂型生产成本与销售价格比较

按剂型划分,4 种胶囊剂生产成本均显著低于销售价格;4 种颗粒剂(占调研颗粒剂总数 80%)生产成本显著高于销售价格;13 种片剂(占调研片剂总数 63.9 %)生产成本显著高于销售价格,结果详见图 7。

在调研中我们发现,中药胶囊剂的价格普遍高于片剂和颗粒剂。本研究所选片剂和颗粒剂均是市场上普通的药品,这些药品均由多个厂家生产,加上国家对这些品种控制价格,使其利润一直比较低,而价格上涨的可能性比较小,企业为了维持生产和保证经营利润,采用简单改剂型达到维持利润的目的。

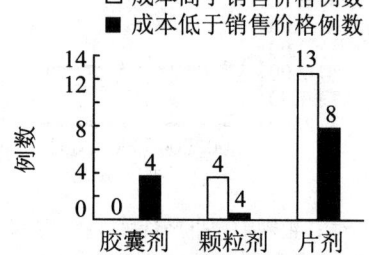

图 7　不同剂型生产成本与销售价格比较结果

Fig 7　Production costs vs.sale prices for different dosage forms

2.3 处方药和 OTC 的生产成本与销售价格比较

按分类管理类型划分,处方药 62.5 % 的生产成本显著高于销售价格;OTC 54.54 % 的生产成本显著高于销售价格,结果详见图 8 。

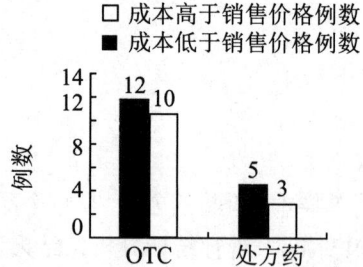

图 8　处方药和 OTC 生产成本与销售价格比较结果

Fig 8　Production costs vs.sale prices of prescription drugs and over-the-counter drugs

由于处方药和 OTC 在销售中实行不同的管理办法,故应对其分别制定不同的对策。

3　建议

从以上分析可以看到,药品并非价格越低越好。当其价格低于成本时,企业要生存,要么放弃生产,要么扩大规模、挖潜降耗,以刚氏成本,但是可以挖掘的潜力很有限,在这样的情况下,必然会有一些厂家去寻找品质差的原料简化工艺、降低成本,到头来受害的还是消费者。笔者提出 5 点建议供管理部门参考。

3.1 将低价位药品作为抽验对象

2006 年 7 月 21 日，国家食品药品监督管理局下发了《关于印发药品质量抽查检验管理规定的通知》，目的是为加强和规范药品质量抽查检验工作，保证药品抽样、检验工作的质量，保障人体用药安全有效。而低价位药品对满足低收入人群医疗保健不可缺少，故笔者建议将低价位药品每年单独做专项国家药品抽验计划。国家级药品抽验主要进行评价抽验，目的是掌握、了解全国低价位药品质量的总体水平与状态；省（区、市）级药品抽验以监督抽验为主，主要是在药品监督管理工作中，为保证人民群众用药安全而对发现的质量可疑的药品所进行的有针对性的抽验。国家和省（区、市）药品监督管理部门应根据抽验结果发布《药品质量公告》。具体抽验计划由国家药监部门根据情况确定，建议同全国药品抽验计划一起进行，但在抽验和发布质量公告时单独列出低价位药品专栏。另外，建议将低价位药品的生产企业列入国家"飞行检查"之列。

3.2 加强对低价位药品替代品的管理

在调研中我们发现，很多低价位药品在市场上缺失严重，而其替代品则很多，药店和医院人员多推荐一些价位较高的品种。比如治胃病的西咪替丁，每瓶 100 片仅售 4 元，改变包装并更名后，每盒 20 片售价升至 42 元！这些现象在日常生活中是经常遇到的。目前，我国的药品价格政策是"新药新价，老药老价"，为了提高利润，药厂动足脑筋开发"新药"。由于药品商品名的多样性和我国对新药分类的不完善，使得我国新药的申报量远远高于发达国家，这对我国整个医药产业的发展是不利的。为了鼓励创新，减轻药品审评和注册部门的工作，建议国家药监部门限制受理新药的品种，修改现行的《药品注册管理办法》，在受理《药品注册管理办法》中规定的中药、天然药物注册分类的第 8、9 类时，应考虑改变剂型的技术含量和有效性，无重大技术突破的，不予受理。同时，要经过深入研究，确定我国新药的分类标准，保持新药分类标准的延续性。

3.3 对处方药和 OTC 实行不同的管理

由于处方药凭处方销售的特殊性，可通过对处方的监管，为处方药制定每日最低销售价格；而 OTC 由于是自由进行选购的药品，可以对不同的药品制定最低销售价格。市场上，医院和药店出售的同种药品因剂型、规格、包装等不同而造成价差普遍存在。2005 年 1 月 7 日，国家发改委下发了《< 药品差比价规则（试行）> 的通知》（发改价格 [2005]9 号），为计算同种药品因剂型、规格和包装不同而造成的价格之间的差额或比值提供了依据。建议政府相关部门组织有关人员进行药品成本考核，按照《药品差比价规则（试行）》对药品因剂型、规格或包装不同形成的价格进行换算，折算出处方药每日最低和最高销售价格；OTC 可以折算出一个标准，如每 100 片的最低和最高销售价格。

3.4 国家应对低价位药品实施鼓励政策

2006 年 4 月 7 日，国家发改委办公厅发布了《国家发展改革委办公厅关于对部分药品生产成本进行调查的通知》，此次调查范围列入了《国家发展改革委定价药品目录》（发改价格 [2005]1205 号）的抗寄生虫病药等 21 类西药和内科用药等 7 类中成药。建议将部分常用的、低价位药品列入成本调查范围，对这些品种给予一定的生存空间，适当提高最高限价同时规定这些品种的最低限价，使得生产企业能够获得一定的利润。针对生产成本和销售价格"倒挂"的品种，建议政府部门选择信誉好的厂家定点生产，政府各部门建立相应的专项补贴资金，核发给定点生产低价药的厂家，并在税收方面给予一定的优惠。鼓励药品生产企业在保证药品质量的前提下，通过简化包装来达到降低成本的目的。

3.5 科学地制定药品价格

药品价格制定过程应科学化。药品价格应更加透明，让医药工商企业、消费者、保险机构等有关部门都参与到药品价格的制定过程中；药品应施行价格听证制度，召集药品生产、经营、消费、保险、物价、监督管理部门以及相关的专家共同研究药品价格的制定问题。

参考文献

[1] 陈守文.成本会计[M].沈阳：辽宁人民出版社，2004：93.

[2] 王立彦，徐浩萍，饶菁编著.成本会计——以管理控制为核心[M].上海：复旦大学出版社，2005：76.

[3] 孙振球.医用统计学[M].北京：人民卫生出版社，2004：4.

——刊于《中国药房》2007 年第 18 卷第 18 期

抗真菌药物市场状况分析

陈锋　杨世民

人类的真菌感染可分为 3 种：浅部真菌病、深部真菌病和系统性真菌病（Systemic Funga Infection）[1]。最严重的、可危及生命的真菌感染是系统性真菌病[2]。系统性真菌病侵犯内脏器官和血液骨骼系统，其危害性极大，预后能力很差，病死率高。近年来，随着广谱抗菌药、糖皮质激素与免疫抑制剂、各种导管介入治疗的普遍应用及艾滋病的蔓延，使得系统性真菌感染剧增。仅美国 1979—2000 年真菌性败血症就增加了 207% [3]，相关的统计资料显示我国系统性真菌感染率上升了 40 倍 [4]。近两年来国内全身用抗真菌药物市场呈不断增长的趋势，2004 年的全身抗真菌药物的销售金额增加至 1999 年的 2 倍。抗真菌药物在全球抗感染药市场中排列第 3 位，总销售额约为 40 亿～ 42 亿美元。为了了解我国抗真菌药物市场发展趋势，现对当前抗真菌药物的市场状况进行浅析。

1　浅表抗真菌药物

1.1　浅表抗真菌药物类型

普通外用抗真菌药较常用的如水杨酸、苯甲酸、发癣退、十一烯酸、十一烯酸锌、硫黄、碘等临床应用软膏、霜剂及酊剂。

特异性广谱抗真菌剂广为应用的一类即咪唑类药，如硫康唑、咪康唑、肟康唑、益康唑、酮康唑、白呋唑及克霉唑等临床应用1%～ 2%霜剂。

1.2　市场主导产品

根据医药与健康市场咨询公司（IMS Health）提供的数据，2003 年中国药品市场中皮肤科外用药销售总额为 46.32 亿元，销售金额前 10 位品种年销售总额达到 13 亿元，占全国销售总额的 30% 左右，主要是用于治疗真菌性皮炎、过敏性皮炎、螨虫、头癣、粉刺痤疮和陈旧性疤痕等皮肤疾病，其中抗真菌感染的产品表现最为出色，如达克宁霜、保法止、派瑞松乳膏、采乐洗剂、皮康霜和孚琪乳膏等。详见。详见表 1。

表 1　2003 年中国皮肤科外用药零售金额排序前 10 名

排名	商品名	生产企业
1	达克宁	西安杨森
2	保法止	墨沙东
3	999 皮炎平	三九医药
4	兰美抒	中美史克
5	采乐洗剂	西安杨森
6	派瑞松	西安杨森
7	邦迪创可贴	上海强生
8	亮甲	哈尔滨乐泰药业
9	美克乳膏	拜耳
10	皮康霜	广东顺峰药业

1.3 浅表抗真菌药物市场特点

1.3.1 垄断现象

西安杨森的达克宁近几年来一直居于中国药品市场皮肤科外用药销售金额龙头地位。根据目前的市场状况来看，西安杨森的这一垄断地位在未来几年内仍将持续下去。

1.3.2 合资/外资企业品牌占优势

前 10 名产品除皮康霜之外，均为名牌产品，并且都已经形成了稳定的目标消费群，形成了排序中的这种强者愈强的马太效应。合资企业、外资企业生产的品牌产品凭借其过硬的产品质量、良好的服务、先进的管理等优势，占据了销售金额排行榜前 10 位中的 6 个席位，其成绩应无可非议。

在生产企业方面，西安杨森和默沙东尤其引人注目。作为全球最著名的抗真菌药生产企业之一，西安杨森在打造品牌的市场上无不精益求精、锐意进取。因此，该企业生产的主要皮肤科外用药达克宁乳膏、派瑞松乳膏和采乐洗剂都进入了销售排行前 10 名，合计占了中国零售市场皮肤科外用药销售总额的近 20% 左右。

达克宁系列产品属于西安杨森的拳头产品之一，因此多年来，西安杨森对于这一产品的投入也是居高不下的，尤其是在广告方面，更是从不吝啬、从不间断。所以这无形之中，给达克宁品牌的永葆青春不断添加了动力，而广告的创新也给达克宁品牌不断赋予了新的活力。所以达克宁能保持数年夺冠，也是情理之中的事情。

保发止是默沙东近 2 年新上市的产品，定位于治疗脱发，其市场推广策略主要是以科普教育+软文（注：软文是企业在销售过程中利用或者创造新闻，以求达到宣传企业或产品的特殊广告表现形式，其操作动机主要是追求商业利益，主要特点是文体介于新闻和广告文之间）+终端促销为主，辅以少量的广告。虽然默沙东的策略并不新颖，但凭借其在中国市场多年的经营经验，保发止异军突起、后来居上，成为脱发这一细分市场的排头兵，从目前情况来看，这一品牌后势发展预期良好，未来将会有更大市场前景。

1.3.3 季节与广告的影响较大

皮肤疾病多数是由细菌、病毒等所引起。而细菌、病毒的生长与气候、湿度等因素密切相关，因此季节对皮肤科外用药的销售影响也不小。同时，由于皮肤科外用药多为非处方药，所以广告的影响较大。

2 系统性真菌病用抗真菌药

传统的深部真菌抗生素有多烯大环内酯类抗真菌抗生素（制霉菌素、两性霉素 B 等），非多烯类抗真菌抗生素（灰黄霉素、吡咯菌素等）。近年又有近 20 个系列数百种抗真菌抗生素上市。

2.1 系统性真菌病用抗真菌药物分类

目前，治疗系统真菌感染的药物主要品种有：吡咯类（包括咪唑类和三唑类）、多烯类及合成的氟化嘧啶和棘白菌素类；咪唑类如酮康唑、咪康唑、克霉唑、益康唑等；三唑类如氟康唑、伊曲康唑、伏立康唑等；多烯及合成的氟胞嘧啶类两性霉素 B 及其脂质体和氟胞嘧啶；棘白菌素类如卡泊芬净。

2004 年的市场数据显示，由于原有的重头产品酮康唑的肝脏毒性，应用开始减少，氟康唑与伊曲康唑在国内全身用抗真菌药物市场将会保持增长趋势。

2.2 市场主导产品

2.2.1 氟康唑市场趋于成熟期

氟康唑是合成的氟代三唑类化合物，由美国辉瑞公司研制，在全球 30 多个国家上市，位居全球及中国抗真菌药物市场销售额榜首。该药为广谱抗真菌药物，其生物利用度高、半衰期长、水溶性好，可口服及静脉注射给药，广泛用于治疗浅表性和深部真菌感染，对全身性念珠菌和新生隐球菌具有较好的抗菌作用，但对曲霉菌无效。

该产品热销原因是：深部真菌疾病具有危害大、预后差、病死率高的特殊性，可选药物又非常有限；氟康唑治疗深部真菌感染疗效确切，能制成各种剂型，为医生提供了多种治疗选择。市场业绩较好的是上海三维制药生产的三维康和大连辉瑞制药生产的大扶康，杭州民生、海南曼克星和常州二药等厂家也生产销售。

2.2.2 伊曲康唑市场发展空间宽广

伊曲康唑是美国强生公司研制合成的二氧戊环三唑类药物，1992年获美国FDA批准上市，2001年FDA批准伊曲康唑用于治疗真菌感染的发热、嗜中性白血球减少症，商品名斯皮仁诺。1993年伊曲康唑口服胶囊剂上市，2003年，2004年，注射液和口服液两种剂型由西安杨森公司申请中国专利，在国内销售。该药是替代两性霉素B治疗侵入性曲霉病的新药，目前已在世界50多个国家和地区上市。

伊曲康唑具有较氟康唑更宽的抗菌谱，2003年上市的注射剂型弥补了其胶囊剂吸收不规则、血药浓度不稳定的缺陷，成为不能口服给药的危重患者最好的选择。该产品的序贯疗法应用于预防和治疗，大大改善了深部真菌感染高危人群的预后，并且降低了治疗费用，成为治疗深部真菌感染新的理想选择。另外伊曲康唑可作为侵袭性真菌感染患者进行预防、经验性治疗和确诊治疗时的一线用药[5]。

伊曲康唑已列为国家基本药物。常见的不良反应为胃肠道反应，按照推荐剂量应用伊曲康唑，对人体肾上腺素和睾丸中的类固醇代谢无影响。

该药自2003以来，一直保持持续快速增长的趋势，2003年刚一上市，增长趋势很快，2004年的第4季度的销售金额近3 000万元，占市场深部抗真菌药物总销量的9.46%。

2.2.3 两性霉素B脂质体价格昂贵

两性霉素B是1955年从节结状链霉素中产生的多烯类抗生素，具有广谱抗真菌作用。我国于1976年由中科院微生物所、上海医药工业研究院和上海第三制药厂合作研制成功。

两性霉素B几乎对绝大部分真菌均有效，耐药菌株少见，这使其得以在临床应用40多年仍显示出很高的实用价值。但因其明显的肾毒性和输注相关性毒性（如发热、寒战、恶心等），两性霉素B的推广应用受到了很大限制，更难应用于预防。为降低不良反应，国外近年来开发了3种脂质体：两性霉素B脂质体、两性霉素B脂质体复合物（ABLC）和两性霉素B胶体分散剂（ABCD）。研究资料表明，此3种剂型在提高抗真菌活力的同时，减少了两性霉素B的毒性，特别是肾毒性。两性霉素脂质体B价格较昂贵，市场份额相对较低，目前占3%左右。

上海新先锋药业已率先生产出了2 mg和10 mg两种规格的注射用两性霉素B脂质体（商品名锋克松），于2003年投入市场，其2003年第4季度～2004年第3季度远远高于上年同周期的增长率，达到了104.7%。

2.2.4 伏立康唑成为氟康唑替代产品

伏立康唑是一种新合成的三唑类化合物，由美国辉瑞公司研制。2002年在美国首次上市，尚无国产产品，SFDA已受理多家伏立康唑口服片剂和注射剂型的临床注册申请。

伏立康唑为氟康唑结构修饰产物，具有抗菌谱广、抗菌活力强、口服吸收好的特点，对病原性酵母菌的抗菌活性高于氟康唑，对耐氟康唑的白色念珠菌有极好的抗菌活性。临床上，伏立康唑主要用于进行性、有致命危险的免疫损害患者，能有效控制口、咽及食管白色念珠菌病和侵袭性曲霉病，比两性霉素B更有效。一些病例报告已证实，该药能成功治疗一些罕见的真菌病。预计，市场份额也会随着国内产品的上市逐步加大。但其高达 30% 的视觉障碍可能会在一定程度上影响其临床应用。

2.2.5 卡泊芬净安全性高

卡泊芬净是 β 葡聚糖合成酶抑制剂，是第一个批准用于临床的棘白菌素类抗真菌药物，其通过非竞争性抑制 1, 3-β-D 肽聚糖合成酶而阻止真菌细胞壁合成。此类药物毒性低，对大多数分离的念珠菌属均有快速杀菌作用，因其良好的药代动力学特性每日 1 次给药，该类药物与其他抗真菌药物也无交叉耐药现象发生，因此常被用于全身性感染的治疗（如侵入性曲霉病和念珠菌病等）。然而，此类药物对隐球菌和接合菌感染无效。由于产品高昂的价格，所以短期内其不会成为抗真菌抗生素的主角。

综上所述，抗真菌药物仍存在宽广的发展市场，特别是低毒、高效和广谱的抗真菌药物的发展空间更为广阔。浅部抗真菌药物以达克宁乳膏、保法止等为代表，未来市场仍继续保持较好的发展空间。深部抗真菌药品方面，氟康唑将逐渐被伊曲康唑和伏立康唑所取代，未来的真菌市场仍然是知名品牌占主导地位。值得注意的是，伴随着临床抗真菌药物的运用，真菌耐药菌株逐渐增多，已成为真菌病治疗中的一大难题，预计今后抗真菌药物的更新换代的周期更为缩短。

参考文献

[1] Garber G. An overview of fungal infections[J]. Drugs, 2001, 61（Suppl 1）: 1-12.

[2] Meis JF, Verweij PE. Current management of fungal infections[J]. Drugs, 2001, 61（Suppl 1）: 13-25.

[3] Martin GS, Mannino DM, Eaton S, et al. The epidemiology of sepsis in the United States 1979 through 2000[J]. NEngl JM ed, 2003, 348:1546.

[4] 张致平. 抗真菌药物研究进展 [J]. 中国新药杂志, 2004, 13（2）: 106.

[5] 中华内科杂志编辑委员会. 血液病 / 恶性肿瘤患者侵袭性真菌感染的诊断标准与治疗原则 [J]. 中华内科杂志, 2005, 44（7）: 554.

——刊于《西北药学杂志》2006 年第 21 卷第 1 期

改革开放以来陕西省药品生产企业
概况及其发展建议

刘国一　杨世民　侯鸿军

摘要　目的:对改革开放以来陕西省药品生产企业取得的成绩进行总结并提出发展建议。方法:收集不同年份的陕西医药总产值、企业数量等数据,进行对比分析。结果:改革开放以来陕西省药品生产取得了很大的成绩,同时存在一些不足。结论:陕西省药品生产大有前途。

关键词　改革开放;陕西省;药品生产企业;建议

改革开放 30 年来,陕西省药品生产工业持续发展,药品质量安全监管工作有效进行,取得了很多成绩。

1　取得的成绩

1.1　医药工业生产总值大幅度增加

1978 年陕西省医药工业全年总产值 1.820 亿元利润 4 065 万元(其中有 3 家厂亏损 81.5 万元),固定资产总值 1.048 亿元流动资金总额 5.729 万元 [1]。

2006 年,全国医药工业经济指标的排序中,陕西省以工业总产值(现价)137.655 亿元位居全国第 14 [2]。

2007 年,陕西 5 000 万元规模以上的医药工业完成工业总产值为 151.1 亿元。

2008 年 1 至 6 月,陕西省医药制造业主营业务收入为 64.55 亿元,同比增长 16.48%,实现利润 4.03 亿元 [3]。

1.2　药品生产企业数量剧增

1980 年的统计结果显示陕西省有合格产品的制药厂为 66 家。据掌握基本概况的 58 个工厂的分类情况是:原料药制剂厂 17 家,原料厂 2 家,制剂厂 19 家,中成药厂 12 家,生化药厂 2 象综合利用厂 3 家,原料制剂兼兽药厂 1 家,兽药厂 2 家。

2004 年统计的结果显示:全省有药品生产企业 271 象按生产的产品类别分,主要以制剂及原料药生产企业为主,中药饮片次之。其中药品原料及制剂生产企业 235 家,中药饮片生产企业 16 家,药用空心胶囊 5 家,医用氧气生产企业 13 家,其它 2 家。有药品批准文号 5 043 个。2005 年底,全省药品生产企业共获得国家药品生产批准文号 7 000 多个,取得药品 GMP 认证的企业有 181 家,销售过亿元的企业 11 家。2008 年上半年统计结果为陕西省有医药企业 235 家,其中 5 000 万元以上规模的医药企业有 150 家,已通过 GMP 认证的医药企业为 189 家,GMP 认证比例为 80.43%。药品质量安全可控,药品安全监管工作有效进行。

1.3　生产品种更加丰富

1979 年全省生产品种 568 种,其中原料药 49 种,西药制剂 240 种,中成药 206 种,生化药 34 种,兽药 37 种,其它 2 种。2004 年统计结果显示,陕西省有药品品种 2112 个,化学药品、生化药品、中药及生物制品、原料药和制剂,几乎覆盖了人体各个系统疾病的用药。2005 年统计结果显示,陕西省中药材资源优势明显,有植物药 3291 种,药用植物、动物、矿物及其它药物达 4700 多种,已通过

GAP 认证的规范化种植基地 4 个, 正在筹划的 GAP 基地 37 个, 人工种植中药材面积已达 400 万亩。丰富的中药材资源, 有效的保证了陕西省药品生产企业品种的多样化。

针对全省中药材资源丰富的优势, 陕西省举办多届中国东西部合作与投资贸易洽谈会, 提倡整合资源、优势互补, 对省内资源进行宣传。会议成果显著, 外资投资总额、国内联合投资总额、内贸成交额呈增长态势。

1.4 药品产量出现飞跃

1979 年全年实际产量原料药 7 346 吨片剂(中西药素片、糖衣片、胶囊、胶丸)46.432 亿片, 针剂(中西药水针、粉针、油针、混悬针)2.220 亿支, 酊水糖浆 426 万瓶, 大蜜丸 1.161 亿丸, 水丸(含小蜜丸)2.238 万丸, 粉剂(含中药散剂)2 391 万瓶, 大输液 305 万瓶, 油膏类 1 895 万支, 其它 19.30 万包(瓶)。

2005 年, 陕西省原料药和中间体出口已达 6 个亿, 化学药和中成药构成了陕西省制药业的主体, 化学原料药及制剂占总量 70%, 中成药及中药饮片占总量 23%。

1.5 拥有一批全国知名企业

2000 年度全国化学药品工业企业按照利税总额排序前 50 名, 第 1 名为陕西省西安杨森制药有限公司, 第 17 名为陕西省利君制药有限责任公司 [4]。2006 年全国医药工业销售百强企业中陕西省有 5 家企业入围, 分别是: 西安杨森制药有限公司、步长集团、西安利君制药有限责任公司、西安亨通光华制药有限公司及东盛科技股份有限公司 [5]。2007 年中国制药工业(销售)百强榜中有 3 家企业进入, 其中西安杨森制药有限公司第 11 位, 步长集团排名第 17 位, 利君制药排名第 41 位。

陕西省拥有中国第一家通过英国 GMP 认证的中药企业——西安千禾药业, 拥有生产治疗风湿骨伤的首选中成药干酽中国风湿骨伤药第一品牌称号"盘龙七"的陕西盘龙制药集团。

包括以上企业在内的一批知名企业撑起了陕西省药品生产企业的大梁。

1.6 拥有单品种年度销售额过亿的产品

陕西省许多药企是以某一优势品种起家, 为陕西产生了很多知名商标, 每年的销售额都很可观。2005 年陕西制药企业单品种过亿元的产品见表 1。

表 1　2005 年陕西制药企业单品种销售额过亿元的产品

产值 / 亿元	产品名称	生产厂家
>3	吗丁啉片	西安杨森制药
	达克宁霜	西安杨森制药
	脑心通胶囊	步长集团
2 ～ 3	利君沙	西安杨森制药
	达克宁栓	西安杨森制药
	维斯通	西安杨森制药
	西比灵胶囊	西安杨森制药
	斯皮仁诺胶囊	西安杨森制药
	盖天力	西安杨森制药
	派瑞松霜	西安杨森制药
<2	稳心颗粒	步长集团
	采乐洗剂	西安杨森制药
	赛复喜	西安杨森制药
	东盛四季三黄软胶囊	西安杨森制药

2 建议

陕西省药品生产行业这 30 年取得了很多进步。但是还应认识到医药行业的调整期即将到来,陕西省药品生产行业仍然存在一些不足:质量问题仍需重视:部分医药企业盈利水平不高的状况仍亟待改变:2008 年第 1 季度,上规模医药企业由亏损企业约占总数的 1/3,医药工业的增长幅度低于国内平均水平:企业对上市后药品的不良反应监删力度较弱。

2.1 加强公司制度建设,提高质量意识

药品生产企业应尽陕适应国家药品监管政策、规范管理以及运作程序等方面的变化,做出相应的内部调整。面对频繁出现的药害事故,企业是药品质量第一负责人的意识仍需加强,在制度上健全企业员工的质量意识,在具体生产操作中将药品质量视为企业生存的命脉,严格把好质量关。目前试行的药品质量受权人制度就是一个很好的契机。

2.2 增大科研力度

企业是药品研发的主力军,应响应国务院组织实施的"新药创制"科技重大专项,以产、学、研联合开发的方式,介入创新药物的研究开发和先进的技术平台的建设。

药品生产企业应加大与高等院校和科研机构的合作,如西安交通大学、第四军医大学、陕西中医学院和陕西中医药研究所,将企业的资金优势与科研单位的科研优势有效结合,形成新药研发的合力。

企业应加大对新产品的开发力鹿增加研发经费投入。2005 年的数据说明在美国开发 1 个药平均需要 802 亿美元约占销售额的 14% 左右。西安万隆制药有限公司 2002 年至今,累计投资近 1 亿元用于产品开发,占平均年销售收入的 30% 以上。步长集团每年将销售收入 10% 的资金用于科研和产品开发,这种投入方式值得在其它企业中推广。

企业可有针对性地进行新药研发。针对恶性肿瘤、心脑血管疾病、神经退行性疾病、糖尿病、精神性疾病、自身免疫性疾病、耐药性病原菌感染、肺结核、病毒感染性疾病等 10 类(种)严重危害人民健康的重大疾病,自主研制一批化学药物、现代中药和生物技术新药,可作为企业新药研发的方向之一。

2.3 销售方式的转变

随着网络技术的发展,利用网络销售药品已是现代药品营销的手段之一。药品生产企业可以在政府的支持和监督下,联合打造一个陕西药品的销售网站,进一步吸收国内外的药品生产企业加盟,从而达到降低成本、提高效率和知名度的效果。

2.4 完善上市后药品的不良反应监测

目前的不良反应监测仍是偏重于政府监督,企业的自行监测环节较弱。药品生产企业应充分利用现代化传媒手段,特别是报纸、电视、互联网等,公布企业负责不良反应监测的电子信箱、联系地址,或者在企业网站建立不良反应报告专栏,有效收集上市药品的不良反应信息,鼓励对药品发生不良反应的信息反馈,保证人民群众的用药安全,亦有利于企业的自身发展。

2.5 加强政府扶持

党中央、国务院实施西部大开发战略,国家发改委、原国家经贸委、财政部坚持向西部地区倾斜的政策,对陕西中药材基地建设给予了积极支持。建议政府部门在政策上支持药品生产企业进行新药研发、销售方式的转变和上市后药品的不良反应监删。对于经营不善或想进行新药研发而资金匮乏的企业考虑资金扶持或者是给予较低利率的贷款。对于发展好的企业,政府可通过授予一定荣誉或资金奖励的方式进行鼓励,帮助企业树立形象,打造知名品牌。

改革开放 30 年来，随着政府政策的鼓励和支持，陕西省药品生产企业取得了很多成绩成为陕西省经济发展的八大支柱产业之一。相信随着时间的推移和政府的支持，陕西省医药产业将会越来越好。

参考文献：

[1] 陕西省整顿药厂办公室.一九八零年度有关省制药企业基本情况、生产品种、产量调查 [Z].陕药集团档案室，1980.6

[2] 彭司勋.中国药学年鉴 [M].上海：第二军医大学出版社，2007：249.

[3] 宋芳，杨一苗."品种 + 管理"造就优质企业——陕西医药产业调研.http：//healthsohucom / 20080911 / n259516630.shtml.

[4] 彭司勋.中国药学年鉴 [M].北京：北京科学技术出版社，2001：230.

[5] 彭司勋.中国药学年鉴 [M].上海：第二军医大学出版社，2007：242-243.

——刊于《西北药学杂志》2009 年第 24 卷第 3 期

陕西新药研发现状及其发展建议

吴婷婷　程新萍　杨世民　侯鸿军

摘要　目的：阐述改革开放 30 年陕西省新药研发现状，在反映变化和发展、总结成就的同时指出现存问题，提出完善建议，旨在不断提高陕西省新药研发水平，促进陕西医药行业的不断发展。方法：通过查阅和统计陕西省新药注册、研发的资料数据，对数据进行分析；阐述陕西省药监局相关工作情况及省内医药企业现状，体现新药研发发展，总结现存问题；同时查阅相关文献，提出解决问题的建议和对策。结果与讨论：改革开放 30 年，陕西新药研发水平不断提高，但仍存在制约发展的问题，加大创新力度和研发投入，结合特色搞创新药是陕西医药行业持续发展的必经之路。

关键词　新药研发；建议；对策

改革开放以来，陕西医药产业经历过辉煌。20 世纪 90 年代，陕西医药工业产值曾经排在全国前列，利税排在全国第 3 位或第 4 位。近年来，相比长江三角的一些省市，在新药的研发领域，陕西仍有着独特的优势。30 年来监管工作不断完善，医药企业改革创新，成绩斐然。新药研发水平不断突破，前景光明。

1　新药研究现状

新药研究是促进陕西省医药企业可持续发展的关键点。为此，陕西省从研发、审评、检验、注册各环节保证新药的研究与开发，使得新药研究在数量和质量上均有不断的突破。在开发新药的同时强化知识产权保护意识，切实维护医药企业的合法权益。

1.1 资源优势显著

陕西自古就有"秦地无闲草"之美誉，具有适宜多种天然药用动植物的生存和人工繁衍的自然条件，药用植物、动物、矿物及其它药材达 4700 多种，占全国天然药物资源的 1/4，列全国第 3 位，中药材资源优势明显。近几年先后在陕南建立国家标准化 GAP 示范基地和省级 GAP 基地 20 余个，每年中药材生产总量超过百万吨。安康的黄姜、绞股蓝、葛根，汉中的天麻、杜仲、西洋参，商洛的丹参、山茱萸、柴胡等中药材在国内占有重要地位。在新药研发方面，陕西省具备科技优势。陕西有药物研究机构 120 家，其中专业研究机构 23 家，占 19.2%。国家药品临床研究基地 7 家，近 30 个专业。2006 年承担国家"1035"工程新药研究项目 32 项，获国家新药研究基金 45 项。

1.2 新药审评机构建设不断强化

为了促进陕西医药的可持续发展，陕西省食品药品监督管理局（下简称省药监局）于 2001 年成立了陕西省新药审评中心，从组织机构、人员、办公场地等方面予以完善。加强了新药研究申报资料的规范性、真实性审查，有效地提高了陕西省新药研究品种注册的水平和数量。

1.3 药品检验机构完善

陕西省药品检验所是陕西省新药研究质量技术复核的重要技术支撑。省药监局加强了省药检所人员及基础设施建设，使省药检所于 2003 年通过新的计量认证，2004 年通过了国家认可委组织的实验室认可，为陕西省新药研究提供了强有力的技术保障。

1.4 注册部门建设不断强化

省级药品注册是国家新药审批工作的基础,是引导、推动、规范本省新药研究的起点。省药监局重视药品注册工作,在贯彻国家政策的同时结合本省实际,体现出制度的创新。

1.4.1 加强制度建设

药品注册工作量大、涉及面宽,加强制度建设是保证工作质量的基础。药品注册处依据药品注册工作实际,结合注册管理办法及新政策和新形势,制定和修订了部分规章制度,确保工作的有序开展。2007年2月制定了《药品注册处信息制度》,2007年1月至5月修订和完善了《药品注册流程卡》《药品注册处申报资料管理制度》《药品注册处技术复核人员职责》和《保健食品受理上报工作程序》。

1.4.2 组织现场核查

按照国家食品药品监督管理局《关于印发＜药品注册现场核查工作方案＞的通知》文件要求,药品注册处于2006年11月29日下发了《省药监局关于印发药品注册现场核查工作方案的通知》,对陕西省药品注册全面现场核查工作进行了安排和部署。截至2007年10月30日,省药监局派出专家组47个（141人次）,对161家企业涉及的1833个品种开展了核查,向国家局上报13批1833个品种的核查结果,经过核查,企业主动撤回申请232个,专家核查撤回药品注册申请420个,共计撤回申请652个,药品注册现场核查工作圆满完成。

1.4.3 建立专家审评库

建立陕西省药品专家审评库,为本省药品研究提供科学咨询、论证和评价。

1.5 新药数量不断增加

1.5.1 药品品种结构趋于合理

2000年以前的15年间,全省累计开发新药206个,2000-2002年累计受理新药申请248件,2003-2005年累计受理新药申请达1063件,新药研究的数量呈迅速增长趋势,从2004起单年新药申报件数即超过2000年以前15年累计开发新药件数。

1.5.1.1 中药申报比例不断增加 2000—2005年陕西省受理新药申报数分别为28,58,162,165,261和637件。新药申报中受理的中药数量和所占比例均有所增加,以2003-2005年情况为例（表1）

表1　2003—2005年陕西省新药申报受理情况

类别	2003年/件	2004年/件	2005年/件
化学药品	98（59%）	72（28%）	138（22%）
中药	63（38%）	189（72%）	473（74%）
生物制品	4（3%）	0	26（4%）
合计	165	261	637

1.5.1.2 仿制药受理大幅上升 2002年12月1日颁布实施的《药品注册管理办法》重新定义了"新药"的概念[1]。对陕西省药品注册工作乃至药品品种结构产生了一定的影响。新药申报的数量仍在增加,但增幅下降;仿制药的受理数量大幅上升,化学药品比例有增加趋势,由以往的单一中药口服制剂向全方位多品种趋势发展（见表2）。

表 2　2003—2005 年陕西省仿制药申报受理情况

类别	2003 年 / 件	2004 年 / 件	2005 年 / 件
化学药品	74（26%）	117（24%）	144（33%）
中药	206（74%）	363（76%）	289（67%）
合计	280	480	433

1.5.1.3 鼓励创新药开发 2007 年 10 月 1 日正式实施新《药品注册管理办法》，该办法一个明确的导向就是通过提高新药门槛，鼓励创新药物的开发，减少低水平重复 [2]。2006 年，省药监局受理新药申请 360 件，仿制药申请 306 件；2007 年新药申请降至 50 件，仿制药申请降至 40 件，降幅均接近九成。

1.5.2　一类新药有所突破

陕西省申报的新药在数量增加的同时，技术含量也在不断提高。目前已获国家新药证书投入生产的和已批临床试验的一类新药（表 3），改写了陕西无一类中药申报获准的历史。

表 3　陕西一类新药情况

已获国家新药证书投入生产品种	已批准临床试验品种
中药原料：人工虎骨粉（西安金花药业）	中药材提取物：秦艽苦素（西北大学）
中药制剂：金天格胶囊（西安金花药业）	中药制剂：秦艽苦素冻干粉针（西北大学）
化学药品制剂：加替沙星注射液加替沙星片（西安万隆药业）	中药材提取物：染料木素（陕西九州生物科技）
生物制品：酶联反应乙型肝炎检测试剂盒（西安联合生物科技有限公司）	中药制剂：染料木素胶囊（陕西九州生物科技）
生物制品：重组改构肿瘤坏死因子（纳克思）（第四军医大学）	

1.6 品牌产品众多

陕西省作为西部地区医药产业大省，产品品种约有 2 036 个品种、6 500 个批准文号，其中很多特色强、质量优、市场占有率大的品牌产品如吗丁啉、脑心通、利君沙等 10 余个品种年产值过亿元，获得了巨大的经济效益和社会效益。以 2005 年的情况为例（见表 4）。

表 4　陕西制药企业 2005 年单品种年产值过亿元产品

产品名称	产值 / 亿元	企业名称
吗丁啉片	7.40	西安杨森制药
达克宁霜	5.77	西安杨森制药
脑心通胶囊	5.10	咸阳步长制药
利君沙	4.51	西安利君制药
达克宁栓	2.74	西安杨森制药
维斯通	2.43	西安杨森制药
西比灵胶囊	2.27	西安杨森制药

续表4

产品名称	产值/亿元	企业名称
斯皮仁诺胶囊	2.03	西安杨森制药
盖天力	2.00	东盛集团
派瑞松霜	1.89	西安杨森制药
稳心颗粒	1.50	咸阳步长制药
采乐洗剂	1.48	西安杨森制药

1.7 知识产权保护力度加大

目前，陕西省已获得授权的专利品种54个，已受理及获专利公告的品种53个，获保密处方品种5个。为切实加强知识产权保护工作，陕西省采取了一系列有效措施，在维护本省医药企业合法权益方面取得了突出的成果。

首先，及时向国家食品药品监管局汇报并与之协调，积极保护本省医药企业合法权益。如陕西郝其军制药的"复方皂矾丸"遭四川、甘肃、青海企业侵权，省局高度重视，派主管局长赴京，挽回企业损失。其次，对外省市侵害本省医药企业权利的有关案件，以最快速度向国家食品药品监督管理局申诉，在有效时间内制止侵害我省企业合法权益的行为。如及时向国家食品药品监督管理局申诉步长制药脑心通胶囊等多家企业10余个品种的侵权报告。第三，加强与发达地区的医药交流，邀请上海局情报所药品专利专家来陕，向本省医药企业介绍药品专利知识及有关案例，提高企业保护自己、尊重其它企业的自觉性，并及时向企业提供研发信息，使企业在技术研发和研究方向上抢占制高点，掌握主动权，避免重复或低水平研究。

2 存在问题

2.1 研发经费严重不足

陕西省每年新药研发费用不足4 000万元，药品生产企业新药研发的投入平均只占销售收入的0.5%以下[3]。

2.2 新药技术含量不高

陕西省申报的新药中，以改变药品剂型为主的产品约占90%，而技术含量高的品种较少。据统计，陕西获国家批准的新药中，一类中药中药材仅占11.1%；一、二、三类化学药品合计占10%左右。

2.3 品种重复与老化严重

陕西药品品种普遍存在仿制多、创新少；低水平与低附加值品种多，高技术与高附加值品种少；重复品种多，独家品牌少的"三多三少"现象。单品种年销售上亿元的品种上市时间远远长过一般产品的市场周期。

2.4 研发机制尚不健全

陕西省新药非临床研究具一定实力，但通过国家GLP认证的尚无一家。新药临床研究具一定基础，但符合国家GCP的临床研究单位仅6家（第四军医大学附属西京医院、唐都医院，西安交通大学第一附属医院，第二附属医院，陕西省人民医院，陕西省中医药研究院），与发达省份相比偏少，不利于提高本省新药临床研究的整体水平。

3 建议与对策

未来两三年,将是我国医药行业的深度调整期。对于陕西医药企业来说,面临挑战又存在机遇。

3.1 更新理念,加大创新力度

从陕西省优势企业的成功经验中可以发现,新产品的不断研发与成功投市是医药产业持续发展的源动力。因此,更新理念,加大药物研究的创新力度应作为陕西医药产业发展的战略重点。通过建立研究机构与生产企业的交流、沟通渠道,将科研优势与资金优势有效整合,以促进陕西药品创新体系的形成。药品监管部门可从宏观上限制仿制药注册,走"创新为主,创仿结合"的新药研发之路。

3.2 加大经费投入,引进和培养人才

在国际上,通常把年销售额超过 10 亿美元的品牌药,称为"重磅炸弹"级药物,这类药物是衡量一个国家医药科技创新综合实力的重要指标 [4]。要产生"重磅炸弹"药,首先要有创新药研发的激励机制。生产企业是研发的主力军,应将销售收入的更大比例用于引进人才和实验室建设,整合研发资源,提高新药研发的高新技术含量。如一类抗菌新药加替沙星注射液的生产企业万隆制药从2002 年至今累计投资近 1 亿元用于产品开发,占平均年销售收入的 30% 以上;利君制药公司设有博士后科研工作站、国家级企业技术中心和利君新药研究院,拥有博士、硕士等 70 余人组成的科研队伍,并与多家科研单位建立长期的合作关系 [5]。

3.3 结合特色优势,集中力量搞创新药

中国的新药研发环境已经形成,自主创新已成为药企的重要课题。陕西是中医药大省,应结合特色资源优势,在完善扶持创新药物研发体制的基础上,有选择地培育有潜力的药物。如根据疾病谱情况,参考实行特殊审批的药物类别,研究治疗艾滋病、恶性肿瘤、罕见病或高发病的创新药物。如第四军医大学研制的利卡汀是世界上第一个专门用于治疗肝癌的特异性抗体靶向药物,也是我国第一个具有完整独立知识产权的创新药。与此同时,积极申请国家的重大科技项目,如由科技部、卫生部等 11 部委共同启动的"国家重大新药创制"科技专项,依托项目建立的技术平台,取得国家支持,集中力量搞有自主知识产权的创新药物。

参考文献

[1] 国家食品药品监督管理局 . 药品注册管理办法 [S]. 药监局局令第 28 号, 2007.

[2] 宋燕, 邵蓉 . 新药的界定对药品创新的扶持 [J]. 上海医药, 2008, 29(7): 309-310.

[3] 于妮娜 . 陕西省医药产业现状分析 [J]. 西北药学杂志, 2000, 15(4): 188-189.

[4] 张宁. "重磅炸弹"药物从哪里来 .http://health.people.com.cn/GB/14740/21471/20081014/8149335.html.

[5] 李瑶 .30 年医药风云之陕西样本:三秦闲草竟芳菲 .http://health.sohu.com/20080904/n259364758.shtml.

——刊于《西北药学杂志》2009 年第 24 卷第 4 期

改革开放 30 年来陕西药品经营企业的发展变化

杨会鸽　　杨世民　　侯鸿军

摘要 目的: 汇总 30 年来陕西药品经营企业的发展情况, 为今后药品经营企业的发展提供参考。方法: 查阅文献资料、实地走访调查收集数据并进行分析。结果与结论: 30 年来陕西药品经营企业在数量、规模、经营范围、管理技术以及服务营销方面都得到了长足的发展, 但尚存在一些不足, 建议扩大经营规模、合理布局营销网点、打造连锁企业品牌、提高人员素质、服务质量及管理技术水平。

关键词 药品经营企业; 陕西省; 发展变化

改革开放以来, 陕西医药产业出现过低谷, 也经历了辉煌。20 世纪 90 年代, 陕西医药产业产值曾排在全国前列, 利税居全国第 3 ～ 4 名。90 年代后期, 由于缺乏产业规划、经营秩序混乱, 陕西医药产业的发展比较迟缓。"入世"后, 我国于 2003 年 1 月开放药品分销服务行业, 允许外国批发商、零售商进人中国市场, 特别是 2007 年以来, 陕西医药产业在能源、原材料大幅涨价、药品连续大幅降价、监管政策强化等诸多因素的影响下, 维持了平稳增长态势, 药品经营企业的主营业务收入增长幅度有很大提高, 经济效益出现了很大回升。

1　发展变化

1.1 数量和规模扩大

1979 年, 全国商品批发单位也只有 2 600 多家。2006 年, 陕西省药品批发企业总计 453 家, 其中法人企业 320 家, 非法人企业 133 家, 在西安市设立药品批发企业共 231 家。全省药品零售企业总计 3 332 家, 其中西安市 1 031 家。全省药品零售连锁总部 47 家, 零售连锁门店 1 543 家。2007 年, 陕西省药品批发企业总计 414 家, 其中法人企业 326 家, 非法人企业 88 家, 生物制品、疫苗专营企业 8 家, 西安市 233 家。全省药品零售企业总计 4 266 家, 其中西安市设立 1 031 家。全省药品零售连锁总部 49 家, 零售连锁门店 1 441 家。全省共设立药品配送中心 93 家。2007 年进行了 GSP 认证的企业 202 家(其中批发企业 7 家, 零售连锁 3 家, 零售企业 192 家)。

2008 年, 全省药品批发企业总计 518 家(其中药品配送中心 102 家), 药品零售企业 4 266 家, 药品零售连锁总部 49 家, 零售连锁门店 1 441 家。

陕西省药品零售连锁企业原来只集中在国大药房、藻露堂、飞龙等几家, 2001 年, 同一、怡康、众康等纷纷设立零售连锁店。怡康医药在"将低价进行到底""假一赔十"的经营理念指导下, 实现了快速发展, 现已在西安、安康、汉中、延安等地设立了 36 家大型低价医药超市、1 个大型医药批发部和 250 家医药连锁店, 经营药品近万种, 成为西部地区最大的医药连锁企业。2006 年中国药店分店数量排行榜显示, 陕西香菊大药房连锁有限公司分店数量已达到 87 个, 位居排行榜第 79 位 [1]。

1.2 经营范围扩大

改革开放以来, 特别是在市场与国际接轨后, 药品零售连锁企业为增强生存、发展、应变能力, 在发展和巩固药品经营主业的同时, 兼营与健康相关的其它产品, 实行多元化经营模式。例如西安怡康医药连锁有限公司也经营了与"健康"有关的多种日用商品, 如洗涤、护肤、护发、沐浴用品以及奶粉、茶叶等。据 2006 年中国连锁药店销售额排行榜显示, 西安怡康的销售额为 3.12 亿元, 位居全国第 31 名 [1], 到 2008 年, 怡康医药连锁有限公司的年实现销售收入已达到了 5.13 亿元, 位居 2008 中国连锁药店百强企业第 29 位 [2]。

1.3 先进管理技术的运用

现在, 一些药品零售连锁企业已采用计算机网络技术, 对商品的进购、配送、销售进行信息化管理。物流信息化以及信息技术在管理方面的应用大大提高了企业的运作效率 [3], 药品零售连锁企业可采取引进药品条码识别系统对药品进行管理, 通过实行微机联网对药品的购进、配送、销售进行有效控制, 将连锁门店的销售数据自动生成要货计划, 配送中心根据门店的要货计划和最低存货限额, 制定配送方案和出购进计划。在顾客交款时及时扫描录入数据, 并于当日自动生成日销售量、存货量, 总部就会通过信息系统获得每个门店的数据资料, 根据相关数据分析以评判门店的经营管理是否有效, 销售是否存在危机, 库存状况是否合理等。

1.4 服务营销方面的创新

改革开放以来, 随着人们生活水平的提高, 买健康、买美丽、买舒心成了人们新的消费理念。在激烈的市场份额争夺战之后, 药品零售连锁企业都在积极寻找适合自身的发展模式, 以服务手段多样化、经营形式多元化, 通过不断创新来打造企业核心竞争力。在这方面西安怡康等经营企业做得很好。他们坚持诚信经营, 严格执行国家药品质量标准, 不仅药品种类齐全, 而且服务人性化, 为消费者提供免费量血压、称体重, 代煎中药等一系列便民服务措施, 并且经常举办大型义诊活动, 为西安市医药连锁业的发展起到了很大的促进作用。

从 1994 年执行执业药师制度以来, 执业药师在数量上和质量上都有了很大的发展, 截至 2007 年底, 陕西省的执业药师数量已达到 3 444 人 [4], 不少药店都配备了执业药师。执业药师对处方进行审核, 并开展咨询服务, 为患者提供用药指导, 并耐心倾听、细心解释, 有效地改善了药、患关系, 提高了患者用药的依从性, 增强了药店的竞争力, 使药店正在成为公众健康保健的窗口。

2 存在的不足及建议

2.1 存在的不足

(1) 药品零售连锁企业数量少、规模小, 且分布不均, 名牌企业不多。陕西省药品零售连锁门店大多集中在西安、宝鸡等市区, 竞争比较激烈, 销售额很难有大的提升, 而在市外, 特别是广大的农村鲜有涉足, 城市扎堆而农村稀少的现象很普遍。名牌企业不多, 上榜的药房只有怡康医药连锁有限公司一家, 香菊大药房的药店数量上了排行榜, 但销售额却没能上排行榜。

(2) 人员素质还有待提高。目前有关法规要求药品零售企业的从业人员最低学历是高中水平, 加之很多零售药店是新申请开办的, 大部分营业员都是第一次从事药品销售, 上岗前强化培训几天, 专业知识匮乏。另外, 药店销售处方药需要配备执业药师, 但实际上很多药店都没有, 挂牌经营的现象还比较普遍。不少药店质量负责人不在岗或者随便脱岗。

(3) 管理技术水平比较低。目前来说, 不少连锁药店物流和信息管理还不完善, 信息化技术的应用还没达到一定的规模, 缺乏统一的计算机信息化管理。

2.2 建议

(1) 扩大规模、合理布局 在当前的市场困境中, 企业要敢于否定自我, 对那些集中在市区无能力、长期亏损的连锁门店要坚决关闭, 优势整合, 抓住几个有影响的药店, 投入资金, 突出特色, 做大规模, 创造企业良好的购物环境、文化氛围, 追求同等价格水平条件下的超值服务。同时, 进军农村市场。由于受市场经济大潮的冲击, 传统的农村药品供应体系被打破, 农村乡镇药品供应主渠道出现断层、脱节,导致假劣药品泛滥,广大区县乡镇渴求规范药店和放心药店,而且农村乡镇门面租金低,经营成本较低,因而进军农村市场是一条低成本扩张的捷径。

(2)打造连锁企业品牌　药品零售连锁企业可以利用自身优势,采取新闻报道的形式,在广播、电视、报纸上对企业进行宣传,积极参加各种大型公益活动来宣传企业品牌,并开通药品咨询热线以扩大其产品的认知度,并对消费者承诺所售药品的质量,还要制定一些体现企业品牌的广告,增强消费者对企业的信任度和忠实度。

(3)提高人员素质和服务质量　加强人员培训:一是加强对企业负责人质量意识、GSP 意识、责任意识、诚信意识、经营意识、药品管理法律法规、药学知识的培训,着力增强企业负责人的综合素质及业务能力;二是每年全员培训,培训内容主要为药品法律法规、药学知识及相关的业务知识,着力提高这些人合理指导购药的能力;三是选派业务能力强、素质较高的人员到高校进修,提高专业素质,促进企业员工整体素质的提高;四是积极发挥执业药师的作用。

(4)提高管理技术水平　重视网络信息化建设。一方面,要开发使用先进的经营管理信息系统,使总部与分部、各门店之间信息畅通。另一方面,要借助网络,使零售商与供应商的信息化管理系统对接,并将配送环节交由供应商或第三方物流完成,这样药品零售企业有可能实现零库存,运营成本可大大降低。再者,要积极进行网上销售服务设计,利用电子商务技术拓宽经营渠道。其次,要坚持规范化的统一管理。在这方面海王星辰的 STARII 管理信息系统,以及上海华氏大药房有限公司的"八统一"原则很值得借鉴。

参考文献

[1] http://www.Linkmall.cn/thread-15648-1-1.html.2008-03-26.

[2] http://hi.baidu.com/wangsilun/blog/item/0c64c72424de1834c995593c.html.2009-01-31.

[3] 张兵,冯变玲.陕西省药品零售连锁经营现状及发展战略 [J].医药导报,2003,22(10):737-738.

[4] 杨世民.我国实施执业药师资格制度的现状及其立法研究 [J].药学服务与研究,2008,8(6):404-408.

——刊于《西北药学杂志》2009 年第 24 卷第 5 期

西安市中小型制药企业生产现状及发展方向的调查

颜芳妮　杨世民

摘要　目的：调查西安市中小型制药企业生产现状，为企业发展提供思路。方法：从 2008 年 3 月～2011 年 6 月西安市中小型制药企业中随机抽取 103 家，采用自制问卷的形式对各家制药企业进行现场调查，问卷内容包括企业的基本情况构成、企业人员情况、质量管理及新药研发情况等，并对调查结果进行分析。结果：①西安市中小型制药企业人员的组成方面，专科及以上学历占总人数＜10% 的为 39（37.86%）家，10%～30% 的为 47（45.63%）家；专业职称占总人数＜10% 的为 78（75.73%）家；②对企业质量管理的追求方面，持续改进的为 21（20.39%）家，提升企业竞争能力的为 23（22.33%）家；③企业研发新产品新技术方面，有新技术需求的为 81（78.64%）家，有自己研发机构的为 90（87.38%）家，可以创新研发新药的为 36（34.95%）家。结论：西安市中小型制药企业在人才结构上存在严重缺陷，企业的质量管理观念较差，企业研发新产品新技术明显不足。合理的人才梯队、具有自主知识产权的新药和严格的生产质量监控可以使中小型制药企业产品创新、技术创新、管理创新，走"专、精、特、新"的特色发展道路。

关键词　制药企业；生产现状；发展方向

The investigation of development and production status of small and mediumsized pharmaceutical companies inXi'an

Yan Fangni, Yang Shimin

ABSTRACT　Objective: To investigatethe production status of small and medium sized pharmaceutical companies in Xi'an and to find the development ideas. Methods: The study selected 103 small and medium sized pharmaceutical companies in Xi'an randomly from March 2008 to June 2011. The pharmaceutical companies would be asked through self-made questionnaire. The questionnaire included basic conditions of enterprises constitute, business people, quality management, research and development of new drugs, etc. The survey results were analyzed. Results: ① There are 39（37.86%）small and medium size dpharmaceutical companies that the person of college degree or above is less than 10% of the total number and 47（45.63%）companies that the person of college degree or above is 10%～30% of the total number; There are 78（75.73%）companies that professional is less than 10% of the total number; ② In the quality management, continuous improvement of enterprises was 21（20.39%）and enhance the competitiveness of enterprises was 23（22.33%）; ③ The new technology needs of pharmaceutical companies was 81（78.64%）. There were 90（87.38%）companies who have their own research and development institutions. There were 36（34.95%）companies who can develop new drugs.

Conclusion: The personnel structureis seriously flawed to the small and medium sized pharmaceutical company in Xi'an and the concept of enterprise quality management is poor and the new products and technology is clearly insufficient. Reasonable talent and the new drugs with independent intellectual property rights and strict quality control of production of small and medium pharmaceutical companies can make product innovation, technological innovation, management innovation.The companies may take the specialized, sophisticated, unique, new feature to development.

KEY WORDS pharmaceutical companies; production status; development

在激烈的国内外竞争中，中小型制药企业的生产、生存和发展备受学术界的关注[1]。由于在技术力量、管理水平、人才等方面与大型制药集团相差甚远[2]，因此，在激烈的市场竞争中，中小型制药企业确定其生产现状和发展方向至关重要。本文对西安市中小型制药企业进行了抽样调查，报道如下。

1 对象与方法

1.1 对象

从 2008 年 3 月～ 2011 年 6 月西安市中小型制药企业中随机抽取 103 家，其中资产总额在 1000 万以下的 9（8.74%）家，1000 万至 5000 万的 47（45.63%）家，5000 万以上的 45（43.69%）家；销售收入在 1000 万以下的 23（22.33%）家，1000 万至 5000 万的 67（65.05%）家，5000 万以上的 13（12.62%）家；生产药品范围为纯天然药物的 24（23.30%）家，生物制剂 19（18.45%）家，化学药物 25（24.27%）家，保健品、健康产品 35（33.98%）家；生产线为制剂的 82（79.61%）家，血液制品、疫苗 1（0.97%）家，原料药 17（16.50%）家，合成药 3（2.91%）家；企业所有制性质为国有企业的 1（0.97%）家，集体企业 2（1.94%）家，股份合作企业 10（9.71%）家，联营企业 1（0.97%）家，股份有限企业 31（30.10%）家，私营企业 43（41.75%）家，有限责任企业 15（14.56%）家。所有企业均通过药品生产质量管理规范（GMP）认证。

1.2 方法

采用自制问卷对各家制药企业进行现场调查，问卷内容包括企业的基本情况构成、企业的外部认知情况、企业人员情况、质量管理、新药研发情况、新技术来源、环境保护情况、ISO14000 系列标准认证情况、企业文化、GMP 实施后对企业的影响、新的医药政策实施对中小型制药企业发展的影响、确保产品安全等。

1.3 统计学方法

采用 EpiData 3.1 建立调查数据库，经两次录入、盲态审核锁定数据库后，对研究数据进行统计分析。具体的分析方法依据数据的类型、性质和分析目的进行选择，计量指标分别计算的描述性统计量有：样本例数、均数（算术平均数）、中位数、标准差、最小值、最大值、众数。计数指标分别计算各指标不同取值下的例数和百分比。

2 结果

2.1 中小型制药企业的人员情况

西安市中小型制药企业人员的组成中，专科及以上学历占总人数 <10% 的为 39（37.86%）家，10%～30% 的为 47（45.63%）家；专业职称占总人数 <10% 的为 78（75.73%）家。

2.2 中小型制药企业的质量管理情况

从事质量工作的人员总数为 13.02±8.83，其中质量管理人员 3.26±2.26，专职检验人员 6.32±5.15，计量管理人员 2.14±1.94，标准化管理人员 1.60±1.11。对企业质量管理的追求中，将质量波动控制在允许范围内的为 34（33.01%）家，持续改进的为 21（20.39%）家，零缺陷水平的为 23（22.33%）家，提升企业竞争能力的为 23（22.33%）家，减少顾客抱怨和投诉的为 2（1.94%）家。企业在生产过程中实施质量控制，制订操作规范并实施的为 4（3.88%）家，制订具体的质量目标和操作规范并实施产品的监视与测量的为 33（32.04%）家，在上层的基础上定期开展过程审核的为 16（15.53%）家，在上层的基础上运用质量管理工具并据此开展过程调整或改进的为 3（2.91%）家，使用以上提到的各种方法并经常对过程控制的方法进行改进的为 42（40.78%）家。

2.3 中小型制药企业的研发情况

研发新产品中改变剂型的为 12（11.65%）家，创新研发新药的为 36（34.95%）家，老产品工艺改良的为 55（53.40%）家。有自己研发机构的为 90（87.38%）家，引入外来高科技技术人员的为 52（50.49%）家，2008 年后受让新药技术的为 62（60.19%）家，未来 2 年有新技术需求的为 81（78.64%）家，企业与高等院校合作的为 32（31.07%）家。新技术来源中自动研发的为 32（31.07%）家，技术发明的为 14（13.59%）家，合作研发的为 57（55.34%）家。2008 年在产品研发方面的投入占总销售额的比例为 0.54±2.14，最小值为 0，最大值为 10；2008 年从事新产品开发的人员（设计、工艺、测试、技术支持）占员工总数的比例为 0.41±1.15，最小值为 0，最大值为 5。

3 讨论

3.1 西安市中小型制药企业存在的问题和面临的困难

从本研究结果中发现，西安市中小型制药企业人才结构上存在严重缺陷，专科及以上学历占总人数 <30% 的为 86（83.49%），专业职称占总人数 <10% 的为 78（75.73%）；企业的质量管理观念还较差，坚持持续改进的仅为 21（20.39%）家；企业研发新产品新技术明显不足，有新技术需求的为 81（78.64%）家，有自己研发机构的为 90（87.38%）家，但是可以创新研发新药的仅为 36（34.95%）家。

3.2 西安市中小型制药企业发展方向

积极引进人才，加强人才培训 [3]。根据企业自身的发展方向和需要引进相应的人才是确保企业发展的根本。采用 ISO10015 标准对企业员工进行系统培训。当开始进行培训时，组织应考虑将质量和培训方针、质量管理要求、资源管理和过程设计作为培训需求的输入，以确保所开展的培训能够满足组织的需求 [4]。

增强制药企业的质量管理意识，推动药品 GMP 贯彻实施 [5]。经常采用过程控制的方法进行改进可以有效提高产品质量，提升企业竞争能力和现代化管理水平。在药品生产中贯彻实施 GMP 标准是药品企业成功实施质量品牌战略的关键，采用六西格玛为公司战略，通过设计和检测日常业务过程，减少浪费和资源损失，提高顾客满意度，显著改进过程绩效，大力加强药品生产企业信用体系建设 [6]，强化企业质量意识、信用意识、品牌意识，促进企业诚信发展 [7]。

充分重视新药研发，实施新药研发策略 [8]。新药研发是中小型制药企业的生命线 [9]，但是由于人才、技术等原因，可以创新研发新药的企业还比较少。目前，合同研究组织运作模式成熟 [10]，可以在新药研发过程中提供药学研究技术服务。同时，还具备缩短研发周期、节省研发成本、专业化服务的特点。

总之，人才战略、产品及产品服务是中小型制药企业发展的根本之道。合理的人才梯队、具有自主知识产权的新药和严格的生产质量监控可以使中小型制药企业产品创新、技术创新、管理创新，走"专、精、特、新"的特色发展道路，避免重复生产的无序竞争，在激烈的市场竞争中占领一席之地。

参考文献

[1] 王宏 . 后金融危机时期我国制药企业的发展对策 [J]. 亚太传统医药，2010，6（5）：6-8.

[2] 刘思利，余正 . 利用跨国制药企业在华设立研发机构的 SWOT 分析及对策研究 [J]. 西北药学杂志，2010，25（2）：135-137.

[3] 孟宪宝 . 制药企业人力资源管理问题与对策 [J]. 企业研究，2011，10：79.

[4] 倪兰芳，孙芹英 . 中小型制药企业人才缺失现状分析 [J]. 当代经济，2011，1：52-53.

[5] 江映珠，李霞，李志伟，等 . 制药企业实施药品生产质量管理规范中存在的问题与对策 [J]. 中国药业，2010，19（18）：9-10.

[6] 冯志宏，王中越，申俊龙 . 浅议当今我国中小型制药企业发展思路 [J]. 商场现代化，2009，579：33-34.

[7] 罗臻，杨建瑜 . 论中小型制药企业核心竞争力的培育 [J]. 中国药房，2006，17（15）：1127-1129.

[8] 李学农 . 国内制药企业新产品研发的现状与对策 [J]. 福建医药杂志，2006，28（1）：106-107.

[9] 周敏 . 中小型制药企业科技创新探索 [J]. 中国西部科技，2011，10（10）：67-68.

[10] 倪静云，卞鹰，王一涛 . 国内外 CRO 发展现状的比较分析 [J]. 科技进步与对策，2007，24（4）：199-200.

——刊于《首都医药》2012 年第 19 卷第 2 期

中药制剂生产企业实施新版药品生产质量管理规范存在的问题及分析

石丽　杨世民

摘要　目的：研究 2010 版《药品生产质量管理规范》(GMP) 实施中中药制剂生产企业质量管理存在的问题，寻找解决方法。方法：对 2012 年 9 月至 12 月对 30 家中药制剂生产企业中不同工作层面的技术人员进行自制问卷调查，对 10 家已进行新版 GMP 认证中药制剂生产企业现场检查不合格项及整改方案进行调研，并结合多年质量管理实践经验进行分析。结果与结论：目前中药制剂生产企业实施新版 GMP，需分别从人员因素、硬件因素、软件因素、中药制剂的特殊性进行考虑，分别实施有效的全面质量管理，结合产品质量回顾分析和产品风险管理评估，针对中药制剂生产的全过程提出针对性的措施及建议，从而最终保证中药制剂产品的质量。

关键词　药品生产质量管理规范；中药制剂；质量管理

The Problems and Analysis of a New Version of the GMP in Chinese Medicine Production Enterprises

Shi Li, Yang shimin

ABSTRACT　Objective: To investigate the existing problems within the area of quality management of Traditional Chinese Medicine preparation enterprises under the on-site version of GMP specification, to analyze the problems and find solutions. Methods: The author conducted a series of researches on technical personnel of different working levels from 30 Traditional Chinese Medicine preparation enterprises from September to December, 2012, made deep investigations to the unqualified items and their rectification plans of 10 traditional Chinese medicine enterprises under the on-site inspection version of GMP certification, and also committed statistical data analysis according to the years of practical experience in quality management and results of experimental study of the author herself. The investigation to the TCM enterprises is conducted viausing self-made questionnaires, which includes the basic situation, the staff, medicine, production process and the whole process of quality management. The research results are analyzed in conclusion. Result and Conclusion At present, facing the new version of the GMP specification, traditional Chinese medicine enterprises should separately implement total and effective quality management considering such elements from the human factors, to the factors of hardware, software, as well as the specialty of traditional Chinese medicine preparation. They should also put forward respective measures and suggestions via combining the product quality review analysis with the product-evaluation risk management for the whole process of traditional Chinese medicine preparation. In the ways above, the quality of traditional Chinese medicine products is supposed to be assured in the end.

KEY WORDS　GMP; Chinese Medicine; quality assurance

2010 版《药品生产质量管理规范》(GMP) 自 2011 年 3 月 1 日起已经实施，国家规定 2015 年 12 月 31 日未达到要求的企业在上述规定期限后不得继续生产药品。笔者通过专项调研，结合多年的质量管理实践经验以及工作中开展的各项实验研究结果,分析了中药制剂生产企业在实施新版 GMP 工作中存在的问题,并提出了中药制剂生产企业实施包含质量管理的措施与建议,现介绍如下。

1 调研结果及存在的问题

2012 年 9 月至 12 月,采用自制问卷,对 30 家中药制剂生产企业中技术人员进行调查,并对 10 家中药制剂企业新版 GMP 认证现场检查不合格项进行调研。企业情况:技术研发方面,有新产品需求的 25 家(83.00%),有自主研发机构并参与药品研发全过程的 10 家(33.33%),研发产品生产过程制剂工艺质量稳定的 8 家(26.67%)。人员管理方面,有完善的人员上岗评估机制的 15 家(50.00%),有针对性的人员培训体系的 20 家(66.67%),开展员工满意度调查的 10 家(33.33%);厂房设施基础保障方面,厂房及设施设备设计过程中生产、工艺、质量、设备人员参与的 25 家(83.33%),开展工艺管线布局和物料管线布局二次设计的 10 家(33.33%),有自有中药前处理和提取车间的 24 家(80.00%),前处理生产能力满足产品需求的 20 家(66.67%);实施了生产全过程风险管理的 20 家(66.67%);全面开展产品风险管理的 11 家(36.67%),验证管理工作建立有独立组织机构的 7 家(23.33%);实施了全面质量管理的 20 家(66.67%),实施了质量持续改进 PDCA 循环的 15 家(50.00%);开展了 QC 小组活动的 18 家(60.00%)。

GMP 认证情况:10 家中药制剂生产企业新版 GMP 认证现场检查不合格项出现频次高的有,人员培训针对性不强、培训效果不到位 6 家(60.00%),人员资质不符合要求 3 家(30.00%),验证资料收集不全 8 家(80.00%),文件操作指导性和可操作性不强 7 家(70.00%),设施设备不满足生产需求 3 家(30.00%),产品质量回顾分析内容不全 8 家(80.00%),产品风险评估内容不全 7 家(70.00%)。

2 针对性措施与建议

2.1 基于顾客需求设计药品

产品的设计应注重结合市场调研结果。据调查结果显示,因未参与药物研发的全过程,不少企业需要从药物研发机构直接进行新药技术转让获得产品批准文号,随之而来的是转让新药与企业营销理念、生产实际等存在一系列的不吻合性,给中药制剂带来了因设计过程所致的不可避免的质量风险[1]。为此,从处方来源、研究开发方式等方面建议:研究处方来源,可将临床经验方开发和已上市产品的二次开发结合起来,通过现代技术手段深度开发,保证产品的临床疗效,实现药品的疗效质量;通过与高校及科研院所进行合作,联合开发技术项目,企业研发人员参与新品研究的全过程,实现技术资源联营,提高开发产品技术含量,实现药品的技术质量;通过多渠道收集技术信息,掌握药品销售市场动态及顾客需求,提高研发产品的市场适应性及竞争优势,实现药品的市场质量。

2.2 注重实现药品质量管理的基础保障

厂房设施、环境设施、主要动力设备、生产设备及仪器等均是实施中药生产过程的基础保障,厂房设施设计合理,工艺布局顺畅,硬件投资到位,并通过确认与验证,才能确保其基础设施设备资源符合药品生产的要求。因此,厂房、设备的设计及确认与验证至关重要[2]。

据调查结果显示,目前中药制剂生产企业厂房设施设计和确认验证仍存在很大的不足。就目前而言,企业在设施设备资源配置方面应重视厂房的设计,组织相关专业人员讨论,并注重设备安装和管线的二次设计,避免设计缺陷;对于工艺、厂房、公用设施、设备、公用系统风险要进行评估,在验证方案中必须开展相应的风险评估和偏差分析;针对不同的验证内容设定可接受标准,包括设计确认（DQ）、安装确认（IQ）、运行确认（OQ）、性能确认（PQ）全过程；重视再验证工作，是保证基础设施设备持续满足需求的保障。

2.3 强化制剂生产过程管理

2.3.1 增强文件制度的可操作性

管理制度、生产工艺规程、清洁标准操作规程（SOP）、设备操作 SOP 设备、维护保养 SOP 均为指导 GMP 实施的重要纲领性文件 [3]。但据调查显示，目前大多数企业文件缺乏实际指导性，可操行不强。例如，粉碎机组（带混匀机）的操作 SOP 未明确药粉由粉碎筛到混合机时关闭粉碎机，喷雾干燥设备清洁 SOP 中未涉及可拆卸部位清洁方法及清洁后安装后的确认，干燥岗位操作 SOP 未规定热风循环烘箱每盘装载物料的数量等。笔者认为，对于文件的认识应多元化，SOP 文件不仅应以纸质文字文件形式表现，更应推广文字、图片、视频相结合的形式，增强文件的适宜性。

2.3.2 注重文件的实施及考核与持续改进

调查显示，监督检查或自检不符合项整改措施不到位，整改实施效果未跟踪，也是影响中药制剂生产企业质量持续提高的问题之一。文件的实施及其持续改进情况主要依赖自检 [4]，目前大多数企业的自检流于形式，而且每年 1 次全面的自检并不能全面反映过程执行情况。建议企业首先应建立内审员制度，开展企业内部内审师的培训和认定工作，将有实际质量管理经验的人员培训考核后认定为企业内部不同专业的审查员；其次应根据实际情况每个月组织侧重内容不同的自检，将内审实施情况与企业的绩效考核结合起来，保障自检的权威性。

2.3.3 着力控制关键工序的生产质量 [5]

中药材的采购流程："药材好，药才好"。中药材的质量控制在中药制剂生产过程中起决定性作用。调查显示，目前中药制剂生产企业中药材质量控制方面均面临着很大的困难，主要表现在质量产地不稳定 [6]、质量均一次性差、药材杂质大、水分高等方面。因此，企业应注重原药材的采购，规范采购流程，加强原药材供应商的管理，开展药材供应商首次评估和年度再评估，对合格供应商动态管理；采购中药材时选用道地药材，保证药材产地的稳定性，通过加大单次采购量、原产地采购道地药材，保证产地稳定性，保证原药材质量，降低采购成本；针对中药材的特殊性，加强在库养护，避免发生在库存放造成的出虫、发霉、走油、变质等现象，降低库耗，并制订药材存储期限及复检时间期限，保证投料使用药材质量 [7]。另外，针对目前中药材市场，分属农业、工商、卫生、药监、中医药管理等多部门监管的现状，政府需加强对中药材市场的监管，保证原药材质量的源头。

中药材的前处理及炮制工序：中药材的前处理是中药特有的生产工序。据调查，中药制剂生产企业中仅 10% 难加工饮片直接从通过 GMP 认证的饮片生产企业直接采购，其余大部分饮片是自有前处理车间加工，但大多存在前处理加工能力不足的问题。在中药材的前处理加工过程中，中药材的质量发生了变化，直接影响着投料净药材的质量 [8]。目前中药炮制只是前处理的一个工序，在生产过程中尚未建立单品种前处理工艺规程，也未进行炮制生产工艺验证，按照传统经验加工的饮片质量无法保证；同时不能实现净药材投料前按照饮片标准的全检。未经验证的前处理工艺和未全检的饮片标准，导致进购时按药典检验合格的原药材经过一系列的炮制加工后在制剂投料前是否仍能符合标准要求，存在疑问。因此，应明确要求各中药制剂生产企业建立具有明确工艺操作参数的药材炮制生产工艺规程并经验证；目前净药材没有明确的有效期，建议对净药材的贮存期限进行验证，保证在规定储存期限内的净药材质量；建立投料前的净药材检验规程，制主要药材的相关项目检验，保证后续制剂生产过程中药品的质量；建立全国统一的炮制技术标准，改善以往《中国药典》《全国中药炮制规范》和省、自治区、直辖市地方炮制规范三级标准并存的现状；在继续推进饮片 GMP 认证的同时，鼓励中药制剂生产企业前处理车间按照饮片认证的要求进行管理。

中药材的提取过程:这是中药材投料后进行制剂生产的第一步,通过对净药材或炮制品经浸出、澄清、过滤、蒸发等方法提取、纯化,提取的浸膏质量是保证中药制剂质量的关键[9]。目前中药制剂生产企业存在无自主提取能力或自主提取能力不足等问题,需要进行中药提取的委托加工,而委托加工存在浸膏运输、过程监管不规范、未在经审批的委托加工提取企业加工等问题。同时,对提取浸膏及浸膏粉的检测缺少产品针对性,只制定了浸膏比重、膏粉水分等理化指标,不能依据浸膏制剂品种成品中含量测定等项目开展针对性的质量监控检测,无法实现中药提取在线监控检测,不能及时获知提取浓缩液的有效成分含量。因此,应根据浸膏品种开展提取物的含量测定或指纹图谱等可控的质量标准研究,进行针对性的质量监控检测,有效控制提取过程,从而保证中药提取物和最终成品的质量;应加大中药提取的建设基础设施及在线监测投入,满足生产及质量管理需求;逐步消除中药制剂提取的委托生产现象,生产企业必须具备与生产品种相适应的中药前处理和提取车间。

中药材的粉碎过程:是借助机械力将大块固体物质碎成适当细度的操作过程。在粉碎过程中会产生大量的热能,这不仅是安全隐患,同时也是药物有效成分损失的一个关键影响因素。笔者通过对金嗓散结胶囊中金银花、金嗓利咽丸中厚朴等药材的单独粉碎和混合粉碎过程进行试验,结果表明,普通粉碎过程药材的有效成分损失明显较低温粉碎过程的有效成分损失大。因此,降低粉碎过程中的温度很重要[10]。建议采用低温粉碎设备,降低有效成分损失;采取普通粉碎机外壳加冷冻循环水、粉碎物料入口加冷风、粉碎排风除尘系统改造等一系列措施减低过程温度,减少对有效成分的影响。

中药制剂的干燥过程:在中药制剂生产过程中,干燥是必不可少的一个过程。随着先进干燥设备的投入使用,中药制剂的质量在干燥工序得到了很好的控制。目前使用较多的为喷雾干燥、微波干燥(带式)、真空干燥(带式),还有将微波和真空结合起来的微波真空干燥,分别用于湿丸、浸膏、湿颗粒的干燥等。本次所调查的企业中,10家采用微波干燥,28家企业采用真空干燥,26家企业采用喷雾干燥。采用先进的制剂干燥设备,不仅能提高产能,同时提高中药制剂的均一性、降低有效成分损失率[11-12]。

中药制剂的灭菌方法:微生物的污染以及生长、繁殖是影响中药制剂质量的重要因素,也是中药制剂生产过程中比较突出的问题。为了保证中药制剂质量,使制剂中不含或少含微生物,必须控制中药制剂生产整个环节中的微生物限度。建议从中药制剂的组成及工艺流程出发,有针对性地采用各种灭菌方法,运用湿热灭菌、干热灭菌、辐照灭菌、微波灭菌、干燥灭菌等方式有效结合,以栅栏式、步步为营的方法对单品种采用不同生产工序的多种灭菌方法有效的结合,保证制剂成品微生物限度符合要求,确保中药制剂质量[13]。

2.4 实施全面全过程的质量管理 [14]

2.4.1 将质量风险意识贯穿整个产品生命周期

新版 GMP 引入了质量风险的理念。"风险"存在于产品的整个生命周期[15]。本次调查显示,质量风险管理、评估仍是目前中药制剂生产企业质量管理工作中的弱项。质量风险工作的关注要点是,建立公司的质量管理风险管理文件;开展各个环节的质量风险点的识别和评价;针对风险评估中确定的风险进行改进,通过改进措施使风险降低;通过实际的生产或操作来检查风险控制措施是否有效将风险降低至预期等级,风险管理是一个持续性的质量管理程序;运用恰当、适合的风险管理工具。

2.4.2 关注产品工艺验证及变更验证

产品工艺验证是实现产品生产的关键[16]。在产品生产工艺验证的过程中,应逐步逐工序进行关键工艺控制点的确定和各个工序风险评估,使用简易的 HACCP 风险管理工具,评估并确定出产品生产工艺中的潜在危害和关键控制点,寻找产品生产过程的质量风险点。可通过人、机、料、法、环几方面的质量风险点排查[17],对工艺中存在的风险点进行消减措施,使产品风险值在可接受范围内,最终实现产品生产全工序的风险控制。在生产工艺验证的同时应关注偏差、变更,对生产过程出现的各种偏差和变更均应在验证过程中加以考虑。

2.4.3 建立《产品质量回顾分析制度》

开展产品质量回顾分析很重要,关系到产品的质量安全和质量风险。对新版 GMP 认证企业现场检查不合格项的调查结果显示,产品质量回顾分析资料不全主要表现在基本情况概述涉及内容不全,以及生产质量控制情况分析数据支持及分析评价不够。产品质量回顾分析是针对一系列生产或质量控制数据的回顾分析,包括基本情况、生产和质量控制情况分析评价、自检、风险控制接受监督检查抽检情况、不良反应情况、质量投诉、产品退货和召回情况、人员培训及健康情况等方面。企业应关注的重点是:产品基本情况概述,内容必须全面,包括原辅料、内包装材料批次及质量情况,生产工艺过程控制、中间体质量指标统计分析,成品检验结果及趋势分析、偏差情况概述,返工、重新加工、重检及拒绝放行情况,变更情况概述,稳定性考察情况,药品注册情况,厂房、设施、设备情况概述,变更、维修、监测验证情况,委托生产、委托检验的情况等全面评价产品资料;生产过程中注重数据的积累并对积累的数据用图表进行分析,及时补充数据,体现动态监控,发现数据变化的趋势所表现的问题,制订整改措施,落实改进,实现产品质量的提升;产品质量回顾分析是一个连续、动态的过程,下年度回顾分析中应对上年度回顾中整改和预防措施的实施情况、实施效果、未实施原因、处理意见等进行评估并给出意见。

2.5 着力构建以增强员工凝聚力为目标的企业文化

2.5.1 实施全员参与的全面质量管理

在实施 GMP 之外,开展 ISO9001, ISO14001, 5S, 六西格玛、卓越绩效等质量管理体系,开展 QC 小组活动,实施质量持续改进 PDCA 循环,是质量管理持续上升的动力。据在开展全面质量管理的中药制剂生产企业的调查研究表明,关注质量管理的全员性是提高质量管理水平的重要因素。建议积极开展全员参与质量管理的 QC 小组活动,发动各岗位员工的优势,从工艺改进、质量提高、设备更新、管理提升等方面实现节约成本、提高产品质量的目标,强化员工归属感和自我价值实现,既能适应全面质量管理基本知识与本岗位的技术标准和工艺规程相结合的特点,又能积极鼓励全员主动参与企业的管理与改进。同时,活动过程中运用先进的质量管理工具和方法,正确、恰当地运用回归分析、假设检验等数理统计技术,可为开展产品质量回顾分析积累一定的数据支持和技术支持。

2.5.2 增强企业的员工凝聚力

"人"是 GMP 中的"湿件",即软和硬结合的产物。通过调查研究分析,建议企业在人员管理方面应注重:建立人员的资格认定制,对上岗操作人员进行资格认定,对关键设备仪器、关键岗位的人员认定、明确划分级别,确定其资格,如检验人员的资格认定,明确检验项目及产品,操作员工须进行岗位文件考核和设备操作考核相结合的上岗资格认定;根据不同培训对象建立层级化培训体系,不同级别采取共性和个性结合的培训内容,构建覆盖全面的培训体系[18];注重培训过程的跟踪和评价,根据员工工作能力的提高、部门及组织绩效的改善、专项改进计划的成果等方面评价培训工作实施效果[19];开展员工满意度调查,提高企业的员工凝聚力,减少各种不和谐现象的发生,调动员工的主观能动性。

3　结语

通过对 30 家中药制剂生产企业中不同工作层面的技术人员进行调研，对 10 家通过新版 GMP 认证企业现场检查不合格项及整改方案的调研，探寻新版 GMP 形势下影响中药制剂生产企业全面提高产品质量的关键因素。依据各家实施的措施及该企业的具体产品试验结果，分别提出以下建议：从人因素出发，企业要关注顾客、员工的需求和发展；从硬件因素出发，企业的基础设施资源确认与验证必须满足设计确认（DQ）、安装确认（IQ）、运行确认（OQ）、性能确认（PQ）不同阶段的全过程可接受标准，从而提供中药制剂生产的保障；从软件因素出发，应加强各种管理制度文件的可操作性、具体落实性和长期监管性，最终保证产品质量的风险可控性和产品质量的可追溯性；从中药制剂的特殊性出发，应监管中药制剂生产过程的关键特有工序，采取道地药材产地大宗采购而提供"好"药材，做好药材炮制而提供"好"饮片，监管中药提取过程而提供质量可控的"好"浸膏，选择合适的粉碎方式得到"好"药粉等一系列措施，最终保证中药制剂产品的质量。

参考文献

[1] 王晓明，张德志，卢丽霞. 加强药品质量管理的新思考 [J]. 中国医药导报，2010，7（36）：89-90.

[2] 曹元，梁毅. 浅析制药设备验证中的设计确认 [J]. 医药工程设计，2009，30（2）：31-35.

[3] 管媛媛，梁毅. 制药企业 GMP 文件管理中的几点问题 [J]. 医药工程设计，2007，28（4）：39-41.

[4] 杨云. 中药生产企业实施 GMP 过程中存在的常见问题及解决方法 [J]. 医药工程设计，2008，29（4）：34-36.

[5] 王志敏，刘媛. 浅析药品生产企业质量管理存在的主要问题 [J]. 中国食品药品监管，2009（12）：48-49.

[6] 鄂录凤. 药品养护对药品质量的影响 [J]. 科技创业家，2012（11 上）：203.

[7] 夏委. 我国中药饮片质量现状与改善策略 [J]. 中国药业，2011，20（18）：2-4.

[8] 陈春丽. 浅谈中药炮制对疗效的影响 [J]. 求医问药（下半月），2012，10（9）：58.

[9] 陈巧，马爱霞. 建立中药提取生产质量管理规范，促进我国植物提取物质量标准化 [J]. 中国药房，2005，16（12）：889-891.

[10] 李跃辉，何杰，肖娟，等. 超微粉碎技术对牡丹皮主要成分含量的影响 [J]. 中国医药指南，2012，10（26）：448-450.

[11] 姚淑娟，刘落宪. 论喷雾干燥技术在中药生产中的优势 [J]. 中国中医现代远程教育，2010，8（15）：192-193.

[12] 董德云，关键，金日显，等. 带式真空干燥技术在中药浸膏干燥过程中的研究和应用 [J]. 中国实验方剂学杂志，2012，18（13）：310-313.

[13] 林毅，李婵，石丽. 中药制剂微生物限度控制方法的研究 [J]. 中国医药导报，2009，6（36）：71-72.

[14] 杨敏茹张荣玉. 新版GMP关于强化药品生产企业质量管理体系的探讨 [J]. 西北药学杂志，2011，26（5）：377-378.

[15] 肖江宜，平其能. 质量风险管理在药品生产企业 GMP 实施中的应用 [J]. 中国新药杂志，2009，18（22）：2102-2105.

[16] 张炜,任锐龙.对药品生产企业实施 GMP 的调查与思考 [J]. 中国药事,2011,25(2):187-189.

[17] 刘枳岑,梁毅.药品生产质量管理规范的变更控制 [J]. 中国药业,2009,18(18):5-7.

[18] 颜芳妮,杨世民.西安市中小型制药企业生产现状及发展方向的调查 [J]. 首都医药,2012(1):29-31.

[19] 许敏.药品生产企业质量管理体系现状分析及改进思路 [J]. 中国药事,2012,26(1):92-94.

——刊于《中国药业》2014 年第 23 卷第 4 期

我国医药冷链体系的现状及其发展建议

雍佳松　杨世民

摘要　目的：为我国医药冷链体系的发展与规范提供参考。方法：通过文献研究对我国医药冷链体系发展现状及存在的问题进行分析。结果：我国冷藏药品城市市场需求大，农村市场前景广阔；政府与媒体已开始关注医药冷链体系的发展。但冷链体系发展过程中仍存在诸如"药品冷冻过度"和"中药冷链"问题不受重视、"药品冷链末端配送"让人担忧、第三方医药物流不被信任、硬件设施与冷链管理理念落后、相关人员素质不高等问题。结论：建议引导各方关注"药品冷冻过度"和"中药冷链"等问题，成立统一配送中心，改善道路交通，不断完善医药冷链末端配送体系；通过完备相关法律政策，加大对于第三方医药物流的扶持；通过自筹资金、引进国外先进管理理念促进冷链体系发展；从企业和政府两个方面共同加强人员的专业培训等。

关键词　医药冷链；现状；发展建议

Status Quo and Development Proposal of Pharmaceutical Cold Chain System in China

YONG Jiasong, YANG Shimin

ABSTRACT　Objective: To provide reference for the pharmaceutical cold chain development in China. Methods: Through the literature research, the situation and problems of the development of pharmaceutical cold chain system in China had been analyzed. Results: There was huge demand for refrigerated drugs in urban market and it had broad market prospect in the rural. The government and the media began to focus on the development of pharmaceutical cold chain. But there were still some problems existedin cold chain system, such as the ignorance of the "frozen problem" and "cold chain of traditional Chinese medicine"; the "cold chain terminal distribution" caused concern and the third-party medical logistics were not been trusted; the hardware facilities and idea of cold chain management still lagged behind; the relevant personnel were not professional. Conclusions: It is suggested to guide the parties to pay more attention to the "frozen problem" and "cold chain of traditional Chinese medicine", set upunified distribution center, improve the road traffic and improve continuously cold chain terminal distribution system; related legal policies should be improved, and more support should be given for the third-party medical logistics; the development of cold chain system should be promoted by self-raising funds and introducing foreign advanced management concept; enterprise and government should strengthen the professional personnel training jointly.

KEY WORDS　pharmaceutical cold chain; status quo; development proposal

医药冷链物流作为物流业的一个分支，特指为满足人们对疾病预防、诊断和治疗目的而进行的将冷藏药品实体从生产者到使用者之间的一项系统工程，包括生产、运输、储存、使用等一系列环节。随着我国医药流通规模的不断增大，医药冷链物流迅速崛起。然而在发展的同时，药品冷链运输质量面临着前所未有的挑战。从 2012 年江苏省食品药品监督管理局查处的近 5 000 件药品质量案件中可以看到，30%左右是涉及需冷藏的药品因储存、运输不符合冷链要求所造成的，这一触目惊心的数字让人不禁对我国医药冷链体系的薄弱现状感到担忧 [1]。2013 年版《药品经营质量管理规范》

（GSP）（简称"新版 GSP"）的出台，首次将医药冷链体系作为单独的章节进行了规范。本文拟通过对我国医药冷链体系的现状进行分析，为我国医药冷链体系的规范与发展提供参考。

1　我国医药冷链体系发展现状

1.1　冷藏药品市场广阔

1.1.1　城市冷藏疫苗需求增大

近年来，我国农村人口大量涌入城市，城市人口越来越集中，增加了大规模暴发疫情的可能性。据我国卫生事业发展统计公报显示，截至 2011 年底，我国甲、乙类传染病报告发病率上升至 2.4‰，死亡率为 0.01‰[2]。可见，随着传染病发病率不断升高，人们对温度敏感药品如疫苗的需求越来越大，特别是冷藏药品的年增长率远远高于其他药品的增长。

1.1.2　农村地区药品冷藏市场潜能大

据 2010 年第六次全国人口普查资料显示，我国居住在农村的人口约为 6.74 亿，占 50.3%。然而，与超过半数的人口比例形成反差的是农村公共卫生条件远远落后。2010 年，我国每 1 000 名农业人口乡镇卫生院床位数仅为 1.12 张、每 1 000 名农业人口乡镇卫生院人员为 1.3 人；在卫生总费用方面，农村达 4 471.8 亿元，占 22.4%[2]。这一现实导致农村居民在面临急、慢性传染性与非传染性疾病、地方病、寄生虫病等威胁的同时，还要面临"看病难、看好病更难"的问题。超过半数的人口比例与农村地区公共卫生条件的局限引起了政府对农村地区公共卫生的关注与投入。截至 2011 年底，我国县级医院数量达 10 337 所，县级妇幼保健机构也有 1 994 所[2]。由此可知，农村地区潜在的药品需求与政府关注决定了药品冷链行业必然在农村地区有较大的发展空间。

1.2　政府与媒体关注医药冷链

1.2.1　政府关注

（1）新版 GSP 的出台。2013 年出台的 GSP，是针对以往我国药品经营管理过程中存在的问题而出台的新规定，冷链管理成为此次修订中最大的亮点之一。新版 GSP 明确规定："从事冷藏冷冻药品的储存、运输等工作的人员，应当接受相关法律法规和专业知识培训并经考核合格后方可上岗"。由此，从法律层面明确了从业人员的上岗条件，为规范我国冷链运输的人才队伍作了铺垫。新版 GSP 第 2 章第 9 节、第 12 节、第 13 节和第 3 章第 4 节分别对运输方式、运输过程的温度记录、待检合格品装箱环境冷藏车辆状态冷藏药品放置环境等方面可能存在的问题进行了相应的规定。（2）2013 年 4 月，国家食品药品监督管理总局再次起草了 5 个附录的征求意见稿。其中，《冷链管理》提高了对冷藏、冷冻药品的储运及相应设施设备的要求，特别提高了在运输、收货等环节的交接程序和温度监测、跟踪、查验等方面的要求，提升了高风险品种的质量保障力。（3）2010 年，中央财政安排专项资金 18.27 亿元，用于扩大国家免疫规划所需疫苗、注射器的购置，疫苗接种补助的落实，冷链建设与运转、宣传、预防接种和不良反应监测等[3]。

1.2.2　媒体关注

如凤凰卫视、央视财经等频道 2012 年 8 月报道的《社会能见度栏目之药品贮藏的秘密》讲述了"良心医生"陈晓兰的发现：上海市药店、医院药房将几乎所有要求在 20 ℃以内保存的药品按常温储存。节目播出后引起大量网友开始关注我国医药冷链管理的情况。目前，我国普通民众对医药冷链管理常识基本缺失，很易忽视诸如速效救心丸、鱼肝油等常见药品的贮藏条件（应在 20 ℃以下）。媒体强大的宣传力度、影响力有助于提高国民对于药品冷链的认识，加大其对医药冷链行业发展的关注。

2　我国医药冷链体系存在的问题

2.1　医药冷链管理相关问题被忽视

2.1.1　存在"药品冷冻过度"现象

事实上，我国关于疫苗冷链冷冻过度问题的学术研究极少，对"冷链外运输"的热情并不高。笔者曾以"冷冻过度"和"冷链外运输"为关键词在万方医学网、维普中文科技期刊数据库、中国知网全文期刊数据库中查找，但相关文献寥寥无几。目前，我国在冷链管理方面主要将注意力放在如何降温、如何保证持续低温环境等问题上。然而，国外学者早已将研究重心转向对"药品冷冻过度"这一现象的产生原因进行探究以及寻求"冷链外运输"技术的发展。国外学者对"药品冷冻过度"和"冷链外运输"问题的研究见表1。

表1　国外学者对"药品冷冻过度"和"冷链外运输"问题的研究

Tab 1　The study of "frozen problem" and "outside the coldchain" from

the foreign scholars

学者	对上述问题的看法
Matthias DM 等 [4]	（1）疫苗冷冻过度是一个普遍存在的现象，有75%～100%的疫苗冷藏设备在配送全部环节都或多或少出现过疫苗冷冻过度这一问题； （2）除了美国、大洋洲、拉丁美洲等，一些热带地区国家的冷冻过度问题形势也很严峻
Wirkas T 等 [5]	（1）错误的疫苗包装即冰袋与疫苗间的距离过近是导致出现这一情况最主要的问题； （2）建议：①对相关人员的包装技术进行再训练，采用世界卫生组织推荐的固定剂量免疫接种用自动报废注射器；②对在高温下仍能保持稳定活性的疫苗如脊髓灰质炎、乙型肝炎疫苗等，当冷冻运输发生冷冻过度的风险较大时选择避用冷链运输的途径；③对疫苗的物理形态（多为液态）进行改变
Otto BF 等 [6]	于1999年提出，冷链外运输疫苗可极大地提高疫苗使用的覆盖率，全球有超过50%的婴儿不再因为出生地偏远、冷链体系延伸不及等原因而无法获益
Sloat BR 等 [7]	对在"冷链外"的情况下，采用纳米微粒来运载疫苗研究进行了尝试，并初步得出了抗原存储于纳米粒子，冻干后成粉末剂型，以这种方式存储，既保持抗原活性，又可避免疫苗在冷链运输中的储存和分配，从而降低"冷冻过度"现象发生概率这一结论
Zhang J 等 [8]	通过实验证明了丝蛋白生物材料作为一种有效的载体材料，可被用来增强疫苗的耐热性，使其能在外界温度高达60 ℃的环境中存活6个多月

2.1.2 "中药冷链"问题有待探究

目前,我国医药冷链的研究重点仍是西药冷链运输。然而,近年不断有报道称部分中药药效也与温度有关,如蛇胆川贝口服液的储存温度超过 30 ℃会发生"腐败",不仅不治病反而会致病。针对"中药冷链"我国目前却还没有出台相关政策。对于中药是否真的需要像疫苗、化学药一样形成中药冷链运输体系?哪些中药可采用冷链运输?中药冷链的温度确定为多少适宜?这一系列问题都有待探究。

2.1.3 "末端配送"令人担忧

一些药品经营企业对不同冷藏药品保温属性、保温包的选择与冰袋使用标准缺乏了解,使冷藏药品在末端配送时无法得到系统的低温保障。县、市级疾病预防控制中心将疫苗送往乡镇卫生院时,多采用摩托车进行运输,通常每 50 km 的路程要走 2～3 h。冷藏药品配送时间过长,易致冰袋破损、变形或融化变质等情况发生。

2.1.4 第三方医药物流发展遇阻

目前,我国某些商业企业虽然拥有第三方医药物流资质,但是在实际药品运输中仍要借助社会物流。调查发现,只有少数龙头批发企业会在中心城市完成近 30% 左右的部分重点客户的配送工作[9]。第三方医药物流发展遇阻主要有以下方面原因:(1)物流信息网络系统、软硬件设施和风险防范机制缺乏。(2)一些企业出于对商业机密泄漏的担心,不愿采用第三方物流的运送方式。据统计,国内年销售金额在 30 亿元以上的医药流通企业大多建有自己的医药物流中心[9]。(3)对于医药企业能否取得从事第三方医药物流资格的标准不统一,如湖南省将仓库面积与是否有自动分拣系统、无线射频识别(RFID)、电子标签、温湿度监测仪等条件作为选择标准,而大部分省份没有暂行标准,只以新版 GSP 和各省局关于项目的批复件为验收准则。

2.2 硬件、理念落后

2.2.1 硬件设施落后

我国药品经营企业与医院现在多采用保温时间短、恒温效果差、自动预警和控制系统不成熟的保温工具,加之设备多超负荷运行、新产品开发力度不够、旧产品维修费用高,难以保证药品冷链的运输质量。现有的全球定位系统(GPS)、RFID 等在美国已成为主流的高新技术,但由于我国各地的经济发展水平不同,呈现出地区运用差异性。

2.2.2 管理理念落后

我国药品冷链物流企业过去将管理重心放在仓储、运输过程的温、湿度变化监测方面,忽略了装车、装箱与封箱等项作业的温、湿度变化,导致操作人员未能足够重视在此过程中引发的药品温、湿度改变。相较之下,美国的冷链定义强调的是供应链的理念。美国出台的《冷链质量标准》,涉及产品的生产、加工、包装、销售、运输、存储、标签、品质等级、容器与包装等各个方面;同时,对于冷藏车尺寸、托盘尺寸、冷库尺寸标准都有明确的规定[10]。

2.3 从业人员专业素质不高

我国药品冷链相关环节涉及人员专业素质普遍不高。有数据显示,具有药学背景的人员约占 27%,管理类专业毕业人员约占 4%,而具有医药物流专业教育背景的人员寥寥无几[11]。可能的原因包括:医药物流人才的培养重视度不够,现在全国开设物流管理专业的高校仅占全国普通高校的 3% 左右。2011 年,辽宁中医药大学成为全国首家开设物流管理的医药高校。录用门槛过低、企业缺乏对从业人员在药品冷链物流方面的系统培训,致使相关人员在面对某种药品需要冷藏抑或需要冷冻、冷藏与冷冻温度应该保持在什么样的范围、一旦温度改变应该采取哪些措施等问题上缺少最基本的认识。

3 建议

3.1 直面医药冷链管理中被忽视的问题

3.1.1 引导各方关注"冷冻过度""中药冷链"等问题

我国医药冷链联盟可以团体的名义开通微博、校内网,通过注册高校BBS、组建QQ群等现代社交途径,在年轻人中普及医药冷链小常识;通过与广播、电视、电台合作,开设医药冷链专题节目,唤醒大众对疫苗冷链运输、中药与中成药低温储存现状的关注;与专业期刊、杂志合作,创办"医药冷链"栏目,引导相关专家学者将研究重心转向对"冷链外运输"等问题的研究。

3.1.2 成立统一的配送中心

通过将医药经营、生产企业、二级及以上医疗机构与冷链物流服务商结成联盟成立统一的药品冷链物流配送中心来负责偏远地区药品冷链的运输,建立药品储运不良趋势预警系统,及时对冷藏药品在末端配送过程中的储运条件进行分析。政府建立专项扶贫基金改善偏远地区的道路交通情况,同时加大农村地区电网的建设,设立冷链应急救助平台,为偏远地区的物流企业提供相应救援服务,逐级完善基层物流体系的建设。

3.1.3 扶持第三方医药物流发展

政府应尽早出台《医药冷链物流管理法规》,统一规定从事第三方医药物流资格的标准,并加大全国物流网络信息覆盖面,逐步实现药品冷链运输中全部信息与省、市级药监部门的实时连接。出台政策限制或禁止二手冷藏车或冷藏设备的改装与使用。建立对承运商、经销商、包材供应商、设施设备服务商的审计制度,逐步整顿物流市场,提升我国第三方医药物流的声誉。尽早出台《医药冷链物流管理法规》,统一规定从事第三方医药物流资格的标准;建立第四方物流(第一方、第二方和第三方提供物流规划、咨询、物流信息系统、供应链管理等服务),针对第四方物流在全国范围内启动试点。

3.2 加快发展势头

3.2.1 自筹资金

针对我国医药冷链体系资金来源不足、发展水平落后的现状,建议在中国医药冷链联盟的组织下,考虑到我国冷链运输环境的复杂性,允许七大行政区域(华东、华南、华北、华中、东北、西南、西北)分别创办区级医药冷链物流协会。协会内部成立医药冷链基金部门,负责区域内公益基金的获得;在大型医药超市、医疗机构、医药生产经营企业等场所设立医药冷链爱心募捐箱;开通国外援助基金获取渠道;与各省级药品监管部门合作,出台政策,要求药品生产企业、经营企业、物流企业、医疗机构、零售药房定期上缴一定数额的医药冷链发展税;费用收取的额度依据每个企业的季度营业额按一定比例进行收取;同时,医药冷链基金部门定期公布医药冷链发展税的收支情况,确保费用的使用公开透明;开办医药物流人员培训班,收取相应培训费;成立专业咨询小组,及时了解、协助解决药品冷链运输工作中出现的问题并向相关企业收取信息咨询费;购买国外先进医药物流设备,以相对便宜的价格出租给相关企业使用,收取租赁费。

3.2.2 引进先进管理理念

应积极借鉴发达国家先进的医药冷链技术与管理理念,逐步缩小与国外的差距;引导区域内医药流通企业与国外成熟冷链物流公司合作。

3.3 加强相关专业人员的培训

3.3.1 企业培训

企业通过与某些大专院校联合培养医药冷链物流人才,将冷链专业知识再教育与医药类专业知识的培训相结合,加大定期培训力度,填补供应链管理人员不足的缺口;根据具体工作性质,对已从事医药冷链物流的人员进行针对性的培养,如:对疫苗冷冻站和冷库人员的培训,重点把握培训对象在制冷、电气、给排水、自动控制、计算机操作与维护等方面的知识掌握程度;药品生产企业可在参与冷链物流的社会承运公司中选择确定的质量专员,对其进行系统培训,使其能按照本企业的标准,有效控制流通过程中药品的质量。

3.3.2 政府培训

政府部门建立配套的培训体系,开展冷链物流人员的操作技能认证,持证上岗。同时,应加大医药物流综合人才队伍建设的资金投入。

3.4 其他

可借鉴类似"毒、麻、精、放"类药品的管理模式实行冷链药品专营管理。对冷链药品施行专用药品标示,在运输过程中由专人负责押运,及时对冷链系统出现的偏差与变更进行跟踪,建立药品温度变化持续记录档案。

参考文献

[1] 钟秀英.我国药品冷链物流现状成因与发展策略分析物流管理[J].中国市场,2012,18(2):22.

[2] 卫生部统计信息中心.2011年我国卫生事业发展统计公报[EB/OL].(2012-04-20)[2013-12-02].http://www.moh.gov.cn/mohwsbwstjxxzxls7967/201204/54532.shtml.

[3] 卫生部.关于印发2010年扩大国家免疫规划等4个项目管理方案的通知[EB/OL].(2010-07-23)[2013-12-01].http://www.gov.cn/zwgk/2010-07/23/content_1662012.htm.

[4] Matthias DM, Robertson J, Garrison MM, et al. Freezing temperatures in the vaccine cold chain: a systematic literature review[J]. Vaccine, 2007, 25(20): 3980.

[5] Wirkas T, Toikilik S, Miller N, et al. Avaccine cold chain freezing study in PNG highlights technology needs for hotclimate countries[J]. Vaccine, 2007, 25(4): 691.

[6] Otto BF, Suarnawa IM, Tony Stewart, et al. At-birth immunisation against hepatitis B using a novel prelled immunisation device stored outside the cold chain[J].Vaccine, 1999, 18(5/6): 498.

[7] Sloat BR, Sandoval MA, Cui ZR.Towards preserving the immunogenicity of protein antigens carried by nanoparticles while avoiding the cold chain[J]. Int J Pharm, 2010, 393(1/2): 197.

[8] Zhang J, Pritchard E, HuX, et al. Stabilization of vaccines and antibiotics in silk and eliminating the cold chain[J]. PNAS, 2012, 109(30): 11981.

[9] 李冰漪.医药冷链,如何才能不"断链":专访北京中冷信息技术研究院执行院长、中国医药冷链联盟秘书长刘卫战[N].中国储运报,2013-04-17.

[10] 赵贤.中美药品冷链物流体系的比较研究[J].中国药业,2012,21(16):15.

[11] 吴海侠.试论医药物流人才的培养[J].中国药业,2007,16(2):21.

药事管理研究三十年 杨世民师生论文集(下册)

国外启示➡

美国药学院校管理概况

杨世民

我于 1994 年 1 月至 2 月对美国 University of california San Francisco(简称 UCSF),Universit Y of utah. Salt lake city LDS Hospital. Washington Adventist Hospital 进行了短期的考察。通过座谈、参观,使自己对美国药学教育的现状,药学院校的管理,医院药师的工作情况有了一定的了解,其中印象最深的是药学院校的管理工作。对此本文作一简要的介绍。

一 对毕业生进行调查,了解反馈信息

美国药学院校注重对毕业生的调查工作,收集毕业生的意见,及时修改教学计划,以适应社会对学生的要求。如 UCSF 曾专门设计了调查表格,采用问卷形式征求毕业生的意见。调查表的内容有以下 9 个方面:

1、对 UCSF 课程安排的评估;

2、对药学专业总的看法(态度);

3、接受药学博士后教育及从事专业工作的情况;

4、首次就业所干工作与目前从事的工作;

5、从事非本专业的工作及部分时间从事本专业的工作;

6、现职从事本专业实践方面;

7、现职从事非本专业情况;

8、个人简历;

9、简要的评语。

在以上 9 项中,1、2、3、4、8、9 为每个毕业生必填内容,5、6、7 三项可根据各人的情况选填,一般只选一项。

以 UCSF 课程安排评估为例加以说明,在该项凋查中,需要学生回答 3 个问题。

1、你是哪一年从 UCSF 药学院毕业的?

2、你认为你受到的教育和培训与同期从其它药学院的人相比有何差别?

要求学生从下列 3 个答案中选出一种:

(1)我校的教育和训练与他校相比是劣等的;

(2)我校的教育和训练与他校相比大体相同;

(3)我校的教育和训练与他校相比是优秀的。

3、请评价下列课程对你的教育和培训程度。

课程有药剂学、药物化学、药理学、药物动力学、药事管理学、治疗学、临床药学实践(医院门诊部分)、临床药学实践(住院部分)、常规药学(社会药房实习)、常规药学(医院实习)、病员教育和交流、健康问题和政策、身体评价技能、计算机培训等。

评价分五个方面,选出适合自己的一项。

(1)不予评价:在校实习时没有选修,或当时课程表中无此学科;

(2)学的内容不够:即在本学科范围内未能受到应有的培训;

(3)课程设置合适:即学的内容足够目前应用;

（4）课程设置非常好：即学的知识能帮助从事高水平的专业实践；

（5）课程内容过多：即本门课程安排的内容太多。

评价之后，让学生对自己在 UCSF 药学院学习时获得的知识和受到的培训得出结论。可从给出的五个答案即较差、中等、一般水平、良好、优秀中选出一个。

二　对各类管理干部的工作业绩进行评估

如定期评估校长、院长、系主任的工作，由学校组成评估委员会负责评估各层次管理干部任职的情况。根据评估结果，评委会有权推荐此人能否继续担任现职务。

以对系主任的评估为例说明之。

首先，评估委员会要进行调查研究，并与下列人员座谈：

1、系主任的主管上级；

2、系主任管辖范围内的成员；

3、系主任管辖范围内的毕业生；

4、系主任管辖范围内的在校生。

评估的项目有 7 项：

1、在教学和科研管理方面对本单位事业的发展是否做出了显著的贡献；

2、在人员安排及处理资金、用房、科研和教学任务的分配方面做的是否合理；

3、处理本单位工作人员之间关系的能力如何，对工作人员道德和精神方面有无显著促进；

4、为了本单位的利益与其它行政人员和上司在课程安排、教室使用、资助资金方面处理的明智程度；

5、培养青年教师和工作人员方面做得是否出色；

6、能否有效地、正确地执行学校的各项政策；

7、能否被继续聘任。

评估委员会按照评估项目对被评估人逐项评议，尤其重视政绩的考核。最后，评委会将其评估的结果写出小结交给主管领导，做为能否继续使用干部的依据。

三　职称晋升方面的管理情况

美国的人事管理充分体现了竞争机制，从而激励每个教师为生存发展不停的拼搏奋斗。晋升时对教师的工作业绩进行评估，主要指标为教学和科研工作。在教学方面，要求教师一定要讲好课，学生对任课老师授课情况进行评估打分。评估表装入个人档案，晋升时交给评审委员会作为一项重要依据。在科研方面，主要看教师承担的科研项目及任务的多少，获得课题经费资助的数额，发表论文、取得成果的情况。此外，还要对教师的服务态度、知名度、担任学术职务及培养研究生的情况进行评估。晋升者要提交世界范围内同行的推荐信件。

职称晋升时要过 5 关：即教研室主任、系主任、两级评审委员会和校长。

先由本人提出审请，教研室主任根据本人的申请及做出的成绩向系主任推荐并上报有关材料，系主任签署意见转报到主管副校长处，由其组织评审委员会，召开秘密会议讨论申请者是否具备任职资格，能否进一步参加评审。之后，再提交到另一个评审委员会，该组织对前一个委员会的结论进行评估，看其是否公正，最后签署意见上报校长裁决。两个评审委员会的结果往往是吻合的，有时也会不吻合，吻合时校长就同意了，不吻合时由校长决定能否晋升。

此外，对晋升高一级职称的时间也有要求，如助理教授在 8 年内升不上副教授，学校就不再聘其担任现职。

四　经费来源及管理

美国高校经费的来源主要有三种渠道：1、联邦政府、州政府拨款；2、学生交费；3、社会各界人士捐款。

近年来，两级政府拨款的比例逐年减少，学生的学费也不能提高得太高，所以社会捐赠则成为学校经费的重要来源。在美国，各界人士关心教育、支持办学这一点给笔者留下了深刻的印象。目前，各校的教授和一些财团、药厂的联系进一步在加强，以求获得更多的项目资助，从而为学校增加了经费。在经费的使用管理也较严格，教授们争取来的经费归到学校的帐上而不是归到个人，有一套制度规定，教授根据工作需要使用，再到财务部门报帐。经费使用不当要追究法律责任。

——刊于《药学教育》1994 年第 10 卷第 3 期

日本 Kyoritsu 药学院临床药学硕士学位的培养计划及评说

方宇　杨世民

日本东京 Kyoritsu 药学院研究生院的临床药学理学硕士培养计划制定于 1996 年 4 月，这个为期两年的计划旨在培养学生为临床提供高水平药学监护服务、承担临床服务职责所必需的能力；同时树立学生对药学实践及今后发展进行思考的意识，使他们能够成为临床药学领域未来的领导者。现将该培养计划作一介绍[1]，以期为我国临床药学教育提供借鉴。

一　招生

Kyoritsu 药学院对参加临床药学硕士培养计划的 200 名大四学生，按成绩排名，前 35% 的学生可以向其主管教授申请推荐入学。实践环节的药师也可以向科室或医院主任提出类似申请。这些学生和药师均免除笔试，仅需通过面试即被接纳入学。不在前 35% 之列的大四学生或其他学院的学生则需参加一项笔试及面试。

2001 ～ 2002 学年，有 16 名一年级研究生和 14 名二年级研究生进入该培养计划学习。其中各有 3 名一年级学生和 4 名二年级学生采用非传统模式培养。其中有 1 名非传统模式培养的博士学位申请者，正在从事临床药学方向的实验研究。

二　师资

培养临床药学硕士学位的教师分两部分：

本院的 3 名教授，3 名副教授和 8 名研究同事；另外，有 9 名教授、11 名副教授、4 名助教以及 19 名研究同事来自其他部门。他们为药学研究生培养方案中的 45 名硕士生和 13 名博士生提供指导。上述所有教师也面向大学本科生授课。

三　教学安排

教学安排分为三个阶段：

课程教学。6 个月时间，从 4 月（日本一学年的开始）到 10 月，含 2 周暑假。

医院住院实习。7 个半月时间，一直到第二学年，然后安排 6 ～ 7 周在美国进行医院临床方向的住院实习。

学位论文研究。约 7 个月时间。要求在下一年 3 月初上交学位论文。完成答辩后，教师对其进行评估。符合资格的，授予硕士学位，准予 3 月份毕业。

1.　夜大课程

临床药学计划和药学计划的硕士生有 16 门夜大课程。临床药学计划的学生要求取得至少 14 学分（1 学分 =12 小时），包括 8 学分的必修课程。具体课程设置见表 1。

2.　日间课程

传统教育模式的学生须在 4 月～ 10 月修完日间课程（共计 5 学分），具体课程见表 2。

表1 临床药学硕士培养计划夜大课程

课程	内容	目的及意义
药学法规 （1学分，选修课）	知情同意，向患者提供药品信息，生产者的责任、义务，无标签药品的使用（由一名律师和一名学院药师讲授）。	基于案例的交互式课程，尝试在法律文字表述与临床操作实践间架起一座桥梁。同时把决定法律起草、贯彻实施的因素和药学实践的管理范围联系起来。
高级医院药学 （1学分，选修课）	案例评价。临床药师向孕期患者提供咨询、在提供门诊临床服务过程中发挥作用，机构评估委员会（IRB）讨论协议评估时的科学性与伦理问题，合理的个体化药疗，药品安全信息评价及其针对具体患者所作的改进，临床药学实践及其在医院中的作用和未来进展。	通过案例评价。学习如何选择合适的药物治疗疾病。提供医院进一步发展临床药学服务所需的最新背景信息。
药品信息与评价 （1学分，必修课）	学生必须向药学与治疗学（P&T）委员会提交一份述评，根据药品信息的要求筛选剔除文献资料，同时逐步熟悉从网络获取信息的方法。	帮助学生研究临床相关性课题和疑问，并帮助他们选取合适的文献资料，以便准备书写论文。
临床药代动力学 （1学分。必修课）	抗惊厥药物、精神药物、免疫抑制剂的剂量依赖性设计，肾脏代谢相关性，抗微生物制剂的合理应用，药代动力学和药效学，细胞色素P450代谢及其多态性的个体差异。	帮助学生理解和掌握治疗药物监测，通过各种实例学习．将治疗药物监测的原理运用到日常临床实践中。
临床实验室试验 （1学分，必修课）	解释生化、血液学、免疫学、细菌学的实验室结果，并测试其与疾病的相关性，同时涉及此类试验的临床应用。	了解疾病的诊断依据，为临床咨询服务奠定基础。
患者咨询临床心理学 （1学分，选修课）	药师了解患者心理状态的有关技巧。提供合理的个体化监护服务。患者对疾病的态度及其身患疾病后的心理变化。运用角色扮演。训练，向患者提供咨询的技能（由注册药师、执业临床心理师、从事患者咨询的注册药师、两名护士授课）。	使学生了解患者的心理。并教会学生如何在向患者提供药疗咨询服务时运用这种心理。
临床医学介绍Ⅰ～Ⅳ （1学分，必修课）	有关各种疾病的课程，包括：心血管、呼吸、肾脏、胃肠、皮肤、耳鼻咽喉、眼科、内分泌及代谢性、免疫性、神经性、血液学等疾病。涵盖儿科学、基因变异、恶性肿瘤、感染性疾病、外科疾病、麻醉和急诊医学（均由来自东京的医学院的执业医师讲授）。	教授学生了解临床医学基本知识，开展临床药学实践工作。

续表 1

课程	内容	目的及意义
药物治疗学 （2 学分，选修课）	通过病例讨论的形式，学习有关水、电解质紊乱及酸碱平衡失调。急慢性肾脏疾患，哮喘患者咨询服务，慢性阻塞性肺疾患，充血性心力衰竭患者的监护，心绞痛等知识。探讨为高血压、糖尿病、风湿性和胶原性疾病、帕金森氏症、骨质疏松症、感染性疾病及艾滋病患者选择最适疗法。	着眼于对不同疾患的药物治疗。培养学生提供有效药疗服务的能力。
临床统计分析：循证药物治疗与医学统计学 （2 学分，选修课）	通过分组讨论和发言。学习循证治疗与医学的概念。同时学习 Cochrane Collaboration 数据库的应用和临床病例中诊断依据的基本要素。课程探讨一些研究方法的评价和应用。	运用统计学方法为疾病的诊断和治疗提供科学依据。
实验药物评价 （1 学分，选修课）	学习临床前和临床数据间的相互关系，试验设计的科学性和伦理学问题，药物评价方法，新药开发的监管，课程以心血管药物、精神类药物、抗感染药物和抗癌药物为例来进行说明。	提供新药开发的相关知识。
药物流行病学 （1 学分，选修课）	探讨售后监督相关性研究（例如病例控制研究和队列研究）的重要性和可靠性。	帮助学生理解如何评价药物合理使用。
临床试验信息管理 （1 学分，选修课）	教授学生把来自试验对象的原始信息转换成标准化信息，从而用于药物的有效性和安全性评价，此外还探讨符合国际组织标准化 IS09000 标准的相关要求、临床试验协调的作用。	学习药物的有效性和安全性评价方法。
生物伦理学 （1 学分，选修课）	2001 年开设的新课程。运用讨论的形式，教师和学生就有关生物伦理学的课题交换意见、展开评述，例如人工受精、绝症患者的知情同意、器官移植、安乐死和生命质量等。	奠定生物伦理学基础知识。

表 2　临床药学硕士培养计划日间课程

课程	授课教师	内容
药物治疗学（每天 3 节 90 分钟的授课，每星期 2 节 80 分钟的晚间授课，共 2 周）	由芝加哥 Loyola 大学医学中心的药学博士授课。	专题讲座和案例分析，学习水电解质紊乱及酸碱平衡失调、贫血、哮喘、胃肠不适、肾脏疾病、高脂血症等的药物治疗。本课程使用美国教材。
案例学习研讨会（于 4 月～10 月间共计 50 小时）	各科室均有 1 名医师负责，1 名在校任教的美国药师（药学博士）作必要指导。	药物治疗学各科室均有 1 名医师负责，定期提供有关案例分析的评价意见，由各自科室的学生自行组织进行案例评析，学生与一名在校任教的美国药师（药学博士）一同探讨案例。题目有老年病患者、癌症患者以及伴有心血管病和感染患者的护理措施。

续表 2

课程	授课教师	内容
医学英语（30 小时）	本校教师	学习常用的医学词汇，这些词汇在阅读有关人体解剖和生理学教材时经常会碰到。使用一本专为护理专业学生编写的教材。
药师英语会话	母语为英语的教师、美国药师和本校教师各 1 名。	学习日常会话及药师常用英语，为硕士生以后赴美国进行医院住院实习打下基础。
文献评价（2001 年 4 月～10 月间进行，共 30 小时）	一名在校任教的美国药师（药学博士）。	每名学生交 2 篇文章，提出批评性的评价意见。

3. 住院实习

在完成教学课程后。由研究生院委员会给非传统模式教育的学生依照学习情况打学分。另外，传统模式教育的学生，必须在本校的 8 所签约医院中的一所医院接受临床技能培训（2001～2002 学年），医院所在地是东京，培训时间为 7 个半月，包括 1～2 个月的药学实践（调剂、药品信息、治疗药物监测），约 6 个月的临床住院实习（总计 6 学分，包括在美国的住院实习）。药学系主任或医院住院实习协调员担任病房实习学生的指导教师。学生在各个医院的实习内容有所不同，但参加医院实习的所有学生都必须负责监护几名住院病人，并在每隔 1 周的周六例会上，向教师和其他硕士生汇报病例分析。每个科室轮转实习结束后，学生必须向指导教师提交一份书面报告。教师根据轮转实习期间学生的报告、表现及其参与程度进行评估。学生还应提交一份包括病例分析在内的总结报告，作为年度报告由各主管部门出版。

4. 药学实践

调剂。大多数学生在本科生院接受 1 个月的调剂培训。这样，学生们在药学系的时间只有 1 个月。在这 1 个月中，学生练习如何处理、填写处方和核校错误。在日本仍很常见的复方散剂、肠胃外营养液体配制、静脉注射化疗制剂和为患者提供咨询等均是学习的重点。

药品信息。在住院实习的第一个月期间，学生们也要接受药品信息培训。学生不仅要理解药品信息中心在向医院卫生保健专业人员提供信息过程中所发挥的作用，而且要熟悉不同药学相关委员会的作用。诸如 P&T 委员会和 IRB。还要求学生们能够通过图书馆和网络查询达到使用、检索、评价、提供药品信息。

治疗药物监测。日本的许多医院药师也参与药物浓度分析。学生学习有关由药学系提供的药物监测服务。采用氨茶碱作为治疗药物，学生们分析数据，预测血药浓度变化，为调整给药剂量提供推荐意见。

5. 临床轮转实习

在学生向患者提供监护之前，通过角色扮演的方式来培养他们面对面接待病人的能力。重点强调谈话交流的方式、俗语及感情移入的运用和其他一些使接待成功的因素。然后学生参与轮转实习，包括因特网上开展的医疗和手术。可供学生选择的有外科学、呼吸病学、神经病学、肾脏学、妇产科学、心脏病学、内分泌学和血液学等科室。临床轮转实习的目的不仅是学习某种疾病的药物治疗，而且还包括掌握患者的整体状况，并能向患者推荐最佳个体化治疗方案。

通常情况下，学生在每个科室只负责一名患者，并且全天跟踪患者情况。学生负责检查和解决所有药物相关性问题，协助医师筛选最佳治疗方案。学生必须及时向指导教师报告任何变化和问题，例如药物相互作用和副反应等，教师将会讨论这些问题，并给学生提供建议（例如更加严密地跟踪患者情况、进一步研究合适治疗方案等）。总之，此项指导的最终目的是使学生毕业以后能够成为一名独立开展工作的临床药师。

6. 赴美国临床住院实习

在美国医学中心的住院实习被列入这一培养计划。日本的 Kyoritsu 药学院和美国的 3 家机构于 1996 ～ 1997 年间签订了学术交流协议。此后每年，在研究生培养计划的第二年期间安排轮转，那时学生已经完成在日本医院为期 7 个半月的轮转实习。每年总计有 12 名学生被 Loyola 大学医学中心接收，在那里开展最初 2 周的临床方向教育。学生们一方面与医护人员展开交流学习，另一方面尝试在这 2 周内适应美国的生活方式。确定具体实习去向后，每组 2 名学生被分派到华盛顿大学（西雅图市）、坎萨斯大学（坎萨斯城）和 Loyola 大学的各个临床实践方向的实习点上。每年，有 1 ～ 3 名对获得临床药学工作经历感兴趣的非传统教育学生与美国传统教育的学生一同学习。但他们脱产学习不能超过 2 周，因此，这些学生一般都到 Loyola 大学完成 2 周的临床实践方向的实习。

7. 学位论文阶段

为取得临床药学硕士学位，学生们必须上交学位论文（5 学分）。传统教育培养的硕士生要求完成基本的药学科学研究。然而，临床药学培养计划的学生则被鼓励去解决他们在临床住院实习期间所遇到的临床实际问题。这项措施目的在于培养学生发展问题定位的思维方法，书写一份协议书，评估临床状况并认识专业间相互合作的重要性，以便他们将来在工作实践中需要帮助时，能够游刃有余地向有关专家进行咨询。学位论文在 2001 年 3 月上交，内容包括"丁福明用于糖尿病患者的有效性及安全性"、"氟伐他汀的抗氧化剂活性和药物浓度及其在原发性高脂血症的代谢物"和"CYPlA2 在人末梢血中的含量与氨茶碱代谢的相互关系"。

四 培养计划结论

由于日本大学药学教育仍由一个四年培养计划组成，所以大多数临床技能是在临床药学硕士培养计划中完成的。人们普遍认识到，仅仅四年的教育是不足以教会学生如何向患者提供高质量的卫生保健服务的。在日本药学院推行一项更长的大学本科培养计划前，临床药学硕士培养计划在培养药学监护工作者、未来的指导教师和药学领导者方面将继续发挥重要作用。作为教育工作者，必须不断审视和改进培养计划，以适应卫生事业发展的要求。同时应确保课程教学和基础研究中涉及临床的部分是现行的内容，稳定培养标准，保证教学质量，从而使所有学生获得相当的临床实践技能，并以同一标准考核评估。

五 对我国临床药学教育的建议

我国临床药学教育尚处于起步阶段，曾有院校设置过临床药学专业，1998 年国家教育部门调整专业时停办，而高等药学本科专业目录中尚未设置临床药学专业[2]。目前，有的院校在药学专业中进行后期分流，以加强临床药师培养，但临床类课程设置过少，临床实习环节薄弱，学生实践技能较差。

2002 年，国家有关部门颁布的《医疗机构药事管理暂行规定》，提出医疗机构药事工作是"以服务病人为中心，以临床药学为基础，促进临床科学、合理用药"，要求"逐步建立临床药师制"[3]。该规定明确了医院药学工作的重心和努力的方向，从政策上确立了临床药学工作的地位。上述政策导向为我国临床药学教育营造了十分有利的氛围，药学教育工作者应以此为契机推进临床药学教育工作。

鉴于我国临床药学人才匮乏及临床药学工作起点低的现状，顺应医院药学的工作重心已转移到临床药学的大好形势，应大力加强临床药学教育改革，转变临床药学人才培养模式，以提高我国临床药学教育水平。综上所介，提出几点拙见，供同行参考：

1. 重点扶持一批医药类院校设置临床药学本科专业或方向，基础较好的院校，可以设置临床药学专业硕士及博士层次教育。

2. 为加快人才培养，重点医药类院校可以实行本硕连读、贯通培养的六年制教育模式，培养三级甲等医院急需的"基础宽厚、综合素质高、实践能力强的高层次应用型"临床药学人才。他们的知识和能力结构为：药学和医学知识融会贯通，基础宽厚，专业精深，综合素质高，熟练掌握临床药学实践技能，兼备管理与创新能力等。

与该培养目标相适应，大胆进行教学内容、教学方法、教学手段的改革，增设临床相关课程，突出临床实习环节。实行"一年公共平台课程、两年半基础核心平台课程、两年半临床实习及毕业论文研究"的"三段制"培养模式；引进国内外先进的原版教材，采用双语教学；聘请国内外知名的临床药学专家授课，聘请实践经验丰富的执业医师和临床药师担任实习指导教师。

3. 借鉴国外经验，突出学生临床实践技能的培养。我们介绍的日本 Kyoritsu 药学院临床药学硕士培养计划，在夜大课程和日间课程的设置上突出临床相关课程学习，在实习训练的安排上注重临床实践技能培养，有诸多可供借鉴之处。其实习包括住院实习、药学实践实习、临床轮转实习、赴美国临床住院实习，全面发展学生的临床实践技能，从而为学生进入实际工作环节后从事临床药学专项工作奠定扎实的基础。

参考文献

[1] MOTOKO KANKE, MASAYO TANAKA, YUJI YO-SHIYAMA. et al. MaSter's degree program in clinical pharmacy in a Japanese pharmacy school[J]. Pharmacy abroad, 2002, 59（5）: 973-977.

[2] 教育部高等教育司. 普通高等学校本科目录和专业介绍[M]. 北京: 高等教育出版社, 1998, 264.

[3] 卫生部, 国家中医药管理局. 医疗机构药事管理暂行规定. 卫医发[2002]24号. 2002年1月22日.

——刊于《药学教育》2003年第19卷第1期

我国与美国药品零售连锁经营发展状况的比较

宿凌　杨世民

摘要　目的：了解我国与美国在药品零售连锁经营发展方面的差距和共同规律。方法：对我国与美国2001年销售额排名前50名药品零售连锁企业的销售额、门店数、门店平均销售额进行统计和分析。结果与结论：我国药品零售连锁企业与美国相比存在着巨大的差距，但我国药品零售连锁企业可以通过科学的扩张战略，提高市场竞争力，逐步缩小差距。

关键词　中国；美国；药品零售连锁；比较

Comparative Study of the Developmental Conditions Between Chinese and American Drug Retail Chain Management

SU Ling, YANG Shimin

ABSTRACT　Objective: To understand the gap between and common regularity of China and USA in development of drug retail chain management. Methods: The sale volume, number of drug store and the average sales volume of a drug store of Chinese and American drug retail chain enter prises were collected and analysed. These enterprises occupied the front 50 places in sales volume. Results & Conclusion: There exists a wide gap between Chinese and American drug retail chain enterprises, however, Chinese enterprises can improve the market competition ability and gradually reduce the distinction between China and America in management through scientific expanding strategy.

KEY WORDS　China; USA; drug retailing chain management; comparative research

20世纪初，美国出现拥有4家以上药店的连锁店公司，拉开了药品连锁经营的序幕。我国药品零售连锁经营的出现比美国晚了近一个世纪，到20世纪90年代中期（1995年5月）才在深圳出现了第一家药品零售连锁企业——中联大药房。如今，我国药品零售连锁经营经过短短几年的发展，已经具有一定的规模，但与美国相比，仍存在较大的差距。笔者收集了2001年我国与美国药品零售连锁企业的有关数据，加以分析研究，试图找出存在的差距以及连锁经营发展的共同规律。

1　资料

资料来源于《中国药店》提供的2001年我国销售额排名前50名的药品零售连锁企业销售额、门店数、门店平均销售额[1]和2001年美国销售额排名前50名的药品连锁企业销售额、门店数、门店平均销售额[2]数据。

2　方法

对2001年我国和美国销售额排名前50名的药品零售连锁企业的销售额、门店数、门店平均销售额等相关数据进行统计和比较。

3 结果

3.1 销售额比较 [3]

我国与美国药品零售连锁企业销售额比较结果见表1。

表1 我国与美国药品零售连锁企业销售额比较

Tab 1 Comparison of sales volume between Chinese and Amerlcan

drug retall chain enterprises(DRCE)

比较内容	1. 我国药品连锁企业	2. 美国药品连锁企业	2 与 1 比值
销售额最大值	9.60 亿元	147.01 亿美元	122.51 倍左右
销售额最小值	0.47 亿元	0.10 亿美元	1.70 倍左右
排名第 1 位的企业销售额与排名第 50 位的比值	20.43 倍左右	1 470.10 倍左右	(假设人民币与美元的汇率为 1:8 的计算结果)
排名前 5 位的企业销售额之和占排名前 50 位的企业销售额总和的百分比	31.10%	85.20%	

3.2 门店数比较 [3]

我国与美国药品零售连锁企业门店数比较结果见表2。

3.3 门店平均销售额比较 [3]

我国与美国药品零售连锁企业门店平均销售额比较结果见表3。

表2 我国与美国药品零售连锁企业门店数比较

Tab 2 Comparison of number of drug store between Chinese and

American DRCE

比较内容		1. 我国药品连锁企业	2. 美国药品连锁企业	2 与 1 比值
门店数最大值		844 家	4 191 家	4.97 倍左右
门店数最小值		29 家*	4 家	0.14 倍左右
排名第 1 位的企业销售额与排名第 50 位的比值		29.10 倍左右	1 047.75 倍左右	(没有具体数据,但确定小于 30 家,故假设为 29 家)
排名前 5 位的企业销售额之和占排名前 50 位的企业销售额总和的百分比		35.69%	79.52%	
门店数范围	>1 000 家	0 个	6 个	
	100 家~1 000 家	20 个	10 个	
	50 家~100 家	13 个	18 个	
	30 家~50 家	14 个	4 个	
	10 家~30 家	3 个	16 个	
	<10 家	0 个	6 个	

表3 我国与美国药品零售连锁企业门店平均销售额比较

Tab 3 Comparison of average sales volume of a drug store between

chinese and American DRCE

比较内容	1. 我国药品连锁企业	2. 美国药品连锁企业	2 与 1 比值
门店平均销售额最大值	734.69 万元	900 万美元	9.80 倍左右
门店平均销售额最小值	50.51 万元	59 万美元	9.34 倍左右
门店平均销售额排名第 1 位的企业与排名第 50 位的企业的比值	14.55 倍左右	15.25 倍左右	（假设人民币与美元的汇率为 1:8 的计算结果）
排名前 5 位的企业销售额之和占排名前 50 位的企业销售额总和的百分比	31.10%	85.20 %	

3.4 门店平均销售额的标准差比较[3]

我国药品零售连锁企业门店平均销售额的标准差 S_1=145.57，差异非常大，说明我国药品零售连锁企业的经营管理水平不一，药品连锁经营发展得不够均衡。美国药品连锁企业门店平均销售额的标准差 S_1=1.35，差异不大，说明美国药品连锁企业的经营管理水平基本相当，没有太大的差距，药品连锁经营发展较为协调和成熟。

3.5 门店数与销售额的相关与回归分析

3.5.1 我国药品零售连锁企业门店数与销售额的相关与回归分析

结果见表 4。

表4 我国药品零售连锁企业门店数与销售额的相关与回归分析

Tab 4 Correlation and regression analysis of number of drug store and sales

volume of Chinese DRCE

分析内容	我国销售额排名前 50 位的药品零售连锁企业门店数与销售额的相关与回归分析（n=50）	我国销售额超过 3 亿元的药品零售连锁企业门店数与销售额的相关与回归分析（n=9）	我国销售额 3 亿元以内的药品零售连锁企业门店数与销售额的相关与回归分析（n=41）
线性回归方程	y =66.083x +9712.3	y =9.5119x +43586	y =53.608x +6963
b	66.083>0	9.5119>0	53.608 >0
回归系数平均值 R^2	0.3016	0.0145	0.224
v =n − 2	48	7	39
查 R 的界值表得 P 值	<0.001	>0.5	0.001<P <0.002
α =0.01 水平上得出的结论	我国销售额排名前 50 位药品零售连锁企业门店数与销售额有直线正相关关系	我国销售额超过 3 亿元的药品零售连锁企业门店数与销售额无直线正相关关系	我国销售额 3 亿元以内的药品零售连锁企业门店数与销售额有直线正相关关系

3.5.2 美国药品零售连锁企业门店数与销售额的相关与回归分析

结果见表 5。

3.6 门店数与门店平均销售额的相关与回归分析

3.6.1 我国药品零售连锁企业门店数与门店平均销售额的相关与回归分析

结果见表 6。

3.6.2 美国药品连锁企业门店数与门店平均销售额的相关与回归分析

结果见表 7。

表 5　美国药品连锁企业门店数与销售额的相关与回归分析

Tab 5　Correlation and regression analysis of number of drug store and sales

volume of American DRCE

分析内容	美国销售额排名前50位的药品连锁企业门店数与销售额的相关与回归分析（n=50）	美国销售额超过10亿美元的药品连锁企业门店数与销售额的相关与回归分析（n=7）	美国销售额10亿美元以内的药品连锁企业门店数与销售额的相关与回归分析（n=43）
线性回归方程	$y=3.3245x-91.55$	$y=3.754x-1380.5$	$y=1.9933x+20.679$
b	3.3245>0	3.7354>0	1.9933>0
回归系数平均值 R^2	0.9613	0.8848	0.8093
$v=n-2$	48	5	41
查 R 的界值表得 P 值	<0.001	0.001<P<0.002	<0.001
$\alpha=0.01$ 水平上得出的结论	美国销售额排名前50位药品连锁企业门店数与销售额有直线正相关关系	美国销售额超过10亿美元的药品连锁企业门店数与销售额有直线正相关关系	美国销售额10亿美元以内的药品连锁企业门店数与销售额有直线正相关关系

表 6　我国药品零售连锁企业门店数与门店平均销售额的相关与回归分析

Tab 6　Correlation and regression analysis of number of drug store and average

sales volume ofa drug store of Chinese DRCE

分析内容	我国门店数排名前50位的药品零售连锁企业门店数与门店平均销售额相关与回归分析（n=50）	我国门店数超过100家的药品零售连锁企业门店数与门店平均销售额相关与回归分析（n=20）	我国门店数100家以内的药品零售连锁企业门店数与门店平均销售额相关与回归分析（n=30）
线性回归方程	$y=0.2223x+175.86$	$y=-0.2104x+201.58$	$y=-2.1801x+331.01$
b	0.2223>0	-0.2104<0	-2.1801<0
回归系数平均值 R^2	0.0667	0.0783	0.1054

续表 6

分析内容	我国门店数排名前 50 位的药品零售连锁企业门店数与门店平均销售额相关与回归分析（n =50）	我国门店数超过 100 家的药品零售连锁企业门店数与门店平均销售额相关与回归分析（n =20）	我国门店数 100 家以内的药品零售连锁企业门店数与门店平均销售额相关与回归分析（n =30）
v =n − 2	48	18	28
查 R 的界值表得 P 值	0.05 <P <0.1	0.2 <P <0.5	0.005<P <0.1
α =0.01 水平上得出的结论	我国门店数排名前 50 位药品零售连锁企业门店数与门店平均销售额有直线相关关系	我国门店数超过 100 家的药品零售连锁企业门店数与门店平均销售额无直线相关关系	我国门店数 100 家以内的药品零售连锁企业门店数与门店平均销售额无直线相关关系

表 7 美国药品连锁企业门店数与门店平均销售额的相关与回归分析

Tab 7 Correlation and regression analaysls of number of drugstore and average sales volume of a drugstore of American DRCE

分析内容	美国门店数排名前 50 位的药品连锁企业门店数与门店平均销售额的相关与回归分析（n =50）	美国门店数超过 1000 家的药品连锁企业门店数与门店平均销售额的相关与回归分析（n =6）	美国门店数 1000 家以内的药品连锁企业门店数与门店平均销售额的相关与回归分析（n =44）
线性回归方程 b	$y =9E − 0.5x + 2.8381$ $9\times10^{-5}>0$（"9E-0.5"代表"9×10^{-5}"）	$y=0.0007x + 0.9693$ 0.0007>0	$y=0.0022x +3.0066$ 0.0022<0
回归系数平均值 R^2	0.0048	0.5754	0.0194
v =n − 2	48	4	42
查 R 的界值表得 P 值	<0.5	0.05 <P <0.1	0.2 <P <0.5
α =0 .01 水平上得出的结论	美国门店数排名前 50 位药品连锁企业门店数与门店平均销售额无直线相关关系	美国门店数超过 1000 家的药品连锁企业门店数与门店平均销售额无直线相关关系	美国门店数 1000 家以内的药品连锁企业门店数与门店平均销售额无直线相关关系

4 结论

通过对 2001 年我国与美国销售额排名前 50 位药品零售连锁企业的销售额、门店数以及门店平均销售额的比较分析,可以看出两国整体的经营状况、资金实力及发展规模的差距较大。通过对我国销售额排名前 50 位的药品零售连锁企业销售额、门店数以及门店平均销售额的分析可以看出:

（1）我国药品零售连锁企业的集中度不高，大型企业与小型企业销售额差距不大；（2）我国药品零售连锁企业门店数差距不大，范围较窄，多的不足 1 000 家，少的也在 30 家左右；（3）我国药品零售连锁企业门店平均销售额存在一定差距，标准差距较大，大、中、小型连锁企业没有发挥出各自的优势，连锁经营发展得不够均衡。

通过对美国销售额排名前 50 位的药品连锁企业销售额、门店数以及门店平均销售额的分析可以看出：（1）美国药品连锁企业的集中度较高，大型企业与小型企业销售额差距较大；（2）美国药品连锁企业门店数差距较大，范围较广，多的超过 1000 家，少的少于 10 家；（3）美国药品连锁企业平均销售额方面差别很小，大、中、小型连锁企业分别为自己开拓了发展空间，取得较好的销售业绩，药品连锁经营发展较为协调和成熟。

通过对我国与美国销售额排名前 50 位的药品零售连锁企业门店数与销售额的相关与回归分析可以看出，我国与美国的药品连锁经营在整体上具有相同的规律——销售额与门店数成直线正相关关系，即门店数越多，销售额也越高。这也是各药品连锁企业近年来进行规模扩张的动机所在，即都是为了增加总销售额。但是，销售额毕竟不是利润，盲目的规模扩张并不一定等同于利润的必然增加。由于缺乏利润的相关数据，笔者无法进行这方面的统计分析。

通过对我国销售额超过 3 亿元的和销售额 3 亿元以内的药品零售连锁企业的门店数与销售额的相关与回归分析可以看出，我国销售额超过 3 亿元的药品零售连锁企业门店数与销售额没有直线相关关系，说明我国的大型药品零售连锁企业规模扩张速度过快，销售额并未随着门店数的增加而增加；我国销售额 3 亿元以内的药品零售连锁企业门店数与销售额有直线相关关系，销售额随着门店数的增加而增加，说明我国的中、小型药品零售连锁企业发展较协调，规模较合理。

通过对美国销售额超过 10 亿美元和销售额 10 亿美元以内的药品连锁企业的门店数与销售额的相关与回归分析可以看出，美国销售额超过 10 亿美元和销售额 10 亿美元以内的药品连锁企业门店数与销售额均具有直线正相关关系，销售额随着门店数的增加而增加，说明美国的大、中、小型药品连锁企业的规模扩张速度合适，发展协调、合理。

通过对我国与美国销售额排名前 50 位的药品零售连锁企业的门店数与门店平均销售额的相关与回归分析可以看出，我国与美国药品零售连锁企业门店数与门店平均销售额均没有直线相关关系，说明扩张规模、增加新门店，对于药品连锁企业已经存在的门店的销售额并没有必然的影响，进而表明我国和美国药店数目前还未达到饱和，药品零售业依然存在广阔的发展空间。

通过对我国门店数超过 100 家和 100 家以内的药品零售连锁企业门店数与门店平均销售额的相关与回归分析可以看出，我国门店数超过 100 家和 100 家以内的药品零售连锁企业门店数与门店平均销售额均没有直线相关关系，说明扩张规模、增加新门店对于我国大、中、小型药品零售连锁企业已经存在的门店的销售额并没有必然的影响，进而表明我国大、中、小型药品零售连锁企业尚存在较大的发展空间。

通过对美国门店数超过 1000 家和 1000 家以内的药品连锁企业门店数与门店平均销售额的相关与回归分析可以看出，美国门店数超过 1000 家和 1000 家以内的药品连锁企业门店数与门店平均销售额均没有直线相关关系，说明扩张规模、增加新门店对于美国大、中、小型药品连锁企业已经存在的门店的销售额并没有必然的影响，进而表明美国大、中、小型药品连锁企业尚存在可观的发展空间。

5　建议

我国药品零售业仍然存在着广阔的发展空间，药品零售连锁企业应加快发展速度，扩大经营规模，努力缩小与美国药品连锁企业的差距增强抵御开放药品分销服务后美国等发达国家对我国药品零售市场冲击的能力。

药品零售连锁企业之间可以通过兼并、联合与合作等方式进行资源重组，形成几个具有较大经营规模和较强市场竞争力的药品零售连锁企业，以提高我国药品零售连锁经营的集中度。

大型药品零售连锁企业应采取科学的方法和步骤，在保证利润大化的基础上，进行合理适度的扩张，慎重选择跨地域经营，尽量避免管理失控的风险。

中、小型药品零售连锁企业在资金和规模不允许的情况下，宜进行盲目的扩张，可定位在一个地域内，充分发挥自身经营灵活的优势，开展多种优质服务，扩大自己的零售市场份额。

参考文献

[1] 中国药店编辑部 .2002 年中国连锁药店排行榜 [J]. 中国药店，2002，13（4）：30.

[2] 中国药店编辑部 . 美国药店不能承受之重 [J]. 中国药店，2002，18（9）：28.

[3] 宿凌 . 我国药品零售业连锁经营发展的探索 . 西安交通大学 2000 年硕士学位论文 [D] 2000：29-35.

——刊于《中国药房》2003 年第 14 卷第 11 期

国外执业药师考试评说及对我国执业药师考试改革的探讨

叶奎英　杨世民

摘要　目的:了解国外执业药师考试管理的内容和特点,以供我国执业药师考试改革借鉴。方法:采用文献查询和综合分析的方法。结果与结论:我国执业药师考试应严格控制考试准入资格;调整考试内容和题型,注重考生能力测试;增强考试的导向作用,建立监督评价机制,提高透明度;允许国外药学毕业生及药师参加我国的执业药师资格考试并注册执业;充分发挥执业药师协会的作用。

关键词　执业药师;考试;探讨

Comment on Licensed Pharmacist Qualification Examination Abroad and Discussion on the Reform of Licensed Pharmacist Qualification Examination in China

YE Kuiying, YANG Shiming

ABSTRACT　Objective: To study the content and feature of licensed pharmacist qualification examination abroad in order to provide the evidence for the reform of licensed pharmacist qualification examination in China. Methods: The relevant literature was referred to and a comprehensive analysis was made. Results & Conclusion: Strict control over the inclusion criteria in the examination should be strengthened in China. The content and the types of questions should be adjusted to test the real competency of the examinees. The targeting role of the examination should reinforced, and monitoring as well evaluating system should be established to upgrade the degree of openness. Foreign graduated pharmacological students and pharmacists should be allowed for licensed pharmacist qualification examination in China and registered. The association of licensed pharmacists should play its full potentials.

KEY WORDS　licensed pharmacist; examination; discussion

参加执业药师资格考试并合格是成为一名执业药师的首要条件。各国关于执业药师资格考试的管理大致分为以下几个方面:考试准入资格的规定、考试内容的规定、考试命题的管理、对于非本国药学院校毕业生申请参加考试的规定及考生的权利等,而各国根据自己的国情就相关内容作出了不同的规定。欧美等发达国家执业药师资格考试制度的实施已有 100 多年的历史,无论是考试的组织形式还是考试的管理都已经趋于完善和成熟,有许多值得我们学习和借鉴的地方。本文将就此作一探讨。

1　执业药师考试准入资格的规定

1.1　美国

美国各州对于申请注册人员的资格有不同的规定对于年龄美国阿拉巴马州规定为至少19 周岁,而南达科他州要求至少 18 周岁,纽约州要求年龄在 21 周岁以上。大多数州对报考的共同要求是:具有良好的道德,满足一定的学历(必须毕业于美国药学教育理事会认可的药学院校)、实践经验的要求,必须是美国公民或者是在美国获得永久居住权的外国人,还应具备流利的英语读、写、说能力。许多州都要求申请注册人员必须在规定时间内(1 年～5 年不等) 通过 2 次或者 3 次考试,如阿拉斯加州和南达科他州要求在 5 年内通过北美执业药师考试(NAPLEX) 和州法学考试,纽约州则要求必须在 5 年内通过 NAPLEX 考试、州际联考(MPJE)以及药物混合和调配考试[1]。

1.2 英国

在英国,一个已经取得英国大学药学相关学位、受到英国国家学术委员会药学方面奖励的人(他们不需要再参加拉丁语、植物学、药物学、药物化学与普通化学的考试),如果满足以下条件,则有资格参加注册药师考试:年满 21 岁,已经取得规定学位,具备良好的性情和名誉,身心俱健康,遵照皇家药学会规定完成至少 45 周注册前培训,已经交纳规定的报考费,能够出示圆满完成 39 周注册前培训证明[1]。

1.3 日本

日本药科大学(4 年制) 毕业生,必须是按照学校教育法(昭和 22 年法律第 26 号) 之规定,在大学(短大除外) 修完药学正规课程的毕业生。凡通过毕业考试并获得学士以上学位者,均由所在院校统一报名,就地参加全国药剂师资格考试,当年考试不合格者可以在母校报名参加第 2 年的全国统考,只要本人愿意,直到考试通过为止[1]。

1.4 新加坡

新加坡要求年龄在 21 岁以上,并满足以下条件:[1] 具有新加坡爱得华七世医科大学药学文凭,或拥有新加坡马来西亚大学或新加坡国立大学药学学位或文凭的人员,或符合上述条件的预先注册的人员;拥有其它药学文凭、学位或者相关资历者,经委员会商议,可签发命令承认其文凭、学位或资历,凭此可申请注册药剂师(委员会可对其加以限制和说明)》未获得[1]、中提及的学位或文凭,但具有已获承认的药学方面资格的人士不能够获准注册,除非其具有 2 个月以上的处方行为的实际经历并且通过委员会的面试考试,才有资格申请注册。

1.5 加拿大

申请人必须具有一个获得认可的药学院校的本科文凭,或者大学联合会确信该申请人具有与获得认可的药学院的药学本科文凭相当的学术水平,该申请人已通过考试,达到由大学联合规定的条件,是加拿大公民,已经合法取得加拿大永久居留权,或根据某个国际条约,在加拿大暂时居住,具有一定的实践知识和药事法规知识,英语或法语流利,符合规章规定要求的人将有资格进行药剂师的注册申请。

2 执业药师考试内容的规定

2.1 美国

美国自 1996 年开始,试题改为共 185 题,其中药学实践占 50%,药事法规占 25%,药学、数学、化学等基础课目共占 25%。考试时间为 4 小时,140 分为满分,75 分为及格。MPJE 则是考查考生对本州法律法规的熟悉和掌握程度。有的州还将药物混合和调配纳入考试,以考察考生对实践知识和技能的掌握程度[1]。

2.2 英国

考试科目包括药学实践、药事法规的实施实践以及皇家药学会的道德准则与职业实践标准的应用。无药学相关学位的人员需要另外参加拉丁语、植物学、药物学、药物化学及普通化学的考试(即附加考试)。

2.3 日本

执业药师考试包括:基础药学60题、临床药学120题、卫生药学40题、药事关系法规和药事关系制度20题。其中,基础药学分为药物的构造和性质、天然医药资源、生物的构造和机能3大项目。临床药学是由临床药学综合、疾病和病态、医药品的安全性和有效性以及药剂的调配和医药品的管理4大项目组成。卫生药学包括保健卫生、营养素和食品、人类环境3大项目。药事关系法规及药事关系制度汇集了药师执业时所必需的法规知识以及相关联的制度和药剂师伦理规范[2]。

2.4 加拿大

加拿大执业药师资格认证考试(Qualifying examination)主要是为了评价药师安全、有效执业所要求的能力。考试分为两部分,第一部分为笔试,试题形式主要是多项选择题(MCQ),此部分考试分为2个连续半天举行。第二部分考试(QE-O)是以实践为基础的考试,形式设定为“客观结构的临床考试”(OSCE),分为交互式和非交互式2种方式。每部分都要求在规定时间内完成一个或多个简短的任务,比如:对“标准病人”给出建议或回答;与标准病人或标准医师以及标准的委托人沟通,以解决与药物有关的问题或者是伦理道德方面的难题;对某些问题做出建议,1/4检查和评价新的处方;1/2在药品发放之前核对药品的正确性。

交互式的考试具体方式如:首先给考生一些有关标准病人的年龄、性别、生活方式、已经被确诊的疾病以及其它相关信息标准病人根据自己的病情向考生提出一些有关用药等方面的问题(这些问题是考试委员会事先拟定好的),考生必须在7分钟之内解答这些问题。评委依据考生对这些问题的解答情况给出相应的分数。非交互的考试具体方式如:给考生一个处方,让其在规定时间内描述出处方的错误、遗漏之处,或者与之相关的其它方面的问题。考生必须在3年内通过第一部分和第二部分的考试[2]。

3 非本国药学院校毕业生参加考试并注册的规定

3.1 美国

纽约州的要求是:必须通过国外药学毕业生考试委员会(FPGEC)组织的考试;ETS的托福考试不低于550分,ETS的TSE(口语)考试不低于55分。南达科他州对考生语言的要求是:在由教育测试服务公司举行的英语口语测试中获得至少220分。此外,所有的这些学生必须通过国外药学毕业生同等水平考试(FPGEE),合格后才有资格报名参加执业药师考试。

3.2 日本

外国药学院校毕业或者已经获得外国药剂师资格者,经厚生省大臣认定其与本国具备考试资格者拥有同等或者以上学历及技能后,方可参加药剂师考试[1]。

3.3 新加坡

判断一个国外的药学毕业生能否成为执业药师的标准主要有以下几点:药学方面的资格、在执业国的注册资格、作为一名药师的工作经验、英语熟练程度、在新加坡的工作邀请信等。如果他的申请经新加坡药学会原则上批准后,还必须完成2项强制性要求才能成为执业药师:学会指定的注册前培训。培训时间由学会根据情况决定,2个月~12个月不等。对于有丰富经验的药师来说,只需2个月。而对于实践经验少的刚毕业的新手来说要求12个月,在新加坡通过学会组织的有关药品管理法规和药房实践的考试。这类考试每年4月和11月各举行1次,考试为闭卷,历时3小时,合格分数为60分(满分为100分)。考试允许带入的资料为5毒品与控制药品目录表6,考试结果分为通过和不通过2种,将在考完1个月后通知各考生。

3.4 加拿大

如果考生不是在加拿大药学院校毕业的学生，必须完成以下 2 个步骤才有资格参加加拿大药学考试委员会（PEBC）的资格认证考试（Qualification examination）：由于各省对语言流利程度的要求不一样，每个省都由政府部门设置专门审核语言水平的管理机构。因此，为了成为某个省的执业药师必须满足该省对语言流利程度的要求才行；PEBC 必须对考生的材料进行评估，以确保其具有 PEBC 认可的药学学位。如果考生的药学学位是被认可的，考生将有资格参加评价考试（Evaluating examination）（5 年内通过），通过评价考试者将有资格参加加拿大资格认证考试（QE）[2]。

3.5 新西兰

任何已经成为海外国家药师的或者最近在他国注册的人员，若想在新西兰成为一名执业药师必须具备以下条件：新西兰永久居住权；在国际英语语言测试系统（TELTS）考试中，一般语言能力达到至少 715 级的熟练水平，听力至少为 7 级，口语则为 8 级，具有至少与新西兰药学本科程度相当的学位以及一定的工作经验，1/2 在官方承认的社区或者医院的药学机构内进行至少为期 26 周的实习培训，被指导教师评估后认为其能胜任新西兰的药剂师工作。符合以上条件者才有资格参加新西兰每年在 6 月和 11 月举行的药学法律和道德标准的考试并申请注册。

4　考试命题的管理

美国 NAPLEX 考试共 185 道试题，其中 150 题计分，另 35 题不计分，用于评估每年命题水平是否一致，但是对这些试题没有加注考生无法识别。英国考试大纲由大不列颠药学会委员会明确规定，考试与相关程序的所有方面由注册委员会通过其考试者理事会检查修订。日本厚生省设置了药剂师考试委员会负责管理考试方面的事务。为限定试题的出题范围，使每年的试题难度相当，保证考试出题的水准和质量，考试委员会专门出台了《药剂师国家考试出题基准》以指导出题。考试内容随着学术水平、药剂师业务的变化、药剂师职能经历的充实以及医学和药学的进步，大概平均每 5 年修改 1 次。出题的注意事项主要有：（1）应该出能够评价药师所具备的基本知识和技能的试题，（2）不能出太难的试题，（3）出题范围不能偏，要全面。加拿大第一部分考试由 270 道试题组成（每场考试 135 题），只有 200 题计分，其余 70 题是用来提前测试或评价的，以备将来考试之用，不用计分。考前预测题与其它用于计分的考试题目形式上没有区别，分散在计分的试题当中 [2]。

5　考生的权利

5.1 美国

考试卷是由光谱扫描器扫描评分的，如果考生对光谱扫描器计分有疑问，可以要求考试委员会出具一份含有成绩证明的判断报告，成绩证明包括考生答卷的手工计分以及对照的扫描器计分。NABP 常对北美执业药师考试（NAPLEX）进行评估，所以 NABP 欢迎考生提出建设性的意见。考生可以通过口头或写信的方式向监考人员或所在州药学会提出任何关于考试内容、考场、设备、监考等的意见或建议 [1]。

5.2 英国

有疑问者，应在考试成绩公布之前 10 天写信给注册主管人员反映，注册主管人员接到上诉后 60 天以内，由考试理事会向考生予以解答。

5.3 加拿大

如果考生对考试有任何意见（比如考试的程序、考试的设施、考试的管理等），都可以在考试结束后立即以口头或者书面的方式向办公主席提出。未通过资格认证考试的考生,可以向加拿大药学考试委员会提出申请,得到一份手工批改的试卷成绩单,来核实是否在机器批改过程中出现了问题。申请书必须在考试结果公布的 60 天之内递交上去,提出复核者需要交纳一定的费用 [2]。

6　对于特殊考生的照顾

美国药学委员会对残疾申请者提供特别帮助(残疾是指具有严重的影响日常主要活动的身体上或精神上损害的人,或者具有上述损害记录的人,或者是被认为具有上述损害的人)。如果残疾考生满足执业药师考试的基本要求,考试委员会不能仅仅因为残疾而拒绝其参考。考试委员会将在需要的情况下负责提供辅助的设备和服务以确保与考生的交流 [3]。

加拿大的残疾考生可以在考试安排上要求特殊照顾,考生必须提供份表明自己残疾的信件并盖有官方的印章,同时说明需要哪些特殊安排。原信件必须来自于参与申请者疾病治疗的医师或者是治疗专家,他们要在信中说明考生是残疾的,并建议要为考生提供特殊的设备。经过 PEBC 评估后认为材料是真实可信的,在不改变考试内容、考试原则和政策的情况下,PEBC 将尽最大的努力为考生提供合理的考试设施 [2]。

7　国外执业药师资格考试评说

7.1　考试准入条件高

英、美等国对参加药师资格考试的人员学历要求都比较高,至少是本科学历。这与他们悠久的高等教育和高等药学教育历史有着密切的关系。因为这些国家全民整体文化层次相对较高,对药学服务的要求也随之升高,必然需要一批高素质的药学人才来满足这种需求,从而司接促进了药学的发展和药师能力的提高。加之市场对不同类型的药学人才有较大的需求,又促进了高等药学教育的迅速发展。

7.2　考试范围广,考试形式多样

以上国家都很重视考生实践技能的考察,如美国的药房实践、英国的药学从业实践、药事法规的实践、皇家药学会道德准则与职业实践标准的实际应用、日本的医疗药学等都着重考察实践技能,题目也多以案例分析为主。部分国家如加拿大还组织考生面试。笔者认为,作为一名合格的执业药师,其主要工作是为患者提供良好的药学服务,专业知识和基础知识固然重要,交流和沟通能力更加不可缺少,只有取得患者信任,才会提高患者对药师的依从性,药师的工作才能取得成效,才有意义。因此,通过面试这一环节来考察药师的能力很有必要。

7.3　考试透明度高

多数国家在考试结束后都及时将试题和答案公之于众。考生据此可以知道自己考试的大致结果还可以评价出题水平的高低如是否能反映考生真实水平、是否出题过偏过难、出题范围是否合适、题目本身是否存在缺陷等。考生参与评价试题促进了命题水平的提高。

7.4　考试民主化程度高,富有人文关怀

考生如果对考试的任何环节有意见,都可以向考试委员会或相关部门反映并得到解决。考生还可以就考试中存在的不公正或者其它问题提出异议或者上诉,比如对某个试题答案的质疑,从而有效地维护了考生的权利。考生对考试各个环节的意见也可以作为考试委员会改进考试的依据。这促使考生和考试委员会之间形成了一个相互监督、相互促进的良性互动过程。对残疾考生的特殊照顾充分体现了高度文明的人文关怀。

8　对我国执业药师考试的建议

8.1　严格控制考试准入资格

执业药师对广大患者和消费者的用药安全负责,责任重大。要从严格考试准入资格开始,来保证药师的质量。由于高等药学院校每年的本科毕业生数量有限,远不能满足社会对执业药师的需求,在我国执业药师法尚未出台之前,可以先将大专学历作为报考准入条件。执业药师法实施后,再将准入条件提高至大学本科学历。严格实践经验的审查,要求考生在报名时留下实践单位的联系电话和地址,采用电话询问或者实地检查的方式核实考生实践时间。对于弄虚作假者给予严肃处理。

8.2　调整考试内容和考试题型,注重考生能力测试

笔者认为,执业药师的主要职责是指导合理用药,应当减少纯粹记忆性内容如化学结构、分子式、药物的合成过程、制备工艺等的考查,增加指导合理用药、药品不良反应、配伍禁忌、个体化给药方案的制订、处方的审查、治疗药物监测、药品疗效评价等方面内容的考查。考试题型要打破原来选择题一统天下的局面,不仅仅是药事管理与法规可以出案例分析题综合知识与技能也可以出案例分析题。如介绍一个病人的基本情况和既往病史,同时给出医师所开的处方,让考生根据具体情况分析处方的合理性,通过这种试题考察药师综合分析问题、解决问题的能力。药师与患者的交流沟通能力直接影响到药师从患者处所获得信息的多少,进而影响药师对患者疾病的判断和患者用药的依从性,因而应加强对此方面能力的考查。

8.3　增强考试的导向作用,建立考试监督评价机制,提高考试透明度

执业药师考试要起到导向作用,试题不仅要有专业性,还应该体现前瞻性,可以出一些药学学科当前所面临的新问题及未来发展方向的问题,引导广大药师加强相关知识的学习。还要加强考试的监督评价机制,提高考试透明度,在考试结束后由主管部门及时在网上公布考试试题和参考答案,同时开通参考答案异议专区,供考生对参考答案进行监督和评价。试卷评判工作在异议审查结束后开始。对参考答案有异议的,可上网提出异议并说明理由。考试机构将异议认真整理汇总,提交试题参考答案审查专家组研究、论证,并给予答复。

8.4　允许国外药学毕业生及药师参加我国的执业药师资格考试并注册执业

我国医药市场如医院、连锁药店等逐步对外开放,国外的药学毕业生及药师也连同外资医院、药店一同进入中国市场。如何对这部分人员进行有效管理,以确保其正确、有效地指导我国消费者和患者安全用药的问题已经不容忽视。我国目前关于这方面的法律法规仍然是空白,因此笔者建议主管部门制订法律,允许外国药学毕业生、药师参加我国的资格考试,以评价他们是否具备在我国执业所必需的专业知识和技能。笔者认为,参加考试者必须具备以下条件:[1]药学本科以上学历,毕业于我国教育主管部门认可的国外高等院校;具有 1 年以上的工作经验;取得汉语水平考试八级证书。具备以上条件者方可参加考试,考试合格者在执业所在地主管部门注册。

8.5　充分发挥执业药师协会的作用

借鉴国外的做法,国家食品药品监督管理部门在执业药师管理方面的主要职责是制订政策,宏观管理。在考试的具体操作方面不宜管得过细,应将部分权力转交给执业药师协会,发挥协会的优势,使协会成为政府与药师沟通的桥梁。如可以利用执业药师协会中专家多、执业药师数量众多、信息来源广泛真实、沟通交流便利快捷、协会群众基础扎实等特点,集思广益,对考试大纲的制订以及考试内容等提出修改建议;安排布置考场,最大限度地为考生提供方便;考试结束后广泛收集考生的意见和建议,为考试的改进提供依据;作为考生的代言人,协助考生对考试环节中的不公正之处提出上诉,充分维护考生的权益;向考生提供复习材料,帮助其顺利通过考试。

参考文献

[1] 国家药品监督管理局执业药师资格认证中心.国外药师管理法律精选 [R].2001: 71-73、85、329-333.

[2] The Pharmacy Examining Board of Canada.Qualifying Examination Information[S].2004: 2-3.

[3] National Association of Boards of Pharmacy（USA）.North American Pharmacist Licensure Examination Registration Bulletin[S].2001:3.

——刊于《中国药房》2005 年第 16 卷第 22 期

中国、欧盟、日本的药用植物种植规范比较

杨勇　杨世民

摘要　通过查询、对比分析的方法,比较中国、欧盟、日本的药用植物种植规范,为我国有关部门制定和完善 GAP 规范及中药材生产企业改进质量管理提供参考。

关键词　药用植物;规范;比较;GAP

自 20 世纪 90 年代以来,传统医药特别是草药在世界范围内日益受到人们的关注,使用愈加广泛。可是,由于草药质量低下,有关草药出现的不良反应报道也在增加,人们已经认识到通过技术规范来提高药材原料质量的方法应受到重视。笔者在此比较中国、欧盟、日本的相关药材种植生产规范,为同仁提供参考。参与比较的几个规范分别是:①中国国家食品药品监督管理局以 32 号局令发布的、自 2002 年 6 月 1 日起施行的《中华人民共和国中药材生产质量管理规范(试行)》Good Agricultural Practice,以下简称"我国 GAP");②欧洲医药评价署 Europeml Medicines Evaluation Agency,EMEA)草药产品工作组(Herbal Medielnal Produts Workirig Party,HMPWP)于 2002 年 5 月 2 日在伦敦发布的(原药材种植和采集的生产质量管理规范细则》Good Agricultural and Collection Praetice,以下简称"欧盟 GACP");③ 2003 年 9 月日本厚生省认证的以《药用植物栽培和质量控制指南》为依据起草的《药用植物种植和生产质量管理规范 GACP)》(以下简称"日本 GACP")。比较的内容着重为药材的栽培、采集与采收、初加工、包装、运输和储藏、人员与教育、设备、文件管理、质量管理等项目,从三个规范的共性考虑,我国中药材 GAP 中药用动物的质量管理及各规范的总则、引言部分不列入比较范围。

1　分析比较的内容

1.1　栽培

1.1.1　共性

各规范在栽培过程中主要对土壤、水、肥、杀虫剂等作了要求,例如:三个规范均要求使用充分腐熟的有机肥,禁止城市生活垃圾、工业垃圾、医院垃圾和粪便。

1.1.2　区别

我国 GAP 规定:"病虫害防治采取综合防治策略,必要时按照即华人民共和国农药管理条例》采用最小有效剂量,选用高效低毒低残留的农药,保护生态环境。"欧盟 GACP 要求:"受到泌泥污染的土壤不能种草药",尽量避免使用杀虫剂和除草剂,若要使用,必须做到:"①厂家、权威部门认定的最小有效量;②农残应符合《欧洲药典》《食品法典》《欧洲指令》。"日本 GACP 规定:"禁止牛进入种植地区。"

1.2　采集与采收

1.2.1　共性

各规范主要针对采收时间、受损药材处理、采收机械、采集容器、新鲜药材快速送往加工地、保存处理避开虫、鼠、畜等作出规定。

1.2.2　区别

在野生药材的采集环节,我国 GAP 与欧盟 GACP 不同程度要求保证药材再繁殖的最优条件,

坚持最大持续产量"原则。日本 GACP 只针对人工种植药物的采收作了要求。欧盟和日本对采收时的空气条件作了规定，如欧盟 GACP 提出："采收选择适宜条件，避免潮湿的土壤、露水、雨天及高湿度天气。"日本 GACP 要求："采收不应在潮湿的环境下或湿度较高条件下来完成，应尽可能在干燥、湿度较低的条件下进行。"

1.3 初加工

1.3.1 共性

三个规范均对药材的干燥过程作出规定，并强调初加工过程的迅速，同时要求采取措施避免药材质量受到外界环境的影响，加工场地应通风、清洁。

1.3.2 区别

各规范在此环节有较多不同之处，如我国 GAP 规定：鲜用药材的保鲜措施最好用物理方法，在必需时方可按照国家对食品添加剂的有关规定使用化学方法；地道药材应按传统方法进行加工。欧盟和日本 GACP 均强调：原药材不宜直接暴露在阳光下；在自然干燥过程中，应当将药材置于与地面隔离的晾晒架上，而不应在地面上直接干燥，干燥后的原药材应经过检查，应提供标志清晰的垃圾桶或废物桶。欧盟 GACP 还规定：除自然干燥情况外，应根据药材的药用部位，如根、叶、花以及他们的活性成分特征选择合适的干燥条件；干燥热源为丁烷、丙烷、天然气。日本 GACP 有三项条款规定：用于干燥的建筑物、正在干燥和干燥好的原药材都应当远离昆虫、家畜。

1.4 包装、运输、储藏

1.4.1 包装

三个规范均规定：包装材料应清洁、干燥、无污染、无破损。我国 GAP 规定：包装应按标准操作规程 Standard Operating Procedure, SOP) 操作，并附有批包装记录；包装袋上有质量合格标志；易破碎药材用坚固箱盒包装；毒性药材、麻醉性药材、贵细药材采用特殊包装，并贴有相应标记。欧盟 GACP 指出：对可重复使用的包装材料应在再次使用前清洁并干燥，重复使用过程中不污染。日本 GACP 要求：只要有可能，对所使用的包装材料应当取得买卖双方的一致同意。

1.4.2 运输

各规范都要求运输工具、容器应通风、透气。我国 GAP 规定：药材批量运输时，不应与其他有毒、有害、易串味物质混装。欧盟 GACP：指出：香精油的运送应遵守有关规定，同时应遵守地区或国家的交通法规。日本 GACP 专门要求：无论何时，运输和临时储存的条件应尽可能在购销双方之间达成共识。

1.4.3 存储

三个规范均指出：储存原药材的仓库应干燥、通风良好。在存储过程中，我国 GAP 要求：药材仓库应具有防鼠、虫、禽畜的措施，地面应整洁、无缝隙、易清洁；药材应放在货架上，与墙壁保持足够距离，防止虫蛀、霉变、腐烂、泛油等现象发生并定期检查。欧盟 GACP 规定：包装好的干燥药材（包括香精油）应储存在干燥、通风良好的房间，温差不宜过大，新鲜药材应保存在 1℃至5℃之间，冷冻的产品应保存在-18℃以下（如果长期保存，则温度应在-20℃以下）；只有十分必要时，才可采用硫磺熏蒸法驱虫，必须由持有资格证书的人员进行操作并保留记录；使用冷冻法或蒸汽渗透法除虫后，必须对药材进行除湿处理。日本 GACP 要求的原药材储存方式与我国类似，储存温度和除虫、消毒要求与欧盟类似。

1.5 人员与教育

我国 GAP 主要从生产企业技术负责人、质量管理负责人、生产人员、田间人员、加工包装检查人员的学历、专业、培训、健康方面作出规定。其次，要求患传染病、皮肤病和外伤性疾病者不得从事直接接触药材的工作；企业应配备专人负责环境卫生和个人卫生检查；从事中药材生产的有关人员应定期考核、培训。

欧盟 GACP 对人员的要求包括：所有从事药材加工的人员都应高度重视个人卫生；接触有毒、致敏性药材时必须穿防护服；患有食物传播性疾病及外伤、炎症、皮肤传染病的人员不得从事直接接触药材的工作；采集人员应有相关采集知识并有鉴别能力；对于不熟悉工作的人员应由专业人员教育、监督并做好记录；对所有人员进行培训；对采集者进行物种和环境保护教育。欧盟 GACP 还特别强调："保证所有从事种植和加工人员的福利。"

日本 GACP 对健康状况的要求与欧盟类似。其他要求还有：处理药用植物材料的工作人员应该具有较高程度的个人卫生保健知识，配备有合适的更衣设施和清洁设备。

1.6 设备

我国 GAP 要求：生产企业生产和检验用的仪器、仪表、器具、衡器等的适用范围和精密度应符合生产和检验的要求，有明显的状态标志并定期检验；中药材产地应设厕所或盥洗室，排出物不应对环境及产品造成污染。欧盟和日本 GACP 则不同程度强调：设备应清洁，防止交叉污染。日本GACP 还指出：尽可能避免使用木制设备，如使用木制设备，不应进行化学处理。

1.7 文件管理。

文件管理对企业或种植单位工作的不断改进起着重要作用。我国 GAP 和欧盟 GACP 均对文件管理作出细致的规定。

我国 GAP 涉及：①生产管理、质量管理规程文件；每种中药材生产全过程均应详细记录，必要时附带照片或图像，如种子、菌种、繁殖材料来源、播种时间、面积、施肥、采收、气象资料、药材质量评价等；②所有原始记录、生产计划及执行情况、合同及协议书均应存档，至少保存 5 年，档案资料应有专人保管。

欧盟 GACP 包括：在药材生长期间特别是采收期间出现的可能会影响药材化学成分的极端环境；田间记录中所记载的先前作物和保护作物；施肥、除草剂、杀虫剂等；熏蒸消毒剂也需记录。审计结果必须在审计报告中记录，并且至少保存 10 年。

日本 GACP 只对两方面作出要求：务必记录每批采收的药材所使用的肥料、杀虫剂和除草剂；使用溴甲烷或磷化氢消毒草药材料应该通知买方并在出货文件中记录。

1.8 质量管理

我国 GAP 涉及：生产企业应设质量管理部门、质量管理部门的主要职责、质量检验部门检测项目；检验报告由检验人员和负责人签章报告、存档。还规定：不合格的中药材不得出厂和销售。

欧盟 GACP 要求：生产者与购买者必须签订有关质量方面的协议，如活性成分含量、外观、化学物质残留和重金属等。

日本 GACP 提出：组织厂家和买方的代表与具有种植生产质量管理规范和卫生质量管理规范知识的专家定期进行工作检查和核实。草药产品规格应由供需双方达成一致，内容与欧盟质量协议内容类似。

2 讨论

2.1 三个规范有较强的通用性和可操作性

各规范在栽培过程中主要对土壤、水、肥、杀虫剂等提出要求，在初加工环节都要求加工场地清洁、通风等，在包装环节规定包装材料应当清洁、干燥、无污染、无破损，说明这些规定在药用植物种植较广泛的国家或地区具备了一定的通用性。另外,从整体分析,各规范均未对种植生产过程中的现代化仪器、机械和操作规程做更深层次的要求,对于目前世界范围内种植人员整体素质较低的现实情况,在提高药材质量的同时,保证了规范的可操作性。笔者认为,三个规范均对世界卫生组织制定全球范围内适用的《药用植物种植和采集的生产质量管理规范》起到了重要的参考作用,为草药乃至我国中药材制定国际化的质量标准打下了必要的基础。

2.2 对有关具体内容的规定,三个规范有一定的互补性

我国 GAP 在设备方面要求:中药材产地应设厕所或盥洗室,排出物不应对环境及产品造成污染。欧盟 GACP 在人员方面提出:保证所有从事种植和加工人员的福利。日本 GACP 规定:禁止牛进入种植地区(栽培环节),尽可能避免使用木制设备,如使用木制设备,不应进行化学处理(设备环节)。

2.3 三个规范均结合各自国家（地区）的实际,制定了与本地环境相适应的条款

我国 GAP 提出:病虫害防治采取综合防治策略,必要时依照《中华人民共和国农药管理条例》采用最小有效剂量选用高效低毒低残留的农药,保护生态环境;地道药材应按传统方法进行加工。欧盟 GACP 要求:农残应符合《欧洲药典》、《食品法典》、《欧洲指令》。日本 GACP 规定:只要有可能,对所使用的包装材料应当取得买卖双方的一致同意。

2.4 须完善种子质量方面的内容

三个规范在控制影响药材质量的内部因素方面(种质、基因等)不够充分,只是对影响质量的外部因素(栽培、初加工等)作了相对系统的要求。而事实上,种子质量对于药材质量的影响如同药材质量对于药品质量优劣的作用一样,是决定性的。目前,在实现规范化种植的部分单位,种子质量问题日益受到质量管理和种植人员的关注,所以笔者建议,有关部门应当适当增加对种子种质方面的规定,如制定全国统一的种子质量标准、建立种质评价中心等。

2.5 我国 GAP 规范内容应在人性化、具体化方面有所改进

在人员管理方面,我国 GAP 规范在规定所有人员责任和义务的同时,应该从法规的角度确保各类相关工作人员享受的权利或待遇。如欧盟 GACP 提出:"保证所有从事药材种植和加工人员的福利。"此规定不仅可以提高工作人员的积极性,而且突出了法规的人性化特点。另外,在个别环节我国 GAP 可以要求的再具体一些,如初加工环节涉及药材能否在地面上直接干燥,能否在太阳直射条件下干燥,是否应当根据花、叶、根和果实等不同药用部位采取合适的干燥条件,快速干燥时是否规定干燥热源等。

——刊于《中国药业》2005 年第 14 卷第 4 期

从普渡大学药学教育中得到的启示

梁晓燕　杨世民

摘要　通过对普渡大学药学院课程设置及人才培养进行研究,分析我国药学教育的现状及药学人才应具备的能力,借鉴普渡大学药学院的成功之处,对提高我国的药学教育提出建议,使我国的药学教育逐步与国际接轨,培养出被社会广泛认可的高素质药学人才。

关键词　普渡大学;药学教育;课程设置;启示

普渡大学是位于美国印第安纳州的一所综合性大学,普渡大学药学院(The School of Pharmacy and Pharmaceutical Sciences,Purdue University)成立于1884年,是美国排名前五名的药学院校之一。至今已经培养了7000多名药剂师、1000多名药学科学家和教育家。全美各药学院的院长约有四分之一出自普渡药学院[1]。通过对其课程设置及人才培养进行分析,找出值得我国药学高等教育借鉴之处。

普渡大学药学院开设两年制药学预科和四年制药学博士教育。进入该学院修读的药学博士,首先必须通过两年的预科学习,然后进入药学博士课程学习四年。

一　普渡大学药学院课程设置 [2]

(一)普渡大学药学院开设的预科课程。

第一学年秋季:化学I、计算分析I、生物学基础1、英语写作。

第一学年春季:化学II、计算分析II、生物学基础II、经济学、选修课。

第二学年秋季:有机化学I、解剖生理学I、物理学、选修课。

第二学年春季:有机化学II、解剖生理学II、微生物学、选修课。

(二)普渡大学药学院开设的博士课程。

第一学期:基础药剂学I、生物化学I、生物测定及药物分析学、诊断影像学、综合实验I、药学监护简介、卫生保健药学。

第二学期:基础药剂学II、生物化学II、免疫学、病理生理学、综合实验II、选修课。

第三学期:药物化学及分子药理学I、药物化学及分子药理学II、综合实验III、药学实践原则、药物信息学、专业服务实践、选修课。

第四学期:药物化学及分子药理学III、药物化学及分子药理学IV、生物药剂及药代动力学I、综合实验IV、病理生理及治疗学I、法律学、选修课。

第五学期:病理生理及治疗学II、综合实验V、专业实践、生物药剂及药代动力学II、患者服务实践、实践技能训练、选修课。

第六学期:病理生理及治疗学III、综合实验VI、注射用药物学、专业服务训练、患者服务实践、影像实习。

(三)一般选修课程。

人类及行为科学听力及语言学、儿童发育及家庭研究、沟通交流学、英语、外国语言及文学、健康运动学、历史、跨学科研究——文科、哲学、政治学、心理学、社会及人类学、表演艺术学。

商务管理农业经济学、零售与消费经济学、经济学、旅游管理学、管理学、组织领导与管理学。

科学技术农学、天文学、生物化学、生物学、植物学、化学、计算机科学、计算机技术、昆虫学、食品科学、食品营养学、林学与自然资源学、园艺学、数学、物理学、统计学。

（四）专业选修课。

农业经济原理、病危护理药物疗法介绍、文学著作与鉴赏、老年医学、药学监护、医疗保险学、儿科药物治疗学、商务写作、专业写作、基础营养学、毒理学、直肠用药配制介绍、肿瘤学、诊断影像学Ⅱ、核药剂学、核药剂学应用、PET 介绍、西班牙卫生保健、药房实践与自我护理、专业交流、药房实践伦理学、药学史、非处方药物学、常用处方药物治疗学、药房实践介绍、物理学Ⅱ、卫生心理学。

二　普渡大学药学院课程设置的特点

（一）开设化学课程门数少，所占学时比例小。

普渡大学药学院规定学生在两年预科和四年博士期间必须修读必修课和选修课总计 58 门，其中化学课程 4 门化学Ⅰ、化学Ⅱ、有机化学Ⅰ、有机化学Ⅱ，化学课程门数所占比例不到总课程数的 1/13。58 门课程总计 204 ~ 211 学分（其中包括 44 学分的为期 44 周的轮转实习），其中四门化学课程共计 16 学分，约占总学时的 1/13 左右。

（二）配合本学期核心课程的教学，开设实验课。

从第三学年开始每学期均安排综合实验。综合性实验Ⅰ主要是与该学期核心课程相关的实验、计算机模拟、病历个案分析以及根据所学知识设计一些问题来激发学生分析问题、解决问题的能力，使所学知识得到灵活应用。综合性实验Ⅱ、Ⅲ、Ⅳ主要是在综合性实验Ⅰ的基础上根据本学期所学内容有重点的提供实验室实习和实践，并适当使用以小组为中心的解决问题的方法。

（三）侧重生物学、医学知识，采用学科相互结合的综合性教学。

在开设的 50 门必修课中，生物学、医学相关课程占到总课程的 1/3 以上。同时注重学科相互结合的综合性教学，开设生物测定及药物分析学、药物化学及分子药理学、生物药剂及药代动力学、病理生理及治疗学等 9 门综合性课程，大约占到总课程数的 1/5。

（四）重视和强调实践的重要性，主要从三个方面逐步强化。

第一：在课程设置方面开设药学监护简介、卫生保健学、药学实践原则等相关课程，为药学实践奠定坚实的理论基础。第二：以后每学期均有实践教学，例如开设专业服务实践、患者服务实践、实践技能训练、专业实践等课程，使学生掌握基本的实践技能。第三：进行为期一年（共 44 周）的临床药学轮转实习。整个实习分为四部分第一部分，为期 8 周的社区轮转实习。第二部分，为期 8 周的住院病房轮转实习，主要是直接面对住院病人的药学服务见习。第三部分，为期 8 周的针对门诊病人的药学服务实习。第四部分，为期 12 周的轮转实习，实习的内容学生可以根据自己的兴趣爱好选择 [3]。

（五）选修课程面广，注重学生的全面发展。

例如，开设文学、艺术、历史、社会、行为科学等选修课程，以培养知识面宽的复合型人才为目标；开设了专业交流、沟通交流等课程，强调培养学生的沟通交流能力；开设英语写作、商务写作、专业写作等课程，全面培养学生的写作能力；开设经济学、管理学、组织领导与管理学、食品学、林学等课程，强调多学科交叉渗透，培养学生开阔的视野和活跃的思维方式。

三　我国药学教育存在的问题及建议

根据普渡大学药学院教学及人才培养的特点，并结合我国药学教育的现状，对我国药学教育改革提出以下建议。

（一）关于课程设置的建议。

1. 目前我国的药学院校多年来沿用化学模式，开设无机化学、有机化学、分析化学、物理化学等课程，门数多，所占比例大。建议可以将无机—分析或者无机—物化—分析—有机融合为一门课程，命名为"大学化学""化学原理"或"现代化学基础"。这样一方面可以避免传统药学教育中的化学课程设置门数多、分类细，内容交叉重叠等现象，另外可以缩减化学课所占比例，增加生物学、医学、临床药学等方面的课程，使我国的药学教育逐步与国际接轨。

2. 医学知识欠缺、各门课程过于独立。国内的药学院校开设的医学科目所占比例明显偏低。因此建议可以凭借我国大多数药学院校属于医科大学的优势，开设一些医学基础课程以及治疗诊断学方面的课程，同时要加强课程的综合性，打破各门课程之间界限明显的束缚，开展学科相互结合的综合性教学。综合性教学可以横向的综合，按系统进行跨学科教育；也可以纵向综合，开设以问题为中心的、解决某些实际问题的课程。

3. 对社会科学重视程度不够。建议在安排大学生教学课程中，要求每人修读一定数量的人文与社会科学课程，确保学生全面发展。规定学生必须修满文学与艺术、历史、自然科学、社会分析与道德观、外国文化等五大'核心课程'，提高学生的文学、艺术修养，构建合理的知识结构，开阔视野，树立开放的思想观念，增强学生的社会适应性。

（二）关于实验与生产实践的建议。

1. 实验课是药学教育的重要环节，我国的药学院校基础课、专业课均安排实验，但是独立性试验多，综合性实验较少；验证性实验多，设计性实验少。因此建议在低年级阶段主要是在加强基本操作技能训练的基础上适当安排与本学期内容相关的验证性实验，到高年级阶段以综合性、设计性实验为主，验证性实验为辅，使实验教学由被动模式转变为主动模式，使学生掌握更多的实验操作技能，以及初步的科研设计方法，提高实验的科技含量。条件允许的情况下还可以成立开放性实验室，学生有什么新的想法可以马上试验，从而提高学生分析问题、解决问题的能力。

2. 生产实践是联系学习与工作的桥梁，鉴于我国的药学高等教育培养目标与国外存在一定差异，因此建议实践环节需从实际出发，除了在第四学年进行集中的医院药剂科轮转实习外，还可以在每学期安排短期的在药品生产、经营企业以及药检所见习的机会，使所学理论知识及时在实践中得到强化，形成系统化的知识体系。另外，要冲破我国药学实践比较保守，常常脱离同其他卫生专业人员联系的弊端，从超越药学教育的现行模式的角度去思考，适当安排在医院临床药学部进行实践，还可以进行深入社区的药学实践，在为广大消费者提供药学服务的同时使专业知识得到巩固，使我国的药学工作者逐步得到医务工作者和患者的认可。

（三）关于综合能力的建议。

1. 我国药学高等院校开设的选修课程相关专业的比较多，跨专业的比较少，束缚了学生选修的范围。因此建议多提供一些跨专业的课程供学生选择，通过非专业的课程设置来拓宽学生的知识面，增强社会适应性。因为一方面如果高校培养的人才仅受到与某一专业有关的教育与训练，他的知识结构与能力结构将有很大的专业局限性。另外，学生知识面非常狭窄，他们很难找到自己的工作。而且，在今后的工作中创新性、开拓性做事也会受到影响。因此，只有培养具有宽泛知识面的学生才能适合社会的需求。

2. 良好的沟通交流能力对学生以后的发展非常重要。因此，建议开设旨在提高学生沟通交流能力的课程，除了教师讲授的形式外还可以采用调查研究、案例分析、问题讨论等多种方式，让学生畅所欲言，把所学知识与实际运用相结合。教师还可以根据教学需要和社会实践需要设计一些沟通交流活动，虚拟一些交际场合，可先将题目提前一周公布，留出时间让学生来查阅资料，为现场模拟做准备。例如，可以将学生三人分为一组，两组为一个单元，一组扮演用人单位招聘人员，另一组扮演应聘的大学生，模拟招聘会就双方关心的司题进行交流，从而提高学生的社会沟通交流能力。

3.专业写作能力是我国药学院校学生相对薄弱的环节，同时也是科研活动的重要环节，进行大量的科研工作后，要想使自己的成果被同行所了解并得到认可，就必须以文章的形式予以清晰的表述，这就要求有一定的专业写作能力。因此，建议药学院校开设一些专业写作方面的相关课程，考核方式可以多样化，比如，学期末学生可以根据自己的兴趣爱好选择题目。对实验感兴趣的学生可以选择本学期的一次综合性强的实验作为题目，按照拟发期刊的要求写一篇文章；对管理感兴趣的学生可以就自己关心药学相关问题进行调研，掌握题目的拟定，问卷的设计、发放、回收，数据的统计、分析，得出结论，并提出自己的建议的整个过程，完成一篇文章。通过这种方式使学生的专业写作能力得到不断提高。

四　结语

通过对普渡大学药学院的课程设置及人才培养的分析，借鉴其成功之处，并结合我国药学教育实际情况，建议我国高等药学教育应该逐步与国际接轨。在学制方面，可以在一些条件比较好的院校进行试点，开设长学制药学专业，学制 6 年，本硕融通，成绩合格毕业授予硕士学位。在能力培养方面，不仅强调本专业理论基础能力和技术操作能力的培养，而且要强调综合性能力，包括就业创业能力、批判性思维的能力、有效沟通能力、语言表达能力、领导能力、未来发展能力以及终生学习能力的培养，最终培养出被社会广泛认可的高素质药学人才。

参考文献

[1] 钱宗玲.网络药学信息检索 [M]. 南京：东南大学出版社，2003：284.

[2] http://www.pharmacy.purdue.cdu/.

[3] http://www.pharmacy.purdue.cdu/acadcmics/pharmacy/curriculum-requared.php.

——刊于《中国高等医学教育》2006 年第 2 期

美国药品生产科学及对我国药品生产质量管理的启示

田云　杨世民

摘要　目的：为我国药品生产质量管理的改进提供借鉴。方法：收集文献，追踪美国药品生产科学的最新知识，分析我国《药品生产质量管规范》（GMP）存在的问题，并提出建议。结果与结论：质量的提高和改进总是伴随着生产过程的，质量改进是全面质量管理的精髓。我国须制定更合理、科学的 GMP，形成更开放的质量体系并且重视药品的生产过程。

关键词　美国；药品；生产科学；质量改进；过程；药品生产质量管理规范

American Drug Manufacturing Science and Its Implication for Good Manufacturing Practice of Drugs in China

TIAN Yun，YANG Shimin

ABSTRACT　Objective: To provide references for the inprovement of the Good Manufacturing Practices（GMP）of drugs. Methods：By reviewing literature，the most advanceed knowledge about the American drug mannfacuring science was colleeted and the problems cxisting in GMP of drugs in China were analyzed，then some suggestions were put forward. Results & Conclusions: The improvement of drug quality always go with the mamufacturing proeess，and quality improvement is the essence of total quality management. A more rational and scientific GMP framework should be formulated in China to form a more open quality syetem and great importance should be attached to drug manufactitring proeess.

KEY WORDS　American；drugs；mannfactnring scienee；ouality improvement；proeess；GMP

　　药品生产科学是人们对药品生产过程中正确知识、操作和做法的总结《药品生产质量管理规范》（Good Manufacturing, Practice GMP）是将这些知识和正确做法通过规范的形式让药品生产企业遵循，所以 GMP 是药品生产科学的体现，与药品生产科学的内涵相一致。但要透彻地理解药品生产科学是一个漫长、艰辛的过程，需要对 GMP 不断改进。

　　GMP 是一个国际性法规、法令和指南体系，是药品、医疗器械、诊断药品、食品和活性药物成分生产的依据。GMP 采用整体方法管理生产和实验室的检验环境，而不完全依赖于样品检验的结果其目的在于保证产品的质量。GMP 中一个重要的部分就是用文件记录过程、活动和操作中的各个环节，如发现文件记录不正确或顺序有误，可以追查相应的生产和检验过程记录；如果产品出现问题，还可以从市场及时召回，而且这些召回的产品会按被污染的产品处理。

　　美国食品与药品管理局（FDA）通过《联邦公报》（The Federal Register）公布 GMP 和实施指南。美国现行药品生产质量管理规范（Cnrrent Good Manufacture Practiees, cGMP）是通过立法程序制定的，主要体现在《美国联邦法典》（the Code of Federal Regulations，CFR）标题 21 项下（简称为 21CFR）的 210 和 211 部分。《美国联邦法典》是一部由其执行部门和联邦政府机构编纂，在联合公报上公布,通用的、效力持久的法典。21CFR 是关于食品和药品管理的法律规章,于每年 4 月 21 日修订。

cGMP 要求在产品生产和物流的全过程都必须验证。在 cGMP 中，质量的概念是贯穿整个生产过程的一种行为规范。一个质量完全合格的药品未必是符合 cGMP 要求的，因为它的过程存在有出现偏差的可能，如果不是对全过程有严格的规范要求潜在的危险是不能被质量报告所发现的。cGMP 的范围在 FDA 规范（21CFR 210.1）部分中有明确规定指出该规范是生产企业生产药品所要遵循的最低现行（the minimum current）标准。FDA 认为法规是动态的，随技术、概念的不断变化而变化。但是 FDA 在过去的 30 年里基本上没有修改 cGMP，而是通过起草指南不断补充 cGMP。最佳的企业生产实践方式和 FDA 的最新思想是通过出版指导、指南或其他文件，如政策指南（Complianee Policy Guide，CPGs）和检查操作手册（the Inspetion on Operations Mannal，IOM），供企业学习、参照。所以，cGMP 伴随着每个企业的生产质量改进而不断得到完善。

本文拟借鉴美国的做法，就药品生产科学与 GMP 作一探讨，旨在为我国药品生产质量管理的改进提供借鉴。

1   FDA 进行质量改进的必要性

美国研发领域的先进技术和制药生产领域较为落后的技术形成鲜明对比，生产成本高达 900 亿美元，远远超出了研发成本（90 多亿美元）。对于美国的药品生产企业，当务之急就是提高生产效率和技术水平。不断改进是现代质量体系中不可或缺的部分，其目的是通过优化生产过程和消除生产过程中不必要的努力提高效率[1]。图 1 显示的是美国 2005 财政年活性药物成分（Actire Pharmaceutical Ingredient，API）生产商 cGMP 检查存在的缺陷分布情况。

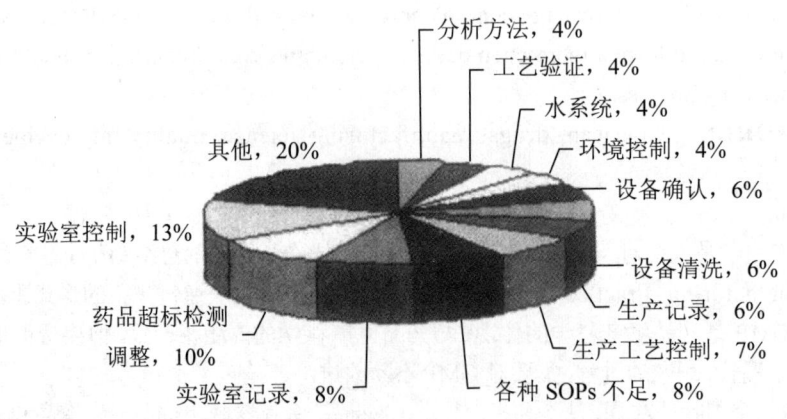

图 1   美国 2005 财政年 API 生产商 cGMP 检查存在的缺陷分布

Fig 1   Distribution of defects in the cGMP inspection of API manufacturers in 2005 fiscar year

国际标准 ISO8402 中对质量改进的定义是：为向本组织及其顾客提供更多的收益，在整个组织内所采用的目的在于提高活动和过程的收益和效益的各种措施。具体包括：一，改进是组织长期的、坚持不懈的奋斗目标；二，正确使用有关的工具和科学技术是质量改进的关键，并对有关人员进行培训；三，质量改进的基石在于提高"活动和过程的收益和效率，从而最终使顾客受益"。

2 生产科学的诠释及理解角度

现阶段纠正是主要的改进方式，而不断改进实施起来难度颇大。在"21世纪的药品cGMP：药品生产的创新和不断改进反映了药品生产过程不断改进面临的挑战"报告中提出了在21世纪迈向药品生产理想状态的做法。

2.1 生产科学的诠释

生产科学从低到高划分为5个层次，呈金字塔分布。第1层是描述性知识，说明生产的对象、时间、地点，生产过程等；第2层是正确知识（Corredive Knowledge），是从生产经验中总结的经得起考证的知识；第3层是因果知识（Causal Knowledge），是从正确知识中提炼出的有必然联系的知识；第4层是机制知识（Mechanistic Knowledge），比因果知识的层次更高，能帮助我们了解生产的规律；第5层是主要原理（First Principles），这一层也称做生产科学的理想状态。可以说，从世界范围来看，对于药品生产知识的掌握是有限的，并没有挖掘出药品生产科学的最主要原理。这也是对世界药品生产现状的科学认识。所以，达到理想状态是我们追求的目标，也是最高境界。

人用药品注册技术要求国际协调会（（International Conference on Hannonisation of the Technical Requirements for Regist ration of Pharmaceuticals for Human USe，ICH））对理想状态是这样定义的：（1）产品的质量及性能是由产品的有效设计及生产工艺的有效实施来确保的；（2）产品标准是建立在对配方及产品性能的工艺影响因素等机械原理理解的基础之上；（3）达到持续改进及不断的实时质量监控的能力[2]。

2.2 生产科学的不同角度理解

2.2.1 从生产体系学的角度理解

生产体系是指结合普通原料和信息流而形成的一整套过程和体系(人员)。信息和原料经过加工，就成为更高一层次的信息和原料（或成品）。经过此过程，信息就由粗糙、知晓率高的信息转化为专业性较强的信息，而原料则由普通原料转变为有一定用途的原料或产品。

以下以片剂为例说明药品的生产体系。片剂的制备工艺包括粉碎、过筛、混合、制粒、干燥、整粒、压片等过程。根据生产科学的理解，其质量控制分为4个阶段。首先是在信息和原料未经加工之前，控制原料的质量，保证信息的正确性，这是质量控制的第1阶段。其次是制备软材的过程，为质量控制的第2阶段。接下来是反馈第2阶段获得的信息，进入第3阶段：制备湿颗粒过程的质量控制。最后第4阶段是压片、包装等过程的质量控制，如检查片剂的平均片重、崩解度等。经过以上一系列过程，就得到了片剂和片剂生产的信息。不断认识生产体系积累总结生产过程中出现的问题，才能逐步得到正确指导生产的科学知识。

2.2.2 从生产能力的角度理解

生产能力是关于顾客意见和生产过程中意见的函数，生产能力＝顾客意见/生产过程中意见。生产过程中出现的问题越少，顾客反馈的意见越少，改进的地方也就越少。相反，顾客反馈的意见越多、期望值越高，那么产品需要改进的地方就越多，也就越能促使生产能力的提高。FDA对顾客的定义是：在产品的生命周期中接受产品或服务的个人或组织（内部或外部）。顾客意见来自于不同行业的人员，包括科学家、首席执行官、副总裁、政府管理者和患者。在执行保护公众健康的任务中，FDA清楚地知道美国大众才是他们主要的顾客。其他的一些组织，如国会、人类健康服务部和其他机构同样也是顾客。当然，FDA管理的企业也是其管理活动、管理过程中的顾客。

2.2.3 从生产科学的过程理解

过程是将输入转化为输出的一组彼此相关的资源和活动。质量是通过过程形成的，而过程的质量是通过程序表现出来的，故过程和程序是生产体系的主要内容。

药品生产科学的过程是人们对药品生产科学发展的客观规律的总结，是对药品生产中固有的和发现的知识和规律的不断总结和重新认识的过程。所以，FDA 对药品质量也有了新的提法："药品的质量是设计和开发出来的，而不是生产或检验出来的。"在生产过程中，各种人员所起的作用不同：患者：希望获得经济、先进、高质量的治疗水平；④理者（如欧盟等其他机构）：能力出众，并能有效地保证质量；（四）企业（研发人员、普通员工）：依靠创新，增加市场占有率和生产效率，提高产品竞争力；首席执行官：主要组织人员进行生产过程中的产品质量改进；1/4 科学家：充分挖掘研究资源并提高研究成果的社会认同度。生产科学的过程理解见图 2。

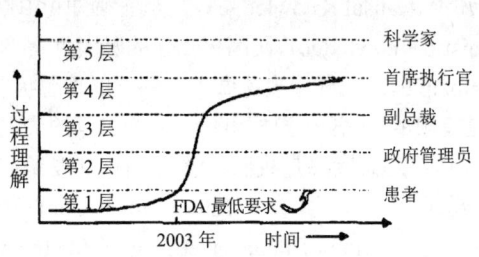

图 2　生产科学的过程理解

Fig 2　Process understanding of manufacturing science

图 2 中显示了对生产科学的过程理解。其中第 1 层表示产品的质量达到患者的要求，这也是 FDA 对药品质量的最低要求。从下到上，第 2 层是政府（如 FDA、日本厚生省劳动局）希望药品达到的质量。企业副总裁，尤其是主管质量方面的，他们的专业知识过硬，负责药品的质量，但是实际生产中或多或少会出现错误，所以生产出来的药品的质量肯定低于副总裁期望的质量。科学家对药品质量的期许最高，他们渴望研制出疗效好、成本低的新药。现在美国药品生产所处的位置是介于第 2、3 层之间，也就是说高于政府管理者对生产质量的要求但还达不到副总裁的要求。理想状态指第 4 层和第 5 层之间。这就意味着生产出来的产品成本低、品质出众，几乎可以达到研究时设计的质量。从第 3 层发展到第 5 层，FDA 的目标是低风险、低成本、省时间、高质量、更和谐。

实现生产科学的理想状态，主要通过 2 个方面，一是 21 世纪的 cGMP，它体现以科学和风险为依据的现代质量管理技术。cGM P 的特点：采用风险管理力法。为了学习应用生产质量管理的先进技术，有效分配有限的管理资源，FDA 将采用风险管理方法管理药品企业。④质量体系方法。该方法向生产企业解释了如何确保企业完全达到 cGM P 的要求。加强内部管理合作。在产品质量管理中，FDA 将引入受过良好培训的药品检察员（Pharmaccutlcal Inspeetorate，PI），他们受雇于管理事务办公室（The Offiee of Regulatory Affairs，ORA），主要任务是检查处方药生产企业产品的质量，进行其它复杂或高风险的药品操作并接受最新的科学和生产技术知识培训。1/4 国际合作。FDA 将积极地与其他管理机构进行多边的国际会议合作，如人用药品注册技术要求国际协调会议、兽用药物注册技术要求国际合作协调会议（The International Cooperation on Harmonisetioon of the Teehnical Requirements for Registration of Veterinary Medicinal Products，VICH）。

另外就是过程能力分析技术（Pross Analytical Teehnology，PAT），它是创新药品生产和质量保证的框架。PAT 是一个管理框架，鼓励在药品开发、生产和质量保证过程中实现自主创新。该框架提供了许多新技术，包括识别生产原料的物理、化学和生物性质，可以增加对科学生产过程的理解，并能测量、控制或预测产品的质量和功能。

3 FDA 的目标

在过去的 25 年里（1978 ～ 2003 年），药品的科学生产过程和管理政策是由政府的管理者主要研究和负责的。在今后的 25 年中，要做到逐步根据科学家研究的成果制定生产方面的政策制度，而且还要在未来的 25 年里实现最大限度的节约保证药品质量所需的社会资源。

从 cGMP 实施到现在，从各方面来说药品生产领域已经走到了十字路口。前面有两条路可以选择，一条是通向理想状态，另一条则是维持现状。通往理想状态的道路对很多人来说都是陌生的，然而 FDA 还是希望药品生产领域选择通往理想状态的道路。

达到理想状态的做法包括 [3]：一，建立有效的纠正和预防措施，消除特殊原因引起的质量可变性；二，利用过程能力分析技术，减少或控制一般原因引起的质量可变性；三，鉴别、理解并获得预测关键质量属性（Critical to Quality Artributes, CQA）（包括生产／加工／测量）的能力；四，注重关键的影响质量的少数因素；五，确立关键质量属性的目标价值及目标价值中可接受的可变范围；六，给予关键物料的特性，采用监控系统确保受控状态。

4 我国在实施 GMP 中存在的问题

4.1 对 GMP 的内涵、原则理解不够深刻

虽然制药企业的生产部门行使着部分过程控制的职能，但由于对 GMP 的认识不够，以及长期形成的"重生产轻质量"的意识，容易忽视生产过程中出现的质量问题，留下质量隐患。GMP 强调产品设计和生产过程的质量控制，企业在实施 GMP 的过程中若没有充分理解"过程控制"的概念，就容易陷入一个误区，生产部门只管"生产"，把质量控制的权限和责任全全交给质量部门，错误地认为产品质量是监控出来的，导致生产混乱无序，带来质量隐患。

GMP 在实施过程中一个很大的问题就是"重硬件，轻软件"。到目前为止，对 GMP 软件的要求仅限于一些最基本的。在进行 GMP 认证检查时，也只是检查是否具备一些软件，没有注重其实际的应用和发挥的效果。生产企业只是单纯地强调硬件和软件建设，较少考虑这些硬件与软件在药品生产和质量控制规范化方面、在药品生产过程中降低交叉污染和混淆的危险性方面的实际作用，以及硬件与软件在发挥这些作用时的联系和相互作用。这就造成 GMP 的实施和认证检查流于形式、教条化，使得我国的 GMP 实施水平难以得到更进一步提高，与目前 cGMP 有明显的差别。

4.2 不能有效转换操作模式

部分企业只是把通过 GMP 认证当作继续从事药品生产的准入证，不愿改变原有的运作方式，或是受传统操作模式的影响，未能将 GMP 贯彻到底，容易走回头路。所谓的过程控制只表现在 GMP 的文件上，而没有做到真正有效的监控。一些企业只重视药监部门的 GMP 检查验收，轻视 GMP 的贯彻实施。搞 GMP 只是被动应付，流于形式。一旦通过验收，便万事大吉。表现在制度、工作程序、操作规范和各种记录没有落实在生产活动中，文件要求和实际操作相脱离 [4]。

5 对我国药品生产质量管理的启示

美国对药品质量的管理走在世界的前列，其药品生产科学概念的提出为政府、企业不断改进药品质量提供了理论基础。虽然我国的药品生产企业基本上都通过了 GMP 认证，但在观念上还比较落后，GMP 自身也存在一些问题，所以美国的药品生产科学及 cGMP 对我国很有借鉴意义。

5.1 加深对 GMP 的认识，逐步实行 cGMP

GMP 的宗旨是通过规范化的生产和质量控制，最大限度地降低在药品生产过程中发生交叉污染和混淆的危险性，确保药品均一性的生产和控制，从而保证药品的质量。因此，在实行 GMP 时所有工作包括硬件和软件的建设等必须围绕此宗旨进行，必须将此宗旨深入国家监管人员及企业所有人员心中，加以正确引导。

执行 cGM P 需要一个过程、需要一段时间来转变观念。我国企业在技术改造、硬件提升上舍得投入人力、物力和资金，但是却不忍心看到生产出的合格药品由于过程不规范而被打入冷宫，这样的损失是制造商一时无法接受的。其实现在正需要我们重新定义"合格药品"这个概念，执行 cGMP 就是一个契机。细节和过程的真实性应该是执行 cGMP 最难的 2 个方面。我国现行的 GMP 规范是世界卫生组织针对发展中国家制定的，从硬件上讲，我国企业只要是通过了，与 cGMP 对硬件的要求差距并不是很远。但是，cGMP 更强调的是过程的真实性，还有认证后的日常执行。要实施一个高标准的、完善的 GMP，真正的挑战不在于认证，而是在于认证以后的日常控制 [5]。

5.2 重视生产过程

生产过程是指药品生产企业从原材料进厂到生产出最终产品的整个生产过程实施的质量控制 [6]。其主要职能是根据质量控制计划的要求，按照药品质量标准和有关技术文件的规定，对影响药品质量的诸因素在生产过程中进行有效的监控，把可能产生的偏差和污染消灭在生产过程之中，或降低到最小限度，以确保生产出合格的药品。企业要提升对产品质量的要求，要生产出质量高的药品，而不仅仅满足于合格，这样既满足了患者的要求，也使企业具备了核心竞争力。

5.3 形成更开放的质量体系

通常顾客就是指消费终端，对药品来说，就是购买药品的患者或其他几。生产企业在生产时主要从市场需求出发，以达到利益最大化，但是很少从患者的利益出发。药品不同于其他商品，存在高度的信息不对称性，这就需要我们把顾客的概念延伸，将科研人员、政府管理几员、企业的管理层、普通员工、患者都纳入进来，形成一个更开放的质量体系。其中，科研人员的任务是开发新药，研究更高效的质量管理体系；政府管理人员的职责应当是实现药品检验的灵敏度，保证药品质量；企业管理层和普通员工应不断地提高药品质量，学习先进的质量管理方法；患者就要起到监督的作用。

5.4 建立定期修订 GMP 的机制

我国从 1982 年开始提出 GMP 的概念，1985 年由原国家医药管理局颁发了《药品生产质量管理规范推行本》，卫生部于 1988 年和 1992 年 2 次颁发了《药品生产质量管理规范》。在总结了多年来推行 GMP 的经验和国际 GMP 发展成果的基础上，国家药品监督管理局颁发了《药品生产质量管理规范 1998 年修订本》。但是现行的 GMP 和美国 1962 年颁布的 cGMP 还有一定差距，不仅表现在法律效力上，而且表现在内容方面，美国的 cGMP 更注重现场检查、现场动态控制和过程控制，而我国的 GMP 认证更注重静态认证：还有就是更新机制上，我们的 GMP 缺乏系统的更新制度，是一种随机的行动，没有动力，而美国是主动地吸取优秀企业的做法逐步推广。建议国家药品监督管理部门建立定期修订 GMP 的机制，使之逐步与国际接轨，也能不断激励药品生产企业生产出质量更卓越的产品。

参考文献

[1] Department of Health and Human Serviees U.S Food and Drug Adminisration Pharmaceutical cGMP for the 21st Century—*A Risk-Based Approach. Final*

Report[R].2004

[2] The Food and Drug Administration Protecting and Avancing America's Health: Responding to new challenge and opportunities[EB/OL].http：//wwwfda.gov/oc/meelellan/strategiehtml. 2003.2006，8，20.

[3] Ajaz SH.A Shared Vision for Pharmaceutical Devetopment and Mmanufacturing in the 21st Century: Contributions of the PAT Initiative[EB/OL].http：//www.fda.gov/cder/OPS/manuexeellence.pdf.2005，2006，8，20.

[4] 姜典才，林朝霞，张洁，等 . 对我国 GMP 发展的几点思考 [J]. 中国药事，2006，20（4）：244.

[5] 郊智敏，姚嘉 .cGMP 之路正在延伸 [N]. 医药经济报，2006，3，8.

[6] 安华民 . 从目前药品质量存在的问题看加强药品生产过程监控的重要性 [J]. 医药信息，2002，10（17）：61.

——刊于《中国药房》2007 年第 18 卷第 16 期

印度药品价格管理制度及对我国的启示

田云 杨世民

摘要 目的:借鉴印度药品价格管理制度中适用于我国的做法。方法:根据文献分析印度药品价格控制的现状及制度,并且分析我国药品定价制度存在的缺陷。结果与结论:印度的药品价格管理制度对保持印度药品成本的竞争性起到了积极的作用,而我国的药品定价制度还有诸多不完善之处,有待于改进应当成立专门的药品价格管理机构制定、审批、修改和监督药品价格。

关键词 印度,药品价格,管理,成本

Implication of Indian Drug Price Control System for China

TIAN Yun, YANG Shimin

ABSTRACT Objective: To draw experiences from Indian drug price control system that is suitable to our country. Methods: The status quo and system of Indian drug price control as well as the defects of drug pricing system in our country were analyzed based on literature.Results & Conclusions: The Indian drug price system plays a positive role in maintaining the competitiveness of drug costs.However, the drug price system of our country is far from perfect and which remains to be improved, therefore, special drug control organization should be set up to set, check and approve, revise and supervise drug prices

KEY WORDS India; drug price; control; cost

印度与我国的制药业有诸多相似之处,但印度的药品工业却成了继 IT 业之后的第二个国家主导产业。印度现有医药制造企业 2.4 万多家,其中大型企业 250 家,控制着药品总产值的 70%,主要从事 400 多种原料药和制剂的生产和加工,最大的 10 家企业占据着国内制剂市场的 2/5。印度原料药的自给率为 90%,制剂的自给率为 100% [1]。

近年来,制药行业中的"印度模式"已经成为了一个非常热门的话题。所谓"印度模式",实际上是指利用自身全面的低成本优势,实现快速的产业升级 [2]。"全面的低成本优势"正是该模式的核心,它已经不再局限于原材料成本、能源动力成本和人力资源成本等共同形成的低廉生产成本,更重要的是体现在包括研发成本、管理成本和营销成本在内的总成本优势,这也正是目前我国企业与印度成功企业存在的主要差距。

印度的"全面的低成本优势"与其采用的药品价格管理政策有密切关系。印度的很多药品既便宜又有效,绝大部分印度人选择使用国产药。此外像"扶他林"之类的药,价格只是中国的1/3。一些治疗心脑血管病的药物不但质量好,而且价格也十分便宜。

印度政府控制药品价格的历史可以追溯到 37 年前。1970 年,印度出台了第一个药品价格控制法令,随后又在 1979 年、1987 年和 1995 年对其加以修订。这一系列法令的共同目标都是确保药品的可获得性,即使是那些生活水平处于贫困线之下的人群也能够获得他们所必需的药物 [3]。与印度相比,我国在人口、经济等方面都比较相似,所以印度药品价格的管理政策值得我国借鉴,本文拟就此作一探讨。

1 印度药品价格管理机构及价格管理政策

1.1 印度药品价格管理局的职责

印度医药政策旨在确保药品的质量可靠、价格合理，并能够加强药品的国产化。印度国家药品定价局（National Pharmaceutical Pricing Authority，NPPA）负责其管理范围内药品价格的制定、修改及监督工作[4]。该机构于1997年8月成立，隶属于印度化学和石化部。它的主要职责是：①在权限范围内实施并执行药品价格控制规则的规定；②制定、修改原料药及其制剂的价格。负责确定最后价格，必要时由中央政府负责审批；③根据相关制度，更新价格控制的原料药及其制剂目录；④处理因该机构造成的全部法律纠纷；⑤监督停止接受药品价格控制的原料药及其制剂的价格；⑥监督药品的可获得性，确定缺失的药品，必要时采取补偿措施；⑦收集、保存原料药及其制剂生产企业有关生产、出口、进口、市场占有率及利润率方面的资料；⑧聘用、任命局内的管理人员和职员；⑨向中央政府递交有关修改或修订药品政策的建议；⑩在议会讨论有关药品价格问题时，向中央政府提供协助。

1.2 药品价管理政策

国内市场的药品价格受药品价格控制规则（Drugs Prices Control Order，DPCO）控制，并由国家药品定价局进行监督。药品价格控制规则于1970年由印度政府制定，其主要目标是通过为指定的大批量应用的原料药及主要制剂制定价格上限，保障消费者对药品的可获得性，确保生产企业获得合理但有限的利润[5]。

1970年实施的DPCO通过规定药品商业企业的利润，达到间接控制药品价格的目的，而当时药品的价格不需要得到政府的批准。在1979年的修改版中，DPCO规定了控制目录中原料药及其制剂的最高价格，而且为了进一步控制价格，政府仍规定了企业利润的最高限度[6]。

1995年的DPCO延续了1979年版的结构框架，但是缩小了控制的范围。主要原因是为了鼓励药品工业的发展、给药品生产企业更多的自由。1970年所有的500种常用原料药及其制剂的价格都由DPCO控制，在1979、1987和1995年，受到其控制的药品种类分别减少到370、143和74种。

2 印度1995年版DPCO

1995年最新修改版的主要内容包括受控制药品的目录、制定药品价格的程序、政府执行制定价格的办法及违反规定的处罚[7]。

价格控制的对象为第一目录药品，分为原料药和制剂2部分，前者是指在第一目录中规定的原料药，后者则指制剂中含有第一目录中规定的1种原料药或是含有第一目录中规定的1种原料药和其它原料药的混合物。第一目录药品，即DPCO管理的药品，包括抗生素类、磺胺类、抗结核类、维生素类药物等[8]。非目录药品不受价格控制的管理，除第一目录中的原料药及其制剂外，均是非目录药品。

2.1 制定第一目录中原料药（Bulk Drugs）的最高零售价

为了实现公平销售，使原料药价格合理，政府一般会经过多次调查，最终通过政府公报（Official Gazette）公布原料药允许销售的最高零售价。在制定原料药最高零售价时，政府须保证企业获得一定的利润，所以，规定税后回报（利润）应达到资本净产值的14%，或占到所用资本（净固定资产与流动资金之和）的22%。对于新开办的药品企业，根据长期边际成本计算法，内部利润回报率应定为12%。如果是新上市产品一击见定税后回报达到资本净产值18%，或回报额为运用资本的22%。任何人都不得高出最高零售价出售原料药。

该项规定实施之日起,任何计划生产目录原料药的生产企业,须提供相关材料,政府收到材料后,经过调查认为符合要求的,将在政府公报中公布其最高零售价。任何要求修改某原料药最高零售价格的企业,须填写要求的表格,并向政府提交。政府自收到完整的申请资料后,4个月内会制定一个新的价格,或是书面通知拒绝修改并陈述理由。

2.2 关于目录中原料药生产企业须提供的信息

每一个申请生产目录药品的企业应向政府提供:①业生产的所有原料药的列表,并在规定表格中填写每种原料药的成本信息。②每年9月30日提供目录中每种原料药的成本明细表。

2.3 制剂零售价的计算

政府根据以下公式计算制剂的零售价:

$$P.R.=(M.C.+C.C.+P.M.+P.C.)\times(1+MAPE/100)+E.D.$$

即:

零售价 = (原材料成本 + 转化成本 + 包装材料成本 + 包装费) × (1+ 最高生产后费用 /100) + 特许权税

其中,原材料成本(Material Cost, M.C.)包括药品成本和其它辅料的成本(超出规定的部分也包含在内),还包括政府公报中规定的加工损失费用。转化成本(Conversion Cost, C.C.)指根据成本计算规定的计算程序计算所得的一个将原材料和辅料转化为制剂的成本,政府会每年制定一个固定标准,然后通过政府公报公布。包装材料成本(Cost of the Packing Material, P.M.)指制剂中使用的包装材料成本(包括加工损失产生的费用),每年根据计算程序和企业的实际情况计算出一个固定标准,由政府公报公布。包装费用(Packing Charges, P.C.)指包装过程中产生的费用,包括人工、能源、管理费用等。最高生产后费用(Maximum Allowable Post-manufacturing Expenses, MAPE)指生产企业从出厂后到零售环节产生的所有费用,还包括贸易差额和生产利润。对于本国生产制剂,此费用不得超过原材料成本、转化成本、包装材料成本的总和。特许权税(Excise Duty, E.D.)指对于进口制剂到岸价是制定其价格的依据,另外进口制剂的价格还应包括一定的营销和销售产品的费用,其中产品利润和进口商利润不能超过到岸价的50%。

2.4 制定或修改目录制剂的零售价格

政府会根据制剂零售价计算公式,经常性地制定或修改目录制剂的零售价。政府根据条例,制定或修改原料药价格。如果企业在生产制剂中使用价格变动的原料药,要求其在30日内向政府提交修改价格的申请表。经审查政府认为必要的,将制定或修改该制剂的价格。制剂的价格一经政府制定,企业不能擅自提高。

印度关于申请批准或修改目录制剂价格的申请表应包括的内容为:①制剂名称;②产企业名称;③注册 / 总部 / 管理办公室地址;④工厂地址;⑤陈述说明书中的每一部分内容,而且须经药品管理部(Drug Control Office)批准;⑥药品管理部颁发的许可证号及日期(附复印件);⑦生产许可证号及发证日期 / 小规模生产(工业)注册 / 企业经纪人买卖通知公证书;⑧生产起始日期;⑨制剂种类:种类(素片 / 包衣片,多层缓释 / 软 / 硬 / 印花胶囊 / 无菌液体 / 粉剂 / 膏剂)如果是片剂,请提供100片的平均片重,如果是胶囊剂,请提供胶囊的型号(大小);⑩包装的种类(铝 / 纸 / 玻璃纸 / 硬制泡沫塑料 / 玻璃瓶 / 安瓿瓶 / 白色瓶 / 广口莉);⑪包装规格(10片 /100片,1mL/2mL/1OmL,5g/ 片、10g/ 片);⑫过去1年销售的数量及同一制剂不同包装销售的具体情况(附零售价)。

任何打算修改第一目录中药品价格的企业,须向政府提交申请并填写规定表格,政府经调查符合要求的,将在收到申请之日起2个月内对其价格进行修改或者书面拒绝并陈述理

任何生产企业和进口商不得上市该规则中没有的新包装,也不得在未经政府批准的情况下,将其已有品种的新制剂或新剂型上市。

2.5 制定制剂的最高零售价格

中央政府将不断地致力于制定合理的制剂最高零售价格,并通过政府公报公布,政府关注目录制剂主要生产企业的成本,并据此制定价格,该价格是针对指定包装的最高零售价格,适用于以通用名称销售和生产此制剂的所有生产企业。而且要求所有药品最高零售价格的外包装上贴有强制性标签。

中央政府可以自发或是根据企业的申请,在要求提供所需的资料后,通过政府公报公布目录制剂的修订后的最高零售价格。

为了更好地满足患者的需求,政府鼓励生产类似制剂的生产企业使用与最高零售品种不同的包装,生产企业应该根据一定的标准设计出所生产制剂的包装,并向中央政府申请此包装制剂的价格此包装制剂应在价格宣布后 60 天才能上市。如果政府认为有必要修改企业公布的价格,企业将不能超出此修改价格销售此包装制剂。

3　印度药品价格管理的新动向

2002 年的制药业政策进一步缩小了药品价格控制规则的控制范围,现只有 28 种。印度国家药品定价局 2006 年决定放松对非目录药品的价格控制,这部分药品占据着印度国内药品市场的 65%。管理当局决定对 1 年内药品价格上升低于 25% 的非目录药品不进行干预,而从前的上限是 20%。对非目录药品的营业额干预上限也由 21.5 万美元调整到 86 万美元。几乎所有的制药公司,包括一些跨国公司都将从这个新条例中获益,它使这些公司获得了更多的自由,可以根据市场成本的增加提高相关药品的价格。

2006 年版的国家药物政策草案则建议成立一系列的药品监管组织,其中包括药品价格监督系统,由此加强药品监督工作。成本、利润构成、价格议定、建议售价、批发价格等因素都将受到监控,以最终确定合理的价格。此外新批准的专利药物在上市后的 10 年内可以免于政府的价格控制。

印度国家药品定价局 2006 年 10 月宣布了新一轮的药品价格调整。鉴于原料药价格的下降,印度产的大部分常用药将降价 0.2%～ 70.3%,主要是因为印度各药品厂家同意削减药品的利润率,其中零售商的固定利润率下降为 35%,批发商的固定利润率下降至 15% [9]。

4　对我国药品价格管理的启示

药品价格控制的目的通常是避免出现垄断性的、药价过高的情况,避免消费者受到欺骗或不公正的待遇,防止企业获得与成本不相称的暴利。政策的制定者无不希望患者能以尽可能低的价格获得药品,而企业也能得到与其投入成比例的、合适的回报。这也是价格控制政策中的难点所在。印度药品价格控制规则通过逐步的修改,达到了较好的效果。总结起来,其成功之处在于:(1) 定价部门职能完善、明确,权力比较集中,NPPA 专门负责药品价格的制定、修改及相关的其它工作。(2) 定价程序较为规范,定价的基础是建立在广泛调查和对企业资料的总结之上,定价的程序透明度高,企业不容易弄虚作假。(3) 价格计算方法严格、缜密,对价格的各构成项的计算都有明确的规定或限制,使其产品的生产成本低,竞争优势大对药品价格起到了很好的控制作用。

虽然印度受药品价格控制规则管理的药品范围逐渐减小,正在让市场发挥更多的作用。但不能否认,在一定时期内它确实使其药品的价格低廉,较好地满足了患者对药品的需求。我国目前要解决的主要问题恰恰就是如何科学、合理地制定药品价格,减少药价虚高的水分,所以印度的药品价格控制规则值得借鉴。

4.1 成立专门的药品价格管理部门

药品价格的制定、审批及修改是一项专业性极强的工作，需要由专门的机构承担。当前，各级物价部门和国家发改委负责该工作，由于药品生产不论在原料上还是在人工技术研究开发上都具有很强的专业性，其生产成本和费用非专业人员较难准确核定，而且药品的种类繁多，价格的制定又必须灵敏地反映生产经营成本和市场供求的变化情况，社会平均成本和社会先进成本的科学计算及其时效性就更难保证。所以要制定科学、合理的价格，现有价格管理部门在人力、专业知识等方面还很不足，往往只能按照企业报送的价格、成本资料加上规定的差率制定药品价格。价格管理部门对于药品生产企业虚报成本、虚高定价把关不严，对药品生产企业虚报成本的行为普遍缺乏有效的监管和约束能力。所以成立专门的药品价格管理部门，由专业知识强的人来负责该工作势在必行。建议药品价格管理部门的专家组成中应该包括药物经济学、药理学、药学、临床方面的专家学者，有药品企业会计工作经验的人才，该部门可隶属于发改委。

其职责主要为：①根据我国国情，制定更科学、合理的药品定价制度；②制定政府定价目录，制定、审批并修改最高零售价格；③监督实行市场调节价药品的价格；④监督药品的可获得性、确定市场及临床缺失的药品，必要时采取补偿措施；⑤跟踪并总结药品生产企业生产、出口、进口、市场占有及利润率情况，据此完善药品的定价。

4.2 改革药品定价制度

根据国家宏观调控与市场调节相结合的原则，我国的药品价格实行政府定价和市场调节价。我国药品的零售价计算方法和印度相似，均以药品的制造成本为基础。以下以企业制剂的零售价计算公式为例：

零售价 = 含税出厂价（口岸价）×（1+ 流通差价率）

含税出厂价 =（制造成本 + 期间费用）÷（1 − 销售利润率）×（1+ 增值税率）

从以上公式看出，我国药品零售价的计算方法相对简单，对流通差价率、销售利润率、增值税率作了规定，而对构成含税出厂价的主要部分，即制造成本和期间费用并未作具体规定或限制，所以出厂价的计算在很大程度上缺乏透明度。流通差率仅能限制流通环节的利润，对生产企业起不到限制或监督作用。出厂价才是决定药品价格的高低的主要因素。我国目前药品的出厂价的构成很不合理，成本虚报，期间费用中销售费用居高不下。制造成本和期间费用的比例失调，期间费用往往是制造成本的几倍甚至几十倍，主要是因为缺乏对期间费用的限制。

印度的制剂零售价计算公式中原材料成本、转化成本、包装材料成本、包装费用由政府每年制定一个固定的标准，对最高允许生产后费用（类似于期间费用）和特许权税也分别作了规定，这两项费用与制造成本成正比。我国的政府定价药品的成本不具有竞争性，制定的最高销售价格偏高，究其原因，主要是政府定价制度较宽泛，可操作性差。笔者建议从以下几个方面改进：

4.2.1 政府定价制度科学化

建议借鉴印度药品价格控制中制剂零售价的计算方法，细化成本构成，根据化学药品、中成药的整体生产情况，规定构成项的计算办法，对可以计算出确切数值的构成项，由价格管理部门公布对其的规定或限制，如成本转化费、包装费用、期间费用和制造成本的关系。 其次要降低流通差率。政府应制定措施，减小浮动雏护患者利益，减少不法牟利行为。流通差率可以根据现实情况，作相应的调整，而且应随着时间增长呈递减趋势，逐步缩小流通差率。

4.2.2 对市场定价药品实行适当干预

实行市场调节价的药品仅仅根据市场的供求制定零售价有不妥之处，若价格严重超过其生产成本，并无任何规定约束。所以建议由价格主管部门实行必要的干预政策，要加强对市场定价药品的管理，进行市场调研，核实药品成本的真实性、严格审批新药，比较同一类产品的市场价格，以市场价格为参数，各规格不同的同通用名药品按含量比例定价从源头上阻断更换规格、剂型、包装后名为新药实为虚高药价的药品。加强对市场定价药品的监督，规定生产市场调节价药品的企业每年递交成本明细表，一旦查出产品虚高定价，责令调整至正常水平，若不服从，则由政府强行降价，并对该生产企业予以一定额度的罚款和相应处罚。

4.3 规范政府定价程序

药品价格的制定、调整必须要进行成本的调查审核，参考市场实际购销价格，包括集中招标采购价格。要建立药品价格专家评审制度、专家论证制度、地区价格协调制度。政府定价通过指定媒体向全社会公布，以增强政府定价的公开透明度。国家发改委2007年2月25日公布了《医药价格工作守则（暂行）》，明确提出制定医药价格必须经过成本价格调查、专家评审或论证、听取各方面意见、集体讨论、集体审议的程序。

笔者认为《医药价格工作守则（暂行）》有一些地方需要补充。成本是否合理应该建立衡量标准。专家定价不只是为了降低药品的价格，更是通过综合的评审，既能使企业有一定的利润空间，又能使消费者承受得起，使企业、医疗机构、患者三方的利益都能得到合理的满足。在专家评审或论证过程中，应该邀请药品经营企业的代表、医疗机构、保险公司、消费者等多方进行讨论，确定药品的价格。

参考文献

[1] 李方林，李新荣，刘晖. 印度制药业现状及启示 [J]. 齐鲁药事，2006，125（8）：460.

[2] 倪文昊. 印度医药产业崛起的模板意义 [N]. 医药经济报，2005，9，23.

[3] 田双泰. 药品价格受限研发成本上升——印度制药行业面临两大挑战 [N]. 中国医药报，2006，12，16.

[4] National Pharmaceutical Pricing Authority.Functions of National Pharmaceutical Pricing Authority[EB/OL].http：//nppaindia.nic.in/function.html2006，9，10.

[5] 赵永发. 印度医药市场概况 [N]. 国际经贸消息，2001，4，17.

[6] Bejon Misra, Adviser, Consunler VOICE. A Study on Availability and Prices of Medicines in India[EB/OL]http：//nppaindia. nic. in/report/voicerep.html.2002，8，29.2006，9，18.

[7] Ministry of Chemicals and Fertilizers.Department of Chemicals and Petrochemicals，Drugs Prices Control Order 1995[S].The Gazette of India-Extraordinary PART II -Section3-Sub-Section（ii）.l995.

[8] Indian Pharmaceutical Association List of Price Controlled Drugs（DPCO1995）[EB/OL]. http：//www.ipapharma.org/DPCO.asp.1997，9，22006，9，13.

[9] 郭望. 解析印度医药降价 [N]. 医药经济报，2006，10，2.

国外打击假药概况分析及对我国的启示

曾雁冰　杨世民

摘要　目的:为我国打击假药,有效保证药品安全提供建议。方法:通过分析国际假药现状,研究药品生产流通中容易受假药攻击的环节,介绍打击假药举措较为完善的国家,例如美国、欧盟的经验,为我国打击假药提供参考与借鉴。结果与结论:为有效打击假药,有关监管部门应当从普及假药危害的知识、加强药品生产流通各个环节的监管、完善相关立法、推广药品防伪技术的应用、完善假药预警体系建设、加强国际协作等方面积极开展工作。

关键词　打击假药;国际经验;防伪技术;预警;启示

药品是关系到人民群众身体健康的特殊商品。假药的泛滥,使医药企业经济利益受损,扰乱了药品生产流通的正常秩序,还会使公众失去对拯救生命的医药行业的信任,导致人们付出健康甚至生命代价。有效打击假药,保障药品安全,已成为医药行业健康和谐发展的当务之急。笔者通过分析国际假药现状,介绍打击假药举措较为完善的国家例如美国、欧盟的经验,为我国打击假药、有效保证药品安全提供参考与借鉴。

一　国际面临的假药现状

(一)假药形势严峻

全球假药的销售额每年不断增长。美国公共利益药物中心估计目前世界范围内假药的每年销售额大约是 400 亿美元,全球制药行业正规产品每年的增长率约为 7.5%,而假药销售将以每年 13% 的速度增长,预计到 2010 年全球假药销售额将达到 750 亿美元 [1,2]。

假药在全球范围内普遍存在。WHO 报告的数据显示,世界范围内假药的比例约为 5%~10%,在管制和法律监管最弱的区域,假药最猖獗。多数发达国家具有有效的调节系统以及市场监管机制(例如美国、澳大利亚、加拿大、日本、新西兰等),在市场销售的药物中假药的比例略低于 1%;欧盟药品市场至少 3% 是假药;在非洲的多数国家、亚洲和拉丁美洲的部分地区,假药的市场占有率甚至超过 30%;在前苏联地区的多数国家,假药的市场占有率也普遍在 20% 以上,在其他发展中国家的市场,这一比例略低于 10%。总体而言,假药在发展中国家的市场份额在 10% 与 30% 之间。从互联网上隐瞒物理地址的网站购买的药品超过 50% 是假药 [3]。

根据 WHO 统计数据,假药在国外概况如下:

① 2002 年,柬埔寨卫生部开展的调查显示国内市场 13% 的药物是假劣药,包括抗疟疾药物和抗生素;印度制药企业协会指出在印度的主要城市,销售的药品中 1/5 是假药。每年的收入损失在 4% 和 5% 之间。非法药物在整个市场的份额从 10% 增长到 20%;尼日利亚卫生官员估计该国国内流通的药物有 70% 是假药。

② 2003 年,菲律宾食品药品局报道 30% 的药店被检查发现运送及销售假药。

③ 2004 年,在安哥拉,根据负责知识产权犯罪调查的经济警察部门统计,安哥拉人使用的大约 70% 药品是假冒的;在哥伦比亚,其制药工业协会估计 6000 万美元或每年药品市场的 5% 是走私、假冒或掺假药品;黎巴嫩的国家健康委员会(NHC)报告了在 2004 年黎巴嫩市场上有 35% 药品是假药;在墨西哥,报告表明非法药品占大约 10% 的药品市场份额。

④ 2005 年，多米尼加共和国的公共卫生部门报道国内的 50% 药房非法经营，并且到达国内的药品有 10% 是假药。有些药品甚至被发现已经过期了 10 年时间；萨尔瓦多制药企业协会报道假药在国内市场普遍存在。根据当地制造商伽玛实验室的数据显示假药的商品化导致国内医药工业 4000 美元的经济损失。印尼国际制药小组（IPMG）估计被侵犯专利的药物占印尼 20 亿美元药物市场的 25%；在肯尼亚，国家质量管理实验室（NQCL）和药物毒物委员会的一次随机调查发现在肯尼亚的几乎 30% 药物是假药。有些药物只是白垩或水却被作为合法的药品在市场销售。根据肯尼亚医药工业协会的数据，假药在该国的年销售额大约为 13 000 万美元 [3, 4]。

（二）假药类型广泛

WHO 及 FDA 的研究报告都显示，任何一种药品都可能被制假，包括昂贵的抗癌药、抗生素、降压及降胆固醇类药物、激素、类固醇，价廉的止痛类和抗组胺类普药等。在发达国家的假药报告显示多数假药是新且昂贵的生活用药，例如抗组胺药、激素及类固醇。而在发展中国家的假药多数是治疗威胁生命疾病的用药，例如疟疾、结核、HIV/AIDS[1]。WHO 从 1982 年开始接收假药报告，从 1982 年～2000 年共有 817 则报告，60% 的报告来自于发展中国家。从 1999～2002 年的假药报告，按照治疗分类如下：抗生素占 26%；激素及类固醇占 18%；抗哮喘及抗过敏用药占 8%；抗疟药占 7%；解热镇痛药占 6%，其他（14 种治疗分类）占 33%。按照假药制假类型如下：没有有效成分的占 43%，质量较差的占 24%，含量低的占 21%，含有错误的成分占 7%，错误的包装占 5% [3]。

二 国外打击假药研究

（一）国外打击假药的相关分析

欧盟假药及药品犯罪立法的可行性报告中，将当前影响假药现象存在的因素概括为：(1) 监管中存在着漏洞；(2) 国家及国际有关当局之间的不协作；(3) 监管主体资源及力量不足；(4) 监管部门之间合作不够；(5) 监管组织不完善；(6) 执行及处罚不力；(7) 进出口监管规定不严；(8) 包装及印制规定不严；(9) 大量的中间商交易，使得供应分销链越来越复杂；(10) 高昂的药价；(11) 市场上新出现的称为"生活方式"用药，例如伟哥等；(12) 药品制假转向有组织的犯罪以及快速增加的隐秘掺假加工；(13) 贪污腐败及利益驱使 [5]。

该报告分析了欧盟药品生产供应链中容易遭受假药攻击的主要环节（图 1）及假药交易流通的模型（图 2）。

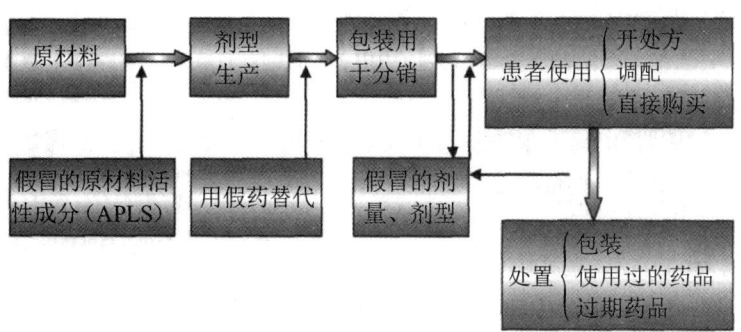

图 1 药品生产及假药攻击流程图

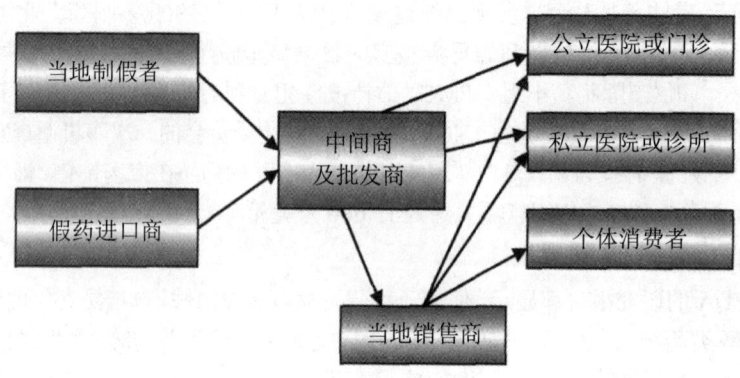

图2　假药的商业模型

美国食品和药品监督管理局的年度打击假药报告中,分析了制假售假等不法活动增加并不断变化的原因,包括:(1)制假技术发展快速,制造假标签及包装的技术不断改进,使产品更能以假乱真;(2)受金钱诱惑,犯罪集团的组织更完善、更有效;(3)未经许可的药房和外国网站在网上出售处方药;(4)在快速增长的药品进口潮中,国外制造的假药和未经批准的药物乘机进入国内;(5)国内药品批发销售链中存在着漏洞,有些批发商的大多数存货单是二手来源,并且未对这些来源进行有效监督,忽视对非法或不道德行为的警戒[6]。

FDA分析了美国药品分配系统中存在的漏洞环节:

1.不完善的记录

药品记录包含从生产到最终到达患者的所有交易信息。记录不完备的药品,例如记录未包含药品从出厂到销售给消费者的所有交易,使得跟踪查询这些药品的真实性难度加大。

2.未经验证

对于美国药品供应链中的购买方,确保所购买药品的真实性很重要。假冒药品及其标签、包装的技术高超,以至于正规药品的生产商都不能区分真假。然而能鉴别药品及其标签、包装真伪的技术在交易中往往很少被使用。

3.输入(进口)环节

在处方药销售法案(PDMA)之前的时期,在美国生产的药物可以进入外国市场,然后再进口进入美国。这成为了假药进入美国药品供应链的入口点。

4.改装(再分装)环节

再分装可能会破坏药品的原包装及标签上的防伪措施。还可能会为失效、掺假、假冒药品进入分配系统提供侵入点,因为它们可能被重新包装成合法产品。在分装过程中,假药和正规药品混杂在一起,到达消费者手中。

5.显窃启包装(防伪防揭技术)

很多处方药没有利用显窃启包装,未采用显窃启包装,原包装可能被制假分子重复使用,用于假药的分装[7,8]。

(二)应对假药采取的相关措施

1.WHO在打击假药方面,主要遵循3个策略。

(a)提供工具、国际准则、标准和指南,以利于流通在全国和国际贸易的药物是安全、有效和高质量的,包括提供生产、质量控制、调控、检验、分配等从生产到分配至患者的各个环节的监管指南。(b)为成员国建立国家监管机制提供支持。(c)组织开展全球打击假药活动,并且完善 WHO 假药报告系统。鼓励各国当局、打击假药联络官员、生产商、分销商、卫生人员以及其他发现假药的人员向 WHO 报告假药案例[1]。

2. 2006 年,国际政策组织(IPN)出版报告"欠发达国家的假药:问题与解决方案"。对发展中国家打击假药提出以下建议:

(a)合同纠纷裁定应更简化、便宜,使得合同更易执行;(b)撤销从事贸易的官僚限制;(c)品牌产品的生产企业应有效地保护其商标;(d)法院应保证最大的独立性,使其更加公正,少受大的利益集团影响;(e)立法机构无权干扰司法决定;(f)执法机构行为应当受到限制并接受法院审查;(g)其他政府部门的行为(例如管理机构)应受法院审查;(h)改进或废除限制药品供应的管理规定;(i)政府应降低药品的税收及关税[9]。

3. 欧盟提出打击假药,需要更完善的法律手段。建议欧盟议会草拟相关提案,认为目前有两种互补性的办法可以打击假药:

从违反知识产权保护及经济利益方面给以相应处罚;作为一个公共卫生问题,根据造成的损失及对公众健康危害程度,制定相应的判罚标准。

4. FDA 针对打击假药开展了一系列有效措施。包括:

①应用新技术来更好地保护药品供应。将迅速发展的踪迹回溯技术和药品鉴定技术相结合。FDA 计划在 2007 年普及可靠的"track and trace"跟踪查询技术,通过提供精准的药品记录(确保药品在安全条件下生产分销的记录文件)来帮助确保药品供应链的完整性。鼓励推广电子追踪技术例女 IRFID 技术。②实施更强有力的法律法规。由于药品批发商在调节药品供应链中发挥着重要作用,FDA 联合国家药学会努力改进药品经销商许可的修正法规。提高药品经销商许可条件,加大非法经销商合法化并参与交易的许可难度,从而有效阻止假药的流通。③增加假药犯罪的罚款并实施更严厉的处罚。FDA 已经向美国审判院提交了关于修正宣判指导的请求,加大对生产、销售假药的处罚,并根据犯罪行为对公众健康的危害程度加大处罚。④监督药品供应链中所有参与者执行安全操作。针对生产、销售,重新包装等环节加强监督检查。⑤建立假药报告系统,并且加快 FDA 对报告的回应。鼓励卫生人员通过 FDA 药品监督网页报告可疑的假药,建立假药预警网络,及时有效地向卫生人员及公众通告假药的发生。⑥教育消费者及医药卫生人员假药的危害及如何防御这些危害。制定教育材料、公共服务公告,联合消费者协会、医药卫生的各种组织,帮助消费者避免假药的危害。加大对药师、卫生人员的教育,让其明白自己在减少假药危害、识别、报告假药中的重要作用。⑦加大与全球的国际合作,全面打击假药活[6-8]。

三 对我国的启示与借鉴

(一)在全社会范围内普及假药的认识

加强对假药的认识,让药品监管部门、药品生产企业、经营企业、医药卫生人员、消费者等了解假药的影响及危害。①加强药品生产经营者的专业知识培训,强化假劣药品实例教育,使其深刻认识假药的危害,充分了解假药会破坏药品生产流通秩序,对公众的健康造成较大的威胁。同时,假药会给正规药品生产企业带来经济上的损失,还影响了其品牌和信誉。从而加强药品安全的责任意识,并且积极参与到打击假药活动中。②加大对医生、药师、护士人员等卫生工作人员的教育,让其明白在减少假药危害、识别、报告假药中的重要作用。有义务和责任教育患者、消费者,到哪里购买合格药品、哪些药品是不能购买和使用的。③加强对消费者的药品安全知识科普宣传。通过制定教育材料，发布卫生服务公告，制作假劣药危害性的宣传招贴画，开展服务咨询等方式，并且联合消费者协会、医药卫生的各种组织在消费者之间普及识别假劣药的一般方法、常识，指导消费者安全用药。指导消费者在购药中不要只考虑价格因素，并且要从安全的渠道购药。切不可图方便或贪便宜到无《医疗机构许可证》的诊所或无《药品经营许可证》的药店购药。最好到正规的药店或大医院药房买药，购买时索取正规发票。不要盲从陌生人、广告或电话的介绍、推销，警惕打着免费赠物、义诊、免费体检的招牌，行推销假药之实的骗局。

（二）加强药品生产流通各个环节的监管

1. 加强药品生产流通各个环节的监管

监督药品生产企业、经营企业严格实施 GMP、GSP 等规范，从根本上杜绝故意生产、销售假劣药的不法行为。要求药品生产企业应有真实、完整的生产记录、质量检验记录、销售记录等资料，从而便于追溯和审查每一批药品的生产历史和销售去向。医药流通企业要做到：①从合法的医药生产、经营企业进货；②严格执行药品入库检查验收制度，建立入库台账；③做好药品的仓储养护；④做好药品出货账，建立流向台账；⑤做好药品质量信访工作，发现药品质量问题后及时处理，与上游的供应商建立联系，实施问题药品的召回处理；⑥加强企业的质量管理，建立质量第一的思想。

2. 坚持日常监督检查、抽检与专项检查有效结合

药监部门应在加强日常监督检查和抽验的基础上，有计划地定期或不定期组织各项专项监督检查工作，使日常监督管理工作与有针对性的专项检查工作相结合。针对以下情况，加大抽检与专项检查力度：①曾抽检不合格的品种；②群众举报有问题的品种；③有违法不良记录的企业生产的药品；④出现不合格药品的高发地区。

（三）完善相关立法，并严格执法

1. 建立、健全药品生产流通领域的法律法规。完善相关的配套罚则

通过完善打击假药的相关法律法规，设定相应的处罚规定，建立严格、有效的约束机制。目前针对假药违法行为，依据《药品管理法》第七十四条至七十七条，《刑法》第一百四十条、第一百四十一条、第一百四十二条所分别规定的生产、销售伪劣产品罪，生产、销售假药罪，生产、销售劣药罪的共同犯罪给予处罚。建议严格对生产、销售假药等不法活动的执法力度，从违反知识产权保护方面、公共健康损害方面互补性地予以处罚。

2. 提高药品标准

国家药品标准包括《中华人民共和国药典》、药品注册标准和其他药品标准，检验药品是依照国家药品标准所做的符合性检验，由于药品标准制定过程中的检测指标雷同、检验项目简单、缺乏专属性强的检测指标，有的假药或者劣药若进行药品检验时，仍然会符合标准，造成作为合格产品的假象。例如中成药的"非法化学添加"、替代、污染（重金属、农药残留、微生物尤其是黄曲霉素），化学药品的残留溶剂，生物制品的活性等，都会影响假药结果的检测。建议以国家"提高药品标准行动计划"为契机，分期分批完成原部颁标准、历版药典遗留品种的标准和部分新药已转正标准的提高工作，及时针对假劣药违法活动中出现的新情况，推广应用新技术、新方法。

3. 完善药品监督管理组织体系，提高行政执法队伍素质

①加强执法队伍的建设，加强思想教育及业务技术培训，提高药品监督人员业务素质；②要强化执法机构内部监督制约机制，严格执法程序；③国家及各地政府需要加大资金及技术投入，改变药品监督人员不足和经费紧缺，取证手段、交通工具、通讯设备落后的局面。从而做到公正高效、坚决查处危害人民健康的假药违法行为。④尤其加强药品检验所建设。药品检验机构要认真执行质量保障体系，提高业务技术水平，充实仪器设备，把好质量检测关，促进药品生产、经营、使用单位提高

药品质量,保障群众用药安全有效。

（四）不断推广药品防伪技术的应用

加强防伪技术在打击假药中的作用认识。防伪技术在药品中的运用能降低非法再利用药品包装的风险,为生产企业及其供应链伙伴提供产品鉴别方法,大大提高造假的难度。同时,对于医疗机构来说,它能降低采购假药的风险,确保使用有品质保证的产品,提高临床治愈率,保障患者的健康和生命,减少病人用药投诉率。鼓励医药行业开展简单易读且成本经济的有效防伪技术的开发,并在医药行业逐步推广可行的防伪技术。

参照国际经验,可采用的药品防伪技术如下:①防伪安全纸（含水印、安全线或有色纤维）、全息烫印、防伪油墨、防伪编码;②无线射频识别（RFID）技术:使用无线电信号定位和识别贴有电子标签的药品、批装药品或药品运输设备,它通过建立电子履历,可以进行自动跟踪查询,检测从生产开始贯穿整个供应链过程的药品的真实性。③防伪防揭技术。保证包装物的不可重复使用性,即一次性使用的要求。国际常用的药品防伪防揭技术如药品包装箱的防揭防盗警示、药品内包装的封口标签演变为全息技术、药片封装的全息铝箔等。

（五）完善假药预警体系建设

擦亮社会公众的眼睛,让假药无处藏身。发挥舆论监督和群众监督的作用,完善假药报告体系。①对生产、经营假劣药品的单位和个人,通过新闻媒体予以曝光。②在各地设立举报电话和举报信箱,建立落实举报奖励制度,调动群众打假的积极性,对假药报告人员的信息进行保密,保护举报者,鼓励群众大胆举报生产、销售、使用假劣药品的活动。③加强公共网络预警系统。完善打击假药网站的功能,方便假药的网络报告。④加强信息网络建设,提高执法效率。完善国家、省市级药品监督管理机构之间的信息网络,加强各地之间的联系。使各地药品监督人员能及时快速地获取有关打击假药信息,提高执法效率。⑤各相关监管部门加快对假药报告的回应。⑥监管部门及有关组织应通过网络、新闻媒体、分发材料等方式,及时有效地向卫生人员及公众通告假药的发生。

（六）加强国际与国内的协作

充分调动药品生产经营企业、卫生工作人员、消费者等社会力量,通力合作,尤其要充分发挥医药行业协会的服务作用。加强行业的市场调查,了解国内外假药活动发展趋势、掌握其发展动向,努力提供国内国际打击假药信息,加强国际间打假经验交流。

药品监管部门要加强与公安、工商、卫生、海关等部门的配合,共同建立合作机制,互通信息,相互协作,形成合力,严厉打击假药违法行为。同时,加强与国际组织、其他国家与地区的交流合作,参与立法、监管、执行、技术、交流等国际共享平台,提高打击假药的技术及能力,并且与国际共同打击跨国假药活动,有效保障人民的用药安全。

参考文献

[1] Counterfeit medicines. http: //www. who. int/mediacentre/factsheets/fs275/en/.

[2] Cockburn，R. Newton，P. Agyarko，E.，Akunyili，D. The Global Threat of Counter feit Drugs: Why Industry and Governments Must Communicate the Dangers，PLoS Medicine，2（4）: 100.

[3] Counterfeiting: An overview of problems and dangers. www. who. int.

[4] Dora Nkem Akunyili，IjeomaP. C. Nnani，. Risk of medicines: Counterfeit drugs. International Journal of Risk & Safety in Medicine. 2004. 16: 181-190.

[5] Tom Vander Beken, Alexandra DE Moor. Feasibility Study for a Council of Europe Convention on Counterfeit Medicines/Pharmaceutical Crime. http: //www. coe. int/t/e/legalaffairs/legalco-operation/steering_committees/cdpc/Documents

[6] FDA's Counterfeit Drug Task Force Interim Report. http: //www. fda. gov/counterfeit/.

[7] Combating counterfeit drugs, a Report of the Food and Drug Administration. http: //www. fda. gov/counterfeiff.

[8] FDA Counterfeit Drug Task Force Report: 2006 update. http: //www. fda. gov/counterfeit/.

[9] Julian Morris, Philip Stevens. Counterfeit medicines in less developed countries: problems and solutions. http: //www. fightingdiseases. or9/pdf/ipn—counterfeit. pdf.

——刊于《中国药物经济学》2007 年第 5 期

美国高等药学教育研究状况分析及启示

曾雁冰　杨世民

摘要　采用文献分析法分析 2000—2004 年美国高等药学教育研究的主要研究方向、研究方法、研究者状况等方面情况,介绍美国高等药学教育研究现状。借鉴美国高等药学教育的研究提出我国高等药学教育研究还需从拓展研究问题领域、丰富研究方法、加强研究队伍建设、加强学术载体建设等方面努力,以期使我国高等药学教育研究水平进一步提高。

关键词　美国,高等药学教育,研究,启示

美国是教育强国,其药学教育也处于世界领先地位,美国的药学教育研究一直为其他国家所借鉴。随着社会的高速发展,健康服务体系(health care system)发生了很大变化,新的和更复杂的药品出现在市场上,药师需要面对新的机遇的挑战并承担新的责任,发挥新的作用。为了适应社会变化需求,美国的药学教育研究也发生了显著的变化。本文通过对美国药学教育杂志进行文献统计,分析近几年美国高等药学教育研究状况,为我国高等药学教育研究的发展提供参考与借鉴。

一　研究对象

选取美国药学教育杂志 The American Journal Of Pharmaceutical Education(以下简称 AIPE)(ISSN0002-9459)作为研究对象。AJPE 是由美国药学院协会(AACP)公开出版发行,该期刊的宗旨为展现以及提高美国和国际的药学教育水平。笔者对 AIPE 2000 ～ 2004 年共计 568 篇文章进行分析。

二　分析

1. 研究内容分析

期刊 AJPE 中设有 Research articles,Viewpoints,Notes,Teachers topics,Innovations in teaching,Selected presentations,Instructional design and assessment,Statements,Special presentations,Addresses,Feature,Council of faculties chairman's section. Council of deans chairman's section,ACPE Report,Meeting abstracts,Bookreviews,Books received,The record,Recent publications,AACP Report,AACP Supplements 等 20 余个栏目,笔者经过分析归纳,将 2000 ～ 2004 年的 568 篇文章按以下内容分类进行统计,结果如表 1。

表 1　美国药学教育期刊内容分布比重

研究内容	篇数	比重（%）
综合研究	144	25.35
教学探讨	162	28.52
学科建设	40	7.04

续表 1

研究内容	篇数	比重（%）
实践与训练	37	6.51
教学技术	54	9.51
师资力量	16	2.82
素质教育	40	7.04
学术载体	60	10.56
其他	15	2.64
合计	568	100.00

对其药学教育研究的主要内容分类中的研究方向概括如下：

（1）综合研究：①药学教育发展研究。例如，美国议会对药学教育的系统评估和评价，在南非多元文化社会中的药学教育研究等。②药学学科发展研究。例如，各药学院校对学院发展的前景调研，制药企业对于药学生的需求评估，美国药学院校入校及学习进度规划，双重的 PharmD / MBA 规划研究等，社区卫生中心与药学院校的关系研究。③药学服务研究。例如，药学服务中的"服务"内涵研究，在药学课程中进行药学服务实践，社区健康的促进与服务知识的衔接，在药学服务中增进关爱，未来药师的交流能力要求研究等。

（2）教学探讨：基于学生能力的专业评价的发展，药学院入学考试评价，使用多重选项考试测试药学生技能的效果评价，在药学服务实验室中学生互助教学的评价，药学生参加跨学科病例讨论会的作用研究，通过互联网系统对药学生参加网上学习情况进行分析，课前准备案例进行教学的作用研究，传统的说教和以病人为基础的教学方法的应用研究，基于问题的学习方法（PBL）研究等。

（3）学科建设：涉及的相关学科分别为：在美国药学院中天然药物教育，放射药学教育，临床药物动力学课程内容调查，补充替代药物治疗教育，老年病学的药物疗法，药学实践体验中的公众健康普查，糖尿病治疗用药教育。

（4）实践与训练：学生对于服务学习体验的认识，糖尿病教育培训项目对于药师的糖尿病护理活动的影响，美国药师协会的免疫接种培训项目，社区药师的特殊教育培训系统，药师的继续教育研究，高等药学实践中学生自信度的评价手段研究等。

（5）教学技术：应用网络系统教学，影像指导和常规的学习方法的比较，药物动力学"Bayesian"（贝叶斯定理）预测方法在线教学的发展与应用，网上处方模拟对学习处方调配的效果分析，借助网络教学工具考核学生学习情况，应用电视技术开展远程教学，多媒体病历模拟程序对药学生学习评价的帮助等。

（6）师资力量：实用药学教师的聘用条件，药学管理人员以及学校院长对于药学院中教职员发展的看法，终身教职的教师与非终身教师的责任感比较，学生评分与教工自我评价的指导效应对比等。

（7）素质教育：对有较好交际沟通技能的学生的选拔，通过书面描述加强学生认识能力，药学生对药学国际化教育的了解与兴趣,性别与种族在学生成功中的决定作用,药学生对职业诚信的态度,药学生的信念、责任感调研，美国药学生职业道德论证的评估，药学生使用酒精或其他药物的纵向分析，将道德因素作为药学生和住院药师选择的标准，在职业发展中进行情感的学习。

（8）学术载体：包括历次的美国药学院校协会的学术报告、美国药师协会定期会议的报告、最新出版书籍概要、重要的研究报告的回顾等。

2. 研究方法分析

美国药学教育研究方法比较注重科学性，常加以定量分析。在一般的研究中，SAS 软件、Pearson 卡方分析、t 检验等应用比较普遍。

例如，在对药学课程设置进行调查研究中，调查表采用 5 分制，不同调查群体按不同颜色代表。采用了附有插图封面的总设计方法。调查表由研究小组设计编写，由核心小组进行修订。然后在教务主任和课程负责人中进行试点，进一步修订调查表。每位课程负责人和药学院都有不同的代表颜色。6 周后，调查者向未作答者寄催答函和第二份调查表。寄回已填写的调查表及被视为作答者同意参加调查。初步分析对答复排列和频度的比较。利用威尔科克逊（Wilcoxon）配对签名排名测试然后利用曼惠特尼测试法（The Mann Whitney Test），将药学专业的答复和另外 5 个调查群体的答复予以比较。

美国药学教育研究者注重实证。通过对现象长时期的观察得出规律，或是对某一问题进行调研证明观点。例如对药学的就业趋势分析中，应用了十年的相关数据作为佐证，分析了 1990～2000 年，执业药师的男女比例变化，全职、兼职、第二职业等工作情况。而对于在美国药学院中将天然药物教育作为主修还是选修课的问题，研究者随机抽取了 370 名学生就 12 种常用草药的正确用法进行调研，评估学生的了解度，调研结果显示，能正确应用常用草药的学生仅有 32%，由此得出结论：药学院需要加强在核心课程中的天然药物的学习。又如影像指导和常规的学习方法在学生掌握制片过程的效果评价研究，研究者将美国新墨西哥州药学院的博士二年级学生随机分成三组。一组观看药片制备时压片过程的视频，第二组阅读课本上关于压片的描述部分，第三组观看与此内容无关的视频。最后对实验前的平均预备成绩与试验后的成绩计算并分析。结果显示实验前的预备成绩各组无明显差异，而实验后，只有看了压片视频的学生成绩有了很大的进步，说明用影像指导辅助比一般的课程教学更有效。

3. 研究者层次分析

根据 2003～2004 年美国药学教育期刊中 291 篇文章注明的第一作者介绍，进行统计，结果见表 2。

表 2　第一作者层次统计层次

层次	文章数（篇）	比例（%）
药学博士	285	97.94
工商管理硕士	4	1.37
理科硕士	2	0.69

统计显示，2003～2004 年美国药学教育期刊中昕发表的文章作者有 97.94% 为药学博士，反映从事药学教育研究的人员以高学历者居多，研究层次较高。

4. 收录的本土以外研究情况

根据 2003～2004 年美国药学教育期刊中 291 篇文章注明的第一作者介绍，发现除本土教育研究的论文外，也介绍了其他一些国家和地区的情况，例如加拿大、英国、中国台湾等。来自加拿大的文章有 8 篇，英国 5 篇，中国台湾 1 篇，共计 14 篇，占 4.8%。

（1）来源于加拿大的文章的主要研究内容

对于国际药学毕业生的规划调研，国际药学毕业生在加拿大获得药师许可证的教育系统，对于交互式病历学习工具在学生自主学习中的作用进行评估，介绍了基于问题进行学习（PBL）的学生所创建的在线非处方药物资源，加拿大魁北克省药学与医学人员对药师与医师关系发展情况调研，加拿大哥伦比亚大学用于药学服务实习的网络资源中心的介绍对药学理学士培养规划中早期医院实习计划的评估等。

（2）来源于英国的文章的主要研究内容

伦敦 King's College 对于药学生的多媒体病历模拟系统的评估，英格兰温彻斯特的大学开设培养药学生管理技术的课程介绍，对药学生道德因素的评估，学生对药学服务的理解，开展学生评估能否提高课程效果的调研等。

（3）来自于中国台湾的文章的研究内容

继续教育项目对药师带来的影响研究。台北药师公会提出一项 7 小时继续教育项目，该项目旨在提高药师对糖尿病患者的药学服务能力。台北医科大学及台北市政医院药学部的研究者就该继续教育项目对于药师带来的短期影响开展了调研评估。

三　对我国高等药学教育研究的启示

1. 拓宽研究问题领域

通过对美国的药学教育研究进行分析，笔者认为有些研究方向，国内目前涉及较少、不够深入，在今后的研究中，可以进一步扩大研究范围和内容。建议对以下内容开展研究：性别与种族对于学生成功的决定作用，药学生对职业诚信的态度调研，不同年代的药学生责任感考察，不同专业背景的学生对于药学服务的理解差异，药学生对于药学国际化教育的兴趣与了解程度，高等药学实践中药学生的自信度评价手段研究，学生能力培养的调研，执业药师的职业道德研究，硕士生、博士生培养的研究，药学继续教育的研究，学生如何适应社会的研究，执业药师考试内容研究，重视高等药学教育学术载体的研究，定期召开学术研讨报告会，交流研究成果，鼓励办好高等药学教育研究期刊，并不断提高刊物的质量。

2. 促进研究方式方法的科学化及多元化

（1）重视实证研究和样本分析。在高等药学教育研究中，最基本的方法就是要进行大量的调查研究，并对样本进行多层次、多角度的实证分析，这是增强研究成果科学性、可行性的前提。在研究工作开始之前，必须进行仔细而周详的构思、设计乃至规划，以便对研究工作加以控制。

（2）加强运用长期追踪研究或纵贯性研究。通过长期的追踪发现规律，使得结论更有说服力，研究也更有代表性。

（3）除了介绍性、描述性的研究，还应加强开展各种评估研究。如药学成果评价、学生能力评估、教学效果评估等，还可以应用元评估。"元评估"又称"再评估"，是对已经结束的评估活动的评估，是对评估活动本身的反思。在各级评估机构中设立再评估研究员，发动政府、企业界、新闻媒体、教职员工、学生、学生家长等全社会积极参与评估，重点评估指标体系的信度、效度以及评估结果的公正性。

3. 建立高等药学教育研究激励机制

要吸纳更多高层次的研究者参与，形成结构合理的高等药学教育研究队伍，需要建立高等药学教育研究激励机制。主要依托于高校的教师激励机制。学校根据教师的个人需要，制定适当的行为规范和分配制度,以实现人力资源的最优配置。建议将对药学教育的研究纳入药学教育工作者的考评体系中。在评审职称中,对于发表的文章中,明确规定至少有一篇药学教育方面的研究文章,定期对教师的药学教育研究结果进行数量与质量的考核评价。同时,设立中国药学教育研究奖,每年或者每两年从正式发表的药学教育研究文章中评选出一、二、三等奖,给予物质、精神的奖励。

4. 加强学术交流的平台和知识载体的构建

(1) 加大交流与合作:充分利用互联网等现代化手段,做好高等药学教育刊物的网上宣传,邀请港澳特别行政区和台湾地区及旅居海外的药学人员参与交流,邀请国外学者专家来国内或是通过书信、E-mail,网络在线交流工具等进行交流,加强与国外的药学教育研究刊物的联系,选取国内的研究文章向国外推荐,双方加强合作。

(2) 大力开展药学教育刊物的电子化建设:推行电子版本建设网上数据库。只要经过授权,全世界各处的人上网搜索便能浏览文章的概要或是全文,不仅节约了印刷成本、存储空间,而且更加便捷,将使内容回顾和利用更有效。同时,应用电子版本中的在线反馈交流,获取更多的信息。

(3) 加强与读者的联系:聘请读者做评刊员。药学教育研究刊物的主要读者为药学工作者,可以从中聘请一些作为评刊员。要求评刊员每期都发表对当期刊物内容的评价,并提一些建议和选题的方向,成立读者俱乐部。定期举行一些俱乐部会员活动,利用活动期间请俱乐部会员对刊物做评价、提建议,了解广大药学教育工作者的需求,建立读者档案的数据库。由计算机完成经常性的通过网络来直接了解读者的需求,并听取读者的建议及对刊物自身的评价。在网上建立互动区域,读者和编辑进行互动联系。

参考文献

[1] Michael Hal Sosabowski MBA, MA, PhD, MatthewJ. IngramPhD. 21st Century Issues in Pharmacy Education in the Untited Kingdom[J].Am J Pharm Educ, 2003, 67 (4): 122-123.

[2] SeiD, BatesI, Aggmwal R, Borja-Lopetegi A Analysis of the new UK Master of Pharmacy degree program: rhetori and reality[J].Am J Pharm Educ. 2003, 67 (3): 169-175.

[3] Robert B.Superaaw, Reza Mehvar.Methodology for the Assessment of Competence and the Definition of Deficiencies of Students in All Levels of the Curriculum[J].Am J Pharm Educ.2002, 66 (1): 1-4.

[4] A Survey of Phalmacy Student Involvement in Wellness Programs[J].Am J Pharm Educ.2004, 68 (5): 122.

[5] Chmg UK. Mainataining qualtiy pharmacentical education in the digital age[J].Am J Health Syst Pharm 2003, 60: 943-946.

——刊于《药学教育》2007 年第 23 卷第 1 期

美国互联网药品广告管理介绍及对我国的启示

黄海燕　杨世民

摘要　通过介绍美国互联网药品广告监管的法规、机构和具体监管流程，分析我国互联网药品广告监管现状和存在问题，建议我国完善立法、构建互联网药品广告监管体系、规范互联网药品广告内容、加强各监管机构协调合作、强化行业自律意识、完善消费者监督体制，以促进互联网药品广告监管的发展。

关键词　美国；互联网；药品广告；监督管理

Introduction of the American Internet Drug Advertising Administration and the Enlightenment to China

Huang Haiyan，Yang Shimin

ABSTRACT　This paper presented the situation of the American internet drug advertising administrationin the aspects of regulatory legislations，supervisory authorities and specific supervision process，and analyzed the drug advertising regulatory status of Chinese internet and the existing problems. To promote the development of internet advertisement supervision in China，it's necessary to perfect the related legislations，to establish the monitoring system of internet drug advertisement，to standardize the drug advertising contents，to strengthen the cooperation and coordination of the regulatory agencies，to developthe self-discipline in the industy and to improve the consumer supervision system

KEY WORDS　The United States；lntermet；drug advertising；supervision and administration

中国互联网络信息中心统计数据显示，截至 2011 年 6 月底，中国网民规模达 4.85 亿，互联网普及率攀升至 36.2% [1]。互联网的迅猛发展和网民网络应用水平的提升促进了我国网络广告市场的发展。2010 年我国网络广告市场规模达 148 亿，其中医疗服务类网络广告市场规模为 4.37 亿元 [2]。互联网已成为药品广告的重要媒介，然而我国在这方面的监管工作还处于起步阶段，如何建立和完善互联网药品广告的监管体制迫在眉睫。美国是出现互联网药品广告较早的国家之一，对互联网药品广告监管有一定经验，我国可以结合自身特点进行借鉴。

1 美国互联网药品广告管理的基本情况

美国在线获取健康信息的用户量大。2009 年在线搜索处方药信息的患者总数达 1.02 亿，每个月有 9100 万人在超过 1700 家专用的健康网站上获取健康信息，且超过 53% 的患者认为在线获取的信息对其治疗有益 [3]。在美国，非处方药和处方药都可以在互联网上发布广告，主要有展示广告、一般搜索广告、定制的搜索广告和视频广告 4 种发布类型。

1.1 美国互联网药品广告监管法规和机构

按照美国的法律，任何监管广告的法律法规对各种媒体广告均具有同等约束力，不因为广告媒介形式不同而有所差别，互联网药品广告的法律限制与其他药品广告形式相同。《联邦食品、药品和化妆品法案》第 2 章对药品标签和广告有关概念和要求进行了论述。网络广告方面有《电子信箱保护法》、《网民保护法》、《网络广告和市场营销规则》等一系列专门法律。例如,联邦贸易委员发布了《互联网披露》,为网络广告的广告主提供特别指导以解决如网络旗帜广告、弹出窗口、滚动、超链接等具体问题。此外,美国各州政府还出台了一系列配套的地方政策,以保护互联网消费者的合法权益。

涉及互联网药品广告监督管理的机构有:

①美国食品药品监督管理局(FDA)。FDA 的处方药促销办公室专门负责处方药相关广告监管工作,是药品评估和研究中心的子部门。该部门旨在通过全面监督、执法和教育,使医务人员和消费者更好地了解广告促销信息,保证处方药信息传递的真实、平衡和准确 [4]。

②美国联邦贸易委员会(FTC)。FTC 负责非处方药广告的监管工作,它通过法案、消费者投诉、判例等因素来判断广告是否违法。

③美国全国药房委员会(NABP)。成立于 1904 年的 NABP 是一个支持州立药房、保护公众健康的专业组织,旨在通过相关许可认证,如网上药店认证、网上兽药店认证、批发经销商认证和医疗设备认证程序,确保公众的健康和安全。作为药房管理的地区委员会,NABP 不是一个监管机构,它主要扮演导管角色,即把从网站上获得的违法药品广告报告传递给适当的监管机构进行处理。

④互动广告署(LAB)。1996 年成立的互联网广告署,现名为互动广告署,是一家非官方的网络广告行业协会,在评估和推荐互联网广告领域的标准、实践方法,研究网络广告的重要领域,从而推动互联网广告业务的发展方面起到了积极作用。

1.2 美国互联网药品广告发布资格认证

1.2.1 网上药店认证程序

2010 年 3 月 1 日,谷歌出台了一个新的广告政策,要求在其引擎上发布药品广告的所有网上药店必须获得认证 [5]。同年 6 月,雅虎和微软必应也实施了政策变革,要求其互联网药品广告商通过网上药店认证。网上药店认证程序(verified Internet pharmacy practice sites, VIPPS)是网上药店符合州和联邦法律规定及 NABP 标准的指标。该认证要求网上药店严格按照许可证执业,并符合各州的具体调查要求。经 VIPPS 认证的药店需在网站首页表明 VIPPS 标志。这个标志是消费者衡量药房质量的一个关键指标。用户可通过点击 VIPPS 标志访问该药房的验证资料。认证的网上药店每年都要接受审查。认证有效期是 3 年。进行年度审查、重新认证、或当药店的所有权、地点、经营范围改变时,需要再次审查相关文件。

1.2.2 电子广告商审批程序

由于网上药店认证程序只针对经营性网站的药品广告发布,NABP 同时建立了一个互补程序——电子广告商审批程序,其认证对象是发布药品广告的非经营性网站。通过谷歌的关键词广告项目(Ad program),NABP 将审查所有在线发布处方药广告的企业 [6]。该审批程序适用于:有限在线的实体药店、药物资讯网站、药店信息网站、医师服务论坛。收到申请者完整的申请资料、审查费用和接受退款协议后,NABP 将审查申请者的业务和所有相关网站,并在 30 日内通知申请者审查结果。批准的电子广告商有效期是 1 年。申请认证的费用根据申请网站所提供的服务进行评估,可在申请过程中在线支付。

1.3 美国互联网药品广告的真实性认证

1.3.1 广告内容及声明

《联邦贸易委员会法案》第 5 章对"欺骗性广告"进行了定义:欺骗性广告是指那些存在误导消费者行为的广告,且误导足以影响消费者关于产品或服务的行为或决定。该法案禁止在任何形式的媒体中发布欺骗性广告。互联网药品广告内容必须被证实,证实方式取决于药品类型。同时,卖方需对药品广告内容负责,第三方若参与了制作、发布虚假广告或应知晓广告的欺骗性质,也需承担相应的法律责任[7]。针对儿童的药品广告还有一些特殊要求,因为相对于成人,儿童较难理解和评估广告内容的真实性,所以卖方应特别注意不要歪曲针对儿童的产品及其性能的描述。

1.3.2 客户评价与推荐

对广告商来说,推荐是可以使消费者信服的重要工具。FTC 发布了《广告中推荐与客户评价的使用指南》和《推荐指南》对广告中客户评价与推荐进行规范。客户评价和推荐必须反映消费者的典型经验。一份并不是所有消费者会得到同样结果的声明不足以作为广告内容,同时,连广告商自身都无法证实的信息不能作为声明内容。推荐者和厂商间不清楚或意想不到的关系需要被披露,例如,推荐事宜是否是财务安排的一部分,推荐者是否在公司担任任何职务、是否拥有股权。专家推荐必须基于专业第三方适当的测试或评估[8]。为了跟上最新的营销技术,如博客营销,FTC 在 2009 年10 月修订了《推荐指南》,指出应用新技术的营销者同样需要遵循真实广告法案[9]。

1.3.3 担保与抵押

《书面担保售前有效性的协议规则》要求,消费者购买超过 15 美元的商品时要事先订立担保。作为网购商品,互联网药品广告中必须告知消费者如何获得书面担保材料[7]。如果广告中出现“保证满意”或“退款保证”,广告商必须做好以任何理由接受退货的心理准备,同时有义务告知消费者提供退货服务的全部要求。

1.4 违法报告

消费者发现可疑网站后可实名或匿名向 NABP 报告。用户可在 NABP 网站上获得地区列表直接报告给特定机构,也可通过药品监管项目(MedWatch program)报告给 FDA。

FDA 网站对违法药品广告进行公示。该项目旨在教育医疗服务供应者意识到自己在确保处方药广告真实性过程中所担当的重要角色:帮助用户识别误导性的处方药广告,并为他们提供向有关机构进行违法广告报告的简易方法[10]。项目实施 1 年来,FDA 共收到涉嫌虚假或误导的广告促销宣传328 例,其中 188 例由卫生保健专业人员提交,116 例由消费者提交,24 例由企业自我提交。对比项目实施以前 FDA 平均每年收到 104 例相关报告,报告数量和多样性的增加表明此项目在提高报告虚假广告意识方面是成功的。

1.5 违法惩处

联邦贸易委员会定期与其他执法机构对互联网虚假药品广告采取执法行动。其执法行为包括:①停止和终止广告命令,并处最高 16 000 美元的罚款;②将案件移交给联邦地方法院,由联邦地方法院发布禁令,违反委员会规则将处以民事罚金,违反法院裁定可能会进入民事或刑事诉讼程序;③对消费者造成损害的退货情况也可能涉及民事诉讼。

FDA 对违法药品广告有无标题信、警告信、命令、承诺命令、没收和刑事诉讼 6 种处罚。其中,主要方式是警告信。警告信会不定期发布在 FDA 网站上,给消费者提供警示。

1.6 行业自查

互联网广告行业协会 IAB 由 375 家主流媒体和科技公司组成,这些公司负责美国超过 86% 在线广告的销售[11]。IAB 有 6 个核心的目标:①加强与政府的合作,推进法律法规的发展;②及时发布互联网广告领域相关营销指南和最新标准;③与客户建立共识,减少供应链环节的摩擦,降低费用开支;④与会员单位分享行业先进实践经验;⑤进行行业研究,强化互联网在当今信息传播媒介中的主导地位;⑥采取有效方法,均衡其他广告媒介的力量。

通过和成员公司合作,IAB 评价和推荐互联网广告领域的标准、实践方法,使成员企业互惠互利,促进互联网广告市场的发展。

1.7 消费者教育与提示

NABP 在网站上发布了提醒消费者的专题:"在线购药指南",以提高消费者的自我保护意识。同样,FDA 在其网站上发布了名为"互联网购药"的专题,为消费者提供网购药品的小贴士,并列出 FDA 对违法药品广告的警告信,警示消费者。

2　我国互联网药品广告监管概况

2.1　我国互联网药品广告监管法规

我国涉及药品广告管理的法规有《中华人民共和国广告法》、《中华人民共和国反不正当竞争法》、《中华人民共和国消费者权益保护法》、《中华人民共和国药品管理法》及《中华人民共和国药品管理法实施条例》、《药品广告审查办法》、《药品广告审查发布标准》等。而直接针对互联网药品广告的现行法规仅有 2004 年发布的《互联网药品信息服务管理办法》。该办法是在《互联网药品信息服务管理暂行规定》的基础上广泛征求意见后修改订立的,标志我国互联网药品广告规范化管理时代的到来。

2.2　我国互联网药品广告的审批与监管

我国互联网药品广告审批权和监督管理权相分离。互联网药品广告和其他媒介药品广告一样,按照视频、音频、文本 3 种类型在药品生产地省级食品药品监督管理局进行事先申报审批。县级以上药品监督管理部门有权对审查批准的药品广告发布情况进行监督检查,并将违法广告移送同级广告监督管理机关查处 [12-13]。篡改经批准的互联网药品广告内容进行虚假宣传的,由药监部门责令停止发布,撤销批准文号,1 年内不受理其广告审批申请,情节严重的进行公告,并可处以 3 万元以下罚款。截至 2011 年 9 月 23 日,国家食品药品监督管理局共发布 16 期《互联网购药安全警示公告》,曝光并移送有关部门处理违法网站 332 个:县级以上工商行政管理部门是药品广告的监督管理机关,对互联网药品广告进行事后监督管理。行政处罚措施包括:停止发布、没收广告费用、罚款等。情节严重的,必要时由国家工商行政管理总局会同国家食品药品监督管理局联合予以公告,2009 年 2 月至 2011 年 8 月,国家工商行政管理总局网站上公告的违法网站共计 31 个,涉及广告全部为非法"性药品"广告:另外,国家发展改革委员会、国家工业和信息化部、国务院信息化工作办公室等机构也从宏观上调控和监管互联网药品广告活动。

2.3　我国互联网药品广告监管目前存在的问题

由于互联网这一新兴媒体的性质以及我国在互联网药品广告监管法规方面未及时跟进,给不法分子发布违法药品广告提供了媒介和空间。目前,我国互联网违法药品广告的特点是:①手段隐秘,广告运用文字链接、虚假链接等多重链接方式,混淆视听,同时违法广告商常采用租借服务器的方式进行活动,监管人员很难对不法行为进行查实取缔;②违法广告的形式多样,如使用自动弹出窗口、动画形式、视频形式等;③广告内容不够规范,包括发布未经审批的药品广告、篡改经过审批的广告内容、使用过期的批准文号等。

3　美国互联网药品广告管理对我国的启示

3.1　完善立法,制定互联网药品广告法律法规

首先,我国互联网药品广告管理法规不够健全,应逐步建立和完善相关法规,并侧重于具体实践细节的研究。其次,针对常规媒体的广告法案对互联网药品广告不一定适用,广告的规制应当与传播的媒介相适应。建议对互联网广告主体进行明晰的定位,明确各主体责任。第三,对互联网药品

广告进行明确定义。互联网药品广告和互联网药品信息很容易混淆,对违法行为的鉴定非常不利。互联网药品广告是以互联网为媒介的药品广告,属于互联网药品信息服务的一种,旨在直接促进药品销售。

3.2 构建互联网药品广告监测体系

目前,我国对药品广告的监管主要集中在电视、报纸等传统媒介,对互联网药品广告的监测尚处于起步阶段。从国家工商行政管理总局和国家食品药品监督管理局网站上发布的互联网违法药品广告可以看出,监测范围较窄,大多是性病治疗的药品广告网站,且少有地方监测数据。建议我国借鉴美国经验,利用国内大型的搜索引擎搜集非法售药网站信息、监控虚假药品广告信息,建立全国性的互联网药品广告监测体系,并将监测网络不断细化,衍生到省级、地市级,从而形成覆盖全国的互联网药品监管网络。

3.3 规范互联网药品广告的内容

规范互联网药品广告的内容,确保药品广告的真实性。首先要对广告内容进行严格审查,广告商需提供科学、完整的证据来证明广告内容的真实、合法,并明确广告参与方的责任,提高违法行为的惩罚力度。目前我国互联网违法药品广告的罚款上限为3万元,处罚过轻,建议适当提高罚款数额,使广告商的违法成本增加,并对屡教不敢者加重处罚,增强执法威慑力;其次,对互联网药品广告代言、客户评价和推荐进行管制,推荐者和产品提供者一旦存在影响推荐客观性的关系都要一一披露;担保和抵押要真实可信。

3.4 加强互联网药品广告执法力度

在有法可依的前提下,关键是要做到有法必依,执法必严,违法必究。首先药品监管部门要做好互联网药品广告的申报审批工作,严格执行相关法律法规,对审批项目、流程和文件一一把关;其次工商行政部门应联合相关部门强化互联网药品广告的日常监管,对违法违规行为,要及时发现、有效制止,严格执法;同时,执法机构内部可引入人员监管机制,定期对人员绩效和工作质量进行评估反馈,设置适当的激励和惩处措施。因为如若执法机构有法不依、执法不严、违法不究,再多努力也收不到实际效果。

3.5 明确监管分工,加强各监管机构的协调合作

我国药品广告多头监管的现状造成了资源浪费和执法行动的滞后。作为负责互联网药品广告监管工作的主要机构,食品药品监督管理机构和工商行政管理部门在实施具体监管工作时,应明确监管分工,加强协调合作。建议由食品药品监管机构负责专业性较强的广告事先审批和事后审查工作,工商行政管理部门负责具体违法广告的执法行动。与此同时可建立联络员制度,实现机构之间的沟通和协作。

3.6 强化行业自律意识

我国互联网药品广告商可以建立自己的行业协会,强化行业的整体荣辱意识和自律意识,提高互联网媒介在药品广告领域的占有率,促进整个互联网广告行业的发展。随着社会生活的信息化发展,互联网媒介的繁荣是未来商业的必然趋势,药品广告商如何在其中占有一席之地,相信行业协会将起到至关重要的作用。此外,行业协会还可以承担相关资料的事先审查业务。互联网药品广告资料在提交相关监管机构审批之前,可先进行行业组织内部的广告审查评定,从而减少广告审查资料的不合格率,提高监管机构的工作效率。

3.7 完善消费者监督体制,建立互联网违法药品广告报告和投诉系统

在加强监管方和行业自身管理的同时,互联网药品广告的另一参与方消费者的力量也不可小

觑。应及时完善消费者监督机制，建立互联网违法药品广告的报告和投诉系统，并且做好报告和投诉系统的宣传工作，使消费者有能力识别误导性的药品广告，并知道报告流程。鼓励消费者的报告行为，提高他们自觉报告互联网违法药品广告的积极性。

参考文献

[1] 中国互联网络信自中心 . 第 28 次中国互联网络发展状况统计报告 [R/OL][2011-11-16].http: //www.cnnic.net.cn/dtygg/dtgg/201107/WO20110719521725234632pdf.

[2] 周锋 .2010 年中国网络广告市场回顾 [J]. 中国广告, 2011（3）: 44-45.

[3] Zinman D, President V.Yahoo! and Online Advertising of Pre-scfiption Drugs[EB/OL][2011-11-16].http: //www.fda.gov/down-loads/AboutFDA/Centers Offices/CDER/UCMl94611.pdf.

[4] The Office of Prescription Drug Promotion（OPDP）[EB/OL][2011-11-16].http: //www.fda.gov/About FDA/Centers Offices/CDER/ucm090142.htm.

[5] VIPPS[EB/OL].[2011-11-16]http: //www.nabp.net/programs/accreditation/vipps/.

[6] e-Advertiser Approval Program[EB/OL].[2011-11-16].http: //www.nabp.net/programs/accreditation/e-advertiser-approval-program/.

[7] Fedral Trade Commission Bureau of Consumer Protection Adverting and Marketing on the Internet: Rules of the Road[R/OL].[2011-11-16].http: //business.fic.gov/documents/bus28-advertising-and-marketing-internet-rules-road.

[8] The FTC's Endorsement Guides: Being up-Front With Con-sumers[EB/OL].[2011-11-16]. http: //www.tic.gov/opa/reporter/ad-vertising/endorsement.shtml.

[9] FairL.Social Studies: Applying the FTC's Revised Endorsement Guides in New Marketing Media[EB/OL].[2011-11-16].http: //business.fic.gov/documents/social-studies-applying-ftcs-revised-en-dorsement-guides-new-marketing-media.

[10] Truthful Prescription Drug Advertising and Promotion（Bad Ad Program）[EB/OL]. [2011-11-16].http: //www.fda.gov/Drugs/GuidanceComplimlceRegulatoryhfformation/Surveillance/Drug Mar-keting Advertishlgmld Communications/ucm209384.htm.

[11] IAB[EB/OL][2011-11-16]http: //www.iab.net/.

[12] 郭斌 . 对我国药品广告监督管理工作现状的思考 [J]. 中国执业药师, 2010, 7（9）: 45-47.

[13] 陈月华 . 药品流通环节法律法规的缺失及建议 [J]. 中国执业药师, 2008, 5（5）: 8-15.

——刊于《中国执业药师》2012 年第 9 卷第 4 期

国外儿童用药监管及对我国的启示

刘花 杨世民

摘要 目的:借鉴国外儿童用药监管的经验,进一步加强我国儿童用药监管。方法:通过查阅资料,收集和总结世界卫生组织、欧盟和美国在儿童用药监管方面的政策措施,找出我国儿童用药监管方面存在的问题。结果和结论:我国儿童用药监管在法律政策、信息公开等方面存在不足,应进一步加强和完善。

关键词 儿科;安全用药;监管

Pediatric Drug Supervision in Foreign Countries and Its Enlightenment to China

LiuHua, Yang Shimin

ABSTRACT Objective: To learn from foreign experiences in the pediatric drug supervision so as to further strengthen the pectiatric drug administration in China. Methods: The policies and measures made by WHO the EU and the USA in the pediatric drug supervision were studied and the exsisting problems in this field in China were explored. Results and Conclusion: Deficiencies still existed in the supelvision of pediatric drugs in China such as the imperfect legal policies and information disclosure system, there fore further efforts need to be taken for the improvement

KEY WORDS pediatics; drug safety; supervision

近些年来,世界卫生组织(WHO)及一些国家越来越重视儿童用药安全问题,并在保护儿童安全用药方面采取了行之有效的措施。本文通过介绍 WHO、欧盟和美国在儿童用药监管方面的管理措施,对我国儿童用药监管现状进行了对比研究,为进一步加强我国儿童用药监管,保证儿童用药安全提供建议。

1 WHO 儿童用药监管

据统计,每年估计有 900 万儿童死于可预防和可治疗的疾病 [1]。为解决这一困境,2010 年 4 月 29 日,WHO 发布了名为《世界卫生组织儿童标准处方集》的用药手册,这也是全球首份面向所有国家的儿童用药手册。该手册提供了有关如何使用 240 多种基本药物来治疗 0 ～ 12 岁儿童疾病的信息,世界各地的医生、药剂师等执业者可获得与这些儿童药物有关的用法、剂量、副作用及禁忌证方面的标准信息。

2 欧盟儿童用药监管

欧洲药品评价局(EMEA)成立于 1995 年,该机构在儿童安全用药方面发挥着非常重要的作用。过去在欧洲,很多药品没有进行充分的儿童临床研究,这就给医生、药剂师以及儿童家长等在儿童合理用药方面带来了很多的困难。为了解决这些难题,EMEA 采取了各种措施为儿童的安全用药保驾护航。欧洲儿童用药立法始于 1997 年,目前现行的"儿童用药监管条例" [Regulation(EC) No1901/2006] 于 2007 年 1 月 26 日正式实施。该条例的目标是促进儿童用药品的发展和可及性,确保儿童使用的药品经过了符合伦理道德的临床试验和合理授权,改善儿童各个年龄阶段药品使用信息的可获得性。该条例的主要内容包括 [2]：

2.1 提出儿科用药试验计划

在法律框架内引入儿科用药试验计划（PIP），旨在保证那些对儿童人群有潜在应用价值的药品的发展。PIP 应该包括项目具体的时间安排以及为了证明药品在儿童人群中安全、有效所采取的措施。事实上，儿童包含多个年龄阶段，所以 PIP 中应指出受试儿童的年龄、所采取的措施以及研究时间。欧盟规定，自 2008 年 7 月 26 日起，申请新药必须提交儿科研究计划，自 2009 年 1 月 26 日起，新适应证的申请也必须提交儿科研究计划。

2.2 设立儿科委员会

儿科委员会（PDCO）的成立是 EMEA 在 2007 年最显著的成就。PDCO 主要负责评估 PIP 以及 PIP 中采取的意见，其中包括评估全部或部分豁免申请及延期申请。在工作中，PDCO 充分考虑药品对试验中儿童以及儿童人群潜在的显著疗效，并遵循现有的社会要求，包括临床试验操作指南（2001/20/EC）和人用药品注册技术规范国际协调会（ICH），公布的儿童人群药品临床研究指南。

2.3 制定一系列的奖励和激励政策

奖励和激励政策的制定是希望在儿童没有遭受不必要的临床试验以及不耽误其他年龄阶段的人群使用某种药品的情况下达到监管条例实行的目标。例如：在欧盟获得授权的药品（其中药品信息中包括了 PIP 研究结果），将有资格获得 6 个月的专利延长期。EMEA 还免费提供科学的建议来促进儿童用药品的发展。

2.4 增加信息透明度

为了给医护人员和患者提供关于药品使用方面安全有效的信息，条例采取了一系列的措施增加工作内容的透明度。例如要求药品信息中要包含儿童研究的结果、PIP 的状态、豁免及延期等信息。如果 PIP 中所采取的措施都按照要求进行，那么这一事实将被记录在营销授权中并作为给予奖励的依据。

2.5 进一步加强药物警戒工作

申请者在申请药品营销授权的同时有义务实施药品上市后药品不良反应及药品有效性的监测。因此，可以将申请者是否提出和实施药品风险管理或进行药品上市后研究作为其获得营销授权的条件。2001 年 12 月，EMEA 建立了欧盟药物警戒数据库（Eudra Vigilance），该数据库是一个基于网络管理药品安全报告的信息系统。该系统的建立是 EMEA 重视药品安全性评价（包括可疑药品不良反应的收集、整理和宣传）的重要体现。该系统集中了所有已在欧盟授权的以及正在进行临床试验的药品的所有可疑的不良反应信息。2009 年 5 月，针对儿童安全用药的监管，欧盟启动了儿童用药警戒行动，进一步提高了监管能力。为了使公众能够合法地获得数据库中所需的信息，2011 年 7 月 8 号，欧盟实行了"人用药品欧盟药物警戒数据库准入政策"[3]。

3 美国儿童用药监管

在美国，儿童的年龄阶段为 0—17 岁。然而这个年龄段的人群并不适用于所有药品的全部适应证。虽然现在使用的大部分药品没有进行儿童临床试验研究，但是美国的立法为儿童人群用药的安全性和有效性提供了保障。1994 年，美国通过了"儿童标签规定"（Pediatric Labeling Rule）。1997 年，食品和药品管理现代法案（FDAMA）通过，该法案授予那些进行儿童人群临床试验研究的制药公司儿科用药专卖权。有关儿童人群药品管理的两大法律为"儿童研究平等法案"（Pediatric Research Equity Act，PREA）和"儿童最佳药品法案"（Best Pharmaceuticals for Children Act，BPCA）[4]。

3.1 PREA 与 BPCA

3.1.1 PREA

PREA 于 2003 年获得通过。该法案适用于新的适应证、新的剂型、新的给药方案、新的给药途径以及新的活性成分的申请。PREA 指出美国食品药品监督管理局（FDA）有权要求对一些批准的药品/生物制品的某些特定的适应证进行儿科评估。该儿科评估应该包括足够的数据来证明某种药品/生物制品特定适应证在各个年龄段的儿童群体中的安全性和有效性，至少要包括药物代谢动力学（药动学）数据或药物效应动力学（药效学）数据以及安全性研究。这些数据也应为该药品在儿童人群中的使用和管理提供一些支持。此外，该法案为 FDA 免除和推迟儿科研究以及制药公司提交延期研究计划提供了标准。FDA 授予延期的 3 种情况为：药品准备在成人中使用；药品在应用于儿童人群前，还需要一些额外的安全信息；其他原因。FDA 授予豁免的 3 种情况为：该药品在儿童人群中使用受到限制；该药品应用于儿童人群可能会不安全或无效；没有一种适合儿童人群的配方。最后的免除或延期决定将在申请批准时作出。如果因为药品不安全或无效而未批准在儿童人群中使用，那么该原因必须在药品标签中注明。此外，所有儿童临床研究的结果，不论是积极的还是消极的，也都应该在标签中注明。2007 年，PREA 被重新授权，该法案作了一些修改使得审批过程更加透明和公开。该法案在关于儿童使用的药品信息获得方面取得了很大的成就。

3.1.2 BPCA

BPCA 于 2002 年获得通过，该法案为制药公司对处于专利保护期的药品进行试验提供了经济上的支持。法案规定，制药公司通过书面请求，自愿提供儿童药物临床研究和非临床研究的评估报告。FDA 有权要求已经批准和未被批准的药品进行儿童适应证的研究。按照 BPCA 要求，一个制药公司应该提交 FDA 所建议的儿童研究书面请求，该书面请求包括了制药公司为获得儿科用药专卖权所进行的所有研究。此外，FDA 也可以发给制药公司一个不包括 FDA 建议的儿童研究书面请求。某些情况下，书面请求应该和申请者提出的相一致。很多情况下，FDA 会要求制药公司进行更多的研究，例如不同适应证的研究或非临床研究。如果书面请求的条款非常符合，那么制药公司将会被授予 6 个月的市场专卖权。对于制药公司来说，好的研究结果并不能使其获得儿科用药的专卖权。然而如果一个制药公司对一种药品的一种适应证进行了所有的研究，那么即使该药品的有效性和安全性尚不确定，这个制药公司也将会获得该药品的儿科专卖权。BPCA 规定所有这些研究的结果都将在药品的标签中注明。此外，BPCA 对非专利药品的儿科研究也作了一些规定。

表 1　BPCA 和 PREA 的区别 [5]

	BPCA	PREA
研究范围	药品	药品和生物制剂
研究性质	自愿	具有强制性
研究项目	研究包括全部的活性成分，也可包括一些适应证的研究	研究针对豁免的药品适应证，对于审查下的适应证也需要进行研究

3.1.3 PREA 和 BPCA 的联系与区别

从本质上讲，BPCA 是"胡萝卜"，对一些有益的事情给予奖励。而 PREA 则是立法者手中的大棒。最终，BPCA 和 PREA 为了一个共同的目标，即提供新的儿童药物信息和药品标签，鼓励儿童的合理用药各自发挥作用。截至 2011 年 3 月，接近 400 种药品有了儿童用药的新标签。两者的区别见

表 1。BPCA 和 PREA 的实施，在鼓励儿童药品研究开发上取得了良好的成效，截至 2011 年 12 月 31 日，完成 BPCA 和 PREA 的研究总数为 360 个，研究总人数 166 646 人（见表 2）。

表 2　2007 年 9 月 27 日—2011 年 12 月 31 日

儿童临床研究具体情况 [6]

研究类型	BPCA	BPCA ＋ PREA	PREA	合计
疗效 / 安全性	42	28	167	237
药动学 / 安全性	8	29	17	54
药动学 / 药效学	14	7	8	29
安全性	5	4	23	32
其他	0	4	4	8
合计	69	72	219	360

3.2 儿科咨询委员会

儿科咨询委员会主要职责是为 FDA 官员提供建议，建议的内容主要有以下几个方面：①儿科研究要在"公共健康服务法"和"联邦食品、药品、化妆品法"相关部分的指导下进行；②确定有关儿科治疗（包括药品和生物制剂）和儿童用医疗器械等方面的研究重点；③与儿科治疗（包括药品和生物制剂）和医疗器械有关的临床试验的伦理道德、设计和分析；④ BPCA 第 3 部分"药物研究科研基金"（Research Fund for the Study of Drugs）中指定的儿科标签纠纷；⑤ BPCA 第 5 部分"具有市场独占权药品标签的及时修改：药物费用"（Timely Labeling Changes for Drugs Granted Exclusicity；DrugFees）中指定的儿童标签的修改；⑥ BPCA 第 17 部分"不良事件报告"（Adverse-Event Reporting）中具有市场独占权的药品不良事件报告及任何可能发生的安全问题；⑦ FDA 监管的药品中出现的其他问题和标签纠纷；⑧联邦法规（21CFR）50、54 中提到的儿童临床研究的伦理问题；⑨ FDA 监管职责中的其他涉及儿童用药的问题 [7]。

3.3 国际交流与合作

儿科治疗办公室主要负责有关儿童临床试验科学和伦理信息方面的国际交流。目的是不仅要确保儿童临床研究能够按照科学、严谨、道德伦理的要求进行，还要避免儿童患者遭受不必要的临床研究（例如重复试验）。交流的内容主要包括：PIP、PDCO 的摘要报告、书面要求、豁免或延期、儿童试验研究的现状、结果以及一些安全问题 [8]。

4　国际间儿童用药监管的合作

ICH 是由欧洲、日本和美国的药品监管局及其制药企业组成。该机构于 2000 年颁布的"儿童人群药品临床研究指南"（Clinical Investigation of Medicinal Products in the Pediatric Population）旨在解决药品说明书中儿童用药信息匮乏的问题。该指南不仅指出了儿童药品研发中的关键问题，还提供了在儿童人群中如何进行安全、有效、符合道德伦理要求研究的方法。该指南的主要内容包括：药品在儿童人群中进行临床研究时需要考虑的问题；药品研发中，临床研究的开始时间；研究的类型（药动学、药效学、疗效、安全性）；年龄阶段；儿童临床研究的伦理道德 [9]。

5 对我国的启示

5.1 我国儿童药品监管现状

5.1.1 药品研发缺少切实有效的法律政策支持

我国《药品注册管理办法》规定，申请新药注册，应当进行临床试验。如果新药上市后拟在更广泛人群包括儿童中使用，则按规定须要进行Ⅳ期临床试验，以评价上市后新药在普通或者特殊人群中使用的利益与风险关系以及改进给药剂量等 [10]。我国《药物临床试验质量管理规范》第十五条规定，儿童作为受试者，必须获得其法定监护人的知情同意并签署知情同意书，当儿童能作出同意参加研究的决定时，还必须征得其本人同意 [11]。可见，我国对于儿童参与药物临床试验的法律规定，主要有以下几点问题：①原则性太强，限制了我国儿童临床试验的发展。目前，由于大部分家长对临床试验认识不足，反对儿童临床试验，给试验对象的选择造成了很大的困难。②目前我国所有以人为对象的研究必须符合《世界医学大会赫尔辛基宣言》，而针对儿童作为受试者的特殊性，尚未设立详细的伦理审查标准。③尚未制定专为有关儿童临床试验问题量身定做的法律政策。

5.1.2 信息透明度不高

2010 年 1 月 1 日，国家食品药品监督管理局实行《政府信息公开工作办法》。该文件对于政府信息公开的范围、公开的方式和程序等都作了明确的规定。虽然信息的公开有了强制性，但是对于有关药品具体方面的公开内容没有详细的说明。目前我国药品监管方面的信息透明度相对不高，对于儿童安全用药方面相关信息的公开更是少之甚少。

5.1.3 儿童用药风险大

据 2010 年来自国家药物不良反应监测机构的一份报告显示，儿童使用药物的不良反应率平均高达 12.9%，其中新生儿是 244%，而成人只有 6.9%。市场上常见的 3500 多个药物制剂品种中，儿童药物剂型只有 60 多种，占整个药物制剂品种的 1.52%。很多家长将成人药品按一定比例给儿童服用已是普遍现象。同时，在全国 5 000 多家药品生产企业中，生产儿童药品的不足百家。因此，用药不当、无药可用已使我国儿童医疗保健面临巨大的威胁。

5.2 建议

5.2.1 建立和完善有关儿童用药的法律政策，鼓励儿童药品的生产研发

为了改变我国儿童专用药品研发能力相对较弱的局面，政府部门亟需借鉴发达国家经验摸索出有中国特色的促进儿童用药研发的道路。一方面应加快建立和完善有利于儿童药品研发的法律政策，为儿童药品发展提供科学有力的保障；另一方面应建立奖励机制，提高药品研发主体的积极性，加大对企业的投入力度，提供资金、技术等方面的支持，促进我国儿童药品生产研发的长足发展。

5.2.2 加强信息传递和公开

改善药品监管相关部门网站信息的可获得性。为了能够让医生、患者以及药品研究人员及时有效地获得所需要的信息，相关部门应在法律允许的范围内，尽可能公开发布有关药品各个方面的信息，提高监管信息的透明度。

5.2.3 加强儿童合理用药

药品生产企业作为药品的生产者，应加大对药品适应证的研究，积极探索其在儿童人群中应用的安全性和有效性。为了保证儿童合理用药，希望国家尽快制定出适合我国儿童的用药标准处方集，指导临床儿童合理有效用药。

5.2.4 加强国际间的合作交流

我国应进一步加强与世界各国的合作交流，就儿童安全用药方面存在的难点、热点进行国际间

的探讨，总结先进国家的监管经验，从而摸索出适合我国国情的儿童用药监管的科学创新举措，确保我国儿童用药的安全性和有效性。

参考文献

[1] 日内瓦.儿童基金会和世卫组织发布新的儿童药物指南[EB/OL].(2010-04-29)[2011-11-05]. http://www.who.int/Medi-acentre/news/notes/2010/childrenmedicine20100429/zh.

[2] EMEA REGULATION（EC）No 1901/2006[J/OL].（2001-12-27）[2011-11-12].http://ec.europaeu/bealth/files/eudralex/vol-1/reg20061901/reg20061901enpdf.

[3] EMEA. EudraVigilance[EB/OL].http://www.ema.europa.eu/e-ma/index.jsp？curl=pages/regulation/documentlisting/documentlisting000239.jsp&murl=menus/regulations/regulations.jsp&mid=WCOb01ac05800250b5ajsenabled=true.

[4] FDA.Pediatric Drug Legislation[EB/OL].http://fdacderworld.varn-elanillercom/newdrugs/?unit=4&lesson=l&topic=5.

[5] Sachs HC.Pediatric Drug Development：The FDA Experience[EB/OL].http://www.fda.gov/downloads/Dmgs/NewsEvents/UCMl67307.pdf.

[6] FDA.Breakdown of FDAAA Completed Pediatric Studies[EB/OL]（2011-01-20）[2012-03-15].http://wwwfdagov/Dmgs/Develop-mentApprovalProcess/DevelopmentResources/ucml90622.htm.

[7] FDA.Pediatric Advisory Committee[EB/OL].（2011-12-20）[2012-03-15].http://www.fda.gov/AdvisoryCommittees/Commit-tees Meeting Materials/Pediatric Advisory Committee/default.htm.

[8] FDA.Intemational Collaborations[EB/OL].（2011-11-16）[2011-11-20].http://www.fda.gov/Science Research/Special Topics/Pediatric Therapeutics Research/ucml06621.htm.

[9] ICH.Clinical investigation of medicinal products in the pediatric population[J/OL].（2000-07-20）[2011-11-21].http://private.ichorg/LOB/media/MEDIA487.pdf.

[10] 国家食品药品监督管理局.药品注册管理办法[S].国家食品药品监督管理局令第28号.2007-07-10.

[11] 国家食品药品监督管理局.药物临床试验质量管理规范[S]国家食品药品监督管理局令第3号.2003-08-06.

——刊于《中国执业药师》2012年第9卷第8期

美国药品不良反应监测体系简介及对我国的启示

刘花　杨世民　冯变玲

摘要　通过查阅资料和文献，从法律法规、组织机构、信息系统三方面介绍美国食品药品监督管理局的药品不良反应监测现状，为我国的药品不良反应监测工作提供建议。我国应进一步完善法律法规体系、组织机构和信息系统，提高药品不良反应监测水平。

关键词　药品不良反应；监测体系；启示

A Brief Introduction of the ADR Supervision System of FDA and Its Enlightenment to China

Liu Hua, Yang Shimin, Feng Bianling

ABSTRACT　This paper introduced the status quo of the ADR monitoring system of FDA including laws and regulation, organizations and information system based on literature renew so as to provide a reference for the ADR supervision in China. It was suggested that further efforts should be made in China to improve the law and regulation system, organizationand in formation system so that the ADR monitoring level can be raised.

KEY WORDS　adverse drug reaction; monitoling system; enightenment

自从上世纪 60 年代"反应停事件"之后，药品安全问题尤其是上市后药品安全问题成为全球关注的焦点，世界各国纷纷采取措施解决药品不良反应（adverse drug reaction，ADR）问题。美国是较早开展 ADR 监测的国家，积累了丰富的经验，其所建立的 ADR 监测体系也是世界公认的最有效的体系之一，成为许多国家参照的标准。我国 ADR 监测工作始于上世纪 80 年代，经过多年的发展，取得了一定的成就，但是与发达国家相比还存有一定的差距。本文从美国 ADR 监测体系的法律法规体系、组织机构建设、技术体系方面进行分析介绍，以期为提高我国的 ADR 监测工作提供借鉴。

1　美国 ADR 监测体系介绍

1.1　法律法规体系

美国食品药品监督管理局（FDA）的主要任务就是执行美国国会制定的法律和该机构制定的法规条例来保证消费者的健康、安全。美国的 ADR 法律体系比较完备，包括法案、法规及指南性文件，共同确保 ADR 监测工作的高质量运行。

1.1.1　法案和法规

1.1.1.1　《联邦食品药品化妆品法案》（Federal Eood, Drug, and Cosmetic Act, FDCA）[1] FDCA 是美国食品和药品的基本法律。该法案由 9 部分组成，其中第 5 部分"药品和医疗机械"对于药品的监督管理作了细致的要求，并对 ADR 的相关工作作了明确的规定，例如 Sec 355-1 规定了风险评估和风险缓解策略（REMS），Sec 355b 明确了不良事件报告等。

1.1.1.2　《联邦法典》（Code of Federal Regulations, CFR）[2] CFR 是美国各种法律、法规的汇编，其中第 21 章"食品与药品"的部分条款对 ADR 作了详细的规定，例如 310.305 部分介绍了关于未获得新药申请的已上市处方药的 ADR 的记录和报告，该部分明确了当 ADR 发生时需要向 FDA 提交报告的类型,而对于 1938 年之前上市并获得新药申请的药品不需要报告;314.80 部分是关于上市后 ADR 的报告,该部分明确了获得新药申请的已上市药品当发生 ADR 时需要向 FDA 提交报告的类型;314.90 部分是关于 FDA 对于批准已上市新药豁免的申请,并在 314.50 和 314.81 规定了豁免的要求;314.98 部分是关于上市后报告,该部分明确了关于简化新药申请的药品发生 ADR 后报告和记录保存的要求。

1.1.1.3 《处方药使用者费用法案》(Prescription Drug User Fee Act, PDUFA)[3] 1992 年美国颁布了 PDUFA,并于 2007 年完成第 4 次修订,该法案授权 FDA 向生产人用药品和生物制品的企业收取一定的费用。自从该法案获得通过,加快了 FDA 审批新药上市的速度。为了加强药品上市后的监管,2007 年 9 月 30 日,总统签署《食品药品监督管理局 2007 修正法案》(FDAAA),标志其正式成为法律文件。在该法案的第 9 部分,首次提出"加强药品上市后的安全监管",意味着 FDA 对于药品上市后的风险再评估获得了法律地位。

1.1.2 指南性文件

美国的指南性文件不具有法律的强制性,它只是代表了 FDA 对于目前监管方面存在的问题所采取的措施,仅作为参考的意见。因此,美国指南性的文件具有针对性强、更新速度快的特点。

2001 年 3 月,FDA 颁布了"人用药品和生物制品(包括疫苗)上市后安全报告"[4] 的指南,该指南内容包括 12 部分,对于 ADR 的报告主体、报告内容、报告的种类、特殊报告情况以及如何提交报告等内容都作了明确的规定。2005 年 3 月,FDA 发布了关于药品风险管理方面的 3 个指南:《上市前风险评估》《风险最小化执行方案的制定与应用》《药物警戒规范与药物流行病学评估》。2009 年 10 月 1 日,美国颁布了《关于推荐 REMS,REMS 评估以及推荐 REMS 的修改的格式和内容》的指南,旨在为药品生产企业提供以下指导:①推荐 REMS 的格式和内容;②评估的内容以及已批准 REMS 建议修改的内容;③ REMS 文件中标识符号的使用;④如何与 FDA 就 REMS 进行交流。2011 年 2 月 16 日,美国又颁布了《使用电子医疗数据库开展和报告药物流行病学安全研究的良好实践》的指南,该指南包括指导药物流行病学安全研究的设计、分析和结果,以优化 FDA 对该类研究的审评方案和最终报告。该指南主要为药品生产企业和 FDA 的工作人员提供以下指导:①当药品生产企业向 FDA 提交药物流行病安全研究的方案和最终报告时,该指南能够为企业提供全程的指导以保证企业能够提交足够的信息通过审评;②为 FDA 审评人员提供一个审查和分析这类研究报告的框架;③为 FDA 提供这类研究实施过程中的全面指导。此外,FDA 还颁布了《药品安全信息——FDA 与公众的沟通》指南,对 FDA 如何向公众传递药品安全信息进行了说明。

1.2 组织体系

FDA 是美国从事药品管理的最高执法机关。在美国,负责药品上市后安全的主要部门是药品审评研究中心(Center for Drug Evaluation and Research, CDER)和生物制品审评研究中心(Center for Biologics Evaluation and Research, CBER)。

1.2.1 CDER[5]

CDER 作为 FDA 的一部分,负责管理非处方药和处方药(包括生物制药和仿制药),通过确保药品的安全性和有效性来改善美国公众的生命健康。CDER 由 8 个主要办公室组成,其中与 ADR 工作相关的办公室有中心主任办公室、执行办公室、医疗政策办公室、新药办公室以及监测与流行病学办公室,各办公室具体职责见表 1。其中,监测与流行病学办公室承担了绝大部分的药品上市后监测工作,具体的部门设置及职责见表 2。

表1 与 ADR 工作相关的办公室及其职责

办公室名称	职责
中心主任办公室（Office of the Center Director）	该办公室由两个部门组成，其中药物控制部（CSS）通过对药物滥用进行管理和风险评估来维护公众健康。该办公室负有一些特殊职责，例如代表 CDER 和 FDA 与其他政府机构进行交流
执行办公室（Office of Compliance）	该办公室由 4 个部门组成，其中相关的部门是科学调查办公室（OSI）和未批准药品标签执行办公室（OUDLC）。OSI 负责审查提交到 FDA 的新药申请资料中有关药品安全有效的数据的完整性；OUDLC 负责确保所有已有标签的非处方药品和替代药品预期用途的安全有效以及标签内容的正确合法，并制定政策或行动策略以达到该目标
医疗政策办公室（Office of Medical Policy）	该办公室下属的处方药宣传办公室（OPDP）通过确保处方药品信息的真实性，平衡准确地传达信息。这是通过一个全面的监测、执法和教育计划以及通过采用更好的交流方式将标签和促销信息传达给医疗专业人士和消费者来实现的
新药办公室（Office of New Drugs）	该办公室由 6 个部门组成，包括抗菌药物办公室、药品审评Ⅰ、药品审评Ⅱ、药品审评Ⅲ、药品审评Ⅳ和血液肿瘤药品办公室，每个部门负责不同种类药品的安全性和有效性管理，共同确保公众所用药品及生物制药的安全有效
监测与流行病学办公室（Office of Surveillance and Epidemiology）	该办公室利用各种工具和学科知识评估药品整个生命周期中的安全性信息。主要由 5 个部门组成，包括风险管理部（DRISK）、用药错误预防分析部（DMEPA）、流行病学部（DEPI）、药物警戒Ⅰ部（DPVⅠ）和药物警戒Ⅱ部（DPVⅡ）

表2 监测与流行病学办公室各部门职责

部门	职责
风险管理部（DRISK）	该部门负责 MedWatch 通报，风险交流研究和活动，例如药物治疗指南、说明书、药物信息调查、所有有关药品和生物制品上市后安全问题的国际监管联络活动
用药错误预防分析部（DMEPA）	负责所有专有名称、标签以及 CDER 的标签的上市前审查，以减少药品潜在的用药错误；该部门也负责 CDER 收到的所有上市后药品用药错误的审查和分析
流行病学部（DEPI）	流行病学家审查流行病研究协议（该协议越来越被要求作为生产企业上市后的承诺）；对有可能纳入风险管理策略的各种上市后监测工具进行评估，例如病人登记制度和限制分销系统；通过对计算机数据和发表文献的评估来估计安全信号对公众健康所产生的影响
药物警戒Ⅰ部（DPVⅠ）和药物警戒Ⅱ部（DPVⅡ）	检测和评估所有上市后药品的安全信号

1.2.3 药品安全监督委员会（Drug Safety OversightBoard, DSB）[6]

DSB 创建于 2005 年，并在 2007 年 FDA 修正案中得到规定。DSB 由 FDA 的 2 个中心和 8 个其他的联邦政府机构组成。这些机构包括卫生保健研究和质量局（AHRQ）、疾病控制和预防中心（CDC）、医疗保险和医疗补助服务中心（CMS）、国防部（DOD）、卫生资源和服务管理局（HRSA）、印度卫生服务（IHS）、美国国立卫生研究院（NIH）、退伍军人事务部（VA）。DSB 的一个重要作用就是帮助 FDA 评估他们的安全决策对于医疗保健系统以及联邦伙伴的影响。委员会由于其具有联邦医疗保健组织广泛的代表性能够就一些重要的和经常出现的药品安全问题提供一些宝贵的意见，也可以使 FDA 能够获得有关药品安全问题的其他观点。DSB 每月召开一次会议，举行论坛讨论如何处理潜在的药品安全问题。

1.3 技术体系

1.3.1 不良事件报告系统（Adverse Event Reporting System，AERS）

AERS 是一个旨在支持 FDA 对药品和生物制品上市后监测计划的数据库，该数据库包含了 FDA 收集到的所有不良事件信息和用药错误信息。AERS 的信息结构依据的是国际协调会议（ICH）E28 发布的国际安全报告指南，信息编码依据的是医学词典监管活动术语集中的条款。

目前美国有 2 个 AERS：一个是针对于药品生产企业的强制报告系统；一个是针对于医疗专业人员和消费者的 MedWatch 系统。在美国，医疗专业人员和消费者报告不良事件和用药错误是自愿的，因此 MedWatch 系统是一个自愿报告系统。据统计，美国 90%以上的不良事件报告都来自于药品生产企业。医疗专业人员和消费者报告时，既可以直接报告给 FDA，也可以报告给药品生产企业，但是如果企业收到报告，就必须按照规定的要求提交给 FDA。最后由 FDA 将直接和间接收到的报告统一录入到 AERS。美国不良事件的报告主要有 3 种形式：网上报告、纸质报告和电话报告。

AERS 对于 FDA 来说是一个有用的工具，利用该工具可以发现一个已上市药品存在的新的安全问题或是评价一个药品生产企业遵守报告管理及其对外界信息需求的反应情况。当一个药品获得 FDA 的批准后，CDER 和 CBER 的临床审评专家就会对 AERS 中的报告进行评估以监测药品的安全性。一旦发现潜在的安全问题，就会进行进一步的评估。根据药品安全问题的评估情况，FDA 就会采取一些措施提高药品的安全性，保护公众健康，例如更新药品标签信息，限制药品使用，将最新的安全信息与公众交流，或者罕见情况下召回药品。

1.3.2 "警戒倡议"（Sentinel Initiative）[7]

2007 年秋天，美国国会通过了 FDAAA，授权 FDA 建立一个主动监测系统以监测药品和使用来自健康信息持有者的电子数据。"警戒倡议"就是对该授权所作出的回应。"警戒倡议"的公布通过了 FDAAA，并于 2007 年 9 月成为法律。2008 年 5 月，HItS 和 FDA 宣布推出 FDA"警戒倡议"。该项目旨在开发和运行一个警戒系统，该系统对于现在所使用的追踪管辖药品的 AERS 将是一个补充。它使得 FDA 能够积极查询多个医疗数据持有者（如电子健康档案系统，管理和保险索赔数据库），快速安全地评估医疗产品可能存在的安全问题，大大提高安全监管能力。目前，FDA 建立警戒系统的试点方案包括：小警戒试点（Mini. Sentinel pilot）和联邦伙伴合作（Federal Partners'Collaboration，FPC）。

1.3.2.1 小警戒试点 它能够使 FDA 查询约 60 万患者持有的私人电子医疗数据（包括行政索赔和临床数据）。2009 年，哈佛 Pilgrim 保健中心经 FDA 授权建立了 Mini-Sentinel Coordinating Center（MSCC），即警戒系统的缩小版。该系统使得 FDA 能够对各种科学方法和新的措施进行试验，以建立警戒系统。MSCC 的运行过程见图 1。

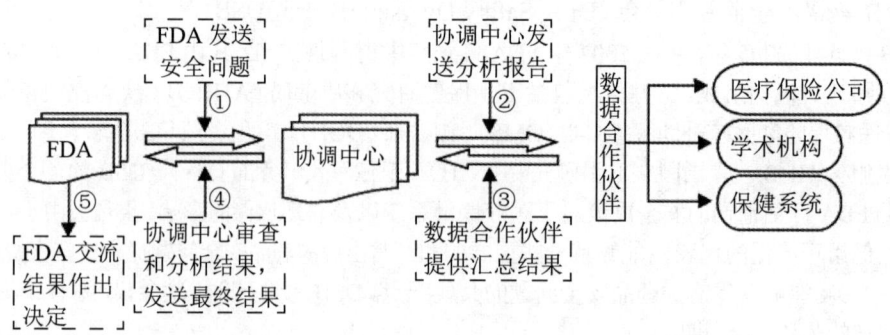

图 1　MSCC 安全问题评估过程

1.3.2.2 联邦伙伴合作 该试点包括医疗保险和医疗补助服务中心、退伍军人服务部以及国防部,它使 FDA 能够查询联邦电子医疗数据,包括来自电子健康档案系统的行政索赔数据。与小警戒试点不同的是,它不使用通用的数据模型,而是签订一个共同的主动监测协议,每个数据伙伴遵守协议用分析编码运行自己的数据库。

2　启示

2.1　完善法律法规体系。保障 ADR 工作各个环节的有效运行

完善的法律法规体系是 ADR 工作顺利开展的重要保障。未来我国法律法规体系的完善可从以下几个方面进行:①提高 ADR 监测工作的法律地位,确保 ADR 监测工作开展的强制性。目前,《药品不良反应报告和监测管理办法》可全面管理 ADR 监测,然而这只是一个部门规章,法律地位偏低。建议在《药品管理法》中明确 ADR 的法律地位。②完善现有的法律规章,明确 ADR 报告主体的职责和法律责任,细化 ADR 的奖罚政策,提高 ADR 报告的积极性。③为 ADR 报告主体制定各种标准操作规程和各项技术规范,形成统一的标准,指导 ADR 工作的开展,保证 ADR 监测工作的质量和规范性。④制定有关 ADR 信息公开交流方面的规范性文件,规范 ADR 传播行为,确保信息及时有效的传播,维护公众健康。

2.2　进一步完善 ADR 组织机构体系

完善的组织机构体系是 ADR 工作有序发展的基础,鉴于实际情况,我国仍保持 ADR 监测工作分级管理的模式。建议:①完善市县级 ADR 监测机构的建设,建立起广泛的 ADR 监测网络,确保 ADR 信息的全面收集。②统一全国省级 ADR 监测中心的建设模式,结束建设模式多样化的局面,保证全国 ADR 监测工作规范化。③进一步扩大和细化 ADR 监测机构的工作部门,分工细致,进一步明确各部门的职责,提高工作质量。④扩大工作人员数量,做到各项工作均有专人负责,保证各项工作的有效运行。⑤充分发挥专家咨询委员会的作用,明确职责和制定工作章程,实行规范化管理。

2.3　进一步完善信息系统

信息系统的应用给 ADR 监测工作提供了有力的技术支持,提高了工作效率。目前,随着药品安全问题的不断出现,我国的信息系统仍需改善:①开发消费者报告系统。与医疗专业人员相比,消费者专业知识缺乏,使用网上报告系统存在困难,建议开发适用于消费者的报告系统,报告系统应附有填写指南,指导消费者填写报告,提高 ADR 报告率。②提高系统的规范化。采用全球通用标准,对信息系统进行一些标准化的设置,例如上一项若填写不规范,将不能进行下一项的填写,提高 ADR 报告的规范性,不仅有利于提高工作人员的工作效率,也有利于国际间 ADR 信息的交流。③

扩大信息系统的承载量。目前药物警戒是药品安全监管工作发展的国际化趋势，仅仅收集 ADR 信息已不能满足发展的需要，因此信息系统在保证满足 ADR 监测工作的基础上，可扩大信息收集范围，例如添加用药错误等信息。④加强与国内外其他数据库的连接，增加 ADR 信息来源，实现数据的共享，促进国际间的合作与交流，共同维护公众健康。

2.4 重视 ADR 信息的传播与交流

目前我国向公众传达 ADR 信息的途径主要是通过发布《药品不良反应信息通报》，交流形式比较单一，应用性不强。为增加公众对 ADR 信息的可及性，可利用一些常用的传播媒介，如监管部门与电视、广播等媒体合作，制作有关药品安全（包括 ADR）的栏目，根据实际情况，可以每周 1 次的频率进行播放；或为了更及时有效地传达 ADR 信息，药监部门可与当地销售较好的报纸单位合作，刊登 ADR 信息等。此外，对于 ADR 信息的传播，应制定相关的行为规范，确保信息的真实、可靠、合法。

参考文献

[1] FDA.Federal Food，Drug，and Cosmetic Act[EB/OL].（2011-5-12）[2012-6-13].http：//www. fda.gov/Regulatory Information/Legislation/Federal Food Drug and Cosmetic Act FDC Act/default.htm.

[2] FDA.Federal Regulations[EB/OL].（2009-7-27）[2012-6-13]http：//www.fda.gov/AboutFDA/ Centers Offices/Office of Medi-calProducts and Tobacco/CDER/ucml69544.htm.

[3] FDA.Prescription Drug User Fee Act[EB/OL].（2012-5-30）[2012-6-13].http：//www.fda.gov/ Forlndustry/User Fees/Prescription Drug User Fee/default.htm.

[4] FDA.Center For Drag Evaluation and Research List of Guidance Documents[EB/OL]. （2012-4-6）[2012-6-13].http：//www.fdagov/downloads/Drugs/Guidance Compliance Regulatory Information/Guidmlces/UCMO79645.pdf.

[5] FDA. CDER Offices and Divisions[EB/OL].（2012-3-21）[2012-6-13]http：//www.fda.gov/ About FDA/Centers Offices/Office of Medical Products and Tobacco/CDER / ucm075128. htm.

[6] FDA.Drug Safety Oversight Board[EB/OL].（2010-12-22）[2012-6-13].http：//www.fda. gov/ About FDA/Centers Offices/Office of Med-ical Products and Tobacco/CDER/ucm082129. htm.

[7] FDA.The Sentinel Initiative[R].U.S.Food and Drug Adminisira-tion，2010.

——刊于《中国执业药师》2013 年第 10 卷第 4 期

药事管理研究三十年 杨世民师生论文集（下册）

其他研究➡

评《青海药史》

杨世民　钱春梅

　　郭鹏举、邹寒雁、叶宝林主编的《青海药史》一书,1999 年 1 月由陕西科学技术出版社出版发行。全书 13 章,32 万字。作者追溯了青海省药学事业历史的渊源,重点介绍了新中国青海药学事业发展的状况、基本面貌以及取得的业绩。该书观点正确、资料丰富、特色鲜明、文字流畅,具有史料性、学术性、可读性,是一本很有价值的地方药学发展史诗和画卷。笔者有幸喜读该书,并为青海高原丰盛的药物资源所吸引,为创业者呕心沥血、不畏艰险、奋发图强、开拓创新的精神所感动、激励,情不自禁撰写此文。

1　《青海药史》一书的特点

1.1　内容丰富多彩

　　论时限,该书中有些问题追溯到一、两千年之前。论内涵,书中荟萃了药学各个方面成绩,概括了省、市、州、县的发展全貌。此书囊括了青海高原丰盛的药物资源、历史悠久的藏药,青海省药品研制、生产、经营、使用、检验、管理方面的成果和经验,对药学工作者之家——青海省药学会和为青海药学事业作出贡献的专家学者进行了介绍可堪称半个世纪以来青海药学发展的百科全书。

1.2　注重突出特色

　　该书重点介绍了当地药物资源、独特、优质产品的研制开发,展示了一批研究成果,使国内外人士更深入地了解青海药学。

1.2.1　藏药制剂的革新和规模

　　生产藏药是青海药学的一大特色。现在,青海可生产丸、散、片、胶囊、冲剂、膏、酊、丹等 8 大类计 200 多种藏成药,形成了自动化流水线批量生产,产品已进入 28 个省（市）自治区及港澳、台湾地区药品市场,部分品种还行销日本、新加坡、蒙古等。

1.2.2　编撰出版药学著作

　　自 1972 年至 1998 年,青海药学工作者编撰出版药学著作 42 部,其中涉及青海地方药学特色的书籍就有 27 本,如《青藏药用动物》《藏药志》《青海地道地产药材》《青海藏药标准》《青海民间草药》《青海中药资源及开发利用研究》等。这些书籍的出版,对我国藏药研究和地道药材、优势资源的开发利用进行了总结,是研究青藏高原药物的重要文献,是青海省的宝贵财富。

1.2.3　利用优势资源研制新药

　　该书用 54 页篇幅（4.2 万字）介绍了青海药物研究开发取得的丰硕成果。如从青海唐古特山莨菪根茎中分离出樟柳碱、山莨菪碱,制成"654";以龙胆科植物为主体开发治疗肝炎和小儿腹泻的新药材花猫、藏茵陈、湿生扁蕾及成药乙肝宁、藏茵陈片、藏茵陈胶囊、扁蕾冲剂;以景天属植物红景天制成复方天棘胶囊（三普红景天胶囊）;以青海冬虫夏草菌粉为主体制成百令胶囊;以高原鼢鼠为材料开发了一类动物新药材——塞隆骨等。据不完全统计,自 80 年代以来,青海药业获得国家、省级、厅（局）级科技进步奖项达 50 余项。

1.3　贵在分析总结

　　该书介绍青海省医药工业发展设想时,对市场经济体制下制药企业如何适应市场经济的浪潮,在激烈竞争中立足进行了研究。作者通过分析全省制药企业,总结了 3 条规律:其一,树立市场观念,加快技改步伐，加速新产品开发，抓住成本核算，建立适应市场经济的内部竞争机制，提高科学管理水平，创最佳的经济社会效益；其二，以开发省内药物资源为基础，面向世界；其三，靠先进技术开道，以优质产品取胜，使企业常胜不衰。作者还介绍了一些企业成功的事例，说理充分，感染力强。此章节启迪人的思维，可供其它企业参考和借鉴。

1.4　介绍药学专家

第13章以63页篇幅（4.9万字）介绍青海省药政、药检、科研、教学、医院药学、医药企业、商业等111名药学专家的业绩，其中有为青海药学事业贡献了毕生精力的老一辈药学家，也有近年脱颖而出的药学新秀。他们工作业务不尽相同，但共同点都是奉献高原，造福人类。该书向外界展示了青海（某种程度上说是西北）的药学精英，为人民健康事业默默奉献而又成绩卓著的药学人才。

1.5　编者阵容强大

该书由青海省药学会策划，学会理事长、副理事长、秘书长、理事等47人组成编委会，承担了编撰和审校等工作。为本书提供初稿和素材的人员有60余人。他们长期工作在青海药学各个领域的第一线，耳闻目睹青海医药事业从无到有，从小到大，由落后到先进，由幼稚到成熟的发展过程，资料具有史学性也有权威性。《青海药史》凝聚了集体的智慧。从收集资料、组稿、编辑、修稿、统稿、直至定稿，主编倾注并付出了更多的心血。

2　几点建议

笔者初读后也感到此书存在一些缺憾，提出下述建议供再版时参考：增加有关发展历程重大事件的照片、题词、图表、古迹、大事记等；补充列入名录但未作介绍的32名专家的有关资料；介绍青海省卫生学校、黄南州卫校、玉树州卫校药剂专业招生等药学教育史；列出省级药品评审机构的组建、批准文号格式、省卫生厅批准生产的药品名录、卫生部批准的药品类别、名录等；原著中有关论述及容量较多的事例用图表列出则更为清晰、直观。

——刊于《西北药学杂志》1996年第14卷第3期

论我国西部医药业发展的对策

侯鸿军　杨世民

摘要　目的：为我国西部医药业发展提出切实可行的对策。方法：对西部医药工业、医药商业及中药和民族药业现状、存在问题进行分析。结果与结论：对西部医药业发展提出了观念对策、可持续发展对策、创新对策、人才对策、政策对策、方法对策、管理对策、专利对策、品牌对策。

关键词　西部大开发；医药工业；医药商业；中药和民族药业；发展对策

On the Strategies of Pharmaceutical Development in the West of China

HOU Hong jun，YANG Shimin

ABSTRACT　Objective: To propose feasible strategies for the pharmaceutical development in the West of China. Methods: To analyse the pharmaceutical industry, pharmaceutical business, traditional Chinese medicine and current national pharmaceutical situation, and the existing problems in the West. Results & Conclusion: A series of strategies concerning the pharmaceutical development in the West are brought forth in order to promote the healthy development of the pharmaceutical industry there, including ideology strategy, sustainability strategy, innovation strategy, talent strategy, policy strategy methodology strategy, management strategy, patent strategy, and brand strategy.

KEY WORDS　development of the West; pharmaceutical industry; pharmaceutical business ; Chinese materia medica and nationl pharmaceutical cause ; strategies of development

伴随着世纪交替的钟声，我国政府提出了一项跨世纪的重大经济发展战略—西部大开发。西部地区包括 12 个省、自治区、直辖市，面积 528 万平方公里，占中国陆地面积的 56%。中国人口近 1/4 居住在西部地区，全国 55 个少数民族人口的 85% 都居住在西部[1]。总体上来说，西部地区教育水平较低，加上历史原因和地域的限制，西部地区的医药业较东部及沿海发达地区相对落后。党中央为了全国经济协调发展拟定在新的世纪里更好的发挥西部地区的特定优势以促进西部相互联动　发展，实施并加快西部大开发步伐的战略，这对西部地区乃至全国都是一次绝佳的发展机遇。本文对西部开发中的西部医药业问题进行探讨，并提出了西部医药业发展的对策。

1　西部医药业概况

1.1 西部医药工业

就医药工业而言，总体来说西部医药工业低于全国平均水平，更低于东部及沿海发达地区。据《中国药学年鉴》2000 年卷报道，全国医药工业总产值平均增长速度为 15.4 %，而西部医药工业总产值增长速度为 13.55 %，较全国平均增长速度低近 2 个百分点[2]。全国医药工业总产值超过百亿元的地区依次是浙江、广东、江苏、上海、河北、山东和河南。除中部地区的河南外，前 6 名均为东部地区.西部地区 1999 年医药工业主要经济指标排序及西部地区化学制药工业企业 1999 年工业总产值、利润进入全行业前 50 名见表 1、表 2、表 3[2]。

表1　西部地区1999年医药工业主要经济指标排序*　（单位：万元）

地区	工业总产值	位次	利润总额	位次	产品销售收入	位次
陕西	546 107	13	58 546	8	449 183	12
甘肃	100 184	26	4 847	24	84 762	26
青海	19 694	30	2 316	26	16 135	30
宁夏	33 733	29	2 143	27	29 486	29
新疆	54 823	28	1 377	28	48 867	28
重庆	26 713	17	12 867	19	152 438	22
四川	792 927	7	68 400	5	666 836	7
贵州	240 501	20	6 681	23	129 674	25
云南	164 097	25	17 120	17	141 187	24

* 相对于全国排序,西藏、内蒙、广西自治区数据未收入

表2　西部地区1999年化学制药工业总产值（现价）进入全行业前50名企业

（单位：万元）

企业名称	金额	位次
西安杨森制药有限公司	197 144	7
利君集团	71 422	22
西南合成制药股份有限公司	39 383	37
四川制药股份有限公司	34 076	46

表3　西部地区1999年化学制药工业利润总额进入全行业前50名企业

（单位：万元）

企业名称	金额	位次
西安杨森制药有限公司	35 226	3
西安金花企业（集团）股份有限公司	10 224	12
利君集团	3 662	36
昆明滇虹药业有限公司	3 047	48

1.2 西部医药商业

据《中国药学年鉴》2000年卷报道，全国医药商业销售总额居前5位的地区依次为广东、浙江、上海、江苏、山东，均为东部地区，且这5省（市）销售合计占全国的48%。全国医药商业利润总额完成6.87亿元（减去西部负增长数），东部地区完成8.36亿元，利润增幅为30.6%，而西部地区

利润增幅为负数 [2]。企业利润总额排前 5 名的省（市）是浙江、江苏、北京、天津、上海，亦均属东部地区。我国已加入 WTO，从 2003 年 1 月 1 日起，药品经营领域将对外开放，西部医药商业必将面临外商进入我国药品经营领域的严峻形势，以及国内地区之间、不同经济成份之间在医药经营领域残酷竞争的严峻现实，发展面临严峻考验。

1.3 西部中药和民族药业

1.3.1 西部中药产业

西部地区是我国中药材的重要产区，其品种数量和产量约占我国全部中药材的 60 % 左右 [3]。其中，云南省可用于药用植物者达 6 599 种，四川省共有 4 500 余种可利用的药用植物，青海省有 2 100 余种动、植物药材，贵州等省也有 3 000 多种药用植物可供开发 [4]。即使西藏、新疆等处于高寒、酷热的高原、沙漠、雪山里，也不乏药食兼用的野生植物，其中许多是开发保健食品的珍品，如蕨麻、苁蓉、锁阳、雪莲、虫草、刺蜜、红景天、委陵菜、碱蓬、沙蒿等。西北地区还是全国最大的麻黄草和甘草种植与加工基地。在西部大开发中，各省、市都把发展中药材生产列为重点项目或支柱产业，大力扶持生产。

中药产业在西部大开发中已成为最具活力的新兴产业。其中，美国康柏和香港新世界集团已决定在四川投资，建立世界最大的中药信息网。国家科技部等 6 部委与四川省联手共同投资兴建目前唯一以省为单位，全面推进中药产业现代化的国家级基地。统计数据显示，注入现代科技的我国西部中药产业成绩不俗。四川省中成药产值由 1990 年的 8 000 万元迅速增加到 1999 年的 42.5 亿元，跃居全国第 1 位，年均增长 60 % 以上 [3]。昆明制药股份有限公司与上海药物研究所研制的抗疟新药青蒿素蒿甲醚，已在 27 个国家注册销售，年销售额超过 200 万美元，居我国研制的单一制剂药品创汇前列。目前，我国西部现代中药产业格局正在形成。以甘肃奇正制药、青海三普药业等为核心，西北地区形成了国内最大的藏药开发中心；西南地区则以成都地奥集团、云南白药集团等企业为龙头，充当中草药开发的先锋 [3]。

1.3.2 西部民族药业

民族医药是中华民族传统医药宝库的重要组成部分，不仅在历史上对本民族人民和其他兄弟民族人民的健康和繁衍生息作出了不可磨灭的功绩，而且至今仍是中华民族的宝贵财富，在我国医药事业中发挥着重要作用。西部地区是我国民族药业的主要集中地，经过长期实践，西部地区形成了藏药、蒙药、维药、傣药、苗药、彝药等 10 余种独具特色的民族医药。它们大多依托本地丰富的生物资源，就地取材，可开发利用价值大，如虫草、贝母、天麻、珠半夏、秦艽、甘草、石斛类等，形成了西部地区极具竞争力的特色经济。

2 西部医药业存在的问题

2.1 思想保守，观念落后

西部医药业由于受计划经济的影响较深，思想封闭保守，传统观念比较顽固，总是抱着"资源丰富"优势津津乐道，市场意识不强，没有下大力气去分析和研究市场，谋划西部医药业如何发展的思路。

2.2 医药资源保护性开发及环境保护工作不利

西部医药资源丰富，但存在对其基源、分布、储量、生态不清的问题，加之西部自然环境的破坏、药材滥采滥挖现象严重及"重药用开发、轻药源培植" 的急功近利倾向，加剧了西部医药资源的破坏。西部地区生态环境原本就很恶劣，但仍有一些地方不严格执行国家环境保护法规、政策和标准，为提高药材产量，大量使用农药，且"三废"治理不利，严重污染环境，加剧了西部环境的进一步恶化。

2.3 创新研制能力差，产品结构单一

西部医药业由于资金、人力、技术等的不足，多数企业没有自主开发新药的能力，没有真正构建产品的知识和技术壁垒，产品结构单一、雷同，科技含量低。西部医药业还存在管理手段落后、运行机制不健全等问题。

2.4 人力资源不足，结构不合理

西部医药业存在专业人员尤其是高层次、复合型专业人员数量少，分布面积广，素质低等问题。我国正在大力实施《执业药师资格制度》，目前我国已有 26 208 人取得了执业药师资格，但其中 70% 以上都集中在东南沿海地区，西部地区只占少数[5]。而新修订的《药品管理法》及《国家执业药师资格制度 2001 年~ 2005 年工作规划》中规定，在 7 个相应的岗位必须配备执业药师，否则医药企业不能开业。这对西部医药业将是严峻的挑战。加之西部地区用人机制不完善，使现有的人力资源没能得到合理的使用。

2.5 开发投入的良好机制和环境尚未形成

我国正在实施西部大开发，西部政策优势显著。但由于存在领导不重视、政策落实不到位及机制运行不灵活等问题，使政策效应远未发挥，导致西部医药业有优无势现象非常普遍。

2.6 科研开发及合作方式落后

长期以来，我国西部医药业追求自我配套、自有自便，缺乏合作或合作仅局限于仿制，以至于形成小而散、小而全及产品科技含量不高的格局，且往往对开发项目可行性论证不足，容易一哄而上，盲目从事。

2.7 GMP、GSP 和 GAP 改造缓慢

医药企业的 GMP、GSP 和 GAP 达标是与国际接轨的基础，是走向国际市场的先决条件。但目前西部医药业有相当的工艺程序还处在落后状态，受资金不足、设备陈旧老化、生产技术落后的影响，通过 GMP、GSP 和 GAP 认证的企业廖廖无几。我国将于 2004 年 6 月 30 日及 2004 年 12 月 31 日分别提前完成对医药企业的 GMP、GSP 改造和认证工作，对未完成改造和认证工作的医药企业将取消开业资格。西部医药业的 GMP、GSP 和 GAP 改造和认证工作已到了刻不容缓的地步。

2.8 知识产权问题研究不够、保护不力且品牌意识不强

西部医药业长期以来以仿制药生产为主，具有自主知识产权的品种极少，因此无心顾及知识产权的保护问题，致使国外许多大药厂利用开发之机，窃取我国中医药情报资源，大力研发，获得巨额利润，给我国造成巨大损失。民族药业打造和维护品牌不力，知名品牌凤毛麟角。

3　西部医药业发展对策

西部大开发给西部医药业带来了巨大的生机和活力，但西部大开发是一项艰巨的历史任务，将伴随中华民族伟大复兴的整个历史进程。这就需要我们对西部医药业存在的各种问题，进行深刻分析和研究，提出若干战略对策，以促进西部医药业健康、快速发展。

3.1 观念对策

思想观念的大解放，是西部大开发、医药大发展的关键。西部地区与东部地区最大的差距在于思想保守，观念落后。在西部大开发中，我们要用社会主义市场经济的观念去考虑问题、分析问题、解决问题，彻底摆脱计划经济的观念束缚；要用与时俱进的思想使西部医药界人士对国家大政方针认识统一；要不断探索西部医药发展模式，提高自身竞争实力，适应当前形势发展的需要，促进西部医药健康、快速发展。

3.2 可持续发展对策

大力发展西部医药业应与环境保护、生态平衡相结合,走可持续发展的道路。西部地区中药产业的发展是以丰富的、高质量的中药材为基础。但受人口增加、自然环境的破坏、植物物种的减少、自然灾害等因素的影响,使中药材数量和质量都得不到保证。原先西部地区特有的药材资源如川贝、藏贝、青贝、麝香、红景天、虫草等,也因资源破坏严重,收购量锐减,造成全国用药严重短缺。因此,必须改变粗放经营的生产方式,加速中药材培植工作,以科技手段生产高质量药材;保护生态环境,避免药材生产过程中农药与化肥的残留与污染;开发新的药材资源,筛选和培育生物活性成分相同的天然植物品种,开展药材原料替代品的开发工作;采取有效措施加强对工业"三废"治理,大力推进清洁生产技术,实施 ISO14000 认证,减少环境污染。惟此,才能保障西部医药业可持续发展。

3.3 创新对策

以创新为突破口,实现跨越式发展。应尽快提高以创制药为主的新产品开发能力,积极采用世界先进技术成果、新的经营管理机制和方法;应通过以市场价值为目的的质量管理和经营策略、方式、手段等各方面的创新,大力推动西部医药发展,并把科技创新和管理创新作为西部医药企业永恒的主题。

3.4 人才对策

加强人才培养,建立灵活的用人机制,为西部医药发展提供智力支持。应充分利用现有教育资源和培训条件,多渠道、多途径、多层次培养现代化人才,提高人才队伍的现代化管理水平和研究水平;应大力培养中药现代化建设最急需的高级人才,加大对学术带头人的支持力度,培养和造就一批能够活跃在国际科技舞台、具有较高知名度的高层次、复合型人才;应通过营造良好的政策环境、社会环境和舆论环境,留住人才,吸引人才。对人才做到合理配置,量才使用,发挥所长,调动人才的积极性,使其潜能得到最大程度的释放。

3.5 政策对策

改革开放以来兴起的民营科技机构,在市场上饱经风霜,已有一定经济实力,且灵活的运行机制也吸引了相当一部分人才,成为研究开发体系中不可忽视的一支力量。国家及地方应制订相应的优惠政策,鼓励支持科研人员以创办、兴办、承包、租赁等各种方式建立民营医药研究开发机构,投身于西部医药事业建功立业。

西部地区丰富的药材资源和独特秘方对于东部地区的科研单位和医药生产企业有着巨大的吸引力,地方应在政策上给予倾斜或优惠,使投资环境更为宽松,这样定能调动东部地区企业的积极性,主动参与或投资开发,充实和壮大西部新药开发队伍。

3.6 方法对策

充分利用西部地区药材资源优势,走精制和深加工的道路。我国中药出口长期以药材和饮片为主,成药所占比例很少。汉方是中国独有的巨大资源,每一个成熟汉方剂的革新都可使市场发生巨变,如日本津村顺天堂株式会社把我国中药名方"六神丸"加入人参、沉香精制后,以"救心丸"之名销售,年销售额达到 1.2 亿美元[6],这就很值得我们深思。在我国药业整体创新实力相对落后的情况下,运用现代科技手段,将汉方中疗效确切的老药从改变药物配方的角度来进行二次开发,创制新药,这样不仅可以缩短开发周期,减少风险和投入,而且收效甚快。

主动调整西部医药产业结构,集中精力提高现有主要品种的质量和技术含量,这是目前中药生产企业最捷径的方法[7]。因此,西部医药企业必须按照有所为、有所不为的原则,放弃不具备优势的品种,针对已具备优势或具备较多优势的品种,集中主要技术力量和财力、物力,进行重点攻关,使之在质量和技术含量上有较大提高。

西部医药企业在进行引进与合作时往往采取阶梯方式,即要进行多层次的合作,即使在同一地区,也应有意识的形成阶梯,不宜齐步走,这样做有利于防止联合中可能出现的片面性、主观性和盲目性,避免决策失误。

3.7 管理对策

了解国际惯例,强化 GMP、GSP 和 GAP 管理。企业要争取利用国家和各级政府给予的支持和优惠,在尽可能短的时间内完成 GMP 改造。西部医药工业企业要以新技术、新产品为基点,按 GMP 标准及国际认可的标准规范研究开发现代中药,优化产品结构,推出高、精、尖拳头产品。

积极开展西部医药经营企业 GSP 认证工作,打破地方保护主义壁垒,通过提高市场准入条件,促使企业加快改组、改制、改造的步伐,采用资产重组、结构调整等方式,组建大规模西部医药经营企业集团,从而增强市场竞争力,更好的应对加入 WTO 后带来的冲击。积极实施和推广 GAP 管理,建立中药材生产基地及有效成分含量质量标准体系,确保中药生产原料质量的稳定,实施产品质量和检验的标准化控制;充分发挥基地的规模化、集约化的优势,努力提高产品的单位面积产量和品种质量,提高西部中药产业的国际竞争力。

要积极贯彻 ISO9001 标准,与国际接轨,即把 GMP、GSP、GAP 与 ISO9001 结合起来,收到事半功倍的效果。有些药材是西部多省共产,因此一方面要防止生产盲目发展,造成产品积压,药农减收;另一方面又要防止因药贱伤农致使供应短缺,价格暴涨,增加患者经济负担,尤其是对西部各地优势品种种植的宏观调控,建议建立西部中药材信息化协调组织,要把药材种植与改造环境结合起来,与调整农业结构结合起来,建立药材场,实行规模化生产,促进西部中药材生产合理发展。

3.8 专利对策

制定完善的专利战略,提高西部医药企业竞争能力。加强对国际专利的调查研究,重点对美国、日本、欧盟等发达国家或地区的国际专利文献进行深入的分析研究,弄清这些国家专利技术和法律状况,及时在国外注册商标,保护民族品牌。此外,要建立起一个严密、完整的专利保护系统,使侵权者却步。西部医药企业领导者应主动参加有关专利等知识产权的培训和学习,提高认识,带领整个企业重视专利和创新,增强企业活力。为适应产品专利、技术垄断、市场渗透为核心的垄断竞争愈演愈烈的严峻形势,西部医药企业一定要树立长远专利战略,加强专利管理,强化专利教育,鼓励专利申请和研究开发,充分利用专利开拓市场、占领市场。

3.9 品牌对策

制定品牌战略,努力打造民族药品牌。如今,国内、外医药企业激烈竞争不断升温,西部民族药业如果要想保持长盛不衰,永立枝头,就必须突出特色,树立自己的品牌。名牌产品是企业文化精华的体现,是衡量企业技术进步、技术升级的综合因素,未来的市场竞争就是品牌的竞争。如利君制药股份公司实施名牌战略,重视市场开发,生产的利君沙(琥乙红霉素)已成为全国知名产品,市场占有率达 90%,并开发了红霉素系列产品[1]。因此,企业还必须在严格保证产品质量的前提下,根据市场条件的不断变化而修订自身的品牌策划,注重宣传和维护自身品牌,在竞争中求发展。

西部大开发是一项长期而艰巨的战略任务,只有在国家产业政策的引导下,充分发挥西部地区蕴藏的巨大资源优势,积极引进、消化、吸收和创新,制订并实施科学合理的发展计划,以及在我国东、中部地区的支持和帮助下,西部医药业才能迅速发展。

参考文献

[1] 俞观文.西部大开发和制药工业[J].世界药品信息,2000,1(2):20.

[2] 中国药学年鉴编辑委员会.中国药学年鉴 [R].2000 年.北京：北京科学技术出版社.

[3] 苏顺泰.西部地区医药企业发展模式初探 [N].中国医药报，2001 年 1 月 23 日第 2 版.

[4] 黄璐琦，姚乃礼.如何促进西部的中药产业发展 [J].中国中医药信息杂志，2001，8（2）：4.

[5] 金秀范.执业药师工作概况 [J].中国医药情报，2001，7（4）：13.

[6] 丁伟明.制药企业：站在新起点上的思考 [J].中国药业，2001，10（10）：18.

[7] 王德祥.加入 WTO 后中药生产企业面临的挑战及对策 [J].中国中医药信息杂志，2001，8（4）：7.

——刊于《中国药房》2002 年第 13 卷第 4 期

加入 WTO 后陕西名药方、名药店发展探讨

方宇　杨世民

陕西是中医药学的重要发源地之一,中药业起源较早,以传统名药方、名药店为代表的陕西中药业蓬勃发展,至今方兴未艾,为我国医药学的进步做出了巨大贡献。随着我国加入WTO,陕西中药产业面临巨大挑战,传统名药方、名药店如何适应变化、不断发展便成为药界同行思索的重大课题。笔者就陕西名药方、名药店今后发展提出个人拙见,以供同行参考。

1 陕西名药方、名药店概况 [1, 2]

陕西自古以来方家众多,古药方典籍丰富,记载的名药方剂数量可观,比较著名的药品有:培坤丸、妙济丹、复方羊红膻片、展筋活血散、展筋丹、接骨丹、痧药、痰饮丸、盘龙七药酒、平消片、清凉眼药膏、人参再造丸和女金丹等。

陕西地区早在汉代就已开始有中药的商业活动,并已有了卖药的店铺,西安藻露堂、周至县广育堂、富平县恒心堂和韩城永兴合药店等在不同的历史时期享有一定的声誉。

2 陕西名药方、名药店发展思考 [3]

陕西名药方、名药店在历史上曾辉煌一时,随着时代的变迁,它们当中的一些逐渐归于平庸。陕西名药方、名药店是民族的精华,蕴涵着巨大精神财富和物质财富,我们必须在创新中求发展,使其真正走向世界,此举对振兴陕西医药经济具有重要的现实意义,关系到陕西中医药产业的壮大发展及其国际竞争力的提高。对此,作者提出以下建议和对策。

2.1 加大陕西名药方剂的研制开发力度

陕西名药方得以生存发展的根本在于创新,即以新药研制为龙头,逐步加大研制开发力度,不断推陈出新,以独特的新品种占领市场,主要措施有:①在保持中药方剂优势品种的基础上,严格按照 GLP 和 GCP 的要求,大力开展中药药效学研究和传统名药方临床疗效研究工作,创制具有自主知识产权的新药,掌握核心技术,开发出一批疗效确切、使用安全、质量可控的拳头产品,实现中药产品创新。②在保证中药疗效的前提下,利用先进技术对传统名药方进行二次开发,使老药焕发新的生命力。以此来参与市场竞争,从而在日趋激烈的市场竞争中占有一席之地。

2.2 发挥陕西资源、科技、人才优势,吸引社会资金投入中药现代化

陕西拥有得天独厚的中药资源优势,我们应该以秦巴山区优势药物资源为依托,发挥优势,突出特色,整体布局,建立种植、研发、生产有机配合、协调发展的中药产业基地,推进陕西中药产业的全面发展。

陕西具有突出的科技与人才优势,如何将其化作中药产业的现实优势,是陕西中药产业发展必须解决的问题。根据陕西医药发展的实际情况,借鉴发达国家的经验,采取政府引导,企业为主,产学、研相结合的医药技术创新模式,整合科研院所与企业各自的资源优势,建立结构合理的完整的创新体系,从而加速中药科技成果的转化。

另外,应充分利用创业投资机制等市场化手段,拓宽中药新药研究开发和产业化的融资渠道,吸引社会资金投入中药现代化发展。

2.3 组建药业集团，形成具有国际竞争力的中药生产企业 [4]

随着我国加入WTO，医药企业间的竞争日趋激烈，中药企业必须在企业规模和运行质量两个方面下功夫，逐步做强做大，形成具有国际竞争力的中药生产企业：①从自身实力出发，发挥后发优势，注意借鉴其他企业购并重组、扩大规模的有益经验，逐步建立多个科、工、农、贸一体化的大型中药企业集团。②结合企业GMP、GSP改造，打破过去多而散的局面，通过兼并重组，集中打造优势品牌、优势生产线、优势经营服务。③通过扩资购股、资产重组、技术入股等形式，实施购并重组，实现规模化、集团化、现代化。在这一过程中，坚持优势互补为前提，重视企业内部整合，实现企业再造，把购并后的重点放在企业核心竞争力的培育上，提高企业的运行质量。

2.4 建立中药材规范化种植体系，全面实施GAP，利用指纹图谱进行中药材质量控制 [5, 6]

作为国家中药产业现代化行动之一，发展建立符合中药材生产质量管理规范（GAP）的中药材生产种植基地，是提高中药内在质量，增强国内、国际市场竞争力，扩大市场占有率的重要前提基础，同时对发展地方经济也可发挥积极的带动作用。中药企业应注意做好中药材规范化种植体系建设，着力开展以下工作：①在陕北、陕南和关中等地建立2～3个区域性的中药材GAP研究中心，对本地区的特色药材进行GAP种植技术研究，并负责技术推广工作。②以天士力在商洛建成GAP基地为开端，采用企业＋公司＋农户这种合作开发的模式进行运作，抓好国家批准的6个中药品种（丹参、酸枣仁、山茱萸、绞股蓝、盾叶薯蓣、秦艽）规范化种植基地的建设工作，大力发展无公害、低农残的绿色中药材，为现代中药提供高品质药源保证。③从陕西本地中药企业实际需要出发，结合区内特色药材、道地药材分布情况，按中药材产地适宜性优化原则，因地制宜，同时考虑地方农业产业化布局要求，以杜仲、天麻、猪苓、葛根、柴胡、党参、金银花、黄芩、黄芪、连翘等品种为主，建立10个省级中药材规范化种植基地。

陕西老字号中药品种多，疗效确切，却始终无法走向世界，实现跨越式发展，其中缺乏科学规范的质量标准和质量控制体系，是制约陕西中药发展的瓶颈。今后要逐步在中药材GAP研究中心开展指纹图谱研究，以此反映中药所含内在化学成分的种类和数量，较为全面地阐述中药的有效成分，并把它作为控制中药质量的重要宏观手段。

2.5 严格执行国家药品生产质量管理规范（GMP），保证产品质量

药品GMP认证是生产企业生存、发展的前提，但目前陕西通过GMP认证的中药企业还不多，应从以下方面加快该项工作：①针对目前有较大市场影响的名中药品种，重点扶持其生产企业的GMP改造，进行全面的技术改造和技术设备引进和更新，实现提取技术现代化、制造工艺工程化、质量保证标准化、产品产量规模化、制药管理规范化、市场营销国际化的战略目标。②规模较小的中药生产企业根据自己的实际情况，选择有市场前景、具有竞争优势的剂型和品种进行改造，条件不够的可以走联合兼并、资产重组的道路，实现优势互补。③药监部门及时组织GMP认证培训班，讲解GMP的各项要求，并派员深入企业一线全方位指导实施GMP改造。各中药生产企业开展GMP认证培训工作，全面提高员工的整体素质，并通过有效的激励机制，组织调动全员参与到GMP认证工作之中。

2.6 开发药品零售市场潜力，发展药品连锁经营，全面推行GSP，提供优质药学服务 [7]

目前，国内零售连锁药店发展较快，许多零售连锁企业制定了跨区域的发展战略，力图抢占更多的市场空间，而陕西零售连锁药店的发展远远落后于东部及沿海地区，较同处西部的西南地区也发展滞后。建立自己的销售网络，抢占市场网络，提高市场占有率，牢牢把握本地区销售终端，是陕西

名药店立足和发展的生命线。

陕西众多名药店既要立足于老字号药店的名牌优势，又要勇于摒弃"一朝是名牌，永远是名牌"的落后观念，积极投身市场大潮中，制定适合自身发展的连锁经营战略，包括：①品牌战略。以藻露堂为代表的陕西名药店应充分利用其老字号古药店的金字招牌，开展以弘扬药店文化为主题的宣传活动，进一步扩大影响。各药店应着力推介其流传至今的名中药品牌，在客户中树立名药店名中药的良好形象。② GSP 战略。投入资金、人力、物力，加快 GSP 改造，以 GSP 达标的各项要求从严管理，以质量求生存，以服务来取胜，凝聚人心，形成口碑，打造陕西金牌药店。③扩张战略。通过增设门店、连锁加盟、投资控股等多种形式，建立、扩张自己的连锁体系，并以先进的经营理念和企业文化凝聚统一各分店的经营行为。通过实施上述战略，逐步扩大销售额，力争进入全国药品连锁企业百强行列，从而在全国占有一席之地。

2.7 加大知识产权保护力度 [8]

陕西名药方、名药店的知识产权保护体系尚不完善。一方面，中医古方典籍作为宝贵文化遗产已传播发扬，有效保护难度较大；另一方面，知识产权保护方面的法规还不健全，保护内涵不明晰，从陕西医药发展的长远眼光看，加大这方面的知识产权保护力度势在必行。具体可从以下几个方面入手：

①中药企业应积极投入专项资金和专门人员，申报国家专利、中药品种保护等，以维护企业的合法权益。另外应加强企业商业秘密的管理，对技术信息和经营信息订立严格的保密规范，加强企业档案管理，防止因人员流动造成的损失。

②在各中药企业建立专门的机构负责专利工作，通过培训提高其工作人员专利保护意识，加强专利申请、管理工作，运用专利制度加速技术产业化，创出经济效益。在研究开发环节，重视对现有专利文献的细致检索和分析，了解医药领域中的研究开发现状和专利申请状况，避免走弯路。对于企业已有的名药方剂和开发的新药，一定要及时申请和获取国内外专利。

③全面开展名优中药商标的抢注、保护工作。陕西药企要注意中药商标的抢注工作，树立商标品牌，挖掘商标的内在和外在价值，发挥其"名牌效应""明星效应"，在企业和消费者之间搭起联系的桥梁。对已注册商标予以公示，对易被假冒的名商标制定并公布防伪标识，设立有奖举报电话，调动全社会力量来严厉打击商标假冒行为，用法律武器维护自身合法权益。

参考文献

[1] 卢希谦.陕西省志.卫生志 [M].西安:陕西人民出版社,1996:1-3,656.

[2] 袁明仁,李登弟,山岗.三秦历史文化辞典 [M].西安:陕西人民教育出版社,1992:289-308.

[3] 国务院办公厅.中药现代化发展纲要（2002—2010 年）[N].中国中医药报,2002-11-6（4）.

[4] 朱翔.对我国加入 WTO 后医药企业购并重组的思考 [J].中国药业,2003,12（1）:23-24.

[5] 初敏,丁立文.对资源开发及中药材生产的思考 [J].中药研究与信息,2002,4（6）:14.

[6] 国家药品监督管理局.中药材生产质量管理规范（试行）[J].中国药事,2002,16（6）:323-325.

[7] 朱柏华.中药"老字号"要走"5 个 P"的新路子 [J].中国药业,2002,11（2）:34.

[8] 鄂眉,董丽丽,王鑫.加入 WTO 后我国医药企业知识产权的保护策略 [J].医药世界,2003,5（1）:28.

我国农村开展药学服务的必要性与对策探讨

付咏丽　杨世民

摘要　目的：探讨在我国农村开展药学服务的必要性与对策。方法：结合实际,分析当前在我国农村开展药学服务所面临的困难。结果与结论：药品监督管理部门必须加强监管力度,尽快构建药品供应网,保证药品质量；采取多种教育与培训方式,提高农村药学人员素质及增加药学人员数量；由专人负责药物咨询服务等。只有全面提升药学服务质量,才能保证农民用药安全、有效、经济。

关键词　农村；药学服务；药学技术人员

Necessity and Countermeasures of Pharmaceutical Care in Rural Area of China

FU Yongli, YANG Shimin

ABSTRACT　Objective: To discuss the necessities and countermeasures of pharmaceutical care in the rural areas of China. Methods: The existing difficulties of pharmaceutical care in the rural areas of China were analyzed realistically. Results & Conclusion: In order to successfully carry out pharmaceutical care , firstly the state food and drug administration must strengthen the supervision, construct the supply network of drugs and ensure the quality of medication; secondly the pharmacists' ability must be enhanced and pharmacists' quantity increased through various of training and education; thirdly the consultation service should be carried out by specially assigned persons. Only in this way can we improve the quality of pharmaceutical care and ensure the secure, efficient and economic drug use.

KEY WORDS　rural area; pharmaceutical care; pharmacist

药学服务是一种"以病人为中心"的服务理念,要求药学人员利用药学专业知识和工具,向社会公众(包括医护人员、患者及其家属、其他关心用药的群体等)提供直接的、负责任的、与药物使用相关的各类服务(包括药物选择、药物使用知识和信息),以提高药物治疗的安全性、有效性与经济性,实现改善与提高人类生活质量的理想目标[1]。本文就我国农村开展药学服务的必要性与对策进行探讨,供业内人士参考。

1　我国农村开展药学服务的必要性

据2000年第5次全国人口普查统计的数据表明,我国农村人口占全国总人口的63.91%,而我国农村人口和城镇居民的收入比自1988年以来不断扩大,2002年达1:3.11,创改革开放24年以来新高[2]。随着药品分类管理制度的实施,农村居民开始自我药疗,但由于药品知识不足,出现不合理用药的概率相应升高。由于基层农村医疗机构药学人员专业知识不足,工作内容仅限于配药发药,不能为医护人员提供准确的药物使用信息。随着2003年零售药店的开放,很多药店如雨后春笋般涌现,竞争激烈,药品市场已进入微利时代,而开展药学服务是当前药店发展的必由之路。

2 我国农村开展药学服务所面临的困难

2.1 农村药品市场混乱，药品质量堪忧

农村药品市场存在不少问题。主要表现在：1. 购药渠道混乱，药品购销管理极不规范。过去是医药公司—乡镇卫生院—村卫生所（室）的"三级网络"形式，现在这种传统的药品供应体系已被打破，药品市场供应呈"多渠道化"。有从个体药贩手中购进低价药品的，有厂家代理直接上门从事现货推销，有从药店违规批发购进的。以四川省仪陇县为例，全县50%以上的村卫生站，村、社两级的无证药品经营户大都从非法渠道购进药品 [3]。2. 药品储存条件差，养护意识淡薄。农村医疗机构药品经营场所卫生环境差，特别是村级卫生所和药店，多数药品储存条件简陋，缺乏必要的冷藏、防冻、防潮、防虫、防鼠等措施，药品存放处阴暗、潮湿、不通风、面积狭小。2003 年，安徽省药监系统对全省农村涉药单位进行全面检查，医疗机构22%的单位药库面积太小或没有储存药品的场所，24%的单位库房卫生环境差，56%的单位未按规定配备温湿度计、空调、冷藏柜、除湿机等，72%的单位没有温湿度记录和养护记录 [4]。

2.2 基层药学从业人员素质不高，药学技术人员数量不足

药师作为药学服务的实施主体，是影响服务质量的关键性因素。目前，农村基层药学从业人员素质偏低，多数不具备药学技术资格，文化程度普遍比较低，工作内容仍仅限于配药发药的单一模式，知识更新不及时，对日新月异的药品知识掌握不够。以四川省仪陇县为例，全县从事药品经营的多达 3 000 余人，但92%的从业人员文化程度在初中以下 [3]。安徽全省农村药品零售药店从业人员 11 448 人，其中药学技术人员 4 795 人，占总人数的 41.89%；医疗机构药品从业人员共计 104 940 人，其中药学技术人员 17 716 人，占总人数的 16.82% [4]。

2.3 企业和医疗机构参与积极性不高

受经济水平的限制，农村医疗消费水平低，药店利润小，大多乡镇药店是"夫妻店"，由于资金和人员的制约，其服务意识淡薄，多数还停留在价格竞争上。农村医疗机构一则"重医轻药"，只注重医疗环境、医疗设备的投入，不注重药品仓库建设，更不注重药品从业人员素质的提高；二则随着农村经济条件的改善，农民不再过分依赖当地的乡镇医院，进城看病的人越来越多。随着医疗机构改革的深入，有些医院出于诸多方面原因不得不关门歇业。据卫生部 2005 年中国卫生统计提要提供的数据显示，目前我国卫生机构的总数已由 1980 年的 8 915 家增加到 2004 年的 296 492 家，而乡镇卫生院则由 1980 年的 55 413 家减少到 2004 年的 41 626 家。在全国卫生机构逐渐增加的情况下，农村卫生资源却在减少。乡镇医疗机构的竞争意识不强，很少有开展药学服务的想法。

2.4 交通不便，居住分散

农民以自然村的形式居住，人口密度小，分布散，开展集中性的药学服务比城市困难；信息不畅使农民的自我保健和疾病预防意识不强；加之交通不便，有些偏远山区至今未通公路，等等。这些都使得药学服务的开展受到了一定限制。

3 解决的措施与对策

3.1 加强监管，构建药品供应网络，保证药品质量

加强对药品经营企业和医疗机构的药品质量监管，严厉查处从无证经营的企业购进药品，严禁向无证药品经营、使用的单位供应药品；对假、劣药制售者，严格按照《药品管理法》规定给予相应的处罚。笔者认为，除集中地定期检查和不定期检查外，日常监管可实行药监人员区域责任制，每个县根据自己的区域大小和人员情况，各自负责责任区内医疗机构和经营企业的药品质量的日常监控，

建立相应的奖罚机制。另外，积极推动药品供应网络建设，重点扶持几个地方医药公司，帮助建立"配送站"，规范管理；鼓励药品零售连锁向农村延伸。村级卫生所和个体诊所是药品监管的薄弱环节，应指定其购药渠道，采取由乡卫生院为其代购或"配送站"统一配给。

3.2 提高和增加药学技术人员素质与数量

3.2.1 举办各种培训班，提高在职药学技术人员的专业素质

对正在从事基层药学工作的技术人员进行继续教育是很有必要的，特别是非高等药学院校毕业，未系统学习药学知识的药学技术人员，在继续教育时应加强其药物基础知识、合理用药知识、处方调配知识的学习等；加强新理论、新知识、新技术的学习；加强药学技术人员的药事管理相关法律、法规的学习。采取的形式包括：①省卫生行政部门或药品监督管理部门与高校配合举办长、短期培训班；②药品监督管理部门邀请高校教师或有关专家到基层进行专题培训；③有条件的地区可开展网络教育，建立面向广大药学人员的药事管理与法规网站，请专家在线解答问题。定期公布药品信息，供药学人员参考。另外，为药学技术人员建立培训档案，并将完成培训计划和取得规定的继续教育学分，作为考核和晋升高一级专业职务任职资格及聘任的条件之一。

3.2.2 加强非药学技术人员专业知识和技能的教育

非药学技术人员的教育应本着具体实用方便易学的原则进行教育内容应包括①学习药事法律、法规，强化依法经营意识；②进行职业道德教育，规范从业者行为；③学习药品基本知识，掌握药品的性状、功能、使用注意事项、不良反应等；④学习药品贮存、养护知识，了解药品的存储、保管、养护、拆零销售等情况。教育的形式应根据经营企业和医疗机构自身的情况，灵活多样地进行，有条件的可参加学历教育，系统地学习药学知识，取得相应的学历证书；或是到中等医药专业学校或高专、高职学校进行规范培训。

3.2.3 采取多种措施，提高基层药学人员的专业素质和工作能力

由于主、客观原因，高等医药院校的毕业生不愿到基层工作，建议有条件的地方由政府制订相应的优惠政策，吸收当地生源的大、中专药学院校毕业生回乡工作。对偏远地区的医疗机构，可由上级医疗机构开展对口帮扶：①基层医疗机构定期派药学人员到县级以上的医疗机构进修；②县级以上医疗机构定期抽调业务好的药师下乡支援，帮助基层医疗机构开展药学服务，可将药师的职称评定与下乡帮扶工作结合起来。

3.3 完善《药品管理法》，增加对违法行为处罚的规定

《药品管理法》第22条规定，"医疗机构必须配备依法经过资格认定的药学技术人员，非药学技术人员不得从事药剂技术工作"。但是却未对违法行为制订相应的处罚措施，因此并未引起基层各单位领导和药学人员的足够重视。笔者认为，《药品管理法》应增加相应的处罚措施，法律责任中应增加一条对违反该条之规定，给予相应的处罚。具体处罚规定由卫生行政主管部门和药品监督管理部门会同有关专家研究制订，提交人民代表大会审议，通过后实施。

3.4 加大宣传力度，促进药店与医疗机构的参与

药学服务将是新一轮药店竞争的重要资本和医疗机构发展的必然选择，对树立药店和医疗机构的社会形象和增强竞争力将起到非常重要的作用。药品监督管理部门应加大宣传力度，引导药店和医疗机构积极参与。笔者建议，将药学服务的开展情况作为药店和医疗机构药房申请换证的考核指标之一，每年在全县范围内评选"优良药房（店）"，对评选出的药房（店）在政策上给予一定优惠，并借助媒体给予宣传。

3.5 开展药物咨询服务，举办健康知识讲座

药物咨询服务是药学服务的重要内容之一。针对农村的实际情况，药品经营企业和医疗机构主

要面对本辖区及周边乡镇的患者,其疾病以常见病、多发病为主,患者文化程度普遍较低,对医药知识知之甚少,迫切希望得到正确使用药品方面的知识。因此,药学技术人员应能够提供以下几个方面的知识:(1)药物的用法、用量;(2)药物的不良反应与配伍禁忌;(3)药物的保存方法;(4)针对疾病特征,讲解饮食注意事项;(5)科学、通俗易懂地解决患者的其它问题。药物咨询服务应指派专人负责,从事药学服务的人员除具有扎实的专业知识外,还要有良好的沟通与交流能力。通过对农村药学人员现状和文献资料的分析,笔者认为,提供药学服务的药学人员应具备以下条件:(1)具有良好的职业道德,无违法违纪行为;(2)中专以上学历;(3)药师以上专业职称;(4)身心健康,具有 5 年以上工作经验;(5)熟悉国家法律、法规。药品监督管理部门可针对药学服务人员进行专门培训,加强其有关药学专业知识和医学基础知识的学习,定期对培训情况进行考核,建立培训档案。对这些人员在职称评定等方面给予适当优惠。另外,学术团体、科研院校与当地药品监督管理部门合作,开展帮扶工作,每季度下乡一次,开展专题知识讲座,针对农村的一些多发病、常见病进行健康知识讲解,有条件的可发放一些健康读物。

本文所提及的只是结合当前现状可以开展的一些服务,这些工作只是初步的药学服务。药学服务的内容会随着我国农村经济的发展和农民生活水平的提高而不断丰富和完善。

参考文献

[1] 胡晋红主编 . 全程化药学服务 [M]. 上海:第二军医大学出版社,2001:2.

[2] 高淑东,白全德 . 城乡发展不协调的现状及解决对策 [J]. 商场现代化,2005,02:95.

[3] 孔德勇 . 关于强化农村药品监管的探讨 [J]. 中国药事,2005,19(4):210.

[4] 安徽省食品药品监督管理局市场监督处 . 农村药品管理存在的问题和建议 [J]. 中国药事,2005,19(4):207.

[5] 王琼,柳港生,巫庆珍 . 基层医院药剂人员的状况与教育对策 [J]. 海峡药学,2005,17(1):131.

[6] 侯鸿军,杨世民,宿凌 . 论我国零售药店药物咨询服务的规范化管理 [J]. 中国药房,2002,13(1):60.

——刊于《中国药房》2006 年第 17 卷第 8 期

我国药学服务研究文献的统计分析

田云　杨世民

摘要　目的：为我国开展药学服务研究提出建议。方法：采用计量学方法，分析药学服务相关论文的分布情况；从方法学和内容上研究文献的特点。结果与结论：1995 年 1 月～2005 年 10 月，我国的药学服务取得了一定进展，但研究方法还不够科学，研究内容还缺乏深度，建议尽快制订"药师法"，明确规定开展药学服务的内容，并通过药师职业道德素质和业务素质的提高，促进我国药学服务工作的深入开展。

关键词　药学服务；文献；统计分析

Statistical Analysis on Literature of Pharmaceutical Care in China

TIAN Yun, YANG Shimin

ABSTRACT　Objective: To put forward the suggestions on pharmaceutical care（PC）in China. Methods: The distribution of the articles concerning PC was analyzed by adopting metrology, and the features of these articles were studied in the respect of methodology and content. Results & Conclusions: The study of PC in China has achieved a certain accomplishment between Jan. 1995 and Oct. 2005, however, more scientific methodology and deeper content are wanted. It is suggested that "Pharmacist Law" should be established as soon as possible to clarify the pharmaceutical care categories. The development of pharmaceutical care in China should be promoted by improving the professional ethics and capabilities of the pharmacists.

KEY WORDS　pharmaceutical care; literature; statistical analysis

与用药有关的问题时常发生，不仅对患者造成极大危害，而且严重浪费社会经济资源。据统计[1]，我国每年因用药不合理导致 250 万人住院，19 万人死亡，经济损失达 210 亿人民币。而药学服务（Pharmaceutical care, PC）理念的提出，其初衷就是为药学人员诊断和解决用药问题提供对策。

PC 的概念最早起源于 20 世纪 70 年代的美国，由 Mikael 等提出。1990 年，美国 Hepler 教授提出了现在广泛使用的定义：PC 是提供负责的药物治疗，以达到绝对提高患者生命质量的结果。可见，PC 要以最大程度减少与药物有关问题的发生、实现患者用药最优化为目标。美国的药学经过了传统阶段（1850 年～1900 年）、药学教育改革阶段（1900 年～1960 年）、药师角色转换阶段（1960 年～1980 年）、患者服务阶段（1990 年～　）4 个阶段的发展。PC 是在第 4 阶段提出的。美国药学界从提出、接受和开展 PC 大约经历了 10 年，其现在的研究主要围绕怎样才能有效地实施 PC、更好地发挥药师的作用进行。我国的 PC 尚处于初级阶段，PC 研究经过 10 年努力，已取得一定进展。

1　PC 文献的计量学研究

1.1　资料与方法

以"中国期刊网"为检索工具，分别以"药学服务""药学监护"和"药学保健"为篇名进行检索，共得到文献 414 篇。采用计量学方法，对检索出的文献分别作年度分布、登载文献的期刊分布和文献研究使用方法及内容分析，用布拉德福定律找出登载 PC 文献的核心期刊。

1.2 结果

1.2.1 有关10年间PC 3种译法的年度分布详见表1。

表1 PC 3种译法的年度分布

Tab 1 Annual distribution of 3 kinds of translation of PC

年度	药学服务（篇）	药学监护（篇）	药学保健（篇）	合计（篇）	百分比（%）
2005年	71	16	7	87	21.0
2004年	79	21	6	106	25.6
2003年	50	15	4	69	16.7
2002年	29	13	3	45	10.8
2001年	23	12	6	41	9.9
2000年	5	13	4	22	5.3
1999年	3	16	2	21	5.1
1998年	1	7	1	9	2.2
1997年	/	6	/	6	1.4
1996年	/	4	/	4	1.0
1995年	/	3	1	4	1.0
合计	261	126	27	414	100

由表1可见，以"药学服务"为篇名的有261篇，占总文献量的63.04%，说明其使用的频率最高；使用"药学监护"的占30.4%，"药学保健"的仅占6.2%。1998年，《中国药房》发表的"美国的药学服务"，第一次出现"药学服务"的译法。目前，"药学服务"的译法在学术界已得到普遍认可。PC在20世纪90代报道较少，而2000年后，随着"全程化药学服务"概念的提出，PC相关论文的数量逐年增长。2003年1月～2005年10月，登载的文献共262篇，占总数的63.3%。可见，PC研究已成为近几年的热点。

1.2.2 相关论文的期刊分布和布拉德福分布曲线

根据布氏定律，相关论文在期刊中的分布并不均匀，具有明显的集中和离散规律[2]。为此，笔者根据期刊登载的论文数量，以渐减顺序排列编制等级顺序表格；再根据布氏定律进行图像描述，以等级排列的期刊累计量的对数为横坐标，以相应的论文累计量为纵坐标，得到布拉德福论文分布曲线。有关各年度刊载PC相关文章排名前10位的期刊和PC文献的布拉德福相关论文分布曲线详见表2、图1。

表2 1995年1月～2005年10月刊载PC相关文章排名前10位的期刊

Tab 2 Distribution of the top 10 journals publishing articles concerning PC from Jan.1995 to Oct. 2005

编号	中文刊名	相关论文数（篇）	百分比（%）
1	药学服务与研究	47	11.4
2	中国药房	32	7.7
3	中国药师	22	5.3

编号	中文刊名	相关论文数（篇）	百分比（%）
4	中国药业	17	4.1
5	医药导报	15	3.6
6	中国医院药学杂志	14	3.4
7	中国药事	13	3.1
8	海峡药学	13	3.1
9	药学实践杂志	10	2.4
10	广东药学	10	2.4

　　笔者检索得到有关 PC 的期刊达 130 种，其中有药学类的，也有医学类的，数量几乎相当。表 2 中列出的 10 种期刊都是药学类的，登载的相关论文数都大于或等于 10，其总数占总文献量的 46.6%；其余 120 种期刊登载的文献量占 53.4 %。可见，以上期刊是登载 PC 的主要期刊。根据布氏定律，笔者绘制了表 3 和图 1。通过分析图 1，可得到登载 PC 的核心期刊。

表 3　1995 年 1 月～ 2005 年 10 月刊载 PC 相关论文的期刊论文数据

Tab 3　Journal article data concerning PC from Jan. 1995

to Oct. 2005

M	N	$\sum_{Mi}$	$\sum_{Ni}$	$\lg \sum_{Mi}$
1	47	1	47	0.000
1	32	2	79	0.301
1	22	3	101	0.477
1	17	4	118	0.602
1	15	5	133	0.699
1	14	6	147	0.778
2	13	8	173	0.903
2	10	10	193	1.000
4	8	14	225	1.146
3	7	17	246	1.230
1	6	18	252	1.255
3	5	21	267	1.322
2	4	23	275	1.362
6	3	29	293	1.462
20	2	49	333	1.690
81	1	130	414	2.114

　　M: 期刊数量; N: 对应期刊登载论文数量

　　M: the amount of journals ; N: the amount of articles corresponding to the relative journal

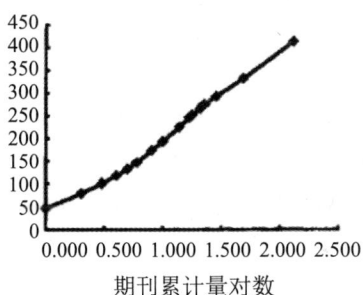

图 1　PC 文献的布拉德福相关论文分布曲线

Fig 1　Bradford distribution curve of PC literature

布拉德福分布曲线由 2 部分构成,即对应核心区上升的一段曲线和对应相继各区的直线。经直线拟合,得到第 5 个数据点为曲线和直线的拐点,说明刊载 PC 的核心期刊有 5 种,共刊载文章 133 篇,占总文献的 29.7 %,但期刊数仅占总数的 3.84 %,显示出很高的集中态势。

2　方法学分析

笔者对刊载 PC 相关论文最多的 2 种核心期刊《药学服务与研究》和《中国药房》收录的 79 篇文献进行统计分析,发现采用对照试验的仅 1 篇。方宗君等 [3] 对慢性阻塞性(COPD) 病人经定量压力吸入器(MDI)应用知识宣教和 MDI 使用方法示范,在宣教前、后进行知识考核,并对 MDI 操作予以评分,将上述结果与未进行 PC 的对象作比较,结果二者有显著性差异。采用问卷调查的有 5 篇,其中,张抗怀等 [4] 对西安市 550 名普通消费者进行调查,了解其对医院药学服务的认知状况;胡静等 [5,6] 在全国范围内对在职医院护士(师)和医师进行典型性抽样问卷调查,研究其在医院临床药学服务中的行为特征;金晓燕等 [7] 调查了上海居民家中备用药的保管和使用情况,认为社区也要开展 PC。可见,我国 PC 研究缺乏原创性研究(Primary research),且数量较少,方法也缺乏科学性,整体上不利于学科的发展与创新。

3　内容分析

《药学服务与研究》刊载的 47 篇论文,除 14 篇征文或会议文章外,其余 33 篇有关国外 PC 的文献 1 篇,药店 PC 2 篇,社区 PC 3 篇,其它为医院 PC。王卓 [8] 介绍了美国卫生系统药师协会 PC 标准化方法指导原则;胡晋红等 [9] 介绍了上海长海医院药学部开展社区 PC 的一些经验和做法,总结了医院和社区大众的收获。有关医院 PC 的文献最多,其中医院门诊药房的文章涉及到药房改革调剂模式,改窗口式发药为柜台式发药,开设药物咨询窗口,加强药师与患者的沟通交流,发挥药师的专业作用等内容 [10]。刘奕芳等 [11] 对 1994 ～ 2004 年华东医院的 PC 资料进行分析,得出门诊药房 PC 的主要内容和比例分别为:药物的服用方法和药物用途各约占 30 %,合理用药、药物名称和药品不良反应等有一定比例。临床 PC 的文章最多,其中,胡晋红 [12] 探讨了制订药学服务实施的量化考核标准的意义,以及运用价值链理论建立了多层次双轨并行的管理体系模型,说明各医院结合自身实际开始尝试,取得了一定成果。

《中国药房》刊载的 32 篇文章中,以"药学服务"为篇名检索到 25 篇,"药学监护"为篇名检索到 7 篇。其中,关于药店 PC 的共 6 篇,分析了药店的现状,比如市场规模和潜力巨大、靠价格竞争求生存、经营理念缺乏文化底蕴以及从业人员素质不高等,并从法律、实施《优良药房管理规范》

（GPP）、形成"以病人为中心"的理念、品牌建设，建立药历制度、回访制度等方面提出对策，提高PC水平。贡庆[13]从企业营销战略的角度探讨和分析了药店PC的内容，为药店提高PC质量提供了参考；医院药学相关论文涉及范围较广，张学军等[14]应用6σ管理方法，对患者划价、交费及取药等候时间进行测量，分析导致患者等候时间长的关键流程及关键原因；陈玉文等[15]对于PC密切相关的各学科加以分析，认为多学科支撑性是医院PC的基本特征；金剑等[16]探求了我国医疗机构开展PC对政策的需求，分析了现行药政法规，并与国外先进PC水平相比较。吴海新等[17]采用Visual Fox Pro 6.0，根据PC的特点设计多个数据库，建立医院药学服务系统；胡静等[18]通过对临床药学服务中风险因素的分析，用分类的方法，阐述了组织与个人风险控制的策略，可为我国医疗机构防范与控制风险提供参考。

4　讨论

我国PC取得的进展有目共睹，但其研究方法还缺乏一定的科学性，方法的科学与否直接影响到了论文的可信度和质量。总的来讲，探讨性文章、研究者实践和心得体会的文章较多，社会调查或社会学实验的文章则极少。PC实施的水平也是参差不齐，临床开展PC相对较多，药店和社区PC由于条件限制，开展有困难，所以文章也很少。

鉴于研究工作开展的深度和广度与其在实践中开展的情况紧密相关，因此笔者建议：（1）政策与制度的支持。药师是开展PC的主体，政策的倾向和制度的建立对其发挥自身作用起着关键作用。首先，应加快"药师法"的出台，尽早确立执业药师的地位，"药师法"要有专门的条文规定"药师须具备开展PC的能力"。其次，医疗机构和药品经营企业应分别制订药师工作制度，增加PC内容，明确药师职责，设立奖罚分明的激励机制。（2）药师的努力。药师应转变观念，不再受药师的工作职能仅围绕调配和发药的束缚，应力所能及地开展PC；最大限度提高患者的生命质量，不断提高临床、医院药房、药店和社区PC实践，不断提高解决临床问题的能力、交流能力和药物信息资源能力。其次，药师要提高自身素质，完善知识结构。素质包括职业道德素质和业务素质。培养药师"以病人为中心"，全心全意为患者服务的职业道德是开展PC的基础，业务素质的提高取决于相关知识的积累和运用，药师应利用业余时间补充有关医学及药物治疗学、临床药学、药物经济学、管理学等方面的知识；除此以外，继续教育中也应加入这些内容，使药师的知识得到必要、及时的补给，以利于PC的开展。

参考文献

[1] 田丽娟，于培明. 我国不合理用药原因分析及对策探讨 [J]. 中国药房，2005，16（16）：1204.

[2] 邱均平. 信息计量学 [J]. 情报理论与实践，2000，23（4）：315.

[3] 方宗君，蔡映云，王丽华，等. 慢性阻塞性肺疾病俱乐部开展定量压力吸入器知识药学服务的效果 [J]. 药学服务与研究，2002，2（3）：146.

[4] 张抗怀，杨世民. 消费者对医院药学服务认同度的实证研究 [J]. 中国药房，2005，16（4）：251.

[5] 胡静，杨世民. 医院临床药学服务中护士（师）行为调查 [J]. 中国药房，2005，16（2）：152.

[6] 胡静，杨世民. 医院临床药学服务中医师行为调查 [J]. 中国药房，2005，16（1）：69.

[7] 金晓燕，蔡映云，陈敏，等. 社区也要开展药学服务 [J]. 药学服务与研究，2004，4（4）：371.

[8] 王卓. 美国卫生系统药师协会药学服务标准化方法指导原则 [J]. 药学服务与研究，2002，2（3）：186.

[9] 胡晋红，王忠壮，石力夫. 双赢的社区药学服务 [J]. 药学服务与研究，2005，5（1）：1.

[10] 杨世民,张抗怀,裘雪友.新世纪药事管理学科研究进展 [C].陕西省药学会学术年会,2004:7.

[11] 刘奕芳,叶慕,胡张良,等.上海华东医院门诊医院药房药学服务状况与分析 [J].药学服务与研究,2005,5(1):13.

[12] 胡晋红,蔡溱.药学服务实施的量化指标初探 [J].药学服务与研究,2001,1(1):6.

[13] 贡庆.对社会药房药学服务 3 个层次的探讨 [J].中国药房,2004,15(1):60.

[14] 张学军,彭佑群,赵禾,等.6σ 管理在医院药学服务工作中的应用 [J].中国药房,2005,16(15):1140.

[15] 陈玉文,史国兵,李秀娟,等.论医院药学服务的多学科支撑性及其有效开展 [J].中国药房,2003,14(4):196.

[16] 金剑,舒丽芯.医疗机构完善药学服务的宏观政策需求 [J].中国药房,2004,15(10):583.

[17] 吴海新,张鸿炼,邓晓青,等.医院药学服务系统的开发 [J].中国药房,2005,16(14):1062.

[18] 胡静,杨世民.论临床药学服务中的职业风险控制 [J].中国药房,2003,14(12):708.

——刊于《中国药房》2006 年第 17 卷第 14 期

关于陕西药品检验人才队伍建设的调研报告

杨晓莉 杨蓉 杨世民

摘要 目的:了解陕西省药品检验机构人才队伍现状,为加强陕西乃至全国药检队伍建设提供参考。方法:以陕西省11个药品检验所为时象,采用问卷调查、个别访谈等方法进行调查研究。结果与结论:陕西省药品检验队伍存在专业技术人员数量不足、人才结构不合理、专业知识更新提高的任务迫切等问题,应加快人才结构的调整和培养,完善相关法规和制度,改进人才引进、使用机制。

关键词 药品检验;人才队伍;调查研究

陕西近年来医药产业高速发展,已成为全国重要的药品生产基地和极具潜力的消费市场。为了掌握陕西省药品检验机构人才队伍的实际状况,为促进本省各级药检所持续、稳定、快速地发展,也为全国药检机构人才队伍建设提供参考意见,我们对本省省辖及市(区)级药品检验所的人员现状进行了调研。调研主要采取提前编写调研提纲,设计并发出《情况调查表》、与部分单位座谈等形式进行,统计数字截止2005年12月底。

1 调研资料

1.1 概况

陕西省市以上药检机构共11个,其中省级所1个,市(区)级所10个。多成立于上世纪六七十年代(杨凌区药检所成立于1986年),1999年以前隶属于当地卫生局,2000年省药监局成立后,陆续划归相应的药监局领导,具有独立法人地位,属于全额财政拨款的事业单位。全省药检系统现有工作人员413名,其中专业技术人员332名。

1.2 统计

1.21 陕西省各级药检所编制、人员及工作岗位分布情况

陕西省各级药检所编制数为403人,现有总人数413人。各级药检所的专业技术人员共332人,占职工总数的80.4%。其中分布在检验一线科室的占58.1%。在职职工中,从事业务、行政管理的占24.2%,从事后勤保障的占17.7%,结构基本合理。

1.2.2 陕西省各级药检所人员年龄结构情况

各级药检所30～50岁年龄段的人员占总数的65.3%,是各项工作的中坚力量。41岁以上的占56.4%,51岁以上的占20.6%。30岁以下的占14.0%,年轻人员所占比例较低。

1.2.3 陕西省各级药检所在编专业技术人员职称结构情况

在专业技术人员当中。高级职称的占总人数的21.4%。中级职称的占35.2%,初级职称及以下的占43.4%,高、中、初级人员比例为2:4:4。大致呈塔型分布,人员职称结构基本合理。

1.2.4 陕西省各级药检所的人员专业和学历结构

各级药检工作人员中,药学(含中药)专业的205人。占职工总数的49.6%,药学相关专业的占17.2%;在编人员中。学历为大学以上的128人,占职工总数的31.0%,专科(含大专、中专)的148人,占35.8%,高中及以下的33.2%。

2 存在问置分析

2.1 专业技术人员数量不足

专业技术人员所占职工总数比例虽有上升,但仍然无法满足日益增长的检验任务需要。以陕西省药品检验所为例,2001 年、2005 年在编人数分别为 91 人、93 人,其中专业技术人员分别为 69 人、74 人。只增长了 7.2%,而 2001 年、2005 年度检验任务量分别为 3944 批、7399 批。增长了 87.6%,专业技术人员的增长速度远远低于工作任务量的大幅度提高。

2.2 人员梯次结构不合理

从调查统计的情况来看,各级药检所人员年龄主要集中在 31.50 岁年龄段,其中 41 岁以上的人员比例高达 50.4%,年轻人员比例偏低,有的非常低,如汉中市药检所,人员平均年龄 43 岁,30 岁以下仅占人员总数的 4.5%。

2.3 学历层次不平衡

近年来地市级药检所人员的学历层次没有明显的改善,目前陕西全省的市级药检所中,专科、高中及以下人员共 256 人,占市级药检所人员总数的 76%,其中杨凌区药检所仅有本科学历 1 人,占职工总数的 8%,仅宝鸡市药检所有硕士研究生 1 人。

2.4 专业知识亟需更新与提高

医药产业的快速发展给药品检验提出了新的更高的要求,特别是自 2005 年 7 月 1 日起执行的 2005 年版《中国药典》一、二、三部共新增品种 525 个。修订品种等共 1 032 个;新增修订项目总数达 2 340 项[1],刷新了历版《中国药典》质量标准提高项目数的记录。从调查的情况来看,各级药监局、药检所都认识到专业技术人员的继续教育和人才培养的重要性,提高药检专业技术人员的业务素质成为当务之急,在经费、人员十分紧张的情况下尽可能投入财力、人力加强人员的继续教育。这几年经过努力,人员培训工作虽然取得初步成效,然而由于经费短缺,多数药检所,尤其是市级药检所,多年未开展药学及相关专业的有计划的系统培训,基层药检人员对检测新方法、新要求及发展趋势的了解和掌握不够。

2.5 基层药检所人员流失严重

由于部分市级药检所基础设施较差,仪器设备配置相对滞后,资金紧缺等,导致部分人员特别是有较高学历的专业技术人员流失。例如:延安市所在 2003 年至 2005 年期间共调出人员 5 人,其中本科 4 人、大专 1 人;汉中市所已 7 年未进 1 名检验专业人员。专业技术人才青黄不接。

3 对策研究

调研结果表明,陕西省各级药品检验所成立以来。经过不断的努力,药检事业有了长足的发展,已经拥有具备一定规模、一定检测能力的实验室,但是与国家标准要求相比较,我省各级药检所人才资源仍然存在着不小的差距。为了适应新形势的发展。必须软件、硬件一起抓,同时在政策上加以重视和倾斜,齐抓共管,形成合力,从几方面同时入手,加快人员结构的调整和人才培养。

1)积极制定和完善相关法规和配套制度。建议国家和各省相关部门结合实际情况对药品检验机构出台相应政策,包括积极制定和完善相关法规和配套制度,为专业技术人员继续教育提供法律保障;积极争取出台相应政策,给继续教育提供必要的经费保障,并且严格监督,确保专款专用。

2)创新专业技术人员培训模式。结合各自情况确定专业技术人员培训模式。口岸药检所可通过科研项目和国际合作交流,大力吸引高层次留学人员和海外人才;省级药检所发挥自身优势,多渠道、多形式培养和引进紧缺的专业技术人才：市级药检所培训内容可以科学性、前瞻性、实用性为导向，培养提高专业技术人员的科研创新能力和基础学科应用能力。

根据陕西省的实际情况，每年应对陕西省药品检验机构专业技术人员和新进入药品检验系统的人员进行系统的培训。培训内容不仅要涵盖专业技术知识和药事法律、法规、规章，还应包含现代管理知识和行政法律知识。可利用省内大专院校资源优势，由省食品药品监督管理局与省内具备条件的院校共同建立专门的药检系统继续教育培训基地，分阶段、有计划、系统地对药检专业技术队伍进行更新培训。

3) 吸引人才，调整结构。调研资料显示，陕西省药检队伍高学历的专业技术人员缺口较大，急需尽快补充，以便在省编办核定的编制内，达到与药学有关的人员应不少于 60%，从事药品检验的实验室人员应不少于总人数的 40%，而行政、后勤人员不得超过总人数的 300%。可按照国家人事部《事业单位工作人员招聘管理办法》及陕西省人事厅《陕西省事业单位工作人员招聘管理暂行规定》精神，向社会公开发布聘用信息，吸引药学及相关专业高学历技术人才到药品检验一线工作，逐步改变专业技术人员青黄不接的现状。同时，药品机构可继续发挥系统内离退休专业技术人员特别是老专家的作用，建立专家联系制度和专家咨询委员会，对专业技术人才实施表彰制度，形成"以事业留人才，以制度留人才。以感情留人才"的氛围，增强系统凝聚力。

4) 人才竞争上岗，实行聘用制。要在专业人员中实行聘用制，竞争上岗，形成优者上、平者下、劣者汰的良好导向，解决专业技术人员职务"能上不能下、一聘定终身"的问题。干部选拔要公开、公正，多培养管理和业务两用人才。

5) 在科研实践中培养和锻炼专业技术骨干。药检机构应坚持科学研究和培养人才并重的方针，形成以科研促进药检、以药检带动科研、检验与科研协调发展的良性循环。整体提高陕西省各级药检所的科研水平和检验水平。根据陕西省的特点，各级药品检验所可把中药现代化及中药产业化的研究作为重点，培养一批从事食品、药品监管技术基础研究和检验标准评价方面的专业学科带头人：通过引进和利用国内重大科研项目和国际合作交流项目，培养学科带头人和技术骨干。构建西部一流、在全国有一定影响力的技术监督服务体系。

参考文献

[1] 脁钢，陈桂良. 潘堆芳. 中国药其 2005 年版增修订情况简介 [J]. 上海医药，2005, 26（8）：345-347.

消费者自我药疗的现状研究和建议

黄海燕　杨世民

摘要　自我药疗行为是一种健康相关行为,指消费者自由地选择和使用药品来治疗可以自我诊断的疾病或症状的行为过程。本文从研究对象、研究内容、研究方法、自我药疗的适应证和药品种类 4 个方面综述了国内外自我药疗的研究现状,为相关研究提供参考和建议。

关键词　消费者自我药疗;现状;建议

Research and Suggestions on the Current Status of Consumer Self-medication

Huang Haiyan,Yang Shimin

ABSTRACT　As a kind of health related behavior,self-medication refers to a course of action chosen freely by individuals who use medicines to treat self-recognized diseases or symptoms. This paper summarized the current status of researches both at home and abroad of self-medication of consumers in the following four aspects,such as the research object, the work target, the methodology,the related indications and drug types,and put forward some suggestions for the future research.

KEY WORDS　consumer;self-medication;current status;suggestion

自我药疗是自我保健的一部分,主要是指消费者自由地选择和使用药品来治疗,可以自我诊断的疾病或症状的行为过程 [1]。自我药疗逐渐为全球范围内越来越多国家所接受并推荐。一项全球范围内的负责任自我药疗(responsible self-medication)调查显示,在被调查的 25 个国家中,英国、中国、美国、澳大利亚和瑞士的自我药疗比例已达 50% 左右 [2]。本文以"自我药疗""self-medication"、"自我保健"和"self-care"为关键词,在中国知网(CNKI)、中国高等教育文献保障系统(CALIS)、维普(VIP)、学位论文全文数据库(ProQuest)、美国科技信息所(ISI Web of Knowledge) 等数据库对 2006—2011 年的国内外相关文献进行了检索和查阅,介绍自我药疗的国内外研究现状,并对今后的相关研究提供参考和建议。

1　自我药疗的国内外研究现状分析

1.1　自我药疗的研究对象

自我药疗现有研究对象主要涉及普通大众、药店顾客、大专院校在校学生、特殊人群等。

1.1.1　普通大众

2008 年 11 月 Faber MS 等 [3] 调查了在一家市场调查公司注册的 1 778 名德国普通民众上呼吸道感染抗生素自我药疗现状及其影响因素,调查发现有 1 632 名(91.8%) 受试者只要有必要就会使用抗生素,113 名(10.5%)受试者在患普通感冒时会选择自行使用抗生素;刘立藏等 [4] 采用多阶段分层整群抽样的方法,对抽取的北京、西安、成都和昆明 4 个地区的 4 400 户城乡居民进行健康询问调查,近五成 15 岁以上的城乡居民在过去半年采取了自我药疗行为,而愿意自我药疗的比例更高达 83%;年龄、性别等先决变量、收入、保险等使能变量和重病、慢性病等需要变量对居民自我药疗行为和自我药疗意愿均有不同的影响,居民受教育程度的影响效果不显著,这可能是由于在其他条件相同的情况下，影响自我药疗行为及意愿的因素不在于受教育程度的高低，而在于居民自我药疗相关知识的多少。

1.1.2 药店顾客

Albarrán KF 等[5]研究了智利南部的社会药房消费者自我药疗行为,在被调查的909名消费者中,75%有过自我药疗的经历。另外,31%的人认为自我药疗可以治疗常见疾病,常见自我药疗适应证包括头痛(19%)、普通感冒(8.8%)、肌肉酸痛(6.7%)和骨骼疼痛(5.3%),非甾体类抗炎药(NSAIDs)和双氯芬酸钠是最常用的自我药疗药品;李维涅等[6]在2011年对海口市零售药店消费者购药行为进行调查,被调查者中,购买药品最多的地方是零售药店(66.2%),选择购药地点最看重的3个因素是:质量保证(70%)、离家近(57.8%)、价格低(50.2%)。通过对自行购药的原因分析发现,被调查者基本上已形成了"大病去医院,小病去药店"的自我药疗意识。

1.1.3 大专院校在校学生

James H 等[7]对巴林岛的阿拉伯海湾大学大一学生共134人进行自我药疗调查。调查结果显示,大多数受试者(76.9%)对自我药疗持积极态度,受试者中有60位(44.8%)曾经尝试过自我药疗。在调查中,只有19人(14.2%)的自我药疗行为是正确的;Abay SM 等[8]则对冈达大学医学和健康科学学院的医学、药学、保健专业共414名学生的自我药疗行为进行了调查。82名(38.5%)学生尝试了自我药疗,大多数自我药疗的药物从药房或药店获得,最常用的药物是扑热息痛和NSAIDs,最常见自我药疗的适应证是发烧和头痛(24.8%),随后是咳嗽和普通感冒(23.9%)。

1.1.4 特殊人群

特殊人群主要包括特殊生理条件人群、特殊环境人群、特殊职业人群和特殊病理人群。国外对这类人群的研究比较深入,而我国已有文献中未见这方面的研究。

Ajuoga E 等[9]对艾滋病患者因不合理自我药疗而造成的药品风险和药物不良事件(ADE)进行了深入调研。研究发现,镇痛药和退烧药是最常用的自我药疗药物,其中NSAIDs所占比例最大(38.4%),107名(50%)受试者有过至少1次以上的与非处方药不合理使用有关的ADE经历。

针对儿童的研究则一般调查其家长或监护人,Rouusounides A 等[10]在2006年对塞浦路斯2个区4~7岁儿童的家长进行了上呼吸道感染的自我药疗调查,调查主要侧重在抗生素的使用方面,有效问卷为1 494份,其中1 462名(97.9%)父母遵循儿科医生建议,很少给孩子使用非处方药类的抗生素。儿童抗生素来源主要是医院,33名(2.2%)家长曾经主动要求儿科医生开具抗生素处方。结果显示,家长自我药疗知识不足是导致儿童抗生素滥用的最主要原因。

另外,由于身体状况和生理状态的特殊性,老年人群也是自我药疗调查的一个重点。2009年墨西哥就作了一个针对62岁以上老年人的自我药疗调查。发现老年人的自我药疗存在很多问题和不确定性[11]。

1.2 自我药疗的研究内容

1.2.1 自我药疗行为调查

多数自我药疗方面的研究都侧重在自我药疗行为调查。自我药疗行为作为健康相关行为的同时,还具有消费者行为的一般特征。自我药疗的行为参与者主要包括行为发起者、行为决策者、购买者、使用者和影响者。胡银环[12]关于自我药疗的行为分类有2个观点:①根据自我药疗行为一般的发展过程,将自我药疗行为划分为自我诊断、购药、用药3个阶段,分别作为前提、手段、核心和目的,共同构成自我药疗行为;②居民自我药疗行为主要由5个部分构成,分别是自我药疗需要、自我药疗动机、自我选择药品、使用药品和自我药疗态度,这5个部分环环相扣,依次连续发挥作用,共同构成了中国城市居民的自我药疗行为[13]。

1.2.2 干预研究

世界卫生组织（WHO）在 2002 年末发布了包括强制性的多部门组成国家管制机构（regulatory authority, RA）协调管理合理用药政策，实施临床指导原则，制定实施基于治疗选择的基本药物目录，在医学生课程中实施以问题为基础的药物治疗学训练，开展药物的公共教育、避免错误的经济激励等 12 条关于进一步促进合理用药的干预措施 [14]。而针对自我药疗这种用药模式，干预措施则集中在药物的公共教育方面。例如 Maldonado JC 等 [15] 就是通过对厄瓜多尔的高中女生进行自我药疗的教育干预，研究教育干预对自我药疗的影响，以提倡教育干预的进一步施行。Shamsi M 等 [16] 则将调研对象分为实验组和对照组，实验组进行定期的相关自我药疗知识培训，在 1 个月内完成了 4 次 50 分钟的调研采访。调查发现，实验组和对照组的自我药疗知识、态度、行为的各个变量都存在显著性差异，研究验证了教育干预对自我药疗行为的影响。

目前，自我药疗方面的研究侧重在单纯的自我药疗行为调查，为数不多的学者在自我药疗行为调查的基础上对自我药疗行为进行干预研究。该研究处于探索阶段，且干预手段较为单一。

1.3 自我药疗的研究方法

多采用文献研究、问卷调查研究或实地研究的方法。因可操作性强，数据可及性高等优点，问卷调查所占比例最高。已有文献研究发现，自我药疗方面的问卷调查采用个别发送法、邮寄问卷法、网络调查法等多样化的方式来收集资料。罗佳 [17] 就自行设计《抗菌药物使用和购买》问卷，由具有药学和流行病学专业背景的学生担任调查员，编制《现场调查手册》，在药店营业的时间内，采用个别发送法，由调查员将问卷现场发放给顾客，调查其抗菌药物使用和购买情况并现场收回。所有调查员经过统一培训，要求明确访谈方式、调查目的、数据收集和其他相关注意事项；39 健康网在 2004 年 11 月以"什么样的感冒药您'感冒'"为主题进行了一次网上调查，收到有效样本共计 2 963 份，揭示了我国居民对感冒药的认知和国内感冒药市场现状，为大众提供感冒药选择、服用等方面的可参考性、指导性建议。

1.4 自我药疗的适应证和药品种类

自我药疗的研究有很大一部分没有限定适应证范围或药品种类。例如孟加拉国一项专门针对高学历消费者的自我药疗研究 [18] 就没有限定药品种类。研究发现，扑热息痛是受试者最常购买的自我药疗药品。其次为扑尔敏、奥美拉唑、雷尼替丁、抗酸剂、甲硝唑、赛洛唑啉、维生素 C 和综合维生素制剂；另外，Sallam SA 等 [19] 在埃及亚历山大地区对药店消费者自我药疗进行横断面研究时也未限定适应证范围，研究结果显示，在受访的 1 294 名顾客中，1050 位（81.1%）顾客购药是为了自我药疗，最常见的自我药疗原因是疾病比较轻微，最常购买的药品种类是呼吸系统药物。

在限定适应证范围的已有文献中，主要包括抗菌药、止痛药、NSAIDs、维生素类药物、抗疟药、草药等药物。González de Cossío M[20] 以儿童止痛药为例，研究说明药品标签对自我药疗的重要意义；Orriols L 等 [21] 做的一项基于法国社会药房的自我药疗药物流行病学研究，作为法国比利牛斯地区精神药物自我药疗数据，包括可待因镇痛药、伪麻黄碱、氢溴酸右美沙芬和组织胺 H1 受体拮抗剂（抗组胺药）。研究发现，可待因组和抗酸剂组的各项指标存在统计学差异。

抗菌药物是最常见的自我药疗研究药物，已知文献近一半都是以抗菌药物为研究对象。瑞典有学者 [22] 随机抽取瑞典国内 1 000 例 21 ～ 80 岁的成人进行抗生素知识和抗菌药物耐药性意识调查。在有效回收的 747 份问卷中，有 142 位受试者（19.1%）错误地认为抗生素可以快速治愈普通感冒，持有该观点的以无抗生素使用经验的人群居多；尹桃 [23] 在 2007 - 2008 年对长沙市社区居民抗菌药物使用状况进行了社会流行病学研究，结果显示被调查者的抗菌药物使用率为 14.6%，其中有 472 人属于自我药疗，抗菌药物自我药疗发生率为 12.3%，用药频次最高的前 5 个品种是阿莫西林、氨苄青霉素、青霉素、头孢克洛、头孢拉定。

2 现有自我药疗研究存在问题

通过对已有文献进行综述分析，总结出现有自我药疗相关研究存在的 4 点主要问题：①相较于国外的研究，我国自我药疗的研究对象比较局限，以普通大众、大专院校学生为主，缺乏特殊人群研究，与国外的研究水平存在一定差距；②自我药疗的研究内容比较单一，缺乏多样化、多层次的深入探究；③现有自我药疗研究多处于低水平重复研究状态，研究本身缺乏科学原理的有效支撑；④已有自我药疗研究所涉及的药品种类和适应症较少，药品种类大多集中在抗菌药物方面，缺乏其他用于自我药疗的常见药品品种和适应证的细分研究。

3 自我药疗研究的展望与建议

3.1 研究对象范围扩大化

由于个体差异性，普通群众的研究结果不一定适用于特殊人群；再者，特殊人群对某些药物的效用存在特殊性，因此建议扩大自我药疗研究对象的范围，侧重研究"三特"人群，包括儿童、老年人、孕妇、乳母等特殊生理条件人群；在高温、低温、高原、高空、潜水等条件下作业的特殊环境人群；从事对药物有特殊要求职业的特殊职业人群，如运动员、司机等。

3.2 研究内容多样化

3.2.1 干预研究多样化

干预研究是自我药疗研究中的常见内容，比单纯的自我药疗行为调查具有前瞻性。但是，目前关于自我药疗的干预研究仅局限在教育干预，比较单一。可以借鉴其他学科和领域的经验，引进心理干预、行为干预等干预手段，进行干预措施的评估，更好地促进民众自我药疗的水平。

3.2.2 研究内容的延展化

自我药疗行为是多种个人因素、社会因素共同作用的产物。而已有研究多侧重个体因素的研究，研究内容包括消费者有关自我药疗的知识、态度和行为现状，以及互相之间的联系，缺乏对社会因素等其他因素的深入探讨。建议可针对自我药疗和家庭药箱的关系、药品说明书理解力对自我药疗的作用、药品广告对自我药疗的影响进行更深层次的研究，探究影响自我药疗的多元因素。

另外，已有研究以简单的描述性统计分析为主，对研究内容的探讨不够，未深入挖掘有效信息。例如，就抗菌药物自我药疗而言，由于安全隐患较大，一旦未合理有效使用造成的危害不容忽视，抗菌药物自我药疗是否有适应证排序值得深入分析。

3.3 研究方法原理化、科学化

常用的自我药疗研究原理包括知信行原理（knowledge attitude and practice，KAP）、计划行为理论（theory of planned behavior，TPB）等，仅有少数文献在研究中明确了研究原理。自我药疗行为作为医药消费行为的一种，与一般消费者行为一样，都是为满足自身需要而发生的行为活动，只是其行为目的和行为对象更为具体而已。因此可适当吸收成熟的消费者行为学理论模式，例如消费者行为理论中最著名的布莱克威尔（Engel-Kollat-Blackwell，EKB）模式和霍华德 - 谢思（Howard-Sheth）模式。此外，行为动力理论、行为改造理论等也是未来研究可以借鉴并运用的原理方法。

3.4 自我药疗适应证和药品种类细化

根据药品的特性，不同品种的药品有不同的适应证或功能主治，其消费对象也会有很大的区别。因此在不分适应证的整体研究的同时，对于研究中发现的自我药疗常见药品种类和适应证应进行细化研究。例如，可细化研究消费者感冒用药的自我药疗行为和影响因素。感冒和咳嗽是自我药疗比例最高的适应证，在居民家庭常备药品中，感冒药的储备比例高，感冒用药的自我药疗情况应该引起公众的关注，建议学者可逐步开展感冒用药自我药疗的相关研究。

参考文献

[1] WHO. The Role of the Pharmacist in Self-Care and Self-Medication[R/OL].[2012-01-04]. http://apps.who.int/medicinedocs/pdf/whozip32e/whozip32e.pdf.

[2] WSMI.Responsible self-care and self-medication: a worldwide review of consumer surveys[R/OL]. [2012-01-04]. http://abimip.org.br/uploads/material_de_apoio/1296056417_792.pdf.

[3] Faber MS, Heckenbach K, Velasco E, et al. Antibiotics for the common cold: expectations of Germany's general population[J]. Euro Surveil, 2010, 15 (35) : 19655.

[4] 刘立藏, 刘国恩, 徐菲, 等 . 北京、西安、成都、昆明四地区居民自我药疗行为影响因素分析 [J]. 第二军医大学学报, 2009, 30 (11) : 1274-1280.

[5] Albarrán KF, Zapata LV. Analysis and quantification of self-medication patterns of customers in community pharmacies in southern Chile[J]. Pharm World Sci, 2008, 30 (6) : 863-868.

[6] 李维涅, 邢利宝 . 海口市零售药店消费者购药行为调查 [J]. 中国执业药师, 2011, 8 (9) : 39-41.

[7] James H, Handu SS, Al Khaja KA, et al. Evaluation of the knowledge, attitude and practice of self-medication among first-year medical students [J]. Med PrincPract, 2006, 15 (4) : 270-275.

[8]Abay SM, Amelo W. Assessment of self-medication practices among medical, pharmacy, and health science students in gondar university, ethiopia[J]. J Young Pharm, 2010, 2 (3) : 306-310.

[9] Ajuoga E, Sansgiry SS, Ngo C, et al. Use/misuse of over-the-counter medication sand associated adverse drugevents amongHIV-infectedpatients[J].ResSocialAdmPharm, 2008, 4 (3) : 292-301.

[10] Rouusounides A, Papaevangelou V, Hadjipanayis A, et al. Descriptive study on parents' knowledge, attitudes and practices on antibiotic use and misuse in children with upper respiratory tract infectionsin Cyprus[J].Int J Environ Res Public Health, 2011, 8 (8) : 3246-3262.

[11] Balbuena FR, Aranda AB, Figueras A.Self-medication in older urban Mexicans: An observational, descriptive, cross-sectional study[J].Drugs Aging, 2009, 26 (1) : 51-60.

[12] 胡银环 . 城市居民自我药疗行为研究 [D]. 武汉 : 华中科技大学, 2007.

[13] 胡银环, 陈昊 . 中国城镇居民自我药疗行为模式研究 [J].中国初级卫生保健,2008,22(12): 1-3.

[14] 张新平, 金新政, 王铁军, 等 .WHO 促进合理用药的核心政策及干预措施 [J]. 中国卫生质量管理, 2003, 10 (6) : 40-42.

[15] Maldonado JC, Meléndez SD, Figueras A.Long-term effects of an educational intervention on self-medication and appropriate drug use in single-sex secondary public schools,

Quito, Ecuador[J]. Br J Clin Pharmacol, 2006, 63（1）: 92-99.

[16] Shamsi M, Bayati A.The effect of education on knowledge, attitude and practice of pregnant woman referring to health centers about self-medication in Arak City[J].Ofogh-e-DaneshJ, 2009, 15（3）: 27-35.

[17] 罗佳 . 药店顾客抗菌药物自我药疗行为及影响因素研究 [D]. 长沙: 中南大学, 2009.

[18] Islam MS. Self-medications among higher educated population in Bangladesh: An Email-based exploratory study[J/OL].Internet J Health, 2007, 5（2）.[2012-05-23].http: //www.ispub.com/journal/the-internet-journal-of-health/volume-5-number-2/self-medications-among-higher-educated-population-in-bangladesh-an-email-based-exploratory-study.html.

[19] Sallam SA, Khallafallah NM, Ibrahim NK, et al. Pharmacoepi-dcmiological study of self-medication in adults attending pharmacies in Alexandria, Egypt[J].East Mediterr Health J, 2009, 15（3）: 683-691.

[20] Gonzálezde Cossío M. New medicine label to support self-medication in Mexico: the case of achildren's analgesic[J].Salud publica Mex, 2008, 50（Sup.4）: S453-462.

[21] Orriols L, Gaillard J, Lapeyre-Mestre M, et al. Evaluation of abuse and dependence on drug sused for self-medication: a pharma-coepidemiological pilot study based on community pharmacies in France[J].Drug Saf, 2009, 32（10）: 859-873.

[22] André M, Vernby A, Berg J, et al. A survey of public knowledge and awareness related to antibiotic use and resistance in Sweden[J].J Antimicrob Chemother, 2010, 65（6）: 1292-1296.

[23] 尹桃 . 长沙市社区居民抗菌药物使用状况的社会流行病学研究 [D]. 长沙: 中南大学, 2010.

——刊于《中国执业药师》2013 年第 10 卷第 9 期

2009—2013 年中国药学会药事管理专业委员会年会论文的文献计量分析

杨洁心　杨世民

摘要　目的：探究我国药事管理学科研究的动态，核心研究人员、研究机构的分布，学科研究的重点、热点等情况。方法：采用文献计量的相关方法，统计分析 2009—2013 年中国药学会药事管理专业委员会年会收录的论文。结果：药事年会主题紧跟国家政策、民生关注的热点问题。高校为当前我国药事管理研究的主力军。结论：研究机构分布不均，需动员更多的药监、医院、企业等药事工作人员参与到药事论坛中，促进理论与实践的协调发展。

关键词　药事管理；文献计量；核心研究机构；会议论文；作者分布

Bibliometric Analysis of CPA Pharmaceutical Administration Committee'S Conference Proceedings from 2009 to 2013

YANG Jiexin, YANG Shimin

ABSTRACT　Obiective: To explore the developing trend of the discipline of pharmaceutical administration ln China and the distribution of the researchers and research lnstitutions and key focuses and hot lssues of the discipline research. Methods: Bibliometric methods were used to study the conference papers in the pharmaceutical administration committee's annual symposium from 2009 to 2013. Results: The annual symposium provides a good platform for researchers from different institutions to communicate their concerns about current policy and public focuses. At present, colleges are the magor research lnstitutions for pharmaceutical administration in China. Conclusion: Given the uneven distribution of research institutions, the annual symposium should be made full use of by encouraging more pharmaceutical administration personnel from drug administrative agents, hospitals and enterprises to participate in order to promote the harmonious development of theory and practice.

KEY WORDS　pharmaceutical administration; bibliometrics; core research institutions; conference paper; author distribution

药事管理是一门以药品质量监督管理为重点、以解决公众用药问题为导向，研究药事管理活动基本规律和一般方法的应用学科。20 世纪 80 年代以后，随着中国经济的飞速发展，社会对药品的质量安全提出了更高的要求，对从事药事管理工作的干部要求也不断提高，药事管理学科应运而生。经过 30 年的发展，药事管理学科已趋于成熟，研究人员队伍逐渐发展，研究方法渐渐成熟。近 5 年来，新医改政策的启动，新版 GMP、GSP 等政策法规的实施，药品安全"十二五"规划的制定等因素，均影响着药事管理的研究方向。

本文拟采用文献计量的方法，分析 2009—2013 年中国药学会药事管理专业委员会的年会论文，探究我国药事管理学科的核心研究人员、研究机构的分布，学科研究的重点、热点问题等情况。

1 资料与方法

1.1 资料来源

2009—2013年中国药学会药事管理专业委员会年会论文集,及对年会召开情况进行介绍、总结的文献。

1.2 统计方法

应用Excel软件,录入5年度的专业年会论文集所收录的论文题名、关键词、作者、作者单位等信息。

2 结果与分析

2.1 文献数量及作者数量

2009—2013年专委会年会论文集共收载924篇论文,所有作者均做统计,共计2622人次,合并重复作者,共计1135人。具体数据见表1。

表1 2009—2013年年会论文及作者数量统计

	2009年	2010年	2011年	2012年	2013年	合计
论文总数	160	183	190	186	205	924
作者署名人次	438	500	521	520	643	2622
作者人数	226	286	312	331	384	1539
合作论文数	130	153	161	160	184	788
合作度	2.74	2.73	2.74	2.80	3.14	2.84
合作率（%）	81.25	83.61	84.74	86.02	89.76	85.28

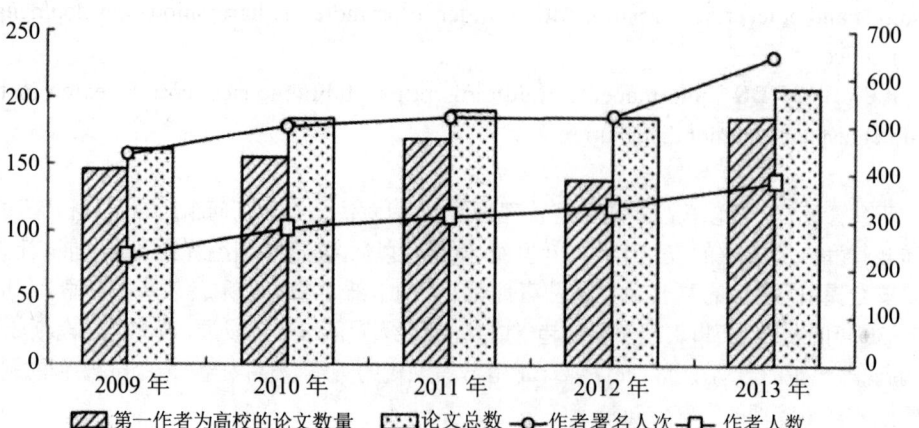

图1 2009—2013年年会论文及作者数量图

2.1.1 文献数量年度分析

由图1可以直观地看出,论文总数总体逐年增加,2012年稍有回落。作者人数亦逐年增加,说明药事管理研究人员的数量增加,也反映出年会吸引着越来越多的药事管理研究人员撰写论文。

2.1.2 合作趋势分析

合作度与合作率两个计量指标可反映某学科领域内作者合作智能的发挥程度,其数值越高,合作智能发挥越充分。若一篇论文的作者为两人及以上,按合作论文统计。按照公式(1)、(2)计算合作度与合作率。

$$合作度 = \frac{(一定时期内相关文献)作者总数}{(一定时期内相关文献)论文总数} \quad (1)$$

$$合作率 = \frac{(一定时期内相关文献)合作论文数}{(一定时期内相关文献)论文数} \times 100\% \quad (2)$$

分析5年的合作度、合作率情况,数据见表1。显示合作率逐年增长,合作度整体上升,学者合作智能发挥越来越充分。

2.2 研究机构分析

统计2009—2013年会议论文集收载论文的作者机构,合并相同机构,同一单位内不同部门按照同一机构统计,分为高校(大专院校),科研机构(相关课题组、研究中心、研究院所等),医疗卫生机构,药监(国家及地方药监系统),药检(国家及地方的药品检验机构),企业(药品生产、经营企业,咨询公司等)及其他7大类进行分类统计(见表2)。由表2分析,5年内,药事管理的研究机构数量较多的为大专院校,其次为药监系统、医疗卫生机构、科研机构、企业、药检系统等。5年内高校的数量较为稳定,在30所左右,据此推测国内大专院校为5年内药事管理学研究的主力军。从参与药事管理年会征文的相关机构数量整体呈增长趋势可初步推测,在医疗卫生、药品监管、药品检验、药品生产等领域的工作人员对药事管理相关内容的研究也逐渐增多。

表2　研究机构年度数量统计

机构类型	2009年	2010年	2011年	2012年	2013年
高校	23	32	31	28	30
医疗卫生机构	2	11	10	16	10
药监	5	7	6	13	11
科研机构	4	4	2	7	3
企业	3	4	3	6	3
药检	3	1	1	5	6
其他	2	2	4	8	1
总数	42	61	57	83	64

表3　研究机构分布

机构类型	2009年	2010年	2011年	2012年	2013年	5年合计
高校	145(90.63)	154(84.15)	168(88.42)	137(73.66)	184(89.76)	788(85.28)
药监	5(3.13)	12(6.56)	7(3.68)	12(6.45)	9(4.39)	47(5.09)
医疗卫生机构	2(1.25)	6(3.28)	5(2.63)	15(8.06)	6(2.93)	34(3.68)

续表3

机构类型	2009 年	2010 年	2011 年	2012 年	2013 年	5 年合计
药检	1（0.63）	2（1.09）	1（0.53）	11（5.91）	3（1.46）	18（1.95）
科研机构	3（1.88）	5（2.73）	5（2.63）	4（2.15）	2（0.98）	17（1.84）
企业	3（1.88）	3（1.64）	2（1.05）	3（1.61）	1（0.49）	12（1.30）
其他	1（0.63）	1（0.55）	2（1.05）	4（2.15）	0（0）	8（0.87）
总数	160	183	190	186	205	924

2.2.1 机构研究力量分布情况

将 5 年的论文按照第一作者所在单位进行统计，分为高校、科研机构、医疗卫生机构、药监、药检、企业及其他 7 大类。统计数据见表 3，括号内的数据为该类型研究机构发文总数占当年论文总数的百分比。例如，2009 年的论文集中，收载第一作者来自高校的论文数量为 145 篇，占本年度年会论文集论文总数 160 篇的 90.63%。

由表 3 及图 1 可以看出，2009—2013 年高校的研究人员一直是药事管理学科研究机构的主力军。5 年合计，第一作者来自高校的文章总体占 85.3%。药监系统、医疗卫生机构的发文量相对较多，但未体现出明显的增长趋势。

2.2.2 核心研究机构

按照第一作者所在单位，对 5 年内的论文进行统计，数据见表 4。

表 4   核心研究机构统计

序号	机构名称	2009 年	2010 年	2011 年	2012 年	2013 年	5 年小计
1	沈阳药科大学	65	44	55	32	64	260
2	中国药科大学	23	17	34	35	15	124
3	河南大学	9	16	10	6	8	49
4	西安交通大学	3	5	5	13	17	43
5	四川大学	7	11	9	0	7	34
6	第二军医大学	5	4	7	8	8	32
7	辽宁中医药大学	1	2	6	4	13	26
8	北京大学	4	0	4	0	13	21
9	南京中医药大学	3	3	1	2	11	20
10	复旦大学	3	4	5	5	2	19
11	上海市食品药品监督管理局	3	5	2	4	3	17
12	北京中医药大学	0	13	0	1	1	15
13	黑龙江中医药大学	9	4	1	0	0	14
13	天津大学	0	9	4	0	1	14

续表4

序号	机构名称	2009年	2010年	2011年	2012年	2013年	5年小计
13	广东药学院	0	2	8	2	2	14
16	哈尔滨医科大学	1	1	3	4	4	13
17	上海市食品药品安全研究中心	1	3	4	1	2	11
18	山东中医药大学	1	2	3	3	0	9
19	成都医学院	1	1	0	4	3	9
20	江西中医学院	1	2	4	0	1	8
20	华中科技大学同济医学院	1	1	1	2	3	8
	合计	141	149	166	126	178	760
	年度论文总数	160	183	190	186	205	924
	21所机构占当年论文总数的百分比（%）	88.13	81.42	87.37	67.74	86.83	82.25

由表4分析，2009—2013年间，药事管理专业年会论文投稿最多的单位是沈阳药科大学，5年的论文数量占总数的28.03%；其次是中国药科大学、河南大学、西安交通大学、四川大学、第二军医大学、辽宁中医药大学、北京大学、南京中医药大学、复旦大学等高等院校，这10所高校的文章加和占总数的67.97%。由此可见，当前国内药事管理学科的主要研究人员分布在高等院校，且科研力量较为集中。除了高校外，上海市食品药品监督管理局及其分局，上海市食品药品安全研究中心的工作人员发文量也较多，5年内的会议论文总数分别是17、11篇。

2.3 核心研究作者

将每篇论文的所有署名作者均统计在内，按年份统计每位作者发文的数量，并列出5年内发文总数超过10篇以上的作者及其每年的发文数量，见表5。

表5 核心研究作者年度发文数量统计

	姓名	作者所在单位	2009年	2010年	2011年	2012年	2013年	合计
1	梁毅	中国药科大学	11	10	19	13	0	53
2	陈玉文	沈阳药科大学	14	7	8	5	10	44
2	杨世民	西安交通大学	3	6	5	13	17	44
4	孟令全	沈阳药科大学	15	11	7	5	3	41
5	胡明	四川大学	8	11	9	0	7	35
6	郭莹	沈阳药科大学	1	8	10	11	4	34
6	邵蓉	中国药科大学	4	5	6	12	7	34
8	邢花	沈阳药科大学	5	8	9	5	6	33
9	袁红梅	沈阳药科大学	2	7	7	8	6	30

续表5

	姓名	作者所在单位	2009 年	2010 年	2011 年	2012 年	2013 年	合计
10	于培明	河南大学	5	10	5	3	4	27
11	杨悦	沈阳药科大学	10	3	8	0	5	26
12	史录文	北京大学	5	0	4	0	13	22
12	周莹	沈阳药科大学	7	6	2	4	3	22
12	杨舒杰	沈阳药科大学	2	5	8	5	2	22
15	叶桦	复旦大学	3	4	5	5	2	19
15	陈晶	沈阳药科大学	2	4	5	4	4	19
17	舒丽芯	第二军医大学	0	3	5	5	5	18
17	宋丽丽	河南大学	3	8	4	3	0	18
17	刘皓	沈阳药科大学	1	6	5	4	2	18
20	方宇	西安交通大学	1	1	4	2	9	17
20	杨莉	沈阳药科大学	2	6	7	1	1	17
22	王嫩玲	沈阳药科大学	4	3	4	3	2	16
23	连桂玉	沈阳药科大学	3	5	6	1	0	15
24	谢明	辽宁中医药大学	1	2	1	4	6	14
24	田侃	南京中医药大学	2	2	1	1	8	14
24	蒋学华	四川大学	6	6	1	0	1	14
27	陈盛新	第二军医大学	3	2	2	5	0	12
27	傅书勇	沈阳药科大学	2	0	3	2	5	12
27	武志昂	沈阳药科大学	1	3	2	3	3	12
27	孙利华	沈阳药科大学	1	0	3	1	7	12
27	冯变玲	西安交通大学	1	2	4	3	2	12
27	陈永法	中国药科大学	3	0	1	3	5	12
27	刘兰茹	哈尔滨医科大学	1	1	2	4	4	12
34	韩晟	北京大学	1	0	1	0	9	11
34	李秀娟	沈阳药科大学	1	3	4	2	1	11
34	褚嫩贞	中国药科大学	0	1	3	5	2	11

　　2009—2013 年，年会论文集中发文总数超过 10 篇的作者共有 36 位，其中，沈阳药科大学有 17 位，占 47.2%；中国药科大学有 4 位，西安交通大学有 3 位，四川大学、北京大学、第二军医大学、河南大学分别有 2 位。

2.4 学科研究的重点、热点

按照 5 年内的征文要求,将当年论文予以分类,统计结果见表 6。

表 6　2009—2013 年年会征文范围及论文数量

年度	分类	论文数量	百分比（%）
2009	①国内外药事管理与医药产业发展的经验与借鉴。我国《药品管理法》的立法实践、存在问题与完善等	36	22.50
	②药物研发投入、促进自主知识产权药物研究、药品注册管理和药物研制各阶段相关法律法规司题及改进与完善的建议	9	5.63
	③药品生产经营与监督管理等方面的法律法规问题	28	17.50
	④药品价格、集中招标采购、医药电子商务与现代物流体系建设等药品供给与流通方面的法律法规问题	28	17.50
	⑤药品安全、药品合理使用、社区医疗服务中心建设、医疗卫生体制改革等法律法规问题	32	20.00
	⑥我国医药产业园建设的经验与教训、内在动因、对促进医药产业发展的作用与意义、建设与管理模式等问题	15	9.38
	⑦药事管理学科建设与发展	6	3.75
	⑧其他	6	3.75
2010	①国际医药产业发展形势	31	16.94
	②药品安全对医药产业发展的影响	41	22.40
	③药品安全形势与监管模式创新	51	27.87
	④新医改对医药产业的影响	38	20.77
	⑤药品经济性与新医改专题	17	9.29
	⑥国际借鉴	5	2.73
2011	①依照国家"十二五"医药发展规划,研讨药事管理工作的主要任务和落实措施	40	21.05
	②依照国家"十二五"医药卫生教育发展、改革规划,研讨药事管理学科建设、人才培养、学术交流的措施、建议	14	7.37
	③实施国家药物政策,建立健全基本药物制度	28	14.74
	④深化医药卫生体制改革,对药监系统机构运行机制状况相关问题的分析	19	10.00
	⑤加强药品监督管理,推进医药法规制度和标准化建设	22	11.58
	⑥施行新版药品 GMP 相关司题	20	10.53
	⑦化学药品、中药材的流通监管及网上购药等	18	9.47
	⑧加强 ADR 监测管理,加大公众用药安全意识宣传	29	15.26

年度	分类	论文数量	百分比（%）
2012	①医药产业发展研讨	20	10.75
	②《国家药品安全"十二五"规划》，保障药品安全、有效、可及等	44	23.66
	③贯彻国家基本药物制度的进展状况及不断完善制度的建议	30	16.13
	④实施新修订的药品 GMP，进展情况等方面的交流、研讨	21	11.29
	⑤药品招标采购及物流、配送等方面的情况、建议	29	15.59
	⑥药品科学定价、合理售价的现状、存在问题	7	3.76
	⑦药品广告审定管理、违法查处的情况及问题	7	3.76
	⑧药事管理学科建设和人才培养	7	3.76
	其他	21	11.29
2013	①药品监管	26	12.68
	②国家药物制度与基本药物	32	15.61
	③药物研发、知识产权与专利保护	19	9.27
	④医药产业政策实践经验与借鉴	11	5.37
	⑤医疗卫生结构、社区医疗服务	28	13.66
	⑥药品不良反应监测、上市后评价、注射剂再评价	31	15.12
	⑦药物经济学、药物流通	52	25.37
	⑧药学教育	6	2.93

　　分析 5 年研讨会的征文范围可见，药事管理年会始终紧跟国家医药相关政策法规的出台，围绕社会关注的热点展开讨论、分析，提出有关建议、意见。2009-03-17，中共中央、国务院出台了《关于深化医药卫生体制改革的意见》，指出要加强药品监管，强化政府监管责任，完善监管体系建设，严格药品研究、生产、流通、使用、价格和广告的监管。2009-03-18，国务院印发《医药卫生体制改革近期重点实施方案》，将初步建立国家基本药物制度作为五项重点改革工作之一。2009—2013 年卫生部印发的关于药品生产、流通、使用、监管等方面的规章，在年会中均进行了研究讨论。

　　在国家医改政策出台的当年，2009 年年会以"国家药物政策与《药品管理法》修订研究"为主题，结合国家宏观政策环境，从《药品管理法》的完善，药品研发、生产、流通、监管、使用，医药产业建设，药事管理学科建设等方面展开讨论。在"新医改"实施一年后，2010 年年会以"医药科学发展—新医改政策与药品管理"为主题，研讨药品安全、医药产业发展、监管模式创新、药品经济性与新医改专题、新医改对医药产业的影响。紧密贴合国内时事与民生问题，同时放眼国外，吸纳国外经验，为我国药品监管、药事管理学科的建设建言献策。2011 年起，中国步入第十二个五年规划，国务院印发了《国家药品安全"十二五"规划》《"十二五"期间深化医药卫生体制改革规划暨实施方案》，在"十二五"的时代背景下，2011 年研讨会以"'十二五'药事管理学科发展与药品监管工作建设"为主题，2012 年以"'十二五'医药科学发展"为主题，2013 年以"医药安全与科学发展"为主题，就药品安全、医药产业发展、药事管理学科建设等问题展开研讨。

5年的年会中,有关基本药物的论文数量较多,研究者从基本药物的遴选、定价、招标、生产、配送、监管等方面,从不同专业角度进行研究、分析、建言。新版GMP、GSP出台后,不同机构的研究人员亦从其各自的专业角度,就新修订的规章对于药品生产、流通产生的影响进行了分析。

3 分析及讨论

3.1 我国药事管理的研究论文逐年稳步增长

通过统计分析5年内药事管理专业年会论文的数量、作者数量、研究机构的数量可以看出,2009—2013年间,我国药事管理研究正处于一个稳步增长的阶段,年会论文数量总体增长,参与撰稿的人员数量也逐年增加。药事管理专业委员会举办的年会征文也吸引着越来越多的药事管理研究人员参与投稿,为促进我国药事管理工作人员的交流、沟通起到了推动作用。

3.2 研究内容紧密围绕医药行业热点问题

药事管理专业年会的征文范围与内容紧密结合当年国家医药行业的政策、法规,为药事管理工作人员的交流提供了一个很好的平台。从5年年会的研讨主题、征文范围分析,围绕国家药物政策、基本药物制度建设、"十二五"药品安全、医药产业发展等宏观背景展开征文,药事研究、工作人员从药品生产、流通、使用、监管等不同的角度,以其各自的专业背景进行分析、讨论,提出相关建议。

3.3 药事管理的科研人员分布比较集中

据统计结果分析,5年内,我国药事管理研究力量主要集中在高等院校,第一作者为高校的论文占总数的80%左右,从一个角度说明当前通过药事管理年会参加交流的研究人员以高校为主。在高校中,研究力量分布也不均衡,沈阳药科大学、中国药科大学、河南大学、西安交通大学4所高校5年内的论文数量就占到总数的一半以上。发表论文数量较多的研究人员也多集中于上述4所高校内,年会论文集中发文总数超过10篇的作者共36位,其中,4所高校分别有17位、4位、2位、3位,合计占72.2%。

3.4 药事管理的研究机构分布不均衡

从5年年会论文的作者工作单位分析,参与药事年会的药事管理研究人员主要集中在高校,来自药监、药检、医疗机构、企业等药事实践一线的人员也有参与,但数量较少。提示药事管理年会的参与者仍以理论研究的高校人员为主,从事药事实践工作的人员参与度有待提高。建议加大药事年会征文的宣传范围,争取更多来自一线的药事工作人员参与其中,促进药事理论与实践的结合,更大程度上发挥高校人员理论研究的能力与一线工作人员实践经验的融合。

参考文献

[1] 邱均平. 信息计量学(六)第六讲文献信息作者分布规律——洛特卡定律 [J]. 情报理论与实践, 2000, 06: 475-478.

[2] 杨勇, 杜雯君. 2006～2008年《中国药学会药事管理学术年会论文集》的文献计量研究 [J]. 中国药事, 2009, 11: 1076-1079.

[3] 中国药学会药事管理专业委员会. 2009年中国药学会药事管理专业委员会年会暨国家药物政策与《药品管理法》修订研究论坛论文集 [C]. 中国药学会药事管理专业委员会, 2009: 8.

[4] 中国药学会药事管理专业委员会. 2010年中国药学会药事管理专业委员会年会暨医药科学发展——新医改政策与药品管理学术研讨会论文集 [C]. 中国药学会药事管理专业委员会, 2010: 8.

[5] 中国药学会药事管理专业委员会 . 2011 年中国药学会药事管理专业委员会年会暨"十二五" 药事管理学科发展与药品监管工作建设学术研讨会论文集 [C]. 中国药学会药事管理专业委 员会，2011：8.

[6] 中国药学会药事管理专业委员会 . 2012 年中国药学会药事管理专业委员会年会暨"十二五" 医药科学发展学术研讨会论文集 [C]. 中国药学会药事管理专业委员会，2012：3.

[7] 中国药学会药事管理专业委员会 . 2013 年中国药学会药事管理专业委员会年会暨医药安全 与科学发展学术研讨会论文集 [C]. 中国药学会药事管理专业委员会，2013：8.

——刊于《中国药事》2014 年第 28 卷第 1 期

医药企业家创业案例研究

杨乾婷　杨洁心　杨世民

摘要　目的：总结医药企业家创业案例的经验、特点和成功因素，弘扬医药企业文化。方法：采用文献研究的方法收集、整理资料，对典型案例进行分析。结果与结论：当代优秀医药企业家艰苦创业的奋斗精神、创新的管理理念、药业报国、造福人民的雄心壮志是医药行业的精神财富，值得业界学习和发扬。

关键词　医药企业家；案例研究；创业

Case-study about the Chinese pharmaceutical entrepreneurs' entrepreneurship
YANG Qiantin，YANG Jiexin，YANG Shimin

ABSTRACT　Objective：To summarize the experience of the medical enterprise culture. Methods：Literature study and case-study were adopted to analyze the typical case. Results and Conclusion：Pharmaceutical entrepreneurs and their enterprise culture are spiritual wealth，which are worth of studying.

KEY WORDS　pharmaceutical entrepreneurs；case-study；entrepreneurship

随着我国医药事业的发展，涌现出一批优秀的医药企业家，其成功的创业事迹，各有千秋。总结当代医药企业家创业的案例及医药企业文化，能够激励医药从业人员、弘扬医药文化。本文研究中国医药企业家的创业案例、医药企业文化，并对典型案例进行了分析。

1　时代背景及研究意义

2009 年，建国 60 周年之际，搜狐健康频道、医药经理人杂志社联合 13 家医药行业协会共同举办了"中国医药 60 年·60 人"活动，评选出医药行业 60 年发展历程中的 60 位风云人物、40 位杰出人物，纪念为中国医药行业发展做出重大贡献和有深刻影响的人物[1]。随着我国医药事业的发展，社会对药学类人才的期望值越来越高。医药专业学生需要多元化培养，尽早地接触了解业内人士的成功经验案例，拓宽医药专业学生的知识面、激励学生投身于医药行业是培养未来药学创新型人才必不可少的环节。

2　研究对象及分析方法

通过中国医药报、搜狐"60 年·60 人"、"医药富豪榜"名单、医药企业官网等收集了百余家中国医药企业，对其进行分析后选出具有代表性的企业家创业案例，对企业家创业过程进行细致地案例分析，包括创业背景、创业条件、创业理念、创业体会、创业过程、创业特点和成功因素等方面，并总结社会环境因素、政策因素对企业家成功创业的影响。

本文综合考虑企业家的政治影响、社会影响、经济实力等因素，选择 30 位医药企业家，按照姓氏拼音排序，见表 1。30 位企业家中有 26 位当选全国人大代表，23 位曾被评为"全国劳动模范"，8 位获得"全国五一劳动奖章"，20 位当选"中国医药 60 年·60 人"。

表 1 30 位医药企业家的基本信息

Tab 1 Basic information of 30 pharmaceutical entrepreneurs

	企业家	企业名称	2012 年度企业位次	全国人大代表	全国劳动模范	全国五一劳动奖章	中国医药60 年·60 人
1	白骅	浙江海正药业股份有限公司	47	九届	✓		✓
2	白礼西	重庆太极实业(集团)股份有限公司	18	九、十届	✓		
3	蔡东晨	石家庄制药集团有限公司	4	九~十一届	✓	✓	✓
4	冯根生	正大青春宝药业有限公司			✓	✓	✓
5	耿福能	四川好医生药业有限公司	52	十二届			✓
6	郭广昌	上海复星医药(集团)股份有限公司	17	十一届			
7	郭振宇	昆明滇虹药业有限公司			✓		✓
8	胡季强	浙江康恩贝制药股份有限公司	39	十二届			✓
9	雷菊芳	西藏奇正藏药股份有限公司	92	十届	✓		✓
10	李伯刚	成都地奥集团	44	十二届	✓		
11	李伯涛	齐鲁制药有限公司	14	十届	✓		✓
12	李秀林	吉林敖东药业集团股份有限公司	76	九~十二届	✓	✓	
13	李振江	神威药业集团有限公司	40	十、十一届	✓		✓
14	刘殿波	绿叶制药集团有限公司	46				✓
15	刘革新	四川科伦药业股份有限公司	20	十二届	✓		
16	刘维志	东阿阿胶股份有限公司	48	八届、十届	✓		✓
17	马兴田	康美药业股份有限公司	9	十一届	✓		
18	任晋生	先声药业有限公司	25	十一届	✓	✓	✓
19	孙飘扬	江苏恒瑞医药股份有限公司	22	十二届			✓
20	孙耀志	河南省宛西制药股份有限公司	99	十届		✓	✓
21	王明辉	云南白药集团股份有限公司	54	十一届			✓

续表1

	企业家	企业名称	2012年度企业位次	全国人大代表	全国劳动模范	全国五一劳动奖章	中国医药60年·60人
22	吴秦	西安利君制药股份有限公司	43	十一届	√	√	√
23	徐镜人	扬子江药业集团有限公司	5	十、十一届	√		√
24	徐明波	北京双鹭药业股份有限公司	89	十二届	√		
25	闫希军	天士力集团有限公司	11	十一、十二届	√		√
26	赵步长	步长制药集团	8	十一届	√		√
27	赵志全	鲁南制药集团股份有限公司		十、十一届	√	√	
28	朱文臣	辅仁药业集团有限公司	16	十一届			
29	竺福江	杭州民生药业集团有限公司			√		√
30	邹节明	三金药业股份有限公司	80	九届	√	√	

表2　9位医药企业家的初始创业条件

Tab 2　Initial condition of 9 pharmaceutical entrepreneurs

企业名称	创业者	创业时间	起始规模	启动条件	技术水平
扬子江药业集团有限公司	徐镜人	1971年	镇办制药车间	资金不足，只能生产单一产品	作坊式生产
浙江康恩贝制药股份有限公司	胡季强	1982年	针织厂厂房改建的简陋街道工厂	原有小厂上投入团队和个人的研究成果	以油菜花粉、银杏叶为原料，在简陋的实验室中研究
成都地奥集团	李伯刚	1988年	新建的小厂	自己借款50万元	自行研究，走技术创新之路
天士力集团有限公司	闫希军	1989年	以医院制剂室为基础	254医院为其所在制剂室投资140万，其他制药厂参股入股	建成了技术性能、工艺流程先进的滴丸制剂生产线
江苏恒瑞医药股份有限公司	孙飘扬	1990年	300多位员工的作坊式小厂	账面利润仅8万元	技术含量小，附加值低
西安利君制药股份有限公司	吴秦	1992年	规模大却亏本	年亏损近1000万元	从技术水平落后到吴秦推出"6大创新"
步长制药集团	赵步长	1993年	简单生产的小厂	靠之前创办步长心脑血管病医院的收入维持运转	拥有赵步长、伍海勤夫妻30年科研成果。
绿叶制药集团有限公司	刘殿波	1994年	新建的高科技水平公司	3人合伙投资	运用高新技术，走技术创新之路
昆明滇虹药业有限公司	郭振宇	2003年	小的民营企	20万元起家的民营药企	引进国外先进技术不断改进工艺流程

3 案例分析

创业过程虽千差万别,受到社会、经济、自身等多方面的影响,但总结其共性,无不充满着企业家们艰苦奋斗的精神、爱国爱民的情怀、为人类健康做贡献的愿景。

3.1 艰苦奋斗创业

一个企业家要想创业成功必须进行充分的创业准备,企业家需具有吃苦耐劳的精神。以上 30 位医药企业家中,9 位具有代表性的企业家的创业初始梗概见表 2。如扬子江药业集团董事长徐镜人、天士力集团董事长闫希军,均是军人出身,有着良好的素质,部队生活磨炼了他们的意志,培养了他们的品质;步长集团董事长赵步长,忧心于心脑血管疾病给人民带来的痛苦,自 20 世纪 80 年代起学习考察治疗中风偏瘫的方法。在创业时已经 51 岁,放弃了舒适安逸的生活,毅然选择艰苦创业[2]。

3.2 研制品牌药品

拥有自己核心产品的企业具有较强的竞争力,能够长久赢得消费者的信赖。很多企业在创业初期,凭某一品牌药品,占领市场。如表 3 所举案例。

表 3　医药企业家研创品牌药品

Tab 3　Brand drugs developed by pharmaceutical entrepreneurs

企业	产品	产品研创梗概
步长制药集团	步长脑心通	1993 年 7 月,纯中药制剂"步长脑心通"通过省级鉴定。
天士力集团有限公司	复方丹参滴丸	闫希军时为药剂科主任,发现复方丹参片的市场需求量较大,而传统中药的剂型对治疗冠心病、心绞痛的起效较慢,于是大胆创新,经过反复研制,最终创制出"复方丹参滴丸"。
成都地奥集团	地奥心血康	借款 50 万元,应用自己负责研究的"地奥心血康"科研成果,创办了成都地奥集团。
浙江康恩贝制药股份有限公司	前列康	与浙江卫生实验院联合研制的"前列康"通过省级鉴定,成为世界首个花粉治疗药品。

3.3 创建企业文化

很多医药企业家以报国报民、推进健康产业为企业愿景,并以此为奋斗目标,激励着企业内部员工热爱自己的企业,形成凝聚力,为同一目标奋勇向前,同时,在社会上也树立了良好的企业形象。2002 年的一项对 12 家企业、138 名人员进行的药品生产单位企业文化建设调查分析显示:合资、国营、民营企业分别有 80.0%,87.9%和 95.0%的人选择"企业家人格魅力会对企业文化的形成、塑造、定性起举足轻重的作用"一项,对企业领导在企业文化建设中发挥的作用表现出高度的认同感[3]。

石家庄制药集团董事长蔡东晨胸怀"做好药,为中国"的崇高理念,以"想大事业,干大事业"的雄心壮志,20 多年来的艰苦奋斗发展到总资产 100 多亿元、1 万 8 千多员工的特大型制药企业,为中国医药事业的发展做出了重大贡献[4]。江苏恒瑞医药的"以做中国人的专利制药企业为使命,为打造中国跨国制药集团而努力";河南省宛西制药的"让老中医放心,让老百姓放心,让老祖宗放心";西安利君制药的"复兴民族中药,呵护国人健康";重庆太极集团的"光大太极,振兴中华"。

在创业过程中,许多医药企业形成了大道至简、朗朗上口的企业文化,如宛西制药的"药材好,药才好",孙耀志坚持"老老实实做人,实实在在做药",把小小的六味地黄丸和仲景牌逍遥丸做成了"全国第一"[5],一些企业将优秀的中华传统文化与其自身的发展特点相结合,提出了许多值得学习的企业文化。如神威药业集团提出"敬重生命,尊重价值,着重严细,推重创新";西藏奇正藏药"向善利他,正道正业";杭州民生药业集团"尽心、尽力、尽责";浙江海正药业"海纳厚生　正道修远"。

3.4 重视科学研究

科研水平在一定程度上影响着企业的发展,很多企业家都重视科研的投入与发展,徐镜人认为"制药企业必须找到一个难以被他人取代的位置,而只有技术创新和拥有自主知识产权,才能使企业取得这一位置。"扬子江集团组建以国家级企业技术中心为主体的研发平台,建立院士信息网,孵化院士在手的项目。徐镜人提出"要与知识经济握手,先要和博士握手",把目光盯住中国的医药精英,采用现代制药技术,成功地研发出一大批具有显著疗效的中药新品[6]。

天士力集团闫希军为把传统中药产业推进到现代工业、推上现代制造技术先进平台,率先提出"打造现代中药先进制造数字化平台",倡导并建立了现代中药和植物药提取生产质量管理规范,并在陕西商洛建起国内第一个符合《中药材种植生产质量管理规范》的药源基地。国内首创应用国际领先的多元指纹图谱质量控制技术,实现了现代中药数字化与世界植物药质量标准的双向接轨[7]。

3.5 建设优秀团队

对企业员工进行科学管理,并拥有优秀的销售团队对企业利润的获得是至关重要的。优秀的员工可以使企业各方面的业绩增长,好的销售团队将为企业带来可观的利润。很多企业为招揽英才、培养员工提出很多优秀的理念,如神威药业集团提出"我们要不断吸引和培养热爱健康产业、而且富有进取心、创造力和责任感的员工,从物质保障、社会地位和价值实现3个方面为他们提供回报。与员工的共同成长将使我们获得领先的市场地位和不断增加的利润,从而实现企业的可持续发展"[8]。扬子江药业集团采用"人本、文本、科本"的三本管理思想,形成完备的人本化管理体系,为企业打造了核心竞争力;坚持"相马、育马、赛马"相结合的原则,大力培训企业内部技术人员,造就了一支勇于开拓创新、爱岗敬业、素质过硬的人才队伍。

4 讨论

4.1 医药企业家创业的成功离不开社会的稳定、经济的健康发展

改革开放30年来,中国经济持续发展,为医药产业的健康发展营造了良好的环境。人民生活水平不断提高,对生命健康的要求随之增高,也为医药产业的发展提出了更高的要求,也提供了良好的环境。在此社会、经济、民生等良好的时代背景下,加之企业家个人的艰苦奋斗,成就了企业家的光辉业绩。

4.2 优秀医药企业家创业案例反映了医药行业的发展动向、趋势

在人民群众对药品的要求日益增高等政治、经济、社会环境剧变的环境下,创业成功的医药企业家,能够在一定程度上反映这一时代背景下的医药行业发展动向。注重药品质量安全,让人民用上放心的药品,才能经久不衰;重视科研投入、创新药品、人才引进,企业方能与时俱进,持续发展。这些都能在一定程度上反映出这一时代背景下,医药行业的发展特点。

4.3 典型的创业案例对医药行业人士具有导向、启示作用

各行业的企业家案例,都值得业内人士分析、借鉴。医药企业家不仅具备艰苦奋斗、吃苦耐劳、拼搏向上的恒心毅力,还具有药业报国、心怀苍生、救济百姓的仁心仁义。这些精神都值得发扬光大,令进入医药行业的后辈们不仅感受前辈们的奋斗、向上的优良品质,更能作为一名医药工作者学习企业家们爱国爱民、济世的品德。

4.4 医药企业家个人成功的案例及企业文化,值得业界人士和在校学生学习

目前,医药类专业学生的课程中,更多的是医药相关的专业理论、实验课程,此类人文、社科类的内容涉及较少。企业家创业案例、企业文化等作为课外知识,既可丰富医药类专业学生的学习生活,

又能拓宽其知识面、帮助树立其报效祖国人民的志向，对其将来就业选择更能起到指引作用。

5 建议

医药企业家的创业案例及其企业文化，实为医药行业乃至社会的一笔精神财富，能够向社会反映医药行业人士的优良品质及报国报民的拳拳之心；成功前辈们的经验也能够激励业内后辈及在校学生。

建议成立医药企业主题博物馆，收集资料，如：古今中外医药企业对社会发展、人民健康做出的贡献，企业家个人优秀的素质品质，优秀的企业文化等内容，留作史料也供更多的人全面了解医药企业；建议在医药类学生的理论课程、实践内容、"第二课堂"等拓展活动中，补充医药企业相关知识，如：在课堂上，采用知识链接的形式；在课外，开设相关讲座邀请企业家到学校为大学生开设主题讲座、组织在校学生参观医药企业、进行相关调查课题等方式，激励大学生献身医药事业。

参考文献：

[1] 搜狐网 . 中国医药 60 年·60 人 [EB/N]（2013-09-22）[2009-11-24]http：//health.sohu.com/s2009/60banjiang/.

[2] 贾建科 . 赵步长和他的西部传奇 [J]. 中国医药指南, 2003, 1（4）: 46-47.

[3] 冯变玲, 方宇, 杨世民, 等 . 药品生产单位企业文化建设调查分析 [J]. 西北药学杂志, 2003, 18（1）: 33-35.

[4] 孙冰 . 专访全国人大代表石药集团董事长蔡东晨"中国制药"的崛起靠创新 [J]. 中国经济周刊, 2013, 10（9）: 48-51

[5] 新浪财经 . 全国人大代表中的河南企业家 [EB/N]（2013-09-22）[2009-04-22]http：//finance.sina.com.cn/roll/20090422/00396131572.shtml.

[6] 李晓梅 . 走进扬子江 走近徐镜人 [J]. 中国医院管理, 2007, 27（7）: 45-47.

[7] 盖丁 . 闫希军和他的天士力军团 [J]. 财经界, 2003, 21（3）: 34-37.

[8] 神成药业 . 神威使命 [EB/OL].（2013-09-22）.http://www.shineway.com/cn/gysw/ygwh/swsm.html.

——刊于《西北药学杂志》2014 年第 29 卷第 4 期

英文文章➡

Drug surveillance and administration in China
Pharmacists' perception of pharmaceutical care in community
pharmacy: a questionnaire survey in Northwest China
Community pharmacy practice in China: past, present and future

Drug Surveillance and Administration in China

YANG Shi-min, FANG Yu, TIAN Yun

ABSTRACT　Objective: To summarize drug surveillance and administration in China. Method: Literature analysis method is used to gain results. Results and Conclusion: China has made significant achievements in Drug Supervision and Administration over the past several decades, due largely to the implementation of new laws and regulations concerning drug administration. This paper outlines China's achievements in improvement in laws and regulations concerning drug administration, implementation of the classification of prescription dugs and nonprescription drug basically, establishment of the adverse drug reaction (ADR) reporting and monitoring system, implementation of the natioal essential drug system and basic medical drugs system for urban enterprise employees, and the amendments to the natioial drug standard and the regulations on drug registration, and the standardization of the drug manufacturing and supplying.

KEY WORDS　drug surveillance; administration; policy; achievement; China; pharmaceutical administration

中国药品管理工作进展

杨世民　方宇　田云

摘要　目的: 总结中国药品管理工作的概况。方法: 文献分析法。结果与结论: 1984 年《中华人民共和国药品管理法》的颁布实施, 使中国药品管理工作进入了法制化、规范化管理阶段, 促进了药品管理工作和医药事业的健康发展。本文概述中国药品管理工作的新进展, 分别为: 药品监督管理的机构, 药品管理法规的建设, 处方药与非处方药分类管理制度, 对药品生产、经营企业和医疗机械制造工作的管理, 建立严格的药品注册审批制度, 修订和颁布药品标准, 加强药品不良反应监测工作, 推行国家基本药物制度, 对城镇职工基本医疗保险药品实施管理, 以及药品管理工作与国际接轨等方面。

关键词　药品监督; 管理; 政策; 成就; 中国; 药事管理。

Background

After the foundation of the People's Republic of China in 1949, Chinese health authorities enacted a large number of regulations concerning drug surveillance and administration. Nevertheless, the Drug Administration Law of the People's Republic of China issued in 1984 was the first law pertinent to drug administration and surveillance. The regulations before 1984 only set standards that should be met without stipulating legal liabilities and punishments, which made it difficult to deal with illicit activities. In addition. higher regulatory authorities used to deliver regulations to their subordinate agencies for implementation, which are not open to the public. Simne the implementation of the Drug Administration Law in 1984, drug administration in China has entered into a legal and standardized stage.The law has promoted sound development of medicine course and Chinese people's rational use of drugs, guaranteed drug quality, and protected public health and patients'legal right sand interests. In this paper, we review China's achievelnents in the area of drug surveillance and administration over the past several decades, with the intention to share our experience with other countries.

1　Drug surveillance and administration agencies

The Ministry of Health (MOH) took charge of routine administration at the time when the People's Republic of China was founded in 1949. One year later, the Drug Affairs Departnlent was set up under MOH. It was renamed as Drug Affairs Division in 1953 and later as the Bureau of Drug Administration During the period of time from Oct. 1949 to March 1998, MOH was the top authority of drug regulations, and the drug regulatory department under MOH were responsible for relevant regulatory work within their jurisdictions In order to strengthen the country's drug administration, the State Council established the State Drug Administration (SDA) in April 1998.The original function of MOH in administering and supervising drug research, production, distribution and usage has been transferred to SDA.The drug administrative agencies at the city and county level are led by provincial drug administrative agencies to conduct drug regulation in their own administrative areas[1]In March 2003, the State Food and Drug Administration (SFDA) was established, directly under the supervision of the State Council.In addition to SDA's original responsibilities, the agency assumes the task of comprehensive surveillance and coordination upon food, health products and cosmetics, investigation and taking legal actions against, if necessary, accidents with severe consequences, and approval of health products. Provincial food and drug administrative agencies function at the regional level[2]

2　Laws and regulations concerning drugadministration

The country's reform and opening-up policy has brought about beneficial results; however, in the mean time, drug regulation faces new challenging situations and problems. For instance, the law enforcement agency moved from MOH to the State Drug Administration; some measures effective inpractice were not taken such as GMP, GSP, GLP, GCP as well as the classification of prescription and OTC drugs; in the market-oriented economy, new regulations should be made to regulate drug pricing, advertising and the circulation system as well; last but not least, penalties were too minor to deter illegal behaviors (e.g, the punishment on selling counterfeit or adulterate drugs). It is necessary to monitor the conduct of law-enforcing staff working in drug administrative departments. In this respect, the Drug Administration Law of the People's Republic of China was promulgated on Sept.20, 1984, and came into effect on July 1, 1985. On Feb.28, 2001, the Standing Committee of the National People's Congress revised the law[3], and in the same year, the Regulation for Implementation of the Drug Administration Law of the People's Republic of China was also revised[4]. Based on the law, a series of regulations and measures were issued in recent years, such as the Good Manufacturing Practice (GMP), the Good

Supply Practice (GSP), the Good Laboratory Practice (GLP), the Good Clinical Practice (GCP), and the Good Agricultural Practice (GAP) [5-9], signifying that a solid framework of laws and regulations has been set up.

3　The classification system of prescription andover-the-counter medieines

Before the emerging of the drug classification system, people could purchase any drug they want. In order to strengthen the control of narcotic, psychotropic and toxic drugs, prevent drug abuse, ensure the public's safe use of drugs and their legal rights and interests, from 1940s, many countries in the world started to make laws for governing drug use 1951 saw the establishment of the drug classification system in the US. WHO recommended this system to all other countries in the world in 1989. In our-country, people's conceptions of health care have changed tremendously, from "the government is responsible for people's health to "health is one's own responsibility". Consumers' attention and consumption have also changed to self-health care. In view of people's increasing demand for safety, effectiveness, convenience and rationality upon drug use and the demand for reforming the medical system and medical insurance system, China began to prepare for implementing drug classification system in 1995 and set up a steering research group to conduct surveys and research, learn from domestic and international experience, and carry out extensive public education. The group finally determined principles for drug selection and classification. In Feb.2001, the revised Drug Administration Law stipulated that the goverment would implement the classification framework to regulate medicines.The first batch of OTC drugs (both chemical medicines and traditional Chinese medicine preparations) was published on July 22, 1999, containing 325 OTC medicines, of which 165 are chemical medicines and 160 are traditional Chinese medicine preparations[10]. By March 2004, six batches of 4326 OTC medicines had been announced, indicating that the initial classification of the approved drugs has been completed. Later in 2004, it became possible to convert some prescription medicines to OTC medicines, and vice versa, through an application and evaluation procedure. SFDA announced that pediatric paracetamol, amantadine hydrochloride and 8 other medicines were converted to OTC medicines on Sep 16, 2004[11]Later, SFDA examined and approved 34 medicines including natifine hydrochloride emulsionas as OTC inedicines on Dec 1. 2004[12]. and 32 medicined including Wuji ointment on Dec 31[13].Medicine retailers cannot sell small-volume injections (package of 50 ml or less) without doctors' prescriptions since Oct l, 2000 It also stipulates that antibacterial drugs not listed in the OTC catalogue (including antibiotics, sulfanilalmide, quinolones, antituberculosis medicines, and antifungal agents) must be sold with doctors' prescriptions from July 1, 2004, and the same requirement was extended to antitumor and hormoneprescriptions from Jan. 1, 2005 From July 1 on, prescription medicines treating neural disease, cerebrovascular disease, diabetes and endocrinopathy must be sold with doctors' prescriptions and under the consultation of pharmacists till the end of 2005, all prescription drugs should be sold only with doctors'prescriptions[14]. Meanwhile, the inspection of advertisements has been strengthened. Manufacturers of prescription medicines are now permitted to advertise in medical and pharmaceutical professional publications designated by MOH and SFDA; it is prohibited to advertise or disseminate information directly to the public.

Through the strict management of approval of prescription drugs, retailers, advertisement, labeling and instructions, people's safe and effective use of drugs, the sense of self health care and the self-therapy enhanced greatly. It has also encouraged the reform of health care system, imposed scientific and effective drug control, promoted the development of medical profession and drug control model, and strengthened the rational use of medical and pharmaceutical resources. The goal that all Chinese have primary health care by the end of 20th century has been fulfilled by and large.

4 Surveillance of drug manufacturers, distributorsand medical institutions

In accordance with the Drug Administration Law, China began to inspect and validate drug manufacturers, distributors and medical institutions ln 1985. Those that meet the requirements are granted Drug ManuFacturing Certificates, Drug Supply Certificates or Pharmaceutical Preparation Certifications for Medical Institutions. GMP was imposed as a means to further standardize production and ensure drug quality. The majority of goverment officials, drug manufacturers and researchers has reached a consensus that GMP is a useful and indispensable system for manufacturers to perform quality management. The core of GSP is ensuring drug quality in the process of supplying, achieving the quality assurance, timely supplying and providing the needed drugs, and reasonable price to meet the demand of people. The implementation of GSP is a necessary measure to guarantee drug safety and effectiveness; it is also useful for building up company's comprehensive quality. It also serves as an important step to push forward the reform of the medical and pharmaceutical circulation. In recent years, the enforcement of the GMP and GSP accreditation system among drug manufacturers and distributors has enhanced the quality management of the entire drug manufacturing and supply process and achieved efficient surveeillance and administration of drug manufacturers and distributors.By the end of 2004, 3, 731 out of 5, 071 (74 percent) medicine manufacturers obtained the GMP certificate; those who didn't obtain it had to stop production; 7445 out of 8, 108 wholesalers passed the GSP accreditation; 1, 410 out of 1, 624 chain durgstores derived the GSP certificate; 58, 065 out of76, 295 drug retailers located in counties passed the GSP; 1, 400 drug wholesalers and 11, 600 retailers were withdrawn from the market[15].

Preparations in medical institutions should be confined to limited varieties, be examined and approved strictly, and be properly labeled with batch number. Based on law sand regulations, institutional preparations to be dispensed should be those that are useful in clinics but not available in the market. Furthermore, in-house preparations should meet standards stipulated in relevant regulations and should only be distributed within institutions through doctors'prescriptions; they should not enter the market.

5 The building of a strict drug registration and approval system

SDA has revised the Regulations for Drug Registrationin accordance with the Drug

Administration Law[16], in order to strengthen the drug registration and approval system, and to ensure drug safety, efficacy and quality controllability. This practice brought about many achievements including: standardized approval number, drug package, label and instructions, national drug databases, and strengthened inspection of standards for drugs and health product made from herbs.As a result of implementing these new regulations, a total of 3,312 health herb products, 2,895 local standards for traditional Chinese medicines and 700 local standards for chemical drugs were withdrawn or ceased to use.

6　Revision and promulgation of drug standards

There were three official pharmacopoeias before the People's Republic of China was founded in 1949.The firstone"was in Tang dynasty (659 AD), named Xinxiu Materia Medica, which was the earliest standards for Chinese crude drugs. The second one, called Tai Ping Hui Min HeJi Ju Fang, was complied for the purpose of establishing standards for Traditional Chinese Medicine in pharmacies, the earliest pharmacies in the world. It was also standards for crude drugs, which was implemented in Song dynasty (1107 AD). The third one was issued by the health bureau of the Kuomintang government. It included standards for western drugs named "Zhonghua Pharmacopoeia" In 1953, the pharmacopoeia of the People's Republic of China was complied Since 1985, the Pharmacopoeia has been revised every 5 years. China's pharmacopoeia is featured by standards for both Traditional Chinese Medicine and Chemical drugs. The 2000 edition includes 2,691 medicines (992 traditional Chinese medicines and 1,699 chemical medicines) The compilation of 2005 edition was initiated in 2001.It went into effect on July 1, 2005. The 2005 Chinese pharmacopoeia records 3,214 medicines (1,146 traditional Chinese medicines, 1,967 chemical medicines, and 101 biological products[17]) The Chinese pharmacopoeia of 2005 comprises three sections: TCM, chemical drugs and biological products.The first section is improved in many aspects. The varieties of TCM included have been broadened, covering almost all the drugs used in clinic practice; the test methods and conditions are further standardized; the quality control indicators, the inspection methods, and the quality control ability are improved. The thin chromatography method and HPLC are widely used for discrimination and determination.The 2005 edition builds up the quality standard system appropriate for TCM, realizing the gradual transition from the determination of target component to active component group, from single component to multi-components, and to fingerprint graphs which are better quality standards. The section for chemical drugs includes nearly all the commonly used drugs in clinical practice. The quality standards are integrated with international standards. The last section, tailored for biological products, is for the first time added to the pharmacopoeia as an independent section, serving as formal standards for quality control and testing.

7　The monitoring of adverse drug reaction

Statistics show that there are about 50 to 80 million disabled person in our country, one third of whom have hearing problems. Approximately 60％ to 80％ of these hearing problems is caused by drugs, especially antibiotics. Our county started ADR monitoring a little bit later than some developed countries. In 1986, MOH chose ten hospitals in two cities, Beijing and Shanghai, to conduct a pilot study of ADR monitoring report. The number of the pilot hospitals increased to 73 in 1989.In the same year, the National Drug Monitoring Center was established under MOH, and regional monitoring centers were set up in eight provinces and cities. In March 1998, China formally Joined the WHO's International Drug Monitoring Cooperation Scheme, starting to undertake its obligations as a full membership nation. In order to strengthen the administration of approved drugs, standardize ADR reporting and monitoring, assure people's safe use of drugs, prevent the occurrence, spread and replay of severe drug accidents, and provide scientific grounds for assessments and supervision of drugs in the market, the regulations for Adverse Drug Reaction Monitoring was promulgated by SDA in conjunction with MOH on November 25, 1999. The regulations were revised and renamed as the Regulations for Adverse Drug Reaction Report and Monitoring on March 4, 2004[18]. On 16 July, 2001, the National ADR Monitoring Information Network started functioning to realize real-time report and information transmission with the International Drug Monitoring Cooperation Center Database Network. It fundamentally changes the traditional management mode, i.e, hand-filling and manual reporting of ADR cases. By the end of 2002, ADR monitoring system was formed. Through the construction of ADR Information Network Database, online input of case reports has been realized. Consequently, 17, 000 case reports were received in 2002, 36, 852 in 2003 and 70, 074 in 2004. In addition, SDA started a publication to publicize ADR information in 2001. Nine issues have been published by October, 2005, involving 29 chemical medicines, 11 traditional Chinese medicines, and TCM drugs containing Aristolochic acid. On Septenther 1, 2003, the National ADR Monitoring Center released the bulletin of ADR information to the public for the first time, reminding drug manufacturers, distributors and medical institutions to pay much attention to the latent safety risk of those drugs notified, and offering consultations on rational use of drugs to physicians, nurses, pharmacists as well as patients.

8 The implementation of national essentialmedicine system

Chinese government has participated in the WHO essential medicines action.In Septenther 1991, China was designated as a delegate of Essential Medicines Action Commission in the west-pacific region. In February 1992, a steering group for screening national essential drug was formed. The principles for determining essential drugs are "necessary in clinic practice, safe and effective, affordable, easy to use, and including both traditional Chinese medicine and chemical medicine". The National Essential Drugs List was published in 1996, including 699 medicines and 1, 699 TCM preparations.The list is updated every two years and has been revised four times until 2004. In the National Essential Drugs List published in 1998, 740 chemical medicines and 1, 333 TCM preparations are included.The 2000 edition of the List includes 770 chemical medicines and 1, 249 TCM; 54 TCM are removed of the List. The List of 2002 contains 1. 242 TCM and 759 chemical medicines. The latest List was issued on Decenther 21, 2004 which comprises 1, 260 Chinese proprietary medicines, 773 chemical and biological products[19].

9　Management on the implementation of basic medical drugs for urban enterprise employees

Chinese government publicized administrative measures for supplying basic medical drugs to Urban Enterprise Employee in May 1999 based on the Decision of State Council on Establishing Basic Medical Insurance System for Urban Enterprise Employees. The purpose is to protect the basic drug use for urban residents, contain the expenditure of drugs, and standardize the management of the catalogue of basic medical drugs. Drugs listed in the catalogue should be "necessary in clinic practice, safe and effective, affordable, easy to use, and well supplied by the market." Medicines listed in the catalogue include chemical drugs, traditional Chinese medicine preparations, and prepared slices of Chinese crude drugs. Due to the fact that prepared slices of Chinese druge changes vary in source, variety, dosage and specifications, their pharmacopoeia names should be used. They are not covered by basic medical insurance fund. Western and traditional Chinese medicines listed in the catalogue are covered by the scheme; they must use a generic name. The catalogue comprised two categories: A and B.Drugs listed in category A are those necessaly in clinic practice, widely used, efficacious, and low in price. Drugs in category B are those available for clinical practice, efficacious, but comparatively expensive. Category A is maintained by central goverment; provincial governments are not allowed to make any adjustment to it. In contrast, category B, also made by the central government, can be modified by provincial governments with the condition that the total of the drugs cannot be changed more than 15 percent[20].The 2004 edition of the catalogue includes 823 traditional Chinese medicine preparations and 1, 031 chemical drugs.

10　The full linkage of drug administration withintemational standards

In 1985, China acceded to the United Nations Single Convention on Narcotic Drug 1961 and the International Convention Psychotropic Substance 1971. In 1989, China become a treaty member of the United Nations Convention against Illicit Traffic in Narcotic Drugs and Psychotropic Substances. The National Drug Catalogue of China was issued in 1996, including 23 categories of 773 chemical and biologic drugs and 11 categories of 1, 260 Chinese proprietary medicines. In 1998, china became a full member of WHO cooperation plan of national inspection. In the same year, Chinese government promulgated the Regulations for Adverse Drug Reaction Monitoring and set up national and local ADR Monitoring and Reporting Centers which publish the Bulletin of ADR information periodically.In 2000, the classification system of prescription and non-prescriptiondrugs was implemented in China.

Much progress has been made in the implementation of GMP, GSP, GLP, GCP and GAP. In 1998, China launched GMP and revised it in 1992 and 1999 to reinforce the approval of drug manufacturing license. Manufacturers who did not pass GMP must stop production from July 1, 2004 GSP was implemented since 2000. Drug distributors failed GSP inspection must stop supplying from December 31, 2004 on. China started GLP in 1993 and conducted relevant accreditation since

2003. GCP was introduced from 1998, which requires that medical institutions undertaking drug clinical trials should obtain the qualification. GAP was implemented in June 2002; accreditation for planting base of Chinese crude medicines began from November 2003. The licensed pharmacist system was implemented in 1995. The nunther of licensed pharmacists reached 129507 by the end of 2005[21]

Summary

The drug administration in China has achieved great progress in recent years. Drug administration agencies has strengthened their role by improving laws and regulations concerning drug administration, implementing the classification of prescription drugs and nonprescription drugs, establishing the reporting and monitoring system to publicize ADR information to the public continuously, implementing national essential drug system and basic medical drugs system for urban enterprise employees, and revising the national drug standards and the Regulations on Drug Registration. The GMP and GSP accreditation systems were set up to regulate and standardize drug manufacturing and distribution. The drug administmtion in China is evolving to meet international standards.

References

[1]　YANG Shimin.The discipline of drug administration.Beijing: The Publishing House of Chinese Medicine and Technology, 2002.

[2]　Chinese Pharmaceutical Yearbook editorial committee.Chinese Pharmaceutical Yearbook Shanghai: The Publishing House of the Second Military Medical University, 2004.

[3]　Drug Administration Law of the People's Republic of China.Beijing: China Legal Publishing House, 2001.

[4]　Regulations for Implementation of the Drug Administration Law of the People's Republic of China Beijing: China Legal Publishing house.2002.

[5]　Decree of the State Drug Administration, No.9.Good Manufacturing Practice.Taking effect on August 1, 1999.

[6]　Decree of the State Drug Administration, No.20.Good Supplying Practice.Taking effect on July 1, 2000.

[7]　Decree of the State Food and Drug Administration, No.2.Good Laboratory Practice.Taking effect on September 1, 2003.

[8]　Decree of the State Food and Drug Administration, No.3.Good Clinical Practice.Taking effect on September 1, 2003.

[9]　Decree of the State Drug Administration, No.32.Good Manufacturing Practice of TCM. Taking effect on June 1, 2002.

[10]　YANG Shimin.Drug Administration.Beijing: The Publishing House of Chinese Medicine and Technology, 2000.

[11]　The notification of Department of Drug Safety and Inspection, SFDA, No.456[2004].

[12] The notification of Department of Drug Safety and Inspection，SFDA，No.568[2004].

[13] The notification of Depamnent of Drug Safety and Inspection，SFDA. No.626[2004].

[14] The notification of Depamnent of Drug Safety and Inspection，SFDA. No.262[2004].

[15] China Pharmaceutical News. Watching drug administration from figures.January 20，2005.

[16] Decree of the State Food and Drug Administration，No.17.The Regulations on Drug Registration.Taking effect on May 1，2005.

[17] The Pharmacopoeia of the People's Republic of China（2005）. Beijing：Chemical Industry Press.2005.

[18] Decree of the State Food and Drug Administration，No.7.The Measure of Adverse Drug Reaction Report and Monitoring Taking effect on March 4，2004.

[19] The notification of Department of Drug Safety and Inspection，SFDA，No.627[2004].

[20] The Center for Licensed Pharmacist certification，SFDA Pharmaceutical Administration and Regulations.Beijing：The Publishing House of Chinese Medicine and Technology，2005.

[21] The China Licensed Pharmacist Associaion.Latest News[online]，available URL：http：// www.clp.org.cn.2005.

——*Asian Journal of Social Pharmacy* Vol.1 No.2 2006

Pharmacists' perception of pharmaceutical care in community pharmacy: a questionnaire survey in Northwest China

Yu Fang PhD MS, Shimin Yang BS, Bianling Feng MS, Yufei Ni BS and Kanghuai Zhang MS

What is known about this topic

· Pharmaceutical care is the responsible provision of drug therapy for the purpose of achieving definite outcomes which improve a patient's quality of life.

· There is little information available in the literature about the extent of pharmaceutical care provision and barriers to the provision in China.

What this paper adds

· Community pharmacists in China appear to be deeply rooted in the traditional role of medication dispensung and counselling.

· The perceived barriers to implementing pharmaceutical care in Chinese community pharmacies were lack of external conditions for providing pharmaceutical care, lack of time and skills, absence of information and economic incentive, and lack of full support from other health prosionals.

ABSTRACT　The aim of this study was to explore the perceptions of community pharmacists towards the concept of pharmaceutical care, implementing frequencies of pharmaceutical care, and barriers to implementation of pharmaceutical care in China. A 38-item self-completion pretested questionnaire was administered to a quota sample of 130 pharmacists in community pharmacies in Xi'an, Shaanxi Province, northwest China in April 2008. Main outcome measures included understanding of pharmaceutical care; perceived frequency of pharmaceutical care activities; attitude towards pharmaceutical care; barriers to implementation of pharmaceutical care. A response rate of 77.7% (101/130) was achieved. The data were analysed descriptively. Factor analysis was used to explore potential barriers to the provision of pharmaceutical care. Respondents' understanding of the definition of pharmaceutical care was not entirely satisfactory: it was widely but incorrectly seen as a medication counselling service and many pharmacists appeared to misunderstand their role in the process. Respondents spent most of their work time performing prescription checks and providing patients with directions for drug administration, dosage, and precautions, but they tended to ignore health promotion within and outside of pharmacy settings. Factor analysis suggested four factors influencing the implementation of pharmaceutical care in the surveyed community pharmacies: lack of external conditions for developing or providing pharmaceutical care, lack of time and skills, absence of information and economic incentive, and lack of full support from other health professionals, with a cumulative variance of 64.7%. Cronbach's alpha for the four factors was

0.71, 0.72, 0.69 and 0.74, respectively. Although the respondent pharmacists had a certain degree of understanding of the definition, aim, function and use of pharmaceutical care, and carried out some activities currently, a range of barriers need to be overcome before comprehensive pharmaceutical care becomes a reality in China. These barriers could be overcome through participation in effective continuing educational programmes, availability of more resources, effective collaboration with other health professionals.

KEY WORDS　attitude, barriers, China, community pharmacists, pharmaceutical care, perception

Introduction

Pharmaceutical care, started in the nineties in the United States, was defined by Hepler & Strand (1990) as "the responsible provision of drug therapy for the purpose of achieving definite outcomes which improve a patient's quality of life". Thus, the actions taken in the practice of pharmaceutical care were centred around minimising drug related problems and achieving optimal use of medicines by the patient (Rovers et al. 1998).

Much progress has been achieved since the introduction of pharmaceutical care in 1990 but there are still barriers that hinder the provision of this service that have to be overcome (Martín-Calero et al. 2004). Time is said to be a major barrier in Europe (Van Mil & Schulz 2006). In the Netherlands not all pharmacies provide pharmaceutical care at the same level for new entrants into the market.For example, supermarkets and pharmacy chains, seem to put little emphasis on care provision (Van Mil 2005). Pharmaceutical care has only been implemented in Denmark to a limited extent (Rossing et al. 2005); the lack of proper readiness of pharmacists is one of the main barriers to providing pharmaceutical care (Rossinget al. 2003). The identification, resolution, and documentation of drug related problems are central to community pharmacy practice in Sweden. Current threats to pharmaceutical care practice include organisational changes, budget cuts and reduced manpower (Westerlund & Bjork 2006). Community pharmacies in Germany are moving from the image of mainly supplying drugs toward the provision of cognitive pharmaceutical services (Eickhoff & Schulz 2006). The implementation of pharmaceutical care in Canadian community pharmacies continues to become more widespread. However, barriers to the provision of pharmaceutical care in Canada exist too, including the current shortage of pharmacists and lack of reimbursement systems for cognitive services (Jones et al. 2005). Dunlop & Shaw (2002) identified significant barriers to implementation of pharmaceutical care in New Zealand: insufficient time came first, followed by absence of a reimbursement system, lack of therapeutic knowledge and clinical problem solving skills. Surachat & Shu (2006) identified the perceived barriers to pharmaceutical care provision in Thailand as a lack of external cooperation, knowledge and skills, initiatives and resources. In Brazil, numerous barriers to the development of pharmaceutical care remain, the main ones being the commercial objective of most pharmacies that sell medications and the insufficient training of professionals (De Castro & Correr 2007).

Pharmaceutical care practices all over the world are quite diverse because of the different languages and legal, political and healthcare systems in the nations involved (Van Mil & Schulz

2006). As for China, pharmaceutical care as a practice philosophy was firstly introduced in this country in the mid-1990s, and the implementation of pharmaceutical care in Chinese hospital pharmacies continues to become widespread. However, pharmaceutical care has not been a priority of routine pharmacy practice in community pharmacy settings. Benefitting from Chinese health care system reform, there has been an increase in the number of community pharmacies. As of September 2006, there were nearly 341 000 community pharmacies in China (State Food and Drug Administration 2008). Relative to the Chinese population, there are 4063 people per community pharmacy (Chinese Pharmaceutical Year book Editorial Committee 2007), but the number of licensed pharmacists was only 162 632 in 2008, and the total ratio of pharmacists to 100 000 population was 12.2, much lower than 88.5 in the United States, 92.7 in Canada, and other developed countries such as Singapore with 30.0 per 100 000 population.

There are two main streams of pharmaceutical practice in China, traditional Chinese medicine and modern pharmacy. Hospital and community pharmacies are responsible for the dispensing of medicinals used for both streams of pharmaceutical practice. Pharmacists in China typically compound and dispense medications following prescriptions issued by physicians, dentists, or other authorised medical practitioners. In this role, pharmacists act as a learned intermediary between physicians and patients and thus ensure the safe and effective use of medications. In the near future pharmacists are expected to be involved more in pharmaceutical care with their particular knowledge and skills rather than only dispensing medication and other routine duties. Furthermore, Chinese pharmacists indicated a willingness to implement pharmaceutical care but had limited knowledge and skill of pharmaceutical care and under developed pharmacy education contributed to this problem. In addition, there was no programme for paying pharmacists for cognitive services, and this lack of reimbursement discouraged pharmacists' enthusiasm to offer patient services.

The Fourth Chinese National Health Care Survey revealed a high prevalence rate of self-medication among the population in China, surging from 36% in 2003 to70% in 2008 (The Ministry of Health 2009). The data reinforce the responsibility of community pharmacies and pharmacists in preventing patients from drug related problems when practising self-medication. However, there is little information available in the literature about the extent of pharmaceutical care provision and barriers to the provision in the most populated country in the world. Thus, the objectives of this study were to examine the extent of pharmaceutical care practice and the barriers to the provision of pharmaceutical care as perceived by practicing pharmacists in community pharmacies in China.

Conceptual framework

The conceptual framework used in this study is the pharmaceutical care model initially defined by Hepler &Strand (1990). Since then, it is generally accepted that the focus of pharmacists should shift from providing medicinal products to ensuring the best drug therapy and patient safety. Nowadays, pharmaceutical care has become a dominant form of practice for thousands of pharmacists around the world, especially in developed countries. According to this concept, the patient care process in pharmaceutical care includes establishment of a therapeutic relationship, assessment (including identification of drug related problems), development of a care plan, evaluation and continuous follow-up.

The primary components of the model were identification, analysis, prevention and resolution of drugrelated problems, patient counselling on their medications and diseases, and interaction with the medical team (Cipolle et al. 2004). Recent evidence has shown that pharmaceutical care services delivered by pharmacists improved patients' clinical, humanistic and economic outcomes (Berenguer et al. 2004).

Methods

This study involved a survey of practicing licensed pharmacists at community pharmacies in Xi'an, the capital city of Shaanxi Province, northwest China. The survey was conducted in April 2008. In accordance with the policies and procedures of Shaanxi Licensed Pharmacists Association, ethics approval was applied for and granted by Shaanxi Licensed Pharmacists Association's Academic Ethics Board for the questionnaire survey.

Survey instruments

On the basis of the pharmaceutical care model (Hepler &Strand 1990), and the specific pharmaceutical care practices conducted in China, a self-completion questionnaire was developed to meet the objectives of the study. The questionnaire was developed originally in Chinese. To ensure that an English equivalent would be produced, the questionnaire was translated by two independent Chinese native speakers fluent in English, then back translated by two independent English speakers fluent in Chinese. Group discussions between the two independent translators for each phase and the main researcher were held intermediately to reach consensus on the bestwording. The authors of the original survey reviewed the back-translation, ensuring semantic equivalence.

The questionnaire consisted of five sections. The first section collected data on the sex and age of the pharmacist, the type of practice, the number of years worked in the pharmacy and the type of post. In the second section, pharmacists were asked to respond to six statements about the concept, purpose and function of pharmaceutical care and the pharmacist's role in the pharmaceutical care process, two of which were false statements. The statements were rated on a 5-point Likert scale ranging from 1 = not at all to 5 = very much. In the third section, pharmacists were asked to report the frequency of each of the nine pharmaceutical care activities applied to their pharmacy practice using the scale 1 = never through 5 = always. These activities included drug therapy problem identification, drug therapy problem solving, follow-up evaluation, documentation in practice, and others (health education and health promotion). In the fourth section, pharmacists' attitudes to pharmaceutical care were surveyed. This section contained seven statements dealing with the perceptions pharmacists may have by using a 5-point Likert scale, where 1 = strongly disagree and 5 = strongly agree. In the last section, pharmacists were required to respond to 11 statements outlining possible barriers to the provision of pharmaceutical care. The items were measured using a 5-point Likert scale, from1 = strongly disagree to 5 = strongly agree.

The items of the original scales were derived from the content analyses of focus-group discussion regarding pharmaceutical care and influencing barriers, and a selected item pool from well-established measures regarding pharmaceutical care and hindering barriers in both developed and underdeveloped countries. After the questionnaire was developed, content and format were evaluated using a pretest involving a convenience sample of 10 community pharmacists. In the pretest, pharmacists were asked to provide feedback on the design of the questionnaire, its relevance, and the flow of individual questions between sections. Comments were also obtained from two senior academic pharmacists from Shaanxi Licensed Pharmacists Association and two faculties of pharmacy, School of Medicine, Xi'an JiaotongUniversity.

Subjects

The participants of this study were licensed pharmacists at independent pharmacies, chain pharmacies and supermarket pharmacies in Xi'an, which is a moderately developed city in China. Xi'an pharmacists were considered to represent an average level of pharmaceutical care in China (China Licensed Pharmacist Association 2008).

Data collection

A descriptive cross-sectional survey was administered to a quota sample of licensed pharmacists at community pharmacies in Xi'an, which allowed the researchers to specify the number of sampling units they wanted in each category (i.e. pharmacy type, geographic location).The sample was predetermined to match the actual percentages of the different types of community pharmacy in Xi'an (62% independent pharmacies, 29% chain pharmacies, 9% others, including mass merchants and supermarkets). To improve the representativeness of pharmacies enrolled in this study, we used a regional map to locate pharmacies in each of the nine districts of Xi'an. Pharmacies conducting pharmaceutical care were selected according to the information offered by the China Licensed Pharmacist Association (2008). Finally 130 pharmacies conducting pharmaceutical care were identified as the quota needed to represent the combination of location (the nine districts of Xi'an) and type of pharmacy. Questionnaires were sent to 130 pharmacists working in these selected pharmacies, of which 80 worked in chain pharmacies, 38 in independent pharmacies and 12 in others such as mass merchant, supermarket. Informed consent was obtained prior to each participant's involvement in the survey.

To increase the response rate, the questionnaires were sent to pharmacists and collected face-to-face by investigators. Respondents were told in a covering letter that the information they provided would be anonymous and would be gathered for the purposes of research.

Data analysis

All analyses were performed with SPSS Release 14.0. In the case that respondents did not complete all sections of the questionnaire, a missing value was entered into the database and the response was excluded from the analysis. Pharmacists' demographic characteristics, their understanding and perceived frequency of pharmaceutical care provision, their attitudes towards pharmaceutical care and perceived barriers to the provision of pharmaceutical care were analysed descriptively.

Reliability of the instrument's four main scales was assessed with Cronbach's alpha. Exploratory factor analysis was used to assess the dimensionality of the 11-item scale for perceived barriers to the provision of pharmaceutical care. Given the size of the sample, factor analysis results should be interpreted with caution, although Tabachnick & Fidell （2001） comment that a sample size of 150 may be sufficient when several factors have loadings>0.80. The Kaiser–Meyer–Olkin （KMO） measure of sampling adequacy and Bartlett's test of sphericity were applied to determine whether the data were suitable for factor analysis （Field 2005）. Principal components extracting factors with varimax rotation was applied. Varimax rotation was used for this analysis to maintain orthogonality of factors and to have items load highly on a given factor. Initial factors were extracted according to the Kaiser criterion of retaining eigen values larger than 1.00（Lewis-Beck 1994）. Items used to measure each dimension should have high factor loadings （>0.40） for the dimension they were designed to measure.

Results

Demographics

Of the total of 130 questionnaires sent out, there were110 usable returns （84.6% response rate）. Nine questionnaires were subsequently excluded because of incomplete data, and the final response rate was 77.7%（101／130）. Demographics of respondents are listed in Table 1.

The respondents were primarily female （82.2%） and most were aged 50 or less （94.1%）. Most participants worked in a pharmacy chain （63.4%） and on average, participants had been working in a pharmacy for just over 7 years.

Pharmacists' understanding of pharmaceutical care

Table 2 illustrates that the respondents' understanding of the definition of pharmaceutical care was not entirely satisfactory. The response to statement 2,with 96.0% agreeing or strongly agreeing, showed that pharmacists had a certain degree of understanding of the aim of pharmaceutical care. The function and use of pharmaceutical care provided by pharmacist were assessed using statements 4 and 5, both of which were understood by around 90% of pharmacists. Statements 3 and 6 were two false items to tests the respondents' replies. Allowing for a potential bias towards positive responses, responses to these statements suggested that there may be some confusion regarding the pharmacists' understanding of the emphasis of pharmaceutical care and their role in the process. Cronbach's alpha over the six statements was 0.72.

Table 1   Demographic profile of the respondents （n = 101）

Demographic profile	n （%）
Sex	
Male	18 （17.8）
Female	83 （82.2）

Demographic profile	n（%）
Age（years）	
21–30	17（16.8）
31–40	48（47.5）
41–50	30（29.7）
>50	6（5.9）
Type of practice	
Independent pharmacy	29（28.7）
Pharmacy chain	64（63.4）
Supermarket pharmacy	8（7.9）
Years working in pharmacy	
≤ 10	85（84.2）
10–20	13（12.8）
≥ 20	3（3.0）
Mean（SD）	7.3（5.5）
Working position	
Quality assurance	29（28.7）
Prescription checking	38（37.6）
Others（staff management，training，etc.）	34（33.7）

Table 2　Pharmacists' understanding of pharmaceutical care（n = 101）

Statement	Agree and strongly agree （%）	Perceived understanding[*]	
		Mean	SD
1. Pharmaceutical care is the responsible provision of drug therapy	68.3	3.7	1.0
2. The aim of pharmaceutical care is to ensure the safety，efficacy，economy and rational use of medicines	96.0	4.4	0.8
3. Pharmaceutical care is just a medication counselling service	84.2	3.9	0.9
4. Pharmaceutical care provides a feedback to optimise drug use	87.1	4.2	0.8
5. All patients taking medicines require pharmacists' help	92.1	4.2	0.7
6. The pharmacist plays secondary role in the pharmaceutical care process	72.2	3.8	1.0

　　*A 5-point Likert scale，where 1 = strongly disagree，2 = disagree，3 = not sure，4 = agree，and 5 = strongly agree. Cronbach's a = 0.72.

Perceived frequency of community pharmacy services provision

Table 3 lists the results of respondents' perceived frequency of community pharmacy services provision. More than 90% of respondents reported spending some or most of their time performing prescription checks or providing patients with directions for drug administration, dosage and precautions. In contrast, just over half the respondents reported monitoring adverse drug reaction and drug compliance among patients. They were also poor at conducting health education and promoting patients' drug safety knowledge within and outside of community pharmacy settings. Nevertheless, Cronbach's alpha across the nine statements was 0.80.

Pharmacists' attitudes to pharmaceutical care

The seven statements used for this analysis were intended to determine the attitude of pharmacists towards pharmaceutical care provision. On the whole, pharmacists had very positive attitudes to pharmaceuticalcare （Table 4）. Cronbach's alpha across the seven statements was 0.71. The statement with least agreement concerned working conditions, where just over half.

Table 3　Perceived frequency of pharmaceutical care provision（n = 101）

Statement	Some of the time and most of the time（%）	Perceived extent*	
		Mean	SD
Drug therapy problem identification			
1. Communicate with patients or customers in the counselling area	87.1	4.1	0.9
2. Perform prescription check	93.1	4.5	0.9
Drug therapy problem solving			
3. Provide patients with direction for drug administration, dosage, and precautions Follow-up evaluation	94.1	4.5	0.9
4. Monitor adverse drug reaction and drug compliance among patients	56.5	3.3	1.2
5. Engage in health screening activities, such as blood pressure measurement	50.5	3.2	1.1
Documentation in practice			
6. Creat a personal medication record	84.1	4.1	1.1
Others （health education and health promotion）			
7. Conduct health education for patients	19.8	2.7	1.0
8. Provide general health information and medication information to patients	44.5	3.0	1.2
9. Promote drug safety knowledge outside community settings	8.9	2.3	0.9

*A 5-point Likert scale, where 1 = never, 2 = rarely, 3 = not sure, 4 = some of the time, and 5 = most of the time. Cronbach's a = 0.80.

Table 4   Pharmacists' attitudes to pharmaceutical care（n = 101）

Statement	Agree and strongly agree （%）	Perceived attitude* Mean	SD
1. I think that maintaining patients' health is my primary responsibility	98.0	4.5	0.6
2. I try my best to provide patients with suitable medicines	99.0	4.5	0.5
3. I will consider patients' economic situation in the process of pharmaceutical care provision	91.1	4.2	0.7
4. I can provide much more comprehensive pharmaceutical care than provided now	74.3	4.0	0.8
5. I would like to provide pharmaceutical care but simply lack basic working conditions	56.4	3.5	1.2
6. Providing pharmaceutical care offers me job satisfaction	89.1	4.0	1.0
7. I think patients are looking forward to my provision of pharmaceutical care	89.1	4.2	0.6

*A 5-point Likert scale, where 1 = strongly disagree, 2 = disagree, 3 = not sure, 4 = agree, and 5 = strongly agree. Cronbach's a = 0.71.

Agreed or strongly agreed that they would like to provide pharmaceutical care but lacked the basic working conditions to do so.

Barriers to the provision of pharmaceutical care

The statements listed in Table 5 were possible factors that may have influenced respondents'provision of pharmaceutical care. The KMO value was 0.70, which is considered middling（Sharma 1996）The test statistic for Bartlett's test of sphericity was 243.3（d.f.=55 $P < 0.001$）indicating that the correlation matrix came from a population of variables that were not independent. The factor analysis yielded four factors which accounted for 64.7% of the total variance. Cronbach's alpha for all 11 statements was 0.74, and 0.71, 0.72, 0.69 and 0.74 for the four factors, respectively.

The first factor, lack of external conditions for developing or providing pharmaceutical care, accounted for 24.2% of the total variance while the second factor, lack of time and skills, the third factor, lack of information and economic incentive, and the fourth factor, lack of support from other health professionals, accounted for 19.9%, 11.3% and 9.3% of the total variance, respectively.

Table 5   Perceived barriers to the provision of pharmaceutical care

（n = 101）

| Factor | Item | Agree and strongly agree（%） | Perceived barriers* | | Factor loading* |
			Mean	SD	
Lack of external conditions	Lack of physical space for pharmaceutical care provision	69.3	3.6	0.9	0.82
for developing or providing	The slow introduction of pharmacists' law	63.4	3.8	0.9	0.74
pharmaceutical care	Lack of patient acceptance of pharmaceutical care	63.3	3.7	0.8	0.62
Lack of time and skills	Lack of time to provide pharmaceutical care	54.4	3.3	1.2	0.82
	Lack of face to face communication with patient	23.8	2.7	1.0	0.77
	Lack of effective communication skills	31.7	2.8	1.2	0.64
Lack of information and economic incentive	Lack of knowledge concerning drug use	34.6	3.2	1.2	0.82
	Lack of compensation for pharmaceutical care provision	82.2	4.0	0.8	0.71
	Insufficient communication with physician	75.3	3.9	0.9	0.59
Lack of support from other health professionals	Proprietor does not support pharmaceutical care	25.7	2.6	1.2	0.84
	Other health professionals do not support pharmaceutical care	16.9	2.7	0.9	0.73

Discussion

The results presented in Table 2 suggest a strong tendency to agree with all the statements. This may be the results of social desirability bias, that is, participants may have wanted to give a positive answer so that they seemed supportive of the researchers and pharmaceutical care. Nevertheless, the measurement results of two false items in the questionnaire suggested community pharmacists in China had an unsatisfactory understanding towards the role of pharmacist and the emphasis of pharmaceutical care. It should be a key concern for the Chinese government and pharmacists' associations that understanding among community pharmacists towards pharmaceutical care is generally unsatisfactory.

The present study found that respondents often became involved in drug therapy problem identification, performing a prescription check and providing patients with directions for drug use. However, they seldom conducted follow-up evaluation to optimise drug therapy outcomes. Thus, the pharmaceutical care processes often ended after the pharmacist' first encounter with a patient. Another problem with the pharmaceutical care services is the role holders generally deny their responsibility in health promotion and education. This may becaused by pharmacists' low level of motivation and commitment, and self-confidence to assume responsibility for patients' health.

This study showed that most respondents adopt pharmaceutical care by thinking that pharmaceutical care is patient-centred, outcome-oriented pharmacy practice, and they are willing to try their best to assess, initiate, monitor, and modify medication to ensure that drug therapy regimens are safe and effective. However, it also shows that good working conditions offered by community pharmacies may contribute to the quality of pharmaceutical care service and pharmacists can play a greater role in this process. Therefore, it is important for the government, pharmacy organisations, and proprietors of community pharmacies to create a sound environment for the development of pharmaceutical care in China.

With regards to the respondents' perceived barriers to pharmaceutical care provision, the factors describing the perception of barriers can be divided into internal and external, depending on the pharmacists' responses. An example of an external barrier is 'lack of patient acceptance of pharmaceutical care; an example of a ninternal barrier is 'lack of effective communication skills'. It is remarkable that lack of external conditions for developing or providing pharmaceutical care was perceived as the greatest barrier to implementation of pharmaceutical care. The most frequently-mentioned and important external constraint was 'lack of physical space for pharmaceutical care provision'. This may be caused by the unsatisfactory management of the pharmacy (the owner) and possibly the government as well. 'The slow introduction of pharmacists 'law' is an example of a legislation-related external constraints, the lack of appropriate legislation regarding pharmacist and pharmaceutical care is a significant deterrent to undertaking pharmaceutical care in China. Pharmaceutical care in China is still in its initial stage, which was described to some extent by the rather low level of patient acceptance of the provision of pharmaceutical care, in sharp contrast to the situation in the Netherlands where pharmaceutical care has been an integral part of the health system (Van Mil 2005).

More than half of the respondents agreed or strongly agreed that they did not have enough time to provide pharmaceutical care. The present study reinforces the findings of similar studies (Dunlop & Shaw 2002, Surachat & Shu 2006, Uema et al. 2008) in other countries that identified time as the major barrier to its implementation. Pharmacists claim that dispensing takes too much time and they are therefore reluctant to be involved in other practices.

The current study also found that lack of financial compensation was the greatest barrier to implementing pharmaceutical care with 82% of participants agreeing or strongly agreeing. This finding is consistent with that of an earlier study (Krska & Veitch 2001, Yosi 2008) which suggested that the current remuneration structure was entirely inappropriate for encouraging the provision of pharmaceutical care and that if the contract were changed to provide payment for pharmaceutical care the focus for the majority of community pharmacists would change. Insufficient communication with a physician was considered a major barrier by respondents. It is vital to create a cooperative relationship between pharmacist and physician to develop an evidence-based care plan for patient's medicine therapy and follow-up on the patient's expected health outcome （Ranelli & Biss 2000）.

Strengths and limitations

The present study has strengths and limitations. One limitation is the relatively small sample size of 101，which may lead to selection bias and imprecise estimates. To counter balance this potential weakness，the sample was stratified by district and type of pharmacy to increase representativeness，and personal delivery and collection of questionnaires was used to improve the response rate. In addition，only selecting pharmacists within one area（Xi'an） of China is a potential limitation，and this might affect the generalisability of this study to the larger population of China. In spite of this，the current findings from this first ever study conducted in this country indicate that it is worthwhile scaling the study up to a larger size to get more generalisable findings and more reliable factor analysis results before interested stakeholders can consider applying the findings to devise a national strategy.

Conclusion

Respondents' understanding of the definition of pharmaceutical care was not entirely satisfactory. There may be some confusion about pharmacists' understanding of the emphasis of pharmaceutical care and their role in this process. Only some aspects of pharmaceutical care were conducted in the community pharmacies investigated. Pharmacists in China appear to be deeply rooted in the traditional role of medication dispensing and counselling，and they need to expand the boundaries of their work. The perceived barriers to implementing pharmaceutical care were lack of external conditions for developingor providing pharmaceutical care，lack of time and skills，absence of information and economic incentive，and lack of full support from other health professionals. These barriers could be overcome through increasing the number of pharmacists，participating in effective continuing education programmes，and making more resources available. Finally effective communication and collaboration with other health care providers is essential if pharmacists are to provide pharmaceutical care.

Acknowledgements

The authors thank the pharmacists who took the time to participate in the study. We also appreciate SitingZhou，PhD（Candidate），Department of Pharmaceutical Care & Health Systems，College of Pharmacy，University of Minnesota，USA，for all the time and effort she contributed in reviewing this manuscript and providing invaluable comments and suggestions.

Funding

We would like to thank the Ministry of Education of People's Republic of China for funding this research. Funding Number：LBZD046.

Conflicts of interest

None

References

[1] BerenguerB., LaCasaC., delaMattaM.J.&Martin-CaleroM.J.（2004）Pharmaceutical care:past, present and future.Current Pharmaceutical Design10, 3931-1346.

[2] China Licensed Pharmacist Association（2008）The National Pharmacist Survey.http://www.clponline.cn/info/InfoList.aspx?page=1&infox=1000310002（accessed9March2008）.

[3] Chinese Pharmaceutical Yearbook Editorial Committee（2007）Chinese Pharmaceutical Yearbook, 1st edn. The Publishing House o fthe Second Military Medical University, Shanghai.

[4] CipolleR.J., StrandL.M.&MorleyP.C.（2004）Pharmaceutical Care Practice:The Clinician's Guide.Mc Graw-Hill Medical Publishing, NewYork.

[5] DeCastroM.S.&CorrerC.J.（2007）Pharmaceutical care in community pharmacies:practice and research in Brazil.The Annals of Pharmacotherapy41（9）, 1486-1493.

[6] DunlopJ.A.&ShawJ.P.（2002）Community pharmacists' perspectives on pharmaceuticalcare implementation in New Zealand.Pharmacy World & Science24（6）, 224-230.

[7] EickhoffC.&SchulzM.（2006）Pharmaceutical care in community pharmacies:practice and research in Germany.The Annals of Pharmacotherapy40（4）, 729-735.

[8] Field A.（2005）Discovering Statistics Using SPSS, 2nd edn.Sage Publications Ltd, London. Hepler C.D. & Strand L.M.（1990）Opportunities and responsibilities in pharmaceutical care. American Journal of Hospital Pharmacy 47, 533-543.

[9] Jones E.J., Mackinnon N.J. & Tsuyuki R.T.（2005）Pharmaceutical care in community pharmacies: practice and research in Canada. The Annals of Pharmacotherapy 39（9）, 1527-1533.

[10] Krska J. & Veitch G.B.A.（2001）Providing pharmaceutical care——the views of Scottish pharmacists. PharmacologyJournal 267, 549-555.

[11] Lewis-Beck M.S.（1994）Factor Analysis and Related Techniques.SAGE Publications Ltd, London.Martín-Calero M.J., Machuca M., Murillo M.D., Cansino J.,

[12] Gastelurrutia M.A. & Faus M.J.（2004）Structural process and implementation programmes of pharmaceutical care in different countries. Current Pharmaceutical Design 10（31）, 3969-3985.

[13] Ranelli P.L. & Biss J.（2000）Physicians' perceptions of communication with and responsibilities of pharmacists. Journal of the American Pharmaceutical Association（WashingtonD.C.） 40（5）, 625-630.

[14] Rossing C., Hansen E.H., Krass I. & Morgall J.M.（2003）Pharmaceutical care in Denmark: perceived importance of medicine-related problems and participation in post

graduate training. Pharmacy World & Science 25 （2）, 73-78.

[15] Rossing C., Hansen E.H., Traulsen J.M. & Krass I. （2005）Actual and perceived provision of pharmaceutical care in Danish community pharmacies: the pharmacists' opinions. Pharmacy World & Science 27 (3) , 175-181.

[16] Rovers P.R., Currie J.D., Hagel H.P., McDonough R.P. &Sobotka J.L. (1998) A Practical Guide to Pharmaceutical Care. The American Pharmaceutical Association, Washington, USA.

[17] Sharma S. (1996) Applied Multivariate Techniques. JohnWiley, New York.

[18] State Food and Drug Administration. (2008) White Paper: Status Quo of Drug Supervision in China. State Food and Drug Administration, Beijing. http://eng.sfda.gov.cn/cmsweb/ webportal/W43879541/A64028182.html (accessed 12 October 2009) .

[19] Surachat N. & Shu C.L. (2006) Thai pharmacists' understanding, attitudes, and perceived barriers related to providing pharmaceutical care. American Journal of Health-System Pharmacy 63, 2144-2150.

[20] Tabachnick B.G. & Fidell L.S. (2001) Using Multi variate Statistics, 4th edn. Allyn and Bacon, Needham Heights, MA.

[21] The Ministry of Health (2009) The Fourth Chinese National Health Care Survey. http:// www.moh.gov.cn/publicfiles/business/htmlfiles/mohbgt/s3582/200902/39201.htm (accessed 10 January 2010) .

[22] Uema S.A., Vega E.M, Armando P.D. & Fontana D. （2008）Barriers to pharmaceutical care in Argentina. PharmacyWorld & Science 30, 211-215.

[23] Van Mil J.W. （2005） Pharmaceutical care in community pharmacy: practice and research in the Netherlands. The Annals of Pharmaco therapy 39 (10) , 1720-1725.

[24] Van Mil J.W. & Schulz M. (2006) A review of pharmaceutical care in community pharmacy in Europe. Harvard Health Policy Review 7 (1) , 155-168.

[25] Westerlund L.T. & Bjo¨rk H.T. (2006) Pharmaceutical care in community pharmacies: practice and research in Sweden. The Annals of Pharmaco therapy 40 (6) , 1162-1169.

[26] Yosi W. (2008) Pharmaceutical care: the Perceptions of Community Pharmacists in Surabaya-Indonesia (A PilotStudy) . Paper presented at the 8th Asian Conference on Clinical Pharmacy: "Toward Harmonisation of Education and Practice of Asian Clinical Pharmacy", Surabaya, Indonesia.

——*Health and Social Care* Vol.19 No.2 2011

Community pharmacy practice in China: past, present and future

Yu Fang　Shimin Yang　Siting Zhou

Minghuan Jing　Jun Liu

ABSTRACT　Background: In 2009, China launched a new healthcare system, with reform of the primary healthcare system as its foundation and focus, to enable residents to access primary healthcare for simple health problems instead of seeking help at hospitals. Community pharmacies and pharmacists were to have increased responsibility in primary healthcare by delivering pharmaceutical care services in China in addition to their traditional roles of dispensing prescriptions and selling medicines. Aim of the Review To describe the current status of Chinese community pharmacy education and practice, and discuss future directions. Method A literature search was conducted using MEDLINE and International Pharmaceutical Abstracts.Additional articles were identified through the cross-referencing of articles and books. Additional data were found from relevant websites. Results From the 313 publication sidentified, 98 were included. China currently has 388, 000 retail pharmacies, corresponding to one pharmacy per 3, 532 population. All pharmacies provide prescription and over-the-counter products, as well as prescription dispensing and patient counselling. However, the lack of reimbursement mechanisms reduces the willingness of pharmacists to offer high-quality dispensing and pharmacists to meet increasing patient needs. This, coupled with a shortage of pharmacist training, has resulted in pharmaceutical care being a low priority for delivery in routine pharmacy practice. To meet the increasing demand for pharmacists, 25 universities have been allowed to offer BS, MS and PhD degrees（3–7 years in length）in clinical pharmacy since 2008. The adoption of Good Pharmacy Practice as a recommended standard for community pharmacy practice provides pharmacists with a framework to aid them in service delivery. Conclusion A number of undertakings still require development, including the enactment of the Chinese Pharmacist Law, development of a standard for pharmaceutical care activities, development of the pharmacy workforce, increasing public awareness of pharmacists, and proper reimbursement for care provision.Although pharmaceutical care services are under developed in China, they will become an integral part of the professional work of all pharmacists in the future, particularly in community pharmacy settings.

　　KEY WORDS　China; clinical pharmacy; community pharmacy; health care; pharmaceutical care; pharmacy practice

Introduction

　　Community pharmacies are becoming increasingly recognized in many parts of the world as a source of professional medical advice [1–5]. This is also occurring in China where community pharmacies have emerged as a source of primary healthcare [6]. Although the medical care system and the health of Chinese citizens have improved since the economic and political reforms in the late

1970s [7], the disparity between urban and rural areas and between different regions has increased, and healthcare expenditure has grown [8]. Facing these challenges, in 2009 China further unveiled a healthcare reform plan, with the primary healthcare system as its foundation and focus [9], to enable residents to access primary healthcare for simple health problems instead of seeking help at hospitals. Community pharmacies, with their convenient location and easy accessibility, were identified as having a critical role in ensuring more people in China had access to health services.As a result, the healthcare reform plan highlighted the responsibilities of community pharmacies and pharmacistsin providing primary healthcare [10].

By the end of 2010, the total population of mainland China was over 1.3 billion, while people aged 60 years and above accounted for 13.3 % of the population [11]. The aging Chinese population and an increase in chronic medical conditions have escalated demand for pharmacy services [12]. Two streams of medical practice exist in China, traditional Chinese medicine （TCM） and Western medicine, which have been practiced alongside each other at every level of the healthcare system since the late 1800s[13,14]. TCM has its own department at the Ministry of Health （MOH） and at provincial and county Bureaus of Health. It has its own medical schools, hospitals, and research institutes. Overall, it is estimated that 40 % of healthcare in China is based on TCM, with a higher proportion in rural areas. The collaboration between the two systems is well illustrated by the fact that, in Western medicine hospitals, around 40 % of the medicines prescribed are traditional. Similarly, in the traditional hospitals, 40 % of all prescribed drugs are Western medicine[15]. Central government continues to have a policy for expansion of TCM. An increase in the number of traditional Chinese pharmacists is one of the priorities for manpower development; their number continues to increase and is now nearly 100, 000 [16]. Hospital and community pharmacies are responsible for the dispensing of medicines that are used in both streams [17]. In China, Western and Chinese over-the-counter （OTC） medications are equally popular [18].

According to the health care reform blue print （2009）, China was to invest USD 124 billion on health care from 2009 to 2011. The reforms focused on five key issues:facilitating broad coverage of basic medical insurance, setting up a national system for essential medicines coveredby the medical insurance system, expanding the network of local-level clinis, improving the basic public health system, and initiating a pilot reform of public hospital operations [19]. Since the announcement of these reforms, a series of regulations and guidelines have been released, including: a guideline on the construction of county hospitals,health centers,community health service centers,and village clinics [20]; a guideline on the price of essential medicines [21]; a guideline on the reform of public hospitals in 16 pilot cities [22]; and a guide line about China's drug distribution industry （for 2011–2015） [23]. These guidelines particularly emphasized pharmacists'responsibilities in providing low-cost medicines and promoting appropriate use of medications in both hospital and community pharmacy settings.

Significant changes have occurred within the pharmacy profession in the past few decades [24]. Pharmaceutical care, as a practice philosophy, was first introduced in China during the mid-1990s. Under this philosophy, patient-centered services are provided by pharmacists for the purpose of improving rational use of medications and ultimately enhancing the quality of life of patients [25]. Therefore, understanding the expanded role of community pharmacies and pharmacists in today's rapidly changing healthcare system （a role that transcends the traditional dispensing of prescriptions and selling of medicines） is important for the promotion of primary healthcare in China. However, only limited information is available on the current state of community pharmacies in China.

Aim of the review

The aim of this review is to describe the current status of Chinese community pharmacies and community pharmacist education and practice, and to discuss future directions for community pharmacy service development in China that may lead to an enhanced primary care role in the context of the recent healthcare reforms.

Method

Studies were identified through searches in MEDLINE and International Pharmaceutical Abstracts using a combination of search terms, namely: "China, Chinese, community pharmacy, retail pharmacy, pharmacist, clinical pharmacy, pharmaceutical care, primary healthcare, and/or pharmaceutical education". Articles were limited to those in English or Chinese, published between January 1993 and March 2012 （a 20-year period）, and pertaining to China. The initial search was conducted from June to August 2011, and a check for new literature was performed in March 2012. Additional articles were identified through the cross-referencing of articles and books. We also consulted the websites of the Chinese MOH, the State Food and Drug Administration （SFDA）, the World Health Organization（WHO）, and various search engines （Google Scholar, Baidu, Sogou） for other relevant information that was published in either English or Chinese. Search term sincluded were "community pharmacy/retail pharmacy", combined with "China, Chinese, pharmacist, clinical pharmacy, pharmaceutical care, primary healthcare, and/or healthcare reform".

Results

Our initial screen resulted in 245 peer-reviewed publications from MEDLINE and International Pharmaceutical Abstracts and 68 publications from the other databases, including those published by government departments, such as the MoH and SFDA, and the WHO. We included only research publications that investigated a broad view of community pharmacy activities and their future development. Selected for final review were 34 papers on community pharmacy services, 25 on primary healthcare in the community, 22 on clinical pharmacy and pharmaceutical care, and 17 dealing with pharmaceutical education （see Fig. 1）.

Community pharmacies in China

To establish and operate a pharmacy in China, the number of permanent residents, terrain, transportation, and practical needs of the locality should be taken into consideration.According to the Provisions for Supervision of Drug Distribution adopted by the SFDA in 2006, ownership of a pharmacy is not restricted to pharmacists [26] provided that a pharmaceutical professional is present when medications and pharmaceutical care services are provided [27]. The Drug Administration Law of the People's Republic of China, revised in 2001, stipulates that community pharmacies should have legally qualified pharmaceutical professionals, including pharmacists and pharmacy technicians. However, this law is not strictly enforced; most pharmacies sell medications without the presence of a pharmaceutical professional [28]. As a result, rules concerning the operation and ownership of community pharmacies were tightened in early 2012 [29]. According to the 12th Five-Year Plan on Drug Safety released by the State Council in early 2012 [29], newly opened community pharmacies must be staffed by licensed pharmacists during business hours to ensure the quality of medications and services, and that all community pharmacies will be owned by licensed pharmacists only by 2015.

After the latest round of healthcare reforms in 2009, community pharmacies have come to play a significantly more important role in China than previously. In 2009, the number of community pharmacies reached nearly 388, 000, a 6.1 % increase from the previous year. This increase was primarily a result of the establishment of pharmacy chains, which accounted for 35 % of pharmacies in 2009, while the number of independent pharmacies decreased [30]. Each community pharmacy in China caters for an average of 3, 532 people. In contrast, the number of licensed pharmacists was only 185, 692 in 2010, equivalent to approximately 7, 380 people per licensed pharmacist, which is much higher than in the United States, Canada, and other developed countries [31–33]. There is a lack of pharmacists in China; this shortage is worse in rural areas, which suffers from chronic understaffing in both the hospital and community pharmacy sectors. In 2010, 388, 000 pharmacists (both licensed pharmacists and pharmaceutical specialists) were working in a variety of settings. This number translates to approximately 0.29 pharmacists per 1, 000 people, lower than that of India and Brazil [24]. A community pharmacist must register in a Provincial Pharmacists'Association to work. Two professional societies represen tall Chinese pharmacists in community pharmacies: the Chinese Pharmaceutical Association （CPA） run by the Ministry of Civil Affairs, and the China Licensed Pharmacist Association run by the SFDA.

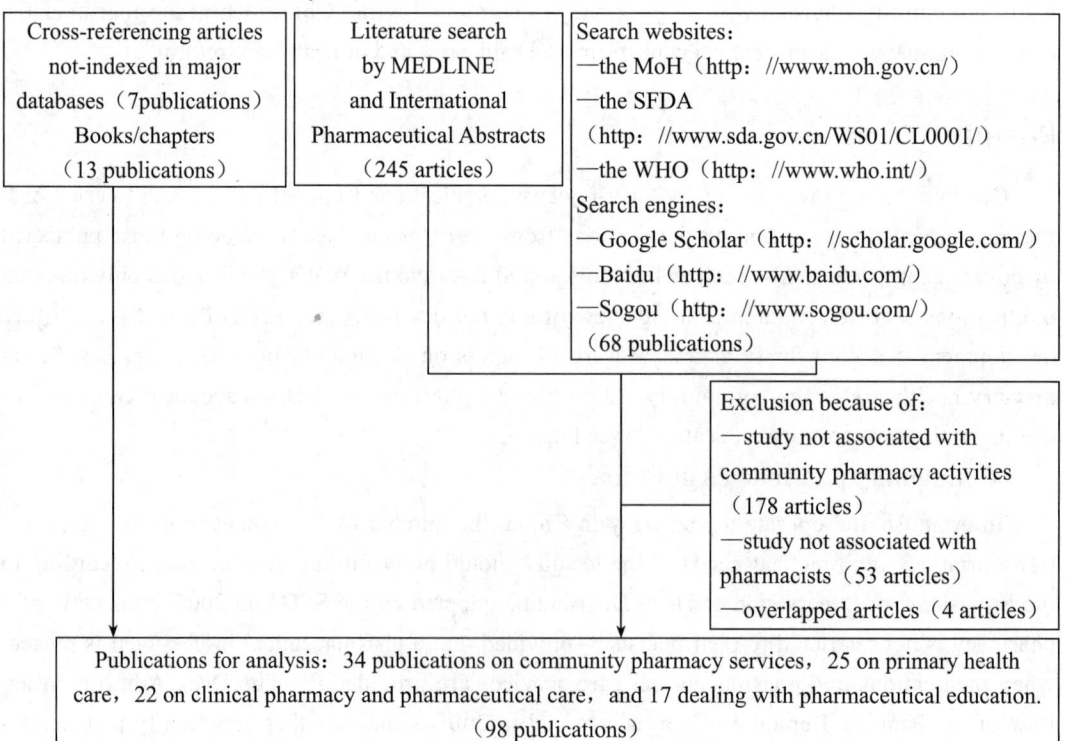

Fig 1   Flow chart of literature search

Community pharmacies are a profitable business in China. From 1978 until 2009, the average annual medication sales growth in China was 20 %, reaching USD 21.8 billion in 2009 [30]. Nevertheless, hospitals remain the main outlets for medication distribution in China, with more than 19, 000 hospital pharmacies accounting for 74 % of total medication sales in 2009 [25]. However, this situation is changing because the government is encouraging the establishment of community pharmacies that are not associated with hospitals. Unlike many developed countries, no official data on community pharmacist salaries are available because of the lack of a national survey of Chinese pharmacists. In Xi'an, the capital city of Shaanxi Province, the average salary of community pharmacists is around USD 3.3/h, which is much lower than USD 11.4/h for hospital pharmacists [34].

Both prescription and nonprescription medicines can be sold in community pharmacies, with the exception of narcotic drugs, some psychotropic substances, abortion drugs, anabolic steroids, peptide hormones, chemical products used in the production of narcotics, radiopharmaceuticals, and vaccines, which can only be prescribed and dispensed in designated medical institutions. Current regulations state that prescription medications cannot be sold without a medical prescription [35]; however, because of the shortage of pharmacists and the profit-driven behaviour of some retailers, the illegal sale of prescription medications (e.g.antibiotics) remains very common, especially in the rural regions of China [36].

Pharmacy education

Statistics from late 2010 showed that 603 higher education pharmaceutical institutions existed in China (including universities and colleges), with 21 pharmacy-related specialties offering more than 700 programmes [37]. Forty-seven of these institutions were selected to obtain profil estatistics on their undergraduates; 162 programmes had 15, 743 state-planned undergraduate students enrolled [37].Currently, 94 universities and colleges offer TCM programmes in China, training students in knowledge and experimental skills, including the documents and literature of TCM, pharmaceutical analysis, Chinese medicine, acupuncture, tuina and massage, Chinese pharmacology, and pharmacognosy [38].

Traditionally, pharmacy education has focused on drug products, and has emphasized chemistry, pharmaceutics and the control and regulation of drug product delivery systems[39]. The majority of pharmacy programmes in China (generally 4 years in length) are basically product-oriented rather than patient-oriented [13]. The dramatically changing healthcare delivery system, and the increasingly prominent role of community pharmacies in primary healthcare, is shifting focus to a broader role for pharmacists [40]. This fundamental paradigmshift is reinforcing that pharmacists can help improve the health-related quality of life of patients, rather than simply providing products. This highlights the importance of shifting the emphasis of pharmacy education from the product to the patient [41].

The education that pharmacy students currently receive in China encompasses the following three major areas: (1) general education (1 year), including English, mathematics, physics, chemistry, and biological sciences; (2) didactic pharmaceutical education (2.5 years or more), composed of basic pharmaceutical sciences such as pharmacology, pharmaceutics, pharmaceutical analysis, pharmaceutical chemistry, pharmacy administration; (3) experiential education (<6 months）, which refers to the experience gained by working in a pharmaceutical practice setting, usually a drug-manufacturing enterprise. After graduating, most pharmacy graduates work in hospitals or industry. Of approximately 300, 000 pharmacy graduates from 1949 to 1998, 52% worked in hospital pharmacies, 21 % worked in the pharmaceutical industry, and 9% worked for wholesale distributors or in community pharmacies in their first year after graduation [42].

The continuous growth of the pharmacy profession inevitably requires both expansion and modernization, justifying the need for a new pharmacy program and curriculum that is able to produce a more skilled workforce, which is required for the new and emerging roles. Clinical pharmacy education in China was developed only recently; the West China School of Pharmacy at Sichuan University offered the first 5-year clinical pharmacy BS degree from1989 to 1999 [43]. Since 2000, the Ministry of Education has allowed only pharmaceutical sciences as a first-level discipline for BS degrees [44]. Students wishing to study clinical pharmacy at the Bachelor's level may select clinical pharmacy, but only as a second level of study under pharmaceutical sciences. From 2008, some universities, such as China Pharmaceutical University, have been allowed to once again offer BS, MS and PhD degrees in clinical pharmacy （3–7 years in length） [45]. As of 2010, only 11 universities were allowed to offer a first-level, 5-year BS degree in clinical pharmacy [37]. Another 14 universities have offered clinical pharmacy MS and PhD programmes （3–7 years in length） [43]. However, unlike the curricula of pharmacy and other medical courses, as standardized curriculum for clinical pharmacy has not yet been established [45]. To establish a uniform and highly qualified model to train clinical pharmacists, the MOH is considering a proposal for an entry-level professional degree of Doctor in Clinical Pharmacy, similar to the Doctor of Pharmacy （PharmD） degree in the United States.Thus, the introduction of the Pharm D program in 2004, pioneered in China by Sichuan University, Chengdu, is a welcome development [45].

In the 5-year BS in Clinical Pharmacy program at China Pharmaceutical University, students spend the first 2 years studying basic sciences, i.e., biology and chemistry. From the first semester of the third year, students study core subjects, i.e., diagnostic basics, biostatistics, internal medicine, surgery, gynecology, pediatrics, clinical pharmacology, and clinical therapeutics. In the last year of undergraduate study, and under the supervision of both a physician and a clinical pharmacist, students become involved in hospital pharmacy practice activities, including patient care rounds, medication order reviews, therapeutic drug monitoring, and supplying drug information to patients and other healthcare practitioners in the hospital. Upon graduation, students must have completed their core courses, as well as laboratory courses, pharmacy practicals, and thesis writing [41]. The curricula for the postgraduate MS in Clinical Pharmacy varies widely across schools that offer this degree, while students pursuing a Clinical Pharmacy PhD must spend a significant portion of their program engaged in laboratory research [43].

The first is a professional qualification system, under which only pharmaceutical professionals who pass the national pharmacist licensing exam can obtain a Licensed Pharmacist Certificate, register with a provincial regulatory authority, and work in institutions where medicines are manufactured, distributed or used. The minimum qualification to apply for the licensed pharmacist qualification examination is attainment of a secondary technical school diploma and a major in pharmacy or related disciplines（e.g., medicine, chemistry, biology or nursing）. The current minimum qualification for registration as a pharmacist is too low, and future adjustment is anticipated [47]. Meanwhile, working experience is also needed; this depends on the academic qualification. Currently, people with secondary, tertiary, Bachelors or Masters degrees can apply for the examination after 7, 5, 3 and 1 year's experience, respectively. No work experience is required for candidates with Doctorate degrees [48]. The SFDA and the Ministry of Human Resources and Social Security are the governing bodies charged with overseeing the licensing examinations, as well as the registration and mandatory continuing education of licensed pharmacists. The second pharmacist qualification system is a specialized system, under which a pharmaceutical specialist is assigned a specific title, such as chief pharmacist, associate chief pharmacist, pharmacist in-charge, pharmacist or assistant pharmacist, according to their educational background, work experience, and professional skills. This type of pharmacist works mainly in medical institutions and is overseen by the MOH. At present, passing the licensure examination is not mandatory for pharmacists in medical institutions. As a result, the vast majority of pharmacists in medical institutions have specialized qualifications instead of licensed pharmacist qualifications. For example, 345, 000 pharmacists worked in Chinese medical institutions at the end of 2010; of these, only 48, 000 were licensed [49]. There are also more than 4 million pharmacy technicians working in China's community pharmacies [30]. The role of the pharmacy technician requires a high school diploma or equivalent and also some training and certification at the college level, which takes between 3 and 6 months to complete. Under the direct supervision of a pharmacist, pharmacy technicians help dispense prescription medications and perform other administrative duties in the community pharmacies.

Development of clinical pharmacy and pharmaceutical care

Prior to 1990, the roles of pharmacists in community pharmacies mainly involved the supply and dispensing of medications, bulk compounding, administrative functions, and staff supervision and management. Since then, numerous developments have taken place in the various aspects of pharmaceutical education, legislation and practice that encompass industry, hospitals and communities [50]. Thin troduction and acceptance of clinical pharmacy and pharmaceutical care into the practice of pharmacy in China during the 1990s led to the involvement of some community pharmacists in related professional activities, such as drug information services and patient medication counselling [51].

The field of clinical pharmacy has grown rapidly since the introduction of the Temporary Regulations of Pharmacy Administration for Medical Institutions in 2002. At this time, the government required all hospitals to develop clinical pharmacy programmes to promote appropriate drug use and take responsibility for helping to establish patient care services in community pharmacy settings [52]. In January 2006, the MOH established 1-year clinical pharmacy training programmes with both did actic and experiential components for practicing pharmacists [45]. However, no standard working model for clinical pharmacistshas been developed in China to date. This is because the establishment of the clinical pharmacist system has only recently been accomplished, and the pilot training of clinical pharmacists has just been completed [53].

The implementation of pharmaceutical care in Chinese hospital pharmacies continues to expand. However, pharmaceutical care provision as part of routine community pharmacy practice has not been a priority for a sector that is facing many challenges, including a shortage of pharmacists, a lack of professional skills, a lack of reimbursement systems for healthcare services, and poor public awareness of pharmacists[54]. The challenge in providing pharmaceutical care has led pharmacists to change their practices in community settings.Pharmacists from Shanghai Changhai Hospital were the first to extend pharmaceutical care from hospital patients to community residents, resulting in increased medication education across all levels and an expanded scope for pharmaceutical care[55]. The role of the community pharmacist in primary care has undergone significant changes, with a greater emphasis on providing patient-centered care and documenting healthcare services, which include counselling patients, profiling medications, and performing any function other than dispensing medicines [56].

Community pharmacy services

Community pharmacists in China typically compound and dispense medications by following the prescriptions issued by clinical physicians, dentists or other authorized medical practitioners, such as public health physicians and radio logists. In this role, pharmacists act as skilled intermediaries between physicians and patients, thus ensuring the safe and effective use of medications. The Fourth Chinese National Health Care Survey revealed a high prevalence of self medication in China that increased from 36 % in 2003 to 70 % in 2008 [57]. In China, the most common reason for self-medication was that people thought they knew enough to take care of themselves. In particular, self-perceived illness status, economic circumstances, and education had a positive association with the probability of self-medication[58]. These data reinforce the responsibility of community pharmacies and pharmacists to protect patients from drug related problems when self-medicating.

Chinese pharmacists have indicated a willingness to implement pharmaceutical care, but are restricted by limited knowledge and skills in this field, as well as by underdeveloped pharmacy education. In China, patients do not pay dispensing fees for the medications dispensed to them, and current insurance programmes do not pay pharmacists for healthcare services [36]. Under such circumstances, some community pharmacies have set fees for professional services delivered outside their usual and customary dispensing activities, to generate enough revenue to cover the costs of employing qualified pharmacists. This lack of reimbursement reduces the willingness of pharmacists to offer high quality dispensing and counselling services.

In 2003, based on the "Guidelines for Good Pharmacy Practice (GPP)" and "GPP in developing countries" drafted by the International Pharmaceutical Federation [59], the China Nonprescription Medicines Association(CNMA) adopted the first edition of GPP in China as a recommended standard for pharmacy practice in community pharmacies [60]. A revised version of this document was approved by the CNMA in 2007 [61]. The GPP aims to achieve the promotion of health, the supply of medicines and medical devices, patient self-care, and improved prescription and medicine use, through the actions of pharmacistsin community pharmacy settings. This document details the role of pharmacists in community pharmacy services and describes pharmaceutical care as a set of activities that must be developed by pharmacists. To date, 86 retail pharmacies have achieved GPP certification. The CNMA is planning to consult with the government to institutionalize the GPP system in the near future [60].

Discussion

After the initial developments outlined above, a number of activities must now be initiated to further develop community pharmacy services in China.

Enactment of the Chinese pharmacist law

Following the introduction of the provisional regulations of the Licensed Pharmacist Qualification System in 1994, and their revision in 1999 by the Ministry of Personnel and State Drug Administration, the number of licensed pharmacists in China has increased sharply from 98, 310 in 2003 to 185, 692 in 2010. With licensed pharmacists playing an increasingly important role in patient care, the legal and professional obligations of licensed pharmacists should be stipulated in law. However, no pharmacist laws are currently in place in China, there by hindering the development of pharmacist skills for providing clinical pharmacy and pharmaceutical care services. Additionally, pharmacists in China are of many different types, including licensed pharmacists in industry, hospitals and community pharmacies, and pharmacists in medical institutions. Their responsibilities, as defined in the SFDA regulations [62], do not include the duty to maintain and properly care for patients. Thus, the Chinese Pharmacist Law, which clearly specifies the provision of patient care services as one of the principal duties of pharmacists, must be enacted to promote appropriate advice on the use of medications by all citizens. A draft of the "Chinese Pharmacist Law" has already been prepared by the MOH and the SFDA, and will be implemented in the near future.

Development of a standard for pharmaceutical care activities

The adoption of standards for conducting pharmaceutical care activities is an important step towards improving patient care throughout the nation. Pharmaceutical organizations, government, universities, and other healthcare stakeholders should work together in developing a nationally mandated standard to ensure quality pharmaceutical care practices in both hospital and community settings. Training programmes delivered by health departments are also needed to ensure that the standard is correctly implemented by all pharmacists.

Development of the pharmacy workforce

Pharmacists are expected to become more involved in pharmaceutical care in the near future [63], hence pharmacist development must be an academic and practical priority to ensure an adequate supply of high-quality pharmacists. In February 2011, the MOH issued the Longterm Medical and Health Personnel Development Plan (2011–2020) [64], which projects that the number of Chinese pharmacists will reach 550, 000 by 2015 and 850, 000 by 2020. The training of more pharmacy technicians to perform the traditional duties of pharmacists is also critical for pharmacy education; this will release more time for pharmacists to play a caring, advisory role in patient care.

Increasing public awareness of pharmacists

In line with the SFDA program to increase public awareness of healthcare issues, the CPA carried out a "Pharmacist on Your Side" campaign [65]. This campaign continues efforts to increase public awareness about the vital role of pharmacists within any primary healthcare team, beyond simply dispensing medications. Through increased awareness of the potential contribution of pharmacists to the Chinese healthcare system, more opportunities for educating pharmacists will be made available to satisfy the vast needs of the country.

Pharmacy services reimbursement

The lack of third-party reimbursement for dispensing and advanced patient services provided by pharmacists is a barrier that must be addressed. To foster greater awareness of the value of pharmacist services and to ensure the long term success of pharmaceutical care, policy-makers need to focus more attention on obtaining compensation for community pharmacy services. Ultimately, pharmacists will be able to enhance their revenues by increasing the array of patient care services, exploring innovative markets for pharmaceutical care services, and continuing to improve their reimbursement rates from third-party payers （including private insurance companies, government programmes such as the New Cooperative Medical Scheme in rural areas, and basic medical security for urban residents）.Introducing patient contributions toward advanced pharmaceutical care services is another potential policy option.

Conclusions

In the past several decades, significant progress has been made in the development of community pharmacy settings in China. Despite this achievement, we face new challenges in an evolving healthcare system. A number of developments must be stimulated to continue progress, including the enactment of the Chinese Pharmacist Law, development of a standard for patient pharmaceutical care services, development of the pharmacy workforce, increased public awareness about the value of pharmacists, encouraging professional organization involvement in advancing the pharmacy profession, and proper remuneration for care provision. In the future, Chinese pharmacists are expected to become an integral part of the health care system, and in doing so, will serve the healthcare needs of the population, especially in community pharmacy settings.

Acknowledgements We thank Dr. Christine Leopold from Department of Health Economics, Gesundheit Osterreich GmbH/Austrian Health Institute, and anonymous reviewers for their useful comments and language editing which have greatly improved the manuscript.

Funding This work was supported by the Chinese National Natural Science Funds[Grant number 71103141/G0308], the Fundamental Research Funds for the Central Universities [Grant number2011jdhz62], the Science and Technology Department of Shaanxi Province[Grant number 2010K16-02], and the China Medical Board Faculty Development Awards.

Conflicts of interest None of the authors have any real or potential conflicts of interest concerning this work.

References

[1] Goel P, Ross-Degnan D, Berman P, Soumerai S. Retail pharmaciesin developing countries: a behaviour and intervention framework. Soc Sci Med. 1996; 42（8）: 1155-61.

[2] Smith F. Community pharmacy in Ghana: enhancing the contribution to primary healthcare.

Health Policy Plan. 2004; 19 (4) : 234-41.

[3] Adepu R, Nagavi BG. Community pharmacy practice-a review.Indian J Pharm Educ. 2003; 37 (1) : 14-27.

[4] Dugan BD. Enhancing community pharmacy through advanced pharmacy practice experiences. Am J Pharm Educ.2006; 70 (1) : 1-4.

[5] Alvarez-Risco A, van Mil JW. Pharmaceutical care in community pharmacies: practice and research in Peru. Ann Pharmacother.2007; 41 (12) : 2032-7.

[6] Beach M. Role of pharmacies in Chinese world of health care.Lancet. 1999; 354 (9177) : 493.

[7] Yip W, Hsiao WC. The Chinese health system at a crossroads.Health Aff. 2008; 27(2): 460-8.

[8] Chen Z. Launch of the health-care reform plan in China. Lancet.2009; 373: 1322-4.

[9] Liu Q, Wang B, Kong Y, Cheng KK. China's primary health-care reform. Lancet. 2011; 377 (9783) : 2064-6.

[10] Bhattacharyya O, Delu Y, Wong ST, Bowen C. Evolution of primary care in China 1997-2009. Health Policy. 2011; 100 (2-3) : 174-80.

[11] National Bureau of Statistics of China. 2010 China's sixth national population census data. 1st ed. Beijing: China Statistics Press; 2011. ISBN: 9787503762604.

[12] World Bank. Toward a healthy and harmonious life in China:stemming the rising tide of non-communicable diseases.http://www.worldbank.org/content/dam/Worldbank/document/NCD_report_en.pdf. 2012. Accessed 18 Dec 2012.

[13] Chen ZM. The development of higher pharmaceutical education in China's reform. Am J Pharm Educ. 1998; 62: 72-5.

[14] Xu J, Yang Y. Traditional Chinese medicine in the Chinese health care system. Health Policy. 2009; 90 (2-3) : 133-9.

[15] Hesketh T, Zhu WX. Health in China. Traditional Chinese medicine: one country, two systems. BMJ. 1997; 315: 115-7.

[16] The State Council. White paper: medical and health services in China. http://www.china.org.cn/chinese/2012-12/27/content27526876.htm. 2013. Accessed 10 Feb 2013.

[17] Wang HC, Chen LY, Lau AH. Pharmacy practice and education in the People's Republic of China. Ann Pharmacother. 1993; 27: 1278-82.

[18] China Nonprescription Medicine Association. Blue paper: the industrial development of Chinese nonprescription medicine. 1st ed.Beijing: Chemical Industry Press; 2011. ISBN: 9787122109101.

[19] China Chemical Reporter. China to spend RMB850 BLN onhealth-care reforms in next three years. http://www.ccr.com.cn/online_about.aspx?id=22005. 2011. Accessed 11 Jun 2011.

[20] Ministry of Health. The guideline on the construction of county hospitals, health centres, community health service centres, and village clinics.http://www.moh.gov.cn/publicfiles/business/htmlfiles/mohghcws/s3585/200906/41440.htm. 2012. Accessed 23Sept 2012.

[21] National development and reform commission. The guideline on the price of essential

medicines. http://www.ndrc.gov.cn/shfz/yywstzgg/ygzc/t20091010_359837.htm. 2012. Accessed 23 Sept 2012.

[22] Ministry of Health. The guideline on the reform of public hospitals.http://www.moh.gov. cn/publicfiles/business/htmlfiles/mohbgt/s3582/201002/46060.htm. 2012. Accessed 23 Sept 2012.

[23] Wang GQ. China issues guideline to strengthen drug distribution.http://news.xinhuanet. com/english2010/china/2011-05/05/c_13860308.htm. 2012. Accessed 10 Jun 2012.

[24] World Health Organization. WHO human resources for health.http://apps.who.int/gho/ indicatorregistry/App_Main/view_indicator.aspx?iid=320. 2011. Accessed 14 Jun 2011.

[25] Sun Q, Santoro MA, Meng Q, Liu C, Eggleston K. Pharmaceuticalpolicy in China. Health Aff. 2008; 27: 1042-50.

[26] National People's Congress. Drug administration law of the People's Republic of China. 1st ed. Beijing: Law Press China; 2001. ISBN: 7503633603.

[27] The State Food and Drug Administration. Provisions for supervisionof drug distribution. http://eng.sfda.gov.cn/WS03/CL0768/61650.html. 2012. Accessed 29 Jul 2012.

[28] Wang W. Licensed pharmacists are seldom present in Beijing retail pharmacies. http:// news.39.net/hygc/2012523/2032051.html. 2012. Accessed 29 Jul 2012.

[29] State Council. National Drug Safety Program （2011–2015）. http://www.prcgov.org/meet/ meetings-content-77.html. 2012. Accessed12 Mar 2012.

[30] Ministry of Commerce. The "twelfth five" national plan for development of pharmaceutical distribution industry. http://henan.mofcom.gov.cn/aarticle/sjdixiansw/201106/20110607586364. html.2011. Accessed 10 Jun 2011.

[31] Christensen DB, Farris KB. Pharmaceutical care in community pharmacies: practice and research in the US. Ann Pharmacother.2006; 40（7）: 1400-6.

[32] Jones EJ, Mackinnon NJ, Tsuyuki RT. Pharmaceutical care in community pharmacies: practice and research in Canada. Ann Pharmacother. 2005; 39（9）: 1527-33.

[33] Yamamura S, Yamamoto N, Oide S, Kitazawa S. Current state of community pharmacy in Japan: practice, research, and future opportunities or challenges. Ann Pharmacother. 2006; 40（10）: 2008-14.

[34] Shaanxi Licensed Pharmacist Association. The profile of shannxi licensed pharmacist. http://www.sxfda.gov.cn/CL0004/4735.html.2011. Accessed 21 May 2011.

[35] State Council. The regulations for implementation of the drug administration law of the People's Republic of China. 1st ed.Beijing: China Legal Publishing House; 2002. ISBN: 780083136.

[36] Fang Y, Chen WJ, Yang SM, Hou HJ, Jiang MH. Analysis of antibiotics sales without prescription in pharmacies in West China-taking Xi'an as an example. China Health Serv Manag.2010; 28（3）: 184-6.

[37] Peng SX. Chinese pharmaceutical year book. 1st ed. Shanghai: The Second Military Medical University Press; 2012. ISBN: 978-7-5481-0375-2.

[38] Qiao WZ. The education of traditional Chinese medicine in China. http://www.gfmer. ch/TMCAM/Hypertension/Education_Traditional_Chinese_Medicine_China.htm. 2012.

Accessed 20Mar 2012.

[39] Graber DR, Bellack JP, Lancaster C, Musham C, Nappi J, O'NeilEH. Curriculum topics in pharmacy education: current and ideal emphasis. Am J Pharm Educ. 1999; 63 (2): 145-51.

[40] Kennie-Kaulbach N, Farrell B, Ward N, Johnston S, Gubbels A, Eguale T, et al. Pharmacist provision of primary health care: a modified Delphi validation of pharmacists' competencies. BMCFam Pract. 2012; 13: 27.

[41] Bugnon O, Hugentobler-Hampaï D, Berger J, Schneider MP.New roles for community pharmacists in modern health caresystems: a challenge for pharmacy education and research. Chimia (Aarau). 2012; 66 (5): 304-7.

[42] Peng SX. Chinese pharmaceutical yearbook. 1st ed. Beijing:Chinese Medical Science and Technology Press; 1999. ISBN: 7-5304-2558-7.

[43] Ryan M, Shao H, Yang L, Nie XY, Zhai SD, Shi LW, et al.Clinical pharmacy education in China. Am J Pharm Educ.2008; 72 (6): 1-7.

[44] Peng SX. Chinese pharmaceutical yearbook. 1st ed. Beijing:Chinese Medical Science and Technology Press; 2001. ISBN: 7-5304-2679-6.

[45] Jiang JH, Liu Y, Wang YJ, Liu X, Yang MS, Zeng Y, et al.Clinical pharmacy education in China. Am J Pharm Educ.2011; 75 (3): 2-3.

[46] China Pharmaceutical University. Clinical pharmacy program.http://school.cucas.edu.cn/HomePage/179/2010-01-22/Program_20348.shtml. 2012. Accessed 20 Mar 2012.

[47] Huang SX. Licensed pharmacist system in China. Asian J SocPharm. 2007; 2 (2): 41-4.

[48] An FD, Yu BY. The status and prospects of the licensed pharmacist qualification system in China. Eur J Bus Manag. 2011; 5: 1-4.

[49] State Council. White paper: status quo of drug supervision in China. 1st ed. Beijing: Foreign Languages Press; 2008. ISBN: 9787119052649.

[50] Liu XY, Zhu Z. Re shaping the role of the pharmacist. China Pharm J. 2010; 45 (7): 556-7.

[51] HuJH. Integrated pharmaceutical care. 1st ed. Shanghai:The Second Military Medical University Press; 2001. ISBN: 7810600214.

[52] Editorial Board. Temporary regulations of pharmacy administration for medical institutions. Chin Hosp Pharm J. 2002; 4: 2-7.

[53] Zhu M, Guo DH, Liu GY, Pei F, Wang B, Wang DX, et al.Exploration of clinical pharmacist management system and working model in China. Pharm World Sci. 2010; 32 (4): 411-5.

[54] Fang Y, Yang SM, Feng BL, Ni YF, Zhang KH. Pharmacists'perception of pharmaceutical care in community pharmacy: a questionnaire survey in Northwest China. Health Soc Care Community. 2011; 19 (1): 189-97.

[55] Yao C. Practice and experience in integrated pharmaceutical care.The 4th Asian Conference on Clinical Pharmacy, Seoul, 24–26 July 2004.

[56] China Nonprescription Medicine Association. Blue paper: the industrial development of Chinese nonprescription medicine. 1sted. Beijing: Chemical Industry Press; 2011. ISBN: 9787122109101.

[57] Ministry of Health. The fourth Chinese national health care survey results. 1st ed. Beijing:

Peking Union Medical College Press; 2009. ISBN: 9787811362848.

[58] Li YF, Rao KQ, Ren XW. Use of and factors associated with self treatment in China. BMC Public Health. 2012; 12: 995.

[59] International Pharmaceutical Federation (FIP). Good pharmacy practice. http://www.fip. org/good_pharmacy_practice. 2012.Accessed 12 Mar 2012.

[60] Yang SM. Chinese pharmaceutical law and regulations. 1st ed.Beijing: Chemical Industry Press; 2005. ISBN: 7502566570.

[61] Yang SM. Chinese pharmaceutical law and regulations. 2nd ed.Beijing: Chemical Industry Press; 2007. ISBN: 9787122011916.

[62] The State Food and Drug Administration. Provisional regulations on licensed pharmacist qualification system. http://www.sfda.gov.cn/WS01/CL0001/. 2013. Accessed 10 Feb 2013.

[63] Jiang JH, Liu Y, Deng P, Li QG. Bachelor's degree programs in clinical pharmacy in China. Am J Pharm Educ. 2012; 76 (8) : 1-5.

[64] Ministry of Health. The long-term medical and health personnel development plan (2011–2020). http://www.jkb.com.cn/document.jsp?docid=210519&cat=0I. 2011. Accessed 15 Jun 2011.

[65] China Pharmaceutical Association. "Pharmacist on your side" campaign. http://www.cpa. org.cn/Index.html. 2012. Accessed 18 Aug 2012.